U0293548

中国针灸辞典

（第 2 版）

高希言　主编

河南科学技术出版社

·郑州·

图书在版编目(CIP)数据

中国针灸辞典/高希言主编. —2 版. —郑州：河南科学技术
出版社，2020.1
ISBN 978 - 7 - 5349 - 9093 - 9

Ⅰ.①中… Ⅱ.①高… Ⅲ.①针灸学 - 词典 Ⅳ.①R245 - 61

中国版本图书馆 CIP 数据核字(2019)第 111083 号

出版发行:河南科学技术出版社
　　　　地址:郑州市郑东新区祥盛街 27 号　邮编:450016
　　　　电话:(0371)65788613　65788629
　　　　网址:www.hnstp.cn
策划编辑:马艳茹　李明辉
责任编辑:李明辉　高　杨
责任校对:李振方　王晓红　徐小刚　马晓灿
封面设计:张　伟
版式设计:栾亚平
责任印制:张艳芳
印　　刷:河南瑞之光印刷股份有限公司
经　　销:全国新华书店
幅面尺寸:787 mm×1092 mm　1/16　印张:58　字数:1 350 千字
版　　次:2020 年 1 月第 2 版　2020 年 1 月第 2 次印刷
定　　价:398.00 元

编写人员名单

主　编　高希言

副主编　艾炳蔚　马巧琳　任　珊　张玉峰　高　峻
　　　　郭书英　贾红玲

编　委　（以姓氏笔画为序）
　　　　王　飞　马巧琳　王培育　王维祥　艾炳蔚
　　　　兰凤利　任　珊　刘跃光　佘　悦　沈承玲
　　　　张玉峰　陈　岩　周艳丽　郑明常　胡　斌
　　　　贾红玲　徐　瑾　徐成贺　高　峻　高希言
　　　　郭书英　唐文涛　黄　泳　戴居云　鞠传军

顾　问　王雪苔　石学敏　邵经明　张　缙　魏　稼

主　审　李　鼎

序　言

　　中原大地是华夏文化的摇篮,是医圣张仲景的故乡,还是第一个国颁针灸腧穴标准和人体经穴模型——天圣针灸"铜人"的诞生地。传统针灸医学有其久远的历史渊源。《黄帝内经》在《异法方宜论》中论述了古代医学砭石、针、灸、药物从四方来,导引、按跷自中央出的兴旺景象。晋代皇甫谧汇合黄帝的《素问》《针经》《明堂》三部著作编成《针灸甲乙经·序》说:"黄帝咨访岐伯、伯高、少俞之徒,内考五脏六腑,外综经络、血气、色候,参之天地,验之人物,本之性学",针灸学术由此产生;九针的使用,标志着古人告别砭石治病进入了"欲以微针通其经脉,调其血气"的历史阶段,针灸学术获得了空前的发展,经过历代的完善和推进,针灸形成了独立的学科,并逐步引导东方走向世界。最近史学家在中原地区的研究指出:"从远古的神话传说,到炎黄创世的史诗,再到夏商周三代史,华夏文化的垂直代谱在此(指河南新密)一脉相承,这与考古发现的那个时代的文物遗迹交相印证"(《溱洧文化》2010年第1期)。说明中原是岐黄医派从事医药活动的地域,并受到越来越多的关注。2010年12月,中华医学会医史分会组织国内近百位权威医史研究专家进行实地考察,认为新密是《黄帝内经》思想的形成地,是岐黄文化的发祥地。

　　北宋王惟一主持编写的《铜人腧穴针灸图经》是首次由政府颁布的经穴标准,对今天我国针灸标准的制定,甚至世界针灸标准的制定都有很重要的意义。天圣铜人开创了世界上用人体模型进行针灸教学的先河,此后元、明、清各代都制作过仿宋铜人;今天利用声、光、电等现代技术制作的针灸模型也是在宋代的铜人基础上发展的。

　　从古代的砭石、九针、针灸铜人,到现代的针灸模型,展现了中国针灸发展的风雨历程。针灸辞典既是工具书,又可体现对历代针灸学术成就的总结。河南中医药大学针灸学科带头人高希言教授,是我早期的博士生,河南省的第一位针灸博士,其充分发扬中原地区的针灸学术优势,并联合各地的博士新秀,将《中国针灸辞典》编出新的水平,与时俱进,很好地反映出近代针灸事业所取得的新成就、新成果,承先启后,继往开来。2002年《中国针灸辞典》由河南科学技术出版社出版以后,颇受读者的好评,现再次修订出版,以飨读者。值《中国针灸辞典》再版之际,特寄数语以为序。

上海中医药大学教授、博士研究生导师

李　鼎

2019年10月

再版说明

《中国针灸辞典》问世以来，得到了广大读者的关爱，受到了很高的评价。近年来，针灸研究取得了很大的进展，在针灸临床研究方法上，借鉴国际上临床流行病学、循证医学、临床疾病研究规范的成功经验，根据针灸临床特点，逐步形成适合针灸临床疾病研究特点，并取得国际认可的方法学体系，这标志着我国将搭建起达到国际质量标准，能被国际学术领域普遍接受的针灸临床研究网络及质量控制平台。进入21世纪以来，我国先后启动了"中华人民共和国针灸穴典研究""《腧穴主治》国家标准制定"以及"针灸技术操作规范"等标准研究和制定项目，制定了20余项针灸国家标准，包括艾灸、头针、耳针、三棱针、拔罐、穴位注射、皮肤针、皮内针、穴位敷贴、穴位埋线、电针、火针、鍉针、眼针、鼻针、口唇针、腕踝针、毫针基本手法共18项《针灸技术操作规范》，以及《腧穴定位标准》与《腧穴定位人体测量方法》2项腧穴定位相关基础标准。2005年，中国针灸学会成立了中国针灸学会标准化工作委员会。2009年，国家标准化管理委员会正式批准成立全国针灸标准化技术委员会（SAC/TC475），主要负责针灸术语、操作、临床研究、常见疾病诊疗及针灸器具等领域的国家标准制定及修订工作。针灸标准化研究对于提高针灸临床疗效，促进针灸学术发展具有深远的意义。

这次修订主要补充了近期的一些研究成果，参考新的针灸标准对针灸的操作技术进行修改，增加了部分对针灸学术有重大贡献的近现代针灸人物，增加了经络、腧穴、针具的图表。

编者
2019年1月

原版前言

中国针灸学在近几十年间呈现出国际化和现代化相结合的时代特点,针灸学术的研究不断深入,发展迅速,内容空前丰富。特别是 20 世纪 80 年代出现了针灸史上的又一次学科分化,经络学、腧穴学、刺法灸法学、针灸治疗学、实验针灸学、针灸文献学等学术分支已初具规模,用现代科学技术手段研究针灸学术,以及在传统针灸理论指导下研究、发展针灸学术已成为当代针灸研究中的主题。

随着学科的发展,编写针灸辞典已成为时代的要求。1995 年春,由高希言等几位博士酝酿本书的编写工作,全身心地进行筹划,其间高希言博士与南京中医药大学艾炳蔚博士、上海中医药大学戴居云博士、第一军医大学徐成贺博士几经商议,初步拟定了编写计划。1996 年 10 月,时值"全国针灸文献与临床学术会议"在郑州召开,正式组成了本书编写队伍。参加本书编写的作者们年富力强,具有教授、副教授职称和博士、硕士学历,为本书的编写质量奠定了良好的基础,经历了一年,完成了本书稿的初稿工作。本书主编随后进行了核查、审稿。1998 年 10 月,河南中医学院研究生董善京、沈承玲、桑凤梅、田建辉、关晨霞、王燕等同学参加了本书稿的校对、标引工作。由于本书稿要求准确性高,各类辞条编写繁杂,我们特聘上海中医药大学李鼎教授为主审,对全书有异议的地方进行了审定。这部辞典的特点是收载穴位多而全,解释了经穴、奇穴、头穴、耳穴等千余个穴位的归经、别名、定位、局部解剖、主治、刺灸法、现代机制研究及有关古典文献记载,内容充实;尤其是增加了部分临床有效的现代针灸医疗器械和少数民族医疗法,如壮医药线灸等,突出临床,注重实用。书中收载内科、外科、妇科、儿科、五官科等常见病、疑难病的针灸治疗法,是以往针灸工具书中没有的内容。全书注释力求准确,有根有据,内容丰富,博而专精,除介绍传统的针灸学知识外,还收集了近 50 年来的研究成果,如针灸机制研究、针刺麻醉研究等。

本书将科学性、知识性、实用性合为一体,正确反映了现代针灸专业字词及学术用语等。作者们从查阅方便、容纳内容并然有序出发,参阅了大量工具书编写方式,确定了本书辞目按汉语拼音音序编排,并编有笔画索引、学科分类索引,以使此书更臻完善。

本书从筹备到出版,凝聚了众多作者的集体智慧,还得到了老一辈针灸专家、学者的殷切关注与大力支持,他们对本书的编写给予具体指导,并进行严格把关和审定,在此特表谢忱。

编者
2000 年 5 月

凡　例

　　一、本辞典共收词目 5 000 余条,包括经络、腧穴、针法、灸法、针灸器具、治则治法、配穴、常见病针灸治疗、历代针灸人物、著作、歌诀及与针灸有关的基本理论术语、解剖名称等。其中正词目 3 890 条,内容相同、一意数名的副词目 1200 余条。

　　二、本书的简化字采用 1964 年中国文字改革委员会《简化字总表》,并参考《新华字典》《辞海》等按音序编印。词目按第一个汉字的汉语拼音字母顺序编排,如"阿是穴",在"阿"字的条目下查找,声母相同者,按韵母的顺序排列;字音相同者,按声调(ˉ、ˊ、ˇ、ˋ)排列;字音及声调都相同者,按词目的第二个汉字的读音排列,依此类推。结合实际,改变了中医文献个别用字习惯,如释文中有关体腔器官,一律用"脏腑",而不用"藏府"。另外,为便于查阅古籍文献,收藏的词目保留了部分古体字、异体字及非标准名词。

　　三、释文力求简明准确,言之有据,一般均引用较早的文献,近代出版的词目则按有关文献及临床实践扼要介绍,属不同类型的词义,按一、二、三次序排列分述,如髀关,"一、部位名。""二、经穴名。"对同一类型的不同释义,则按❶、❷、❸方式排列分述。释义内容以与针灸学有关的为主,其他从略。

　　四、本辞典中穴位名称的著录方式均采用世界卫生组织总部针灸穴名国际标准化科学组会议审定通过的《标准针灸穴名》和国家技术监督局 1990 年 6 月 7 日批准,1991 年 1 月 1 日实施的《经穴部位》,耳穴采用 1993 年 5 月 1 日正式实施的《耳穴名称与部位》。所用计量单位采用中华人民共和国法定计量单位使用方法,数字使用国家技术监督局 1995 年 12 月 13 日颁布的《出版物上数字用法的规定》。但在文献记载、引用古医籍原文中计量单位仍保留原貌,以便于读者正确理解原意。

　　五、为增加本书的信息含量及检索功能,本辞典还编有词目笔画索引、词目分类索引、历代针灸大事表、经络穴位图、针灸歌赋等。

目　录

A

a

阿是穴

凡是以压痛点或其他病理反应点做穴治病的穴位,称为阿是穴。《备急千金要方》:"有阿是之法,言人有病痛,即令捏其上,若里当其处,不问孔穴,即得便快成(或)痛处,即云阿是,灸刺皆验,故曰阿是穴也。"这类穴位既没有固定名称,也没有固定位置,与《灵枢·经筋》所说的"以痛为输"意同。后世称不定穴、天应穴等。

临床上常利用阿是穴所出现的形态、颜色、感觉的异常变化诊断疾病,阿是穴不在经脉路线上,无法做常规诊断,所以不定部位的异常现象,往往反映一种特殊的病变。如第七颈椎棘突与第五腰椎棘突两侧至腋后线区域内出现淡红或棕褐色米粒大疹点的异常现象,可推测患有痔疮;肩胛下角以上、脊柱两侧有米粒大红色疹点的异常现象,可能患淋巴结结核。除阿是穴外,有的经穴、奇穴也可以压痛取穴。如《灵枢·背腧》:"肾腧在十四焦(椎)之间。皆挟脊相去三寸所,则欲得而验之,按其处,应在中而痛解,乃其输也。"再如奇穴中的阑尾穴、胆囊穴等,均在一定部位上有压痛或特殊感应。

ai

艾

灸用药物。又名冰台。菊科多年生草本植物艾 *Artemisia argyi* Levl. et Vant. 的干燥叶。各地均产,河北产者称北艾,浙江四明产者称海艾,湖北蕲州产者称蕲艾。《本草纲目》卷十五:"凡用艾叶,须用陈久者,治令细软,谓之熟艾。若生艾灸火,则伤人肌脉……拣取净叶,扬去尘屑,入石臼内,木杵捣熟,罗去渣滓,取白者再捣,至柔烂如绵为度。"

艾饼灸

艾灸法之一,将艾绒平铺在施灸部位上,借外来热源将艾饼熨烘而热的灸法。本法不燃艾。艾饼灸分熨灸和日光灸两种,适用于虚寒证、痿证、痹证的治疗。

艾斗

灸具名。又称灸斗。上部用金属丝绕成弹簧斗,用来放置艾卷或艾炷,下部用石棉衬垫制成。两旁有丝带固定艾斗,装艾点燃后供温灸用。

艾火针衬垫灸

灸法名。简称"衬垫灸"。取干姜片15g,煎汁300mL,与面粉调成稀糨糊,涂敷在5~6层的干净白棉布(禁用化纤布)上,涂一层糨糊,贴一层布,制成硬衬,晒干后剪成10cm左右的方块备用。施灸时将衬垫放在腧穴上,再将药物艾条点燃的一端按在衬垫上,约5s,待局部感到灼热即提起艾条。此称为"1壮"(此有别于通常所说的艾炷灸1壮),如此反复5次("5壮")后更换腧穴,以施灸处皮肤红晕为度。此法是近人仿"太乙神针"和"隔姜灸"改进而成。临床上适用于治疗关节痛、骨科病症、遗尿、阳痿、哮喘、慢性胃肠道病等。

艾灸补泻

灸法术语。也称火补火泻。《灵枢·背腧》："以火补者,毋吹其火,须自灭也;以火泻之者,疾吹其火,传其艾,须其火灭也。"凡火力由小到大,慢慢深入,待火燃尽,灼伤皮肉者为补法,有温阳补虚的作用;如用口吹其火,使之速燃,患者觉烫,不待烧及皮肉即除去艾炷者为泻法,有祛寒散结的作用。《黄帝内经太素》杨上善注:"言灸补泻,火烧其处,正气聚,故曰补也;吹令热入,以攻其病,故曰泻也。"

艾灸疗法

简称灸法,是以艾绒为主要材料制成的艾炷或艾条,点燃后熏熨或温灼腧穴,借灸火的温热刺激及艾叶的药理作用,通过经络的传导,起到温通气血、扶正祛邪的作用,以达到治病和保健目的的一种外治方法。艾绒中还可掺入少量的香燥类药末,以加强作用。因其制成的形式及运用方法的不同,又可分为艾炷灸、艾卷灸、灸器灸等,战国时期的书籍中有"七年之病,求三年之艾"的记载,说明灸法在当时是一种通行的医疗方法。《灵枢·官能》:"针所不为,灸之所宜。"说明灸法可以弥补针刺的不足。历代医学文献,对灸法都有记载。灸法具有温经通络、升阳举陷、行气活血、祛寒逐湿、消肿散结、回阳救逆的作用,其治疗范围较广,对慢性虚弱性病症及风、寒、湿、热邪为患所导致的疾病尤为适宜。

艾灸通说

书名。日本后滕省(仲介)著,刊于1762年(日宝历壬午年)。内容专论灸法,分制法精粗、艾炷大小、灸数多少、灸法异同、脊骨长短、点位狭阔、灸疮要发、艾火非燥、不选时日、火无良毒等。书后附载论医书信数篇。

艾卷

灸用材料名。又称艾条,详见该条。

艾卷灸

灸法名。即艾条灸,详见该条。

艾绒

灸法所用的主要材料。又称艾茸。由菊科植物艾蒿的干叶加工制成。于夏季艾叶茂盛时割取,晒干捣碎,除去枝梗、杂质,即成细软的绒状物。艾绒易燃而不起火焰,气味芳香,适合灸用。艾绒有粗细之分。细艾绒杂质少,纤维短,可塑性强,多用于制艾炷;粗艾绒杂质多,纤维长,多用于温针或制艾条。

艾茸

灸用材料名。即艾绒,出自明代陈实功《外科正宗》。

艾师

指专门施行灸法的医师。元代杨维桢《铁崖先生古乐府》卷六赠艾师黄中子:"艾师艾师古中黄,肘有《补注明堂方》,笼有岐伯神针之海草,箧有轩辕洪炉之燧光;针窠数穴能起死,一百七十、铜人孔窍徒纷庞。三椎之下穴一双,二竖据穴名膏肓,百医精兵攻不得,火攻一策立受降。金汤之固正捣穴,快矢急落如飞鸽。梅花道人铁石肠,昨日二竖犹强梁,明朝道人步食强,风雨晦明知阴阳……"

艾条

灸用材料名。用艾绒制成的条状物,又称艾卷。一般分纯艾卷和药艾卷两种,后者是在艾绒中掺入一定的药物制成。制作时,取纯净艾绒20g(如制药艾条,则加入药末 6 ~ 8g,与艾绒拌匀),平铺在长28cm、宽 15cm 的绵纸上,折叠绵纸两端,然后将其卷紧,并用白及液或鸡蛋清封口,晒干收藏备用。

艾条灸

灸法名。艾灸方法之一,是用艾条在人体表一定部位进行熏灸和热熨相结合的灸治方法。又称艾卷灸法。明初朱权《寿域神方》灸阴证,"用纸实卷艾,以纸隔之点穴,于隔纸上用力实按之,待腹内觉热,汗出,即差"。这是艾条灸法的早期文献记载。其后逐渐发展,又在艾绒里加入药末,命名为雷火针或太乙神针等。之所以将此灸法称为"针",是因为它的操作方式很像针法,隔几层纸或布,实按在穴上的缘故。由于这种灸法操作简单方便,容易掌握火灼刺激强度,故为临床常用的灸法。艾条灸法分为悬起灸(包括温和灸、回旋灸、雀啄灸)和实按灸两种。每次施灸约20min,一般以皮肤温热而起红晕为度。

艾丸

灸用材料名。又名艾圆。将艾绒团聚成丸,做灸用。《肘后备急方》治卒得惊邪恍惚方:"令艾丸在穴上各七壮。"参见"艾炷"条。

艾熏灸

灸法名。是将艾绒点燃或水煮,利用其烟或蒸气的热力熏蒸的一种灸法。艾熏灸可分为烟熏灸、蒸气灸、温灸器灸三种。

艾圆

灸用材料名。又名艾丸,详见该条。

艾炷

灸用材料名。制作艾炷的方法,一般是用手捻。须将艾绒搓紧,捻成麦粒状或上尖下平的圆锥状。如麦粒大者为小炷,用于直接灸;像蚕豆大者为大炷,用于间接灸。其大小依灸治的需要而定。《扁鹊心书》:"凡灸大人,艾炷须如莲子,底阔三分,务要紧实;若灸四肢及小儿,艾炷如苍耳子大;头面面,艾炷如麦粒大。"

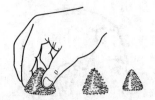

艾炷灸

灸法名。艾炷灸是将艾炷直接或间接置于腧穴上施灸的一种方法。临床分为直接灸和间接灸两种。每烧尽1个艾炷,称为1壮。灸治时以艾炷的大小、壮数的多少来掌握灸量。施灸时艾炷的大小、多少,当以疾病的性质、病情的轻重和施灸的部位而定。如初病体质强壮,艾炷宜大,壮数宜多;久病体质虚弱,艾炷宜小,壮数宜少。头面胸部不宜大炷多壮;腹部腰背则艾炷宜大,壮数宜多;四肢末端皮薄骨多,不可多灸;肩背和四肢皮厚肉多之处,多灸无妨。妇孺宜少,壮男可多等。《备急千金要方》:"灸不三分,是谓徒冤,炷务大也,小弱炷乃小作之,以意商量。"《医宗金鉴》:"凡灸诸病必火足气到,始能求愈。然头与四肢皮肉浅薄,若并灸之恐肌骨气血难堪,必分日灸之,或隔日灸之,其炷宜小,壮数宜少。有病必当灸巨阙、鸠尾二穴者,必不可过三壮,艾炷如小麦,恐火气伤心也。背腰下皮肉深厚,艾炷宜大,壮数宜多,使火气到,始能去痼冷之疾也。"

an

安眠

奇穴名。见《常用新医疗法手册》。定位:安眠$_1$在翳风与翳明连线的中点;安眠$_2$在翳风与风池穴连线的中点。左右共4穴。局部解剖:有胸锁乳突肌和头夹肌,枕动、静脉,布有耳大神经和枕小神经。主治:失眠、头痛、眩晕、心悸、癔症、癫痫、耳聋、精神分裂症、高血压病等。刺灸法:直刺0.5~1.5寸;可灸。

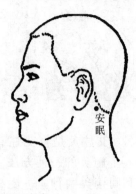

安眠

附:文献记载

《常用新医疗法手册》:安眠,主治失眠、偏头痛、精神分裂症等。

安邪　安耶

仆参穴别名。见《针灸甲乙经》,"邪"《备急千金要方》作"耶"。详见该条。

按法

一、刺法名。❶指针刺前用手指按压腧穴。《素问·离合真邪论篇》:"推而按之。"❷指针刺时将针向下按入,又称插法。《针经指南》:"以手捻针,无得进退,如按切之状是也。"《针灸问对》:"欲补之时,以手紧捻其针按之,如诊脉之状,毋得挪移,再入,每次按之,令细细吹气五口,故曰按以添气,添助其气也。"《金针赋》:"沉重豆许曰按。"《医学入门》则指出:"按者,插也。"均指向下插针为按,与提法对举。

二、推拿手法名。见《素问》。又名抑法。指以手指、手掌或屈曲的指间关节突起部按压穴位。具有活血止痛、开通闭塞等作用。《素问·举痛论篇》:"按之则血气散,故按之痛止。""按之则热气至,热气至则痛止矣。"《厘正按摩要术》:"按而留之者,以按之不动也。按字从手从安,以手探穴而安于其上……以言手法,则以右手大指面直按之,或用大指背屈而按之,或两手对过合按之,其于胸腹则又以掌心按之。"

按肌群取穴

取穴法之一。即在病变处的肌肉或肌群上选取腧穴。本法常用于肌肉瘫痪、萎缩等疾病。如臀肌瘫痪取环跳,股四头肌瘫痪取伏兔等。

按摩

推拿别称。见《灵枢》。指通过按捺或按摩人的身体来健身治病的方法。《汉书·艺文志》有《黄帝岐伯按摩》10卷,说明西汉已有按摩专著。唐代太医署开始设按摩博士、按摩师。851年(唐大中五年)释慧琳《一切经音义》解释"按摩"的含义为:"凡人自摩自捏,申缩手足,除劳去烦,名为导引。若使别人握身体,或摩或捏,即名按摩也。"清代张振鋆《厘正按摩要术》:"推拿者,即按摩之异名也。"

按跷

推拿的古称。也有写作"按跞""按蹻"。见《素问·异法方宜论》。"按"与"跷"是推拿中的两种手法。唐代王冰注释说:"按,谓抑按皮肉;跷,谓捷举手足。"意指按压和活动肢体的手法。明代吴崑注解为:"按,手按也;跷,足踹也。"意指按法和踩法。也有说"跷"是指腧穴,张介宾注:"按,捏按也;跷,即阳跷、阴跷之义。盖谓推拿溪谷穴以除疾病也。"

按神经取穴

取穴法之一。指按照神经的分布选取有关的腧穴,多数选用与脊神经相应的夹脊穴和某些分布在神经丛或神经干通路上的腧穴。如小腿疼痛,取腓总神经上的阳陵泉、胫神经上的委中及坐骨神经或骶丛上的一些腧穴;肘关节疼痛,可取桡神经上的曲池或臂丛上的腧穴。

按压行气法

即指压行气法,详见该条。

B

ba

八冲

奇穴别名。即八风,见《备急千金要方》:"是十指去指奇一分,两足凡八穴。曹氏曰八冲。"详见"八风"条。

八法

一、治法名。见《医学心悟》。即汗、吐、下、和、温、清、消、补。这是前人在长期医疗实践中,通过八纲辨证,制定出来的基本法则。一般来说,病邪在表用汗法;病邪在里、在上属实用吐法;在里、在中属实用下法;病邪半表半里,气机不调用和法;病的性质属寒用温法;病的性质属热用清法;积聚、积滞属实用消法;正气虚弱,机能不足的虚证用补法。东汉张仲景《伤寒杂病论》介绍了八法的内容。后世确立的各种治法,基本上是由八法演变而来。

二、指八脉八穴的用法,出自《针灸大全》。主要指灵龟八法和飞腾八法。

三、指下手八法。出自《针灸大成》卷四,包括揣、抓、搓、弹、摇、扪、循、捻。

八风

一、奇穴名。名见《奇效良方》,《备急千金要方》名八冲,《针灸集成》名阴独。定位:在足背侧,第一至第五趾间,趾蹼缘后方赤白肉际处,一侧4穴,左右共8穴。

局部解剖:在趾骨小头间前跖骨间肌中,有趾背动、静脉,分布有足背中间皮神经的趾背神经。主治:足跗肿痛,脚弱无力,头痛,牙痛,疟疾,毒蛇咬伤,足趾青紫症,月经不调。刺灸法:斜刺0.5~0.8寸,或用三棱针点刺出血;艾炷灸3~5壮。

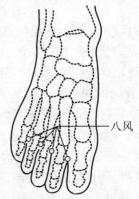

附:文献记载

《素问》:刺疟者,必先问其病之所发者,先刺之……先足胫酸痛者,先刺足阳明十指间出血。

《备急千金要方》:是十指去指奇一分,两足凡八穴。曹氏曰八冲。

《奇效良方》:在足五指歧骨间。两足共八穴。

二、指来自东、南、西、北及东南、东北、西南、西北八个方位之风。见《灵枢·九宫八风》。这八面来风各有名称及特性,参见附表。

八风名称及特性表

八方	八风	特性
南	大弱风	来自热气较盛之南方,风势微弱
西南	谋风	来自阳气较盛之西南方,含阳夹阴
西	刚风	来自肃杀之气较盛之西方,风性刚烈
西北	折风	来自金、水二气为主之西北方,肃杀寒冷
北	大刚风	来自寒气较盛之北方,风势剧烈
东北	凶风	来自阴寒之未去,阳和之气未盛之东北方
东	婴儿风	来自少阳之气初生之东方,风势弱小少寒气
东南	弱风	来自气候温暖之东南方,风性柔和

八卦

一、古代《周易》中所绘的八种图形,其分别象征着天、地、雷、风、水、火、山、泽八种自然现象。这些图形以代表阳的阳爻"—"和代表阴的阴爻"--"两种基本符号为基础,每三种不同的爻排列为一组,代表一种自然现象,两者相互参合构成八组图案,围成一圈排列。其中由乾坤、坎离、巽震、艮兑两两相对,排列组合者称伏羲八卦,又称先天八卦。用离代表南、坎代表北、震代表东、兑代表西、巽代表东南、艮代表东北、坤代表西南、乾代表西北,以方位排列者称文王八卦或后天八卦。后者与九宫数相结合,成为灵龟八法配穴的内容。

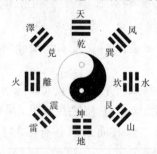

二、小儿推拿腧穴名。指围绕掌心周围八个腧穴的总称。见《小儿按摩经》。又称内八卦。近第三掌骨小头处为离,近第三掌骨底处为坎,拇指侧为震,小指侧为兑,坎与兑之间为乾,离与兑之间为坤,坎与震之间为艮,离与震之间为巽。运八卦,能开胸化痰、除气闭,治气喘痰多、饮食不进等。《针灸大成》:"运八卦,除胸肚膨闷,呕逆气吼噫,饮食不进用之。"

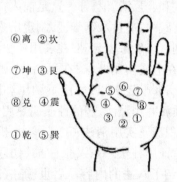

八关

奇穴别名。即八邪,见《针灸腧穴索引》。详见该条。

附:文献记载

《景岳全书》:八关大刺,治眼痛欲出不可忍者,须刺十指缝中出血,愈。

《素问病机气宜保命集》:大烦热,昼夜不息,刺十指间出血,谓之八关大刺。目疾,眼痛欲出,亦大刺八关。

《针灸孔穴及其疗法便览》:八关,奇穴。指爪甲基底之内部,刺出血,主治疟疾。

《针灸腧穴索引》:八邪,异名八关。

八关大刺

指八关穴点刺出血治疗大热、疟疾、目

疾等病的方法。《素问病机气宜保命集》：
"大烦热，昼夜不息，刺十指间出血，谓之
八关大刺。目疾，睛痛欲出，亦大刺八
关。"《景岳全书》："八关大刺，治眼痛欲出
不可忍者，须刺十指缝中出血，愈。"

八华

奇穴名。见《针灸孔穴及其疗法便
览》。定位：在背部，患者两锁骨中线间的
距离折作8寸，以2寸为一边，做一等边三
角形，剪成纸片。将此等边三角形的顶角
置于大椎穴上，其下端两角（平高）是穴，
然后再将三角形的顶角置于两穴连线的中
点上，其两下角是穴，如此共取4次，计8
穴，称八华。主治：支气管炎，哮喘，肺结
核，贫血，骨节疼痛，慢性病引起的全身虚
弱等。刺灸法：斜刺0.5～1寸。艾炷灸
3～7壮，或温灸5～15min。

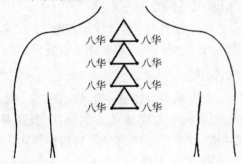

八会

一、指脏、腑、气、血、筋、脉、骨、髓八者
精气会聚的8个腧穴。也称八会穴。《难
经·四十五难》："经言八会者，何也？然，
府会太仓（中脘），藏会季胁（章门），筋会
阳陵泉，髓会绝骨（悬钟），血会膈俞，骨会
大杼，脉会太渊，气会三焦外一筋直两乳内
也（膻中）。热病在内者，取其会之气穴
也。"现在临床应用，并不局限于热病。凡
与八者有关的病证皆可据情取用。

二、奇穴名。见《备急千金要方》。定
位：位于手背部，阳溪穴下0.5寸处。主
治：癫狂，白内障，近视，高血压，中风，卵巢
疾病等。刺灸法：艾炷灸5～10壮，或温和

灸10～25min。

附：文献记载

《备急千金要方》：狂走易骂，灸八会，
随年壮，穴在阳明下五分。

三、指八脉交会八穴。《标幽赋》："八
脉始终连八会，本是纪纲。"指奇经八脉与
四肢部的八穴相通。

八会穴歌

针灸歌诀名。见《针灸聚英》。其内
容为："腑会中脘脏章门，筋会阳陵髓绝
骨，骨会大杼血膈俞，气会膻中脉太渊。"

八髎

上髎、次髎、中髎、下髎穴之合称。
《素问·骨空论篇》："腰痛不可以转摇，急
引阴卵，刺八髎与痛上。"八髎在腰尻分
间。位于一、二、三、四骶后孔中，左右共8
穴，故名。见各条。

八脉

奇经八脉的简称。《难经》："凡此八
脉者，皆不拘于经，故曰奇经八脉也。"

八脉八穴

经穴分类名。见《针经指南》。又称
流注八穴、交经八穴、八脉交会八穴等。是
四肢部与奇经八脉脉气相通的8个腧穴。
即脾经的公孙（通冲脉）、心包经的内关
（通阴维脉）、小肠经的后溪（通督脉）、膀
胱经的申脉（通阳蹻脉）、胆经的足临泣
（通带脉）、三焦经的外关（通阳维脉）、肺
经的列缺（通任脉）、肾经的照海（通阴蹻
脉）。这些腧穴临床上常配合应用。如公
孙配内关，治心、胸和胃部疾患；后溪配申
脉，治目内眦、颈项、耳、肩膊、小肠、膀胱部
疾患；临泣配外关，治目外眦、耳后、颊、颈、
肩、缺盆、胸膈部疾患；列缺配照海，治咽
喉、胸膈部疾患。如配合天干、地支八卦等
应用，则成灵龟八法，参见该条。

八脉八穴歌

针灸歌赋名。载于《针灸聚英》，明代

高武撰。本歌主要介绍通于奇经的8个腧穴所主治的病症。选穴精少，治病面广，具有独到之处，便于学习掌握和临床运用。其内容如下：

九种心疼涎闷，结胸反胃难停，酒食积聚胃肠鸣，水食气疾膈病。脐痛腹疼胁胀，肠风疟疾心疼，胎衣不下血迷心，泄泻公孙立应。

中满心胸痞胀，肠鸣泄泻脱肛，食难下膈酒来伤，积块坚横胁抢。妇女血痛心疼，结胸里急难当，伤寒不解结胸堂，疟疾内关独当。

手足中风不举，痛麻发热拘挛，头风痛肿项腮连，眼肿赤疼头旋。齿痛耳聋咽肿，浮风瘙痒筋牵，腿疼胁胀肋肢偏，临泣针时有验。

肢节肿疼臂冷，四肢不遂头风，背胯内外骨筋攻，头项眉棱皆痛。手足热麻盗汗，破伤眼肿睛红，伤寒自汗表烘烘，独会外关为重。

手足急挛战掉，中风不语痫癫，头疼眼肿泪涟涟，腿膝背腰痛遍。项强伤寒不解，牙齿腮肿喉咽，手麻足麻破伤牵，盗汗后溪先砭。

腰背强痛腿肿，恶风自汗头疼，雷头赤目痛眉棱，手足麻挛臂冷。吹乳耳聋鼻衄，痫癫肢节烦憎，遍身肿满汗头淋，申脉先针有应。

痔疟便肿泄利，唾红溺血咳痰，牙痛喉肿小便难，心胸腹疼饮噎。产后舌强不语，腰痛血疾脐寒，死胎不下膈中寒，列缺乳痈多散。

喉塞小便淋涩，膀胱气痛肠鸣，食黄酒积腹脐并，呕泻胃翻便紧。难产昏迷积块，肠风下血常频，膈中决气气痃侵，照海有功必定。

八脉八穴配穴法

出自金元时期窦汉卿《针经指南》。指四肢部与奇经八脉相通的8个腧穴配伍应用的方法。其法将八脉八穴按其作用相合配为4对；如内关与公孙相配，主治心、胸、胃部疾病；外关与足临泣相配，主治目、头侧、面颊部疾病；后溪与申脉相配，主治颈、项、肩胛部疾病。列缺与照海相配，主治咽喉、胸膈部疾病。

八脉交会八穴

即八脉交会穴。详见该条。

八脉交会八穴歌

针灸歌诀名。出自《医经小学》。内容概括八脉八穴的配伍关系："公孙冲脉胃心胸，内关阴维下总同；临泣胆经连带脉，阳维目锐外关逢；后溪督脉内眦颈，申脉阳跷络亦通；列缺任脉行肺系，阴跷照海膈喉咙。"《针灸大全》《针灸大成》等书均有记载。

八脉交会穴

经穴分类名。见《针经指南》。又称流注八穴、交经八穴等。详见该条。

八木火

灸法术语。指松、柏、竹、橘、榆、枳、桑、枣8种木材燃烧的火。出自《黄帝虾蟆经》。古时认为八木火不宜用作燃艾。

附：文献记载

《黄帝虾蟆经》：八木之火以灸，人皆伤血脉肌肉骨髓。

《外台秘要方》：凡八木之火，皆不可用。

《医宗金鉴》：灸治古忌八木火，今时通行一炷香。

八十一难经

书名。原名《黄帝八十一难经》，详见"难经"条。

八俞

奇穴别名。即胃管下俞，见《针灸学讲义》。详见该条。

八仙逍遥蒸气灸

灸法名,属药熏蒸气灸之一。取荆芥、防风、当归、黄柏、苍术各18g,丹皮、川芎各12g,花椒30g,苦参60g,上药水煎后倒入盆中对准患部熏灸。适用于治疗骨结核。

八邪

奇穴名。见《医经小学》。别名:八关。定位:位于手背侧,微握拳,第一至第五指间,指蹼缘后方赤白肉际处,左右共8穴,《奇效良方》称第一、二掌骨小头间为大都;第二、三掌骨小头间为上都;第三、四掌骨小头间为中都;第四、五掌骨小头间为下都。局部解剖:有掌骨间肌,掌背侧神经,动、静脉及指掌侧总神经。主治:头风,牙痛,手臂红肿,毒蛇咬伤,痹证,头痛,项强,咽痛,疟疾,目疾。刺灸法:针0.1～0.2寸,或刺出血。艾炷灸5～7壮。

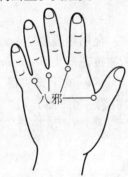

附:文献记载

《素问·刺疟篇》:诸疟而脉不见,刺十指间出血血去必已。

《备急千金要方》:手足瘰疬者,尽灸手足十指端,又灸本节后。

《医经小学》:八邪八穴手十指歧缝中是,治病痹。

《奇效良方》:八邪八穴在手五指歧骨间,左右手各4穴。

《中国针灸学》:八邪,手五指歧缝间。针五分。主治手臂红肿。

《针灸腧穴索引》:八邪,异名八关。

八虚

部位名。见《灵枢·邪客》。《素问·五藏生成篇》称"四肢八溪"。指两肘、两腋、两髀、两腘的凹陷部。这些筋骨的间隙是气血运行的要道。八虚通过经络联系而分属五脏,所以五脏有病时,可以出现八虚的不适。即《灵枢·邪客》:"肺心有邪,其气留于两肘;肝有邪,其气留于两腋;脾有邪,其气留于两髀;肾有邪,其气留于两腘。"临床上可以根据八虚的症状分候五脏的病变,并且可以在这些部位上针刺治疗相应五脏的疾病。

八正

指八方之正位,即东、南、西、北、东南、西南、东北、西北共八方。《类经》张介宾说:"八正者,八方之正位也。"又释作四时八节即春分、秋分(二分)、夏至、冬至(二至)和立春、立夏、立秋、立冬(四立)八个时令。《素问·八正神明论篇》:"凡刺之法,必候日月星辰,四时八正之气,气定乃刺之。"其意指顺天时节气,逢八方正常之风,避其致病之风而针刺取穴,为后世子午流注针法的基础。

八椎下

奇穴名。见《针灸孔穴及其疗法便览》。定位:位于背正中线,当第八、九胸椎棘突之间。主治:疟疾。刺灸法:微向上斜刺0.5～1寸。艾炷灸3～5壮或艾条灸5～10min。

巴豆饼灸

灸法名。隔饼灸的一种。见《针灸大成》。灸治阴毒结胸:"巴豆十粒研烂,入面一钱,捣作饼子,实搭脐中心,上用艾炷如豆许,灸七壮。觉腹中鸣吼,良久自通利。"《类证普济本事方》治结胸:"巴豆十四枚,黄连七寸和皮用,捣细末,用唾津和成膏,填入脐心,以艾灸其上,腹中有声,其病去矣。"

巴豆酒蒸气灸

灸法名。属药熏蒸气灸法的一种。方法：用白酒（50°～60°）250mL，将巴豆（去皮）5～10粒投入酒中，置火上加热煮沸后，再将酒倒入瓶中或小杯中，趁热用蒸气熏灸劳宫穴。用于面神经麻痹的治疗。

巴豆霜灸

灸法名。治疗疟疾的一种方法。取巴豆霜、雄黄各等份，研细混匀，装瓶备用。于发作前5～6h，取绿豆大药面，放在1.5cm×1.5cm胶布中央，贴敷患者两耳后乳突部，敷灸7～8h取下。

拔罐法

针灸疗法名。古称角法，又称拔筒法、火气罐、吸杯法、吸筒法。系应用各种方法排出筒、罐内空气形成负压，使其紧吸在体表上来治疗疾病。古代医家在治疗疮疡时用它来吸血排脓，后来又扩大应用于肺痨、风湿等内科病。《外台秘要方》："患殟瘵等病……即以墨点上记之，取三指大青竹筒，长寸许，一头留节，无节头削令薄如剑，煮此筒子数沸，及热出筒，笼墨点处按之，良久……数数以此角之，令恶物出尽，乃疾除。"《本草纲目拾遗》："罐得火气合于内，即牢不可脱……肉上起红晕，罐中有气水出，风寒尽出。"通过吸拔，引起局部充血或瘀血，能起到活血、行气、止痛、消肿等作用。临床又分为火罐法、水罐法、抽气拔罐法等多种。用于咳嗽、肺炎、哮喘、头痛、胸胁痛、风湿痹痛、扭伤、腰痛、胃痛、疮痈肿及毒蛇咬伤（排出毒液）等。

拔罐疗法

针灸疗法名。用拔罐法治疗疾病的方法。参见"拔罐法"条。

拔筒法

针灸疗法名。即拔罐法，详见该条。

拔原法

取穴法之一。元代医家王海藏所倡用，指各经之病选用其原穴进行治疗。如手阳明大肠经有病可取其原穴合谷治疗。《普济方》卷四百十一，王海藏拔原法："假令针肝经病，于本经原穴针一针；如补肝经来，亦于本经原穴补一针；如泻肝经来，亦于本经原穴泻一针。如余经有补泻，针毕仿此例，亦补泻各经原穴。"

拔针

针刺术语。即出针。《医宗金鉴·针灸心法要诀》："以右指捻住针尾，以左手大指按其针穴及穴外之皮，令针穴门户不开，神气内存，然后拔针，庶不致出血。"参见"出针"条。

bai

白附子

药物名。灸用垫隔物之一。毛茛科多年生草本植物黄花乌头 Aconitum coreanum (H. LéV.) Raipaics 的干燥块根。《本草纲目》卷十七引《杨起简便方》："偏坠疝气，白附子一个为末，津调填脐上，以艾灸三壮或五壮。"

白虎摇头

针刺手法名。见《金针赋》。又称赤凤摇头。由呼吸、提插、捻转行气手法结合摇法组成。《针灸问对》："行针之时，插针地部，持针提而动之。"其法进针得气后，先插针左转，一呼一摇，提针时右转，一吸一摇用六数或三六十八数。本法有疏经导气的作用，可用于深部催气。

附：文献记载

《金针赋》：白虎摇头，似手摇铃，退方进圆，兼之左右，摇而振之。

《医学入门》：以两指扶起针尾，以肉内针头轻转，如下水舡中之橹，振摇六数或三六一十八数。

白环俞

经穴名。见《针灸甲乙经》，属足太阳膀胱经。别名：玉环俞、玉房俞、腰俞。定位：平第四骶后孔，当骶正中嵴旁1.5寸处。局部解剖：布有臀下皮神经，其深层正当阴部神经；在臀大肌、骶结节韧带下内缘，有臀下动、静脉，深层为阴部动、静脉。主治：遗精、遗尿、疝气、崩中、带下、月经不调，腰骶疼痛，下肢不遂；前列腺炎、膀胱炎，腰肌劳损，坐骨神经痛，下肢瘫痪等。刺灸法：直刺1~1.5寸；艾炷灸3~7壮或艾条灸5~15min。

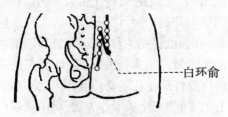

白环俞

附一：腧穴定位文献记载

《针灸甲乙经》：在第二十一椎下两傍各一寸五分。

《类经图翼》：在二十一椎下，去脊中二寸，伏而取之。

附二：腧穴主治文献记载

《备急千金要方》：腰背不便，筋挛痹缩，虚热闭塞。小便赤黄。

《外台秘要方》：腰脊以下至足不仁，小便黄。

《太平圣惠方》：腰脊急强，不能俛仰，起坐难，手足不仁……腰尻重不举。

《玉龙歌》：遗精、白浊。

《针灸大成》：手足不仁，腰脊痛，疝痛，大小便不利，腰髋疼，脚膝不遂，温疟，腰脊冷疼，不得久卧，劳损虚风，腰背不便，筋挛臂缩，虚热闭塞。

《类经图翼》：赤带，白带，月经不调。

《循经考穴编》：妇人血崩带下，断产无子。

白芥子

药物名。敷贴用药之一。十字花科一或二年生草本植物白芥 *Sinapis alba* L. 的干燥成熟种子。用白芥子研末，以姜汁调和，贴敷有关腧穴，使之发泡，敷贴时间3~4h，以局部起泡为度。用于治疗肺结核、哮喘、口眼㖞斜等病症。《肘后备急方》治瘰疬："小芥子末，醋和贴之，看消即止。恐损肉。"临床多用以敷治关节寒痹。《本草纲目》卷二十六：芥子"消瘀血，痈肿，痛痹之邪，其性热而温中……白芥子辛烈更甚"。《本草纲目》又载："白芥子末，水调敷足心，引毒归下，令疮疹不入目……涂顶囟，止衄血。"

白内障针拨术

疗法名。应用针具拨去混浊之黄精，治疗眼疾的手术方法，又名针内障眼法、开金针法、拨内障手法。有除障复明的功效，适用于圆翳内障、胎患内障等。古代拨内障手法可分审机、点睛、射覆、探骊、扰海、卷帘、圆镜和完璧8个步骤，现代临床常用的针拨法可分开睑、切口、拨障和出针等4步。

白肉际

部位名。详见"赤白肉际"条。

白针

针灸疗法名。指单纯的针刺方法，与温针等对举，又称冷针。《备急千金要方》卷三十："但其孔穴与针无忌，即下白针，若温针讫，乃灸之。"意指只要是腧穴适宜针刺，就可用针法，或是用温针，随后用灸法。

百虫窝

一、奇穴名。见《针灸大成》。别名血郄。定位：在大腿内侧，髌底内侧端上3寸，即血海穴上1寸。局部解剖：布有股神经的前皮支，大隐静脉的属支；股动、静脉肌支，股神经肌支。主治：风疹，湿疹，皮肤瘙痒症等。刺灸法:直刺 1 ~ 1.5 寸;艾炷灸 3 ~ 7 壮或艾条灸 5 ~ 15min。

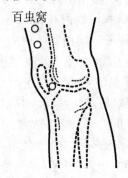

百虫窝

附:腧穴定位文献记载

《针灸大成》:在膝内廉上三寸。

二、经穴别名。即血海,见《针灸大全》。详见该条。

百发神针

灸法名。太乙神针的一种。见叶桂《种福堂公选良方》卷二。制法:以"乳香、没药、生川附子、血竭、川乌、草乌、檀香末、降香末、大贝母、麝香各三钱,母丁香四十九粒,净蕲艾绵一两或二两",卷制如雷火针。主治:偏正头痛,漏肩,半身不遂,手足瘫痪,痞块,腰痛,小肠疝气,痈疽,发背,对口,痰核初起不破烂等。

百会

经穴名。见《针灸甲乙经》。别名:泥丸宫、三阳五会、巅上、天满、顶中央。属督脉,为督脉、足太阳经交会穴。定位:在头部两耳尖连线的中点,当前发际正中直上5寸处。局部解剖:布有枕大神经分支,左右颞浅动、静脉和左右枕动、静脉的吻合网。主治:头痛,眩晕,耳鸣,鼻塞,健忘,胃下垂,脱肛,久泻久痢,痔疮,中风失语,精神分裂症,休克,神经性头痛,高血压等。刺灸法:平刺 0.5 ~ 0.8 寸;艾炷灸 3 ~ 5 壮或艾条灸 5 ~ 10min。

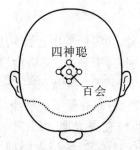

四神聪

百会

现代研究证实,针刺百会穴对血压有调整作用,对垂体性高血压,针刺可降压;对动物失血性休克,针刺可升压。脑电图检查,针刺百会穴可使大部分癫痫大发作患者的脑电图波电位降位,脑电图形趋于规则化。针之还可使正常人和脑血栓患者的肌电升高,并可降低血液黏度和细胞聚集,改善血管弹性和脑部血液循环,增加脑的血流量。临床研究证实,百会穴透刺是治疗急性脑梗死运动功能障碍的一种积极有效、简便安全的操作方法,对中风后抑郁症状有明显改善作用。动物实验提示,针刺"百会"有退热作用,对开始发热者有抑制效应,对发热已达高峰者有迅速降温作用;对胃分泌功能有影响,用重手法针刺巴氏小胃、海氏小胃狗的"百会",对肉粉、组胺引起的胃液分泌有抑制作用。百会穴对机体免疫功能也有影响,动物实验表明,艾灸"百会""肾俞",可升高白细胞、血清总补体含量和血清免疫球蛋白,针刺前后差异明显($P < 0.01$)。针刺常态动物的"百会",用放射免疫分析法测定针刺补泻对动物血浆 cAMP 和 cGMP 含量的变化结果显示,环核苷酸含量呈双向改变,cAMP 主要呈负性影响,cGMP 主要呈正性影响,cAMP/cGMP 也朝负向波动,泻法略大于补法。对惊恐状态下的动物,不论施用补或泻都使巨幅增高的 cAMP、cGMP 明显下降而趋于正常值。对实验性糖尿病的动物,艾灸"百会"可降低尿素氮含量。以放射免疫分析法分析技术观察针刺百会穴对健康育龄妇女卵泡早期血浆

中雌二醇、孕酮和睾酮含量的影响结果提示,在双向性影响基础上,主要倾向是孕酮和睾酮明显升高,雌二醇偏高,故对宫内节育器导致的月经紊乱等有较好的疗效。艾灸百会穴也有矫正胎位的效应。针灸百会穴对新生儿窒息和呼吸衰竭患者有急救作用。

附一:腧穴定位文献记载

《针灸甲乙经》:在前顶后一寸五分,顶中央旋毛中,陷可容指。

《太平圣惠方》:在头中心陷者中。

《扁鹊神应针灸玉龙经》:取眉间印堂至(后)发际折中是穴。

《针灸大成》:直两耳尖。

《医宗金鉴》:从后顶上行一寸五分,直两耳尖顶陷中。

附二:腧穴主治文献记载

《针灸甲乙经》:顶上痛,风头重,目如脱,不可左右顾;耳鸣。

《备急千金要方》:狂痫不识人,癫病眩乱。

《太平圣惠方》:头目眩痛,少心力,忘前失后,心神恍惚。

《铜人腧穴针灸图经》:治小儿脱肛久不差,风痫中风,角弓反张,或多哭,言语不择,发即无时,盛则吐沫,心烦,惊悸健忘,耳鸣耳聋,鼻塞不闻香臭。

《针灸大成》:头风中风,言语謇涩,口噤不开,偏风半身不遂,心烦闷,惊悸健忘,忘前失后,心神恍惚,无心力,痎疟,脱肛,风痫,青风,心风,角弓反张,羊鸣多哭,语言不择,发时即死,吐沫,汗出而呕,饮酒面赤,脑重鼻塞,头痛目眩,食无味。

《杂病穴法歌》:尸厥。

《肘后歌》:阴核皮来如升龙,百会妙穴真可骇。

百劳

一、经穴别名。《扁鹊神应针灸玉龙经》:"百劳,在背第一椎骨尖上,针三分,灸二七壮。"《针灸大全》等作大椎穴别名。

二、指随痛处取穴。《针灸资生经》:"妇人产后浑身疼,针百劳穴,遇痛处即针,避筋骨及禁穴。"所指与阿是穴相同。

三、奇穴名。见《针灸集成》。定位:在顶部,后发际下1寸,从正中线左右旁开各1寸处取穴。局部解剖:在斜方肌、头夹肌中,有枕动、静脉,布有枕大神经、枕小神经分支。主治:骨蒸潮热,颈项强痛,瘰疬,咳嗽,气喘,盗汗,自汗等。刺灸法:直刺0.5～1寸;艾炷灸3～7壮或温和灸10～15min。

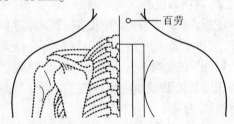

附:文献记载

《针灸集成》:百劳,在大椎向发际二寸点记,将其二寸中折墨记,横布于先点上,左右两端尽处是。主治瘰疬。灸七壮。

《针灸孔穴及其疗法便览》:百劳,奇穴。大椎穴上二寸,外开一寸处。针三至五分。灸三至七壮。主治结核、瘰疬,也治项肌痉挛或扭伤回顾不能。

百症赋

针灸歌赋名。撰人不详。见《针灸聚英》。内容列举多种病症的针灸配穴,便于诵读,影响很广。

ban

斑猫

药物名。即斑蝥,详见该条。

斑毛

药物名。即斑蝥,详见该条。

斑蝥

药物名。敷贴发泡药的一种，又称斑猫、斑毛，是芫菁科昆虫南方大斑蝥（*Mylabris phalerata* P.）或黄黑小斑蝥（*Mylabris cichorii* Linnaeus L.）的干燥虫体。有毒，对皮肤有强烈刺激作用，有发泡作用，《本草经》用以"蚀死肌"。外用面积过大，也能引起呕吐、头痛、高血压等中毒症状。用斑蝥末敷贴于施灸部位使发泡的方法称斑蝥灸。方法：取胶布一块，中间剪一小孔，贴在腧穴上，然后将斑蝥末少许置于孔内，上面再贴一层胶布。敷贴过程中，要密切观察，以局部皮肤灼痛起泡为度。主治：关节疼痛，牛皮癣，神经性皮炎，胃痛，黄疸等。《外治寿世方》："疟疾，斑蝥一个用膏药贴于印堂，须早一日贴，一周时即效。"临床以其粉贴敷腧穴用以发泡，治疗风湿痹痛、疟疾等。

斑秃叩刺法

斑秃治法之一。主穴：阿是穴。操作：常规消毒后，右手持针柄，运用腕力在患部进行反复叩刺，叩刺时须注意针尖与皮肤垂直，当针尖接触到皮肤后立即弹起，叩至微出血为度，刺后用生姜片擦之，并用艾条在局部灸10～15min。本法有补肾、养血、祛风作用。

斑秃针刺法

斑秃治法之一。主穴：大椎、安眠$_2$、风池、内关、三阴交。配穴：百会、四神聪、神庭、上星、头维、曲池、足三里、阿是穴（秃发区周围，相距约1cm处）。操作：每次选3～5穴，常规消毒，取毫针刺以平补平泻法。脱发周围，每隔1cm处向脱发处针刺，先少针以后逐渐增加，每日或隔日1次，10次为1个疗程。本法有滋补肝肾，活血生发作用。现代研究证实：此法可改善局部微循环，营养局部神经。

瘢痕灸

灸法名。即化脓灸，详见该条。

板门

奇穴名。也作版门。定位：在第一掌骨基底桡侧缘内1寸处（位于鱼际穴内1寸）。左右计2穴。主治：气促，气攻，咽喉肿痛，乳蛾，齿痛等。刺灸法：针刺0.2～0.3寸；艾炷灸3～7壮。

附：文献记载

《小儿推拿方脉活婴秘旨全书》：版门，在指节下五分。治气促，气攻。版门推向横纹，主吐。横纹推向版门，主泻。

《针灸孔穴及其疗法便览》：板门，奇穴。大指本节后，鱼际穴内一寸。针二至三分，灸三至七壮。主治扁桃体炎，喉头炎，齿痛。

半刺

《内经》刺法名，五刺之一。见《灵枢·官针》："半刺者，浅内（纳）而疾发针，无针伤肉，如拔毛状，以取皮气，此肺之应也。"指浅刺于皮肤，急速出针，不损伤肌肉，好像拔去毫毛一样，此法如常法之半，故名半刺。因肺合皮毛，故本法应肺，用于治疗与肺有关的咳嗽、痰喘等疾患。

伴星

奇穴别名。即侠上星，见《经外奇穴治疗诀》。详见该条。

bang

傍刺

针法名。即傍针刺，见《针灸甲乙经》。详见该条。

傍针刺

《内经》刺法名，十二刺之一。《灵枢·官针》："傍针刺者，直刺傍刺各一，以治留痹久居者也。"指正入一针，旁入一针，用以加强作用，治邪气久居之留痹。因其正、旁配合而刺,故名傍针刺。

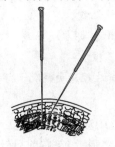

bao

包肓

即胞肓穴,见《备急千金要方》。详见该条。

胞

一、指子宫。又称胞宫,位于小腹部,在膀胱之后,呈倒梨形。是发生月经和孕育胎儿的器官。《灵枢·五音五味》记载"冲脉、任脉皆起于胞中";《类经》卷三张介宾注:"所谓胞者,子宫是也。此男女藏精之所,皆得称为子宫。惟女子于此受孕,因名曰胞。然冲、任、督脉皆起于此,所谓一源而三歧也。"

二、与脬通,指膀胱。《灵枢·五味》:"膀胱之胞。"《类经》张介宾:"膀胱之胞者,其音抛,以溲脬为言也。"《黄帝内经太素》卷十杨上善注:"膀胱包尿,是以称胞,即尿脬也。"

胞肓

经穴名。见《针灸甲乙经》,属足太阳膀胱经。定位:在臀部,骶正中嵴旁开3寸,平第二骶后孔。局部解剖:布有臀上皮神经,深层为臀上神经;有臀大肌、臀中肌、臀小肌;有臀上动、静脉通过。主治:肠鸣腹胀,腹痛,便秘,癃闭,阴肿,腰脊痛;前列腺炎,膀胱炎,睾丸炎,坐骨神经痛等。刺灸法:直刺1~1.5寸;艾炷灸3~7壮或艾条灸5~15min。

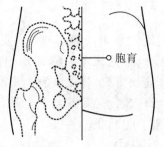

胞肓

附一:腧穴定位文献记载

《针灸甲乙经》:在第十九椎下,两旁各三寸陷者中。

《类经图翼》:在十九椎下,去脊中各三寸半陷中,伏而取之。

附二:腧穴主治文献记载

《针灸甲乙经》:腰脊痛,恶风,少腹满坚,癃闭,下重,不得小便。

《备急千金要方》:大小便难。

《外台秘要方》:腰脊痛,恶寒,少腹满坚,癃闭下重,不得小便,以手按之则欲小便,涩而不得出,肩上热,手足小指外侧及胫踝后皆热。

《太平圣惠方》:食不消,腹中坚急,阴痛下肿,恶气,腰背痛。

《针灸大成》:腰脊急痛,食不消,腹坚急,肠鸣,淋沥,不得大小便,癃闭下肿。

《针灸聚英》:肠鸣,淋沥,不得大小便,癃闭,下肿。

《针方六集》:伛偻。

胞脉

联系子宫的经络,又称胞络,主要指冲脉,也包括任脉。《灵枢·五音五味》:"冲脉、任脉皆起于胞中。"《素问·评热病论篇》:"月事不来者,胞脉闭也。胞脉者属心而络于胞中。"杨上善《黄帝内经太素》卷二十九注:"胞者,任、冲之脉起于胞中,为经络海,故曰胞脉也。"《类经》卷十五张介宾注:"胞即子宫,相火之所在也;心主血脉,君火之所居也。阳气上下交通,故胞脉属心而络于胞中,以通月事。"

胞门

一、经穴别名。❶即气穴。见《针灸甲乙经》。详见该条。❷即水道穴。见《备急千金要方》。详见该条。

二、奇穴名。见《备急千金要方》。详见"胞门　子户"条。

胞门　子户

奇穴名。见《备急千金要方》。定位：脐下3寸，旁开2寸处，与足阳明胃经水道同位。左为胞门，右为子户。主治：妇人不孕，腹中积聚，临盆难产等。刺灸法：针0.5~1寸，艾炷灸3~7壮。

附：文献记载

《备急千金要方》：妇人妊子不成，若堕落，腹痛，漏见赤，灸胞门五十壮，在关元左边二寸是也，右边二寸名子户。

保健灸

灸法名。指以增强人体抗病能力而达到强身保健为目的的灸法。《备急千金要方》卷二十九："体上常须三两处灸之，勿令疮暂差，则瘴疠温疟毒气不能着人也。"即用连续的化脓灸来预防疾病。保健灸常用穴有足三里、关元、气海、膏肓俞等。

报刺

《内经》刺法名。十二刺之一，又称阴阳刺。《灵枢·官针》："报刺者，刺痛无常处也，上下行者，直内无拔针，以左手随病所按之，乃出针复刺之也。"指治疗疼痛无固定部位，表现为上下游走不定的病证时，用针直刺痛处，进针后不可立即拔针，再用左手随着疼痛的所在部位按压，然后将针拔出，再刺另一痛处。报作复解，刺而复刺，故名报刺。

报灸

灸法名。指分次重复施灸的方法，用于多壮灸或反复多次灸治的疾患。《备急千金要方》："凡阴阳濡风口喎僻者，不过三十壮，三日一报，报如前，微者三报，重者九报。"

附：文献记载

《备急千金要方》：吐逆，饮食却出，灸脾募百壮，三报。

《针灸资生经》：灸疮既干，则又报灸之。

豹文刺

《内经》刺法名。五刺之一。《灵枢·官针》："豹文刺者，左右前后针之，中脉为故，以取经络之血者，此心之应也。"指于患处左右前后均刺，以刺中血络，使之出血，痕若豹之斑纹，故名豹文刺，因心主血脉，故本法应心而用于治疗与心有关的血脉瘀阻等疾患。

鲍姑

东晋女针灸家。葛洪之妻，名潜光，其父鲍靓，为南海太守。她擅长灸法，相传用艾灸（"越井冈艾"）治疗赘疣，着手奏效。鲍姑有赘艾（红脚艾），籍井泉及红艾为医方，活人无数。事见《云笈七签》及《太平广记》。

鲍同仁

元代针灸家。字国良，歙县（今属安徽）人。通针砭术，凡四肢受邪及痈疽溃疡等，治多验。撰《经验针法》《通玄指要赋注》，均佚。见《歙县志》。

暴病者取之太阳

《内经》治则之一。是指对急性病症的治疗可从太阳经着手。《灵枢·根结》："太阳为开（关）……故开（关）折则肉节渎（溃缓）而暴病起矣，故［候］暴病者，取之太阳，视有余不足，渎（溃缓）者皮肉宛膲而弱也。"

bei

备急灸法

书名。南宋闻人耆年编撰。成书于1226年（宝庆二年）。1245年（淳祐五年），孙炬卿将此书与《竹阁经验备急药方》合刊,书中载述痈疽、疔疮、腹痛、吐泻等20余种病症的灸治法。后载"骑竹马灸法""醋熨法""盦散法",并绘有附图,便于应用。

备急千金要方

书名。唐代孙思邈著。30卷。成书于652年(永徽三年),是集唐代以前大量医药资料的综合性方书,列妇、儿、五官、内、外各科疾病的证治方药及食疗、养生、针灸等。分232门,合方论5 300余首。各病症于方药之外,载有针灸治法,其中灸法尤多;又于第二十九、三十两卷集中论述针灸,原载有《明堂三人图》,图已失传,列载349穴,又载针灸禁忌、五脏六腑傍通、用针略例、灸例、太乙针灸宜忌,以及孔穴主对法,即各病症的选穴。大量补充了经外奇穴,辑录许多针灸处方,现有人民卫生出版社1955年据江户医学本影印本。

背第二侧线

经穴定位线。距背正中线3寸,当足太阳膀胱经经过处。自上而下依次分布有附分、魄户、膏肓、神堂、谚谯、膈关、魂门、阳纲、意舍、胃仓、肓门、志室、胞肓、秩边等穴。

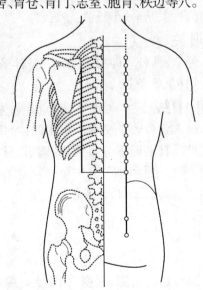

背第一侧线

经穴定位线。距背正中线1.5寸,当足太阳膀胱经走行处。自上而下依次分布大杼、风门、肺俞、厥阴俞、心俞、督俞、膈俞、肝俞、胆俞、脾俞、胃俞、三焦俞、肾俞、气海俞、大肠俞、关元俞、小肠俞、膀胱俞、中膂俞、白环俞各穴。

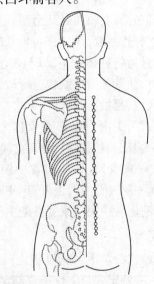

背胛中间

奇穴名。见《备急千金要方》。定位:在肩胛骨冈下窝,肩胛骨外、上、下三角之中心点。局部解剖:在冈下窝中央冈下肌中,有旋肩胛动、静脉肌支,布有肩胛上神经。主治:癫狂,肩关节周围炎等。刺灸法:针向上斜刺1~1.5寸;艾炷灸3~5壮。

附:文献记载

《备急千金要方》:狂走刺人,或欲自死,骂詈不息,称神鬼语,灸口吻头赤白际一壮,又灸两肘内屈中五壮,又灸背胛中间三壮,报灸之。

背解

腰俞穴别名。见《针灸甲乙经》。详见该条。

背臑

即臂臑穴。见《黄帝内经太素》。详见该条。

背三针疗法

疗法名称。是郑州市第三人民医院名老中医郭绍汾（1911—1992）吸取古代针灸学中巨针的特点，以针刺背部督脉经穴为主要刺激区而治疗疾病的一种针法。主要用于治疗小儿脑瘫、小儿麻痹症、小儿肢体神经损伤等。其操作方法为：第1针从长强进针至命门，第2针从命门到至阳，第3针从至阳至大椎。使用6~8寸的26号毫针，进针后将针体放平，以与皮肤成15°夹角为宜，使针体沿皮肤快速行进，针尖行进至上穴位，再抽插行针3~5次。每日针1次，10次为1个疗程，2个疗程之间可以休息3~5日。背三针疗法第二代传人郭转（1941~），女，现任河南省中医院针灸主任医师；第三代传人毛开颜（1967~），男，现任河南省中医院康复科副主任医师。

背俞穴

一、经穴分类名。指脏腑之气输注于背部的一些特定穴位。位于背部足太阳膀胱经第一侧线，即背部正中线旁开1.5寸处。《类经》张介宾注："五脏位于腹中，其脉气俱出于背之足太阳经，是谓五脏之俞。"背俞穴的命名是在各脏腑名称后分别加一"俞"字，分别是肺俞、心俞、肝俞、脾俞、肾俞、大肠俞、小肠俞、胃俞、胆俞、膀胱俞、三焦俞，其中包俞命名为厥阴俞。《灵枢·背腧》记载了五脏背俞及膈俞、胸中大腧的名称和位置，《素问·气府论篇》提出"五脏之俞各五，六腑之俞各六"。但未列出穴名。《脉经》明确了肺、胃、肝、心、脾、大肠、小肠、膀胱、胆、胃10个背俞穴的名称和位置。《针灸甲乙经》补充了三焦俞。《备急千金要方》补充了厥阴俞。至此，背俞穴全部出现。背俞穴主要治疗相应脏腑的疾患，还能治疗与脏腑相关的五官九窍、皮肉筋骨的病症，如肝俞能治疗肝病及目疾、筋脉挛急等；肾俞能治疗肾病

及耳聋、阳痿、骨病等。当脏腑有病时，在相应背俞穴处可出现阳性反应区，如敏感、压痛等，因此，诊察按压背俞穴可以判断脏腑疾患，《灵枢·背腧》："欲得而验之，按其处，应在中而痛解，乃其腧也。"

二、经穴别名。❶指大杼穴。《素问·气穴论篇》："背俞二穴。"王冰注："大杼穴也。"❷指心俞，见该条。❸指风门穴。《素问·水热穴论篇》："大杼、膺俞、缺盆、背俞，此八者，以泻胸中之热也。"王冰注："背俞即风门热府俞也。"详见该条。

三、泛指背部各经穴。包括背正中线（督脉）、第一侧线、第二侧线各穴。见《针灸资生经》卷一。

背俞针疗法

疗法名称。指以针刺背部俞穴为主治疗全身疾病的方法，选穴可按俞募配穴、俞原配穴法适当取用，对内脏疾病有较好疗效。

背俞针穴位

生物全息诊疗用穴的一种。指背俞针疗法所刺激的背部特定部位。均位于足太阳膀胱经的第一侧线上，共12穴，双侧24穴。大体上依脏腑位置上下排列：肺俞、厥阴俞、心俞、肝俞、胆俞、脾俞、胃俞、三焦俞、肾俞、大肠俞、小肠俞、膀胱俞。

背阳关

经穴别名。即腰阳关，见《针灸大全》。详见该条。

背正中线

经穴定位线。又称后正中线，当督脉循行处。自上而下分布大椎、陶道、身柱、神道、灵台、至阳、筋缩、中枢、脊中、悬枢、命门、腰阳关、腰俞、长强各穴。

ben

贲

部位名。指膈。《黄帝内经太素》卷十三杨上善："贲，谓膈也。"《难经·四十

四难》杨玄操注："贲者膈也。"《难经疏证》："膈即防隔浊气之谓，贲亦与墙通，而义与隔同。"《素问·脉要精微论篇》王冰注："肝主贲。贲，鬲也。"

手太阴之筋"下络胸里，散贯贲，合贲下，下抵季肋"；手厥阴之筋"散胸中，结于贲"；手少阴之筋"结于胸中，循贲，下系于齐（脐）"。

贲门

指胃的上口，为七冲门之一。《难经·四十四难》："胃为贲门。"杨玄操注："贲，膈也，胃气之所出也。胃出谷气以传肺，肺在膈上，故以胃为贲门也。"滑寿注："贲与奔同，言物之所奔响也。"

本池

廉泉别名，出自《针灸甲乙经》。详见该条。

本节

骨骼部位名，指手指或足趾的基节部，即掌指关节或跖趾关节的圆形突起。其前方称本节前，后方称本节后。《类经》卷八张介宾注："本节，指后跟也。"《黄帝内经太素》卷杨上善注："指有三节，此为下节，故曰本节。"《灵枢·骨度》："腕至中指本节长四寸；本节至其末长四寸半。"

本经取穴

取穴法之一。指本经脉脏腑疾病，选本经腧穴进行治疗的方法。属循经取穴的范畴。《医学入门》："因各经之病而取各经之穴者，最为要诀。"如肺病取太渊、鱼际，脾病取太白、三阴交，急性腰痛针人中等，均是该法的具体应用。本取穴法包括近取和远取两种。参见该条。

本神

经穴名。见《针灸甲乙经》。属足少阳胆经，为足少阳、阳维之会。定位：在头部，当前发际上 0.5 寸，神庭穴旁开 3 寸，神庭与头维连线的内 2/3 与外 1/3 的交点处。局部解剖：布有额神经外侧支，在额肌中，有颞浅动、静脉额支和额动、静脉外侧支通过。主治：头痛，目眩，颈项强痛，胸胁痛，半身不遂，小儿惊风，癫痫，面瘫等。刺灸法：平刺 0.5～0.8 寸；艾炷灸 1～3 壮或艾条灸 3～5min。

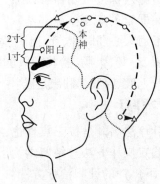

附一：腧穴定位文献记载

《针灸甲乙经》：在曲差两旁各一寸五分，在发际。一曰直耳上，入发际四分。

《备急千金要方》：一云直耳上入发际四分。

《医学入门》：临泣外一寸半。

《针灸大成》：曲差旁一寸五分，直耳上入发际四分。

《循经考穴编》广注：合神庭旁开三寸。

《医宗金鉴》：神庭旁三寸，直耳上入发际四分。

《针灸集成》：在临泣傍一寸，入发际五分。

附二：腧穴主治文献记载

《针灸甲乙经》：头痛目眩，颈项强急，胸胁相引，不得倾侧。

《备急千金要方》：诸风。目系急，目上插；猥退风，半身不遂，失声不语。

《外台秘要方》：癫疾呕沫，小儿惊痫。

《针灸大成》：惊痫，吐涎沫，颈项强急，头痛，目眩，胸胁相引不得转侧，癫疾呕吐涎沫，偏风。

《循经考穴编》：中风不省人事。

▲注：本穴《循经考穴编》云禁灸。

bi

鼻部基础穴

指相对于鼻部新穴而言,原有的鼻针腧穴。即鼻针治疗基本的鼻部 23 个刺激区。所有腧穴都按脏腑器官命名,主治各相应脏腑器官的病变。鼻部基础穴有头、面、咽、喉、肺、心、肝、脾、肾、前阴、睾丸、卵巢、胆、胃、小肠、大肠、膀胱、耳、胸、乳、项背、腰脊、上肢、胯股、膝胫、足趾。

鼻部三针法

鼻针疗法名。是按三焦理论,将鼻针疗法的腧穴操作方法总结归纳为上焦针、中焦针、下焦针的针刺治疗方法。上焦针取头面穴针刺,得气后,将针尖偏向一侧的耳穴方向刺,得气后回针到头面穴皮下,再向另侧耳穴方向刺,复回针到原点皮下,然后沿正中线向下透刺心穴,得气后留针,急性病者留针 30～50min,慢性病可留几小时以上,针柄以胶布固定。此刺法运用于上焦病证。如头痛、失眠、鼻疾、咽喉肿痛、咳喘、落枕、心悸、怔忡等。

中焦针取肝点进针,得气后针尖偏向一侧眶下缘刺到胆点,得气后回针到肝点皮下,再向另一侧鼻翼外之鼻唇沟斜刺,透刺上下肢各穴,得气后回复回针到肝点皮下,再向另一侧胃点刺,留针,若为左侧病重,针以左侧刺为主,并留针于左侧,反之亦然,也可逐日交替,当针刺入 3～5min 之后,多数患者可有腹内微热感,饥饿感,肠鸣蠕动等感觉,或腹部胀痛、恶心等症状缓解,此刺法对肝、胆、胃肠及四肢病证有缓解的作用。

下焦针从肾点进针先沿中线,与鼻小柱下缘成 60°角到达骨面,然后回针到肾点皮下,更向鼻小柱下缘平行到达骨面,留针同前,针刺后3～5min,多数患者小腹、腰部及四肢关节处可有微热感及轻松感。此刺法对泌尿、生殖系统疾病及关节炎有较好的疗效。

鼻部新穴

相对于鼻部基础穴位而言的鼻针腧穴。是在原有鼻部腧穴基础上,新近发展起来的临床治疗腧穴。有高血压上点、腰三角、消化三角、高血压下点、上肢、阑尾、下肢、创新穴、增一穴、增二穴、子包穴,共 11 个腧穴。

鼻冲

曲差穴别名。见《针灸甲乙经》。详见该条。

鼻穿

奇穴别名。即上迎香,出《针灸经外奇穴治疗诀》。详见该条。

鼻窦炎埋针法

鼻窦炎治法之一。主穴:内鼻、外鼻、肺、额、肾上腺、屏间、下屏尖。操作:取以上 2～4 穴,常规消毒后,颗粒型皮内针用镊子夹住针柄,将针沿皮刺入,再以胶布固定。图钉形皮内针用镊子夹住针环,针尖对准腧穴垂直刺入,再以胶布覆盖固定。埋针时间 1～2 天为宜,两耳交替使用。本法有疏风散热、健脾化浊、疏通经络的作用。

鼻环

奇穴名。见《刺疗捷法》。定位:位于面鼻部,鼻翼向外隆突最高之点与面部相接之处。主治:酒糟鼻,疔疮,颜面组织炎等。刺灸法:针 0.2 寸稍出血即可。

附:文献记载

《刺疗捷法》:左鼻两旁环笑缝中。

《奇穴治疗诀》:鼻环,在鼻翼之半月形纹中间接面部之处是穴,主治疔疮、酒糟鼻。针二分,稍放血,不灸。

《针灸孔穴及其疗法便览》:鼻环,奇穴。鼻翼半月形纹之中间,接面部之处。针二分,稍出血。主治酒糟鼻、疔疮,也治颜面组织炎。

鼻交

奇穴别名。即鼻交 頞中,见《中国针灸学》。详见该条。

鼻交 頞中

奇穴名。见《千金翼方》。定位:位于鼻背部正中线,鼻骨最高处微上方凹陷中。局部解剖:有眼轮匝肌,深层为颧肌,当颧眶动、静脉分布处,布有颧颞神经、颧面神经和面神经的额颞支。主治:猝倒不省人事,癫痫,角弓反张,眩晕,健忘,嗜睡;黄疸。刺灸法:针0.1~0.2寸;可灸。

附:文献记载

《千金翼方》:鼻交頞中一穴,针入六分……亦宜灸,然不如针。此主癫风,角弓反张,羊鸣,大风,青风,面风如虫行;卒风,多睡健忘,心中愦愦,口禁阉倒,不识人,黄疸,急黄,八种大风,此之一穴皆主之。

《中国针灸治疗学》:主治角弓反张,眩晕,脑溢血,脑震荡,不省人事,肝病。

鼻流

奇穴名。见《备急千金要方》。《经外奇穴治疗诀》列作奇穴,名鼻流。定位:位于鼻孔口,鼻中隔与鼻翼中点处。主治:鼻渊,鼻塞,鼻流浊涕,嗅觉减退,中风,口眼㖞斜,咀嚼肌痉挛等。刺灸法:直刺0.2~0.3寸。

附:文献记载

《备急千金要方》:涕出不止,灸鼻两孔与柱齐七壮。

《针灸孔穴及其疗法便览》:鼻流,奇穴。鼻孔口,当禾髎穴之上方,正对鼻孔之中间。针二至三分。主治鼻炎,鼻流涕液;亦治鼻塞、嗅觉减退、咀嚼肌痉挛、颜面神经麻痹和痉挛等。

鼻衄针刺法

鼻出血治疗方法之一。主穴:行间、上星、迎香、合谷、风池、涌泉。操作:迎香穴针尖向内上方斜刺0.5寸,余穴直刺0.8寸,均留针20min,行提插捻转强刺激手法,3min行针1次。本法有清热止血的作用。现代研究证明:本法能反射性收缩鼻腔内毛细血管而达止血目的。

鼻通

奇穴别名。即上迎香,见《常用新医疗法手册》。详见该条。

鼻穴按压探查法

腧穴探查方法名。是用按压来寻找针刺鼻穴反应点的方法。用毫针针柄在鼻部相应区域,用一定压力轻、慢、均匀地探查,遇有疼痛或异常感觉时即为敏感点,以此点作为鼻针针刺点。如高血压病患者在两眉正中点和鼻尖稍下方可有轻微的压痛,即以该压痛点作为针刺治疗的腧穴。

鼻穴电阻测定法

腧穴测定法名称。是用电阻探测仪寻找敏感反应点,以此作为针刺鼻穴的腧穴测定法。用电阻探测仪在患者鼻部的病变相应处轻而均匀、缓慢有顺序地探查,当病变处皮肤电阻降低而导电量升至130~180 mA时,患者会感到测量局部有针刺样或烧灼样疼痛,探测监听器也会发出"哒、哒"的声响,此点即为敏感反应点。

鼻炎穴位注射法

鼻炎治法之一。主穴:迎香、印堂、合谷。操作:常规消毒后,用5%当归灭菌液(pH值为5)1mL,加入少量0.5%的盐酸普鲁卡因。取双侧迎香,每侧穴内注入药液0.5mL,每日1次,7次为1个疗程。或者用0.25%盐酸普鲁卡因2mL,取双侧迎香或合谷穴,2穴交替使用,每日1次,每侧穴内注药1mL,10次为1个疗程。本法有活血开窍的作用。

鼻炎针刺法

鼻炎治法之一。主穴:列缺、合谷、迎香、印堂、鼻通。配穴:风热者加用曲池、大椎,风寒者加用风门。慢性者加太渊、阴陵泉。操作:取上穴3~5个,常规消毒后,取毫针刺用泻法，留针 30min，每日 1 次。本方法具有散邪宣肺、健脾化湿、通鼻窍作用。

鼻针疗法

疗法名。是在鼻部范围内的一定腧穴上进行针刺，借助脏腑、经络的联系以治疗疾病的一种治疗方法。它是以中医学鼻部色诊的理论为基础，通过观察鼻部皮肤色泽变化来诊治疾病为依据发展而成的，形成于 20 世纪 50 年代末。有其特定的鼻部腧穴和一定的针刺方法。选穴可依据病变脏腑器官选取相应腧穴，如高血压取高血压上点，腰痛取腰三角。或依腧穴敏感反应点选取腧穴，内脏病变，可在鼻部相应腧穴附近用压痛法或探测仪探查反应点进行治疗。也可辨证取穴。针刺用 30～32 号毫针轻轻刺入，根据穴位所在部位斜刺或透刺，待患者有酸胀感时留针 10～20min，针到时以不刺透软骨为好。主要用于治疗疼痛性疾患、神经衰弱、腹泻等，对脏腑组织器官的手术麻醉也有较好的效果。

鼻针麻醉

针刺麻醉方法之一。它是在中医学鼻针疗法的基础上发展起来的一种针刺麻醉方法，即按针刺麻醉要求在鼻针刺激点上针刺以进行手术。临床实践认为，鼻针麻醉镇痛效果较好，尤其是用于腹部手术，肌肉松弛比较理想。鼻穴基本集中在鼻部正中及其两侧的第二、三等五条线上。鼻针麻醉的选穴原则，基本腧穴为耳、肺两穴，为各种手术常选的腧穴，其次按手术部位与所涉及的脏器取相应的鼻穴，如胃切除术取胃穴，子宫切除术取相应的前阴外生殖器等鼻穴。其操作方法，第一线的针法是由上向下斜刺，但肾穴、前阴外生殖器穴要直刺，卵巢穴或睾丸穴向膀胱穴方向斜刺，第二线的针法是向第三线方向刺入，第三线的针法是向正中线心穴方向刺入，其他穴均沿鼻沟方向向下斜刺。腧穴刺激方法大体与耳针麻醉相同。

鼻针穴位

生物全息诊疗用穴的一种。系指用于鼻针疗法，利用鼻部与内脏经络的联系而治疗各种病症所取用的鼻部范围的腧穴，于 1960 年见报道。

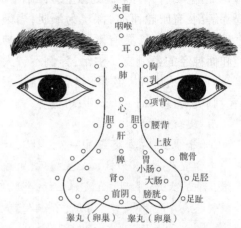

其穴以《灵枢·五色》的记载为依据，将鼻部分为三条穴线。第一条穴线：自前额正中至鼻尖端，即鼻之正中线，共 11 穴：头面穴（额正中处、眉心与前发际中点连线之中点处）、咽喉穴（头面穴与肺穴之间中心点）、肺穴（眉心）、心穴（两目内眦连线中点）、肝穴（鼻梁最高点之下方，两颧连线与鼻正中线交叉点，心、脾穴连线中点）、脾穴（鼻正中线，心穴与前阴穴、连线中点）、肾穴（鼻正中线脾穴与前阴穴、生殖器穴连线中点）、前阴穴、生殖器穴（鼻尖端）、卵巢穴、睾丸穴（鼻尖之两侧，左右各 1 穴）；第二条穴线：自内眼角下紧靠鼻梁骨两侧至鼻翼下端尽处，左右各 1 条，每条 5 穴：胆穴（目内眦下方，肝穴之外侧）、胃穴（胆穴之下方，脾穴外侧）、小肠穴（胃穴之下方，鼻翼上 1/3 处）、大肠穴（小肠穴之下方，鼻翼之正中）、膀胱穴（大肠穴之下方，鼻翼壁尽处）；第三条穴线：起于眉内侧端，沿第二条穴线外方 1～2 分处，至鼻翼尽处外侧，左右各 1 条，每侧 9 穴：耳穴（眉之内端）、胸穴（眉棱骨下方）、乳

穴(睛明穴之上方)、项背穴(睛明穴之下方)、腰背穴(两颧骨之内侧,与肝穴平)、上肢手穴(腰背穴之下方,与脾穴平)、髋骨穴(肩臂手穴之下方,与鼻翼上部同)、足胫穴(髋骨穴之下方)、足趾穴(足胫穴之下方,与膀胱穴平)。另外还有鼻针新穴:高血压上点(印堂)、腰三角(正中点在心穴下方,鼻骨下缘,两侧点在正中点之外下方)、消化三角(正中点在腰三角中点之下方,两侧点在其外下方,即鼻尖处的小等腰三角形)、高血压下点(鼻尖稍下方)、阑尾穴(鼻翼外上部)、上肢穴(肩臂手穴)、下肢穴(胫穴、创新穴,在两鼻孔上沿连线与鼻正中线交点处)、增一穴(两鼻翼内沿处)、增二穴(从增一穴起沿鼻翼内纹线延至鼻孔上沿处)、子包穴(鼻中隔稍下,人中穴上穴)。临床选取腧穴可根据患病脏腑、腧穴敏感反应点或脏腑经络学说,组穴处方。

鼻针针刺法

针刺法名。是应用鼻针治疗疾病的操作方法。一般用30~32号0.5寸不锈钢针,鼻部常规消毒后,按腧穴所在部位皮肤的厚薄,分别采用斜刺和横刺,以轻缓手法捻转刺入腧穴,捻转数转,待患者有酸、麻、胀、痛、流泪、打喷嚏等针感出现时,留针10~20min,每隔10min用轻、慢手法捻转1次。如果需要可用皮内埋针,也可用点刺或速刺法。

鼻柱

部位名。指鼻梁。因其垂直如柱,故名。《刺灸心法要诀》:"两孔之界骨,名曰鼻柱。"《针灸甲乙经》记载水沟穴"在鼻柱下人中"。

鼻准

一、部位名。指鼻端,又称准头。《针灸大成》卷十引《按摩经》:"鼻准微黄赤白平,深黄燥黑死难生。"

二、经穴别名。即素髎穴。《奇效良方》:"鼻准一穴,在鼻柱尖上是穴,专治鼻上生酒醉风,宜用三棱针出血。"

蓖倍饼灸

灸法名。方法:用蓖麻子仁9.8g,五倍子末2g,捣烂成泥,制成圆饼,贴敷百会穴,然后用纱布覆盖,胶布固定,隔日换药1次。主治:胃下垂等。

蓖麻子

药物名。敷贴用药。大戟科一年生草本植物蓖麻(Ricinus communis L.)的种子。《本草纲目》卷十七:"蓖麻油能拔病气出外,故诸膏多用之。一人病偏风,手足不举,时珍用此油同羊脂、麝香、鲮鲤甲等药煎作摩膏……一人病气郁,偏头痛,用此同乳香、食盐捣,燉太阳穴,一夜痛止。一妇产后子肠不收,捣仁贴其丹田,一夜而止。此药外用,累奏奇勋。"方法:将适量蓖麻子去外壳,捣烂,直接敷贴百会穴,可治疗子宫脱垂、脱肛、胃下垂。敷贴涌泉穴,治疗滞产。《本草纲目》:"口目㖞斜,蓖麻子仁捣膏,左贴右,右贴左,即正。""催生下胞,取蓖麻子七粒,研膏,涂脚心。"

蔽骨

骨骼名。见《针灸甲乙经》。指胸骨剑突。因其包埋于腹直肌鞘内较隐蔽,不易触到而得名。《针灸甲乙经》记载鸠尾穴"在臆前蔽骨下五分",参见"鸠尾"条。

蔽心骨

骨骼名。指鸠尾骨。《类经图翼》卷三:"鸠尾,蔽心骨也。"详见"鸠尾"条。

髀

骨骼名。指股部(大腿部)。《说文解字》:"髀,股也。"髀骨即股骨。其外侧为"髀阳",内侧为"股阴",三阳经均过髀。《灵枢·骨度》:"两髀之间广六寸半。"

髀关

一、部位名。指大腿前上方的弯曲处。《类经图翼》:"伏兔上交纹处曰髀关。"《灵枢·经脉》记载足阳明胃经"下髀关,抵伏兔"。

二、经穴名。见《灵枢·经脉》,属足阳明胃经。定位:在大腿前面,当髂前上棘与髌骨外缘的连线上,屈股时,平会阴,居缝匠肌外侧凹陷处(与膀胱经承扶穴相对处)。局部解剖:布有股外侧皮神经,在缝匠肌和阔筋膜张肌之间,深层有旋股外侧动、静脉分支通过。主治:腰痛膝冷,下肢痿痹,屈伸不利,髋股疼痛,风湿痛;皮神经炎等。刺灸法:直刺 1～1.5 寸;艾炷灸 3 壮或艾条灸 5～10min。

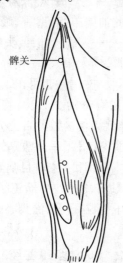

髀关——

附一:腧穴定位文献记载

《针灸甲乙经》:在膝上,伏兔后交分中。

《医学入门》:膝上伏兔后胯骨横纹中。

《类经图翼》:一云在膝上一尺二寸。

《医宗金鉴》:从气街下行,膝上一尺二寸许,中行左右各三指按捺,上有肉起如伏兔之状,故名伏兔,在此肉起后,交纹中,髀关穴也。

《循经考穴编》:在伏兔后交纹中。广注:约伏兔后,一寸许。

《针灸逢源》:在膝上一尺二寸许,伏兔后交纹中。

附二:腧穴主治文献记载

《针灸甲乙经》:膝寒痹不仁,痿不可屈伸。

《铜人腧穴针灸图经》:痿厥,股内筋络急。

《西方子明堂灸经》:黄疸。

《针灸大成》:腰痛,足麻木,膝寒不仁,痿痹,股内筋络急,不屈伸,小腹引喉痛。

《针灸聚英》:腰痛,足麻木,小腹引喉痛。

《循经考穴编》:寒湿脚气。

《类经图翼》:黄疸。

髀枢

部位名。指髋关节部,当股骨大转子处,又称髀厌。杨上善注:"髀枢,谓髀骨、尻骨相抵相入转动处也。"滑寿注:"楗骨(指髀骨)之下,为髀枢。"《铜人腧穴针灸图经》注:"环跳穴,在此髀枢中。"《灵枢·经脉》记载足太阳膀胱经"过髀枢"。

髀厌

一、部位名。指髋关节部,义同髀枢。《灵枢·经脉》篇记载,足少阳胆经"横入髀厌中",杨上善注:"股外髀枢名曰髀厌也。"《类经图翼》:"楗骨之下为髀厌,即髀枢中也。"

二、经穴别名。指环跳穴。《素问·气穴论篇》:"两髀厌分中二穴。"王冰注:"谓环跳穴也。"原意指髋关节部分肉之中。《人镜经》列此为环跳穴别名。

髀阳

解剖部位名。指大腿外侧部。张介宾注:"髀阳,髀之外侧也。"与股阴(阴股)相对。《灵枢·经脉》记载足少阳胆经,"循髀阳,出膝外廉"。

臂骨

骨骼名。指尺骨和桡骨。《黄帝内经太素》卷八作"臂下骨",杨上善注:"臂有二骨,垂手之时,内箱前骨名为上骨(桡骨);外箱后骨名为下骨(尺骨)。"又分别称作辅骨和正骨。《医宗金鉴·刺灸心法要诀》:"臂骨有正辅二骨:辅骨在上,短细偏外;正骨居下,长大偏内,俱下接腕骨也。"《灵枢·经脉》记载手太阴肺经"循臂内上骨下廉,入寸口"是指桡骨;手太阳小肠经"循臂骨下廉"。

臂间

奇穴名。见《备急千金要方》。《类经图翼》列作奇穴,名手掌后臂间穴,《针灸孔穴及其疗法便览》等名臂间。定位:位于前臂屈侧正中线,腕横纹上五横指处,约三寸七分,在掌长肌与桡侧屈腕肌之间。局部解剖:有指浅屈肌,深部为指深屈肌;有前臂正中动、静脉,深层为前臂掌侧骨间肌动、静脉;布有前臂内侧皮神经,前臂外侧皮神经,其下为正中神经掌皮支,最深层为前臂掌侧骨间神经。主治:疔肿,前臂痛等。刺灸法:针刺0.5~1寸;艾炷灸3~7壮。

附:文献记载

《备急千金要方》:丁(疔)肿,灸掌后横纹五指,男左女右,七壮即差,已用得效。疔肿灸法虽多,但此一法甚验,出于意表也。

《针灸孔穴及其疗法便览》:臂间,奇穴。掌后横纹正中上约五横指处两筋间。针0.3~0.5寸。艾炷灸3~5壮。主治疔肿,亦治前臂痛。

臂巨(钜)阴脉

早期经脉名,近似于手太阴经。载自马王堆汉墓帛书第二种本《阴阳十一脉灸经》:"臂钜阴脉:在手掌中,出臂内阴两骨之间,上骨下廉,筋之上,出臂内阴,入心中。是动则病:心滂滂如痛,缺盆痛,甚则交两手而战,此为臂蹶(厥)。是臂钜阴脉主治其所产病:胸痛,肩痛,心痛,四末痛,瘕,为五病。"参见"手太阴肺经""手太阴肺经病候"条。

臂厥

病症名。指前臂经脉所过处发生经气逆乱、血气阻逆的病症,如双手交叉胸前、心胸烦闷、头晕眼花,甚或昏厥等。《灵枢·经脉》记载手太阴肺经病候,"肺胀满,膨膨而喘咳,缺盆中痛,甚则交两手而瞀,此为臂厥"。手少阴心经病候,"嗌干,心痛,渴而欲饮,是为臂厥"。

臂脑

即臂臑,见《太平圣惠方》。详见该条。

臂臑

经穴名。见《针灸甲乙经》,属手阳明大肠经。别名头冲、颈冲、背臑、臂脑。定位:在臂外侧,当三角肌止点处,当曲池与肩髃的连线上,曲池上7寸。局部解剖:布有前臂背侧皮神经,深层为桡神经本干,在肱骨桡侧,三角肌下端,肱三头肌外侧头的前缘,有旋肱后动脉的分支及肱深动脉通过。主治:肩臂疼痛,颈项拘急,瘰疬,目疾,颈淋巴结结核,甲状腺功能亢进,上肢瘫痪,肩关节周围炎。刺灸法:直刺0.5~1寸或斜刺0.8~1.2寸;艾炷灸3~5壮,或艾条灸5~15min。

现代研究证明:臂臑穴对乳腺手术有良好的镇痛作用,实验观察提示,这种镇痛作用是通过下丘脑外侧区实现的。

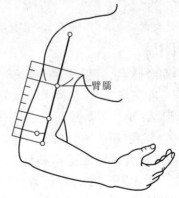

附一:腧穴定位文献记载

《针灸甲乙经》:在肘上七寸䐃肉端。

《太平圣惠方》:在肩髃下一夫,两筋两骨罅陷者宛宛中。

《循经考穴编》广注:合居肩髃下一寸髃端斜缝,两筋骨罅间,举臂平肩有凹,不得努力,努则穴闭。

附二:腧穴主治文献记载

《针灸甲乙经》:寒热,颈疬,适肩臂不可举。

《备急千金要方》:诸瘰。

《外台秘要方》:颈项拘急。

《铜人腧穴针灸图经》:瘰疬。

《太平圣惠方》:劳瘰;臂细无力,手不得向头。

《针灸大成》:寒热臂痛,不得举,瘰疬,颈项拘急。

《循经考穴编》:肩端红肿。

《百症赋》:疬疮。

▲注:本穴《针灸甲乙经》作"手阳明络之会"。

《铜人腧穴针灸图经》作"手阳明络"。

《针灸聚英》作"手阳明络","手足太阳、阳维之会"。

《针灸大成》作"手足太阳、阳维之会"。

《类经图翼》作"手阳明络也"。手少阳之络会。一曰手足太阳、阳维之会。

《奇经八脉考》载本穴为手阳明、手足太阳、阳维之会。

《针灸聚英》本穴:宜灸,不宜针。

臂少阳脉

早期经脉名,近似于手少阳三焦经。出自马王堆汉墓帛书《足臂十一脉灸经》:"臂少阳脉:出中指,循臂上骨下廉,奏(凑)耳。其病:病产(生)聋,□痛。诸病此物者,皆灸臂少阳之脉。"参见"手少阳三焦经""手少阳三焦经病候"条。

臂少阴脉

早期经脉名。即手少阴心经。马王堆汉墓帛书《足臂十一脉灸经》载:"臂少阴脉:循筋下廉,出臑内下廉,出腋,奏(凑)

胁。其病:病胁痛,诸病此物者,皆灸臂少阴脉。"又载:"臂少阴脉:起于臂两骨之间,之下骨上廉,筋之下,出臑内阴,是动则病:心痛,益(嗌)渴欲饮,此为臂蹶(厥)。是臂少阴脉主治其所产病胁痛,为一病。"

臂泰阳脉

早期经脉名。即手太阳小肠经。马王堆汉墓帛书《足臂十一脉灸经》:"臂泰阳脉:出小指,循骨下廉,出臑下廉,出肩外廉,出项……外渍(眦)。其病:病臂外廉痛。诸病此物者,皆灸臂泰阳脉。"

臂泰阴脉

早期经脉名,近似于手太阴肺经。出自马王堆汉墓帛书《足臂十一脉灸经》:"臂泰阴脉:循筋上廉以奏(凑)臑内,出夜(腋)内廉,之心。其病:病心痛,心烦而意。诸病此物者,皆灸臂泰阴脉。"参见"手太阴肺经""手太阴肺经病候"条。

臂五里

经穴别名。即手五里,出自《圣济总录》。详见该条。

臂阳明脉

早期经脉名。即手阳明大肠经。马王堆汉墓帛书《足臂十一脉灸经》:"臂阳明脉:出中指间,循骨上廉,出臑……上,奏(凑)腂之口。其病:病齿痛……诸病此物者,皆灸臂阳明脉。"

臂中

奇穴别名。即手逆注,见《常用新医疗法手册》,详见该条。

碧峰道人八法神针

书名。见于清代《也是园书目》,一卷。书佚。

毖骨

骨骼部位名。指肩胛骨上角部,又称伏骨。王冰注:"在肩缺盆上,伏骨之陬陷者中。"《针灸甲乙经》记载天髎穴"在肩缺盆中,髀骨之间陷者中"。

薛息

奇穴名。见《备急千金要方》。别名:胸薛。定位:位于胸部,从左右乳头直下,第五、六肋间处。主治:小儿暴痫、腹满、短气、转鸣。刺灸法:灸3壮。

附:文献记载

《备急千金要方》:小儿暴痫,若腹满短气转鸣,灸肺募……次灸薛息。薛息在两乳下第一肋间宛宛中是也。

bian

砭法

针灸疗法名。用尖石、石片或陶瓷碎片刺割或按压体表的方法。见马王堆汉墓帛书《脉法》。《说文解字》:"砭,以石刺病也。"明代万密斋《片玉心书·丹毒门》:"砭针法:用磁瓦片打成尖锋,以筷子夹定扎住连刺,令出恶血。"金代张子和《儒门事亲》:"走马喉痹……无如砭针出血,血出则病已。"

砭经

书名。署"砭道人"撰,姓名不详,为清代人所作。

砭焫考

书名。明代吴崑撰。已佚。见"吴崑"条。

砭石

针具名。也称针石、镵石、石针、砭针。是我国古代的一种石制医疗针具,由锥形或楔形的石块制成,用以砭刺体表治疗病痛,或排脓放血之用。《说文解字》:"砭,以石刺病也。"《素问·宝命全形论篇》"制砭石小大",王冰注:"古者以砭石为针,故不举九针,但言砭石尔。当制其大小,随病所宜而用之。"全元起注:"砭石者,是古外治之法,有三名。一针石、二砭石、三镵石,其实一也。古来未能铸铁,故用石为针,故

名之针石。"《灵枢·九针十二原》:"余欲勿使被毒药,无用砭石,欲以微针,通其经脉,调其气血。"说明《内经》的成书是处在砭石与九针应用的交替时期。随着社会生产力的发展,这种医疗工具逐渐被九针代替。

砭针

即砭石。见该条。

扁骨

肩髃穴别名。《太平圣惠方》:"扁骨二穴,在肩端上两骨间陷者中。"后《针灸资生经》注:"肩头正中两骨间,一名中肩井,《外台》名扁骨。"详见该条。

扁鹊

即战国时医学家秦越人;或谓古代名医皆称"扁鹊"。参见"秦越人"条。

扁鹊神应针灸玉龙经

书名。元代王国瑞撰。成书于1329年(天历二年),清代收入《四库全书》中。《四库提要》误作国端。本书专论针灸之法,列载《一百二十穴玉龙歌》《注解标幽赋》《天星十一穴歌诀》《六十六穴治证》《盘石金直刺秘传》《针灸歌》及《灸法杂抄切要》诸篇。对于针灸临床治疗有很多经验可取。还载有"人神尻神""流注"等内容。

扁鹊心书

书名。南宋窦材著。3卷。原书成于1146年(绍兴十六年)主要内容介绍灸法。卷上,论经络、灸法施治原则,并分述黄帝灸法、扁鹊灸法及窦材灸法;提出"当明经络","须识扶阳"。卷中、卷下,介绍伤寒诸证及内科杂病的治疗,后列气海、石门、关元等22个灸穴(其中三里包括手、足三里)。书后有附方,多用丹药及附、桂等热药,内载"睡圣散",于灸前服用,使昏睡而不知痛。书中提到元明时医家,如河间、丹溪、时珍等,为后人所增补。

扁鹊偃侧针灸图

书名。撰人不详。见《隋书·经籍

志》,3 卷。书佚。

扁鹊针传

书名。撰人不详。见宋代《崇文总目》,1 卷。书佚。

扁桃体穴

耳穴名。位于耳垂正面 8 区点。主治:扁桃体炎、咽喉炎。当有急性扁桃体炎时,视诊片状充血、红润、毛细血管呈网状充盈,扁桃体穴肿胀,触诊痛甚,疼痛评级Ⅱ～Ⅲ,扁桃体穴电测强阳性反应。慢性扁桃体炎时,扁桃体穴色白隆起,可见点片状红润,电测阳性反应。

便秘耳针疗法

便秘治法之一。主穴:直肠下段、大肠、便秘点、交感、脾、胃。操作:耳部皮肤,常规消毒后,取短毫针强刺激一侧耳穴,使局部酸胀留针 1～2h,间歇捻针 2 次,每日 1 次。对侧耳穴以小块胶布将王不留行籽固定于耳穴上,以手压揉 3～5min,使局部酸胀。两耳穴交替施术。本法有调理胃肠的作用。现代研究证明,上法可加速肠蠕动。

便毒

奇穴名。见《外科大成》。《经外奇穴图谱》列作奇穴,名便毒。定位:位于腕横纹上 4 寸,掌长肌腱与桡侧腕屈肌腱之间。主治:便毒。刺灸法:直刺 1～1.5 寸。艾炷灸 3～5 壮。

附:文献记载

《外科大成》便毒灸法:随患之左右,量手中指为则子,次自手掌尽处横纹量起,自臂当中以则子尽处是穴,麦子大艾炷灸三壮,肿消痛止。

便血放血疗法

便血治法之一。主穴:龈交。操作:上穴消毒后,三棱针点刺,出血 3～5 滴后,消毒棉球压迫止血,3～5 天后重复施术,一般 2 次即可。本方法用于实证便血,有泻火解毒、活血止血的作用。

便血灸法

便血治法之一。主穴:百会、神阙、大肠俞。操作:❶行雀啄法熏灸。取上述穴位熏灸,灸百会穴时,先剪去百会穴周围头发,露出此穴。每穴 15min 左右,以皮肤温热红润为度,每日或隔日 1 次,10 次为 1 个疗程。❷行隔盐灸法。将艾绒搓制成拇指肚大小的圆锥形,令患者仰卧屈膝,取神阙穴,用盐填平至高出皮面 2min 左右,面积大于艾炷底面,将艾炷放穴上,点燃,以患者耐受为度,患者感到灼热时可稍作休息。每穴 3～7 壮,每日 2～3 次。本法适用于便血气虚下陷证。有温中益气的作用。现代研究证明:刺激神阙穴可抑制小肠内容物的推进速度,刺激百会、神阙、大肠俞,可提高 NK 细胞活性水平,增强机体免疫功能。

辨证取穴

取穴方法之一。是根据疾病发生的病因病机而进行辨证取穴的方法。如肺郁气滞证,则取肝俞、行间、章门、支沟、阳陵泉等穴,以疏肝理气。外邪袭表,肺失宣降证,则取风池、风门、列缺、合谷、曲池等穴,以宣肺解表。脾胃虚寒证,则取中脘、足三里、天枢、脾俞、肾俞等穴,以温中健脾。心神不宁证,则取心俞、神门、少府、郄门、三阴交、间使等穴,以养心安神。肝阳上亢证,则取风池、太冲、阳陵泉、三阴交、太溪等穴,以平肝潜阳。肝胆郁热证,则取肝俞、行间、大敦、阳陵泉、丘墟、足临泣、至阳诸穴,以清泄肝胆郁热。

biao

标幽赋

针灸歌赋名。全名《针经标幽赋》。金元时期窦汉卿撰。始载于《针经指南》。意指用浅近易诵的语句表述《针经》中较为深奥的内容。包括经络、气血、刺法、配穴等。这是一篇影响较大的针灸歌赋,为《针灸大成》等多种著作收载,并有多种注释。

表里配穴

配穴法之一。是根据脏腑经脉的阴阳表里相合关系进行配穴的方法。即阴经的病变,可同时在其相表里的阳经取穴;阳经的病变,可同时在其相表里的阴经取穴。肺合大肠,手太阴经与手阳明经表里相合;心合小肠,手少阴经与手太阳经表里相合;脾合胃,足太阴经与足阳明经表里相合;肝合胆,足厥阴经与足少阳经表里相合;肾合膀胱,足少阴经与足太阳经表里相合;心包合三焦,手厥阴经与手少阳经表里相合。《灵枢·口问》说:"寒气客于胃,厥逆从下上散,复出于胃,故为噫。补足太阴、阳明。"《灵枢·五邪》说:"邪在肾,则病骨痛,阴痹。阴痹者,按之而不得,腹胀,腰痛,大便难,肩背颈项痛,时眩。取之涌泉、昆仑,视有血者尽取之。"以上两节经文,均是根据脏腑经脉的表里关系进行配合取穴的,这种配穴方法对于一般常见病症均可采用。本法取穴与原络配穴法的不同点在于腧穴不固定,不限于原穴和络穴,凡是表里相合之经脉所属腧穴均可选配,如足三里配三阴交等。

bie

别络

络脉之较大者,为本经走向邻经之络脉。十二经脉与任督之脉各有一支别络,再加脾之大络,合为十五别络。《难经·二十三难》:"别络十五,皆因其源,如环无端,转相灌溉。"

别穴

经穴分类名。即经外奇穴,见《医学入门》。详见该条。

别阳

一、经穴别名。阳池、阳交均称别阳。见《针灸甲乙经》,详见各条。

二、部位名。《灵枢·卫气》:"手阳明之本,在肘骨中,上至别阳。"杨上善注:"背(臂)臑,手阳明络,名曰别阳。"

bin

膑骨

环跳穴别名。出《针灸大全》。疑系髋骨之误,详见该条。

bing

冰台

药物名。即艾,详见该条。

槟榔

药物名。灸用垫隔物之一。棕榈科乔木槟榔 *Areca catechu* L. 的种子。《理瀹骈文》治暴聋:"用槟榔削尖挖孔,纳麝少许,插耳内,艾烧。"

秉风

经穴名。见《针灸甲乙经》,属手太阳小肠经。为手阳明、太阳,手、足少阳之会。定位:在肩胛部,冈上窝中央,天宗穴直上,举臂有凹陷处。局部解剖:布有锁骨上神经和副神经,深层为肩胛上神经;表层为斜方肌,再下为冈上肌;有肩胛上动、静脉通过。主治:肩痛不举,上肢酸麻,项强,咳嗽。刺灸法:直刺0.5~1寸;艾炷灸3~5壮,或艾条灸5~10min。

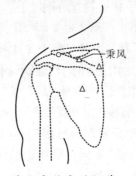

附一:腧穴定位文献记载

《针灸甲乙经》:侠天髎,在外肩上小髃骨后,举臂有空。

《针灸大成》：肩痛不能举。

《循经考穴编》广注：合是天宗前来一寸，夹肩髎外，举臂有空。

《医宗金鉴》：从天宗上行，肩上小髃骨，举臂有空。

《针灸集成》：在臑俞上直对相去一寸五分。

附二：腧穴主治文献记载

《针灸甲乙经》：肩痛不可举。

《循经考穴编》：肩胛疼痛，项强不得回顾，膝理不得致密，风邪易入，咳嗽顽痰。

病理发光信息点

指出现病理发光信息的腧穴或部位。不同的疾病有不同的病理发光信息点。如高血压患者的病理发光信息点在中冲穴，半身不遂者在商阳、中冲、合谷，感冒者在少商。随着病情的转归，相应发光信息点的发光强度会由不对称向对称转化。

bo

帛书经脉

医学文献名。长沙马王堆汉墓（公元前168年）出土帛书之一。因其原无篇名，内容记载十一脉，因名《帛书经脉》，或名《十一脉灸经》，故又分为《足臂十一脉灸经》《阴阳十一脉灸经》。所论经脉与《内经》主要不同点：❶只有十一脉而无十二经。❷手脉称"臂"不称"手"，无"臂厥阴"；《阴阳十一脉灸经》不称臂三阳，而称为肩脉、耳脉与齿脉。❸十一脉起止点，走行方向，与《内经》的十二经不同，称脉作"眽"，一作"温"，均从"目"字，未提"经络"，也未形成"如环无端"的循环概念。❹十一脉中只有四条脉提到和脏腑联系，且多与《内经》不同。❺所记载每脉的疾病，比《内经》简略。

膊井

肩井穴别名。见《太平圣惠方》，详见该条。

脖胦

气海穴别名。见《针灸甲乙经》，详见该条。

波导说

经络假说之一。又称"电磁波导管说"。该学说把经络看成是导引电磁波传播的波导管。人体内的电磁波不停息地传播着，从而产生与代谢相关的无线电波化学反应。

bu

不定穴

即阿是穴。《扁鹊神应针灸玉龙经》："浑身疼痛疾非常，不定穴中细审详。"与《灵枢》所说"以痛为输"，《备急千金要方》所称"阿是"义同。参见"阿是穴"条。

不容

经穴名。见《针灸甲乙经》，属足阳明胃经。定位：在上腹部，当脐上6寸，距前正中线2寸。局部解剖：布有第七肋间神经分支，在腹直肌及其鞘处，深层为腹横肌，有第七肋间动、静脉分支及腹壁上动、静脉通过。主治：胃痛，腹胀，呕吐，食欲不振，心痛；胃炎，胃溃疡，胃下垂，胃扩张，胆绞痛等。刺灸法：直刺0.5~1寸；艾炷灸3~5壮，或艾条灸5~15min。

现代研究针刺巨阙、不容、阴陵泉、足三里穴，对胆道口括约肌痉挛有明显解痉作用。

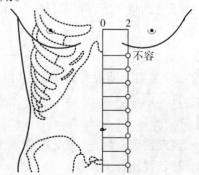

附一:腧穴定位文献记载

《针灸甲乙经》:在幽门旁各一寸五分,去任脉二寸,直四肋端相去四寸。

《太平圣惠方》:在上管两旁各一寸。

《针灸聚英》:幽门旁,相去各一寸五分,去中行任脉各三寸,上脘两旁各一寸,直四肋间。

《医学入门》:平巨阙旁三寸。

《针灸大成》:幽门旁相去各一寸五分,去中行各三寸。

《针方六集》:在幽门旁各一寸五分,侠任脉两旁各二寸五分,直四肋间。

《医宗金鉴》:从乳根行在第四肋端,旁开中行二寸。

附二:腧穴主治文献记载

《针灸甲乙经》:呕血,肩息,胁下痛,口干,心痛与背相引,不可咳,咳则引肾痛。

《备急千金要方》:脉不出;心切痛,噫酸。

《太平圣惠方》:腹内弦急不得食,腹痛如刀刺,两胁积气膨膨然。

《铜人腧穴针灸图经》:腹虚鸣,呕吐,喘咳,痰癖,胁下痛,重肋疝瘕。

《针灸大成》:腹满痃癖,吐血,肩胁痛,口干,心痛,胸背相引痛,喘咳,不嗜食,腹虚鸣,呕吐,痰癖,疝瘕。

不盛不虚,以经取之

针灸补泻原则之一。见《灵枢·经脉》《禁服》。此处"盛"是指邪气亢盛,邪气盛者多属实证;"虚"是指正气虚,正气虚者多属虚证。不盛不虚是指虚实不太明显的病证,而不是说病无虚实,或本证不是因气血虚实而发病,也不是因外邪侵袭他经传变而致病,而是由于本经自病,本经经气失和而致病。以经取之,指虚实不太明显或经气失和引起的病证,可取本经的腧穴进行治疗,以调和经气,治疗疾病。如治疗胃经经气失和引起的呕吐证,当虚实不太明显时,可取本经合穴足三里以调和之。临床上使用的平补平泻法,也属本补泻原则范畴。

不相关选穴

取穴法之一。是以患病器官或组织所属的交感神经脊髓节段为准则,选取与其不相似节段腧穴的方法。本法主要是起协调作用,临床应用有一定效果。如治疗全身性疾病可选取曲池、足三里,这两穴在交感神经节段方面不相关的腧穴。

不锈钢针

针具名。近代以不锈钢为原料制成医用针具,一般多采用铬镍合成的不锈钢制造。具有硬度强、质地韧、富有弹性和不易锈蚀等优点,为临床所常用。

补生泻成

针刺补泻法之一。见何若愚《流注指微论》。以针刺浅深结合生成数区分补泻。补法从 0.1~0.5 寸,即用一、二、三、四、五"生数";泻法 0.6~1 寸,即用六、七、八、九、十"成数"。由于阴阳经的浅深不同,所用的补泻浅深标准不同。

补泻手法

指针刺补泻的操作方法。包括单式补泻手法和复式补泻手法。单式补泻手法有徐疾补泻、提插补泻等;复式补泻有烧山火、透天凉、阳中隐阴、阴中隐阳等。各种针刺补泻多以"手法"称,如烧山火手法、透天凉手法等。但补泻法中有的不属于手法操作,则不宜于称为手法,如子母补泻、呼吸补泻等。参见"针刺补泻法"条。

补泻雪心歌

针灸歌赋名。撰人不详。歌末有"此诀出自梓桑君,我今授汝心已雪"语,梓桑君即席弘。文中所述捻针补泻的内容,为席弘家传手法。参见"席弘"条。

补元

天枢穴别名。见《医学纲目》,详见该条。

补注铜人腧穴针灸图经

书名。无名氏补注。就宋代王惟一《铜人腧穴针灸图经》3 卷本,加入 1186 年(金大定二十六年)闲邪聩叟《针灸避忌太乙图序》改成 5 卷本。晁公武《读书后志》云:"其为五卷者,金大定中所刻,补注本也。"即现金通行本。书中卷一、卷二载十二经穴(从四肢向躯干排列),督脉穴和任脉穴(从上向下排列);卷三、卷四、卷五分 12 部,介绍各穴的主治和针灸法,对经络腧穴进行整理并有所增益。较《针灸甲乙经》增加阳关、灵台、厥阴俞、膏肓俞、青灵等 5 穴。参见"铜人腧穴针灸图经"条。

布架法

拔罐法名。即架火拔罐法,详见该条。

布郎

即步廊,见《备急千金要方》。详见该条。

布针

针具名。即巾针,见《针灸甲乙经》。《类证本草》:"布针,用缝布大针也。"详见"巾针"条。

步廊

经穴名。见《针灸甲乙经》,属足少阴肾经。别名布郎。定位:在胸部,当第五肋间隙,前正中线旁开 2 寸处。局部解剖:布有第五肋间神经前皮支,深部为第五肋间神经,在胸大肌起始部,有肋间外韧带及肋间内肌,有第五肋间动、静脉通过。主治:胸痛,咳嗽,气喘,胸胁胀满,呕吐不食,乳痛;肋间神经痛,胸膜炎,支气管炎,神经性呕吐,胃炎,胃下垂等。刺灸法:斜刺或平刺 0.5 ~ 0.8 寸(禁深刺);艾炷灸 3 ~ 5

壮,或艾条灸 5 ~ 10min。

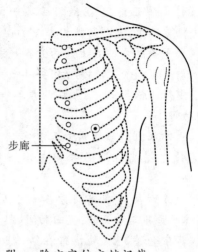

步廊

附一:腧穴定位文献记载

《针灸甲乙经》:在神封下一寸六分陷者中。

《针灸聚英》:神封下一寸六分陷中,去胸中行二寸,仰而取之。

《医宗金鉴》:从幽门上行一寸六分陷中,去中行旁开二寸,仰而取穴。

附二:腧穴主治文献记载

《针灸甲乙经》:胸胁榰满,鬲逆不通;呼吸少气,喘息不得举臂。

《太平圣惠方》:鼻不通。

《针灸大成》:胸胁支满,痛引胸,鼻塞不通,呼吸少气,咳逆呕吐,不嗜食,喘息不得举臂。

《针灸聚英》:胸胁支满,痛引胸,鼻塞不通……咳逆,呕吐,不嗜食。

《循经考穴编》:伤寒过经不解,支满欬逆,喘息闭闷。

步穴

指按次序介绍经穴法。步,有逐步的含义,《针灸聚英》载有《十四经步穴歌》。

C

采艾编

书名。清代叶广祚编著,是一部灸治的专书,刊于1668年(康熙七年)。分4卷:卷首,载汇引、条例、经脉、采艾考及转录宁一玉《析骨分经》等;卷一,载十二经穴的释名、主治及诊法;卷二,载内科病证的灸法;卷三,载小儿科、妇科、外科病证的灸法。

采艾编翼

书名。清代叶茶山编,刊于1805年(嘉庆十年)。于灸法之外兼及药物,是《采艾编》的补充本。分3卷:卷一,为经络、腧穴及灸法总论;卷二,"治证综要",为各种疾病的灸法并配合药物治疗,其中介绍很多经验方;卷三,"肿瘤主治类方",为治疗外科病的一些方药。

苍龟探穴

针刺手法名。飞经走气四法之一。与赤凤迎源对称。《金针赋》:"苍龟探穴,如入土之象,一退三进,钻剔四方。"其法,进针感到适当深度再退至皮下,依次斜向上、下、左、右,分别用三进一退进行"钻剔"动作,有如龟的入土,有疏通经脉的作用。《医学入门》:"以两手扳到针头,一退三进,向上钻剔一下,向下钻剔一下,向左钻剔一下,向右钻剔一下,向上向下,自左而右,如入土之象。"《针灸问对》:"下针用三进一退,将两指按肉,持针于地部,右盘,提

而剔之,如龟入土,四周钻之,盘而剔者,行经脉也。"

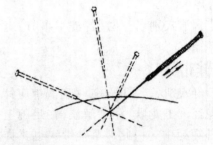

苍龙摆尾

针刺手法名。即青龙摆尾,详见该条。

苍术

药物名。灸用垫隔物之一。菊科多年生草本植物南苍术 Atractylodes lancea (Thunb.) DC. 或北苍术 Atractylodes chinensis (DC.) Koidz. 的根茎。苍术研粉,用唾液调和,填脐,外以胶布固定,每日或隔日换药1次,可治疗小儿伤食腹泻。《理瀹骈文》治暴聋:"苍术削下尖上平式,插耳内,艾烧之,耳有微热为度。"

藏针器

针刺用具名。储藏针刺用品,便于携带,古代多用布帛包囊,称"针包"。又有以金属制成的"针筒"。近代有用皮革或塑料制成的"藏针夹",以及笔管式的"藏针管"等。

曹氏灸方

书名。见《隋书·经籍志》,7卷。相传为曹操之子曹翕所著,书佚。

曹氏灸经

书名。见《隋书·经籍志》，1 卷。书佚。

曹翕

洛阳(今河南洛阳)人，曹操之子，魏东平王。擅灸法，著《曹氏灸方》《解寒石散方》及《黄帝明堂偃侧人图》等。

曹溪

风府穴别名。见《普济本事方》。详见该条。

草鞋带穴

经穴别名。即解溪。《扁鹊神应针灸玉龙经·玉龙歌》注："解溪，在足腕上大筋外宛宛中……此即草鞋带穴也。"详见该条。

ce

侧卧位

针灸体位名。详见"卧位"条。

侧倚位

针灸体位名。详见"坐位"条。

cha

插花

奇穴名。出自《刺疗捷法》。定位：在头部当两额角直上入发际 1.5 寸。主治：头面疗疮，耳下项疗，偏头痛等。刺灸法：直刺 0.2～0.3 寸；艾炷灸 3 壮。

附：文献记载

《奇穴治疗诀》：插花，两额角直上发际一寸五分。主治头面疗疮。针二分。

《针灸孔穴及其疗法便览》：插花，奇穴。两额角旁直上入发际 1.5 寸。针 2～3 分。灸 3 壮。主治头面疗疮，也治偏头痛。

chan

缠络

络脉名。见翟良《经络汇编》："十二经生十五络，十五络生一百八十系络，系络生一百八十缠络，缠络生三万四千孙络。"意指较细小的络脉分支。参见"络脉"条。

镵石

古代石制针具名。《素问·宝命全形论篇》林亿等新校正引全元起注："砭石者，是古外治之法，有三名，一针石，二砭石，三镵石，其实一也。古来未能铸铁，故用石为针……造九针以代镵石。"

镵针

古针具名。九针之一。又称箭头针。《灵枢·九针十二原》："一曰镵针，长一寸六分……头大末锐，主泻阳气。"主要用于浅刺皮肤出血，治疗头身热症等。又《灵枢·官针》："病在皮肤无常处者，取以镵针于病所，肤白勿取。"近代在此基础上发展为皮肤针。

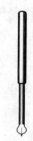

chang

昌阳

复溜穴别名。出自《针灸甲乙经》。详见该条。

昌阳之脉

指足少阴经在小腿部的支脉，《素问·刺腰痛篇》："昌阳之脉，令人腰痛……刺内筋为二痏，在内踝上大筋前太阴后，上踝二寸所。"马莳等注同《针灸甲乙经》,指足少阴复溜穴。王冰注:"阴跷脉也。"

长谷

奇穴名。见《备急千金要方》。又名循际、长平。定位:平脐,左右旁开各2.5寸处。局部解剖:在腹直肌及其鞘处;有第十肋间动、静脉上及腹壁下动、静脉;布有第十肋间神经分支。主治:不嗜食,水肿,下痢,慢性胃肠病等。刺灸法:针刺0.5~0.8寸;艾炷灸3~5壮。

附:文献记载

《备急千金要方》:泄痢,不嗜食,食不消,灸长谷五十壮。三报。穴在侠脐相去五寸。一名循际。

《针灸孔穴及其疗法便览》:长谷,奇穴,脐旁二寸五分,主治下痢、消化不良、不嗜食,也治水肿病、肾炎、慢性胃肠病。

长频

禾髎穴别名。见《针灸大成》。详见该条。

长疆

经穴别名。指长强穴,见《备急千金要方》。详见该条。

长颊

禾髎穴别名。见《针灸聚英》。盖因"长频"而传误。详见该条。

长髎

禾髎穴别名。见《针灸大全》。详见该条。

长频

禾髎穴别名。见《铜人腧穴针灸图经》。"频",当为"颊"字之误。详见该条。

长平

一、经穴别名。指章门穴,见《针灸甲乙经》。详见该条。

二、奇穴别名。即长谷。《千金翼方》:"多汗,四肢不举少力……又灸长平五十壮,在侠脐相去五寸,不针。"参见该条。

长强

经穴名。见《灵枢·经脉》。属督脉,为本经络穴。足少阴经交会穴。别名:穷骨、橛骨、气之阴郄、骨骶。定位:位于尾骨端下,当尾骨端与肛门连线之中点处。局部解剖:布有尾神经后支及肛门神经,有肛门动、静脉分支及棘突间静脉丛的延续部。主治:泄泻,痔疮,便血,遗精,痢疾,腰脊强痛,癫痫;精神分裂症,前列腺炎等。刺灸法:紧靠尾骨前面斜刺0.5~1寸;艾炷灸3~7壮,或艾条灸5~15min。

现代研究报道,针刺狗的"长强"穴,捻针时可明显增加心排出量和心搏出量,降低心率和平均动脉压,减低外周阻力。另据报道,针刺兔的"长强"穴,可使结肠内压升高时的紧张度明显下降,又可使结肠内压降低时的紧张度明显增高。

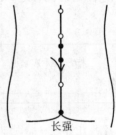

长强

附一:腧穴定位文献记载

《针灸甲乙经》:在脊骶端。

《太平圣惠方》:在穷骨下宛宛中。

《针灸聚英》:脊骶骨端下三分。

附二:腧穴主治文献记载

《灵枢·经脉》:实则脊强,虚则头重,高摇之,挟脊之有过者,取之所别。

《针灸甲乙经》:癫疾发如狂走者;洞泄淋癃大小便难,腰尻重,难起居;腰痛上寒,小儿惊痫,瘛疭强互相引;痉反折,心痛,形气短尻膇涩,小便黄闭。

《备急千金要方》:赤白下痢;五痔,便血,失屎;病寒冷脱肛,历年不愈。

《外台秘要方》:小儿脱肛。

《铜人腧穴针灸图经》：治肠风下血，五种痔，痒蚀下部。

《针灸大成》：肠风下血，久痔瘘，腰脊痛、狂病，大小便难，头重，洞泄，五淋，痒蚀下部，小儿囟陷，惊痫，瘕疝，呕血，惊恐失精，瞻视不正。

《针灸聚英》：瘕痕；小儿囟陷，呕血。

《医宗金鉴》：主治诸般痔漏疼痛。

长桑君

古代医学家。熟诸禁方，擅长针灸，秦越人曾师事之而得其传。参见"秦越人"条。

长桑君天星秘诀歌

针灸歌诀名。简称《天星秘诀》。托名于长桑君。首见《针灸大全》。七言韵语。列举各种病证配穴，主要为前后配穴法。

长溪

天枢穴别名。见《针灸甲乙经》。详见该条。

长峪

经穴别名。指天枢穴，见《针灸甲乙经》。详见该条。

长针

古针具名。九针之一。后人又称环跳针。《灵枢·九针论》："八曰长针，取法于綦针，长七寸，主取深邪远痹者也。"又《灵枢·官针》："病在中者，取以长针。"因针身长，适用于深刺，以治深部的病痛。近代又发展为芒针。

肠风

一、奇穴名。见《医学入门》。《古今医统》又名阳刚。定位：位于腰部，第二腰椎棘突下，旁开一寸处。主治：痔疮，腰痛，胃肠出血，遗精，遗尿等。刺灸法：针刺0.5～0.7寸，得气时局部有胀麻感觉；艾炷灸3～7壮。

附：文献记载

《医学入门》：灸肠风、诸痔，十四椎下各开一寸，年深者最效。

《古今医统》：小儿饮水不歇，面目黄者，灸阳刚二穴各一壮，在十四椎下两旁各一寸陷中。

《针灸孔穴及其疗法便览》：肠风，奇穴……针五至七分。灸三至七壮。主治诸脏器慢性病，其他慢性痔疾；也治腰神经痛，肠出血，胃出血，遗精，遗尿。

二、病名。指泄泻。《素问·风论篇》："久风入中，则为肠风飧泄。"《百症赋》："刺长强于承山，善主肠风新下血。"

肠梗阻针刺法

肠梗阻治疗方法之一。主穴：双侧大肠俞。在每侧大肠俞处斜向左右两下侧各1寸处再取2穴，所取3穴呈正三角形，两侧共6个穴。上腹痛时加配胃俞，下腹痛时加配三阴交。操作：各穴均采用提插补泻手法，行泻法，针刺深度1寸左右，腹响痛止后出针。本法适用于急性肠梗阻，有消积导滞、疏通胃肠的作用。现代研究证实：刺激大肠俞，可双向调节肠蠕动。

肠结

经穴别名。即腹结，见《千金翼方》。详见该条。

肠窟

腹结穴别名。见《外台秘要方》。详见该条。

肠屈

经穴别名。即腹结，见《铜人腧穴针灸图经》。详见该条。

肠绕

奇穴名。见《针灸集成》。定位：脐下4寸，旁开2寸处。与归来穴同位。主治：便秘等。刺灸法：艾炷灸随年壮。

附：文献记载

《针灸集成》：肠绕二穴，在挟玉泉（即中极）两旁相去各二寸。主治大便塞，灸以年为壮。

肠迳

奇穴别名。即肠绕,见《针灸集成》。详见该条。

肠山

承山穴别名。见《铜人腧穴针灸图经》。详见该条。

肠遗

奇穴名。见《备急千金要方》。定位:脐下4寸,前正中线旁开2.5寸处。局部解剖:在腹直肌外缘,有腹内斜肌、腹横肌腱膜;外侧有腹壁下动、静脉;布有髂腹下神经。主治:月经不调,赤白带下,阴茎痛,便秘;睾丸炎,卵巢炎等。刺灸法:针直刺0.5~0.8寸;艾炷灸3~7壮。

附:文献记载

《备急千金要方》:治大便不通,灸侠玉泉相去各二寸半,名曰肠遗,随年壮。

场效应治疗仪

针灸仪器名。一种小型电理疗仪器。主要由主机、场效应带、保温带等组成,利用低频电流的漏磁涡流电场、交变磁场、线圈在体内感应的涡流电场及通电产生的红外热辐射等电、磁、热效应,而起到消炎、止痛、解痉、消肿的作用。对软组织扭挫伤及腰肌劳损、骨和关节疾病、一些慢性炎症及输液水肿、注射后肌肉硬结等,有较明显的疗效。使用时将场效应带叠成三折,敷于患处或选定的腧穴处(有些机型还增配由益气养血、活血化瘀等中药制成的药物增效垫,放置于场效应带下),外用保温带捆扎固定。然后接通主机电源,根据患者的热适应能力随时改变强、中、弱挡,以调节治疗温度。一般先用强挡加温,后调至中、弱挡进行保温。

chao

超声药物穴位透入仪

针灸仪器名。是一种用超声辐射将药物透入人体经穴的治疗仪器。由于超声波能提高组织细胞的渗透性和细胞对药物的敏感性,因此超声药物透入具有药物、超声的双重和协同作用。该仪器实际上就是一台超声波治疗机,使用时将需要透入的药物加入水、油等接触剂内,而中药油膏和水煎液可直接作为接触剂使用。超声药物穴位透入与药物电离子穴位透入相比,具有所用药物不限于能被电离的品种,药物作用不会被电解破坏,无电流刺激作用等优点。

超声针灸仪

针灸仪器名。系指专门利用超声波发声器产生超声物理能,通过特制的声头(功率为0.5~2W)作用于人体腧穴,以治疗疾病的一种针灸仪器。其种类很多,如空气冷式、水冷式、连续输出式、脉冲输出式等。其频率有400kHz、500kHz、800kHz、1 000kHz、2 500kHz、3 000kHz 等多种。有的具有几种频率,对神经痛、神经炎、软组织损伤、泌尿生殖系疾病、皮肤病等均有较好的治疗效果。使用时要正确掌握超声输出强度(低强度0.5~1W/cm^2,中强度1~2W/cm^2,高强度2~3W/cm^2)、治疗时间(固定法为1~2min,移动法为5~10min)和选择不同的输出方式(连续或脉冲输出)。

che

彻衣

《黄帝内经》刺法名,五节刺之一。《灵枢·刺节真邪》:"彻衣者,尽刺诸阳之奇输也。"指针刺机体外侧及背部奇穴治疗热性疾病的方法。杨上善注:"诸阳奇输,谓五十九刺。"故有认为取用热病五十九俞者。该篇还指出,恶寒无汗、内外皆热、咽干欲饮的热性疾患,可取天府、大杼、中膂俞等穴治疗。因刺治后汗出热退,恶寒解除,有如脱除衣服,不必"外重丝帛衣",故名彻衣。

chen

臣觉

奇穴名。又称臣觉、巨搅。见《备急千金要方》。取穴:位于肩胛部,肩胛骨上角边缘之下际处。两手相抱时,中指端尽处是穴。主治:癫症,肩胛痛等。刺灸法:针直刺0.3~0.5寸;艾炷灸3~7壮,或艾条灸5~15min。

附:文献记载

《备急千金要方》:狂走,喜怒悲泣,灸臣觉(一作巨搅)随年壮。穴在背上甲内侧,反手所不及者,骨芒穴上,捻之痛者是也。

《中国针灸学》:臣觉(巨觉),肩胛骨上角边下际……主治癫症。

陈会

明代针灸学家。字善同,号宏纲,丰城横江里(今属江西)人,为席弘第十一传弟子。曾受业于席信卿,继承了席弘派的家传针灸经验。主张针刺补泻要区别男女、左右。撰有《广爱书》12卷(一作10卷),为诗为赋,自谓颇无余蕴。后又择其必须熟记者纂为《广爱书括》。传徒24人,独刘瑾得其指下之秘。参见"刘瑾"条。

陈惠畴

清代针灸学家。字寿田,湘潭(今属湖南)人。著有《经脉图考》,于1878年(光绪四年)印行。另有《太乙神针方》,也署名陈惠畴作。

陈景魁

明代针灸家。字叔旦,别号斗岩,世居句容(今属江苏)。精针灸,撰《五诊集治》。事见《句容县志》。

陈了翁

宋代医家。据《膏肓腧穴灸法》记载,陈氏擅用灸法。庄绰感痎疟被人误治,病浮肿,腹胀,气促不能食,身重足痿,陈氏专为灸膏肓俞数百壮而愈。

陈能澍

清代医家。字肖岩,上海人。学术重实用,择取《内经》《难经》针灸之论及补泻迎随手法之精华,撰《针灸知要》1卷。

陈时荣

明代针灸家。字颐春,华亭(今上海松江)人。精于医理,途遇一老媪探视女疾,偕往,时女已晕厥,乃覆女身,以布沾井水渍委中穴,刺血出,遂苏。时荣好行其德,每施药以活人。事见《松江府志》。

陈廷铨

清代针灸家。字隐莘,号月庵。清泉(今属湖南衡阳)人。学术上推崇针灸之法,又感"经络穴道,名数繁多,旁正杂出,亦未易晓",于1763年(乾隆二十八年),集数家有关经络注解的遗蕴,合为一编撰成《罗遗编》3卷。参见"罗遗编"条。

陈延之

晋隋时医家。生卒年月不详。著《小品方》,原书已佚。从《备急千金要方》《外台秘要方》《医心方》《证类本草》所引录的原文中,可窥见其概貌。陈氏认为灸法简便易行,使用范围广,效果好,所以在《小品方》中对灸法做了多方面的论述。

陈言

明代医家。建阳(今福建省南平市建阳区)人。编著《杨敬斋针灸全书》。参见该条。

衬垫灸

灸法名。即艾火针衬垫灸。详见该条。

cheng

撑开进针

进针法之一。方法：用左手拇、食指将穴位附近的皮肤向两侧撑开绷紧后，右手持针刺入腧穴。又称舒张进针法。适用于皮肤松弛而需直刺的部位进针，如腹部各穴。

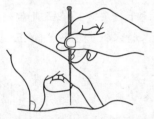

成骨

骨骼部位名。指腓骨小头接近胫骨处。《素问·刺腰痛篇》："刺少阳成骨之端出血，成骨在膝外廉之骨独起者。"王冰注："成骨，谓膝外近下，胕（胫）骨上端两起骨相并间陷容指者也。"即指腓骨小头与胫骨外侧髁之间的凹陷处，当阳陵泉所在。王冰又说："骭骨所成，柱骨，故谓之成骨也。"张介宾注："膝外侧之高骨独起者，乃骭骨之上端，所以成立其身，故曰成骨。其端则阳关穴也。"《医宗金鉴》作为胫骨名，与前说不合。

承淡安

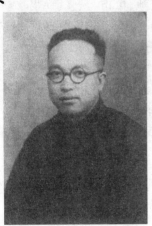

现代针灸学家（1899—1957）。原名澹盫，江苏江阴人，新中国成立后曾任中国科学院学部委员和江苏省中医学校校长等职。他从事针灸医疗、教学和临床试验研究工作，前后 30 余年，并以他为代表创立中国针灸学研究社、中国针灸医学专门学校、中国针灸医院，刊行针灸杂志，东渡日本考察针灸医学。主要著作有《中国针灸治疗学》《中国针灸学》《针灸精华》和《校注十四经发挥》等，对普及和促进针灸医学的发展有一定的贡献。

承扶

经穴名。见《针灸甲乙经》，属足太阳膀胱经。别名：肉郄、阴关、皮部。定位：俯卧，在大腿后面，臀下横纹的正中点。局部解剖：布有股后皮神经，深部有坐骨神经干；在臀大肌下缘，有与坐骨神经伴行的动、静脉。主治：痔疾、腰、骶、臀、股部疼痛，大小便不利；重症肌无力，进行性肌营养不良，坐骨神经痛，下肢瘫痪等。刺灸法：直刺 1～2 寸；艾炷灸 3 壮或艾条灸 5～10min。

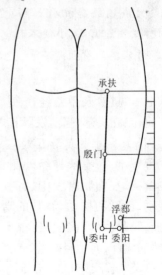

动物实验证明：针刺"承扶"，可使动物的凝血时间明显缩短，有止血和防止出血的作用。针刺"承扶"，可见动物脑组织内氨的含量显著增加，提示脑功能处于短

期兴奋状态。针刺此穴也可使麻醉动物已降低的脑乳酸明显升高，又可使惊厥状态下脑乳酸的高值下降。电针"承扶"时，可见动物垂体利尿激素的分泌增强。电针或针刺该穴，动物肾上腺组织中抗坏血酸、胆固醇及周围血液中嗜酸性粒细胞明显减少。一般在针刺后 30～60min 变化最为明显。

附一：腧穴主治文献记载

《针灸甲乙经》：在尻臀下，股阴肿上约文中。

《备急千金要方》：在尻臀下股阴下文中。

《太平圣惠方》：在尻臀下横纹中。

《针灸大成》：尻臀下陷纹中。

附二：腧穴主治文献记载

《针灸甲乙经》：腰脊痛，尻脊股臀阴寒大痛，虚则血动，实则热痛，痔痛，尻睢中肿，大便直出；阴胞有寒，小便不利。

《备急千金要方》：失精，腋下肿。

《太平圣惠方》：五种痔疾，泻鲜血，尻睢中肿，大便难，小便不利。

《针灸大成》：腰脊相引如解，久痔尻臀肿，大便难，阴胞有寒，小便不利。

《循经考穴编》：臀疽疮毒。

承光

经穴名。见《针灸甲乙经》，属足太阳膀胱经。定位：在头部，当前发际正中直上 2.5 寸，旁开 1.5 寸。或于五处穴后 1.5 寸处。局部解剖：布有额神经外侧支与枕大神经吻合支，在帽状腱膜中，有额动、静脉及颞浅动、静脉和枕动、静脉的吻合网。主治：头痛，眩晕，鼻塞多涕，目视不明，呕吐心烦，热病无汗，面神经麻痹，青光眼，额窦炎等。刺灸法：平刺 0.3～0.5 寸处；艾条灸 3～5min。

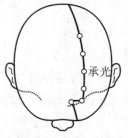
承光

附一：腧穴定位文献记载

《针灸甲乙经》：在五处后二寸。

《备急千金要方》：在五处后一寸。

《铜人腧穴针灸图经》：在五处后一寸五分。

附二：腧穴主治文献记载

《针灸甲乙经》：热病汗不出而苦呕烦心；青盲，远视不明。

《备急千金要方》：风头痛。

《外台秘要方》：目生白翳。

《太平圣惠方》：风眩头痛，欲呕吐，心烦。

《针灸大成》：风眩头痛，呕吐心烦，鼻塞不闻香臭，口㖞，鼻多清涕，目生白翳。

《循经考穴编》：喷嚏。

▲注：本穴《针灸甲乙经》载：禁不可灸。

承浆

经穴名。见《针灸甲乙经》。属任脉，为任脉、督脉、手阳明、足阳明之交会穴。别名：天池、鬼市、悬浆、垂浆。定位：位于面部颏唇沟正中凹陷中。局部解剖：布有面神经分支和下唇动、静脉的分支。主治：口眼㖞斜，流涎，齿痛龈肿，面肿，暴喑，癫狂；口腔溃疡，三叉神经痛，面神经麻痹，癔症性失语等。刺灸法：斜刺 0.3～0.5 寸；艾炷灸 5～10 壮或艾条灸 5～10min。

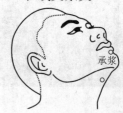
承浆

动物实验证明,针刺"承浆"有良好的镇痛作用,可明显提高痛阈。其镇痛机制在动物实验中已得到提示:电针"承浆""人中"后,大脑皮质乙酰胆碱含量均有升高,而脑干的乙酰胆碱变化不明显,顶叶皮质PGE含量和cAMP含量明显升高,这与脑内神经递质,尤其是5-羟色胺的释放和转换增加有关。还有报道提示,针刺"承浆""人中",通过一定的神经机制,抑制了一级传入末梢内P物质的释放;三叉神经脊束核尾侧亚核在针刺镇痛中起着一定作用。临床观察,针刺溃疡病患者的承浆、人中等穴可使脾胃虚寒与虚实夹杂型者唾液淀粉酶活性升高,肝气犯胃型者无明显变化。电针动物"承浆""人中"可引起应激反应,使血浆皮质醇含量升高。针刺承浆、水沟穴有良好的抗休克作用,能有效地调节血中儿茶酚胺含量,提高肺的摄氧率。

附一:腧穴定位文献记载

《针灸甲乙经》:在颐前唇之下。

《铜人腧穴针灸图经》:颐前唇下宛宛中。

《针灸大成》:唇棱下陷中,开口取之。

《针方六集》:在颐前唇下三分陷中。

附二:腧穴主治文献记载

《针灸甲乙经》:寒热,凄厥,鼓颔;痓,口噤互引;口干;小便赤黄,或时不禁;消渴嗜饮;目瞑,身汗出。

《备急千金要方》:汗出,承浆主之。小便赤黄,或时不禁。

《外台秘要方》:衄血不止,上齿龋。

《太平圣惠方》:偏风,口眼㖞斜;暴瘖不能言。

《铜人腧穴针灸图经》:面肿;口齿疳蚀生疮。

《针灸大成》:偏风,半身不遂,口眼㖞斜,面肿消渴,口齿疳蚀生疮,暴瘖不能言。

《百症赋》:承浆泻牙疼而即移。

《胜玉歌》:头项强急承浆保。

承筋

经穴名。见《针灸甲乙经》。属足太阳膀胱经。别名:直肠、腨肠。定位:在小腿后面,当委中与承山的连线上,腓肠肌肌腹中央,委中下5寸。局部解剖:布有腓肠内侧皮神经,深层为胫神经,在腓肠肌两肌腹之间,有小隐静脉,深层为胫后动、静脉。主治:腰背拘急,足膝酸重,霍乱转筋,脚气,痔疾,便秘,腋淋巴结炎,下肢麻痹等。刺灸法:直刺1~1.5寸;艾炷灸3~5壮,或艾条灸5~10min。

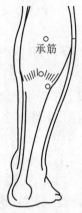

附一:腧穴定位文献记载

《针灸甲乙经》:在腨肠中央陷者中。

《备急千金要方》:在胫后从脚跟上七寸,腨中央陷中。

《外台秘要方》:当腨下际宛宛中是穴。

《素问·刺腰痛篇》王冰注:在腘下同身寸之五寸,上承郄中之穴,下当申脉之位,是谓承筋穴,即腨中央如外陷者中也。

《循经考穴编》广注:从仆参量上合九寸。一法,居承山上一寸。

《针灸集成》:在合阳下二寸。

附二:腧穴主治文献记载

《针灸甲乙经》:寒热,篡后出,瘰疬,脚腨酸重,战栗不能久立,脚急肿,跗痛足筋挛,少腹痛引喉嗌,大便难;大肠实则腰背痛,寒痹转筋,头眩痛,虚则鼻衄,癫疾,腰痛溅溅汗出,令人欲食而走;痔篡痛;霍乱,胫痹不仁;霍乱转筋。

《备急千金要方》:头热,鼻鼽衄。头痛寒热,汗出不恶寒。腰脊痛,恶寒。足下热不能久立,脚胫酸,脚急跟痛,脚筋急痛兢兢。

《太平圣惠方》:风劳热,足烦肿痛,转筋急痛,身瘾疹,大小便不止。

《针灸大成》:腰背拘急,大便秘,腋肿,痔疮,胫痹不仁,腨酸,脚急跟痛,腰痛,鼻鼽衄,霍乱转筋。

《循经考穴编》:脏毒肠风。

▲注:《素问·刺禁论篇》:刺腨肠内陷为肿。

《针灸甲乙经》:承筋禁不可刺。

承灵

经穴名。见《针灸甲乙经》。属足少阳胆经。为足少阳、阳维之会。定位:在头部,当前发际上 4 寸,头正中线旁开2.25寸;或于正营穴后 1.5 寸处定位。局部解剖:布有枕大神经之支,在帽状腱膜中,有枕动、静脉分支通过。主治:头痛,眩晕,目痛,鼻窒,鼻衄,鼻渊,喘息;气管炎等。刺灸法:平刺0.5～0.8寸;艾炷灸 3～5 壮或艾条灸 5～10min。

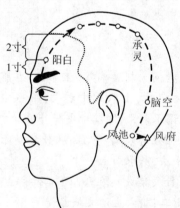

附一:腧穴定位文献记载

《针灸甲乙经》:在正营后一寸五分。

《千金翼方》:在正营后一寸。

《针灸集成》:在曲发后寸半微高。

附二:腧穴主治文献记载

《针灸甲乙经》:脑风头痛,恶见风寒,鼽衄,鼻窒,喘息不通。

《铜人腧穴针灸图经》:鼻塞息不利。

《针灸大成》:脑风头痛,恶风寒,鼽衄鼻窒,喘息不利。

《医学入门》:喘急。

承满

经穴名。见《针灸甲乙经》。属足阳明胃经。定位:在上腹部,当脐上 5 寸,前正中线旁开 2 寸处定穴。局部解剖:布有第七肋间神经分支,在腹直肌及其鞘处,深层为腹横肌,有第七肋间动、静脉分支及腹壁上动、静脉通过。主治:胃痛,腹胀,肠鸣,食欲不振,呕吐,喘逆,吐血,胁下坚痛;胃炎,肝炎,神经性呕吐,胃神经痛,腹直肌痉挛等。刺灸法:直刺 0.8～1 寸,艾炷灸 5 壮或艾条灸 5～10min。

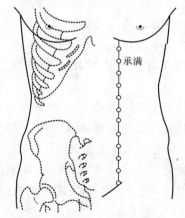

附一:腧穴定位文献记载

《针灸甲乙经》:在不容下一寸。

《备急千金要方》:在侠巨阙相去五寸。

《针灸聚英》:不容下一寸,去中行各三寸。

《针方六集》:在不容下一寸,侠任脉两旁各二寸五分。

《针灸逢源》:在不容下一寸半,上脘旁二寸。

附二:腧穴主治文献记载

《针灸甲乙经》：肠鸣相逐，不可倾侧。

《备急千金要方》：肠中雷鸣相逐，痢下，胁下坚痛。

《外台秘要方》：肩息唾血。

《医心方》：胁下痛。

《太平圣惠方》：腹胀，上喘气逆，膈气。

《铜人腧穴针灸图经》：食饮不下。

《针灸大成》：肠鸣腹胀，上气喘逆，食饮不下，肩息，唾血。

承命

奇穴名。见《备急千金要方》。定位：内踝后上缘上2.5寸（太溪穴直上3寸）。主治：癫痫，精神病，下肢浮肿等。刺灸法：直刺1～1.5寸；艾炷灸3～7壮或温灸5～15min。

附：文献记载

《备急千金要方》：狂邪惊痫，灸承命三十壮。在内踝后上行三寸动脉上。

《针灸孔穴及其疗法便览》：承命，奇穴。太溪穴直上三寸。针五至八分。灸三至七壮。主治癫痫；亦治下肢浮肿。

承泣

经穴名。见《针灸甲乙经》。属足阳明胃经，为阳跷、任脉、足阳明之会。别名：鼷穴、面髎。定位：目正视，瞳孔直下，当眶下缘与眼球之间。局部解剖：布有上颌神经眶下神经支、动眼神经下支之肌支及面神经颧支，在眼轮匝肌中，深层眶内有眼球下直肌，下斜肌；并有眶下动脉分支、静脉属支及眼动、静脉分支通过。主治：目赤肿痛，迎风流泪，眼睑瞤动，夜盲，近视，口眼㖞斜；急、慢性角膜炎，青光眼，白内障，视神经炎，视神经萎缩等。刺灸法：嘱患者闭眼，眼球向上，左手予以固定，右手持针，紧靠眶下缘缓慢直刺0.3～0.7寸，不宜深刺及提插捻转，禁灸。

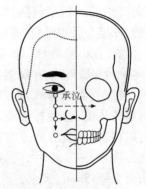

附一：腧穴定位文献记载

《针灸甲乙经》：在目下七分，直目瞳子。

《千金翼方》：在目下七分匡骨中，当瞳子直下陷中。

《外台秘要方》：在眼下八分。

《医宗金鉴》：在目下七分，目下胞陷中，上直瞳子，正视取之。

附二：腧穴主治文献记载

《针灸甲乙经》：目不明，泪出，目眩瞢，瞳子痒，远视䀮䀮，昏夜无见，目瞤动与项口参相引，㖞僻，口不能言。

《备急千金要方》：目泪出，多眵䁾，内眦赤痛痒，生白肤翳。眼㖞不正，口㖞目瞤，面动叶叶然，眼赤痛，目䀮䀮，冷热泪，目睑赤。

《针灸大成》：目冷泪出，上观，瞳子痒，远视䀮䀮，昏夜无见，目瞤动与项口相引，口眼㖞斜，口不能言，面叶叶牵动，眼赤痛，耳鸣耳聋。

《针灸聚英》：耳鸣耳聋。

▲注：《铜人腧穴针灸图经》：禁不宜针，针之令人目乌色。

《圣济总录》：只可针三分，深即令人目陷，陷即不治。

承山

经穴名。见《灵枢·卫气》。属足太阳膀胱经。别名：鱼腹、肉柱、伤山、肠山。定位：在小腿后面正中，委中与昆仑之间，当伸直小腿或足跟上提时，腓肠肌肌腹下出现的夹角凹陷处。局部解剖：布有腓肠内侧皮神经，深层为胫神经，在腓肠肌两侧肌腹交界下端，有小隐静脉，深层为胫后动、静脉。主治：腰腿疼痛，小腿转筋，足痿无力，痔疾，便秘；便血，脚气，疝气，鼻衄，小儿惊痫；扁桃体炎，急性胃肠炎，坐骨神经痛，腓肠肌痉挛，下肢麻痹或瘫痪，脱肛等。刺灸法：直刺1～1.5寸，艾炷灸3～7壮，或艾条灸5～15min。

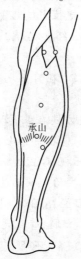

现代研究证明：针刺承山穴对室性早搏有效。用低频电脉冲刺激承山，配至阴穴，发现感传出现后1～2h，尿量、尿中Na^+、K^+及环磷酸腺苷皆有升高。

附一：腧穴定位文献记载

《针灸甲乙经》：在兑腨肠下分肉间陷者中。

《扁鹊心书》：在昆仑上一尺肉间陷中。在腿肚下挺脚趾取之。

《玉龙歌》注：在仆参上八寸腿肚下分肉间。

《医学入门》：腨股下分肉间，拱足去地一尺取之。

《循经考穴编》：约仆参上八寸。

《针灸集成》：在委中下八寸半。

附二：腧穴主治文献记载

《针灸甲乙经》：鼽衄，腰脊痛，脚腨酸重，战栗不能久立，腨如裂，脚跟急痛，足挛

引少腹痛，喉咽痛，大便难，胁胀，寒热，篡反出，霍乱转筋。

《备急千金要方》：转筋；肠痈之为病，不动摇；头热；足下热不能久立。

《外台秘要方》：癫疾，瘛疭；腰背痛；腹痛；脚急肿痛。

《医心方》：痔，胫不仁。

《太平圣惠方》：脚弱无力，脚重，偏固不遂；腰膝重，起坐难，筋挛急，不可屈伸。

《铜人腧穴针灸图经》：霍乱转筋；久痔肿痛。

《针灸资生经》：下重脚痿。

《玉龙歌》：九般痔疾。

《循经考穴编》：痔漏便毒。

《类经图翼》：初发疟疾。

《针灸大成》：大便不通，转筋，痔肿，战栗不能立，脚气膝肿，胫酸，脚跟痛，筋急痛，霍乱，急食不通，伤寒水结。

程高

东汉针灸家。曾师事涪翁，得其传。见《后汉书·郭玉传》。参见"涪翁""郭玉"条。

程玠

明代医家。歙县（今属安徽）人。精医术，善针灸，曾启棺针一暴死妇人，得活。著《松崖医经》等。见《安徽通志》。

程控电针治疗仪

针灸仪器名。一种智能化针灸治疗仪器。系采用大规模集成电路贮存器、译码转换及多路选择等技术，不仅具有一般电针仪的全部功能，而且还能使输出的波形、幅度、频率和时间按所编的程序自动变换。由于该治疗仪具有执行程序的功能，所以将有关专家的治疗方法编制成程序，输入仪器，就可形成针灸专家治疗系统。目前该治疗仪内存有小儿麻痹后遗症等治疗程序。

程天祚

南北朝以前针灸家。里籍不详。撰有《程天祚针经》，6 卷，见《隋书·经籍志》。书佚。

程天祚针经

书名。程天祚撰写，共 6 卷，见《隋书·经籍志》，书佚。

程兴阳

近代针灸家。四川彭县(现彭州市，一作华阳)人。邃于医，尤精针灸，先后从师 7 人，集各家之长，融会贯通，尽窥奥秘。曾在重庆、川中等地举办针灸传习所，授业传术，声望日隆。曾作《针灸灵法》3 册，佚。

程约

宋代针灸家。字孟博，新安婺源（今属江西）人。得针砭之法。《婺源县志》载有他的针灸治例。

chi

池头

即蛇头，为温溜别名。见《针灸资生经》。因"蛇"与"池"形近致误。参见该条。

持续运针法

指针刺得气后不间断地进行捻转或提插等运针操作。使患者一直保持明显的针刺感应，持续时间视病情而定。

持针

操持针具的方法。以毫针为例，要求用右手拇、食、中三指捏持针柄，以无名指抵住针身，这样针刺时便不致弯曲，而直至腠理，持针时要牢实，才便于进针，故《灵枢·九针十二原》说："持针之道，坚者为宝。"

尺肤诊法

指通过寻找尺肤部位(腕横纹到肘横纹的前臂靠尺侧的皮肤)的压痛点，以诊断全身疾病的一种方法。诊察的具体方法是，首先以食指尖按在尺肤中央处，则食指一侧至腕横纹的长度(以患者食指为准)诊候上半身。再以食指尖的宽度为准，从腕横纹开始，以两食指尖宽度候头颈，依次以一食指尖宽度候心、肺、肝、胃、大腹各部，而在尺肤中央处之一食指尖宽度，候少腹部(少腹部位于人体上下径之中央处)，余下到肘横纹的是下肢部。令患者仰掌平放，按上述次序将尺肤压向桡骨，何处出现压痛，即表明该处所对应的脏腑或部位有病。压痛点在双手是对称出现的，痛点较明显的一侧，病情也较重，临床上应用尺肤诊断时应与四诊合参。

尺泽

经穴名。出自《灵枢·本输》。属手太阴肺经，为本经合穴。别名：鬼受、鬼堂。定位：微屈肘，在肘横纹中，肱二头肌腱桡侧凹陷中。局部解剖：在肘关节部、肱二头肌腱的桡侧、肱二头肌起始部，有头静脉、桡返动、静脉分支通过。布有前臂外侧皮神经，直下为桡神经本干。主治：咳嗽，气喘，咯血，潮热，咽喉肿痛，舌干，心痛，胸部胀满，吐泻，肘臂挛痛，小儿惊风，支气管炎，支气管哮喘，肺炎，肺结核，胸膜炎，急、慢性胃炎，无脉症等。刺灸法：直刺 0.5 ～ 0.8 寸，或点刺出血，艾条灸 5 ～ 15min。

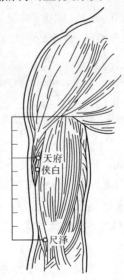
天府　侠白　尺泽

现代研究证明:针刺尺泽穴有降血压的作用,对高血压病有一定疗效。实验观察,针刺尺泽穴对肠蠕动有调整作用,可使不蠕动或蠕动很弱的降结肠下部或直肠的蠕动增强。另据报道,尺泽对小儿遗尿的治疗有显著效果。对胎位异常的孕妇,艾灸尺泽穴可使腹部松弛,胎动活跃,具有一定的转胎作用。

附一:腧穴定位文献记载

《灵枢·本输》:肘中之动脉也。

《针灸甲乙经》:在肘中约上动脉。

《外台秘要方》引甄权云:在臂曲横纹中,两筋骨罅陷者宛宛中。

《玉龙歌》注:在肘中大筋外陷中。

附二:腧穴主治文献记载

《脉经》:肺病,其色白,身体俱寒无热,时时咳。

《针灸甲乙经》:咳逆上气,舌干胁痛,心烦肩寒,少气不足以息,腹胀,喘;振寒瘛疭,手不伸,咳嗽唾浊,气鬲善呕,鼓颔,不得汗,烦满,身痛,手臂不得上头,心膨膨痛,少气不足以息,胞中有大疝瘕积聚。

《备急千金要方》:呕泄上下出,两胁下痛;掣痛手不可伸;喉肿,胸胁支满;邪病四肢重痛,诸杂候;五脏一切诸疟。

《针灸大成》:肩臂痛,汗出中风,小便数,善嚏,悲哭,寒热,风痹,臑肘挛,手臂不举,喉痹,上气呕吐,口干,咳嗽唾浊,疟疾,四肢腹肿,心痛,臂寒,短气,肺膨胀,心烦闷,少气,劳热,喘满,腰脊强痛,小儿慢惊风。

《肘后歌》:鹤膝肿劳难移步,尺泽能舒筋骨疼。

《灵光赋》:吐血定喘补尺泽。

《类经图翼》:舌干,咳唾脓血。

《医宗金鉴》:绞肠痧痛,锁喉风,伤寒汗不出。小儿急、慢惊风。

▲注:本穴《太平圣惠方》:不宜灸。

《素问·刺禁论篇》:刺肘中内陷,气归之为不屈伸。

尺之五里

经穴别名。即手五里。《灵枢·小针解》:"夺阴者死,言取尺之五里五往者也。"《类经》卷二十二张介宾注:"尺之五里,尺泽后之五里也。手阳明经穴,禁刺者也。"详见"手五里"条。

齿脉

早期经脉名,近似手阳明大肠经。载于马王堆汉墓帛书《阴阳十一脉灸经》:"齿脉:起于次指与大指上,出臂上廉,入肘中,乘臑,穿颊,入齿中,夹鼻。是动则病:齿痛,颛肿。是齿脉主治其所产病:齿痛,颛肿,目黄,口干,臑痛,为五病。"参见"手阳明大肠经、手阳明大肠经病"条。

齿牙

颊车穴别名。见《神灸经纶》。详见"颊车"条。

豉饼灸

灸法名。隔饼灸之一。见《备急千金要方》,又称豆豉灸。方法:将淡豆豉粉末用黄酒调和,制成6mm厚的药饼,用细针穿刺数孔,上置艾炷施灸。适用于痈疽发背溃后久不收口,疮色黑暗者,可促进疮口愈合。

附:文献记载

《备急千金要方》:捣豉作饼填耳,内以地黄长五六分,削一头令尖,内耳中,与豉饼底齐,饼上著楸叶盖之,剜一孔如筋头,透饼,于上灸三壮。

《千金翼方》:取香豉三升,少与水和,熟捣成疆泥可肿作饼子,厚三分已有孔,勿覆孔,可肿上布豉饼,以艾列其上,灸之使温,温热而已,勿令肉破也,其热痛,急易之,痛疽当便减,决得安,或一日二日灸之。

赤白肉际

部位名。指手足掌(跖)面与背面的交界处。又称白肉际。《针灸大成》:"大

都,左骨缝,赤白肉际。"《针灸甲乙经》:
"京骨,在足外侧大骨下,赤白肉际陷
者中。"

赤凤迎源

　　针刺手法名。飞经走气四法之一,与
苍龟探穴对称。出自明代徐凤《金针赋》。
又称凤凰展翅。《针灸问对》:"提住针头,
左盘,按而捣之。"操作方法先进针地部,
再提至天部,待针得气自摇,复插入人部,
上下左右快速捻转,一捻一放,病在上吸气
时右转提针,病在下呼气时左转插针。本
法有通行络脉的作用,可用于上下催气。

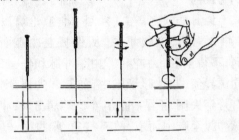

　　附:文献记载

　　《金针赋》:赤凤迎源,展翅之仪,入针
至地,提针至天,候针自摇,复进其原,上下
左右,四周飞旋。

　　《医学入门》:以两指扶起针,插入地
部,复提至天部,候针自摇,复进至人部,上
下左右,四周飞旋,如展翅之状。

瘈脉

　　经穴名。见《针灸甲乙经》。属手少
阳三焦经。别名:资脉。定位:穴在耳孔后
乳突中央,当翳风穴与角孙穴之间,沿耳轮
连线的中、下1/3交点处。局部解剖:布有
耳大神经耳后支,在耳后肌上,有耳后动、
静脉通过。主治:头痛,耳鸣,耳聋,目不
明,呕吐,泄泻,小儿惊痫,瘈疭;视神经炎,
急性胃肠炎等。刺灸法:平刺0.3～0.5
寸,或点刺出血;艾炷灸1～3壮或艾条灸
3～5min。

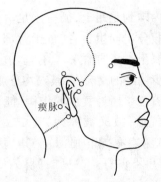

瘈脉

　　附一:腧穴定位文献记载

　　《针灸甲乙经》:在耳本后鸡足青
络脉。

　　《循经考穴编》广注:一法,贴耳后翳
风上,前与听会相平。

　　《针灸集成》:在翳风上一寸,稍近
耳根。

　　附二:腧穴主治文献记载

　　《针灸甲乙经》:小儿痫瘈,呕吐泄注,
惊恐失精,瞻视不明眵瞙。

　　《备急千金要方》:风头,耳后痛。

　　《针灸大成》:头风耳鸣,小儿惊痫瘈
疭,呕吐,泄利无时,惊恐,眵懵目睛不明。

　　《循经考穴编》:耳鸣,聋。

　　▲注:本穴《针灸甲乙经》云:禁不可
矣。《医学入门》云:禁用针灸。

chong

冲道

　　神道穴别名。见《循经考穴编》。详
见该条。

冲脉

　　奇经八脉之一。见《灵枢·逆顺肥
瘦》,《难经》也有描述。其循行线路多而
繁杂,约有5条。其一从小腹内部浅出气
冲部与足少阴肾经并行而上,过脐旁抵达
胸中而弥漫分散。其二自胸中分散后上行
到达鼻之内窍"颃颡"部。其三起于肾下,
出于气冲,循阴股内廉,入腘窝,经过胫骨
内廉到内踝的后面入足下。其四从胫骨内

廉斜入内踝到足跗上,循行于足大趾。其五从小腹分出向里贯脊,行于背部。冲脉没有隶属于本经的腧穴,只有与任脉、足阳明及足少阴经的交会穴,其穴均分属各经。冲脉起着总领诸经气血的作用,能调节十二经之气血,故又被称为"十二经之海""五脏六腑之海"和"血海"。其病则脉气失常,月事不调等。参见"冲脉穴""冲脉病"条。

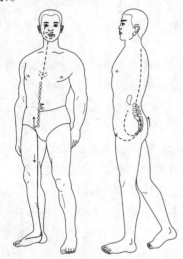

附:文献记载

《灵枢·逆顺肥瘦》:夫冲脉者,五脏六腑之海也,五脏六腑皆禀焉。其上者,出于颃颡,渗诸阳,灌诸精;其下者,注少阴之大络,出于气街,循阴股内廉,入腘中,伏行骭骨内,下至内踝之后属而别;其下者,并于少阴之经,渗三阴;其前者,伏行出跗属,下循跗,入大指间,渗诸络而温肌肉。

《灵枢·动输》:冲脉者,十二经之海也,与少阴之大络起于肾下,出于气街,循阴股内廉,邪入腘中,循胫骨内廉,并少阴之经,下入内踝之后,入足下;其别者,斜入踝,出属跗上,入大指之间,注诸络以温足胫。

《素问·骨空论篇》:冲脉者,起于气街,并少阴之经侠脐上行,至胸中而散也。

《素问·举痛论篇》:冲脉起于关元。

《难经·二十七难》:冲脉者,起于气冲,并足阳明之经,夹脐上行,至胸中而散也。

《奇经八脉考》:起于少腹之内胞中,其浮而外者,起于气冲,并足阳明、少阴之间,循腹上行至横骨,挟脐左右各五分,上行历大赫……至胸中而散。凡二十四穴(按:二十四穴中,气冲可不算,另应补入会阴、阴交二穴。所说"并足阳明、少阴之间"是参合《难经》《素问》的骑墙说法,不可从,应以"并足少阴"为是,才能与各交会穴相符合)。

冲脉病

经脉病候之一。《素问·骨空论篇》:"冲脉为病,逆气里急,从少腹上冲心而痛,不得前后,为冲疝。"由于冲脉和任、督同源异流,冲脉起于胞中,如脉气失调,则有月经失调、不孕、漏胎、小产等病出现;冲脉循腹至胸中而散,故有气急、胸腹痛、气上冲心等证。《灵枢·海论》:"血海有余,则常想其身大,怫然不知其所病;血海不足,则常想其身小,狭然不知其所病。"据《针灸大全》所载八脉八穴,公孙通于冲脉,其主治证有心(胃)痛,胸脘满闷,结胸,反胃,酒食积聚,肠鸣,水气,泄泻,噎膈证,气急,胁胀,脐腹痛,肠风便血,疟疾,胎衣不下,血崩昏迷等。

附:文献记载

《灵枢·五音五味》:冲任之脉不荣口唇,故须不生焉。

《脉经》:苦少腹痛,上抢心,有瘕疝,绝孕,遗矢,溺,胁支满烦也。

冲脉穴

一、指冲脉与十二正经、任脉、督脉的交会腧穴,可治疗冲脉病变。交会腧穴有会阴、阴交(任脉)、气冲(足阳明胃经)、横骨、大赫、气穴、四满、中注、肓俞、商曲、石关、阴都、通谷、幽门(足少阴肾经),详见各条。

附：文献记载

《灵枢·海论》：冲脉者为十二经之海，其输上在于大杼，下出于巨虚之上下廉。

《素问·举痛论篇》：冲脉起于关元。

二、指公孙穴。《针经指南》载"公孙通冲脉"，为八脉八穴之一。

冲门

经穴名。见《针灸甲乙经》。属足太阴脾经，为足太阴、厥阴之会。别名：慈宫、上慈宫。定位：在腹股沟外侧，距耻骨联合上缘中点3.5寸，当髂外动脉搏动处的外侧。局部解剖：布有股神经，在腹股沟韧带中点外侧的上方，腹外斜肌腱膜及腹内斜肌下部，内侧有股动、静脉通过。主治：腹痛，疝气，痔痛，崩漏，带下，小便淋漓；股神经痛等。刺灸法：避开动脉，直刺0.5～1寸；艾炷灸5壮或艾条灸5～15min。

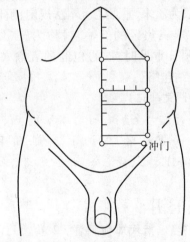

附一：腧穴定位文献记载

《针灸甲乙经》：上去大横五寸，在府舍下横骨两端约纹中动脉。

《十四经发挥》：上去大横五寸，在府舍下，横骨端约中动脉……去腹中行各四寸半。

《针灸大成》：府舍下一寸，横骨两端约中动脉，去腹中行各四寸半。

《类经图翼》：上去大横五寸，在府舍下，横骨两端约文中动脉，去腹中行三寸半。

《针方六集》：去腹中行四寸。

附二：腧穴主治文献记载

《针灸甲乙经》：寒气腹满，癃，淫泺，身热，腹中积聚疼痛；阴疝。

《备急千金要方》：霍乱若泄利所伤，烦欲死；乳难，子上冲心。

《针灸大成》：腹寒气满，腹中积聚，疼，癃，淫泺，阴疝，妇人难乳，妊娠子冲心，不得息。

《循经考穴编》：腹痛气满，癃疝木肾。

▲注：本穴《外台秘要方》云：为足太阴、阴维之会。

冲阳

一、经穴名。见《灵枢·本输》。属足阳明胃经，为本经原穴。别名：会原、跗阳、会涌。定位：在足背高处，当蹫长伸肌腱与趾长伸肌腱之间，足背动脉搏动处。局部解剖：布有来自腓浅神经的足背内侧皮神经，深层为腓深神经。在趾长伸肌腱外侧，有足背动、静脉及足背静脉网通过。主治：腹胀胃痛，面肿齿痛，口眼㖞斜，足痿，脚背肿痛，善惊癫狂；胃炎，高血压，面神经麻痹及下肢痿痹，脉管炎，癔症等。刺灸法：避开动脉，直刺0.3～0.5寸；艾条灸3～5min。

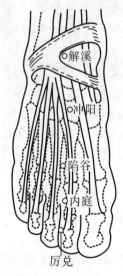

厉兑

现代研究证明,针刺冲阳穴,在 X 线下观察可见胃蠕动减慢。对心脏也有一定影响,针之可引起心率减慢、心肌收缩力增强,在心电图上可看到 P 波、R 波、P-R 间期、Q-T 间期的持续延长,但不十分明显。

附一:腧穴定位文献记载

《灵枢·本输》:足跗上五寸陷者中。

《针灸甲乙经》:在足跗上五寸,骨间动脉上,去陷谷三寸。

《医学入门》:内庭上五寸骨间动脉。

《针灸大成》:足跗上五寸,去陷谷二寸,骨间动脉。

《医宗金鉴》:从解溪下行足跗上,即脚面也,高骨间动脉。

附二:腧穴主治文献记载

《素问·刺疟篇》:足阳明之疟,令人先寒,洒淅洒淅,寒甚久乃热,热去汗出,喜见日月光火气乃快然。

《脉经》:右手关上阳实者,胃实也,苦肠中伏伏作,不思食物,得食不能消。

《针灸甲乙经》:善啮颊齿唇,热病汗不出,口中热痛;风水面浮肿;胃脘痛,时寒热;足下缓失履;腹大,不嗜食。

《备急千金要方》:振寒而欠;龋齿;疟先寒洗淅,甚久而热,热去汗出;瘿,劳气。

《外台秘要方》:皮先寒,齿龋痛,振寒而欠,狂妄而行,登高而歌,弃衣而走。

《铜人腧穴针灸图经》:偏风,口眼㖞斜,肘肿。

《针灸资生经》:瘿劳气。

《针灸大成》:偏风,口眼㖞,跗肿,齿龋,发寒热,腹坚大,不嗜食,伤寒病,振寒而欠,久狂,登高而歌,弃衣而走,足缓履不收,身前痛。

▲注:《素问·刺禁论篇》:刺跗上中大脉,血出不止死。

二、迎香别名。见《针灸甲乙经》。详见该条。

三、指曲池。《备急千金要方》:"冲阳……在肘外屈文头。"《千金翼方》:"瘿,恶气……灸冲阳,随年壮。在肘外屈横纹外头。"即肘横纹外侧端,与曲池同位。又有列作奇穴名。详见"曲池"条。

崇骨

奇穴名。见《针灸集成》。又名椎顶、太祖。定位:位于第六、七颈椎棘之间。主治:感冒,疟疾,颈项拘急疼痛,百日咳,羊痫风,咳嗽等。刺灸法:直刺 0.5~0.8 寸;艾炷灸 3~7 壮。

附:文献记载

《针灸集成》:崇骨,在大椎上,第一小椎是也。

重见时

子午流注针法用语。又称日干重见。按干支计时,每十个时辰又重复见到同一天干。如甲日于甲戌时开穴,后十个时辰为甲申,重见甲。乙日于乙酉时开穴,后十个时辰为乙未,重见乙。本法规定,阳日重见时,取三焦经的五输穴,称为"气纳三焦";阴日重见时,取心包经的五输穴,称为"血纳包络"。

附:文献记载

《针灸大全》:阳干注腑,甲、丙、戊、庚、壬而重见者,气纳于三焦;阴干注脏,乙、丁、己、辛、癸而重见者,血纳包络。

重楼玉钥

书名。清代郑梅涧著。2 卷。上卷首论咽喉的解剖、生理、病理,次论喉科疾患的诊断与治疗,卷末附"梅涧论症",对类似白喉(白缠风)的辨证施治颇有见解;下卷论喉科疾患的针灸疗法。刊行于 1838 年(道光十八年)。其子郑瀚在 1804 年曾撰《重楼玉钥续编》1 卷,未及刊行。1929 年经章洪均整理,并附入郑氏家传《喉症白腐》一书,由裘吉生收入《三三医书》第三集中。

chou

抽气拔罐法

拔罐法的一种。用特制的火罐,罐底有橡皮活塞,接通吸引器抽成负压,使罐吸着于皮肤上以治疗病痛。吸附力较强,并可随时调节或测量负压大小。其优点可以避免烫伤。

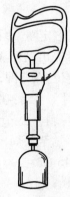

抽添法

针刺手法名。抽,意为上提;添,意为按纳。其法与纳气法类似。先紧按慢提九阴之数,得气后,慢慢转换针向,多用提按(或当呼气时按纳,吸气时上提)使气到病痛部位,再直起针向下按纳。用于治疗瘫痪、半身不遂等疾病。《金针赋》:"抽添之诀,瘫痪疮癞,取其要穴,使九阳得气,提按搜寻,大要运气周遍,扶针直插,复向下纳,回阳到阴"。《针灸问对》中解释:"抽添法:针入穴后,行九阳之数,气至,慢慢转换,将针提按,或讲或退,使气随针到于病所。"又曰:"取其要穴,先行九阳之数,得气,随次按添,就随吸提抽。"

chu

出针

指将针从刺入的腧穴内拔出的过程。见《灵枢·厥病》。又称引针、去针、发针、拔针、退针,俗称起针。金代何若愚《流注指微赋》说:"出针贵缓,急则多伤。"参见

"出针法"条。

出针法

针灸术语。指将针从腧穴内拔出的方法。一般是左手持消毒干棉球按于针旁皮肤上,以右手轻转针体,缓慢外提,逐步退出,避免快速猛抽,以防出血和避免疼痛。如出现弯针或折针者,处理方法见各条。

触发点

指对压力的抵抗力较大的点。多位于与内脏痛有关的牵涉痛区域内。Boureau 在1976 年报道,触发点具有深层组织敏感、结节、伴放射痛三个特点。认为它与经穴之间有一定程度的一致性,且刺激某些触发点,可产生同一节段或远节段放射痛,其放射途径与经络相似。日本兵头正义认为,触发点与经穴、经络体系极为相似,触发点与其相关联点之间也像经络那样有连接线。

chuai

揣法

针刺辅助手法名。指揣摸腧穴,《针灸大成》列为下手八法之一。"揣而寻之,凡点穴,以手揣摸其处"意指在针刺之前,先用手指揣摸患者肢体以探索腧穴,随后下针。

腨

解剖部位名,指腓肠肌部,俗称小腿肚。《说文解字》:"腨,腓肠也。"杨上善注:"胫后腓肠名为腨。"张介宾说:"足肚也。"《灵枢·经脉》记载,足太阳膀胱经、足少阴肾经、足太阴脾经都经过腨。又称"腨肠"。《灵枢·本输》:"三焦者……上踝五寸,别入贯腨肠,出于委阳。"

腨肠

一、部位名,指腓肠肌部。见《灵枢·本输》。

二、经穴别名。即承筋穴,见《针灸甲乙经》。详见该条。

chuan

川椒饼灸

隔物灸之一。川椒为芸香科灌木或小乔木花椒的干燥果皮。制成药饼,用于灸治。见《肘后备急方》卷五疗一切毒肿疼痛不可忍者:"搜面团肿,头如钱大,满中安椒,以面饼子盖头上,灸令彻,痛即立止。"明代龚信《古今医鉴》卷十:"治一切心腹、胸、腰背苦痛如锥刺方:花椒为细末,醋和为饼,贴痛处,上用艾捣烂铺上,发火烧艾,痛即止。"

穿鼻

奇穴别名。即上迎香,见《刺疗捷法》。详见该条。

穿刺针埋线法

穴位埋线法之一。是用经改制的12号腰椎穿刺针(将针芯前端磨平)为工具将羊肠线埋植皮下组织或肌肉层以治疗疾病的方法。常规消毒局部皮肤,镊取1~2cm长已消毒的羊肠线,放置在腰穿针管的前端,后接针芯,右手拇指绷紧或捏起进针部位皮肤,右手持针刺入到所需深度,当出现针感后,边推针芯,边退针管。针孔处敷消毒纱布。用特制的埋线针埋线时,局部皮肤消毒后用1%普鲁卡因做浸润麻醉,取约1cm长羊肠线套在埋线针缺口上,两端用血管钳夹住。右手持针,左手持钳,将针尖缺口向下以15°~40°方向刺入,当针头缺口进入皮内后,左手即将血管钳松开,右手持针继续推进,直到羊肠线头完全埋入皮下,再进针0.5cm,随后把针退出,用棉球或纱布压迫针孔片刻,再用纱布敷盖创口。每次可埋1~3个腧穴,一般15~30日一次。

传尸灸

奇穴名。见《外台秘要方》。《经外奇穴图谱》列作奇穴,名传尸灸。定位:在小腿伸侧胫骨前嵴,内外踝连线中点上3寸处。主治:传尸。灸法:以一缕薄麻系穴上,灸令麻断,男左女右,灸之。

附:文献记载

《外台秘要方》:立脚,于系鞋处横文,以手四指于文上量胫骨外,逼胫当四指中节按之,有小穴。取一缕麻刮令薄,以此麻缓系上灸,令麻缕断,男左女右,患多灭。

喘息

奇穴名。又名定喘。系20世纪50年代中期由庞中彦提出,后经《针灸学简编》更名为定喘。定位:在背部,当第七颈椎棘突下,旁开0.5寸。主治:喘息,哮喘,呼吸困难,荨麻疹等。刺灸法:针刺0.5~1寸,得气时酸麻胀感觉至颈周围;艾炷灸3~7壮,艾条灸10~15min。

附:文献记载

《北京中医》[1954(11):29]:在第七颈椎与第一胸椎之间的大椎穴旁开一横指3~5分。

《针灸学简编》:在背上部,第七颈椎棘突旁开五分至一寸处。

《针灸孔穴及其疗法便览》:喘息,奇穴。大椎穴旁开一寸。据玉森真助谓,系在膈俞穴处上方2~3分处之陷中,喘息患者在该处按压之则有快感,故定名为喘息穴。针三至四分。灸三至七壮。主治喘息,呼吸困难,荨麻疹。

串雅外篇

书名。清代赵学敏辑,成书于1759年(乾隆二十四年),为《串雅》的外篇,4卷。《串雅内篇》收集铃医方药及其他验方编成;《串雅外篇》载录验方、针灸、熏洗、熨贴等法,简便易行,并保存民间不少医药针灸的经验。

chuang

窗簧

天窗穴别名。窗笼之误,见《西方子

明堂灸经》。详见该条。

窗笼

一、部位名。指耳部。《灵枢·卫气》:"足少阳……标,在窗笼之前,窗笼者,耳也。"《黄帝内经太素》卷十杨上善注:"足少阳脉……其末上出天窗,支入耳中,出走耳前,即在窗笼之前也。以耳为身窗舍,笼音聋,故曰窗笼也。"《类经》卷九张介宾注:"耳中也,乃手太阳听宫也。"参见"标本"条。

二、天窗穴别名。见《针灸甲乙经》。详见该条。

窗聋

即窗笼穴。《外台秘要方》列为天窗别名。"聋"为"笼"字之误。详见该条。

疮疡灸治法

疮疡治法之一。主穴:阿是穴。操作:将雄黄6g,朱砂6g,血竭6g,没药6g,麝香1.5g,为末。每次取药1g,桑皮纸裹之,做成条状,长约20cm,以麻油浸透备用。对患部常规消毒后,点燃,使之距患部3cm许,徐徐烘之,以皮肤温热为度。本法有消肿溃坚止痛作用。现代研究证实:灸法能抑制炎症灶血管通透性的升高。

chui

垂浆

承浆穴别名。见《圣济总录》。详见该条。

垂矩

奇穴别名。即中矩,详见该条。

垂前

耳穴名。在耳垂4区内,为拔牙麻醉点、神经衰弱点,具有镇静安神健脑之功效,主治神经衰弱证候群,如失眠、多梦、早醒、头晕、健忘等。垂前呈现电反应阳性,触之凹陷,提示患有神经衰弱。

垂手

风市穴别名。见《医学原始》。详见该条。

chun

唇里

奇穴名。见《备急千金要方》。又名下颐、髓空。定位:口腔前庭部,下唇黏膜上,与齿龈接近的唇沟中。外与承浆相对。局部解剖:在口轮匝肌中;有颏动、静脉和神经;布有三叉神经下颌支分支。主治:肝病,齿龈肿痛,口噤,口臭,口腔炎,面颊肿,马黄黄疸等。刺灸法:三棱针点刺出血。

附:文献记载

《备急千金要方》:唇里穴,正当承浆里边,逼齿龈。针三锃,治马黄黄疸,寒暑温疫等病。

唇针

针灸疗法名。指针刺唇部人中、承浆二穴的针法,可用于针刺麻醉。

淳于意

西汉名医。生活于公元前216至公元前150年。曾任齐太仓长,故又称仓公或太仓公。齐临菑(今山东临淄)人。初从公孙光学医,公元前180年(汉高后八年),更从公乘阳庆学黄帝、扁鹊脉书,尽得所传。诊治疾病重视脉法,善用方药、针灸为人治病,所诊者记入"诊籍"。《史记·扁鹊仓公列传》记载他的医案25例,是我国现存最早的宝贵病案材料。其中多处记述针灸、经络及腧穴,并有灸愈疝气、龋齿的临证实录。其弟子有宋邑、高期、王禹、杜信、冯信、唐安、正方等。

ci

瓷针

指用于砭刺出血的瓷器碎片。《本草纲目》卷十:"今人又以瓷针刺病,亦砭之遗意也。"汪机《外科理例·附方》:"治小儿丹毒,色赤游走不定,用细瓷器击碎,取有锋芒者一块,以箸一根劈开头尖夹之,以线缚定,两指轻撮箸梢,令瓷器芒者正对患处悬寸许,再用箸一根频击箸头,令毒血遇刺皆出。"

慈宫

一、奇穴名。见《备急千金要方》。定位:位于腹股沟部,当耻骨联合中点(横骨)旁开 2.5 寸。主治:泄泻,痢疾,月经不调。刺灸法:直刺 0.5 ~ 1 寸;艾炷灸 9 ~ 27 壮。

附:文献记载

《备急千金要方》:霍乱若泄利所伤,烦欲死者,灸慈宫二十七壮。在横骨两边各二寸半。

二、经穴别名。即冲门穴,见《针灸甲乙经》。《针灸聚英》作上慈宫。

雌雄霹雳火

直接灸法之一,见《外科正宗》卷二。"雌雄霹雳火纯阳,蕲艾双黄丁麝香,阴毒阴疽阴发背,逢之一灸自回阳。治脱疽及一切发背,初起不疼痛者,并宜灸之。艾茸二钱,丁香、雌黄、雄黄各二分,麝香一分,上四味,共研极细,搓入艾中,作安豆大丸放于患上灸之,毋论痛痒,以肉焦为度,如毒已走散,就红晕尽处排炷灸之。"

磁表带

一种腧穴磁疗器具。由 2 块直径约 3cm 的锶铁氧体或钡铁氧体磁片用布带、塑料带或人造革带固定于内关、外关穴区。磁片表面磁场强度 500×10^{-4} ~ $1\,200 \times 10^{-4}$T,极性为 S、N 极对置。磁表带常用于治疗高血压病,具有较平稳的降压作用。对心血管疾病也有一定疗效。

磁场药物离子导入疗法

在利用磁场作用于相关腧穴的同时,将药物离子导入人体而治疗疾病的方法。

古法磁疗治病,有内服、吸治、敷贴等不同方法,有的沿用至今。近年来应用磁疗仪器将药物离子导入穴内,不但可以通过磁力线刺激腧穴,通经走络,还能使药物摄入体内,融于体液,更快地作用于病变组织,使药物、磁场和经络腧穴的效应有机地结合起来,发挥三者的协同作用。临床上根据诊断、辨证选择对证的主药,将其分别制成酊剂或合并制成浓缩液。选择相关的穴位,将制作的药液滴于覆盖在腧穴表面的纱布上,并加覆一层塑料薄膜。用磁疗仪器的磁夹紧贴在薄膜上,固定于腧穴或循相邻腧穴的经络路线来回移动。一般在腧穴上固定时间约 5min,总治疗时间约 20min,每天治疗 1 次。此疗法应用范围较广,对浅表层炎症有较好的效果,尤其适用于小儿呼吸道和消化道疾病。

磁场药物离子穴位导入仪

针灸仪器名。一种利用磁场作用将药物离子导入经穴的仪器。其产生的磁场具有一定的穿透深度,可使细胞膜通透性增强,促使细胞内外物质交换,从而将药物离子导入体内。使用时把浸有药液的纱布敷在经穴上,再覆盖一层塑料薄膜,然后将导入仪的磁头紧贴在薄膜上,循经来回移动,也可固定在某一腧穴上。磁场药物离子穴位导入仪具有磁场、药物综合治疗作用,适应范围广,尤其对小儿呼吸道和消化道疾病有较好的疗效。

磁疗背心

腧穴磁疗器具名。与普通背心相似,但要紧身,以使磁片与腧穴紧密接触。背心前后均可放置磁片,一般对准肺俞、定喘、膻中、天突等穴。磁片表面磁场强度为 0.08 ~ 0.15T。磁疗背心对支气管炎、支气管哮喘、肺气肿、肺炎等疾病有一定的疗效。

磁疗短裤

腧穴磁疗器具名。是在紧身三角短裤内安放磁片,使磁片对准下腹部的归来、水道、关元、中极、次髎等穴。磁片的表面磁场强度为0.1~0.2T。磁疗短裤可用于治疗盆腔炎、痛经、尿潴留或遗尿症等。

磁疗腹带

腧穴磁疗器具名。即在腹带内面安放磁片,一般用5片,分别对准神阙、天枢(双)、大横(双)等穴,磁片的表面磁场强度为0.08~0.15T。磁疗腹带对消化不良、肠炎、痢疾等疾病有一定的疗效。

磁疗护膝

腧穴磁疗器具名。即在护膝内安放磁片,使之对准阴陵泉、足三里、鹤顶、双膝眼或痛点等穴区。磁片表面磁场强度为0.1~0.15T。磁疗护膝对关节炎、膝关节积液、膝关节骨质增生等有一定的疗效。

磁疗帽

腧穴磁疗器具名。其外形及制作材料与普通帽子相同,不同之处是帽里装有磁片。一般将磁片安放在帽顶中央,使之对准头顶的百会穴。磁疗帽常用来治疗神经衰弱、高血压病、神经性头痛等。

磁疗乳罩

腧穴磁疗器具名。其外形与构造同普通乳罩。磁片一般安放在乳罩内相当乳根穴区,也可根据病变部位而放置在相应处。磁片的磁性材料多为钐钴合金、铈钴合金或铁氧体,表面磁场强度为0.1~0.2T。磁疗乳罩常用来治疗乳房胀痛、乳腺小叶增生和乳腺纤维瘤等。

磁疗鞋

腧穴磁疗器具名。即在鞋底内面安放磁片,其位置对准涌泉和失眠穴。磁片多选用直径为8~10mm的圆形穴位磁片,表面磁场强度为0.08~0.18T。磁疗鞋可治疗跟骨骨刺、跟底炎、跟周炎、跖筋膜炎及高血压病、神经衰弱等。

磁疗眼镜

腧穴磁疗器具名。有永磁眼镜与电磁眼镜之别。前者是将4个永磁体固定在镜架上,使之接触鱼腰(双)、承泣(双)穴;后者是在镜架上设有4~8个小磁头,磁场强度为0.01~0.03T,磁头分别对准双眼的鱼腰、承泣穴或鱼腰、太阳、睛明、承泣穴。目前临床多用电磁眼镜,不仅有磁场作用,并有温热作用。磁疗眼镜主要用于治疗近视眼和远视眼。

磁疗腰带

腧穴磁疗器具名。即在腰带内面安放磁片,分别对准命门、肾俞(双)、志室(双)等穴,也可将磁片对准患病部位。磁片表面磁场强度为0.1~0.2T。磁疗腰带可治疗腰肌劳损、腰部软组织扭挫伤、腰椎骨质增生、腰椎关节炎等。

磁针

一、针名。指带有磁性的铁针或钢针。

二、即瓷针。"磁"通"瓷"。明代谢肇淛《五杂俎·物》:"今俗语窑器谓之瓷器者,盖河南磁州窑最多,故相沿名之。"参见"瓷针"条。

次髎

经穴名。见《针灸甲乙经》,属足太阳膀胱经。定位:在骶部,当髂后上棘内下方,适对第二骶后孔中定穴。局部解剖:布有第二骶神经后支,在臀大肌起始部,当骶外侧动、静脉处。主治:腰骶痛,月经不调,赤白带下,痛经,不孕,疝气,小便不利,便秘;坐骨神经痛,阴道炎,子宫内膜炎,附件炎,睾丸炎,尿潴留,下肢瘫痪等。刺灸法:直刺1~1.5寸;艾炷灸3~7壮,或艾条灸5~15min。

现代研究证明:针刺次髎穴对膀胱功

能有影响,一般可使膀胱收缩。对下肢轻瘫患者,针之可使膀胱残余尿显著减少,其针刺产生的效应随手法加重而加强。但如多次针之而间隔时间过长,或捻转幅度过大,易使作用减弱。针刺次髎穴对人体生殖系统也有影响,对治疗妇科炎症感染效果明显,对无痛分娩也有较好的针刺效应,可减轻和消除疼痛,使宫缩增强,产程缩短,对腹式输卵管结扎术有较好的针麻效应,对下腹部皮肤伤害性刺激引起的大脑皮质诱发电位,有明显抑制作用。

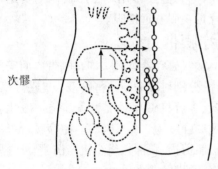

次髎

附一:腧穴定位文献记载

《针灸甲乙经》:在第二空侠脊陷者中。

《循经考穴编》广注:当在十八椎骨间各开五分。

《针灸逢源》:在第十九椎下脊旁第二空陷中。

《针灸集成》:在上髎下,直膀胱俞。

附二:腧穴主治文献记载

《针灸甲乙经》:腰痛怏怏,不可以俯仰,腰以下至足不仁,人脊腰背寒;女子赤白沥,心下积胀。

《备急千金要方》:足清不仁。

《铜人腧穴针灸图经》:疝气下坠,腰脊痛不得转摇,急引阴器,痛不可忍;小便赤淋。

《针灸大成》:小便赤淋,腰痛不得转摇,急引阴器痛不可忍,腰以下至足不仁,背膝寒,小便赤,心下坚胀,疝气下坠,足清

气痛,肠鸣注泻,偏风,妇人赤白带下。

《针灸聚英》:大小便不利。

次门

关元别名。见《针灸甲乙经》。详见该条。

刺疗捷法

书名。❶清代张镜撰。1 卷。首论治疗要言,次为全身腧穴图,末为治疗歌。刊于 1876 年(光绪二年),后被收录于《陈修园医书七十二种》中。❷作者及撰年不详,题作清代孙德章家藏。1 卷。内容有辨疗及刺疗手法、各种疗疮图像及所用穴位、治疗取穴歌等。现有 1935 年石印本。

刺窦疗法

是针刺颈动脉窦部而达到治病目的的一种方法。颈动脉窦是人体血管壁内的化学感受器,它可反射地引起调节和维持呼吸运动正常的生理功能,此反射也称为颈动脉反射。刺窦疗法就是针刺激发颈动脉窦的一些功能以用于治病的方法。临床先摸到颈内外动脉,其分叉下方的稍膨胀处波动性强,有时呈球形,即为颈动脉窦部。颈部肥胖、颈内外动脉摸不清时,可在喉结上缘高度引一横线,与颈动脉交叉波动最强处即是。然后常规消毒,用 1~1.5 寸毫针,直接刺入颈动脉窦部,但不可刺穿对侧动脉壁。刺中后,可见毫针针柄随动脉波动而跳动。本法对高血压等病有明显效果。该法操作有一定危险性,针刺技术不熟练者慎用。

刺法

一、泛指针刺治疗的方法。

二、古代文献名。如《灵枢·官针》引:"故《刺法》曰:始刺浅之,以逐邪气而来血气。"

三、书名。撰人不详。见《宋史·艺文志》。1 卷。已佚。

刺激参数

指针刺时对腧穴施加的刺激条件及刺激量等方面的各项数据。手法运针的刺激参数,包括手法操作过程中提插、捻转的幅度、频率及持续时间。电针刺激参数,一般包括脉冲电流的强度(电流、电压)、频率、波形、波宽及刺激时间等。因刺激参数的不同,临床所产生的效果也不同,各项之间还存在着交互作用,与刺激时间的长短也有一定关系。记录和积累刺激参数,并加以分析,对研究针刺原理,提高临床疗效和交流经验等都有着重要意义。

刺激点

近代对针灸腧穴的一种称法。也称为针灸治疗刺激点。因腧穴都具有治疗疾病的作用而名。

刺激强度

刺法术语。指针灸刺激强弱的程度。分强刺激、中刺激、弱刺激 3 种。大致由手法的轻重、针刺入的深浅、针的粗细、针数的多少、刺激频率的快慢和持续时间的久暂等方面所构成。重、深、粗、多、快、久等构成了强刺激;轻、浅、细、少、慢、暂等构成了弱刺激;介于两者之间的称为中刺激。不同刺激强度对机体可产生不同的效应,不同患者对同样强度的针灸刺激的反应也有所差异。所以,针灸治疗时,要根据辨证论治的原则,灵活地掌握好适当的刺激强度。

刺激区

与刺激点比较而言,其刺激的部位是一个面,而不是一个小小的点。参见"刺激点"条。

刺禁

指针刺的禁忌,包括禁刺部位(重要脏器、大血管、脑脊髓)和禁刺时机(如过饱、过饥、过度疲劳、情绪激烈变动等)。《素问·刺禁论篇》有"藏有要害,不可不察";又有"无刺大醉,令人气乱;无刺大怒,令人气逆。无刺大劳人,无刺新饱人,无刺大饥人,无刺大渴人,无刺大惊人"等。《灵枢·终始》等篇也有类似论述,提出十二禁、五禁、五过、五夺、五逆等内容。参见各条。

刺灸

指针刺和艾灸,简称灸刺。参见"针灸"条。

刺灸法

各种针刺和灸治方法的总称。

刺灸心法要诀

书名。清代吴谦等编纂《医宗金鉴》之一。成书于 1742 年(乾隆七年)。本书体裁以歌诀为主,配合插图及注解,通俗易懂,对十二经脉有循行图,又有经穴图,对奇经八脉画图,也较详细。《周身名位骨度》一篇,解释各部名称,简明切用。后分部介绍常用"要穴",又列各病症的取穴图,形象生动。

刺络

针刺手法名。即络刺,见该条。

刺络拔罐法

拔罐法之一,又称刺血拔罐。于皮肤作浅刺,然后再拔火罐,以吸出少量血液。多用于软组织劳损、扭伤、肩背或腰腿风湿病等疾病,对贫血、有出血倾向的病症和大血管所在部位均不宜使用。

刺络法

针法名称。即三棱针疗法,详见该条。

刺手

针灸术语。也称持手。指针刺时持针操作的手,一般指右手。

刺血拔罐法

拔罐法名。即刺络拔罐,见该条。

刺血疗法

针法名称。即三棱针疗法,详见该条。

cong

丛毛

部位名。指大趾爪甲后方有毫毛处。又名聚毛、三毛。张介宾注："丛毛即上文所谓三毛也。"丛，《黄帝内经太素》写作"藂"，即"丛"的异体字。《脉经》《备急千金要方》《素问·阴阳离合论篇》王冰注引文及《铜人腧穴针灸图经》《十四经发挥》均作"聚"。盖因形近致误。《灵枢·经脉》：足厥阴肝经，"起于大指丛毛之际"。

丛针

针具名。皮肤针的一种。以等长的毫针多枚集簇成丛，结扎而成，用于浅刺皮肤。参见"皮肤针"条。

从荣置气

刺法用语。与"从卫取气"相对，为针刺泻法的要领。《难经·七十六难》："当泻之时，从荣置气。"荣通营，指营气所行之深部；置是放置的意思，即指泻法的操作要于深部候气，并向浅部引提。后世刺法，泻法用先深后浅，即以此为理论根据。

从卫取气

刺法用语。与"从荣置气"相对，为针刺补法的要领。《难经·七十六难》："当补之时，从卫取气。"意指针刺补法，须于浅部候气，并向下按纳。后世刺法，补法用先浅后深，即以此为理论根据。

从阳引阴

针灸治疗原则之一。见《素问·阴阳应象大论篇》。本条主要阐明阴病应从阳治的原则。《难经·六十七难》"阴病行阳，阳病行阴"，即在病的性质上有阴证和阳证的不同，在病位上有五脏和六腑，有在上和在下的区别。人体是一个有机的整体，阴阳气血，五脏六腑，上下左右必互相影响，而针灸治疗疾病就是通过调整阴阳平衡，以达阴平阳秘来治愈疾病的。故阴病可以从阳治。如左为阳，右为阴，故右侧肢体有病可针灸左侧肢体上的腧穴；上为阳，下为阴，故下部疾病脱肛、子宫脱垂等，可取头部的百会穴治疗；背为阳，腹为阴，腑为阳，脏为阴，故脏病多取背部的腧俞治疗。

从阴引阳

针灸治疗原则之一。见《素问·阴阳应象大论篇》。本条主要阐明阳病应从阴治的原则。《难经·六十七难》"阴病行阳，阳病行阴"，即在病的性质上有阴证和阳证的不同，在病位上有五脏和六腑，有在上和在下的区别。人体是一个有机的整体，阴平阳秘，精气乃固，阴阳失去平衡，疾病乃生，针灸治疗疾病就是通过调整阴阳平衡，以达阴平阳秘治愈疾病。故阴病可以从阳治。如左为阳，右为阴，故左侧肢体有病可针灸右侧肢体上的腧穴；上为阳，下为阴，头面部疾病头晕头痛等，可取足部的太冲、涌泉等穴治疗；背为阳，腹为阴，腑为阳，脏为阴，故腑病多取胸腹部的募穴治疗。

cu

粗针卷肌提插法

针法名。粗针针刺手法之一。将针刺入腧穴后，向一个方向捻转，至肌纤维缠绕针体捻不动为止。然后将针轻轻提插，每秒提插 1 次，连续提插 10 次为 I°，休息 5min 再进行 II°。其进行 III°即可出针。出针前将针向相反的方向捻转，至出针时不滞针为度。本法对恢复萎缩之肌肉效果明显。

粗针疗法

针法名。是用特制的粗长不锈钢针针刺治疗疾病的一种方法。所用针具一般由直径 0.4～1.2mm 的不锈合金钢丝特制而成。因针体较粗，刺激强度大，对一些需要强刺激的病证尤为适宜。该法奏效迅速，为一般毫针所不及。粗针是根据经络循行和神经走行及其分布规律,选取刺激部位,以督脉经穴为主,可在不同部位施术。进针后一般即有较强感觉,若需强刺激可提插6~7次。如肌肉萎缩患者,可用卷肌提插法,提插2~3次为中刺激,留针不动即不提插为弱刺激。出针后易遗留较强的酸胀感和牵引感。粗针对机体组织破坏性较大,需掌握人体各部的形态结构,熟悉解剖学知识,以避免发生危险。同时应严格消毒,并预防因刺激量过强而引起晕针反应。

卒癫

奇穴名。见《备急千金要方》,《经外奇穴图谱》列作奇穴。定位:阴茎根部上凹陷处。主治:卒癫。刺灸法:艾炷灸3壮。

附:文献记载

《备急千金要方》:卒癫,灸阴茎上宛宛中三壮,得小便通,即差。

cuan

攒竹

经穴名。见《针灸甲乙经》,属足太阳膀胱经。别名:员在、员柱、始光、夜光、明光、眉头。定位:在面部,当眉头陷中,眶上切迹处。局部解剖:布有额神经内侧支;在额肌、皱眉肌中,有额动、静脉通过。主治:头痛,目眩,眉棱骨痛,目视不明,目赤肿痛,眼睑𥆧动,迎风流泪,胬肉攀睛;泪囊炎,结膜炎,角膜炎,视网膜炎,近视,视神经萎缩,青光眼,面神经麻痹等。刺灸法:沿皮刺0.3~0.5寸或点刺出血;禁灸。

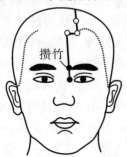

攒竹

现代研究证明:针刺攒竹穴可减慢心率,对眼部手术及内脏手术均有良好的针麻效应。

附一:腧穴定位文献记载

《针灸甲乙经》:在眉头陷者中。

《素问·骨空论篇》王冰注:在眉头陷者中,动脉应手。

《循经考穴编》广注:内眦直上眉头宛宛中。

附二:腧穴主治文献记载

《针灸甲乙经》:头风痛,鼻鼽衄,眉头痛,善嚏,目如欲脱,汗出寒热,面赤,颊中痛。项椎不可左右顾,目系急,瘛疭。痔痛;小儿痫发,目上插。

《备急千金要方》:项强急痛不可顾;目䀮䀮不明,恶风寒;癫疾呕;痫发瘛疭,狂走不得卧,心中烦。

《千金翼方》:目中热痛及瞑。

《外台秘要方》:癫疾互引反折、戴眼及眩;颈中痛。

《太平圣惠方》:头目风眩;癫狂病;小儿急惊风。

《针经指南·流注通玄指要赋》:脑昏。

《普济方》:不得卧。

《针灸大成》:目䀮䀮,视物不明,泪出目眩,瞳子痒,目慒,眼中赤痛及睑𥆧动,不得卧,颊痛,面痛,尸厥癫邪,神狂鬼魅,风眩,嚏。

《循经考穴编》:一切目疾红肿,热泪常流,胬肉攀睛,迎风冷泪,目难远视;头风诸痛;眉棱骨痛。

▲注:本穴《太平圣惠方》云:不宜灸。

cui

崔彧

北朝北魏针灸家。字文若,清河东武城(今山东武城)人。《魏书》有传,从青州(今山东益都)一沙门学习医经与针术。

曾治中山王子病,侍御医师王显等不能治疗,而崔彧给他针刺,抽针即愈。其弟子有清河赵约、渤海郝文法等。

崔知悌

唐代医家。鄢陵(今属河南)人。650～683年(唐高宗时),曾任户部尚书,事见《旧唐书·崔知温传》。撰《骨蒸病灸方》,用灸法治疗痨病。任"洛州司马时,常三十日灸活一十三人,前后差者,数过二百"。《外台秘要方》等书均有记述。

催气

刺法用语。指针刺未得气时应用各种行针手法以取得感应。《金针赋》:"动而进之,催气之法。"又说:"气不至者,以手循摄,以爪切掐,以针摇动、进、捻、搓、弹,直待气至。"临床上,常采用持续捻转或提插,改变针刺的深度和方向,或用循、摄、弹、摇、留针艾灸等方法来催气。

附:文献记载

《神应经》:用右手大指及食指持针,细细动摇、进退、搓捻其针,如手颤之状,谓之催气。

焠刺

《内经》刺法名。九刺之一。《灵枢·官针》:"焠刺者,刺燔针则取痹也。"指治疗痹症时,将针烧红,迅速刺入腧穴,随即拔出,以去寒痹的方法。焠,用火烧的意思,故此法名为焠刺。主要用于治疗经筋的诸种痹症,且可治疗瘰疬等。

焠针

针具名。即火针。《素问·调经论篇》:"病在骨,焠针、药熨。"《类经》卷十四张介宾注:"用火先赤其针而后刺之,不但暖也,寒毒固结,非此不可。"《灵枢·官针》称焠刺,义同。

髎俞

奇穴别名。即胃管下俞,见《中国针灸学》。见该条。

cun

寸平

奇穴名。见《针灸孔穴及其疗法便览》。定位:位于前臂伸侧,腕背横纹中点上1寸,向桡侧旁开0.4寸处。主治:休克,心力衰竭等。刺灸法:直刺0.5～1寸。

附:文献记载

《针灸孔穴及其疗法便览》:寸平,奇穴。手背腕横纹中上1寸,向桡侧旁开四分处。针五分。主治强心提脉,若用于休克场合,应配用人中、合谷、隐白、十宣等穴。

cuo

撮痧疗法

疗法名称。也称抓痧疗法、捏痧疗法。是在患者的一定部位和腧穴,用手指拧起一个橄榄状的充血斑点,以达到治疗目的的一种方法。根据疾病的不同情况,撮痧的部位多选在前额、前后颈部、胸部、背部、腹部和四肢等处,取穴时只要大体无差即可。施术者将手指用清水浸润、五指弯曲,用食指和中指的第二指节对准腧穴,将皮肤夹起,然后松开,一起一落,反复进行;或用拇、食指将皮肤捏起,反复捏扯,每点捏扯6～8次,或以皮肤出现橄榄状之紫红色充血斑为度。手法要求先轻后重,手指皮肤要保持湿润,根据病情需要,选定腧穴的数目和治疗的次数。一般儿童与年老体弱者手法宜轻,撮穴宜少;体质壮实者手法可重,撮穴可多。本疗法通过局部皮下出血、瘀血,以疏通腠理,使脏腑秽浊之气通达于外,周身血液流畅。现代研究认为,本疗法可使神经系统兴奋,血液及淋巴液回流加快,循环增强,新陈代谢旺盛,从而加强对疾病的抵抗力。本疗法主要用于痧证的治疗。

搓法

针刺手法名。见金元时期窦默《针经指南》，其载："搓者，凡令人觉热，向外针似搓线之貌，勿转太紧。治寒热而里卧针，依前转法，以为搓也。"指入针后，以拇、食两指持住针柄，如搓线状朝一个方向捻转的方法，有的搓法掺以提插，区分寒热。如《针灸问对》："下针之后，将针或内或外。如搓线之状，勿转太紧，令人肥肉缠针，难以进退。左转插之为热，右转提之为寒，各停五息久，故曰搓以使气。"本法有催气和加强针感的作用。

D

da

达

指针刺。《左传》成公十年："公疾病，求医于秦，秦伯使医缓为之……医至，曰：'疾不可为也。在肓之上，膏之下。攻之不可，达之不及，药不至焉，不可为也。'"晋代杜预注："达，针"。

大包

经穴名。见《灵枢·经脉》，属足太阴脾经。为脾之大络。定位：在胸部，腋中线上，第六肋间隙处。局部解剖：布有第六肋间神经，当胸长神经直系的末端，有前锯肌，胸背动、静脉及第六肋间动、静脉通过。主治：胸胁痛，气喘，全身尽痛，四肢无力；支气管哮喘，胸膜炎，肋间神经痛等。刺灸法：斜刺或向外平刺 0.5～0.8 寸（禁深刺）；艾炷灸 3～5 壮或艾条灸 5～10min。

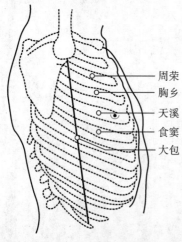

周荣
胸乡
天溪
食窦
大包

附一：腧穴定位文献记载

《灵枢·经脉》：渊腋下三寸。

《针灸甲乙经》：出渊液下三寸，布胸肋中，出九肋间及季肋端。

《循经考穴编》广注：当腋下六寸为真，居九肋之间，与巨阙相平。又云平期门。

《针灸集成》：在渊腋下三寸，横直日月。

附二：腧穴主治文献记载

《灵枢·经脉》：实则身尽痛，虚则百节尽皆纵。

《针灸甲乙经》：大气不得息，息即胸肋中痛。

《铜人腧穴针灸图经》：腹有大气，气不得息，胸胁中痛，内实则其身尽寒，虚则百节皆纵。

《针灸聚英》：胸胁中痛，喘气。

《针灸大成》：胸胁中痛，喘气。实则身尽痛，泻之；虚则百节尽皆纵，补之。

大补大泻

针刺手法名。与小补小泻（平补平泻）相对。指手法较重、刺激量较大的补泻方法。《针灸大成》卷四："有大补大泻，惟其阴阳俱有盛衰，内针于天地部内，俱补俱泻，必使经气内外相通，上下相接，盛气乃衰。"意指于浅（天）部、深（地）部分部施行补或泻的手法，以达到"经气内外相通，上下相接。"如烧山火、透天凉等法均属此类。

大仓

即太仓，指中脘穴。见《铜人腧穴针灸图经》，详见该条。

大肠

六腑之一。居于腹中，其上口在阑门处紧接小肠，其下端紧接肛门。其功能是传化糟粕。大肠接受经过小肠泌别清浊后所剩下的食物残渣，再吸收其中多余的水液，形成粪便，经肛门而排出体外。大肠之传导作用，与肾的气化功能有关，故有"肾主二便"之说。

手阳明大肠经"属大肠"，手太阴肺经"络大肠"，足太阳之络"入络肠胃"。其背俞穴为大肠俞，募穴为天枢，下合穴为上巨虚。

大肠募

经穴别名。即天枢穴，见《备急千金要方》。见该条。

大肠手阳明之脉

十二正经之一。手阳明大肠经的原名。见《灵枢·经脉》。对该经脉的循行也有具体描述："大肠手阳明之脉，起于大指次指之端，循指上廉，出合谷两骨之间，上入两筋之中，循臂上廉，入肘外廉，上臑外前廉，上肩，出髃骨之前廉，上出于柱骨之会上，下入缺盆，络肺，下膈属大肠。其支者，从缺盆上颈，贯颊，入下齿中，还出挟口，交人中，左之右，右之左，上挟鼻孔。"参见"手阳明大肠经"条。

大肠俞

经穴名。见《脉经》，属足太阳膀胱经，为大肠之背俞穴。定位：在腰部，当第四腰椎棘突下，旁开1.5寸。局部解剖：布有第三腰神经后支，深层为腰丛，在腰背筋膜，最长肌和髂肋肌之间，有第四腰动、静脉背侧支的内侧支。主治：腹胀肠鸣，腹痛泄泻，便秘，脱肛，遗尿，痢疾，腰脊强痛；急、慢性肠炎，细菌性痢疾，前列腺炎，盆腔炎，腰肌劳损，骶髂关节炎等。刺灸法：直刺0.5～1.2寸；艾炷灸5～10壮或艾条灸10～20min。

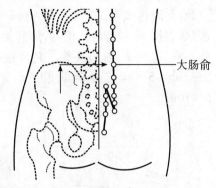

——大肠俞

附一：腧穴定位文献记载

《脉经》：在背第十六椎。

《针灸甲乙经》：在第十六椎下两傍各一寸五分。

《类经图翼》：在十六椎下，去脊中二寸，伏而取之。

附二：腧穴主治文献记载

《备急千金要方》：治风，腹中雷鸣，肠澼泻利，食不消化，小腹绞痛，腰脊疼强，或大小便难，不能饮食；肠鸣，腹膜肿，暴泄；食饮不下，肠中胪胀不消；大肠中风者，卧而肠鸣不止。

《外台秘要方》：大肠转气，按之如覆杯，食饮不下，善噎。

《太平圣惠方》：绕脐中痛。

《圣济总录》：小便不利，少腹胀满。

《针灸大成》：脊强不得俯仰，腰痛，腹中气胀，绕脐切痛，多食身瘦，肠鸣，大小便不利，洞泄食不化，小腹绞痛。

《循经考穴编》：脏腑邪热，大便闭塞，脏毒便血。引东垣云：中燥。

大冲

即太冲。见《备急千金要方》，详见该条。

大都

一、经穴名。见《灵枢·本输》，属足太阴脾经。为本经荥穴。定位：在足内侧缘，当足大趾本节（第一跖趾关节）前下方，赤白肉际凹陷处。局部解剖：布有足底内侧神经的趾底固有神经，在踇趾展肌止点,有足底内侧动、静脉分支通过。主治:腹胀,胃痛,呕逆,泄泻,便秘,热病无汗,消化不良,胃痉挛,胃肠炎等。刺灸法:直刺0.3~0.5寸;艾炷灸3壮,或艾条灸5~10min。

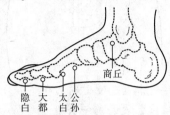

隐白　大都　太白　公孙　商丘

现代研究证明:针刺大都穴,在X线下观察,可见胃蠕动减慢。实验表明,大都穴是嗜酸性粒细胞的敏感穴,针刺大都穴比注射促肾上腺皮质激素25u所产生的使嗜酸性粒细胞增多的效应强。

附一:腧穴定位文献记载

《灵枢·本输》:足大趾本节之后下陷者之中也。

《针灸甲乙经》:在足大趾本节后陷者中。

《千金翼方》:足大踇趾本节内侧白肉际。

《针灸聚英》:足大趾本节后内侧陷中,骨缝赤白肉际。

《针灸集成》:在大指内侧第二节后,本节前骨缝白肉际陷者中,居孤拐前。

附二:腧穴主治文献记载

《素问·痿论篇》:肉痿。

《灵枢·厥病》:厥心痛,腹胀胸满,心尤痛甚,胃心痛也。

《针灸甲乙经》:疟不知所苦;热病汗不出且厥,手足清,暴泄;心痛腹胀;腹满善呕烦闷;风逆,暴四肢肿,湿则唏然寒,饥则烦心,饱则眩。

《肘后备急方》:卒霍乱,下利不止。

《备急千金要方》:后闭不通;目眩,目系急;厥逆霍乱。

《扁鹊神应针灸玉龙经》:热病遗热不解,足心发热,脾胃不和,胸膈痞闷,腹痛

吐逆。

《针灸大成》:热病汗不出,不得卧,身重骨疼,伤寒手足逆冷,腹满善呕,烦热闷乱,吐逆目眩,腰痛不可俯仰,绕踝风,胃心痛,腹胀胸满,心蛔痛,小儿客忤。

《循经考穴编》:足大趾本节红肿疼痛。

《医宗金鉴》:大便难。

▲注:《类经图翼》:凡妇人孕,不论月数及生产后未满百日,但不宜灸。

二、奇穴名。八邪之一,与虎口同位,见《奇效良方》。参该条。

大敦

经穴名。见《灵枢·本输》。别名:水泉。属足厥阴肝经,为本经井穴。定位:在足大趾末节外侧,距趾甲角约0.1寸。局部解剖:布有腓深神经的趾背神经,有足趾背动、静脉通过。主治:疝气,阴挺,崩漏,经闭,月经不调,癃闭,尿血,遗尿,五淋,癫狂,痫证,胁胀,腹痛,小儿惊风,睾丸炎,功能性子宫出血等。刺灸法:斜刺0.1~0.2寸,或三棱针点刺出血;艾炷灸3~5壮,或艾条灸5~10min。

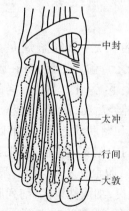

中封
太冲
行间
大敦

现代研究:据动物实验证实,给狗注射垂体后叶素造成垂体性高血压,针刺“大敦”有明显的降压作用。动物实验提示,人工造成动物大脑皮质运动区优势的情况下,针刺“大敦”可使大脑皮质抑制效应巩固。针刺大敦穴对大肠运动有明显的调整

作用,可使不蠕动或蠕动很弱的降结肠下部及直肠的蠕动加强。针刺大敦穴还可以加强神门穴的降压效应。

附一:腧穴定位文献记载

《灵枢·本输》:足大趾端及三毛之中也。

《针灸甲乙经》:在足大趾端,去爪甲如韭叶及三毛中。

《备急千金要方》:足大趾聚毛中。

《针经摘英集》:在足大趾外侧端,去爪甲角如韭叶及三毛中。

《针灸集成》:足大趾爪甲根后四分、节前。

附二:腧穴主治文献记载

《脉经》:苦膝疼,口中苦,眯目,善畏如见鬼状,多惊少力。

《针灸甲乙经》:卒心痛,汗出;阴跳遗溺,小便难而痛,阴上下入腹中,寒疝,阴挺出;偏大肿,腹脐痛,腹中悒悒不乐;小儿㿗疝,遗精溺,虚则病诸痎癃,实则闭癃,小腹中热,善寐。

《备急千金要方》:目不欲视,大息;卒疝暴痛,阴跳上入腹,寒疝,阴挺出,偏大肿脐腹中,男阴卵大癞病;气癃;小儿阴肿;五淋;遗尿;衄不止。

《素问病机气宜保命集》:阴头中痛不可忍,卒疝也,如人阴中痛。

《外台秘要方》:痉。

《铜人腧穴针灸图经》:小便数;妇人血崩不止;阴头中痛。

《针灸资生经》:大便不通。

《通玄指要赋》:去七疝之偏坠。

《扁鹊神应针灸玉龙经·玉龙歌》:竖痃并木肾。注:寒湿脚气,肝心痛。

《针灸大成》:五淋,卒疝七疝,小便数遗不禁,阴头中痛,汗出,阴入小腹,阴偏大,腹脐中痛,悒悒不乐,病左取右,病右取左。腹胀肿病,小腹痛,中热喜寐,尸厥状如死人,妇人血崩不止,阴挺出,阴中痛。

《循经考穴编》:中风不省人事。

《医宗金鉴》:诸疝,阴囊肿,脑衄,破伤风及小儿急慢惊风等证。

大谷

部位名,指肌肉间呈现大的凹陷处。《素问·气穴论篇》:"肉之大会为谷。"《素问·五藏生成论篇》:"人有大谷十二分。"王冰释作:"大经所会,谓之大谷也。十二分者,谓十二经脉之门。"张介宾释作四肢大节,上肢肩、肘、腕,下肢髋、膝、踝,两侧合为十二。参见"小溪"条。

大骨空

奇穴名。见《备急灸法》。《扁鹊神应针灸玉龙经》列作奇穴。别名:大骨孔。定位:位于手拇指背侧骨关节横纹的中点。屈指当骨尖陷中。左右计2穴。主治:眼病,吐泻等。刺灸法:艾炷灸3~5壮,或温灸5~10min。

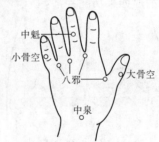

附:文献记载

《备急灸法》:若衄多不止者,握手屈大指,灸骨端上三炷,炷如粟米大。

《扁鹊神应针灸玉龙经》:目烂。风眩烂眼可怜人,泪出汪汪实苦辛,大小骨空真妙穴,灸之七壮病根除。大骨空,在手大拇指第二节尖上,灸七壮。

《针灸大成》:大骨空二穴,在手大指中节上,屈指当骨尖陷中是穴。治目久痛及生翳膜内障,可灸七壮。

大骨孔

奇穴别名。即大骨空,出自《扁鹊神应针灸玉龙经》。见该条。

大赫

经穴名。出自《针灸甲乙经》，属足少阴肾经，为冲脉、足少阴之会。别名：阴维穴、阴关。定位：在下腹部，当脐中下4寸，前正中线旁开0.5寸处或在横骨上1寸定穴。局部解剖：布有第十二肋间神经及髂腹下神经，在腹内、外斜肌腱膜，腹横肌腱膜及腹直肌中，有腹壁下动、静脉肌支通过。主治：小腹及阴部疼痛，遗精，阳痿，阴挺，带下，月经不调，疝气；结膜炎，角膜炎，尿道炎，阴道炎等。刺灸法：直刺1～1.5寸；艾炷灸3～5壮，或艾条灸5～10min。

现代研究证明：针刺大赫，配中极、关元穴，对卵巢排卵功能有一定影响。可以引起血浆黄体生成素、卵泡激素水平发生变化，尤其是针刺配合促黄体生成素释放时变化更明显。对上述腧穴埋针，则可改善迟发排卵、黄体功能不全或两者并存障碍，从而治疗卵巢功能异常。

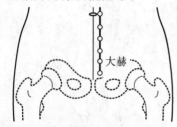
大赫

附一：腧穴定位文献记载

《针灸甲乙经》：腹自幽门挟巨阙两傍各半寸，循冲脉下行至横骨凡二十二穴；在气穴下一寸。

《针灸资生经》：在气穴下一寸……去腹中行……当为寸半。

《针灸大成》：气穴下一寸，去腹中行各一寸。

附二：腧穴主治文献记载

《针灸甲乙经》：男子精溢，阴上缩；女子赤淫。

《备急千金要方》：男子虚劳失精，阴上缩，茎中痛；女子赤沃。

《针灸大成》：虚劳失精，男子阴器结缩，茎中痛，目赤痛从内眦始，妇人赤带。

《循经考穴编》：小腹急胀疼痛，肾气冲心。

大横

经穴名。出自《针灸甲乙经》，属足太阴脾经，为足太阴、阴维之会。别名：肾气。定位：平脐，腹正中线旁开4寸。局部解剖：布有第十肋间神经，有腹内、外斜肌及腹横肌，并有第十肋间动、静脉通过。主治：腹痛，泄泻，便秘；肠炎，细菌性痢疾，肠寄生虫病，肠麻痹等。刺灸法：直刺1～1.5寸；艾炷灸3～5壮，或艾条灸10～20min。

现代研究证明：针刺大横穴，可使肠功能障碍者正常化，对于急性胃肠炎有显效。对于儿童肠道蛔虫也有显效。

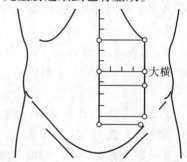
大横

附一：腧穴定位文献记载

《针灸甲乙经》：在腹哀下三寸，直脐旁。

《备急千金要方》：在腹哀下二寸，直脐旁。

《铜人腧穴针灸图经》：在腹哀下三寸五分，直脐旁。

《十四经发挥》：在腹哀下三寸五分，直脐旁……去腹中行各四寸半。

《针灸聚英》：腹哀下三寸五分，直脐旁二寸五分，去腹中行四寸半。

《类经图翼》：腹哀下三寸五分，平脐，去中行三寸半。

《针方六集》：在腹哀下三寸，横直脐旁，大横纹中，上直两乳，侠任脉两旁各四寸。

《医宗金鉴》：从腹结上行一寸三分，去腹中行亦旁开三寸半。

《针灸集成》：在腹结上一寸八分，横直水分、下脘之中。

附二：腧穴主治文献记载

《针灸甲乙经》：大风逆气，多寒善悲。

《备急千金要方》：少腹热，欲走，太息。

《千金翼方》：四肢不可举动，多汗，洞痢。

《针灸大成》：大风逆气，多寒善悲，四肢不可举动，多汗，洞痢。

《循经考穴编》：小腹寒疼，气块洞泄。

大接经法

配穴法之一。本法是专治中风偏枯的一种特殊配穴法，见《卫生宝鉴》。有"从阳引阴""从阴引阳"二法，皆取十二经井穴。从阳引阴法，从足太阳井穴至阴开始，依次取足少阴涌泉、手厥阴中冲、手少阳关冲、足少阳窍阴、足厥阴大敦、手太阴少商、手阳明商阳、足阳明厉兑、足太阴隐白、手少阴少冲、手太阳少泽，刺完十二经。从阴引阳法，从手太阴井穴少商开始，依次取手阳明商阳穴、足阳明厉兑、足太阴隐白、手少阴少冲、手太阳少泽、足太阳至阴、足少阴涌泉、手厥阴中冲、手少阳关冲、足少阳窍阴、足厥阴大敦，刺完十二经。

大经

一、指本经。《灵枢·官针》："三曰经刺。经刺者，刺大经之结络经分也。"指这种刺法是刺在患病的本经，经与络之间有结聚不通之处，可随其处而进针。

二、与小络对举，指经脉。《素问·调经论篇》："神有余，则泻其小络之血，出血勿之深斥，无中其大经，神气乃平。"指对神气有余者，则其小络出血，但不要过深，也不要伤其深部经脉，这样可使有余的神气自然平调。

大灸法

灸法名。是间隔灸的一种。因此施灸的范围涉及背、腹部面积广泛的区域，临床常用以治疗重症，故以大灸命名。操作前将咸萝卜切成长1寸(同身寸)、厚0.5寸方块，紫皮大蒜捣成泥，置于萝卜片上，围成一圈。施灸时，先灸患者背部，后灸腹部。背部灸法：患者俯卧，用草版纸长条自大椎穴至长强穴铺好，将做好的咸萝卜片先放在两侧大杼各一块，然后向下一直排到秩边穴，排满为止，不计片数。再从大杼和风门之间的外侧排第二行，一直排到秩边外上方为止。用镊子夹住大小适中的艾炷，点燃，逐个放在萝卜片的蒜凹中。灸的壮数多少以患者皮肤的忍受性来决定，一般每个灸点各3~5壮，灸毕，休息片刻，再灸腹部。腹部灸法：先在膻中穴放一片咸萝卜片，以此为中心，在其上下左右周围放8片，形成一个9片的大方形。再在鸠尾、神阙穴上各放一块不着蒜的萝卜片(长1寸，宽0.7寸，厚0.5寸)，此两点不灸，两穴之间放咸萝卜片6片，在神阙至曲骨一段放5片，妇女在石门穴放一块不着蒜的萝卜片(不灸)。腹部沿正行的(正中行巨阙与下脘的中点)外侧，向下排一行萝卜片，每行排7片。沿第二行外侧(低半片与下脘平)，再各排一行，每行排6片。灸治的方法和壮数均同背部灸法。腹部灸完后，必须用三棱针于十宣穴放血，并针双侧三阴交，深1寸，用泻法，不留针。本法可以治疗久病体弱，虚寒痼疾，中阳不振，肾元不充等病证。

大巨

经穴名。见《针灸甲乙经》，属足阳明胃经。别名：腋门。定位：在下腹部，当脐中下2寸，距前正中线2寸处。局部解剖：布有第十一肋间神经。在腹直肌及其鞘处,有第十一肋间动、静脉分支,外侧为腹壁下动、静脉。主治:小腹胀满,疝气,遗精,早泄,小便不利,痛经,月经不调,急、慢性肠炎,阑尾炎,肠梗阻,输尿管结石等。刺灸法:直刺1~1.5寸;艾炷灸5~7壮,或艾条灸10~20min。

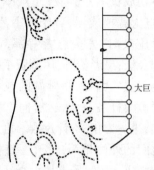

附一:腧穴定位文献记载

《针灸甲乙经》:在长溪下二寸。

《备急千金要方》:在脐下一寸,两旁各二寸,长溪下二寸。

《素问》王注:在外陵下同身寸之一寸。

《针灸大成》:外陵下一寸,去中行各二寸。

《针灸逢源》:在外陵下一寸,石门旁二寸。

附二:腧穴主治文献记载

《针灸甲乙经》:癫疝;偏枯,四肢不用,善惊。

《备急千金要方》:小腹满,小便难,阴下纵;四肢不举。

《外台秘要方》:腹满痛,善烦。

《针灸大成》:小腹胀满,烦渴,小便难,瘄疝,偏枯,四肢不收,惊悸不眠。

《循经考穴编》:小腹胀满,肾气冲心。

大陵

经穴名。见《灵枢·本输》。属手厥阴心包经。为本经输穴、原穴。别名:鬼心。定位:在腕掌横纹的中点处,当掌长肌腱与桡侧腕屈肌腱之间。局部解剖:布有前臂内侧皮神经,正中神经掌皮支,深层为正中神经本干;在掌长肌腱与桡侧腕屈肌腱之间,有拇长屈肌和指深屈肌腱,并有腕掌侧动、静脉网通过。主治:心痛,心悸,胃痛,呕吐,吐血,胸胁痛,癫狂,痫证,腋肿,疟疾,疥癣,心内膜炎,心肌炎,休克,中暑,胃炎,肋间神经痛,精神分裂症等。刺灸法:直刺0.3~0.5寸;艾炷灸1~3壮,或艾条灸5~10min。

现代研究:据报道,针刺神门、阴郄、通里、百会、大陵等穴,对部分癫痫大发作患者的脑电图有调整作用(详见"神门"条)。针刺大陵穴对心功能有一定影响。临床研究用心冲击图、心电向量示波器和X线示波摄影术,观察针刺大陵,配神门穴对心脏病患者心脏活动的影响,结果表明,针刺后引起心脏收缩加强,心脏功能改善。针刺大陵穴可使部分癫痫大发作患者的脑电图趋向规则化。

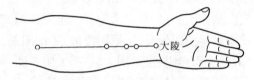

附一:腧穴定位文献记载

《灵枢·本输》:掌后两骨之间方下者也。

《针灸甲乙经》:在掌后两筋间陷者中。

《针灸聚英》:在掌后骨下两筋间陷中。

《循经考穴编》广注:掌横纹两筋间陷中。

附二:腧穴主治文献记载

《灵枢·五乱》:烦心密嘿,俛首静伏。

《针灸甲乙经》:热病烦心而汗不出,肘挛腋肿,善笑不休,心中痛,目赤黄,小便如血,欲呕,胸中热,苦不乐,太息,喉痹嗌干,喘逆,身热如火,头痛如破,短气胸痛;两手挛不伸及腋偏枯不仁,手瘛偏小筋急;耳鸣;心痛善悲,厥逆,悬心如饥之状,心澹澹而惊。

《肘后备急方》：霍乱若哕者。

《备急千金要方》：吐血吐逆；呕血；咳逆，寒热发；目黄振寒；咳而引舌本，谓之厥阴咳；掌中热；舌本痛，痂疥；乍寒乍热疟。

《千金翼方》：黄疸。

《外台秘要方》：痹，耳鸣。

《铜人腧穴针灸图经》：胸胁痛。

《扁鹊神应针灸玉龙经》：小便不利。

《针灸聚英》：呕哕无度；病疮疥癣。

《医学入门》：一切风热无汗。

《针灸大成》：热病汗不出，手心热，肘臂挛痛，腋肿善笑不休，烦心，心悬若饥，心痛掌热，喜悲泣惊恐，目赤目黄，小便如血，呕哕无度，狂言不乐，喉痹，口干，身热头痛，短气，胸胁痛，病疮疥癣。

《循经考穴编》：妇人乳痛；手臂生疮疱。

大门

奇穴名。见《千金翼方》。定位：位于头顶正中线，枕骨粗隆高点上1寸。或后发际上3.5寸处。主治：半身不遂。刺灸法：沿皮刺0.3～0.5寸；灸百壮。

附：文献记载

《千金翼方》：灸猥退风半身不遂法：先灸天窗，次大门，脑后尖骨上一寸。次承浆，次风池，次曲池，次手髓孔腕后尖骨头宛宛中，次手阳明大指后，次脚五册屈两脚膝腕之，次脚髓孔足外踝后一寸，次足阳明足蹑趾奇三寸，各灸百壮。

大拇指头

奇穴名。见《备急千金要方》。别名：大指头、拇指之尖端。定位：位于拇指尖端，距爪甲约一分处。主治：肾炎，水肿，急救。刺灸法：针0.1～0.2寸；艾炷灸5壮。

附：文献记载

《备急千金要方》：五尸，灸两手大拇指头，各七壮。

《针灸孔穴及其疗法便览》：大指头，奇穴。大指尖端。针一至二分。灸五壮。主治肾炎、水肿，也可用于急救。

大泉

一、即太渊。"大"与"太"，古通；"渊"，《备急千金要方》因避唐高祖李渊讳，故改为"泉"。详见该条。

二、奇穴名。见《针灸孔穴及其疗法便览》。位于腋前皱襞尽头处。主治肩臂痛，胸胁痛，瘰证等。直刺，深0.5～1寸。

附：文献记载

《针灸孔穴及其疗法便览》：大泉，奇穴。腋前胸臂之高处。针五至八分。主治瘰症；亦治肩臂痛，胸胁痛。

大容

即天容穴。见《西方子明堂灸经》。"大"系"天"字之误。详见该条。

大腧

即大杼。《灵枢·背腧》："胸中大腧，在杼骨之端。"马莳注："大腧者，大杼也。"详见该条。

大顺

经穴别名。即大敦穴，见《医学正传》。参见该条。

大蒜

敷贴和灸法用药之一。百合科多年生草本植物大蒜 Allium sativum L. 的鳞茎。将大蒜头捣烂敷于腧穴能使皮肤发热至起泡；或以独头蒜切片作间隔，上加艾炷施灸，称隔蒜灸。《肘后备急方》："凡背肿，取独头蒜，横截一分，安肿头上，炷如梧桐子大，灸蒜百壮。不觉渐消，多灸为善。勿令大热，若觉痛即掀起蒜，蒜焦更换新者，勿令损皮肉。洪尝苦小腹下患一大肿，灸之亦瘥。"李迅《痈疽方论》称为蒜钱灸。《本草纲目》记载贴敷足心，可治霍乱转筋、泄泻暴痢、鼻血不止；贴敷内关，能治疟疾；切片安脐上，以艾灸，治小儿惊风。

大溪

即太溪。出自《备急千金要方》。详见该条。

大写刺

《内经》刺法名。九刺之一。《灵枢·官针》："大写刺者,刺大脓以铍针也。"指用铍针切开排脓的方法。多用于外科疾病。因其泻出脓血,故名大写刺。

大阴络

即太阴络。《铜人腧穴针灸图经》作漏谷别名。详见"漏谷"条。

大阴脉

早期经脉名称。指足太阴经,是足太阴脾经最初的名称。马王堆汉墓帛书《阴阳十一脉灸经》记载:"大阴脉,是胃脉也。彼(被)胃,出鱼股之阴下廉,腨上廉,出内踝之上廉。是动则病:上当走心,使复(腹)张(胀),善噫,食欲欧(呕),得后与气则快然衰,是巨阴脉主治其所产病:□□,心烦,死;心痛与复(腹)张(胀),死;不能食,不能卧,强吹(欠),三者同则死;唐(溏)泄,死;水与闭同则死。为十病。"参见"足太阴脾经""足太阴脾经病"条。

大迎

经穴名。见《灵枢·寒热病》《素问·气穴论篇》,属足阳明胃经。别名:髓孔。定位:在下颌角前方,咬肌附着部前缘,当面动脉搏动处。或闭口鼓气,当下颌角前下方出现一沟形凹陷中取穴。局部解剖:布有面神经的下颌缘支及三叉神经第三支的颊神经。在咬肌停止部前缘,前方有面动、静脉通过。主治:口噤,口㖞,颊肿,齿痛,舌强,瘰疬,颈痛;腮腺炎,三叉神经痛,颜面神经麻痹,面肌痉挛,颈淋巴结结核。刺灸法:避开动脉,直刺0.2~0.3寸,或沿皮刺0.5~1寸;艾炷灸3壮,或艾条灸5~10min。

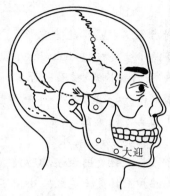
○ 大迎

附一:腧穴定位文献记载

《针灸甲乙经》:在曲颔前一寸三分,骨陷者中动脉。

《备急千金要方》:在曲颔前一寸二分,骨陷者中动脉。

《针灸资生经》:在曲颔前一寸二分骨陷中动脉。又以口下当两肩。

《循经考穴编》广注:一法以口下当两肩,穴居腮颐骨间,合耳下一寸五分。

附二:腧穴主治文献记载

《灵枢·寒热病》:下齿龋,取之臂,恶寒补之,不恶寒泻之。

《针灸甲乙经》:痓,口噤;寒热颈瘰疬;厥,口僻,失欠,下牙痛,颊肿恶寒,口不收,舌不能言,不得嚼,癫疾,互引口㖞,喘悸。

《备急千金要方》:口噤不开引鼻中;齿痛恶寒。

《针灸资生经》:治目不得闭。

《铜人腧穴针灸图经》:风壅面浮肿目不得闭,唇吻瞤动不止。

《针灸大成》:风痓,口噤不开,唇吻瞤动,颊肿牙疼,寒热颈痛,瘰疬,口㖞,齿龋痛,数欠气,恶寒,舌强不能言,风壅面浮肿,目痛不得闭。

《普济方》:咽喉痛肿。

《针灸聚英》:口痓哑。舌强舌缓不收。目痛。

《循经考穴编》:腮颊红肿疼痛。

大羽

强间穴别名。见《针灸甲乙经》。详

见该条。

大针

古针具名。九针之一。《灵枢·九针十二原》："九曰大针，长四寸……尖如梃，其锋微员，以泻机关之水也。"《黄帝内经太素》卷二十一杨上善注："梃，当为筵，小破竹也。"意指针身粗如竹筵。又《灵枢·官针》："病水肿不能通关节者，取以大针。"古代多用于关节水肿。后人将此针于火上烧红后刺病，称火针。《针灸聚英》："火针，以火烧之可用，即九针中之大针是也。"《针灸大成》："火针，一名燔针"。近人有应用巨针，与大针相类，参见该条。

大指次指

指第二指或第二趾。古代"趾"通作"指"。《灵枢·经脉》手阳明大肠经"起于大指次指之端"。《类经图翼》："谓大指之次指，即食指也。是亦同。"

大指节横纹

奇穴名。出自《备急千金要方》。别名：大指节理。《针灸经外奇穴图谱》列作奇穴。定位：位于手拇指掌侧面，指节横纹中点。主治：目卒生翳等。刺灸法：艾炷灸3～5壮，左病灸右，右病灸左。

附：文献记载

《备急千金要方》：目卒生翳，灸大指节横纹三壮，在左灸右，在右灸左，良。

大指节理

奇穴别名。即大指节横纹。详见该条。

大趾聚毛

奇穴名。又名足大趾丛毛。见《肘后备急方》。定位：位于踇趾背侧，当趾骨关节部之趾毛中。主治：中风不省人事，头痛，眩晕，胸胁胀痛，疝气，睾丸炎。刺灸法：直刺，深0.1～0.2寸；艾炷灸3～5壮，或温灸5～10min。

附：文献记载

《肘后备急方》：卒魇不觉，灸足大指聚毛中二十一壮。

大钟

经穴名。见《灵枢·经脉》，属足少阴肾经。为本经络穴。定位：在足内侧，内踝后下方，当跟腱附着部的内侧前方凹陷中。局部解剖：布有小腿内侧皮神经及胫神经的跟骨内侧神经，有胫后动脉的跟骨内侧支通过。主治：咯血，气喘，咽痛，腰脊强痛，小便淋漓，大便秘结，痴呆，嗜卧，足跟痛；口腔炎，膀胱炎，精神分裂症等。刺灸法：直刺0.3～0.5寸；艾炷灸3～5壮，或艾条灸5～10min。

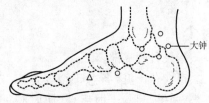

附一：腧穴定位文献记载

《灵枢·经脉》：当踝后绕跟。

《针灸甲乙经》：在足跟后冲中。

《素问·刺腰痛论篇》王冰注：在足跟后冲中动脉。

《针灸问对》：(太)溪下五分寻大钟。

《针灸聚英》：足跟后踵中，大骨上两筋间。

《医学入门》：太溪下五分。

《循经考穴编》广注：后跟陷中，约居太溪下五分，赤白肉际。

《针灸集成》：在照海后一寸半。

附二：腧穴主治文献记载

《灵枢·经脉》：气逆则烦闷，实则闭癃，虚则腰痛。

《针灸甲乙经》：疟，多寒少热；喘，少气不足以息，腹满，大便难，时上走胸中鸣，胀满，口舌中吸吸，善惊，咽中痛，不可内食，善怒，恐不乐；咳，喉中鸣，咳唾血；凄凄腰脊强痛宛转,目循循嗜卧,口中热,寒厥。

《备急千金要方》:烦心满呕。

《铜人腧穴针灸图经》:小便淋闭,大便秘涩;呕逆,多寒,欲闭户而处。

《标幽赋》:用大全中治心内之呆痴。

《针灸大成》:呕吐,胸胀喘息,腹满便难,腰脊痛,少气,淋沥洒淅,腹背强,嗜卧,口中热,多寒,欲闭户而处,少气不足,舌干,咽中食噎不得下,善惊恐不乐,喉中鸣,咳唾气逆,烦闷实则闭癃泻之,虚则腰痛补之。

《循经考穴编》:足跟肿痛。

大中极

关元别名。见《针灸资生经》,详见该条。

大肘尖

一、指尺骨鹰嘴部。

二、奇穴名。见《备急千金要方》。定位:正坐,两手叉腰,于肘后部,屈肘成90°角,于尺骨鹰嘴突起之尖端处,左右计2穴。局部解剖:有浅筋膜,肘关节动脉网,布有前臂背侧等神经。主治:痈疽,瘰疬,疔疮,肠痈。刺灸法:艾炷灸3~7壮。

附:文献记载

《备急千金要方》:肠痈,屈两肘,正灸肘头锐骨各百壮,则下脓血即差。

《疮疡经验全书》:治瘰疬已成未成,已溃未溃,以手置肩上,微举起,则肘骨尖自现,是灸处。

大杼

经穴名。见《灵枢·刺节真邪》,属足太阳膀胱经。为手、足太阳之会,督脉别络。八会穴之一,为骨会。定位:在背部,第一胸椎棘突下,旁开1.5寸处。局部解剖:布有第一胸神经后支内侧皮支,深层为第一胸神经后支外侧支;有斜方肌、菱形肌、上后锯肌,最深层为最长肌;有第一肋间动、静脉背侧支。主治:咳嗽,发热,头痛,目眩,颈项强急,肩背酸痛,喉痹,癫痫;咽炎,扁桃体炎,感冒,支气管炎,肺炎等。刺灸法:斜刺0.5~0.8寸;艾炷灸3~5壮,或艾条灸5~10min。

现代研究证明:针刺或电针大杼穴,可调整肺功能,增加肺通气量,并可使针麻患者开胸后一侧肺通气量代偿性增加。有实验表明,针刺大杼穴与钙代谢有关,可使血钙增加。

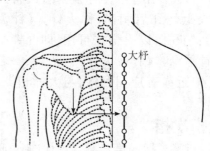

附一:腧穴定位文献记载

《针灸甲乙经》:在项第一椎下两傍各一寸五分陷者中。

《医学入门》:第二节外一寸半陷中。

《类经图翼》:在项后第一椎下两旁相去脊中各二寸陷中。

《针灸集成》:在距中行陶道二寸微低二分。

附二:腧穴主治文献记载

《素问·水热穴论篇》:泻胸中之热。

《灵枢·癫狂》:筋癫疾者,身倦挛,急大。

《五乱》:厥逆,头重眩仆。

《针灸甲乙经》:颈项痛不可以俯仰,头痛,振寒,瘰疬,气实则胁满,侠脊有寒气,热,汗不出,腰背痛;癫疾。

《千金要方》:肩背痛;腰脊急强;汗不出,悽厥恶寒;目眩眩不明,恶风寒;喉痹哽咽寒热;痎疟热。

《千金翼方》:头项痛不得顾,胸中烦急。

《素问·骨空论篇》王冰注:膝痛不可屈伸。

《太平圣惠方》:咳嗽气急……腹痛;小儿斑疮入眼。

《针灸资生经》：食气。

《普济方》：癫疾狂走，心烦吐舌；头旋脑重；腹肿。

《针灸大成》：膝痛不可屈伸，伤寒汗不出，腰脊痛，胸中郁郁，热甚不已，头风振寒，项强不可俯仰，痎疟，头旋，劳气咳嗽，身热目眩，腹痛，僵仆不能久立，烦满里急，身不安，筋挛癫疾，身踡挛急脉大。

《席弘赋》：小肠气痛。

《循经考穴编》：伤风不解，头痛如破，背胛酸疼，腠理不密，易感风寒。

▲注：本穴《素问·气穴论篇》王冰注作督脉别络，手、足太阳三脉气之会；《太平圣惠方》作足太阳、手少阳之会；《铜人腧穴针灸图经》作足太阳、少阳之会；《奇经八脉考》作手、足太阳，督脉、少阳之会；《循经考穴编》作督脉别络，手、足少阳，足太阳之会。

本穴《太平圣惠方》：禁灸；《针灸资生经》：非大急不必灸。

大炷灸

灸法名。指用较大的艾炷施灸。近代多用于间接灸；如用直接灸，造成灸疮，则为化脓灸。《备急千金要方》："灸不三分，是谓徒冤。炷务大也。"指艾炷的直径不小于三分。

大壮灸

灸法名。即大炷灸，详见该条。

大槌

经穴别名。即大椎，见《肘后备急方》。详见该条。

大椎

一、经穴名。见《素问·气府论篇》。属督脉，为督脉、手足三阳经交会穴。别名：百劳、上杼。定位：位于后正中线上，第七颈椎棘突下凹陷中。局部解剖：布有第八颈神经后支及第一胸神经后支的内侧支，颈横动脉分支及棘突间静脉丛。主治：外感风寒，头痛，咳嗽，气喘，疟疾，癫痫，抽搐，上肢挛痛，骨蒸盗汗等。刺灸法：向上斜刺0.5～1寸；艾炷灸3～7壮，或艾条灸5～15min。

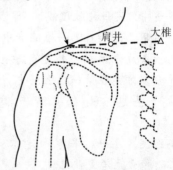

研究证明，针刺大椎穴能提高机体免疫功能。针刺大椎穴可促进凝集素或溶血素及抗体的产生，使凝集素、溶血素、抗体、补体效价普遍升高，白细胞数增加，并有明显的左移现象。艾灸或电针动物的"大椎""足三里"等穴，可提高网状内皮系统的吞噬能力，弱刺激时更明显。艾灸"大椎""命门"，每日1次，7天后可见同样结果。在动物移植性实体瘤模型上艾灸"大椎"，连续14天后，处死动物，剥出肿瘤，结果表明，艾灸"大椎"对瘤体的生长有抑制作用，并可使瘤体的重量减少，提高带瘤机体的存活率。针刺大椎穴对肺功能有明显的调整作用，可使肺呼吸功能增强，肺通气量增加，支气管痉挛缓解，呼吸道阻力下降。电针大椎、陶道穴治疗慢性支气管炎，不但能迅速减轻临床症状，而且可使肺功能、心电图、免疫功能有显著改善。针刺大椎穴对降低体温有着特异作用，且深刺法极显著地优于浅刺法。深刺大椎可以影响体温调节中枢，使体温"调定点"下移，发汗中枢兴奋而使汗腺大量排泄汗液，汗腺和皮肤血管扩张而退热。临床研究证实针刺大椎穴治疗感冒不但退热迅速，还可以改善感冒的其他症状。针灸大椎穴对血小板和白细胞都有双向调节作用，可使低者升高，高者降低。大椎穴对甲状腺功能的调节作用因刺激方法不同而有异,如用载波射流刺激动物"大椎""水突",对甲状腺功能有促进作用,而电针相同部位则对甲状腺功能有抑制作用。

附一:腧穴定位文献记载

《针灸甲乙经》:在第一椎陷者中。

《肘后备急方》:在项上大节高起者。

《千金翼方》:在第一椎上陷中。

《太平圣惠方》:在项第一椎下陷者中。

《类经图翼》:一曰平肩。

附二:腧穴主治文献记载

《针灸甲乙经》:伤寒热盛,烦呕;痉脊强互引,恶风时振慄,喉痹,大气满,喘,胸中郁郁,气热,眩眩,项强,寒热。

《备急千金要方》:短气不得语,灸大椎随年壮;羊痫之为病,喜扬目吐舌,灸大椎;若脊强反张,灸大椎。

《太平圣惠方》:五劳虚损,七伤乏力;瘰疬不愈。

《针灸大成》:肺胀胁满,呕吐上气,五劳七伤,乏力,温疟痃疟,气注背膊拘急,颈项强不得回顾,风劳食气,骨热,前板齿燥。

《医宗金鉴》:主治满身发热,虚汗盗汗,津液不止。

二、骨骼名。指第七颈椎,因其棘突较为高大故名。《素问·气府论篇》:"大椎以下至尻尾及傍十五穴,至骶下凡二十一节,脊椎法也。"《外台秘要方》:"大椎,平肩斜齐,高大者是。"

大顀

即大椎。见《铜人腧穴针灸图经》。《东医宝鉴》作大椎别名。详见该条。

dai

代灸膏

灸用材料名。敷贴用方药之一。《瑞竹堂经验方》:"代灸膏,治老人衰弱,元气虚冷,脏腑虚滑,腰部冷痛沉重,饮食减少,手足逆冷不能忍者。大附子一个(炮),吴茱萸、桂皮、木香、蛇床子各半两、马蔺花一两(焙),右为细末,每用药半匙,白面半匙,生姜汁半盏,同煎成膏,摊于纸上,临卧贴脐,以油纸覆其上,绵衣系之,自夜至明乃去。每夜如此贴之,其腰腹如灸百壮,除寒积腰疼,贴腰眼。"

代灸涂脐膏

灸用材料名。穴位敷贴膏药之一。元代罗天益《卫生宝鉴·补遗》:"代灸涂脐膏:附子、马蔺子、蛇床子、肉桂、吴茱萸各等份,右六味细末。用面一匙,药一匙,或各半匙,生姜汁和,煨成膏,摊纸上,圆三寸许,贴脐下关元、气海,自晓至晚,其火力可代灸百壮。脐痛亦可贴之。"

带脉

一、奇经八脉之一。据《黄帝内经》记载:带脉横斜于腰腹,后起于督脉十四椎,旁从肾下、季胁下出来,会足少阳胆经于带脉、五枢、维道穴,向前围绕足阳明和冲脉,有如腰带。具有"总束诸脉",健运腰腹和下肢的功能。能约束纵行诸经脉,起到协调、柔顺作用。腰腹为胞宫和下焦之位,约束诸脉,也就能达到固摄下元的目的。

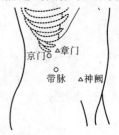

附:文献记载

《灵枢·经别》:足少阴之正,至腘中,别走太阳而合,上至肾,当十四椎,出属带脉。

《素问·痿论篇》:阳明、冲脉……皆属于带脉,而络于督脉。

《难经·二十八难》:带脉者,起于季胁,回身一周。

二、经穴名。见《灵枢·癫狂》。属足少阳胆经，为足少阳、带脉之会。定位：在侧腹部，章门穴下1.8寸，当第十一肋骨游离端直下与脐相平处。局部解剖：布有第十二肋间神经，有腹内、外斜肌及腹横肌，并有第十二肋间动、静脉通过。主治：月经不调，赤白带下，腰胁痛，疝气，腹胀腹痛；肠炎，盆腔炎，子宫内膜炎，子宫脱垂等。刺灸法：直刺0.5～1寸；艾炷灸3～5壮，或艾条灸5～10min。

附一：腧穴定位文献记载

《针灸甲乙经》：在季胁下一寸八分。

《针灸大成》：在季胁下一寸八分陷中，脐上二分，两旁各七寸半。

《类经图翼》：一云在脐傍八寸半，肥人九寸，瘦人八寸。

《针灸集成》：在京门直下二寸。

附二：腧穴主治文献记载

《针灸甲乙经》：妇人少腹坚痛，月水不通。

《太平圣惠方》：赤白带下，两胁下气转连背痛不可忍。

《铜人腧穴针灸图经》：月经不调，带下赤白，里急瘛疭。

《针灸大成》：腰腹纵，溶溶如囊水之状，妇人小腹痛，里急后重，瘛疭，月事不调，赤白带下。

《针灸聚英》：妇人不孕，月不调匀。

《循经考穴编》：逆气攻冲如筑，男子七疝偏坠，妇人月病，赤白淋沥。

带脉病

经脉病候之一。《难经·二十九难》："带之为病，腹满，腰溶溶若坐水中。"即带脉不和，可见妇女月事不调，赤白带下等证。《素问·痿论篇》："阳明虚则宗筋纵，带脉不引，故足痿不用。"说明带脉失调，可发生痿证。王叔和《脉经》里，也有"诊得带脉，左右绕脐腹，腰脊痛冲阴股"等证的叙述。据《针灸大全》载八脉八穴，临泣（足）通于带脉，其主治证有中风手足不举、肢体麻木拘挛、发热、头风痛、项肿连腮、眼目赤痛、齿痛、咽肿、头昏、耳聋、皮肤风疬瘙痒、筋脉牵引不舒、腿痛、胁肋疼痛等。

带脉穴

一、带脉循行线上没有腧穴分布，带脉穴是指带脉与十二正经、任脉、督脉的交会腧穴，用之可治疗带脉病变。据《针灸甲乙经》记载，交会腧穴有带脉、五枢、维道（足少阳胆经），详见各条。

二、指足临泣穴。《针经指南》："临泣通带脉。"为八脉八穴之一。

带状疱疹刺血法

带状疱疹治疗方法之一。主穴：阿是穴、华佗夹脊穴（患侧病变段）。操作：在疱疹周围1cm左右及夹脊穴处常规消毒，用三棱针点刺出血少许，或以数支短针束起，丛刺病变周围，不留针，也可用梅花针叩刺疱疹周围皮肤及夹脊穴，每日1次，每次3遍，使之出血。本法有解毒化瘀、通络止痛的作用。现代研究证实，此法可改善局部微循环，对机体的免疫功能有良性调整的作用。

带状疱疹围刺法

带状疱疹治疗方法之一。主穴：阿是穴。操作：在患部与健康皮肤交界处，用75%酒精消毒，根据皮损面积大小，选择不同长度的毫针，在皮损的边缘皮下上下左右各平刺4针，垂直交叉。如皮损面积较大，可在皮损周围向心平行刺入，留针30min，每日2次。本法有清热利湿、祛风通络的作用。现代研究证实，本法可改善局部微循环，促进炎症吸收。

带状疱疹穴位激光疗法

带状疱疹治疗方法之一。主穴：阿是穴（皮损区）、合谷、曲池、足三里、侠溪、耳穴（肝、胆、神门）。操作：采用氦-氖激光治疗，波长为$6\,328 \times 10^{-10}$m，照射功率为

25mW,光针功率为1.5mW,用光导纤维直接接触耳部肝、胆、神门穴位及阿是穴照射,皮损在躯干上部,上肢加合谷、曲池,皮损在躯干下部,下肢取足三里、侠溪。每穴照射5min,每日1次。本法有利湿止痛的作用。

dan

单纯罐法

拔罐术语。指在拔罐区内不配合其他刺激法,单纯施以拔罐的方法。有单罐、多罐、闪罐、走罐等多种。

单罐法

拔罐法名。用于病变范围较小或有压痛点处,根据病变或压痛的范围大小,选用适当口径的单个火罐进行治疗的方法。如胃痛可单拔中脘穴,冈上肌肌腱炎,可选肩部压痛点,疮毒可直接吸拔病灶处。

担截

一、针灸选穴、配穴法。见《天星十二穴治杂病歌》。其特点是在四肢远端选穴,以治疗胸腹及头面部疾病。《针灸问对》:"截者截穴,用一穴也;担者两穴,或手与足二穴,或两手两足各一穴也。""截"是单取肢体一侧1个腧穴,从中间独截,阻断病势。如眩晕独取一侧涌泉穴,牙痛独取一手合谷穴。"担"是双取肢体两侧各一穴,或上肢一穴,下肢一穴,使二穴互相呼应。如头痛取双侧太冲穴,心悸取双侧内关穴。临床应用时可将"担"与"截"配合使用,有上担下截与下担上截之不同。如胃痛取双侧内关,单侧公孙,为上担下截;腹痛取双侧公孙,单侧内关,为下担上截。本法选穴精要,配穴合理,临床应用疗效颇佳。

二、刺法术语。担,指提法、泻法;截,指按法、外法。《针灸大成·经络迎随设为问答》:"补针之法……再推进一豆,谓之按,为截,为随也;凡泻针之法……退针一豆,谓之提,为担,为迎也。"《针灸问对》:"一说:右手提引谓之担,左手推按谓之截。担则气来,截则气去。"

丹田

一、石门别名。出自《针灸甲乙经》。荀悦《申鉴》:"邻脐二寸谓之关,关者所以关藏呼吸之气以禀授四气也。故气长者以关息。"后人所称气贯丹田,与此意同。《针灸资生经》注说:"论丹田穴,当以脐下二寸为是。"此处即《难经》所称的肾间动气所在。参见该条。

二、指关元穴。《针灸资生经》:"关元,乃丹田也。诸经不言,惟《难经疏》云:'丹田在脐下三寸,方员四寸,著脊梁两肾间中央赤是也……两肾间名大海而贮其血气,亦名大中极,言取人身之上下四向最为中也。'"

三、指气海穴。《普济本事方》:"气海一穴,道家名曰丹田。"详见该条。

胆

居六腑之首,又隶属于奇恒之府。肝与胆相连,附之于肝之短叶间。其作用主要是贮存和排泄胆汁。胆汁直接有助于食物的消化,故为六腑之一;因胆本身并无传化饮食物的生理功能,且藏精汁,与胃、肠等腑有别,故又属奇恒之府。《灵枢·本输》:"胆者,中精之府。"

足少阳胆经属胆,足厥阴肝经络胆。其背俞为胆俞,募穴为日月,合穴为阳陵泉。

胆道蛔虫症耳针疗法

胆道蛔虫症的治法之一。主穴:交感、神门、肝、胆、胰。操作:每次选取2~3穴,交替使用。中强刺激、间歇捻针,留针30min,也可电针20min,每日1~2次。本法有缓急止痛的作用。现代研究证明:刺激上述耳穴,可使胆囊收缩,胆汁分泌增加,利于驱蛔。

胆道蛔虫症穴位注射法

胆道蛔虫症治疗方法之一。主穴:梁门、期门、内关、足三里。操作:每次取局部穴(右侧期门或梁门)、远隔穴(内关或足三里)各 1 个,常规消毒后,注射器吸取 0.5%~1% 盐酸普鲁卡因 5mL,刺入所取腧穴,行提插手法,得气后推药,每穴注入 2.5mL 药液。拔针后如有出血则加压止血。每日 1~2 次。如疼痛剧烈者,可用小剂量哌替啶(10mg 左右)注射液加入注射用水 2mL,分注入两侧足三里穴内。痛止后服驱虫药,效果较好。本法有缓急止痛、降逆止呕的作用。现代研究证实:刺激上述腧穴可使人的胆汁流量明显增加,对奥狄括约肌有明显的解痉作用。

胆募

经穴别名。即日月穴。《备急千金要方》:"吐呕宿汁吞酸,灸神光,一名胆募,百壮,三报。"《类经图翼》列作日月别名,参见"神光"条。

胆囊穴

奇穴名。见《中华外科杂志》。定位:阳陵泉直下 1~2 寸,压痛最明显处。计 2 穴。局部解剖:在腓长肌与趾长伸肌间:有胫前动、静脉;有腓肠外侧皮神经分支,深部有腓深神经。主治:急、慢性胆囊炎,胆石症,胆道蛔虫症,胆囊切除后胆绞痛。刺灸法:直刺 1~1.5 寸;艾炷灸 3~5 壮,或温灸 5~10min。

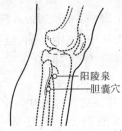

附:文献记载

《中华外科杂志》:在阳陵泉左右之压痛处[1959,(8):743]。

胆石症电针疗法

胆石症治疗方法之一。主穴:胆俞(右侧)、阿是穴(右季胁下)。操作:在患者发作期,取 1.5 寸长毫针刺入上述腧穴,行提插手法,得气后,将电针器的阴极连接右侧胆俞穴,阳极连接阿是穴,根据患者耐受程度来选择波形和频率。通电 5min 左右,1 次无效可间隔 30min 再治疗 1 次。本法有缓解疼痛、降逆止呕的作用。现代研究证实:刺激胆俞穴可促进胆汁的分泌和胆囊、胆总管的收缩,有利于结石的排出。

胆石症水针疗法

胆石症治疗方法之一。主穴:期门(右)、日月(右)、胆俞、足三里、胆囊穴、中脘。操作:每次选 2~3 穴,常规消毒后,注射器吸取红花液或当归注射液,刺入所取腧穴,行提插捻转,得气后将药液注入,每腧穴注射 5mL。每日 1~2 次,5 次为 1 个疗程。本方法有疏肝利胆的作用。现代研究证实,可调节内脏功能,促进胆汁分泌,以利结石排出。

胆石症针刺疗法

胆结石治疗方法之一。主穴:肝俞、胆俞、日月(右)、期门(右)、胆囊穴。配穴:湿热型加曲池;气滞型加太冲;火毒型加人中。操作:上穴常规消毒后,用 1.5 寸毫针斜刺 0.5 寸,得气后留针 30min,其中每隔 10min 行针 1 次。发作期每日针 1~2 次,症状缓解期或慢性期 2~3 日治疗 1 次。本方法有清化湿热、疏肝利胆的作用。现代研究证实,可促进胆囊收缩、排泄胆汁,以利胆石排出。

胆俞

经穴名。见《脉经》。属足太阳膀胱经。为胆之背俞穴。定位:在背部,当第十胸椎棘突下,旁开 1.5 寸处。局部解剖:布有第十胸神经后支内侧皮支,深层为第十胸神经后支外侧支,在背阔肌、最长肌和髂肋肌之间,有第十肋间动、静脉背侧支的内侧支。主治:胁痛,黄疸,呕吐,口苦,舌干,咽痛,食不下,肺痨,潮热,腋下肿;胆囊炎,胆结石,胆道蛔虫症,肝炎,胃炎,胃痉挛,胃扩张,失眠,癔症等。刺灸法:斜刺0.5~0.8寸(不宜深刺);艾炷灸3~5壮,或艾条灸5~15min。

现代研究证明:针刺胆俞穴对胆囊的影响非常明显。在胆囊X片上,可见到胆囊阴影缩小,胆囊收缩,奥狄括约肌舒张,胆囊内压力下降。其为治疗急、慢性胆囊炎、胆结石的有效穴,机制主要是通过调整人体免疫功能,同时反射性引起胆囊收缩、括约肌松弛、排出胆汁等一系列动态变化,使炎症消除,胆石排出,从而取得疗效。实验表明,针刺胆俞穴可调整胃肠功能和胃液的分泌,使胃、十二指肠溃疡患者的胃液总酸度和游离酸度趋向正常。针刺胆俞也有增强机体免疫功能的作用,可以加强吞噬细胞的吞噬能力。

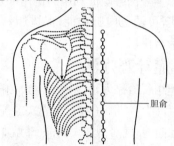

附一:腧穴定位文献记载

《脉经》:在背第十椎。

《针灸甲乙经》:在第十椎下两旁各一寸五分。

《类经图翼》:在第十椎下,去脊中二寸。

附二:腧穴主治文献记载

《素问·奇病论篇》:数谋虑不决,故胆虚,气上溢而口为之苦。

《针灸甲乙经》:胸满,呕无所出,口苦舌干,饮食不下。

《备急千金要方》:胁痛不得卧。

《太平圣惠方》:心胀满,吐逆短气,痰闷,食难下不消;胸胁支满。

《针灸大成》:头痛,振寒汗不出,腋下肿胀,口苦舌干,咽痛干呕吐,骨蒸劳热食不下,目黄。

《循经考穴编》:胸胁痛,黄疸。

胆足少阳之脉

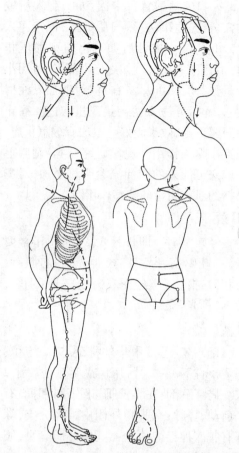

十二正经之一。足少阳胆经的原名。《灵枢·经脉》:"胆足少阳之脉:起于目锐眦,上抵头角,下耳后,循颈行手少阳之前,至肩上,却交出手少阳之后,入缺盆。其支者,从耳后入耳中,出走耳前,至目锐眦后。其支者,别锐眦,下大迎,合于手少阳,抵于䪼,下加颊车,下颈,合缺盆。——以下胸中,贯膈,络肝,属胆,循胁里,出气街,绕毛际,横入髀厌中;其直者,从缺盆下腋,循胸,过季胁,下合髀厌中。——以下循髀阳,出膝外廉,下外辅骨之前,直下抵绝骨之端,下出外踝之前,循足跗上,入小指次指之端。其支者,别跗上,入大指之间,循大指歧骨内,出其端;还贯爪甲,出三毛。"参见"足少阳胆经"条。

膻中

经穴名。见《灵枢·根结》。属任脉，为任脉、足太阴、足少阴、手太阳、手少阳之交会穴。心包之募穴。八会穴之一，气会。别名：元儿、胸堂、上气海。定位：位于胸部，当前正中线上，平第四肋间隙，两乳头连线之中点。局部解剖：布有第四肋间神经前皮支和乳房内动、静脉的前穿支。主治：咳嗽，气喘，胸痛，胸闷，心悸，呃逆；乳汁少，支气管哮喘，支气管炎，肋间神经痛，乳腺炎，心绞痛等。刺灸法：平刺0.3~0.5寸；艾炷灸5~7壮或艾条灸10~20min。

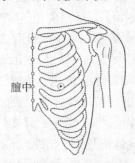

膻中

实验研究及临床观察证实，膻中穴对心脏功能有特异性调整作用。以超声心动图观察针刺前后的变化，结果针刺后左室后壁振幅及心搏量较针前有非常显著的差异，说明针刺膻中穴可以改善左室功能。针刺急性心肌梗死患者的膻中穴后，血管明显扩张，血中cAMP无明显变化而cGMP针后2h明显升高。证明针刺膻中穴能改善急性心肌梗死患者的微循环障碍，降低心脏的前后负荷，减少心肌耗氧量，有利于缺氧时心肌的能量代谢，提高心肌收缩力，增加心排出量，改善心脏功能。艾灸膻中等穴可以改善冠心病患者的球结膜微循环障碍。针之对脑血流图也有显著影响。针刺膻中穴能够显著升高乳少症患者的脑垂体泌乳素，促进乳汁分泌，可有效治疗产后缺乳，对产妇乳房的充盈度，泌乳量，新生儿体重，人工喂养次数、容量，婴儿小便次数等均有显著影响。另据报道，针刺健康

人的膻中、天突、巨阙各穴时，用钡餐透视摄片观察，发现钡剂下移加快，食管蠕动增强。而针刺心俞、足三里等穴，短时间内未见食管运动有明显改变。

附一：腧穴定位文献记载

《难经·三十一难》：在玉堂下一寸六分，直两乳间陷者是。

《针灸甲乙经》：在玉堂下一寸六分陷者中。

《备急千金要方》：横直两乳间。

《针灸大成》：横量两乳间陷中。

《医宗金鉴》：从中庭上行一寸六分。

附二：腧穴主治文献记载

《针灸甲乙经》：咳逆上气，唾喘，短气不得息，口不能言。

《明堂经》：主胸痹心痛，烦满，咳逆上气，唾喘，短气不得息，口不能言。

《肘后备急方》：卒死尸厥。

《千金要方》：胸痹心痛。

《太平圣惠方》：胸膈满闷；气噎。

《铜人腧穴针灸图经》：膈气呕吐涎沫，妇人乳汁少。

《胜玉歌》：噎气吞酸食不投，膻中七壮除膈热。

《针灸大成》：上气短气，咳逆，噎气，膈气，喉鸣喘嗽，不下食，胸中如塞，心胸痛，风痛，咳嗽、肺痛唾脓，呕吐涎沫，妇人乳汁少。

亶中

即膻中，出自《备急千金要方》。详见该条。

dang

当容

奇穴名。出自《备急千金要方》。定位：平外眦之外方，太阳穴稍下方，颧骨额突外缘凹陷中。主治：肝劳邪气眼赤。刺灸法：灸百壮。

附:文献记载

《备急千金要方》:肝劳邪气眼赤,灸当容百壮,两边各尔。穴在眼小眦近后,当耳前,三阳三阴之会处,以两手按之,有上下横脉,则是与耳门相对是也。

当阳

奇穴名。出自《备急千金要方》。定位:在头额部,正视时,瞳孔直上入前发际1寸处。即头临泣穴上5分,与上星穴相平。局部解剖:在帽状腱膜中,有颞浅动、静脉额支,布有额神经内、外侧支。主治:风眩,眼痛,头痛,眩晕,鼻塞感冒,目赤肿痛,卒不视人等。刺灸法:沿皮横刺0.2~0.3寸,得气时局部有发胀感觉;艾炷灸3壮。

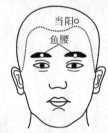

附:文献记载

《备急千金要方》:眼急痛不可远视,灸当瞳子上入发际一寸,随年壮,穴名当阳。

《太平圣惠方》:当阳二穴,在当瞳仁直上入发际一寸,是穴,理卒不视人,风眩,鼻塞。针入三分。

《类经图翼》:当阳,当瞳子直入发际内一寸,去临泣五分是穴。主治风眩鼻塞,灸三壮。

《东医宝鉴》:当阳二穴,在目瞳子直上入发际一寸。主风眩,卒不识人,鼻塞,针入三分。

dao

导气

刺法用语。指缓慢进针,得气后缓慢出针的方法。具有调气作用。《灵枢·五乱》:"徐入徐出,谓之导气。"《灵枢·邪客》:"辅针导气,邪得淫泆,真气得居。"应用此法,使病邪不致深入,正气得以恢复。近人又有将促使针感沿着经脉循行路线扩散的行针手法为导气法。

道刺

刺法名。即远道刺,出自《针灸甲乙经》,详见该条。

de

得气

针刺术语。指针刺时医生取得针下沉紧及患者产生的酸、麻、沉、胀、痛等感应。《灵枢·终始》:"坚拒勿出,谨守勿内,是谓得气。"《素问·离合真邪论篇》:"吸则转针,以得气为故;静以久留,以气至为故。"指通过转针或留针等法以取得感应。《灵枢·九针十二原》:"刺之要,气至而有效。"说明得气与疗效有密切关系。《标幽赋》中有具体描述:"轻滑慢而未来,沉涩紧而已至。气之至也,如鱼吞钩饵之沉浮;气未至也,如闲处幽堂之深邃。"意指针下空虚,缺少吸力(患者无酸胀等感觉)为不得气,针下沉紧,似有一种吸力(患者有酸胀等感觉)为得气。历代医家都十分重视针刺得气,如未得气,可采取候气或催气的方法,促使得气。近人将得气与患者的感觉结合起来,称为针感。参见该条。

deng

灯草灸

灸法名。即灯火灸,灯草为灯芯草科植物灯芯草的茎髓或全草。具有利尿、通淋、清心降火的作用。《世医得效方》载:"近时多有头额上及胸前两边有小红点在于皮肤者……大灯草微蘸香油于香油灯上点烧,于红点上焫爆。"见该条。

灯火灸

灸法名。是直接用灯芯草蘸植物油点

燃施灸的方法，又称油捻灸、灯草灸、十三元宵火，俗称打灯火。《本草纲目》："灯火，主治小儿惊风、昏迷、搐搦、窜视诸病，又治头风胀痛。视头额太阳络脉盛处，以灯芯蘸麻油点灯焠之良，外痔肿痛者，亦焠之。"该书又引《小儿惊风秘诀》云："小儿诸惊，仰向后者，灯火焠其囟门、两眉际之上下；手掌不开，目往上者，其顶心、两手心；撮口出白沫者，焠其口上下，手足心。"这种灸法所用的油，据李时珍云："凡灯帷胡麻油、苏子油燃者，能明目治病。"清代陈复正《幼幼集成》对这种灸法评价甚高，以为是"幼科第一捷法"，"能疏风散表，行气化痰，解郁开胸，醒昏定搐"。此法原多用于小儿，主治小儿惊厥、小儿消化不良、疟疾、腮腺炎、胃痛、腹痛、痧胀等。现今已扩张到治疗成人表寒、表热、腹痛、痹痛、崩漏，手足厥冷诸证。此法操作时一般宜横对或斜对腧穴迅速施灸，蘸油适量，以防热油下滴引起烫伤，此外，应注意无须重按。当灯芯草蘸油点燃后挨近皮肤约 0.5mm 时可有轻微"啪"的爆声，灯火即灭，患者突然感到似针芒刺痛一下，每穴一般只灸 1 次。

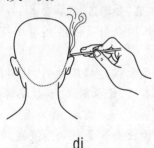

di

滴酒拔罐法

拔罐法的一种。滴几滴酒精于火罐内壁上，用火点着，迅速将罐罩于选定部位，即可吸住。注意防止烫伤皮肤。

鍉针

古针具名。九针之一。《灵枢·九针十二原》："三曰鍉针，长三寸半……锋如黍粟之锐，主按脉勿陷，以致其气。"临床用以按压经穴、不入皮肤。《灵枢·官针》："病在脉气少当补者，取以鍉针于井荥分输。"近代有称作推针。

鍉针疗法

疗法名称。是指用鍉针按压腧穴皮面以治疗疾病的方法。临床上多用于某些虚性疼痛症，以及属于气分的病证，如胃痛、腹痛、消化不良、神经性呕吐、妊娠呕吐、神经症等。推压时将针头压在经络腧穴表面，以取得经气感应，可用指甲上下刮动针柄，以增强针感。虚证用补法，即将针轻压，待局部出现红晕或症状消失时去针；实证用泻法，即将针重压，待患者有酸胀感扩散时去针。但不应损伤皮肤。

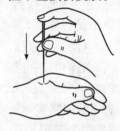

狄仁杰

唐代大臣。曾任丞相。生活于607～700年，又名狄梁公，字怀英。太原（今属山西）人。知医药，尤精针灸。据《集异记》载：入关途中，见一患儿年十四五岁，鼻端生赘瘤，大如拳石，根蒂缀鼻，细如食箸。若触之，酸痛刻骨，由于两眼被赘瘤所牵动，目睛翻白，痛楚危极，顷刻将绝。公于脑后下针寸许，询问病者，待针气已达病处，速抽针，而赘瘤应手而落。双目即复始初。

低血压穴位注射法

低血压治疗方法之一。主穴：三阴交、内关、合谷、素髎。操作：上穴常规消毒后，取 0.5 寸毫针，针尖向上斜刺素髎穴，进针 0.3～0.4cm 深，中度刺激，留针 10min。其余 3 穴，以注射器抽取当归液，以执笔势持针法快速刺入,提插得气后,将药液缓慢注入,每穴注入0.5mL。每日1次,5次为1个疗程,疗程间隔5日。本法有补气调血的作用。现代研究证实:上穴有较强的升压作用。

低阻经络说

经络电特征之一。指沿经络线出现的低电阻现象。在20世纪50年代末至60年代初,以日本京都大学生理学笹川教研组的中谷义雄(1954年)和我国的张协和为代表的学者们对于经络的研究,都注重于皮肤电生理和电特性的研究,主要是测定经穴上的皮肤电阻。经过严密和仔细的测定,发现凡是经穴上的皮肤电阻,都普遍低于其周围的非腧穴皮肤,表现出良好的导电性。而且这些具有低电阻的经穴沿经排列,恰好构成了一条条以经穴为基础组成部分的低电阻循行路线,其整体电阻低于周围的部分,电流易于通过,因此日本人称之为良导络。它们的循行路线与我国古医籍上所载的经络循行是一致的,因而研究学者认为所说的经络实际上表达出特有的低电阻性,称之为低阻经络。后来学者们发现,有许多低电阻点不在经络线上,另外,它们是点不是线,点按线排列还不能说必有线,因此,这一学说的研究渐渐停滞。但作为一种指标,现在仍有其应用的价值。

地部

腧穴浅深分部名。指深层,当筋骨之间,又称地才。《金针赋》:"又停进针,刺至筋骨之间,名曰地才。"见"三部"条。

地仓

经穴名。见《针灸甲乙经》。属足阳明胃经,为手、足阳明、阳蹻之会。别名:会维、胃维。定位:在面部,口角外侧,上直瞳孔。局部解剖:布有面神经颊支,眶下神经分支,深层为颊神经的分支。在口轮匝肌中,深层为颊肌,有面动、静脉通过。主治:口喝,流涎,眼睑瞤动,齿痛颊肿;面肌痉挛,颜面神经麻痹,三叉神经痛等。刺灸法:直刺0.2寸,或沿皮向外横刺1~1.5寸,或透刺颊车穴;艾炷灸3~5壮,或艾条灸5~10min。

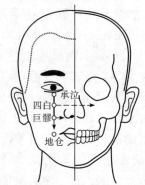

附一:腧穴定位文献记载

《针灸甲乙经》:侠口旁四分。

《千金翼方》注:一云在口角一韭叶,近下动脉。

《铜人腧穴针灸图经》:侠口吻旁四分,外如近下有脉微微动。

附二:腧穴主治文献记载

《针灸甲乙经》:口缓不收,不能言语,手足痿躄不能行。

《太平圣惠方》:偏风口喝,失声不言,不得饮水浆,食漏落,眼瞤动。

《铜人腧穴针灸图经》:目不得闭。眼瞤动不止。

《针灸大成》:偏风口喝,目不得闭,脚肿,失声不语,饮水不收,水浆漏落,眼瞤动不止,瞳子痒,远视䀮䀮,昏夜无见。

《针灸大全·灵光赋》:流涎。

《类经图翼》:齿痛颊肿。

▲注:《针灸甲乙经》载本穴为蹻脉,手、足阳明,任脉之会。

《针灸大成》认为:手、足阳明,阳蹻之会。

地苍

地仓之误。见《太平圣惠方》。详见该条。

地冲

涌泉穴别名。见《针灸甲乙经》。详

见该条。

地合

奇穴名。见《刺疗捷法》。定位:承浆穴下方,下颌骨正中向前突起之高点处。局部解剖:在颏肌中:有下唇动、静脉分支,布有面神经及颏神经分支。主治:头面疔疮,牙痛等。刺灸法:斜刺0.3~0.5寸。

附:文献记载

《针灸孔穴及其疗法便览》:地合,奇穴。下颌骨正中央。针二分。主治头面疔疮、牙痛、下齿痛。

地机

经穴名。见《针灸甲乙经》,属足太阴脾经,为本经郄穴。别名:脾舍、地箕。定位:在小腿内侧,当内踝尖与阴陵泉的连线上,阴陵泉下3寸。局部解剖:布有小腿内侧皮神经,深层后方有胫神经,在胫骨后缘与比目鱼肌之间,前方有大隐静脉及膝上动脉,深层有胫后动、静脉通过。主治:腹痛,腹胀,泄泻,水肿,小便不利,月经不调,痛经,遗精,女子癥瘕,腰痛;细菌性痢疾,功能性子宫出血等。刺灸法:直刺1~1.5寸;艾炷灸3~5壮,或温灸5~10min。

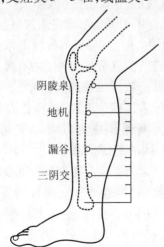

现代研究表明:针刺地机配曲池穴,可引起胰岛功能亢进。研究还显示,电针地机穴对原发性痛经有较好止痛作用,且针刺一个疗程后,即可达到较好的止痛效果。

停止针刺后,疗效仍然可以持续。

附一:腧穴定位文献记载

《针灸甲乙经》:在膝下五寸。

《太平圣惠方》:在膝内侧辅骨下陷者中,伸足取之。

《循经考穴编》广注:一法,阴陵下五寸骨内大筋外,与巨虚相对;又法合内踝骨尖上八寸,别斜走向前一寸。

《医宗金鉴》:从漏谷上行五寸。在膝下五寸内侧,夹骨陷中。

附二:腧穴主治文献记载

《针灸甲乙经》:溏瘕,腹中痛,脏痹。癥疝。

《备急千金要方》:腹满积聚。疝瘕阴疝。精不足。

《太平圣惠方》:足痹痛屈伸难。

《铜人腧穴针灸图经》:女子血瘕,按之如汤沃股内至膝。丈夫溏泄,腹胁气胀水肿,腹坚不嗜食,小便不利。

《针灸大成》:腰痛不可俯仰,溏泄,腹胁胀,水肿腹坚,不嗜食,小便不利,精不足,女子癥瘕。

《医学入门》:癫疾。

《循经考穴编》:下部之疾,无所不疗。

地箕

经穴别名。即地机,出自《医学入门》。详见该条。

地神

奇穴名。见《备急千金要方》。定位:手拇指掌侧掌指关节横纹中点和足大趾跖侧趾跖关节横纹中点处。共4穴。主治:缢首假死。刺灸法:针0.1~0.3寸,得气时酸麻感觉至指尖;艾炷灸3~7壮。

附:文献记载

《备急千金要方》:自缢死,灸四肢大节陷大指本文,名曰地神,各七壮。

地卫

即地冲,涌泉穴别名。见《太平圣惠

方》。"衝"与"衛(卫)"形近致误。详见该条。

地五

指地五会,见《医学入门》。《标幽赋》:"眼痒眼疼,泻光明于地五。"详见该条。

地五会

经穴名。见《针灸甲乙经》。属足少阳胆经。别名:地五。定位:在足背外侧,当足四趾本节(第四跖趾关节)的后方,第四、五跖骨之间,小趾伸肌腱的内侧缘。局部解剖:布有足背中间皮神经,有足背静脉网及第四跖背侧动、静脉通过。主治:头痛,目赤肿痛,耳鸣,耳聋,内伤吐血,胸满,胁痛,腋肿,乳痈,腰痛,足跗肿痛;乳腺炎等。刺灸法:直刺0.3~0.5寸;艾炷灸1~3壮,或艾条灸3~5min。

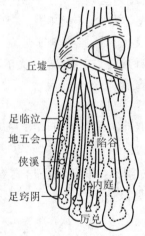

附一:腧穴定位文献记载

《针灸甲乙经》:在足小趾次指本节后间陷者中。

《太平圣惠方》:在足小趾次趾后间去侠溪一寸五分。

《铜人腧穴针灸图经》:在足小趾次趾本节后陷中,去侠溪一寸。

《医宗金鉴》:从临泣下行五分,足小趾四趾本节后间陷中。

附二:腧穴主治文献记载

《针灸甲乙经》:内伤唾血不足,外无膏泽。

《外台秘要方》:乳肿。

《针灸大成》:腋痛,内损唾血不足,外无膏泽,乳痛。

《针方六集》:内损吐血,五趾肿痛。

《循经考穴编》:足背红肿,眼目赤疼。

▲注:本穴《针灸甲乙经》云:灸之令人瘦,不出三年死。《医学入门》云:禁用针灸。

地支

又称十二支或十二地支。即指子、丑、寅、卯、辰、巳、午、未、申、酉、戌、亥。十二支分别建于十二月,月属阴,与日相对,故称地支。是古人用来记日、时的名称。与十天干相合简称干支。参见"干支"条。

第二掌骨侧穴位

生物全息诊疗用穴的一种。张颖清于1973年发现第二掌骨侧全息穴位群。该穴位群是不同于中医学经典经穴系统的新的线性有序穴位群,如果以其对应的人体整体上的部位或器官的解剖学名称来命名,则穴位的分布顺序与人体从头到足的结构模式相同:其远心端是头穴,近心端是足穴;在从"头"到"足"的线段上依人体各解剖器官的位置分别可测得头、颈、上肢、肺、心、肝、胃、十二指肠、肾、腰、下腹、腿、足等穴位。从理论上说,穴位排布的结果使第二掌骨系统成为以第二掌骨为"脊椎"的人体的缩影或胚胎,包含着人体整体的生物学信息,可用于诊断和治疗。对各种扭挫伤、神经痛,急、慢性胃肠炎,感冒,扁桃体炎,心绞痛,中风,胃、十二指肠溃疡,腰腿痛等病症有较好疗效。

第二掌骨侧诊断法

又称第二掌骨侧诊察法。是通过对第二掌骨侧穴位群的探索来诊断相应脏腑或器官疾病的方法。由于第二掌骨侧穴位群与内脏器官密切相关,通过诊察穴位群,就可以测知疾病有无及疾病部位所在。该穴位群分为头、肺、肝、胃、腰、足6个典型穴位。诊察时患者手如握卵状,肌肉自然放松,虎口朝上,食指尖与拇指尖相距3cm。按压穴位时从头穴开始,测试者拇指尖在穴位上,垂直于纸平面的方向向下施力按压,并略带揉的动作。以适中的压力按压1~3次,若某穴有明显的酸、麻、胀、痛、重感觉时,应稍用力揉压或按压,当患者发生躲避反应,面部出现咧嘴、皱眉等表情,此穴就为压痛反应点。诊察用小部位对应诊察法。当某穴有压痛,表明人体相对的同名器官(或部位)或其同一横截面上的其他器官有病,如胃穴压痛则有胃病,肺穴压痛则肺或胸、心、背、食管或两胁有病。或根据脏象学说诊察法,穴位有压痛点,表明与此穴所对应脏腑密切相关的部位有病。如肺穴压痛除说明肺有病外,还可以推断相关的皮、鼻有病。根据同例对应诊察法,右手压痛较左手重,表明人体右侧病重或病在右侧,反之亦然。

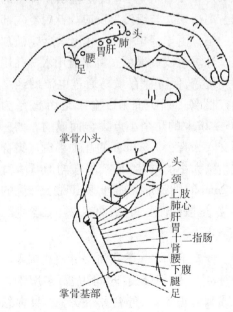

第三平衡系统论

经络实质研究的一种假说。为孟昭威教授在1978年全国生理学会上提出。按照中医的理论和实践认为,经络是调节体表内脏之间的一个系统。人体是一个完整的系统,现代生理学中已知的具有调节功能的结构是神经和内分泌。经络活动必然与它们合作共同完成全身的平衡调节作用。如果把现代生理学中已知的神经和内分泌系统列为3种系统,再纳入经络系统,即可较好地解决这种互相配合的问题。这些系统的彼此划分主要根据其反应速度。这种反应的速度决定了其调节的速度。一般来说,神经系统可分为躯体神经和自主神经。二者反应速度极不相同。躯体神经的传导速度约为100m/s。因之躯体神经可进行各种快速平衡调节,如体育运动之类的活动,打乒乓球、赛跑等快速平衡。自主神经的传导速度为1m/s。它的调节平衡速度比躯体神经慢100倍。它主要担任内脏活动的平衡。内分泌的速度更慢,要以分钟计。它担负着全身更慢的平衡,如血糖平衡、血压平衡等。三者排起来一看,如果把经络系统排在自主神经和内分泌之间,正适合。因为经络感传的速度大约是自主神经的1/10。如按速度排列,可如下表(人体四种平衡系统速度及作用)。

维持人体平衡不可能是一种简单的装置,而是多种复杂装置的联合作用。前述四个系统有层次的联合作用,要比过去各自详细考虑每个单独系统更合乎实际,这四个系统的分工如下表:现代生理学对于一、二、四平衡系统,只提供了原材料,没有提出这个概念,现在到了提出这个概念的时候了。把经络系统作为第三平衡系统放在二与四之间,恰好补上空白。对于一、二、四平衡系统的作用,现在了解得比较清楚。经络的平衡作用人们了解得还很不够,尚停留在临床阶段。

人体四种平衡系统速度及作用

平衡系统	速度	作用
第一平衡系统,躯体神经	100m/s(传导)	维持快速姿势平衡
第二平衡系统,自主神经	1m/s(传导)	维持内脏活动平衡
第三平衡系统,经络	0.1m/s(感传)	维持体表和内脏间平衡
第四平衡系统,内分泌	以分钟计(作用)	维持全身慢平衡

dian

颠

部位名,通作"巅",指头顶部。《黄帝内经太素》杨上善注:"巅,顶也。顶上有骨空……"足太阳膀胱经"上额,交巅";足厥阴肝经"与督脉会于巅"。

巅上

百会穴别名。《素问·骨空论篇》:"巅上一。"王冰注:"百会穴也。"《针灸聚英》作百会别名。"巅"与"颠"通。详见该条。

癫痫电针疗法

癫痫治疗方法之一。主穴:大椎、身柱、丰隆、太冲、足三里、神门。操作:选择3~4个腧穴,常规消毒后,进针,行提插捻转强刺激,得气后,接通电针仪,脉冲电刺激20~30min,电流强度以患者耐受为度。隔日1次,10次为1个疗程。疗程结束后,休息1~2周再行治疗。本法有理气化痰、宁心疏肝的作用。现代研究证实,刺激身柱穴后,脑电图有明显变化。

癫痫水针疗法

癫痫治疗方法之一。主穴:足三里、神门、丰隆、大椎、长强。操作:药物选用维生素 B_1、维生素 B_{12}、当归注射液、复方丹参注射液和辅酶 A 针等其中的 1 种,一次性 5mL 注射器抽吸药液后,选取上穴 2~3 个,常规消毒后进针,提插得气后,将药液推入穴内。每穴注入 0.5~1.0mL。每日 1 次,交替选穴,10 次为 1 个疗程。本法有健脾养心、息风化痰的作用。现代研究证实,刺激神门、大椎等穴可明显改善脑电图变化。

碘化银显示

经穴化学显示方法之一。碘化银沉积法是国外学者在 20 世纪 80 年代初根据经穴低阻抗特性创用的一种显示经络腧穴的电化学反应方法。由于经穴局部阻抗低而电泳密度较大,用电化学反应的方法能通过肉眼或照相观察腧穴的具体图像、大小形态与位置。碘化银显示反应的经穴便显示出银与碘的复合化合物。方法是:将直径为 4cm 表面涂有碘化钾的银盘贴附在拟测部位并与电极阳极相连,然后将电极阳极作为参考极握在手中,通以弱电流(交流电 0.2~1.5mA,直流电为 12V,1~2mA),5~20min 后,电流便将碘化钾中的碘游离出来并与银发生反应。此时经穴部位的银盘由于通电量大,电化学反应强烈而呈棕黑色或黄褐色。将银盘用水洗并用树脂覆盖,便可保存最易通过电流的经络腧穴图像。研究证明:腧穴是由直径为 0.5~2mm 的几个小点集合而成的。如三阴交穴为直径 1~2mm 的几个小斑点集合成指头大小的形状;足三里穴的形状为直径 2mm 的马蹄形。而汗腺出现于广泛的部位,呈散在性分布,因而容易与之鉴别。

点刺

针刺手法名。❶指将毫针快速刺入后即行退出,针刺较浅,时间短暂,多用于井穴或刺络法中。《外台秘要方》:"身中忽有痛处似打状,名曰气痛……有赤气点,点刺出血也。"❷三棱针操作法之一。又称速刺法。操作时，先在针刺部位进行推按，使血液积聚于针刺部，继之用酒精、碘酒消毒脱碘后，左手捏紧被刺部位或腧穴，右手持针，对准已消毒的部位或腧穴，迅速刺入1～2分深，随即出针，轻按针孔周围，使出血少许，然后用消毒棉球按压针孔。此法多用于手指、足趾及头面部的一些腧穴，如十宣、十二井、攒竹、上星等。

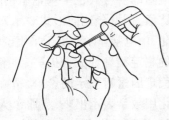

点烙三十六黄经

书名。作者不详。见宋代《郡斋读书后志》。1卷。佚文收于《太平圣惠方》第五十五卷。

点穴

一、指在人体上点定腧穴。名见《针灸资生经》卷二。《备急千金要方》："凡点灸法，皆须平直四体，无使倾侧。灸时孔穴不正，无益于事，徒破好肉。若坐点则坐灸之，卧点则卧灸之，立点则立灸之，反此亦不得其穴矣。"

二、指用手按压腧穴，见明代曹士珩《保生秘要》。

点压穴位测定诊断

经络穴位测定诊断方法之一。又称穴位压痛辨病诊断法、体表按诊法、体表按压法、经穴压诊法。利用拇指、食指指腹，或其他如探针、探棒、毫针柄等工具，在一定的腧穴上进行点压或触压，寻找敏感点，结合其寒热虚实的证候表现，从而推知相关脏腑经络病变的方法。点压腧穴的异常感觉包括感觉障碍、酸楚、压痛、肿胀、硬结、瘀血、虚陷、跳动及灼热、针刺样、触电样表现。按压顺序为先外后里、自上而下、从左

到右、先背后腹。也可根据患者主诉初步分析确定要测的部位，先测定主证的本经或有关腧穴，其次测定与之相关的邻经和其他腧穴。被检查者的反应有酸、痛、麻、胀、沉、灼热、针刺样、触电样、传导等，且以痛觉常见，可分为4级用于诊断：压痛（＋），明显压痛（＋＋），皱眉呼痛（＋＋＋），疼痛拒按为（＋＋＋＋）。在经穴运用上，一般将敏感点分为基础穴和诊断穴，只有基础穴和诊断穴同时有压痛敏感或其他敏感反应时才能确立诊断，若基础腧穴无压痛，只能说明有某种疾病的症状。

电磁波导管说

经络实质研究假说之一。即把经络看成是导引电磁波传播的波导管。人体内的电磁波不停息地传播着，从而产生与代谢相关的无线电波化学反应。

电磁式电热按摩器

针灸仪器名。电动按摩器的一种。是在电磁式按摩器的基础上加装电热器组成。电热器一般用PTC发热元件组成，通电后温度可在2min内达到40～45℃。该按摩器既可单独作为按摩或热敷使用，也可按摩、热敷同时进行。配用不同的振动头，可起到医疗、保健的效果。

电动按摩器

针灸仪器名。一种以机械振动进行按摩的电动医疗保健仪器。通过对选定的经络、腧穴或患病部位的刺激和按摩，以促进局部的血液循环，加速局部组织的新陈代谢，从而起到疏经通络、活血止痛、消除疲劳、美容保健等作用。目前，国内外电动按摩器品种很多，但按其振动方式分，主要有电磁按摩器（通过电磁场的建立和消失，使可动铁心不断地吸住和释放，从而产生振动）和电动式按摩器（由电动机驱动偏心轮而产生振动）。使用时，根据按摩部位选用不同的振动头（又称按摩头，有喇叭形、

圆柱形、碟形、板形、多针形等），对腧穴或痛点按摩多采用圆柱形振动头。每次按摩时间一般在30min以内，不宜过长。

电光性眼炎针刺法

电光性眼炎治法之一。主穴：丝竹空、睛明、瞳子髎、太阳、合谷。配穴：阳白、四白、攒竹、鱼腰、风池、光明。操作：选3～5穴常规消毒后，用1.5寸毫针，针刺以速刺进针法，采用中等刺激，留针20～30min或更长时间。本法有清热止痛、散风止泪的作用。现代研究证实，本法能解除眼睑痉挛，对眼痛有效。

电火针法

是在火针刺法基础上研制出来的一种内加热的方法。它以电热针代替了火针。其特点是操作方便，易于掌握，针刺深浅可根据病变部位需要调节。电火针不仅可取得火针的治疗效果，而且可取得直接灸的部分作用，广泛用于内、外、儿、五官、皮肤各科的40多种病症，尤其对色素痣、寻常疣等有效，并对痹证、偏瘫、痛经、胃下垂、高血压、瘰疬等有较好疗效。

电灸

灸法名。凡用电热施灸的方法，皆称为电灸法。操作时，先接通电源，达到一定的温度后，即可在施灸部位熨灸。使用时应掌握适当的温度和时间，一般可灸10～15min。多用于治疗虚寒、寒湿痹阻等。

电梅花针疗法

此法是用特制的电梅花针在皮肤表面叩打的治病方法。电梅花针的制作，是将晶体管电针机的两根输出导线，一根接在梅花针组上，另一根接在铜棒或铜夹上。输出的峰值电压100～120V，输出锯齿波频率16～300次/min，电源电压用9V直流电，电流小于5mA，以患者能耐受为宜。应用时调好频率及输出，让患者一手握住连接导线的铜棒，用通电的梅花针在部位或腧穴的表面上进行叩打。如果将晶体管电针机的输出导线分别连接在2个梅花针组上，可制作成双头电梅花针，临床应用也比较普遍。

电脑耳穴诊病法

诊法名。是根据有关耳穴电阻百分比的变化和其他有关信息诊断疾病的方法。即根据耳穴电阻的变化，运用电脑分别测定耳穴电阻的参考穴位平均电阻，并计算二者的比值，用百分比的形式表示穴位的电阻变化，由电脑显示。由于采用了电脑，电阻值的测定精确性大大提高，并解决了各种不稳定因素对测定的影响，精确地把这种变化用数字表示出来，克服了人工判断之不足，适用于临床实验室研究。

电脑发音针灸模型

针灸教具名。该模型上的361个腧穴均安装有微动开关，由于采用了电子计算机语言信息处理技术，所以当触摸某个腧穴时，该腧穴上的微动开关触发模型的发音系统，使之报出该腧穴的名称、所属经络及主治疾病，这种模型可用于针灸教学演示，尤其适合盲人学习针灸。

电桥平衡式经穴探测法

穴位皮肤电阻的测定方法之一。又称直接式直流两电极法电阻测定。利用电桥平衡的原理，用桥式平衡线路测量装置，以克服由于电压的不恒定而造成的皮肤电阻的误差，能较精确地测定穴位电阻并进行客观的描记。该法用于经络腧穴的探测，根据穴位电阻值的大小诊断疾病，也用穴位皮肤电阻的变化显示针刺得气的情况。

电热灸

灸法名。近代利用电能发热来代替艾炷施灸方法。先将特制的电灸器接通电流，达到一定温度后，即可在选定部位上进行点灸或来回熨灸。用于治疗风湿痹痛等病。

电热鍉针仪

针灸仪器名。系在我国古代九针之一的鍉针和现代电热针的基础上，结合电鍉针、声电鍉针的治疗经验，以及循经加热能提高感传阳性率的实践体会，利用现代电子技术研制而成的一种具有鍉针、脉冲电针及温热灸等特点的针灸电子仪器。其构造主要是由电源、能发电路、可控整流、脉冲发生器、强度调节、探头等部分组成。可用于冠心病、心绞痛、心肌梗死、高血压、三叉神经痛、坐骨神经痛、面神经麻痹、脑血栓、支气管炎、胃溃疡、结肠炎、肺癌等病症的治疗。

电热针

针灸仪器名。系根据经络学说和针灸"焠刺"的基础理论，结合现代电子技术而研制成的一种新型针灸仪器。其主要结构是利用一个可调稳压电源，根据治疗需要调压和调电流的大小，使电流通过特制的针具产生热量，针尖部的热量可以控制在一定范围内。将针刺入深部经络后产生一定的热效应，沿经络传导扩散，以改善和调节气血运行状态。针温一般控制在40℃到150℃（或200℃），也可达到火针的范围。由于温度集中在针尖部位，不至烫伤。电热针具有针刺、火针、灸疗的综合作用，经临床观察和动物实验证明具有加强、调节针刺感应的双向效应，可以提高临床效果，对风寒湿痹有显著效果，观察对癌肿显示有一定疗效。

电泳漆显示

经穴化学显示方法之一。由上海中医学院和上海第二医学院根据经穴的低阻抗电学特性而共同研究的显示腧穴的方法。电泳漆在溶于水的情况下可产生带电的胶状树脂颗粒，并能在电场作用下移动而吸附于相反的电极部位，从而显示出痕迹。用于经穴显示的研究是将 Ho8 - 1 含水墨色双氧树脂水溶漆均匀地涂布于受试者的拟测部位并通电，这时由于经络腧穴处的皮肤阻抗较低，电流易于在此通过。电泳漆在电场作用下移动后多聚集吸附于此而显示出其轨迹。实验表明，受试者四肢部位显示出的一些星状漆点中约有 65% 与正常人体的腧穴相符。而在患者身上其符合率高达 76% ~ 84%。有些受试者身上显现出许多排列成带状的"星状点"，其走行方向及分布位置与经络相似。此法若能在显示条件、电场强度、作用时间等方面保持相对恒定并尽量排除各种干扰因素的话，则该法对经穴显示效果及稳定性、重复性可望得到较大提高。

电针波形

指由电针仪输出的刺激波形。常用的有尖波、方波、正弦波。尖波易通过皮肤扩散到组织器官中去，对运动神经和肌肉起兴奋作用，临床上多用于周围神经损伤、面神经麻痹、小儿麻痹后遗症、肌肉萎缩、尿潴留、胃下垂、腹胀等。方波具有消炎止痛、镇静催眠、解痉、恢复肢体功能、促进组织吸收及止痒、降压等作用，临床上多用于急性扭挫伤、偏瘫、头痛、失眠、末梢神经炎、胃肠痉挛、荨麻疹、神经性皮炎、关节炎、高血压等。正弦波可调节肌肉神经的张力。

电针波形与针灸效应

指电针仪输出的不同波形对针灸效应的影响。有实验证明，规律脉冲所产生的电刺激，人体容易适应，调制脉冲相对减少上述电刺激适应现象。

不规则脉冲如声电波，它刺激人体时不易发生适应现象。声电波的镇痛效应明显优于规律脉冲和调频脉冲，规律脉冲和调频脉冲在恢复机体的疲劳状态方面明显优于声电波。不同波形的选择对临床效果有很大的影响。密波能降低神经应激功能，先对感觉神经起抑制作用，接着对运动神经也产生抑制作用，临床常用于止痛、镇静、缓解肌肉和血管痉挛，也用于针刺麻醉等；疏波的刺激作用较强，能引起肌肉收缩，提高肌肉、韧带的张力，但对感觉和运动神经的抑制发生较迟，临床常用于治疗痿证、各种肌肉、关节及韧带的损伤；疏密波的动力作用较大，治疗时兴奋效应占优势，能促进代谢，增强血液循环，改善组织营养，消除炎症水肿等，临床常用于外伤、关节炎、痛证、面瘫、肌肉无力等病证；断续波动力作用较强，机体不易产生适应性，能提高肌肉组织的兴奋性，对横纹肌有良好的刺激收缩作用，临床常用于治疗痿证、瘫痪；锯齿波的频率接近人体呼吸频率，故可用于刺激膈神经作人工电动呼吸，抢救呼吸衰竭并有提高神经肌肉兴奋性、改善气血循环等作用。

电针操作方法

即使用电针操作的程序。待针刺腧穴有了得气感后，将电针输出电位器调至"0°"，负极接主穴，正极接配穴，或不分正负极，将两根导线任接两支针柄，然后打开电源开关，选好波型，慢慢调高至所需电流量，通电时间一般为 5 ~ 20min，针刺麻醉可持续更长时间。通电过程中，若感觉减低，可适当加大输出的电流量，或暂时断电 1 ~ 2min 后再行通电。结束后将电针输出电位器旋至零位，然后关闭电源，取下导线。注意一般将同一对输出电极连接在身体的同侧，在胸背部的腧穴上使用电针时，更不可将两个电极跨接在身体两侧。

电针刺激参数

是指使用电针仪应掌握的有关物理量。一般包括电针波形、波幅、波宽、节律、持续时间及电针刺激强度，其中频率、刺激强度、波形、持续时间尤为重要。

电针刺激参数与针灸效应

指电针刺激参数（波形、波幅、波宽、频率、节律和持续时间等）集中体现出的刺激量对针灸效应的影响。有实验证明，单调、重复的规律脉冲所产生的电刺激，机体容易产生适应性，针刺效应受到影响，从而使临床疗效降低。而频率、节律和波幅不断变化的复合波或不规则波（如音乐、语言等声电波）刺激人体时不易产生适应现象，因而效应较好，疗效也高。实验表明，电针刺激的适应强度因人因腧穴而异，不同个体或同一个体不同腧穴其耐电量不同，而同一腧穴对低频的耐电量大于高频。在一定范围内电针效应随强度递增，但超出一定强度范围后其效应反而减弱。临床中，由于患者之间的个体差异和每人所患病种的不同，在接受治疗时所需的刺激量有很大的不同。刺激强度以机体能耐受为宜，过弱效果不佳，过强机体不能耐受，反而不利于疗效的提高。声波电针的镇痛效应优于规律脉冲电针，而规律脉冲电针在恢复机体的疲劳状态方面优于声波电针。临床上治疗急性周围性面神经麻痹症，经筛选的最佳波形为疏密波和断续波两种。不同波形、波幅、波宽、频率、节律和持续时间所集中体现的电针刺激参数或刺激量，对针灸效应的影响是多方面、多层次的。

电针刺激强度

是指电针仪输出的电流强度。当电流达到一定强度时，患者有麻刺感，这时电流强度称为感觉阈。若电流强度再稍增加，会产生刺痛感，此时电流强度称痛阈。脉冲电流的痛阈因人而异，在各种病态情况下差异也较大。一般情况下，感觉阈和痛阈之间的电流强度是最适宜的治疗刺激强度。但此区间范围较窄，须仔细调节，超过痛阈以上的电流强度，患者不易接受，临床上掌握刺激强度以患者能耐受为宜。

电针机

针灸仪器名。应用电脉冲以加强腧穴针刺作用的电子治疗仪器，种类很多，有蜂鸣式电针机、电子管电针机、半导体电针机等数种。蜂鸣式电针机，系利用电铃振荡原理使直流电变成脉冲直流电，再经过感应线圈而产生感应电流的电针器械。所发出的电流波形很窄，如针状，适宜于做电针；但因有输出电量不够稳定，频率调制困难，耗电量大和噪声高等缺点，目前已很少用。电子管电针机，系利用电子管产生多种振荡的电针器械。其优点是振荡波形种类多，频率调制范围广，工作性能较稳定，缺点是要有交流电源，安全性不高，体积较大，防震能力差。目前已少用。半导体电针机，系用半导体元件制作的电针器械。因其不受电源种类限制，具有安全、省电、体小、量轻、耐震等优点，目前临床上最常用。

电针交互抑制原则法

电针治疗生理学原则之一。即在刺激患侧的同时，给予健侧以相反的刺激，从而促进疾病的康复。例如右侧面神经痉挛，可针刺右侧上、下颊支，通以脉动电的同时，针刺左侧同名神经，并通以感应电。

电针扩延作用原则法

电针治疗生理学原则之一。高级神经活动的基本过程是兴奋过程和抑制过程，这两个过程都能发生扩延作用。这种现象可用于电针治疗理论。例如，胫神经痛，不但可刺胫神经线，也可刺其坐骨神经线，通以抑制电流。

电针疗法

针法名。用电针器输出脉冲电流通过毫针作用于人体经络腧穴而治疗疾病的一种方法。通常两穴为一组，电流有双向脉冲电流、正弦波、方波等种。其组合方式有连续波（其低于30Hz的称疏波，高于30Hz的称密波）。疏密波、断续波、锯齿波等，

所用频率多为 1～100 次/s，少数达 1 000 次/s 以上。刺激强度一般以腧穴部肌肉刚出现抽动，患者自觉舒适为宜。临床如需对针刺适应证做较长时间刺激时，可选用本法。胸背、上肢腧穴使用电针时，不宜将同一对输出电极分别跨接于身体两侧。有严重心脏病者或者靠近延脑、脊髓部的腧穴施此法者均应慎用。

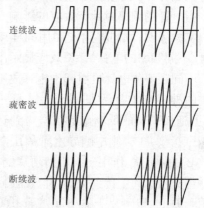

连续波

疏密波

断续波

电针频率

是指电针仪输出频率。电针频率有每分钟几十次至每秒几百次不等。频率快的叫密波（或叫高频），一般在 50～100 次/s，频率慢的叫疏波（也叫低频），一般在 2～5 次/s。密波能降低神经应激能力，先对感觉神经起抑制作用，接着对运动神经也产生抑制作用，临床上常用于止痛、镇静、缓解肌肉和血管的痉挛、针刺麻醉等。疏波刺激作用较强，能引起肌肉收缩，提高肌肉的张力，对感觉和运动神经的抑制发生较迟，常用治疗痿症，各种肌肉、关节、韧带、肌腱的损伤等。临床上常把频率与节律配合调节成疏密波、断续波等。疏密波是疏波与密波自动交替出现的一种波形，能促进代谢、气血循行，改善组织营养，消除炎性水肿。常用于止痛、扭挫伤、关节周围炎、气血运行障碍、坐骨神经痛、面瘫、肌无力、局部冻疮等。断续波是有节律、时断时续地自动出现的一种疏波，能提高肌肉组织的兴奋性，对横纹肌有良好的刺激收缩

作用。常用于治疗痿症、瘫痪，也可用作电肌体操训练。还有一种起伏波，是脉冲波幅自动起伏变化的一种波形，16～25次/min，频率接近人体频率，常用作人工电动呼吸，抢救呼吸衰竭，故又称呼吸波。起伏波还有提高神经肌肉兴奋性，调整经络功能，改善气血循环的作用。

电针频率与针灸效应

指电针的频率对针灸效应的影响及作用。实验表明，取同样腧穴和用同样刺激强度，不同频率的电针，针灸效应显示出差异。不同频率的电针可引起中枢释放不同种类的神经介质。例如，在大鼠"足三里穴"上施加2Hz的低频电针信号可到达下丘脑弓状核，在腹侧中脑导水管周围灰质释放β-内啡肽，作用于MU型阿片受体，然后再把信息向下传到脊髓，释放脑啡肽，作用于Delta型阿片受体引起镇痛；100Hz的电针信号传到臂旁核，再经导水管周围灰质下达脊髓，引起强啡肽释放，作用于Kappa型阿片受体引起镇痛。如用15Hz电针或2Hz和100Hz交替的疏密波电针，可引起这3类阿片肽同时释放，产生协同作用，引起强烈的镇痛作用。上述动物实验得到的资料已在人体上得到证实，在患者足三里穴施加2Hz的电针刺激，使腰部脑脊液中脑啡肽类物质含量升高，强啡肽含量不变；100Hz电刺激则使脑脊液中强啡肽含量升高，脑啡肽含量不变。如采用2Hz与100Hz交替的疏密波，则可使脑脊液中脑啡肽与强啡肽两者同时升高，并得到强烈的镇痛效果。持续给予大鼠100Hz电针达4h以上，其镇痛效果明显下降，说明大鼠已对100Hz电针产生了耐受，这时改变电针频率到2Hz，镇痛作用再现。反之，先使大鼠对2Hz产生耐受，再改用100Hz电针，也能重现镇痛作用。这表明，不同频率的电针可引起中枢神经系统释放不同种类的阿片肽，并产生不同的镇痛效果。

电针器寻找法

针挑点寻找法之一。即利用普通针灸医疗用的电针器寻找针挑点。先让患者静卧，使患者握住电针的阴极或阳极的金属小点子，将另一极夹子夹住一只弹丸探针的一端，在一定部位上循按，当出现疼痛时局部就会发生麻木、烧痛的感觉，即为针挑的施术点。注意电压的强弱调节，局部所给的压力时间必须一致。

电针相互诱导原则法

电针治疗的生理学原则之一。巴甫洛夫认为兴奋和抑制可以相互诱导。因而在进行电针治疗时，应该根据患者的具体症状，有步骤地对症处理，例如患者患有重听，伴有遗精时，可在三叉神经的耳颞神经上针刺，通以兴奋性较大的感应电流，同时在精索外神经线上刺针，通以抑制性较大的脉动电流。

电针选穴

指运用电针治疗时的选穴法。一般与毫针刺法的选穴基本一致，即循经选穴、局部选穴、经验选穴及按神经分布选穴。因电针刺激有神经干通过的腧穴往往针感较强，也易收到较好效果，因而临床上常将循经选穴与按神经分布选穴结合起来，使用有神经干通过的腧穴如委中（胫神经）、听会、翳风（面神经）等。由于交感神经与内脏痛有密切关系，阴极通电刺激背俞穴作用于交感神经，可产生明显的抑制内脏痛效应，故对内脏病变电针选穴常选与该内脏器官相应的夹脊穴或有关背俞穴。

电针优势法则原则法

电针治疗的生理学原则之一。利用中枢神经系统内存在优势兴奋灶的现象，使病理的影响转归到健康状态。因而可以使用不同的补泻手法及不同参数的电流，分别在有关部位电针，以引起这种短暂的生理性优势现象,去消除病理的优势影响,这在临床上相当有效。例如,胃脘疼痛时,可在胫神经刺针,通以感应电,隐痛时可针刺前臂正中神经,通以脉冲电,从而使优势现象的刺激得到有力加强。

电针镇痛研究(国外)

指用电针进行镇痛的研究。研究证明:电针刺激对在中枢神经系统内实验性刺激所引起的向心性冲动的传导,并不完全产生抑制的作用。事实上,躯体感觉诱发电位保存着的早发成分,特别是那些与大脑丘系反射系统及那些与感受疼痛的感觉要素有联系的,充分证明了这一点,电针刺激引起那些与边缘网状复合体的非特异机制有联系的及那些与知觉的感情判断域有联系的躯体感觉诱发电位 P50/N120/P200 潜伏期区(P:正波;N:负波)中较迟发成分(波高)的降低。并且表明出现了运动障碍综合征的神经反射性改变,躯体感觉诱发电位迟发成分的波高降低与感受试验性刺激时的心身与心理变化特征相一致。

电针治疗痉挛作用机制研究(国外)

应用电针治疗痉挛来观察肌张力、肌力和腱反射的变化。对痉挛的治疗可从三方面进行探讨:药物治疗、外科手术和生理治疗。前二者易产生副作用和引起并发症,因而生理疗法广泛用于痉挛的治疗。Milanov I 对 30 例中风后形成痉挛性轻偏瘫患者进行了检查,并将患者的健侧作为健康对照组,30 日检查 2 次。30 日期间非治疗组患者既没有肌电描记参数值的改变,也没有神经学检查的改变;治疗组患者健侧治疗后其肌电描记参数没有改变。表明患侧的改变是治疗的效果。神经学检查结果显示电针使增强的肌张力平均降低 50%,而对肌无力、腱反射亢进、巴彬斯基征和踝阵挛没有影响。其作用机制是通过增强突触前抑制和降低运动神经元活动而实现的。电针的作用类似脊髓、肌肉的电刺激,使传入增强,而影响反射活动网状结构活动和皮层背髓下行通路。

电子冷冻增热针灸治疗仪

针灸仪器名。简称电子冷热针灸仪。是一种将半导体制冷(热)技术与针灸相结合的电子针灸仪器。其原理是利用半导体 PN 结的特性:当电流由 N 型半导体流入 P 型半导体时,在其接触端产生冷;由 P 流入 N 时,其接触端则产热。用金属体把多组半导体接触端产生的冷、热集中起来,传导给毫针,即成为冷针或热针。该仪器集冷针(灸)和热针(灸)于一体,一机双头,寒热通用,温度可在 $-25 \sim 100℃$ 连续调节,具有较完善的测温、控制和计时装置,使针温保持在选定的温度值上。使用时,根据疾病性质而采用冷针或热针。一般冷针用于阴虚火旺、阳热炽盛者;热针则用于阳虚阴盛、寒凝血瘀者。从治疗反应看,冷、热针还有类似针刺的透天凉或烧山火手法之作用。通过近年来的临床验证,对一些疑难病证,如糖尿病、哮喘、胆囊炎、末梢神经炎、青光眼等病有较好的疗效。

电子冷热针灸仪

针灸仪器名。即电子冷冻增热针灸治疗仪之简称,详见该条。

电子气功治疗仪

针灸仪器名。一种模拟气功师发放"外气"来治疗疾病的仪器。又称"电子气功师"。该仪器实际上是一个脉冲发生器,由电子电路产生振荡脉冲,经脉冲变压器升压后,以 2 个电极引出。治疗时,将 2 个电极放在相应的腧穴上,电极与腧穴之间可垫几层湿纱布。输出功率可根据病情调节,强度以有麻、胀感为度。对头痛、腰腿痛、胃痛和高血压等病有一定的疗效。

这种治疗仪从其结构和作用原理来看,只能算一种脉冲治疗仪。

电子针灸按摩器

针灸仪器名。一种用电子技术模拟针灸、按摩作用的医疗保健仪器。该仪器是利用电子电路产生的小电流,正负相同的双向脉冲波刺激运动神经和骨骼肌,使其发生有节律的收缩和舒张,从而使刺激部位的腧穴产生抖动性冲击,起到模拟人工针灸和按摩的作用。对一些功能失调性疾病和消除运动后疲劳有较好的效果。使用时要注意频率的选择,作为针灸一般选2.5~3.45Hz,按摩选用1.5~48Hz。

电子针灸器

针灸仪器名。一种电子针灸诊疗仪器。其集多种诊疗功能于一体,采用声光显示。既可作为脉冲电针,又可施灸(有灸片、灸球、灸针3种形式),还具有电针麻醉、药物离子导入及穴位探测等作用。另外,该仪器也能用作电子气功训练,帮助运气发功。

垫罐法

拔罐法之一。是在不平部位施术时的辅助拔罐方法。即在骨骼隆起不平,体瘦、皮肤娇嫩或枯皱处,用面粉调搓成宽面条状,绕贴于施术局部的边缘或贴于罐口边缘,以防罐具吸着不严密。

ding

丁德用

宋代针灸家。济阳(今山东)人。曾与石藏用合绘经穴图。1056~1063年(嘉祐年间)撰《难经补注》五卷。参见"朱肱"条。

丁毅

明代医家。字德刚,江浦(今属江苏)人。精医术,擅用针灸。路见异棺淋血,产妇待殓未死,启棺后,针刺胎落,母婴均活。事见《江宁府志》。

顶门

即囟会穴。见《玉龙歌》注。详见该条。

顶上迴毛

奇穴名。又名顶上旋毛、顶上回毛、螺纹。见《备急千金要方》。定位:位于头顶迴发正中点。主治:小儿暴痫,小儿惊痫,小儿脱肛,痔出血等。刺灸法:艾炷灸3~7壮。

附:文献记载

《备急千金要方》:治小儿暴痫,若目反上视,眸子动,当灸囟中……次灸顶上迴毛中……又小儿脱肛,灸顶上旋毛中三壮,即入。

《太平圣惠方》:小儿惊痫者,先惊怖啼叫,后乃发也。灸顶上旋毛中三壮,及耳后者络脉。炷如小麦大。

顶上旋毛

奇穴名。即顶上迴毛,见《太平圣惠方》,详见该条。

定喘

奇穴名。又名喘息。见《常用新医疗法手册》。定位:在背部,当第七颈椎棘突下,旁开0.5寸(大椎穴旁开五分)。主治:支气管炎,哮喘,上肢瘫痪,上肢麻痹,背痛等。刺灸法:直刺0.5~0.8寸;艾炷灸3~7壮,温和灸10~15min。

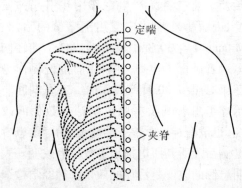

附:文献记载

《常用新医疗法手册》:大椎穴旁开五

分。主治：哮喘、支气管炎、上肢瘫痪。针法：直刺一寸许。

《针灸学》（上海中医学院编）：定喘，大椎穴旁开五分，主治气喘，咳嗽。

定息寸数

又称生成息数，详见该条。

定穴法

确定腧穴位置的方法。又称定位法、审穴法、取穴法。常用的传统定穴法有体表标志定穴法、骨度分寸法、体位定穴法、指量法等，详见各条。

dong

东医宝鉴

书名。朝鲜许浚编著。成书于1610年（明万历三十八年），全书25卷。分内景、外形、杂病、汤液、针灸等篇，由中朝方书五百卷编次而成。书中针灸篇对针法、灸法、经穴、奇穴、别穴等均有载述。其他篇中，也随病载述针灸法。引文均注明出处，便于参考。

动而伸之

针刺术语。为针刺泻法操作的要领，与"推而纳之"相对。《难经·七十八难》："得气……动而伸之，是谓泻。"意指取得针感后，将针转动并向上抽提，称为泻。《灵枢·官能》泻法用"切而转之""伸而迎之"，为《难经》所本。其理与《难经·七十六难》"当泻之时，从荣置气"一致，后世所称的"紧提慢按"的泻法操作即以此为根据。

动法

针刺手法名。金元时期窦默《针经指南》："动者，如气不行，将针伸提而已。"指入针后，摇动针体并结合提插、捻转，以使行气的方法。《针灸问对》："凡下针时，如气不行，将针摇之，如摇铃之状，动而振之，每穴每次须摇五息，一吹一摇，按针左转。一吸一摇，提针右转，故曰动以运气。"

动脉针刺法

动脉针刺是针刺主要动脉分支处，治疗疾病的方法。是在刺窦法的基础上发展起来的。由于颈动脉窦的化学感受器受到理化刺激后可以自动调节人的血液循环等，故针刺颈动脉窦可以治疗循环、呼吸等多种疾病。近来发现一切动脉分支处都有与颈动脉窦一样的化学感受器，针刺主要动脉分支处，可治疗全身疾病。主要的刺激点有桡动脉、尺动脉、股动脉、足背动脉、胫前动脉等。选用粗细与动脉相适应的不锈钢针，长度则根据动脉的深度决定。针刺股动脉、胫前动脉时，用2.0～2.5寸，其他用1.0～1.3寸针为宜。针刺部位正确时，针柄由于动脉搏动的传导而振动，但针刺尺动脉、胫前动脉时针柄不振动。此法主要适用于支气管哮喘，高血压，急、慢性风湿性关节炎等。

冻疮灸治法

冻疮治疗方法之一。主穴：阿是穴（冻疮局部）。操作：将艾条点燃，在距离疮面2～3cm处施灸，从中心向外周施以温和灸。如全身冻伤加大椎、涌泉、合谷、足三里穴；如手背部冻伤加后溪；足背冻伤加昆仑；耳郭冻伤加外关。阿是穴每次灸5～10min，然后以拇指在局部轻轻按摩。其他穴灸至皮肤潮红为止。本法有通经活血、温经活络的作用。现代研究证实，本法可改善局部微循环，促进疮面康复。

洞天针灸经

书名。宋代刘元宾撰，已佚。参见"刘元宾"条。

dou

斗肘

奇穴名。见《经外奇穴治疗诀》。《外科大成》称小肘尖。定位：在肘部，屈肘时,肱骨外上髁高点处。主治:臂肘神经痛,上肢瘫痪,神经衰弱等。刺灸法:艾炷灸3~7壮或温灸5~15min。

附:文献记载

《针灸孔穴及其疗法便览》:斗肘,奇穴。手肘曲处之高骨圆起处,曲池穴外方。灸三至七壮。主治臂肘神经痛,也治偏瘫、神经衰弱。

窦材

南宋医家。真定(今河北正定)人。擅针灸,其师为"关中老医",姓名不详。1146年(绍兴十六年)撰成《扁鹊心书》,托名扁鹊所传。他主张"灼艾第一,丹药第二,附子第三",提倡多壮灸法及服用热药。创用"圣睡散"施行全身麻醉。

窦桂芳

元代针灸家。字静斋,建安(今属福建)人。于1311年(至大四年)校刊《针灸四书》。窦父也名汉卿,"以药与艾"见重于时。参见"针灸四书"条。

窦杰

金元针灸学家。初名杰,字汉卿,后改名默,字子声,广平肥乡(今属河北)人。生活于1196~1280年。元攻金时,被俘得脱,避兵河南,尊蔡州(今河南汝南)名医李浩学"铜人"针法,由此而妙于针术。后北归大名(今属河北),讲求理学。晚年仕元,封太师,其针灸学术重视经络,辨识标本,擅长补泻手法,对子午流注、灵龟八法、飞腾八法等颇有心得,卒年85岁,封魏国公,谥号文正公(一作文贞公)。著《针经指南》《铜人针经密语》等书。《元史》有传。

窦文贞公六十六穴流注秘诀

书名。见于明代《医藏目录》。1卷。书佚。

豆豉灸

灸法名。即豉饼灸,详见该条。

du

督脊

奇穴名。见《备急千金要方》。定位:位于第七颈椎棘突与尾骨端连线的中点处。主治:癫痫。刺灸法:艾炷灸3~5壮;或温和灸5~10min。

附:文献记载

《备急千金要方》:小儿暴痫,若脊强反张,灸……督脊上当中。以大椎度至穷骨中屈,更从大椎度之,灸度下头,是督脊也。

督领经脉之海

指督脉有统率诸脉的作用。《素问·骨空论篇》王冰注:"所以谓之督脉者,以其督领经脉之海也。"督领经脉主要是阳脉,其主干行于背部正中,经脊里而属于脑,与脑和脊髓均有密切联系,人体的一切神志活动都受其支配。手足三阳经均与督脉相交会,最集中的地方是大椎穴。带脉出于第二腰椎,阳维脉交会于风府、哑门,阳跷脉通过足太阳与督脉风府相通,其中与督脉最邻近的是足太阳经,体内各脏腑通过足太阳经背俞穴与督脉脉气相通。因此,脏腑的功能活动也受督脉经气影响。

督脉

奇经八脉之一。见《灵枢·营气》《素问·骨空论篇》。《难经》将其归入奇经八脉。李时珍在《奇经八脉考》一书中对其又有详细描写。督脉的分布和循行路线比较复杂,有一条主干,其上布着28个腧穴;另有三条分支。主干的循行是从小腹内起,出于会阴部(长强穴),沿脊内上行,到项后风府穴进入脑内,联络于脑,再回出上行至头顶,循前额正中线到鼻柱下方,至于上唇系带(龈交穴)。这一主干,在营气运行时从上而下,即由足厥阴肝经分支上头顶接通督脉,沿脑脊下行,后接任脉。分支:❶与冲、任二脉同起于胞中,出于会阴部,在尾骶骨端与足少阴肾经在大腿内侧的主干及足太阳膀胱经的脉相会合,一起贯通脊内,出来联属于肾。❷从小腹内直上贯通脐窝,向上贯心,到达咽喉部与任脉和冲脉相会合,向上到下颌部,环绕口唇,至两目下中央。❸与足太阳膀胱经同起于目内眦,上行到前额,交会于巅顶,入络于脑,再别出下项,沿肩胛骨内,脊柱两旁,到达腰中,进入脊柱两侧的腰肌,与肾相联络。督脉主干循身之背,背为阳,因而督脉对全身之阳气有统率、督促的作用,故又有"总督诸阳"和"阳脉之海"之称。督脉与足三阳经在第七颈椎棘突下大椎穴处相交会,与带脉交于第二腰椎棘突下命门穴,与阳维交会于风府、哑门。督脉还与脑、脊髓及脏腑的功能活动有密切联系。金代张洁古称之为"阳脉之都纲"。督脉病,"实则脊强,虚则头重",冲疝、癃闭、遗尿等。参见"督脉穴""督脉病"条。

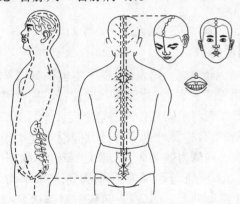

附:文献记载

《灵枢·营气》:足厥阴……上循喉咙,入顽颡之窍,究于畜门;其支别者,上额,循巅,下项中,循脊,入骶,是督脉也。

《灵枢·本输》:颈中央之脉,督脉也,名曰风府。

《素问·骨空论篇》:督脉者,起于少腹以下骨中央,女子入系廷孔,其孔,溺孔之端也。其络循阴器,合篡间,绕篡后,别绕臀,至少阴与巨阳中络者,合少阴上股内

后廉,贯脊属肾。与太阳起于目内眦,上额交巅上,入络脑,还出别下项,循肩膊内,侠脊抵腰中,入循膂络肾。其男子循茎下至篡,与子女等;其少腹直上者,贯脐中央,上贯心,入喉,上颐环唇,上系两目之下中央。

《难经·二十八难》:督脉者,起于下极之俞,并于脊里,上至风府,入属于脑。

《奇经八脉考》:其脉起于肾下胞中,至于少腹,乃下行于腰横骨围之中央,系溺孔之端。男子循茎下至篡,女子络阴器,合篡间,俱绕篡后屏翳穴,别绕臀至少阴,与太阳中络者合;少阴上股内廉,由会阳贯脊,会于长强穴,在骶骨端与少阴会,并脊里上行,历腰俞、阳关、命门、悬枢、脊中、中枢、筋缩、至阳、灵台、神道、身柱、陶道、大椎,与手足三阳会合。上哑门,会阳维,入系舌本,上至风府,会足太阳、阳维,同入脑中。循脑户、强间、后顶上巅,历百会、前顶、囟会、上星,至神庭,为足太阳、督脉之会。循额中,至鼻柱,经素髎、水沟,会手足阳明;至兑端,入龈交,与任脉、足阳明交会而终。凡三十一穴(按:三十一穴,督脉本经实只二十八穴。屏翳是会阴别名,是交会穴。会阳后来属足太阳,是双穴;另应补入交会穴风门,属双穴)。

督脉病

经脉病候之一。由于督脉循身之背,入络于脑,如果督脉脉气失调,就会出现"实则脊强,虚则头重"(《灵枢·经脉》),"督脉为病,脊强反折"(《素问·骨空论篇》)的病证,这是因为督脉经络之气受阻,清阳之气不能上升之故。督脉总统一身之阳气,终一身之阴气,不仅可发生腰脊强痛,而且也能发生"大人癫疾、小儿惊痫"(《脉经》)。同时,由于督脉的别络由小腹上行,如脉气失调,也可发生从少腹气上冲心的冲疝,以及癃闭、痔疾、遗尿、女子不孕等证。据《针灸大全》载八脉八穴,后溪通于督脉,其主治证有手足拘挛、震颤、抽搐、中风不

语、痫疾、癫狂、头部疼痛、目赤肿痛流泪、腿膝腰背疼痛、颈项强直、伤寒、咽喉牙齿肿痛、手足麻木、破伤风、盗汗等。

督脉络

十五络脉之一,名长强。从尾骨下分出后,挟脊旁肌肉上至颈部,散络于头;下方在肩胛两侧,分别走向足太阳经,深入贯穿脊柱旁肌肉内。其病证:实证,脊柱强直;虚证,则头重。治疗取长强穴。《灵枢·经脉》:"督脉之别,名曰长强,挟膂上项,散头上,下当肩胛左右,别走太阳,入贯膂。实则脊强,虚则头重……取之所别也。"

督脉穴

一、督脉所属的腧穴。分布在尾骶、腰背、项头、头面、鼻口部的正中线上。共28穴,分别为长强、腰俞、腰阳关、命门、悬枢、脊中、中枢、筋缩、至阳、灵台、神道、身柱、陶道、大椎、哑门、风府、脑户、强间、后顶、百会、前顶、囟会、上星、神庭、素髎、水沟、兑端、龈交。详见各条。

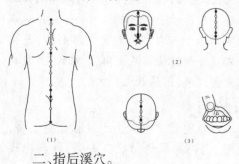
(1) (2) (3)

二、指后溪穴。

督俞

经穴名。见《太平圣惠方》,属足太阳膀胱经。别名:高盖。定位:在背部,当第六胸椎棘突下,旁开1.5寸处。局部解剖:布有肩胛背神经,第六或第七胸神经后支内侧皮支,深层为第六胸神经后支外侧支;有斜方肌、背阔肌肌腱、最长肌,有第六肋间动、静脉的背侧支的内侧支,颈横动脉降支。主治:心痛,胸闷,气逆,腹痛肠鸣,心包炎,心动过速,心绞痛,冠心病,膈肌痉

挛,乳腺炎,毛囊炎等。刺灸法:斜刺0.5~0.8寸(不宜深刺);艾炷灸3~5壮,或艾条灸5~10min。

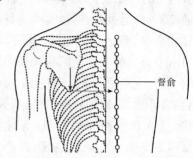
—督俞

附一:腧穴定位文献记载

《太平圣惠方》:在第六椎下两旁相去同身寸一寸半。

《医宗金鉴》:从心俞行六椎下,去脊中二寸。

附二:腧穴主治文献记载

《太平圣惠方》:寒热,腹中痛,雷鸣,气逆心痛。

《针灸大成》:寒热心痛,腹痛,雷鸣气逆。

▲注:本穴《太平圣惠方》:禁针。

犊鼻

经穴名。出自《灵枢·本输》,属足阳明胃经。别名:外膝眼。定位:屈膝,在膝部髌骨与髌韧带外侧凹陷中定穴。局部解剖:布有腓肠外侧皮神经及腓总神经关节支。内侧为髌韧带,有膝关节动、静脉网。主治:膝痛,下肢屈伸不利,脚气,膝关节痛,下肢麻痹等。刺灸法:向膝中斜刺0.5~1寸;艾炷灸3壮,或艾条灸5~10min。

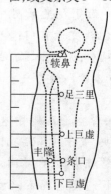
犊鼻
足三里
上巨虚
丰隆
条口
下巨虚

附一:腧穴定位文献记载

《针灸甲乙经》:在膝髌下胻上,侠解大筋中。

《医学入门》:膝头眼外侧大筋陷中。

《循经考穴编》:膝髌下,胻骨上,骨罅大筋中。

附二:腧穴主治文献记载

《灵枢·杂病》:膝中痛。

《针灸甲乙经》:犊鼻肿可刺,其上坚者勿攻。

《针灸大成》:膝中痛不仁,难跪起,脚气,膝髌肿溃者不可治,不溃者可治。若犊鼻坚硬,勿便攻,先洗熨,微刺之愈。

《针灸资生经》:膝及膝下病。膝髌痛肿。

《针灸大全·灵光赋》:风邪疼。

《外科大成》:唇疽。

独阴

奇穴名。又名独会。出自《奇效良方》。定位:位于足掌侧,第二趾跖骨关节横纹中点。主治:卒心痛,难产,死胎,胎衣不下,月经不调,小肠疝气,妇人干哕,呕吐,积聚,河豚中毒等。刺灸法:直刺0.1~0.2寸;艾炷灸3~5壮,或温灸10~15min。

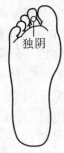
独阴

附:文献记载

《太平圣惠方》:张文仲灸法,疗卒心痛不可忽,吐冷酸绿水及元脏气虚,灸足大趾次趾内横文中,各一壮。炷如小麦大,下火立愈。

《奇效良方》:在足第二趾下横纹中是穴。

《神应经》:小腹急痛不可忍及小肠气

外肾吊疝气,诸气痛,心痛,灸足大指次指下中节横纹当中。灸五壮。男左女右,极妙。二足皆灸亦可。

《针灸大成》:在足第二趾下,横纹中是穴。治小肠疝气,又治死胎,胎衣不下,灸五壮。又治女人干哕,呕吐红,经血不调。

《中国针灸学》:第二趾之里,第二节横纹之中央。灸三壮。主治中河豚毒。

杜思敬

元代医学家。自号宝善老人,铜鞮(今山西沁县西南)人。曾节选张洁古、云岐子(张璧)、李东垣、罗天益等诸家著述19种,于1315年(延祐二年)辑成《济生拔萃》,这是一部最早个人汇集的医学丛书。书中以《针经节要》《针经摘英集》《云岐子论经络迎随补泻法》《窦太师流注指要赋》等作首卷,以示对针灸的提倡。

duan

短刺

《内经》刺法名。十二刺之一。《灵枢·官针》:“短刺者,刺骨痹,稍摇而深之,致针骨所,以上下摩骨也。”指进针时边进针边摇动针柄,缓慢刺入,使针尖迫近骨部,然后上下提插,有如摩擦的样子,以治疗骨痹的方法。因其致针骨所,短促提插,故名短刺。

断针

针刺意外之一。又称折针。指针刺时针身误断在体内,多因针身有损伤,针刺时用力过重或患者突然变动体位所造成。针刺前应注意检查,着重预防。对其严重者应手术切开取出。

dui

兑冲

神门穴别名。见《针灸甲乙经》。《针

灸聚英》作"锐中"。详见该条。

兑端

一、经穴名。出自《针灸甲乙经》。属督脉。定位：在面部,当上唇尖端,人中沟下端皮肤与上唇黏膜的移行处。局部解剖：布有面神经颊支,眶下神经分支及上唇动、静脉。主治：齿龈肿痛,口舌生疮,口臭,牙痛,鼻衄(鼻出血),癫狂,晕厥,精神分裂症,癔症,糖尿病,面神经麻痹等。刺灸法：直刺0.2~0.3寸;不宜灸。

现代研究报道,单取兑端治疗癫痫发作和晕针疗效显著。

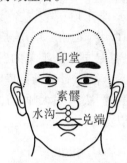

附一：腧穴定位文献记载

《针灸甲乙经》：在上唇端。

《类经图翼》：在唇上端。

《循经考穴编》广注：唇正中赤白肉际。

附二：腧穴主治文献记载

《针灸甲乙经》：痓互引,唇吻强。

《外台秘要方》：寒热鼓颔,口噤;目暝,身汗出;衄血不止。

《铜人腧穴针灸图经》：小便黄,舌干。

《针灸大成》：癫疾吐沫,小便黄,舌干消渴,衄血不止,唇吻强,齿龈痛,鼻塞,痰涎,口噤鼓颔。

《类经图翼》：口禁,口疮臭秽不可近。

《百症赋》：小便赤涩,兑端独泻太阳经。

二、即兑骨。"骨",《针灸逢源》作"端"。详见该条。

兑骨

一、经穴别名。❶指颧髎,见《针灸甲乙经》。兑,与"锐"通。"骨",《针灸逢源》误作"端"。❷指神门穴,《难经·六十六难》："少阴之原,出于兑骨。"杨玄操注："一名神门。"详见该穴。

二、骨骼名。即掌后兑骨,指豆骨。

对屏尖

耳穴名。也称平喘、腮腺。在对耳屏的尖端。具有利肺止喘、祛风止痒、清热解毒作用,是治疗哮喘和腮腺炎的特效穴。主治皮肤瘙痒症、过敏性皮炎、荨麻疹等皮肤病及角膜炎、咽喉炎、扁桃体炎、睾丸炎、副鼻窦炎等。本穴也是诊断哮喘的主要穴位。

对侧取穴

即交叉取穴法。见该条。

对应取穴

取穴法之一。指在病痛部相对应的远部选取腧穴,包括上下对应、左右对应、前后对应、手足对应等,如巅顶痛取涌泉为"上下对应";鼻塞取风池、项强取承浆为"前后对应";左上肢手三里处有病,取右上肢手三里者为"左右对应"。

对症取穴

取穴法之一。又称随证取穴。本法是根据某些疾病的全身性症状,结合腧穴的特殊作用进行取穴的一种选穴方法。如外感发热身痛,可取大椎、合谷、复溜;身体虚损可取关元、气海、三阴交、足三里;脱肛取百会;昏迷取人中等。另外,特定穴的某些应用也属本法的范畴,如八会穴中,取膻中治疗胸闷、气促;膈俞治疗血虚或慢性出血疾患;阳陵泉治疗筋病等。由上可见对症取穴与近部取穴、远部取穴不同。前者是针对全身性症状选穴,后者是根据病痛部位取穴。见对症取穴举例表。

对症取穴举例表

症状	选穴	症状	选穴
休克	灸百会　脐中　关元　针足三里	恶心、呕吐	内关　足三里
昏迷	人中　十宣	胸闷	中脘　内关
发热	大椎　曲池　合谷	咽下困难（噎证）	天突　内关
多汗	合谷　复溜	腹胀	天枢　气海　内关　足三里
盗汗	后溪　阴郄	膈肌痉挛（呃逆）	膈俞　内关　劳宫
失眠	神门　三阴交　太溪	胁肋痛	支沟
多梦	心俞　神门　太冲	消化不良	足三里　公孙
嘶哑	扶突　合谷　间使	尿潴留	三阴交　阴陵泉
舌肌麻痹	哑门　廉泉　合谷	尿失禁	曲骨　三阴交
嚼肌痉挛（牙关紧闭）	下关　颊车　合谷	遗精　阳痿　早泄	关元　三阴交
喉梗阻	天突　扶突　合谷	便秘	天枢　支沟　照海
流涎	人中　颊车　合谷	脱肛	长强　承山
心悸	内关　郄门	腓肠肌痉挛	承山
心区痛	膻中　内关	皮肤瘙痒	曲池　血海　三阴交
咳嗽	天突　列缺	虚弱	关元　足三里

dun

顿灸

灸法名。指一次灸完规定的壮数，与报灸对举。《备急千金要方》卷七，灸脚气八穴，"重者乃至一处五七百壮，勿令顿灸，三报之佳。"《普济方》卷四百十："灸风者，不得一顿满一百。"

duo

多功能电子诊断治疗仪

针灸仪器名。是一种耳穴电子诊疗仪。其组成与速效自动止痛仪相似，只是增加了电子探穴诊断功能。诊断部分由电子开关、控制电路、声光指示和探针电极构成。使用时一个电极手持，另一个电极在耳部探测，当探及某一耳穴阻抗降低时，仪器红灯亮，并发出报警声，表示该穴位所代表的人体某器官有病变。

多功能经穴电灸治疗仪

针灸仪器名。系在传统中医针灸和电针的基础上，结合医学电子工程技术研制而成的一种具备电针、热灸、捻针手法的治疗新仪器。该机可一机多用，性能稳定，操作简便，经临床证实电针和捻针部分用于治疗27种疾病，电灸应用于12种疾病，取得了满意疗效。

多罐法

拔罐法名。用于病变范围比较广泛的疾病。可按病变部位的解剖形态等情况，酌量吸拔数个乃至十数个火罐进行治疗。

多所闻

听宫穴别名。《素问·气穴论篇》：

"耳中多所闻二穴。"王冰注:"听宫穴也。"《针灸聚英》误作听会穴别名。详见该条。

多指标综合预测法

针麻镇痛效果术前预测方法之一。由于针麻是以人体功能调整作用为基础,其镇痛效果受多种复杂因素影响,单一的生物、生化或心理指标都有一定的局限性,难以全面反映个体差异和机体的机能状态,所以,许多针麻研究者趋向于应用多项指标综合预测针麻效果。综合预测的方法可以为经验综合判定,如将几项指标预测的结果分为不同等级制定出预测评级标准,对针麻效果预先评级,然后与针麻手术的实际评级进行比较,计算预测符合率,也有的多指标综合预测方法是用判别分析法及数学多元回归方法综合判定。综合预测针麻镇痛效果,大多是综合考察了针麻的患者的全面差异和机能状态,所以较单项指标的预测准确率高。

夺命

奇穴名。见《针灸聚英》。《医学入门》名惺惺。别名:虾蟆。定位:在上臂桡侧,肩髃穴与尺泽穴连线的中点。主治:腹痛,腹膜炎,丹毒,臂痛等。刺灸法:直刺0.5~1寸;艾炷灸3~7壮,或温灸5~15min。

附:文献记载

《医学入门》:针晕者,神气虚也,不可起针,以针补之,急用袖掩病人口鼻回气,内与热汤饮之即甦。良久再针。甚者针手膊上侧筋骨陷中,即虾蟆肉上惺惺穴或三里即甦。若起针坏人。

《针灸聚英》:晕针者,夺命穴救之……此穴正在手膊上侧,筋骨陷中,虾蟆儿上,自肩至肘,正在当中。

《医学纲目》:直两乳头,以蒇量过,当两臑脉络上……臑络脉,俗呼为虾蟆穴也。

E

e

额角

解剖部位名,指额骨结节部。杨上善注:"额角,在发际也。"沈彤《释骨》:"额……其旁曰额角。"《灵枢·经筋》足少阳经筋"循耳后,上额角",手太阳、手少阳、手阳明经筋都到达"角"部。

额颅

解剖部位名。指前额正中部。滑寿注:"囟前为发际,发际前为额颅。"《灵枢·骨度》:"发所覆者,颅至项尺二寸。"张介宾注:"前发际为额颅,后发际以下为项。"《灵枢·经脉》记载足阳明胃经,"循发际,至额颅";足太阳膀胱经,"上额,交巅";足厥阴肝经,"上出额"。

额穴

耳穴名。位于对耳屏外侧面的前下方。具有镇静、止痛、消炎、健脑、明目的功效,尤其对睡眠失常的双相调节作用和健脑作用较明显。常用于治疗头晕、头痛、失眠、多梦等。额穴阳性反应并伴有圆形线条状隆起多提示前头痛。

额叶刺激法

电针中枢部刺激法之一。20 世纪 50 年代初期,在一般电针效果不佳的情况下,根据额叶切除治疗精神分裂症的原理,在颞部用针刺入额叶,然后通电,如欲引起电休克发作,可使电流适当增大。这种办法,虽对部分患者有效,但操作及推广不便,现在已很少使用。

頞

部位名,指鼻根凹陷处。《黄帝内经太素》杨上善注:"頞,鼻茎也"。又名山根。《刺灸心法要诀》:"頞者鼻梁,即山根也。"《铜人腧穴针灸图经》注:"两目之间,鼻拗深处谓之頞中"。《灵枢·经脉》记载,足阳明胃经,"起于鼻,交頞中"。

蛾根

奇穴名。见《中医研究工作资料汇编》。定位:下颌角前 1 寸,下颌骨体之内缘。主治:急、慢性乳蛾肿痛。刺灸法:直刺 0.5 ~ 1 寸。

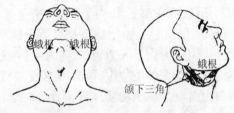

饿马摇铃

针刺手法名。与凤凰展翅对举。《针灸大成》卷四:"其补者有饿马摇铃:用右手大指、食指捻针头,如饿马无力之状,缓缓前进则长,后退则短。"即转针时以拇指向前,缓缓捻转,如饿马无力,故名。

er

耳背沟

耳穴名。也称降压沟、Y 形沟。位于对耳轮上、下脚及对耳轮主干在耳背面呈"Y"字形凹陷沟部。具有镇定、降低血压、抗过敏、止痒之功效。是治疗高血压的特效穴,并对头痛、眼花、顽固性皮肤病,如慢性荨麻疹、牛皮癣等有较好疗效。

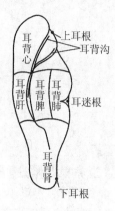

耳垂

奇穴名。见《陈修园医书七十二种·刺疗捷法》。定位:耳垂前面中点。左右共计2穴。主治:锁口疔、针眼等。刺灸法:直刺0.1寸,或点刺出血。

耳垂分区定穴法

是把耳垂正面人为地划分为9个区,以确定耳垂正面的穴位。即耳垂正面,从屏间切迹软骨下缘,至耳垂下缘画3条等距水平线,再在第三水平线上引2条垂直等分线,由前向后,由上向下把耳垂分成9个区。1区为牙,2区为舌,3区为颌,4区垂前,5区为眼,6区为内耳,5、6区交界线周围为面颊,8区为扁桃体,7、9为空白区。

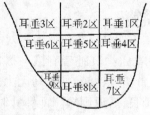

耳根麻醉

中医学认为"耳为宗脉所聚",说明耳为经脉聚会的地方。神经解剖学观察到,耳郭神经丰富,与中枢及外周神经都有着密切的联系,而且这些经络或神经的通路都是经过耳根部的。根据科学实验和临床实践,在耳根周围注射一圈局部麻醉药利用药液的理化性刺激,可以产生镇痛效应。而且临床应用证明其针麻效果与耳针麻醉相似。耳根麻醉操作方法,根据手术情况

选其双耳或单耳,皮肤消毒后,用6~7号皮下注射针头,围绕耳根部(包括耳屏)前、后、上、下的皮下注药一圈,每侧注射0.25%~0.5%利多卡因或普鲁卡因5~15mL,10~15min后即可手术。

耳骨

曲骨穴别名。见《铜人腧穴针灸图经》。详见该条。

耳郭触诊

是用毫针柄或探棒(以弹簧棒最理想),用均匀的压力按压耳郭各穴,寻找耳郭的阳性反应。根据查找出的阳性反应所在穴位的生理解剖部位,用脏腑学说进行分析,从而推断疾病的部位(属何脏、何腑、躯体某部位)及疾病的性质。触诊时用力要均匀,避免出现假阳性。先用探棒在正常皮肤上点压,使患者出现压痛反应,然后进行病区探压,当出现与正常压点反应不同的疼痛时,即为阳性反应点。触压耳穴时,要注意探棒的按压方向,因耳穴有向轮性,诊断时对找出的阳性反应点,要以中医学的基本理论进行辨证,不能简单地以某一敏感点定论为某种疾病。耳郭触诊又分为耳穴压痛法、耳穴划动法及耳穴点压法。

耳郭染色法

耳穴诊法名。是根据疾病状态下耳穴着色程度的不同来诊断疾病的方法。即用一类具有鲜艳色彩的有机化合物,在耳郭上染色,与疾病相关的耳穴就着色,而与疾病无关的耳穴不着色。本法是在液晶或电泳漆研究经络的启发下,根据生物组织学染色的道理,设想机体有病时,相应耳穴神经末梢感受器的兴奋性提高、代谢加快,皮肤角质层更新也快。由于耳郭各处角质层不均匀,角质层薄的耳穴处就容易染色,从而判断出疾病所在的部位。此法适用于慢性病、定位诊断。

耳毫针法

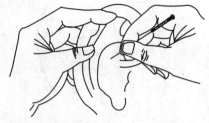

是应用毫针刺激耳穴治疗疾病的方法。选用0.5寸左右毫针，根据临床诊断确定处方后，在拟定的穴区内寻找敏感点，可用视诊或压痛法、电测定法探寻阳性反应点，以确定耳穴。在探得的耳穴上轻压一下，使之成为一个充血的压痕，以便准确针刺。对所针部位消毒，患者取坐位或卧位，术者以左手拇食两指固定耳郭，中指托着针刺部位的耳背，这样既可掌握针刺的深度，又可减轻针刺疼痛。然后用右手拇、食、中三指持消毒过的毫针，在有压痕的敏感点处进针。常用进针方法有速刺和慢刺，速刺法是将针对准敏感点，利用指力与腕力的充分协调，快速垂直刺入耳郭至软骨；慢刺激法是将针对准穴位，慢慢捻转进针，用力需均匀。强刺激法有泻的作用，适用于体质强壮的急性病、热证、实证、瘀血、疼痛等；轻刺激法有补的作用，适用于年老体弱的慢性病、虚证等；中等强度刺激，具平补平泻的作用。针刺刺入皮肤2～3分，达软骨后能留针即可。如果局部反应强烈，症状多能即刻减轻，若局部无针感，应调整毫针针尖方向。留针时间一般20～30min，慢性、疼痛性疾病适当延长留针时间。留针期间可行针1～2次，以加强疗效。儿童或年老体弱者不宜多留针。每日或隔日1次，疗程依病情而定。注意出针后要严格消毒，以防感染。高血压、动脉硬化的患者，针刺前后应适当休息，有习惯流产的孕妇禁针，对于一些扭伤肢体，活动障碍患者，行针时患者适当活动患部，可加强疗效。

耳和髎

经穴名。见《针灸甲乙经》，原名"和髎"，《针灸学简编》始称"耳和髎"。属手少阳三焦经，为手足少阳、手太阳交会穴。定位：在头侧部，当鬓发后缘，平耳郭根之前方，颞浅动脉的后缘。局部解剖：有颞肌，后方有颞浅动、静脉，耳颞神经分支，当面神经颞额支处。主治：头重痛，耳鸣，牙关拘急，颈颌肿，口㖞等。刺灸法：针时避开动脉，斜刺或平刺0.3～0.5寸；艾炷灸1～2壮，或艾条灸5min。

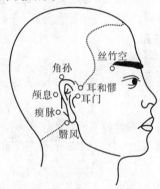

附一：腧穴定位文献记载

《针灸甲乙经》：在耳前兑发下横动脉。

《针灸集成》：在眉直后发际。

《医宗金鉴》：从耳门行耳前，锐发下横动脉中。

附二：腧穴主治文献记载

《针灸甲乙经》：头重，颔痛引耳中，耿耿嘈嘈。

《外台秘要方》：主头重，颔痛引耳中耿耿嘈嘈。

《铜人腧穴针灸图经》：治牙车引急，头重痛、耳中嘈嘈、颔颊肿。

《针灸大成》：头重痛，牙车引急，颈颌肿耳中嘈嘈，鼻涕，面风寒鼻准上肿，痈痛，招摇视瞻，瘛疭，口僻。

《类经图翼》：主治头痛耳鸣，牙车引急，颈项肿，口僻瘛疭。

《新针灸学》：防治头痛，面神经痉挛

或麻痹,颈颌部蜂窝组织炎、鼻炎、鼻息肉、外耳道炎、三叉神经痛等。

《中国针灸学》:主治偏头痛,耳鸣,牙关拘急。

《实用针灸学》:主治头痛,耳鸣,耳聋,颌颊肿,颜面神经麻痹,牙关拘急,瘰疬等。

《针灸学》:主治头痛、耳鸣、牙关紧闭、面瘫等。

耳后发际

奇穴名。出自《备急千金要方》。定位:耳后颞骨乳突下缘当发际处。主治:瘿气,瘰疬等。刺灸法:艾炷灸3～7壮,或温灸5～15min。

附:文献记载

《备急千金要方》:一切瘰疬,灸耳后发际直脉七壮。

《外台秘要方》:灸耳后发际,有一阴骨,骨间有一小穴,亦有动脉,准前灸,大效。

耳夹法

用耳针夹代替毫针作用于耳穴以治疗疾病的方法。由于耳针夹不刺入皮肤,可以减轻或避免患者的痛苦,而且安全方便,能够维持较长时间的感应。使用时用食指抵住弹簧圈,拇指与中指压紧针柄,使夹张开2cm左右,伸入到耳郭上的选定穴位,再慢慢放松拇指和中指,准确地夹在穴位上。患者可自行使用,常作为耳针治疗后巩固疗效的手段。

耳尖

一、经穴别名。即率谷穴,见《银海精微》。详见该条。

二、奇穴名。见《奇效良方》,别名耳涌。定位:在耳尖上,卷耳取之,尖上是穴。局部解剖:布有耳颞神经及耳后动脉。主治:目赤肿痛,目翳,偏正头痛,颜面疔疮,高热;急性结膜炎,沙眼等。刺灸法:直刺,深0.1寸;或三棱针点刺出血。

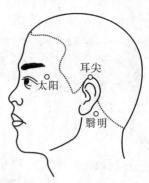

附:文献记载

《奇效良方》:在耳尖上,卷耳取之,尖上是穴。

《奇穴治疗诀》:耳尖,以耳翼卷折,取耳尖上。主治沙眼,眼有翳膜。灸五壮。目疾久不愈,红肿者可刺血,宜灸七壮,不可多灸。

三、耳穴名。位于耳轮顶端,与对耳轮上脚后缘相对的耳轮处,具有抗炎退热、抗过敏、镇静醒脑、明目、止痛、降血压、止晕等功效,主治眼、面颊、咽喉病、脑神经病症,皮肤病等。尤其对发热、高血压、急性结膜炎、麦粒肿(睑腺炎)。

耳灸法

用温热作用刺激耳郭以治疗疾病的方法。耳灸具有温经散寒、疏通经络的作用,能够调整生理功能,促进新陈代谢,增强内分泌活动,提高免疫能力。因耳郭小而穴位集中,临床上常用点燃的卫生线香对准所选的耳穴加以灸治,一般可取2～3穴,灸至患者感觉温热而稍有灼痛为度。也可用蘸过菜油的灯芯草,竖直在耳穴上点燃施灸。温灸全耳郭,则可用普通艾条施灸,使耳郭显著充血有灼热感即可。耳灸的方法应根据病情和条件适当选用,急性病每日灸治1次,慢性病可2～3日灸治1次,复灸时应更换耳穴。耳灸法多用以治疗虚证、寒证和痹痛等。

耳脉

早期经脉名称,近似于手少阳经。马

王堆汉墓帛书《阴阳十一脉灸经》载："耳脉:起于手背,出臂外两骨之间,上骨下廉,出肘中,入耳中。是动则病:耳聋,煇煇䎀䎀,嗌肿。是耳脉主治其所产病:目外渍(眦)痛,颊痛,耳聋,为三病。"参见"手少阳三焦经、手少阳三焦经病"条。

耳门

一、经穴名。见《针灸甲乙经》。属手少阳三焦经。定位:在面部,当耳屏上切迹前方,下颌骨髁状突后缘,张口呈凹陷处。局部解剖:布有耳颞神经、面神经分支、有颞浅动、静脉耳前支通过。主治:耳聋,耳鸣,聤耳,眩晕,齿痛、颈颌痛;中耳炎,下颌关节炎等。刺灸法:张口直刺0.5～1寸;艾炷灸1～3壮,或艾条灸3～5min。

现代研究:有实验提示,针刺动物"耳门",凝血时间明显缩短。临床观察,针刺耳门穴对链霉素毒性耳聋,有显著疗效。

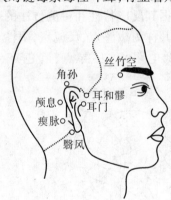

附一:腧穴定位文献记载

《针灸甲乙经》:在耳前起肉当耳缺者。

《针灸大全》:耳门,目后量寸半。

《针灸大成》:耳前起肉,当耳缺者陷中。

《医宗金鉴》:从角孙绕行耳前。

《针灸集成》:在耳前肉峰下缺口外。

附二:腧穴主治文献记载

《针灸甲乙经》:耳聋鸣,头颌痛;耳中有脓;上齿龋。

《备急千金要方》:耳痛。

《针灸大成》:耳鸣如蝉声,聤耳脓汁出,耳生疮,重听无所闻,齿龋,唇吻强。

《循经考穴编》:口喁天吊。

▲注:本穴《针灸甲乙经》云:耳中有脓,禁不可灸。《太平圣惠方》云:不宜灸,有病不过三壮。

二、听会穴别名。见《千金翼方》,详见该条。

耳门前脉

奇穴名。见《千金翼方》。定位:面部,耳轮棘前缘上0.2寸1穴,耳垂下缘相平下0.2寸1穴。左右共计4穴。主治:脾风占喉,言声不出。刺灸法:灸七壮。

附:文献记载

《千金翼方》:脾风占喉言声不出或手上下,灸手十指头;次灸人中、大椎;两耳门前脉,去耳门上下行一寸。

耳迷根

耳穴名。也称中耳根。位于耳背与乳突交界的根部,耳轮脚对应处。有调五脏、利枢机、镇静止痛的功效,主治胆囊炎、胆石症、胆道蛔虫症、腹痛、腹泻等,对癌痛也有显著疗效。

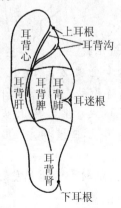

耳鸣沟

耳穴名。自屏间切迹外侧目$_2$穴至内耳处,是诊断耳鸣和听力下降的特定部位。耳鸣的轻重与病程长短,与耳鸣沟皱襞的深浅、长短有一定关系。

耳颞神经点

耳穴名。位于耳屏内侧面，在咽喉与内鼻向内，与之形成等边三角形。主治三叉神经痛，以下颌支疼痛为主。也可用于治疗耳郭痛、偏头痛、头晕，脑神经功能紊乱引起的病症。

耳前角

部位名，指鬓发上部向前方突出的部分。又称曲角。沈彤《释骨》：" ……其前曰耳前角，亦曰角，形曲故又曰曲角。"《素问·气府论篇》："耳前角上各一；耳前角下各一。"王冰注，指颔厌、悬厘穴。参见"曲角"条。

耳上

一、奇穴名。见《备急千金要方》。《经外奇穴图谱》列作奇穴。定位：头颞部，卷耳，耳尖直上三横指处。计2穴。主治：小儿暴痫。刺灸法：灸3~7壮。

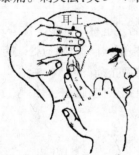

附：文献记载

《备急千金要方》：治小儿暴痫，若目反上视，眸子动，当灸囟中……次灸两耳上，卷耳取之，当卷耳上头是也。一法：大人当耳上三横指，小儿各自取其指也。

二、奇穴别名。指耳上发际，见《类经图翼》。

耳上角

部位名。部位当耳上方及其后部。沈彤《释骨》："当耳之后上起者曰耳上角，曰耳后上角。"《灵枢·经脉》足太阳经脉"从巅至耳上角"，交会于足少阳胆经曲鬓、率谷、浮白、窍阴、完骨各穴。

耳上发际

奇穴名。又名耳上。见《备急千金要方》定位：在颞部，耳尖直上入发际处。主治：瘿瘤，卒癫，口腔炎，齿龈炎，咀嚼困难等。刺灸法：针直刺0.1~0.2寸；艾炷灸3~7壮。

附：文献记载

《备急千金要方》：卒癫，灸耳上发际各五壮。

《经外奇穴治疗诀》：耳上，耳翼正中直上发际是穴。主治瘿瘤，灸七壮至十五壮。

耳穴

是耳郭上能反应机体生理功能和病理变化的特定部位，诊断和治疗疾病的特定点。根据其反应特性和检测方法的不同，也可将其称为敏感点、反应点、阳性点、压痛点、低电阻点、良导点、着色点、治疗点等。

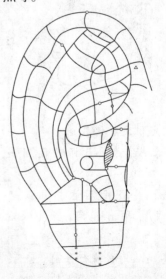
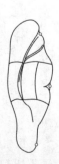

耳穴定位及主治

分部	穴名	定位	主治	曾用名及合并穴名
耳轮 (11穴)	耳中	在耳轮脚处,即耳轮1区	呃逆,荨麻疹,皮肤瘙痒,小儿遗尿症,咯血	零点,膈、神经官能症点
	直肠	在耳轮脚棘前上方的耳轮处,即耳轮2区	便秘,腹泻,脱肛,痔疮	直肠下段
	尿道	在直肠上方的耳轮处,即耳轮3区	尿频,尿急,尿痛,尿潴留	
	外生殖器	在对耳轮下脚前方的耳轮处,即耳轮4区	睾丸炎,附睾炎,外阴瘙痒	
	肛门	在三角窝前方的耳轮处,即耳轮5区	痔核,肛裂	痔核点
	耳尖	在耳郭向前对折的上部尖端处,即耳轮6、7区交界处	发热,高血压,急性结膜炎,麦粒肿	扁桃体
	结节	在耳轮结节处,即耳轮8区	头晕,头痛,高血压	肝阳$_1$,肝阳$_2$,枕小神经
	轮1	在轮结节下方的耳轮处,即耳轮9区	扁桃体炎,上呼吸道感染,发热	扁桃体$_2$,扁桃体$_3$
	轮2	在轮1区下方的耳轮处,即耳轮10区	扁桃体炎,上呼吸道感染,发热	
	轮3	在轮2区下方的耳轮处,即耳轮11区	扁桃体炎,上呼吸道感染,发热	
	轮4	在轮3区下方的耳轮处,即耳轮12区	扁桃体炎,上呼吸道感染,发热	
耳舟 (6穴)	指	在耳舟上方处,即耳舟1区	甲沟炎,手指疼痛和麻木	阑尾$_1$
	腕	在指区的下方处,即耳舟2区	腕部疼痛	
	风溪	在耳轮结节前方,指区与腕区之间,即耳舟1、2区交界处	荨麻疹,皮肤瘙痒,过敏性鼻炎	过敏区、荨麻疹点,结节内
	肘	在腕区的下方处,即耳舟3区	肱骨外上髁炎,肘部疼痛	睡眠诱导点
	肩	在肘区的下方处,即耳舟4、5区	肩关节周围炎,肩部疼痛	阑尾$_2$
	锁骨	在肩区的下方处,即耳舟6区	肩关节周围炎	肾炎点,阑尾$_3$
对耳轮 (14穴)	跟	在对耳轮上脚前上部,即对耳轮1区	足跟痛	
	趾	在耳尖下方的对耳轮上脚后上部,即对耳轮2区	甲沟炎,趾部疼痛	
	踝	在趾、跟区下方处,即对耳轮3区	踝关节扭伤	
	膝	在对耳轮上脚中1/3处,即对耳轮4区	膝关节肿痛	
	髋	在对耳轮上脚1/3处,即对耳轮5区	髋关节疼痛,坐骨神经痛	

分部	穴名	定位	主治	曾用名及合并穴名
对耳轮 (14穴)	坐骨神经	在对耳轮下脚的前2/3处,即对耳轮6区	坐骨神经痛	
	交感	在对耳轮下脚末端与耳轮内缘相交处,即对耳轮6区前端	胃肠痉挛,心绞痛,胆绞痛,输尿管结石,自主神经功能紊乱	
	臀	在对耳轮下脚的后1/3处	坐骨神经痛,臀筋膜炎,即对耳轮7区	
	腹	在对耳轮体前部上2/5处,即对耳轮8区	腹痛,腹胀,腹泻,急性腰扭伤	
	腰骶椎	在腹区后方,即对耳轮9区	腰骶部疼痛	
	胸	在对耳轮体前部中2/5处,即对耳轮10区	胸胁疼痛,胸闷,乳腺炎	
	胸椎	在胸区后方,即对耳轮11区	胸胁疼痛,经前乳房胀痛,乳腺炎,产后泌乳不足	乳腺
	颈	在对耳轮体前部下1/5处,即对耳轮12区	落枕,颈项肿痛	
	颈椎	在颈区后方,即对耳轮13区	落枕,颈椎综合征	甲状腺
三角窝 (5穴)	角窝上	在三角窝前1/3的上部	高血压	降压点
	内生殖器	在三角窝前1/3的下部	痛经,月经不调,白带过多,功能性子宫出血,遗精,早泄	子宫,精宫,天癸
	角窝中	在三角窝中1/3处	哮喘	喘点,肝炎点
	神门	在三角窝后1/3的上部	失眠,多梦,痛证,戒断综合征	
	盆腔	在三角窝后1/3的下部	盆腔炎	腰痛点
耳屏 (9穴)	上屏	在耳屏外侧面上1/2处	咽炎,鼻炎	
	下屏	在耳屏外侧面下1/2处	鼻炎,鼻塞	
	外耳	在屏上切迹前方近耳轮部	外耳道炎,中耳炎,耳鸣	耳
	屏尖	在耳屏游离缘上部尖端	发热,牙痛	珠顶,渴点
	外鼻	在耳屏外侧面中部	鼻前庭炎,鼻炎	鼻眼净
	肾上腺	在耳屏游离缘下部尖端	低血压,风湿性关节炎,腮腺炎,间日疟,链霉素中毒性眩晕	
	咽喉	在耳屏内侧面上1/2处	声音嘶哑,咽喉炎,扁桃体炎	
	内鼻	在耳屏内侧面下1/2处	鼻炎,副鼻窦炎,鼻衄	
	屏间前	在屏间切迹前方耳屏最下部	口腔炎,上颌炎,鼻咽炎	

分部	穴名	定位	主治	曾用名及合并穴名
对耳屏 (8穴)	额	在对耳屏外侧面的前部	头痛,头晕,失眠,多梦	
	屏间后	在屏间切迹后方对耳屏前下部	额窦炎	
	颞	在对耳屏外侧面的中部	偏头痛	太阳
	枕	在对耳屏外侧面的后部	头痛,头晕,哮喘,癫痫,神经衰弱	晕点
	皮质下	在对耳屏内侧面	痛证,间日疟,神经衰弱,假性近视	卵巢,睾丸,兴奋点
	对屏尖	在对耳屏游离缘的尖端	哮喘,腮腺炎,皮肤瘙痒,睾丸炎,附睾炎	平喘,腮腺
	缘中	在对耳屏游离缘上,对屏尖与轮屏切迹之中点处	遗尿,内耳眩晕症	脑点,脑干,遗尿点
	脑干	在轮屏切迹处	后头痛,眩晕,假性近视	
耳甲 (21穴)	口	在耳轮脚下方前1/3处	面瘫,口腔炎,胆囊炎,胆石症,戒断综合征	
	食管	在耳轮脚下方前1/3处	食管炎,食管痉挛	
	贲门	在耳轮脚下方后1/3处	贲门痉挛,神经性呕吐	
	胃	在耳轮脚消失处	胃痉挛,胃炎,胃溃疡,失眠,牙痛,消化不良	幽门,下垂点
	十二指肠	在耳轮脚及部分耳轮与 AB 线之间的后1/3处	十二指肠溃疡,胆囊炎,胆石症,幽门痉挛	
	小肠	在耳轮脚及部分耳轮与 AB 线之间的中1/3处	消化不良,腹痛,心动过速,心律不齐	
	大肠	在耳轮脚及部分耳轮与 AB 线之间的前1/3处	腹泻,便秘,咳嗽,痤疮	结肠
	阑尾	在小肠区与大肠区之间	单纯性阑尾炎,腹泻	
	艇角	在对耳轮下脚下方前部	前列腺炎,尿道炎	前列腺
	膀胱	在对耳轮下脚下方中部	膀胱炎,遗尿症,尿潴留,腰痛,坐骨神经痛,后头痛	
	肾	在对耳轮下脚下方后部	腰痛,耳鸣,神经衰弱,肾盂肾炎,哮喘,遗尿症,月经不调,遗精,早泄	
	输尿管	在肾区与膀胱区之间	输尿管结石绞痛	
	胰胆	在耳甲艇的后上部	胆囊炎,胆石症,胆道蛔虫症,偏头痛,带状疱疹,中耳炎,耳鸣,听力减退,急性胰腺炎	

分部	穴名	定位	主治	曾用名及合并穴名
耳甲 (21穴)	肝	在耳甲艇的后下部	胁痛,眩晕,经前期紧张症,月经不调,更年期综合征,高血压,假性近视,单纯性青光眼	
	艇中	在小肠区与肾区之间	腹痛,腹胀,胆道蛔虫症,腮腺炎	脐中,腹水,醉点,前腹膜,后腹膜
	脾	在BD线下方,耳甲腔的后上部	腹胀,腹泻,便秘,食欲不振,功能性子宫出血,白带过多,内耳眩晕症	
	心	在耳甲腔正中凹陷处	心动过速,心律不齐,心绞痛,无脉症,神经衰弱,癔症,口舌生疮	
	气管	在心区与外耳门之间	咳喘	
	肺	在心、气管区周围处	咳喘,胸闷,声音嘶哑,痤疮,皮肤瘙痒,荨麻疹,扁平疣,便秘,戒断综合征	
	三焦	在外耳门后下,肺与内分泌区之间	便秘,腹胀,上肢外侧疼痛	
	内分泌	在耳屏切迹内,耳甲腔的前下部	痛经,月经不调,更年期综合征,痤疮,间日疟	
耳垂 (8穴)	牙	在耳垂正面前上部	牙痛,牙周炎,低血压	牙痛点,升压区点,拔牙麻醉点
	舌	在耳垂正面中上部	舌炎,口腔炎	上腭,下腭
	颌	在耳垂正面后上部	牙痛,颞颌关节功能紊乱	上颌、下颌
	垂前	在耳垂正面前中部	神经衰弱,牙痛	拔牙麻醉点,神经衰弱点
	眼	在耳垂正面中央部	假性近视	
	内耳	在耳垂正面后中部	内耳眩晕症,耳鸣,听力减退	
	面颊	在耳垂正面眼区与内耳区之间	周围性面瘫,三叉神经痛,痤疮,扁平疣	
	扁桃体	在耳垂正面下部	扁桃体炎,咽炎	
耳背 (6穴)	耳背心	在耳背上部	心悸,失眠,多梦	
	耳背肺	在耳背中内部	咳喘,皮肤瘙痒	
	耳背脾	在耳背中央部	胃痛,消化不良,食欲不振	
	耳背肝	在耳背中外部	胆囊炎,胆石症,胁痛	
	耳背肾	在耳背下部	头痛,头晕,神经衰弱	
	耳背沟	在对耳轮沟和对耳轮上、下脚沟处	高血压,皮肤瘙痒	降压沟

续表

分部	穴名	定位	主治	曾用名及合并穴名
耳根 (3穴)	上耳根	在耳根最上处	鼻衄(鼻出血)	郁中,脊髓₁
	耳迷根	在耳轮脚后沟的耳根处	胆囊炎,胆石症,胆道蛔虫症,鼻塞,心动过速,腹痛,腹泻	
	下耳根	在耳根最下处	低血压	

耳穴按摩法

在耳郭不同部位上用双手进行按摩、提捏的一种治疗方法。耳穴按摩无痛苦,对某些疾病如头痛、神经衰弱、高血压等有辅助疗效。每日早晚按摩,可以激发经气,通经活络,起到一定的防病保健作用。按摩的方法主要有全耳按摩、手摩耳轮、提捏耳垂等。全耳按摩法是先将双手掌心摩擦发热,然后再先后按摩耳郭腹背两面。手摩耳轮法是以双手握空拳,以拇、食二指沿耳轮上下来回按摩。提捏耳垂法是以双手自行提捏耳垂,手法由轻到重,每次 3 ~ 5min,每日早、晚各 1 次。耳郭按摩只有长期坚持,方能奏效。现今,用探棒或指针在耳穴上按摩,也能调整相应脏腑功能和局部功能,从而有镇静、止痛和舒筋活络的作用。

耳穴变色

指耳郭部穴位皮肤色泽的病理性变化。在病理情况下,耳郭相应的部位会出现各种阳性反应,变色属于其中一种。视诊时,耳郭皮肤的某些部位可见红晕、暗红、暗灰、苍白,或中央呈白色而边缘红晕,以点状或片状形式出现。可见于胃脘痛、吐血、便血、腹泻、肠痈、胁肋痛、淋证、水肿、咳嗽、痹证、眩晕及妇科疾病时。

耳穴变形

指耳郭穴位发生的病理性形态改变。在病理情况下,耳郭的相应部位会出现各种阳性反应,变形则属于其中一种。视诊或触诊时,耳郭可发现结节状隆起,或见点状凹陷,圆圈形凹陷,条索样隆起及纵横交错的线条等形状改变。可见于胁痛、癥瘕、劳瘵、癌症、腰痛、痿证、心悸、怔忡等病证中。

耳穴辨证诊断

耳穴辨证是通过耳穴的望诊、触诊、听诊所采集的阳性反应点,以中医基础理论为指导,结合临床证候进行分析归纳,然后判断疾病发生的部位、疾病的属性的诊断方法。临床上切忌以一两个阳性点做出诊断。由于耳穴具有一穴多功能的特点,一个病症可有多个反应点,一个反应点又可能是多个症状或疾病的共同反应。因此,在耳穴辨证时必须运用脏腑、阴阳、五行的内在联系综合分析,做出正确的判断。

耳穴迟钝反应

耳穴反应之一。即少数患者耳郭电阻值高,耳郭的病理性敏感点匮乏,刺激耳穴无得气感应的现象。用耳穴探测器检测双耳郭部毫无反应,针刺感应迟钝或缺失。危重患者易出现这种现象,其治疗效果差,宜改用其他疗法。

耳穴触诊法

耳穴诊断法之一。是通过耳穴压痛敏感点及有无压痕和形态改变来诊察疾病的一种方法。即根据人体患病时与疾病相关部位的耳穴诊断会出现低痛阈及形态的改变,而用压痛棒和耳穴仪探触穴位,通过寻找压痛敏感点及有无压痕和形态的改变进行诊断的方法。常见触诊法有耳穴压痛法、耳穴探触法、耳穴触摸法。在机体患病的病理改变过程中,其发生、发展、转归不同,耳穴随之发生不同类型变化。慢性器质性疾病,在病愈后耳穴上可遗留下永久性的反应痕迹。本法主要适用于慢性病、器质性疾病和既往史的诊断。

耳穴穿刺细胞学法

指运用细胞穿刺的方法研究耳穴诊断疾病的一种方法。由上海医科大学肿瘤医院施永明在耳穴视诊的基础上,穿刺细胞对照观察发现的。例如,鳞癌在耳穴上的病理性改变是:暗灰色或褐色,点状或片状,凹凸不平小洞,界限清楚,梅花形。腺癌在耳穴上的病理变化是:褐色凹陷腺结构,梅花形。未分化癌在耳穴上的病理性改变是:皱纹,脚爪形黑色平滑肌样梅花形,有深浅。开创了从细胞学角度研究耳穴,进行诊断的新途径。

耳穴吹振法

是一种利用压缩空气产生的振动刺激耳穴治疗疾病的方法。用电动空气压缩机,将橡皮管一头接于压缩机出气口,另一头接于铁制的耳穴吹振器柄部。开动空气压缩机,使其压力达 20～25kg,然后调节出气开关使进出气平衡,压力表指针保持在22.5kg 以上,即以针头对准耳穴,借振动气流每穴吹 25min。

耳穴磁疗法

应用磁场作用于耳穴以治疗疾病的方法。主要是利用磁体中产生的磁力线透入耳郭穴位。具有良好的镇痛、止痒、催眠、止喘和调整自主神经功能等作用。耳穴治疗的方法有直接贴敷法,间接贴敷法,埋针加磁法,磁电法和磁泥法等,最常采用的是磁珠贴敷。磁珠的直径是 1～3mm,磁场强度为 0.02～0.05T 或 0.1T 以上,探准耳穴敏感点后,将磁珠放在胶布中央,直接贴在耳穴上。有时为了减少磁珠直接作用于皮肤所产生的副作用,先用薄层脱脂棉将磁珠包起来,然后固定于局部耳穴。对于皮肤病及痛症,可先按埋针法把皮内针埋在耳穴内,而后在针柄上敷一粒磁珠并用胶布固定,使磁场通过针体导入,给予较长时间的刺激。

耳穴点刺法

也称点穴治疗法。即用毫针点刺,对耳穴表面施以浅刺激的治疗方法。先将耳郭皮肤常规消毒,毫针垂直刺入选好的耳穴,用针反复轻轻点刺耳穴,使皮肤略有渗出液,再以消毒棉将渗出液拭去。本法适应证广,常用于头痛、神经衰弱、高血压病、痛经、神经性皮炎等疾病。

耳穴点压法

耳郭触诊方法之一。即用点压的方法来触压耳穴进行诊断的方法。此法用于区分反应点的真伪。用探棒或耳穴探测仪的探笔,在某一穴的区域内,或穴位与穴位之间进行点压,寻找敏感点,以出现针刺样疼痛为阳性反应;或探压部位出现凹陷的凹陷深、凹陷恢复快为阳性反应。以此两项作为临床诊断的依据。

耳穴电测定法

耳穴探查法之一。是采用一定的仪器,测定耳穴的电阻、电位、电容等变化以确定耳穴穴位的方法。常用的耳穴探测仪器有电表指示式、音响指示式、氖灯指示式等多种。目前少数人是通过测定皮肤电位来探查耳穴的,绝大多数人是在耳郭上探查电阻较低的穴位(良导点)来确定穴位的。正常人耳郭电阻为 $200 \times 10^4 \Omega$ 左右,疾病情况下电阻在相应穴点可下降到 $5 \times 10^4 \sim 15 \times 10^4 \Omega$。这些电阻低的耳穴就可通过指示灯、音响或仪表反映出来。

耳穴电针法

将传统的耳穴针刺法与脉冲电流刺激相结合的一种治疗方法。它利用不同波形的脉冲电刺激来强化耳穴的调节功能,从而达到增强治病效果的目的。凡适用于耳针治疗的各种疾病均可使用此法,特别是对一些精神、神经系统的疾病、内脏痉挛痛及发作性病症尤为适宜,并可作为耳针麻醉的刺激方法。使用时先将毫针分别刺入所选耳穴,根据病情选择好所需的波形和频率,将电针机的一对输出导线的正负极分别连接在两根毫针柄上(一对导线的正负二极宜连接在同侧耳郭,超过2枚以上者宜远距离相接配对),再拨动电位器开关,逐渐调高输出电流至所需的刺激量。电流刺激量应根据病情而定,一般中等量刺激即可,顽固性病症刺激量宜适当增大,但应以患者能耐受为度。通电时间一般以10~20min为宜。在通电过程中,人体经过几分钟的电刺激后,往往有从适应到感觉变弱的转化情况,此时应适当地加大输出。

耳穴耳部反应

耳穴反应之一。即针刺耳郭或贴压耳穴时,多数耳穴有剧痛感,少数有酸麻胀凉的感觉,数分钟后耳郭局部或整只耳郭渐见充血发热的现象。这些均属于耳针的"得气"反应。一般认为出现耳郭反应都有较好的疗效。个别患者经压丸或耳针后,耳郭会呈现弥漫性、无菌性的红肿现象,通常无须处理,停止治疗或休息数日即能自行消肿。出现耳郭反应对疗效无影响。这类患者宜使用超声波、激光等刺激方法。

耳穴反效应

耳穴反应之一。在耳针治疗中偶可出现。即原有的症状如头痛、头晕、心悸、高血压等症状非但无改善,反而有所加重。常因患者精神紧张,刺激耳穴过多或刺激强度过大,手法不当等诱发。一般均属短时的反射性变化,稍加调整和适应后即可消失,大部分患者仍可继续治疗。若反效应持续不退,则应停止治疗,或更换刺激方法。

耳穴反应

针刺反应之一。是刺激耳穴后,在全身或局部出现的各种不同的正常或异常反应。这些反应的产生与患者经络感传的敏感性、机体的反应性有密切关系。按出现反应的部位及机体对针刺的敏感性,一般可分为耳部反应、患部反应、经络反应、全身反应、"闪电"反应、连锁反应、延缓反应、适应反应、迟钝反应、反效应等。

耳穴反应点

耳穴诊疗点之一。统指耳郭上的低电阻点、压痛点、变色点(区)、变形点(区)、脱屑区、丘疹点。其形成有两方面的因素。一是当某处发生病变时,会在耳郭相应部位出现阳性反应。二是当人体某处患病时,必然会影响到与之在生理、病理上密切联系的相应部位,并在耳郭上出现阳性反应。急性炎症性疾病的阳性反应呈点状、片状红晕、充血、红色丘疹或有脂溢及光泽现象出现;慢性器质性疾病的阳性反应点多呈白色点状或片状,或皮肤出现凹陷、隆起、白色丘疹,或呈片状、丘疹样充血,肿瘤疾病的反应点呈结节状隆起,暗灰色点状、片状形态出现;各种皮肤病和内分泌方面疾病的阳性反应呈糠皮样皮肤脱屑状,不易擦去;手术后及外伤后瘢痕阳性反应呈条段状、线状、圆形、半圆形的白色或暗灰色的瘢痕。检查时光线要充足,以自然光为准;视诊前不要擦洗耳郭,以免皮肤充血及出现假阳性反应点;触诊时用力应均匀,时间相等;探诊时要压力适中,速度均匀,各穴停留时间一致;应注意仪器灵敏度、电流强度等问题。

耳穴放射性同位素疗法

是应用不同的放射性同位素,贴敷耳穴或进行耳穴注射治疗疾病的一种方法。放射性同位素磷在衰变时释放的放射线具有一定的刺激性,可提高细胞的生理功能,射线作用于耳穴的经络、神经,可起到良好的治疗作用。用王不留行籽 100 粒,放于玻璃试管内,饱和吸收磷溶液 0.05 ~ 0.1mL,含放射性强度 3.7×10^{6}Bq,烤干备用,每粒含 3.7×10^{4}Bq,将吸附磷之王不留行籽用镊子夹放在胶布中央,然后贴敷在耳穴上,每次敷贴 2 ~ 4 粒,双耳交替应用,3 天更换 1 次,5 次为 1 个疗程。敷贴物要定时收回,以专用器皿盛放,以免污染。此法用于头昏、头痛、神经衰弱等病效果好。

耳穴放血法

用三棱针或小手术刀在耳部穴位及静脉处进行点刺、切割放血的一种治疗方法。耳穴放血的部位,大多在耳郭的尖端部、隆起处或耳背静脉血管。为使出血顺利,施术前先揉按耳郭使其充血。消毒后,用三棱针对准施术部位迅速刺入约 2mm 深,或用手术刀在耳背静脉处进行划割,深约 1mm。每次根据患者的具体情况放血 5 ~ 10 滴,隔日 1 次,急性病每日 1 ~ 2 次。耳背静脉需多次放血者,应从静脉远心端开始,不宜首次就在中央划割。该法具有疏通经络、祛瘀生新、镇静泄热、泻火止痛的作用,凡属血瘀、邪热的各种疾患均可使用。临床上对四肢或躯干急性扭伤、眼结膜炎,可在耳尖和病变相应处放血;高血压可在降压沟、耳尖处放血;小儿湿疹、神经性皮炎可在耳背寻找一充血最明显处放血,均能取得显著疗效。

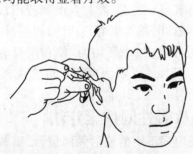

耳穴分布规律

耳穴在耳郭上呈规律性分布。与人体有相对应的关系,它在耳前外侧面的排列像一个在子宫内倒置的胎儿,头部朝下,臀部及下肢朝上,腰部及躯干在中间。具体说,耳垂相当于头面部;对耳屏相当于咽喉、内鼻、肾上腺;屏上切迹相当于外耳;对耳轮相当于躯干;对耳轮下脚相当于臀部;对耳轮上脚相当于下肢;耳舟相当于上肢;三角窝相当于盆腔、内生殖器;耳轮脚相当于膈肌;耳轮脚周围相当于消化道;耳甲艇相当于腹腔;耳甲腔相当于胸腔;屏间切迹相当于内分泌腺系统。掌握这种对应规律,可快速定位取穴。然而有的耳穴分布又不完全在耳郭解剖相应的部位上,如肾上腺穴、卵巢穴、睾丸穴。因此取穴时需注意其特殊性。

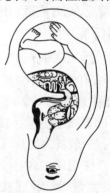

耳穴刮动法

疗法名称。是用钝器刮动耳穴表面,产生浅表刺激,激发经络功能的一种治疗方法。由于耳的经络穴位分布较浅,很适宜于用此法治疗。可选择耳穴较为集中处作为刮动部位,如外耳道口、耳屏、对耳屏、对耳轮及其上下脚、耳轮脚、耳轮和耳背等部位。方法是根据病情需要选择刮动部位,常规消毒耳郭后,于所选的耳穴部位处朝着一个方向刮动 2 ~ 3mm 宽,以轻度出血为度,每次可选 2 ~ 3 个耳穴进行刮动治疗,每日或隔日 1 次,3 ~ 5 次为 1 个疗程。

耳穴国际标准化方案

国际标准化方案之一。为适应国际耳穴研究和学术交流所制订的耳郭穴位标准化方案。由于世界各国对耳穴的认识各异，缺乏统一的定位、命名标准，加上耳穴数量不断增加，造成了耳穴的混乱现象。1982 年 12 月，世界卫生组织西太平洋区办事处委托我国拟订耳穴的国标化标准方案。我国召开专题会议，根据我国对耳穴研究和应用的实际情况，参阅英、德、法、日各国文献，选取了临床实用有效的、不能为其他穴所代替的耳穴，并兼顾不同语种的人都易于学习和掌握，经过反复修改，制订出"耳针穴名国际化标准方案"。1987 年 6 月，在韩国汉城（现称首尔）举行的"国际穴名标准化工作会议"上，基本通过了此项方案。该方案共有耳穴 90 个，对耳穴名称、定位、主治病证均做了统一规定。

耳穴划动法

耳郭诊法名称。是用探棒或耳穴探测仪的探笔，在耳郭各穴位区进行划动，寻找阳性反应的一种方法。划动法既能发现阳性反应，又不易遗漏敏感点，是耳穴触诊的常用方法。用耳穴探测仪的探笔探查穴位时，要注意敏感点发出响声的强弱，反应速度的快慢，音频的高低，并注意探笔下有无触到隆起、有无凹陷等。

耳穴患部反应

经耳针后，相应患部或内脏自觉有热流运动舒适之感，有时患部肌肉出现不自主的运动。如面神经炎患者耳针时，可看到面部颊肌、眼轮匝肌和额肌的颤动或跳动；直肠松弛、子宫下垂的患者，当刺激耳郭时，常可觉得患部有向上提拉紧缩的感觉。

耳穴激光法

是把现代的激光技术引入耳穴治疗的一种新疗法。它以激光对人体组织的光热刺激作用，代替古典针刺的机械能，提高治疗效果。此法无痛，使用简便，治疗时间短，每穴仅需 2～3min，而且免除了耳部感染、滞针、断针的可能性，对老年体弱者和儿童尤为适宜。目前所使用的激光器，以小功率的氦氖激光治疗仪为主。使用前先将激光治疗仪调试好，待红色激光光束稳定输出，达到该机的最大工作范围，即可直接按顺序照射耳穴。每日或隔日治疗 1 次，10 次为 1 个疗程，根据病情双耳同时或交替照射，疗程间应停照休息 1 周。主要用于治疗高血压、哮喘、心律不齐、痛经、过敏性鼻炎、复发性口腔炎等。

耳穴经络反应

耳穴反应之一。即刺激耳穴后，部分患者沿着十二经络循行路线出现酸、麻、蚁行等感觉，甚至有的患者可出现电击样反应。临床发现足太阳膀胱经、足阳明胃经、足少阳胆经循行感传的阳性率高。经络反应常与手法的强弱有关，强刺激手法的出现率明显高于弱刺激手法，少数患者在直接留置皮内针或耳穴压丸时也有经络反应。这反映了耳针与体针的相应关系及耳针与机体整体的关系。治疗时出现经络反应者，往往收效迅速，疗效较好。

耳穴经络学说取穴法

耳穴取穴原则之一。是根据经络循行分布和主治功能选取耳穴的方法。如手阳明大肠经循行过下牙齿，胃经循行经过上齿龈，故治疗齿痛可取大肠穴和胃穴；足少阳胆经循行"上抵头角"，故治疗偏头痛可选胆穴；坐骨神经痛，疼痛部位在膀胱经循行之处，可取耳膀胱穴来治疗，若痛沿下肢外侧面正中，可取胆穴治疗。

耳穴离子透入法

疗法名称。是用电离子透入机将药物导入耳穴内的一种治疗方法，用离子透入机接上所选耳穴。阴离子由正极导入，阳离子由负极导入,电流先小后大,每次 10～30min。

耳穴连锁反应

耳穴反应之一。即用耳针治疗患者某一病症时,往往使其他一些病症也同时获得缓解或痊愈的现象。如治疗气管炎的同时,随着咳喘症状的改善,患者双下肢的皮肤病症状也明显减轻;在治疗神经衰弱的同时,有时可使神经性皮炎、心律失常症状减轻。连锁反应体现了耳穴一穴多治的特点。

耳穴良导法

生物电在体内借助组织的电解质,呈容积导电形式投射到皮肤表面。当组织或器官有病时,其异常生物电沿经络通道反应到耳穴(或体穴),在耳郭上表现为相应部位的阻抗明显降低(包括电阻的减小和电容增大),用阻抗的变化来诊断疾病的方法称之为"良导法"。阳性反应的穴位叫"良导点",也称"敏感点"。是良导点的电阻明显减小,电容增大。阻抗的大小受人体因素、环境的温度和湿度、季节变化的影响。探测时压力的大小、皮肤表面的状况及不同的测试仪器等多种因素,使测得的结果有很大差别。所以,测得的参数是一个常变量,只能做定性的相对分析,不能做定量的确切依据。

耳穴临床经验取穴法

耳穴取穴原则之一。是根据临床经验选取耳穴的方法。在长期临床实践中,人们总结出一些耳穴治疗疾病疗效独特。如目赤肿痛用耳尖穴;发热也可取耳尖穴点刺放血;高血压病用高血压点;神经性皮炎选用腮腺点等。借此选穴可提高治疗效果。

耳穴埋针法

是将皮内针埋于耳穴治疗疾病的方法。皮内针刺入耳穴可以产生一种柔和而持久的刺激,能够巩固疗效,防止复发,从而使疾病或某些症状得到缓解或痊愈。首先在耳郭上找准病变的压痛点或用耳穴探测仪测得低电阻点,用探棒稍加按压,留下一个充血压痕标记。局部皮肤消毒后,用镊子夹住皮内针针柄,轻轻刺入所选的穴位皮内,一般刺入针体的2/3,再用胶布固定。若用揿针,可直接将揿针的针环贴在预先剪好的小块胶布中央,揿按在耳穴内。一般埋患侧单耳即可,必要时可埋双耳,埋针期间每天自行按压3次,留针3～5天。此法对于一般慢性疾病,体质虚弱患者,或无法长期坚持针刺治疗者较为适宜。近年来国外也有在耳穴内埋入尼龙丝、钢珠治病的报道。

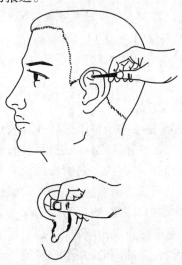

耳穴梅花针法

它由体穴梅花针法衍变而来,是用耳梅花针或耳毫针点刺耳穴治疗疾病的一种方法。施用本法时先自行按摩双耳数分钟,使耳郭呈充血状态,局部消毒后,施术者左手固定托住耳郭,右手持梅花针针具,在已选定耳穴行快速雀啄样点刺。刺激手法由轻到重,叩至耳郭充血发热,并见少量点状出血为止。叩后用消毒干棉球擦去渗血,再用酒精消毒。视病情可隔日或3～4日1次,7次为1个疗程。本法具有疏通经络、清热解毒、祛瘀生新、调节脏腑功能的作用。适用于面神经麻痹、股外侧皮神经炎，皮肤病如痤疮、酒渣鼻、扁平疣、白癜风、神经性皮炎、皮肤瘙痒症等。

耳穴敏感点

耳针诊疗点之一。指耳穴的低阻抗点。人体不断地产生生物电，这些生物电通过经络投射到耳穴上来。当人体患病时，其异常生物电则沿经络反映到耳穴上，表现为耳郭相应部位的阻抗明显降低。应用耳穴探测仪，可以找出阻抗降低点，它既可作为疾病诊断的依据，又可作为治疗的刺激点。此外，也可将耳穴压痛点和阳性反应点作为耳穴敏感点。

耳穴名称与部位国家标准

国颁标准之一。是为适应我国耳针耳穴的发展，促进耳穴名称与部位的规范化而制定的国家标准。为统一耳穴名称与部位，有利于国内外耳穴的学术交流研究，进一步推广各地耳穴经验，由国家中医药管理局审定，国家技术监督局于 1992 年 10 月 16 日发布了中华人民共和国国家标准《耳穴名称与部位》，标准号码为 GB/T 13734—92，已于 1993 年 5 月 1 日起正式实施。本标准规定了人体 91 个耳穴的名称与耳穴的标准部位。例如神门穴，为三角窝穴位。标准规定为："在三角窝后 1/3 的上部，即三角窝 4 区。"本标准对耳郭标志线、分区进行了规定，并附图说明。耳穴名称与部位国家标准，是我国中医界又一个具有法律效力、强制执行的国颁标准，适用于耳穴的医疗、教学、科研、出版及国内外学术交流。其制定与实施，将有利于耳穴疗法的进一步推广应用。

耳穴模型

针灸教具名。又称耳针模型。一般用塑料或乳胶制成，大小与人耳相仿。其上标示耳针穴位的位置，以供针灸教学和临床参考。

耳穴模压疗法

根据患者的耳郭制成塑料模具，在相应的穴位上开孔后安置各种刺激物进行按压治疗疾病的方法。因患者耳郭均不相同，故须制备与本人耳郭大小、形状相吻合的模型。耳膜上外耳道口处有一开口，不会影响听力。根据病情需要，在耳膜上开穴孔，穴孔内安置各种刺激物，如王不留行籽、磁珠、电极、药物等，进行按压或刺激治疗。耳穴膜应两耳交替使用，3～5 日更换一侧。如两耳同时使用，治疗 3～5 日后需休息 2～3 日。

耳穴取穴原则

是应用耳穴治疗的取穴依据。耳穴取穴应按照下列原则：❶按相应部位选穴：如胃痛选胃穴；腹泻选大肠、小肠穴；肩痛选肩穴。❷按脏腑经络学说及其生理病理关系选穴：如肝开窍于目，眼病可选用肝点；肺主皮毛，皮肤病常选用肺点。❸按现代医学知识选穴：如溃疡病选取交感、脑点；月经不调选取内分泌点。❹按临床经验选穴：如高血压病用高血压点；目赤肿痛用耳尖穴点刺放血；神经性皮炎选用腮腺点等。以上方法可单独使用，也可两种或两种以上方法配合使用，力求少而精，一般每次应用 2～3 穴。多用同侧，也可取对侧或双侧。总之，不可拘泥于某种取穴法，而应使这些取穴方法互相结合，相辅相成。

耳穴全身反应

耳穴反应之一。即接受耳针治疗后的患者，表现出精力旺盛，抗病力增强的现象。全身反应有多方面的表现，如胃肠病患者可有胃肠蠕动增加，饥饿感；皮肤病患者可出现冷热的感觉。也有患者出现颈项转动不利、颞颌关节胀痛等反应，这多因透针或进针太深所致。一般只需将针尖轻轻退出一些或调整针尖方向，症状即可消失。

耳穴肉眼观察法

耳穴探查法之一。即直接通过肉眼或借助放大镜在自然光线下观察耳郭外形、色泽变化,以判定耳穴正确位置的方法。常见耳穴变化呈多形变色。如鳞屑、水疱、点状线结节状隆起、硬结、点状凹陷、红色或白色的点状丘疹及疱疹,软骨增生,点状或片状发白、发红、红晕、灰暗色的色素沉着,血管形状及颜色的变异等。运用本法一定要在自然光线下观察,排除因气温而发生的色泽变化及瘢痕、冻疮等。

耳穴闪电反应

耳穴反应之一。即刺激耳穴时,机体内部或内脏感到似有触电样感觉的现象。这是准确刺激阳性反应点所得到的反应。如针刺疼痛疾患时,获得这种感觉,症状可立即缓解,甚至消失,否则说明取穴不准、方向不对。"闪电"反应多见于头痛、牙痛、内脏痉挛及其他疼痛性疾患。

耳穴适应反应

耳穴反应之一,也称耐针性。即部分患者长期用耳针治疗疾病,开始效果较好,因逐渐对针刺产生适应性而疗效停滞不前的现象。此时仍需坚持治疗,达到一定刺激量后,疾病才会好转。治疗时,要有疗程安排,疗程间暂停治疗,使耳穴敏感度恢复,以便进行下一疗程时,提高疗效;在耳郭穴位的选用上,要注意交替使用耳郭前面和耳郭后面的穴位,以便使耳穴保持一定的敏感性。

耳穴探查法

定穴法的一种。是确定耳郭上耳穴最敏感反应点的方法。运用耳针治病能否取得良好的疗效,关键之一就是要正确确定耳穴的位置。机体有病时,耳郭相应区域内出现的反应点,每个患者不完全一致;即使同一患者,处于不同的病程阶段,其反应点也会有差异。加之各人耳郭的形状、大小也不完全一样。故在刺激耳郭时,除参考耳穴分布图或模型外,还应结合探查来确定耳穴的位置以提高疗效。常用的探查方法有肉眼观察法、压痛探查法、电测定法。一般情况下,耳穴探查法应在明确诊断后于耳郭的相应反应区内进行。

耳穴探测仪

针灸仪器名。用于测定耳穴皮肤电阻和导电量的仪器。临床试验表明,躯体内脏有病时,耳郭上与病变部位相关的耳穴皮肤电阻值比其周围皮肤电阻低 $10 \sim 15$ 倍,同时耳穴皮肤的导电量明显增加。根据耳郭反应点电阻低、导电性高的原理,近年来设计制作了各种耳穴探测仪,可以通过探查耳部的电特性改变,作为定穴和诊断疾病的依据。目前国内各类耳穴探测仪有 30 多种,按仪器显示系统的方式不同,分为音响式、氖灯指示式和仪表指示式,最新研制的耳穴信息诊断仪和 GJ－Ⅰ型中医电脑诊疗仪还附有数据处理和电脑诊疗软件。探测时,患者一手握住电极棒,医生手持探测头在患者耳郭上自上而下、自外而内地逐穴顺序探测,当探测头触及敏感点时,可以通过仪器的指示信号、音响或仪表等反映出来。运用耳穴探测仪来探查耳穴,具有操作简便、准确性较高等优点。

耳穴探诊专家系统

电脑诊断系统的一种。专门用于耳穴的电子计算机诊断系统。它利用电子计算机对耳穴信息进行分析,参照专家的经验以诊断疾病。该系统探诊程序全部自动化,即自动分析诊断、自动提示诊断穴位、自动打印诊断结果并出示中医处方和耳针治疗处方。尤其在肿瘤定位方面具有一定的探诊符合率。

耳穴挑治法

疗法名称。此法是通过挑治时对皮肤的刺激,以达疏通经络、调整气血和脏腑功能的目的，又称挑针治疗。根据不同疾病选择耳穴，后进行耳郭皮肤常规消毒，可用消毒的钢制缝衣针或医用缝针作为挑针。先将挑治部位的表皮纵行挑破 2mm，然后深入向下挑断白色纤维样物，一般不出血或稍有出血。挑尽后用碘酒消毒，贴上胶布即可。胶布应于次日取下，挑治后 3～5 天内局部不能水洗。每周挑治 1 次。挑治后不宜吃刺激性食物。对孕妇、严重心脏病患者和身体过度虚弱者，此法应慎用。

耳穴贴膏法

用具有一定刺激性的药用橡皮膏贴敷于耳穴的一种治病方法。橡皮膏种类主要有消炎解毒膏、香桂活血膏、活血镇痛膏、伤湿止痛膏、降压膏等。使用时应根据橡皮膏的不同作用，在所适用的范围内进行选择。如治疗高血压病时，应选用降压膏；治疗四肢关节及腰腿冷痛，应选用香桂活血膏。为了使药物更好地渗透到耳穴中去，贴压前应先用酒精棉球将耳郭擦洗干净，将药用橡皮膏剪成 0.6cm × 0.6cm 的方块，贴敷在所选的耳穴上。本法双耳、单耳均可贴敷，贴敷后应尽量减少汗液浸润，避免水浸。

耳穴透穴法

疗法名称。又称透穴针法、透针刺法、一针两穴法或一针数穴法。即一根毫针透刺一个或数个穴位的方法，近来此法在耳针疗法和耳针麻醉方面，都取得了良好的效果。此法可以精简用穴，减轻患者痛苦，可以加强刺激面和刺激量，通过一针连续多经多穴而起到较好的疏通经络、调理气血的作用。在选好的适宜透穴的部位常规消毒耳郭皮肤，以左手的拇、食指固定耳郭，右手持毫针斜刺进入耳穴皮肤，使针尖达到所需透刺的角度和深度。根据病情需要施以不同强度的刺激，可留针 30min 左右，按毫针法出针。适宜透穴的部位以耳轮外缘、耳屏前凹陷和耳垂部位及耳背根部没有软骨处；属于相同器官的不同部位可以互相透针；属于相同部位的内外两侧穴位相互透；属于临近部位作用相近的不同组织，可以相互透针；耳郭和耳背部位穴位可以相互透针。

耳穴现代医学理论取穴法

耳穴取穴原则之一。是运用现代医学理论，按病变的病理基础选用相应耳穴的方法。耳穴中许多穴位是根据现代医学知识命名的，如内分泌、肾上腺、交感、皮质下等。这些穴位的功能与现代医学认识是一致的，如交感穴有近似交感神经和副交感神经作用，凡自主神经功能紊乱产生的病症均应选之治疗。肾上腺穴具有抗炎、抗过敏、抗风湿、抗休克近似肾上腺功能的作用，可治疗过敏性病变、炎症、风湿病、休克等。内分泌穴具有调节内分泌代谢紊乱的作用，月经不调可选之治疗。虽然穴位对相应的组织器官有双向调整作用，但有些方面还是有些偏重的。如交感穴，对腺体分泌功能呈抑制作用为主，故胃炎、胃酸过多者可用之，而萎缩性胃炎，胃酸分泌不足则不宜取用；对于血管的舒缩调节主要偏重于舒张，故血管紧张度增高，取之可舒张血管，改善血循环，如血栓性脉管炎，静脉炎，大动脉炎，雷诺病、冠心病就可以作为主穴，对出血性疾病应忌用。再如尿崩症，发病原因是脑垂体后叶分泌抗利尿激素减少，因此，根据丘脑－神经垂体功能减退原因应选择对脑垂体和丘脑有调节作用的缘中、皮质下、内分泌 3 穴治疗。

耳穴相应部位取穴法

耳穴取穴原则之一。即根据人体患病部位，取耳郭上相应部位作为刺激点的方法。当机体某个脏腑、器官、肢体患病时，在耳郭相应部位上会出现阳性反应点，可见低电阻、疼痛、变色、变形、脱屑、丘疹等，以这些部位的穴位作为耳针治疗首选穴。如胃部疾患取胃穴,在胃区的范围内选择阳性反应点,胃小弯溃疡取耳轮脚消失处,胃窦部溃疡取耳轮脚消失处上方(45°),幽门管溃疡取十二指肠与胃穴之间。又如腹泻选大肠、小肠穴;膝关节痛取膝关节点等。以相应部位为主,配以其他穴位的辅助作用,可提高耳穴疗效。

耳穴信息综合分析法

又称耳穴敏感点探测结果综合分析法。指将耳部的各种信息进行综合分析以诊断疾病的方法。将探测的敏感点(可测得十几个敏感点)进行归纳分析,是耳穴诊断和鉴别诊断的重要环节。一种疾病可能有几个敏感点,一个敏感点可为某一种疾病所特有,也可为多种疾病所共有。本法是对视、触、听等手段获取的耳部信息,进行综合分析,以提高耳穴诊断符合率的一种方法。信息诊断分三步进行,按系统归类,拿到一份完整的耳部信息记录表时,首先对敏感点按系统和脏腑器官进行归类,在每个系统内找出最强点,做出初步的判断。找出系统之间的内在联系。在完成系统归类后,要根据一个系统和另一个系统之间的内在联系,以最强信号为中心,排除假阳性,做出初步的诊断结果。综合临床症状和病史进行最后的确诊;对具体的病症可从下面几个方面分析:❶根据脏象理论进行分析。耳穴探测中,应用脏象学说解释某些敏感点的出现,用归纳敏感点的方法进行正确的诊断。❷根据胚胎倒像学说进行分析。许多耳穴都是根据胚胎倒像学说定位和命名的,在分析诊断时可利用这一规律。❸通过大量的防治、诊断、针刺麻醉等实践经验进行分析。近年来,耳郭穴位比原来增加了很多。这些穴位大多数是根据现代医学方法进行研究和命名的,因此也需要用现代医学的理论进行分析。❹根据特定穴位进行分析。耳穴中,有许多具有特异性的穴位,一个穴位就能代表一种病的性质,或代表一种特有的症状等。如低血压时,外压点呈阳性反应;过敏性疾病,过敏点呈阳性反应等。❺根据各种疾病的诊断参考穴分析。诊断参考穴是通过选择两组病例,一组是诊断某种疾病的,另一组是排除上述疾病的。两组病例同时进行耳穴探测(统一选穴、统一刺激量),然后将患病组中找出的敏感点出现次数较多的穴位与对照组选出的穴位进行比较,经统计学处理,若有显著差异,可以认为这几个穴位出现的敏感点与某种疾病有一定关系,这组穴位即为某种疾病的诊断参考穴位。如肾、肾炎点、膀胱、输尿管、腰痛点等穴位,在肾炎时出现率很高,可作为诊断肾炎的重要参考穴。❻根据经络学说进行分析。利用经络与耳穴之间的关系进行分析,在排除假阳性及帮助正确判断方面有重要意义。

耳穴穴位功能取穴法

耳穴取穴原则之一。是根据耳穴穴位的功能主治选取穴位的方法。如耳尖穴具有退热、消炎降压的功能,为抢救肝昏迷的要穴。因此,发热、炎症、高血压、肝昏迷等,可取耳尖穴治疗。神门为止痛要穴,疼痛疾患除取相应部位耳穴外,可取神门。枕是止晕要穴,头昏眩晕可取该穴。

耳穴压痕诊断法

耳穴诊断方法之一。是以按压耳穴出现的压痕作为诊断参考的耳穴诊断方法。在人体患病时相应耳穴上出现形态的改变,如隆起、肿胀等,用探笔按压耳穴时,可留下痕迹的反应。压痕有深浅和色泽改变,以及压痕恢复平坦的时间不同,有人根据压痕点颜色的红、白和凹陷恢复平坦的快慢来决定有关病症的虚实。如压痕颜色淡,甚至不发红或凹陷,恢复平坦的时间慢者,多认为是虚证,常见于贫血、缺氧、水肿、碱中毒等。反之则认为是实证。本法主要用于急性病、慢性病的诊断和辨别虚证和实证。

耳穴压痛点

耳穴诊疗点。耳穴触诊时被检查者自诉或表现出最疼痛的部位。对压痛的程度，常根据患者的反应加以判断，皱眉（+），眨眼（++），躲闪（+++），呼叫难忍，拒按压（++++）。压痛点的形成与消失和疾病的发生、发展和转归有一定的关系。疾病发生后，痛点即可形成；疾病发展或加重时，压痛点反应灵敏；随着病情的好转，痛点随之减轻以至消失。临床以急性炎症、痛症的压痛最为明显、慢性病耳郭压痛多不明显。触诊时用力要均匀，按压时间要相等，探棒的探头直径以 1.5mm 为宜。

耳穴压痛探查法

耳穴探查法之一。是用弹簧探针、毫针柄或玻璃棒、火柴棒等点压与疾病相应的耳郭反应区，以查找压痛最敏感的耳穴穴点的方法。即用以上器具以均匀的压力在与疾病相应的耳郭部从周围逐渐向中心探压，或自上而下，自外而内对整个耳郭进行普查。并需取得患者的密切配合，患者要注意比较哪一点最痛，并及时反映，以便找准压痛敏感点。少数患者耳郭上一时探查不到压痛敏感点，可用手指按摩一下耳郭，而后再探查，或在对侧耳郭上进行；如仍无压痛反应，休息片刻再查找或改用其他探查方法。

耳穴压丸法

又称耳穴压迫法、耳穴贴压法、耳穴压籽法或压豆法。是在耳穴表面贴敷小颗粒状药物的一种简易刺激方法。本法不仅能收到针刺、埋针的同样效果，而且安全无痛，副作用小，不易引起耳软骨膜炎，还能起到持续的刺激作用。患者可以不定时地按压以加强刺激，应用极其简便。对于老

年慢性支气管炎、高血压、近视眼、胆石症、遗尿等慢性病，对婴幼儿、惧怕疼痛者更为适宜。临床多选直径 1～1.5mm 的黑色成熟王不留行籽，用开水烫洗2min，取出晒干后贮瓶备用。使用时先将药籽贴于 0.6cm×0.6cm 的小块胶布中央，然后对准穴位贴紧并稍加压力，使患者感到酸麻胀，或有放射、发热感。贴压后嘱患者每天自行按压数次，每次 1～2min。每次贴压后保持 3～7 天，根据病情酌施加减或更换穴位。应用此法须防止胶布潮湿和污染，以免引起皮肤炎症。夏季容易出汗，贴压时间不宜过长。耳郭皮肤有炎性病变或冻疮者，不宜用此法。

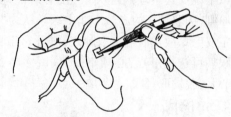

耳穴延缓反应

耳穴反应之一。即针刺即时或疗程结束后，临床疗效不佳或无效，但在停针期间内，却见症状续有好转或显著改善的现象。出现延续反应是因患者机体反应功能差，经络瘀阻，病情严重，或由于刺激量不够，针刺感觉差。经多次治疗后，经络疏通，脏腑功能改善，故在停针期内症状逐渐好转或显著改善。对此类患者不要因无效失去信心或停止治疗，应持续 2～3 个疗程，或适当改变治疗方案或加大刺激量。

耳穴药物注射法

又称耳穴水针法。它是用微量药物注入耳穴来防治疾病的一种方法。它既有注射针对耳穴的物理刺激作用，又可发挥注入药物的药理作用，从而协同调整机体，促使疾病的恢复。因此，注射的药量虽少，但作用大而持久。所选择的药物刺激性宜小，对皮肤组织无腐蚀作用，又易于吸收。

现用于耳穴注射的药液品种甚多，主要有表面麻醉剂、维生素类、抗生素类、激素类、镇静剂、解痉剂、中枢兴奋药、止痛药、止喘药、止血药、抗结核药、生物制品和各种中药制剂等。使用前要首先了解所选药物的药理作用和禁忌证，凡能导致过敏反应的药物必须先做皮肤过敏试验。注射时用1mL注射器抽好所需药液，针头斜面向下，注射在皮下软骨之间，每穴注射 0.1～0.3mL，使其呈现一小丘疹，每2～3天注射1次，10天为1个疗程。

耳穴脏腑辨证取穴法

耳穴取穴原则之一。是根据中医学脏象学说及其生理病理关系，按照辨证论治原则，选取耳穴的方法。如中医学认为"肺主皮毛"，故皮肤病可取肺穴；肝开窍于目，眼病可选用肝点；心烦不安，失眠多梦，取心穴；脱发取肾穴。

耳穴诊断

是根据患者耳穴各种阳性反应点不同的表现，以不同的方法对各种病症进行诊察的一种诊断法。当机体某一部位发生疾病时，在耳郭相应部位上会出现各种不同的阳性反应，如相关部位的耳穴电阻值下降、痛阈值下降、耳穴染色、变形、脱屑、丘疹、血管充盈等，根据这些反应点在耳郭的部位，反过来可以帮助诊断某脏腑、器官、组织的病变。常见的耳穴诊断法有视诊法、压痛法、压痕法、触诊法、电测法、染色法、电脑耳穴诊病法、耳穴综合诊断等方法。耳穴诊断安全可靠，无痛苦、无伤害，可以作为百余种病症的辅助诊断方法。从目前的发展水平看，它在疾病的定位诊断上可为临床提供一定的参考依据，但在定性诊断方面尚有不足，最后的诊断还应结合各种临床检验综合分析确定。

耳穴治疗点

指临床治疗疾病时选取的耳穴或刺激点。其选取原则主要是：❶按病变的相应部位选穴，主要是根据人体的患病部位，取耳郭相应的投影穴区和根据病变在耳郭的相应反应点（区）取穴。❷根据脏象学说、经络学说的理论取穴。❸耳穴中有许多是根据现代医学知识命名的，这些穴位的功能与现代医学知识认识是一致的，可按病变的病理基础选用相应的穴位。❹按穴位功能选穴。❺按临床经验选穴。在临床实践中，发现某一穴位对某些病症有较好疗效，或特殊疗效，即可选用该穴。

耳穴肿瘤探测仪

针灸仪器名。是一种通过对耳穴的探测以诊断肿瘤和其他疾病的仪器。系根据生物体细胞活动越活跃产生的生物电流越大的现象，通过探测、分析耳穴的电阻值变化，从而判断是否患有肿瘤或其他疾病。

耳穴综合疗法

是在耳郭上综合按摩、放血、割治等各种刺激方法进行治疗。此法对神经性头痛效果较好。准备好已消毒的 2mL、5mL、10mL 注射器各1支，以及皮内7号注射针头、眼科手术刀、抗凝剂、无菌纱布等。首先按摩双耳，使其充血，并充分暴露血管，耳郭常规消毒后，在选定的耳背血管切口处以0.5%普鲁卡因 0.05～0.1mL 进行局麻注射，继之以手术刀划破皮肤和血管，用带有抗凝剂的注射器吸取所需量的自行流出之血液，然后用无菌纱布压迫包扎切口处。再把抗凝剂分别注入选定的体穴内。另用手术刀在选定的耳穴处割长 0.1～0.2mm、深达软骨膜的切口，并用干棉球压迫止血包扎。本法每隔5～7天施行1次，双耳交替进行，一般6次为1个疗程。

耳涌

奇穴别名。指耳尖穴，出自《陈修园医书七十二种·刺疗捷法》。详见该条。

耳针

针灸疗法名。指用针刺或其他方法刺激耳部反应点（穴）以治疗疾病的方法。1957年，法国彼·诺基尔发表了有关耳针的论文，引起了世界的重视。近50年来，我国进行了大量耳针的临床实践，并进行了实验研究，形成了我国独具特色的耳针学术体系。耳穴、耳郭反应点具有压痛和电阻较低的特点，并与一定的脏器相关，除用于治疗疾病之外，还有诊断方面的价值。耳针刺激方法有毫针刺法、电针刺法、埋针法、放血法、注射法及磁疗法、耳夹法、贴敷法、耳压法等。针刺时须选点（穴）准确，并严格消毒，以防感染。耳针在抗过敏，改善循环，减肥，改善视力等方面有独到之处，有镇痛止痒、增强免疫、调节躯体内脏功能的作用。可用于治疗各种急性疼痛、腮腺炎、支气管哮喘、带状疱疹等200余种病症。并能预防消化道溃疡、心肌炎、肺炎等疾病的发展，促进其康复。

耳针减肥研究（国外）

关于耳针减肥的研究，Dung H. C. 认为耳部的机械刺激发出神经冲动沿着迷走神经传到中枢，干扰和阻断对胃肠道发出的饥饿信号的传进，在一定程度上降低饥饿感，使摄食量减少而减肥。由于神经长期受刺激易疲劳，因此，其治疗在最初的两周疗效最好，治疗两周后休息7～10天，再重复治疗才能保持疗效。向野义人经多年研究，认为耳针治疗肥胖症并非安慰剂效果；耳郭肺区的皮电点是治疗肥胖症最有效的点；耳壳迷走神经分布对耳针的效果有影响，耳针治疗可抑制肠道迷走神经的活动；破坏大鼠下丘脑腹内侧核的饱腹中枢（不完全破坏），使其摄食过量，造成实验性肥胖，耳针治疗可取得减肥效果。下丘脑腹内侧核是支配交感神经的重要核团，而下丘脑外侧（摄食中枢所在）是支配副交感神经的中枢，认为耳针减肥是由于减轻了交感神经的抑制状态，使自主神经的不平衡得到改善，因此，耳针减肥必须有下丘脑腹内侧核部分功能存在；并认识到肥胖有虚胖和实胖之分，虚胖患者有水、钠潴留，耳针降低体重的效果较实胖者显著。耳针疗法无副作用。但七堂利幸等人对耳针减肥持否认态度。

耳针戒烟研究

指对耳针戒烟方法及其机制的研究。烟中主要成分尼古丁是N胆碱受体兴奋剂，它与神经节、肾上腺髓质嗜铬细胞或运动肌肉上的N受体结合后，出现先兴奋后抑制的双相作用，所以烟中的尼古丁对脑（中枢神经系统）产生广泛复杂的作用。自20世纪70年代以来，国外学者通过动物及人体研究，发现摄入尼古丁溶液可以帮助人脑巩固某些条件反射。是人脑乐于接受的一种物质，当吸烟者处于过分激动状态，它起抑制作用。相反，当吸烟者大脑处于抑制、忧郁状态时，它起兴奋作用。耳针戒烟多采用口、肺、神门等穴，以揿针埋藏或王不留行籽贴压，收到一定的近期和远期效果，无毒副作用。研究证明：位于耳甲腔中"口""肺"两个穴位和位于耳三角内的"神门"受中枢神经和自主神经支配，针刺这些穴位时，穴位处分布的神经发出冲动信息到脑内味觉神经细胞，这些神经细胞通过对神经内分泌的调整，影响或改变味觉和嗅觉而达到戒烟目的。

耳针麻醉

耳针麻醉是应用毫针，在耳郭上针刺某些相对固定的穴位，通过手捻、电针、穴位封闭等各种不同的刺激，取得针麻效果的一种麻醉方法。它是针麻中的一个重要组成部分。它与常用的体穴麻醉有共同之处，但针刺的穴位不同，刺激方法也有一些特殊要求。耳穴集中分布于耳郭，操作方便,有利于术中操作,并可同时观察患者反应,不影响手术操作。耳针麻醉选穴方法遵循中医脏腑学说的基本原理,根据证候辨证选穴,如按肺主皮毛、肾主骨、脾主肌肉理论,在各种手术中为提高切皮时的镇痛效果取肺区,四肢骨科手术取肾区,为获得术中的肌肉松弛取脾区。同时可根据手术操作的部位和所涉及的脏器,取其相应的代表区,如胃切除术取胃区。内脏或躯体有病时,在耳郭上的某些相应的代表区或其邻近的部位常出现压痛、电阻降低、局部变色、变形、出现丘疹、脱屑等反应点,针麻时取穴即可选此反应点。另外通过临床经验总结,认为某些穴位有特定的功能,如交感和神门两穴有较好的镇静、镇痛效果,所以此两穴在耳针麻醉中应用较广。穴位刺激方法大体上与体穴相同,但手法运针不宜提插,运针宜轻柔。大多数情况下都选用电脉冲刺激,一般用的频率为40～200Hz。耳针的针感常伴有轻微的疼痛。

耳中

一、耳穴名。也称零点,膈。位于耳轮脚。具有镇定、镇痛、止痒、止呃、益血止血等功效。常用于神经、精神系统疾病,消化系统疾病,皮肤病,血液病,出血性疾病,如呃逆,呕吐,荨麻疹,皮肤瘙痒症,小儿遗尿症,咯血等。

二、奇穴名。见《备急千金要方》。定位:位于耳郭内,耳轮脚之中点处。主治:马黄黄疸,寒暑疫毒等。刺灸法:针0.1寸。

附:文献记载

《备急千金要方》:耳中穴,在耳门孔上横梁是,针灸之,治马黄黄疸,寒暑疫毒等病。

二白

奇穴名。见《扁鹊神应针灸玉龙经》。定位:位于前臂屈侧,腕横纹上4寸,桡侧腕屈肌腱两侧,各1穴。主治:痔疮,脱肛,前臂神经痛等。刺灸法:直刺0.5～1寸;艾炷灸3壮,或温灸5～10min。

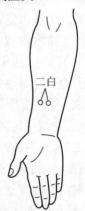

附:文献记载

《扁鹊神应针灸玉龙经》:二白,在掌后横纹上四寸,两穴对并,一穴在筋中间,一穴在大筋外;痔漏之疾亦可针,里急后重最难禁,或痒或痛或下血,二白穴从掌后寻。

二火

一、指君火、相火。少阴为君火,少阳为相火,以其居火位而不行令,故曰君火,居火位而行令,故曰相火。《素问·六微旨大论篇》:"君位臣则顺,臣位君则逆,逆则其病近,其害速;顺则其病远,其害微。所谓二火也。"

二、指心肺二阳脏。《素问·示从容论篇》:"夫二火不胜三水,是以脉乱无常也。"王冰注:"二火,谓二阳藏……二阳藏者,心、肺也,以在膈上故。"又指阳明。《黄帝内经太素》卷十六杨上善注:"二火者,二阳,即阳明也。"

二间

经穴名。见《灵枢·本输》,属手阳明大肠经,为本经荥穴。别名:间谷。定位:屈指,在食指本节(第二掌指关节)前,桡侧凹陷处。局部解剖:布有桡神经的指背侧固有神经及正中神经的指掌侧固有神经,并有指屈浅、深肌腱和来自桡动脉的指背及掌侧动、静脉通过。主治:喉痹,颌肿,鼻衄,齿痛,目昏,口㖞,嗜卧,肩背痛;喉炎,扁桃体炎,三叉神经痛,面肌痉挛,面神经麻痹等。刺灸法:直刺0.2~0.3寸;艾炷灸3壮,艾条灸3~5min。

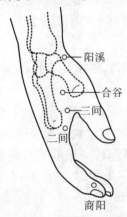

阳溪

合谷

三间

二间

商阳

附一:腧穴定位文献记载

《灵枢·本输》:本节之前。

《针灸甲乙经》:在手大指次指本节前内侧陷者中。

《循经考穴编》:食指本节前内侧,横纹尖陷中。

附二:腧穴主治文献记载

《针灸甲乙经》:多卧善睡,肩髃痛寒,鼻鼽赤多血,浸淫起面,身热,喉痹如梗,目眦伤,忽振寒,肩痛。

《太平圣惠方》:咽肿;口眼斜。

《铜人腧穴针灸图经》:颔肿;多惊。

《扁鹊神应针灸玉龙经》:心惊,多惊;肩背强痛以惊,牙痛。

《针灸大成》:喉痹,颔肿,肩背痛,振寒,鼻鼽衄血,多惊,齿痛,目黄,口干,口㖞,急食不通,伤寒水结。

《席弘赋》:牙齿肿痛并喉痹,二间阳溪疾怎逃。

《百症赋》:寒慄恶寒,二间疏通阴郄暗。

《天元太乙歌》:牙风头痛孰能调,二间妙穴莫能逃。

《通玄指要赋》:目昏不见,二间宜取。

二人上马

推拿穴名。见《小儿推拿方脉活婴秘旨全书》。定位:位于手背尺侧,第五掌骨小头后方,或对远侧掌横纹,直对小指。主治:小便赤涩等。刺灸法:艾炷灸7壮。

附:文献记载

《小儿推拿方脉活婴秘旨全书》:二人上马,在小指下里侧,对兑边是穴。治小便赤涩,清补肾水。

《针灸大成》:掐二人上马,能补肾、清神、顺气,苏惺沉疴,性温和。

二扇门

推拿穴名。见《针灸大成》。定位:位于手背第四、五掌指关节前缘,指蹼缘稍后。主治:疥疮,目疾等。刺灸法:艾炷灸5~7壮。

附:文献记载

《针灸大成》:掐两扇门,发脏腑之汗,两手掐揉,平中指为界,壮热汗多者,揉之即止。又治急惊,口眼歪斜。

《小儿推拿方脉活婴秘旨全书》:一扇门,二扇门,在中指两旁夹界下半寸是穴。治热不退,汗不来,掐此,即汗如雨,不宜太多。

二十八脉

又称二十八会。指手足三阴三阳经十二经脉,左右各一,共24脉,合督、任、阴跷、阳跷,共28脉。《灵枢·五十营》"人经脉上下、左右、前后二十八脉",即指此。

二十二椎旁

奇穴名。见《千金翼方》。定位:位于骶部,第五骶椎棘突下,旁开1.5寸处。主治:腰骶痛、腓肠肌痉挛等。刺灸法:可灸3~7壮。

二十七气

十二正经之气与十五络脉之气的总称。《灵枢·九针十二原》中阐述了二十七气与十二经脉五输穴的关系,"经脉十二,络脉十五,凡二十七气以上下,所出为井,所溜为荥,所注为输,所行为经,所入为合。二十七气所运皆在五输也"。

二氧化碳激光针疗仪

针灸仪器名。目前,我国多用 20～30W 二氧化碳激光束散光,使它通过石棉板小孔,照射患者腧穴,其工作物质是二氧化碳分子气体,发射波长为 10 600nm,属长波红外线波段,输出形式为连续发射或脉冲发射,发射角 1～10mW 弧度角。二氧化碳激光照射腧穴时,既有热作用,又有刺激作用,但其穿透能力不强(约 0.2mm),只对皮肤表面起作用。故可作激光灸。二氧化碳激光针疗仪由于输出功率大,临床使用时要注意掌握照射剂量,一般照射距离为 150～200cm,以局部感到温暖为度。

二阴

一、指前阴(外生殖器)和后阴(肛门)。

二、经络名。指少阴,见《素问·阴阳类论篇》《素问·阴阳别论篇》。

二趾上

奇穴别名,即足第二趾上,见该条。

二椎下

奇穴名。又名无名,心舒。定位:位于后正中线,当第二胸椎棘突下凹陷处。主治:癫狂,风湿性心脏病等。刺灸法:略向上斜刺 0.5～1 寸;艾炷灸 3～5 壮,或艾条灸 10～20min。

F

发挥十二动(经)脉图解

书名。明代刘继芳撰。书佚。参见"刘继芳"条。

发洪

灸法术语。指灸疮出血。《诸病源候论》卷三十五:"夫针灸,皆是节穴俞募之处,若病甚则风气冲击于疮,凡血与气相随而行,故风乘于气而动于血,血从灸疮处出,气盛则血不止,名为发洪。"

发际

一、部位名。指头发的边际,在前额的称前发际,在后项的称后发际。《灵枢·经脉》载足阳明胃经"循发际,至额颅",即指前发际。《针灸甲乙经》风府穴,"在项上发际一寸大筋内宛宛中"。此指后发际。

二、经穴别名。指神庭穴,见《普济本事方》。据《针灸甲乙经》神庭即"在发际",《铜人腧穴针灸图经》作"入发际五分"。见该条。

三、奇穴名。见《太平圣惠方》。《类经图翼》列作奇穴,名发际,定位:"平眉上三寸"。即额部中线,前发际之中点处。主治:小儿风痫,头痛,头晕,目眩等。刺灸法:沿皮刺,深 0.3 ~ 0.5 寸;艾炷灸 1 ~ 3壮,或温灸 5 ~ 10min。

附:文献记载

《太平圣惠方》:岐伯灸法疗头旋、目眩及偏头,牵眼眍眍不能远视,灸两小眦上,发际,各一壮,立差。

小儿风痫者,先屈手指如数物乃发也,

灸鼻柱上发际宛宛中三壮,炷如小麦大。

发际疮电针法

发际疮治疗方法之一。主穴:阿是穴(发际疮周围)。操作:在距离发际疮炎症区 0.5 ~ 1cm 的区域内常规消毒,取毫针在疮的上下左右围刺 4 针,行提插捻转,患者得气后接通电针仪,强度以患者耐受为度。隔日 1 次,每次 20 ~ 30min。10 次为 1个疗程。本法有敛疮止痛的作用。现代研究证明此法可改善局部微循环,增强抗炎作用,促进疮面愈合。

发蒙

《黄帝内经》刺法名,五节刺之一。《灵枢·刺节真邪》:"发蒙者,刺府输,去府病也。"是指六腑疾患取用六阳经的腧穴予以治疗。也有指取三阳经的五输穴者,杨上善:"六府三十六输皆为府输也。"如治耳无所闻,目无所见者,取用听宫穴,即属此法。所谓开蒙发聩,当即指此。

发泡灸

灸法名。用艾炷烧灼或用刺激性药物敷贴腧穴使局部皮肤发泡的治疗方法。一般着肤灸时可用小艾炷,灸至皮肤表面稍现黄斑为止;隔物灸时可用中等艾炷,灸至皮肤出现明显红晕为止。水泡一般都不必挑破,可任其自然吸收。适用于疟疾、头痛、黄疸、神经性皮炎等。

发热针刺法

发热治疗方法之一。主穴:大椎。操作:患者侧卧,双手环抱头,两腿弯曲。医者常规消毒该穴后,手持 1.5 寸毫针徐徐刺透皮肤,过皮后针尖向尾骶部,与脊柱成

15°,进针 1.5～2.0cm,然后施以透天凉手法,至患者腰骶部产生凉感为止。本法有退热作用。现代研究证明:针刺大椎穴可使体温"调定点"下移,发汗中枢兴奋,汗腺和皮肤血管扩张而退热。

发针

针刺术语。❶即出针。《灵枢·逆顺肥瘦》:"浅刺而疾发针。"意指针刺深度较浅而很快出针。❷指进行针刺。《灵枢·官针》:"输刺者,直入直出,稀发针而深之。"

发作性睡病针刺法

发作性睡病治法之一。主穴:鼻交、神门、三阴交、百会。操作:取鼻交穴(鼻背部正中线鼻骨基底上方,鼻骨间缝处),进针,向鼻尖方向刺入 5～10mm,小幅度捻转,得气后留针;余穴提插捻转,得气后留针。每20min 行针 1 次,留针 1h。5 次为 1 个疗程。本法有补益心脾,振奋阳气的作用。现代研究证实,针刺百会、神门,对大脑皮质运动区有双向调节效应。

fan

樊阿

三国时期针灸家。彭城(今江苏徐州)人。师事华佗擅长针灸,见《后汉书·华佗传》。主张针可以深刺,一反当时认为胸、腹、背不可针过四分之说,对深刺法有独到经验。

燔针

一、指温针。《素问·调经论篇》:"病在筋,调之筋;病在骨,调之骨。燔针劫刺其下及与急者;病在骨,焠针药熨。"吴崑注:"燔针者,内针之后,以火燔之煖耳,不必赤也。"此指进针之后,用火烧针使之暖,有似目前施用的温针法。

二、指火针。《灵枢·官针》:"焠刺者,刺燔针则取痹也。"《类经》卷十九张介宾注:"谓烧针而刺也,即后世火针之属,取寒痹者用之。"《针灸大成》卷四:"火针,一名燔针。"详见"火针"条。

反应点

指病理状态下,经络循行线上反应病证的腧穴,经络线上的反应点,随着身体的功能状态变化而变化,或出现,或消失,或发生上下位置的移动。临床上选取反应点来治疗疾病,就是阿是穴的应用。

返本还原

子午流注针法用语。见《针灸大全》:"经中必有返本还原者,乃十二经出入之门户也。"指按时取用五输穴中的输穴时,加取与所开井穴同属一经的原穴。"本"是指本日的值日经,"原"指值日经的原穴。以胆经为例,在甲戌时开胆经井穴窍阴,丙子时取小肠经荥穴前谷,戊寅时取胃经输穴陷谷,同时取胆经原穴丘墟。《针灸大全》:"甲日甲戌时以开胆井,至戊寅时正当胃输,而又并过胆原。"

范九思

北宋针灸家。《古今医统》载,嘉祐年间(1056～1063 年),一人患喉蛾,诸医不能愈,患者畏针,范佯与末药,许以笔擦之,遂暗藏针于内,刺之,旋即愈。《流注指微赋》:"范九思疗咽于江夏,闻见言稀。"即指此。

范培贤

清末针灸家。字春坡,义乌(今属浙江)人,撰有《针灸聚萃》。

范毓𪩘

清代医家。字培兰。精灸法,推崇雷火针法,因其既能速去病邪,又不伤及肌肤。只是其药性猛烈,深恐孱弱者不适。又得道人所传《太乙神针》,制同雷火针,却安全有效,遂依法制造,每遇人有风寒湿,痼疾沉疴,治无不效。数十年执此灸法,济人无数。后由周雍和编成《太乙神针附方》,推广此法。

fang

方慎盦

近代针灸家（1893—1962）。安徽合肥人。受业于黄石屏，行医沪上。并组织"医学回澜社"，交流针灸学术。曾任上海市中医师公会学术科主任，著有《金针秘传》一书行世。

防御反应调节法

简称兴奋法。是指用强烈而短时的针灸方法对痛觉比较敏感的腧穴进行刺激以兴奋交感神经—肾上腺髓质系统，使全身性神经—体液进行系统性的调节而治疗疾病的方法。其特点是激发机体的防御反应，使中枢胆碱能神经、肾上腺素能神经及肾上腺髓质和皮质的功能发生相应的变化。施治的原则是以大或超大针点刺激量刺激痛敏穴或敏感穴，借以提高机体的防御免疫能力，并迅速增加整个交感神经系统的紧张性，从而获得疗效。如急救昏迷、休克、中暑等患者，就可以大或超大刺激量针灸刺激人中、素髎、十宣、涌泉、长强等穴。在治疗局部炎症如疖、痈及某些慢性病如荨麻疹时，也可循此机制用大刺激量法，但使用中为减少痛苦多用非痛敏穴。

放射性示踪探测

也称经络同位素示踪。是利用放射性同位素的辐射电离效应研究经络的方法。放射性同位素在医学上的应用已有几十年的历史，我国学者从 20 世纪 50 年代起就将这项技术用于经络研究。其方法是：根据放射性同位素的种类选用一定的无伤害剂量，于腧穴的一定深度注射入体内。用测量仪器定时定点进行探测，观察其所在部位及强度。目前，最常用的测定方法是通过辐射的电离效应来测定，在放射性同位素所放射的辐射中，α、β 粒子通过气体时能使气体电离，因而气体具有导电性。

在经络同位素示踪中用的较多的是放射性同位素磷（^{32}P），还有锝（^{99m}Tc），碘（^{131}I）等。穴位注射放射性同位素磷后，其行踪轨迹与十二经脉线路基本一致，并与体表腧穴（尤其肘膝以下腧穴）的吻合率较高。放射性同位素在体内的分布反映出大椎、三阴交、膻中等腧穴的交会特性及表里两经关系。据此认为人的表皮下有着经络样的空间循行分布。山羊实验证明，放射性同位素磷在体内循行传导是双向的、波浪式的，并由此观察到经线的循行分布有深入浅出现象。这在腧穴的输注性质、经气流注方向等方面给人以启示。

放血疗法

即刺血疗法。详见该条。

fei

非化脓灸

灸法名。直接灸之一。是将艾炷直接置于腧穴上点燃施灸，但不灼伤皮肤，不使局部起泡化脓，故名。施灸时当艾炷燃至一半左右，患者感到皮肤发烫或灼痛时，即用镊子将艾炷夹去，另易新炷施灸，以局部皮肤发生红晕为度。因其灸后不留瘢痕，故也称无瘢痕灸。本法适用于一般虚寒性疾患。

飞处

飞虎之误，为支沟别名。见《神灸经纶》，详见该条。

飞法

针刺手法名。当针刺到所需深度后，用拇指与食、中指相对捏住针柄，一捻一放，如飞鸟展翅，捻时食、中指内屈，使针左转，放时食、中指外伸，搓动针柄，使针右转，反复数次，可加强针感，此法能起到催气、行气的作用。

附：文献记载

《神应经》：用右手拇指、食指持针，却

用食指连搓三下,仍轻提往左转,略退针半分许,谓三飞一退。

《金针赋》:补者一退三飞,真气自归;泻者一飞三退,邪气自避。

飞虎

支沟穴、章门穴别名。《标幽赋》:"胁疼肋痛针飞虎。"《针灸大全》注:"飞虎穴,即章门穴也;又云是支沟穴,以手于虎口一飞,中指尽处是穴也。"《针灸大成》等多从后说。《针方六集》注:"以虎口交叉,中指飞到处是穴,故曰飞虎。"

飞经走气

针刺手法名。指用催行经气的手法使针感沿经传导。见《金针赋》:"若夫通关过节,催运气,以飞经走气。""若关节阻涩,气不过者,以龙、虎、龟、凤通经接气大段之法驱而运之。"

飞门

解剖部位名。指口唇。飞与"扉"通,即门扇,由于口唇像门扇一样自由开合,故称唇为飞门。《难经·四十四难》:"唇为飞门。"《灵枢·忧恚无言篇》:"口唇者,音声之扇也。"

飞腾八法

一、按时配穴法的一种,见《扁鹊神应针灸玉龙经》。系以八脉八穴配合八卦,按每日各个时辰的天干推算开穴。所配属八卦与灵龟八法不同,因其以时干为主,故又名"奇经纳甲法"。其法,逢壬、甲时,开公孙(属乾);逢丙时,开内关(属艮);逢戊时,开临泣(属坎);逢庚时,开外关(属震);逢辛时,开后溪(属巽);逢乙癸时,开申脉(属坤);逢巳时,开列缺(属离);逢丁时,开照海(属兑)。例如甲子日,戊辰时,即取临泣穴,己巳时即取列缺穴,庚午时即取外关穴,余皆仿此。参见"灵龟八法"条。

二、书名。一作《飞腾八法神针》。撰者不详。见于明《医藏目录》。书佚。

飞扬

经穴名。见《灵枢·经脉》。属足太阳膀胱经。为本经络穴。别名:厥阳。定位:在小腿后面,当外踝后,承山外下方1寸,昆仑穴直上7寸处。局部解剖:布有腓肠外侧皮神经;有腓肠肌和比目鱼肌。主治:头痛,目眩,衄血,腰膝酸痛,腿软无力,脚气,痔疾,癫狂;肾炎,膀胱炎,坐骨神经痛,类风湿性关节炎,腓肠肌痉挛,精神分裂症等。刺灸法:直刺1～1.5寸;艾炷灸3～5壮,或艾条灸5～15min。

现代研究证明:针刺飞扬穴能增强肾的泌尿功能,可使血钙增加。

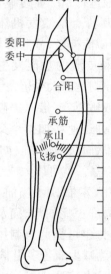

附一:腧穴定位文献记载

《灵枢·经脉》:去踝七寸。

《针灸甲乙经》:在足外踝上七寸。

《针灸资生经》:在外踝上九寸。

《针灸集成》:在昆仑上五寸五分。

附二:腧穴主治文献记载

《灵枢·经脉》:胕室,头背痛;衄血。

《针灸甲乙经》:下部寒,热病汗不出,体重,逆气头眩痛;痓,反折;疟,实则腰背痛,虚则衄血;癫狂疾,体痛;腰痛,颈项痛……臄中痛;身懈,寒,少气,热甚恶人,心惕惕然;淫泺胫酸。

《备急千金要方》:头眩痛;头热,足痿

失屦不收。

《外台秘要方》：疟，不渴，间日作。

《太平圣惠方》：脚端酸重，战栗不能久立。

《圣济总录》：血痔。

《针灸大成》：痔肿痛，体重起坐不能，步履不收，脚腨酸肿，战栗不能久立久坐，足指不能屈伸，目眩目痛，历节风，逆气，癫疾，寒疟。实则鼽窒，头背痛，泻之；虚则鼽衄，补之。

《循经考穴编》：痿软无力，痛风历节，腰腿臑脚一切肿痛，筋急不能屈伸。

飞阳

即飞扬穴。《灵枢·经脉》"扬"作"阳"。详见该条。

飞阳之脉

足太阳经在小腿部的别络，《素问·刺腰痛篇》："刺飞阳之脉，在内踝上二寸，少阴之前，与阴维之会。"张介宾注："飞阳，足太阳之络穴，别走少阴者也。"指从外踝上七寸飞扬穴至足少阴经复溜穴之前，上方与阴维郄穴筑宾相合的脉络。

肺

五脏之一，位于胸腔，左右各一。居脏腑最高处，故称"华盖"。因肺叶娇嫩，不耐寒热，易被邪侵，故又称"娇藏"。《灵枢·师传》："五藏六腑者，肺为之盖。"《素问·痿论篇》："肺者，藏之长也，为心之盖也。"肺为魄之处，气之主，在五行属金。肺上通咽喉，外合皮毛，开窍于鼻，在志为忧，在液为涕。肺的主要生理功能是：主气，司呼吸，主宣发肃降，通调水道，朝百脉而主治节，以辅佐心脏调节气血的运行。《素问·五藏生成篇》"诸气者，皆属于肺"；"经气归于肺，肺朝百脉，输精于皮毛"。

《灵枢·经脉》载手少阴经"上肺"，手厥阴心包经"内络于心肺"；足少阴肾经"入肺"，足厥阴肝经"注肺"，手太阴肺经"属于肺"，手阳明大肠经"络于肺"。其背俞为肺俞，募穴为中府。

肺底

一、灵台穴别名。见《循经考穴编》。详见该条。

二、至阳穴别名。见《医学原始》。见该条。

肺结核灸治法

肺结核治疗方法之一。主穴：肺俞、膏肓、太渊、阴郄。操作：用艾条悬灸，每穴5～10壮，5～10min，至熏灸部位皮肤有红晕瘢痕出现止。每日1次。本法有温补脾肾，益肺止咳的作用。现代研究证实：艾灸可增强网状内皮系统细胞的吞噬作用。

肺结核穴位注射法

肺结核治疗方法之一。主穴：喘息穴。操作：患者取坐位，腧穴皮肤常规消毒后，用注射器抽取链霉素药液1mL（约0.2g），垂直刺入腧穴，待局部有酸麻胀感时，回抽无血后缓慢注入药液（注射前应做过敏试验，皮试阴性者方可应用）。每次每穴注入1mL，左右交替注射。本法有抗菌止咳的作用。

肺募

一、奇穴名。见《备急千金要方》。定位：第二、三肋间，前正中线旁开1.5寸处。主治：小儿暴痫，肠鸣腹满，上气咳嗽，气短，食不下等。刺灸法：斜刺或平刺0.5～0.8寸；艾炷灸3～5壮。

附：文献记载

《备急千金要方》：小儿暴痫，若腹满短气转鸣，灸肺募，在两乳上第二肋间宛宛中，悬绳取之，当瞳子是。

二、经穴别名。即中府穴，见《难经》。详见该条。

肺手太阴之脉

手太阴肺经的原名。见《黄帝内经》。在《灵枢·经脉》中有其详细的经脉循行描写:"肺手太阴之脉,起于中焦,下络大肠,还循胃口,上膈属肺,从肺系横出腋下,下循臑内,行少阴、心主之前,下肘中,循臂内上骨下廉,入寸口,上鱼,循鱼际,出大指之端;其支者,从腕后直出次指内廉,出其端。"参见"手太阴肺经"条。

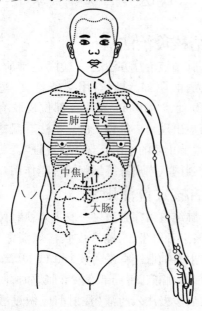

肺俞

经穴名。见《灵枢·背俞》,属足太阳膀胱经。为肺之背俞穴。定位:在背部,当第三胸椎棘突下,旁开1.5寸。局部解剖:布有第三或第四胸神经后支内侧皮支,深层为第三胸神经后支外侧支;有斜方肌、菱形肌,深层为最长肌;有第三肋间动、静脉背侧支的内侧支。主治:咳嗽,气喘,咯血,唾血,胸满,盗汗,骨蒸潮热,肺痿,喉痹,腰脊痛;支气管炎,肺炎,肺结核,肺脓疡,哮喘,百日咳,胸膜炎,肋间神经痛等。刺灸法:斜刺0.5~0.8寸(不宜深刺);艾炷灸5~10壮,或艾条灸10~20min。

现代研究证明:针刺肺俞穴有调整支气管平滑肌的作用,对支气管哮喘患者有显著疗效。针刺或电针肺俞,可改善肺功能,增加肺通气量,针麻手术患者开胸后一侧肺通气量代偿性增加。有实验表明,针刺肺俞穴可延缓动脉硬化,对冠状动脉粥样斑块的形成有抑制作用。针刺该穴可使肝血流量明显增加,对白细胞有一定影响。如针刺肺俞,配大椎、足三里穴,治疗热带嗜酸性粒细胞增多症,针后嗜酸性粒细胞逐渐下降,效果十分显著。针刺肺俞穴对发热患者有降低体温的作用。

附一:腧穴定位文献记载

《灵枢·背俞》:在三椎之傍……挟脊相去三寸所。

《针灸甲乙经》:在第三椎下两旁各一寸五分。

《备急千金要方》:对乳引绳度之,在第三椎下两旁相去各一寸五分。

《铜人腧穴针灸图经》引《针灸甲乙经》甄权针经云:在第三椎下两旁,以搭手左取右,右取左,当中指末是穴。

《类经图翼》:在第三椎下,去脊中各二寸,又以手搭背,左取右,右取左,当中指末处是穴。

附二:腧穴主治文献记载

《针灸甲乙经》:肺气热,呼吸不得卧,咳上气,呕沫,喘,气相追逐,胸满胁膺急,息难,震栗,脉鼓,气膈,胸中有热,支满不嗜食,汗不出,腰脊痛;肺胀;癫疾憎风,时振寒,不得言,得寒益甚,身热,狂走欲自杀,目反妄见,瘈疭泣出,死不知人。

《备急千金要方》:喉痹,气逆咳寒,口中涎垂;短气不得语;肺寒;胸中痛;吐血唾血;小疰;口中涌水;肺痈、瘿,上气短气。

《千金翼方》:心烦上气;肺风气痿绝,四肢胀满,喘逆胸满;盗汗,寒热恶寒。

《太平圣惠方》:癫痫;吐逆支满,脊强寒热不得食,肉痛皮痒,传尸骨蒸,肺嗽;肺痿上喘,咳嗽唾血,胸胁气满;小儿龟背。

《铜人腧穴针灸图经》:虚烦口干。

《针灸资生经》:哮与喘;积聚。

《针灸大成》:瘿气,黄疸,劳瘵,口舌干,劳热上气,腰脊强痛,寒热喘满,虚烦,传尸骨蒸,肺痿咳嗽,肉痛皮痒,呕吐,支满不嗜食,狂走欲自杀,背偻,肺中风,僵卧,胸满短气,瞀闷汗出,百毒病,食后吐水,小儿龟背。

《类经图翼》:能泻五脏之热。

▲注:《针灸资生经》:哮喘,按其肺俞穴痛如锥刺。

肺系

指肺的联系组织,即喉咙,包括喉头和气管。《灵枢·经脉》记载,手太阴脉经"从肺系横出腋下",《难经·四十二难》杨玄操注:"喉咙,空虚也。言其中空虚可以通气息焉,即肺之系也,呼吸之道路。"滑寿注:"肺系,谓喉咙也。喉以候气,下接于肺。"

肺炎穴位注射法

肺炎治疗方法之一。主穴:肺俞、肺热穴(第三、四胸椎棘突间旁开0.5cm)、中府、曲池、大椎、尺泽、夹脊胸3、夹脊胸4。操作:药物可选用金银花注射液、鱼腥草注射液、红花注射液、青霉素针(用前皮试阴性者可选用),每次选用1~2种药物。常规消毒后,以注射针头刺入穴位,得气后每穴注入药液0.5~1.0mL。青霉素针每穴注入4万~10万u。每日1次,痊愈为止。本法有散肺清热的作用。现代研究证明:刺激上穴,可调节体温,肺俞穴有调整支气管平滑肌的作用。

fen

分刺

《黄帝内经》刺法名。九刺之一。《灵枢·官针》:"分刺者,刺分肉之间也。"指于机体分肉处针刺的方法。分肉有指肌肉间隙处,也有将深部近骨的肌肉称为分肉者。因其刺及分肉,故名。

分肉

一、指筋肉。《灵枢·官针》:"少益深,绝皮致肌肉,未入分肉间也。"马玄台注:"肌肉、分肉之别:肌肉在皮内肉上,而分肉则近于骨者也。分肉有二:各部在外之肉曰分肉,其在内近骨之肉与骨根分,亦曰分肉。"张介宾注:"大肉深处,各有分理,是谓分肉间也。"所述肌肉多指皮下肥肉,而分肉则指瘦肉,因其有分理,故名。《灵枢·寿天刚柔》"䐃坚而有分者肉坚",即指筋肉而言,近人称为骨骼肌。

二、阳辅穴别名。《素问·气穴论篇》:"分肉二穴。"王冰注:"在足外踝上,绝骨之端,同身寸之三分,筋肉分间。阳维脉气所发。刺可入同身寸之三分,留七呼;若灸者可灸三壮。"林亿等新校正:"按《甲乙经》无分肉穴,详处所疑是阳辅。"《针灸聚英》作阳辅别名。

分水

即水分,见《太平圣惠方》。《针灸大成》列作水分别名。详见该条。

分中

经穴别名。指环跳穴,见《素问·气穴论篇》,其载:"两髀厌分中二穴。"王冰注:"谓环跳穴也。"原意为分肉之中。《针方六集·神照集》列作环跳别名。详见该条。

feng

风池

经穴名。见《灵枢·热病》。属少阳胆经,为足少阳、阳维之会。定位:在项部,当枕骨之下,与风府穴相平,胸锁乳突肌与斜方肌上端之间的凹陷中。局部解剖:布有枕小神经分支;在胸锁乳突肌与斜方肌上端附着部之间的凹陷中,深层为头夹肌;有枕动、静脉分支通过。主治:头痛,眩晕,颈项强痛,目赤痛,耳鸣,耳聋,鼻渊,鼻衄,青盲内障,口眼㖞斜,癫痫,瘿气,疟疾,感冒,青光眼,鼻炎,近视,视神经萎缩,视神经炎,枕大神经痛,电光性眼炎,高血压等。

刺灸法:向对侧眼睛方向斜刺0.5~0.8寸;艾炷灸3~7壮,或艾条灸5~15min。

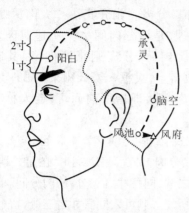

现代研究证实:据动物实验,针刺"风池、足三里"穴组,对家兔实验性脑震荡引起的颅压升高有下降作用,具有较长的后效应。临床研究也证实针刺风池穴对1、2级高血压患者总有效率可达90%以上,有明显的即刻降压作用。

附一:腧穴定位文献记载

《针灸甲乙经》:在颞颥后发际陷者中。

《备急千金要方》:在顶后两辕动筋外,发际陷中。

《素问·气府论篇》王冰注:在耳后陷者中,按之引于耳中。

《太平圣惠方》:在项后发际陷者中。

《针灸资生经》:在脑后发际陷中。

《针灸大成》:耳后颞颥后,脑空下,发际陷中,按之引于耳中。

《医学入门》:耳后一寸半,横侠风府。

《循经考穴编》:广注:脑空下、哑门旁,平耳坠微上,大筋外发际陷中,与翳风相齐。

《类经图翼》:一云耳后陷中,后发际大筋外廉。

附二:腧穴主治文献记载

《针灸甲乙经》:颈痛,项不得顾,目泣出,多眵矇,鼻鼽衄,目内眦赤痛,气厥,耳目不明,咽喉偻引项,筋挛不收。

《外台秘要方》:寒热,癫疾僵仆,温热病汗不出,头眩痛,瘰疬。

《备急千金要方》:诸瘿。

《太平圣惠方》:大患风者:面肿皮软。

《铜人腧穴针灸图经》:洒渐寒热;目眩苦头痛,疟疾;且泪出,欠气多;目内眦赤痛;腰伛偻。

《玉龙歌》:偏正头风。

《针灸大成》:洒渐寒热,伤寒温病汗不出,目眩,苦偏正头痛,疟疾颈项如拔,痛不得回顾。目泪出,欠气多,鼻鼽衄,目内眦赤痛,气发耳塞,目不明,腰背俱疼,腰伛偻引颈筋无力不收,大风中风,气塞涎上不语,昏危,瘿气。

▲注:❶本穴《针灸大成》作手足少阳、阳维之会。❷本穴《针灸聚英》云:禁灸,灸之使人失声。

风齿痛

奇穴名。见《备急千金要方》。别名:牙风痛,灸齿痛。定位:位于前臂屈侧正中线,掌长肌与桡侧腕屈肌之间,腕横纹上2.5寸。主治:风齿疼痛,疔疮肿痛,前臂神经痛等。刺灸法:直刺0.5~1寸;艾炷灸3~7壮。

附:文献记载

《备急千金要方》:风齿疼痛,以线量手中指至掌后横纹,折为四分,量横纹后,当臂中灸三壮,愈,随左右。

风痱

奇穴名。见《备急千金要方》,《针灸经外奇穴图谱》列作奇穴名风痱。定位:中脘穴下0.5寸1穴,左右旁开1.5寸处各1穴,共3穴。主治:风痱不能语,半身不遂等。刺灸法:直刺0.5~1寸,或艾炷灸3穴各百壮。

附:文献记载

《备急千金要方》:治风痱不能语,手足不遂灸法:度病者手小指内歧间至指端为度,以置脐上,直望心下,以丹注度上端毕;又作两度,续所注上合其下,开其上,取其本度,横置其开上令三合其状,如倒作△字形,男度左手,女度右手,嫌不分了。故上丹注三处,同时起火,各一百壮,愈。

风府

经穴名。见《灵枢·本输》。属督脉,为督脉、足太阳经、阳维脉交会穴。别名:舌本、热府、曹溪、鬼穴。定位:在项部,当后发际正中直上1寸,枕外隆凸直下两侧斜方肌之间凹陷中。局部解剖:布有第三枕神经与枕大神经分支,枕动、静脉分支及棘间静脉丛。主治:头痛项强,眩晕,鼻衄,咽喉肿痛,中风不语,半身不遂,癫狂;精神分裂症,神经性头痛,流行性感冒等。刺灸法:直刺0.5~1寸,禁深刺;不可灸。

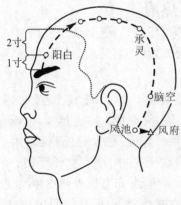

实验证明,针刺风府对垂体性高血压有降压作用,对胃分泌功能有调整作用,针之可使胃酸及胃蛋白酶高者降低,低者升高。针刺动物"风府",脑皮质、肝、肾和腓肠肌的琥珀酸脱氢酶活性增强。针刺风府、哑门对脑出血患者有明显治疗作用,可使血液凝固程度显著降低($P<0.01$),血纤蛋白原含量减少,有利于脑出血部位的血块溶解、吸收。从CT观察,针后确定促进了脑出血患者血块的吸收,血块周围水肿很快消失。

附一:腧穴定位文献记载

《灵枢·本输》:项中央之脉,督脉也,名曰风府。

《针灸甲乙经》:在项上入发际一寸,大筋内宛宛中,疾言其肉立起,言休其肉立下。

《备急千金要方》:在项后,入发际一寸,去上骨一寸。

《千金翼方》:在踓门上一寸。

《医学入门》:脑户下一寸半大筋内。

《医宗金鉴》:从哑门入发际风府穴也。

附二:腧穴主治文献记载

《针灸甲乙经》:头痛项急,不得倾倒,目眩,鼻不得喘息,舌急难言;暴瘖不能言,喉嗌痛;狂易,多言不休及狂走,欲自杀及目妄见;足不仁。

《备急千金要方》:头中百病,马黄黄疸;舌缓,瘖不能言;衄;邪病,卧瞑瞑不自知。

《外台秘要方》:狂易多言不休,狂走欲自杀,目反,妄见,暴喑不得言,喉嗌痛,足不仁。

《太平圣惠方》:多悲恐惊悸。

《肘后歌》:腿脚有疾风府寻。

《类经图翼》:泻胸中之热,感冒风寒、呕吐不止。

《针灸大成》:中风,舌缓不语,振寒汗出,身重恶寒,头痛,项急不得回顾,偏风半身不遂,鼻衄,咽喉肿痛,伤寒狂走欲自杀,目妄视。头中百病,马黄黄疸。

风关

小儿按摩用穴。食指第一、二、三节掌面总称三关,其本节称风关,中节称气关,末节称命关。主要用于诊察和按摩。见《针灸大成》。《针法穴道记》用作针刺:"小儿惊风,用三分毫针。风关此穴在食指根横纹中,少外外口下,针见血即可。"

风门

经穴名。见《针灸甲乙经》,属足太阳

膀胱经。为督脉、足太阳之会。别名：热府。定位：在背部，当第二胸椎棘突下，旁开1.5寸。局部解剖：布有第二、三胸神经后支的内侧皮支，深层为第二胸神经后支外侧支；有斜方肌、菱形肌、上后锯肌，深层为最长肌；有第二肋间动、静脉背侧支的内侧支。主治：伤风咳嗽，发热头痛，鼻塞流涕，胸背疼痛，项强目眩，痈疽发背；流行性感冒，百日咳，支气管炎，肺炎，胸膜炎等。刺灸法：斜刺0.5～0.8寸（不宜深刺）；艾炷灸3壮，或艾条灸5～15min。

现代研究证明：针刺风门穴可调整肺通气量，但取效较慢，需连续针刺1周。获效后，即使停止针刺，其效应仍可持续一定的时间。

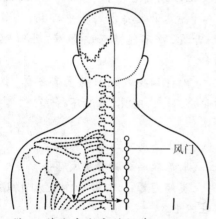

附一：腧穴定穴文献记载

《针灸甲乙经》：在第二椎下两旁各一寸五分。

《备急千金要方》：在第一节下两旁相去各一寸五分。

《类经图翼》：在二椎下两旁各去脊中二寸。

附二：腧穴主治文献记载

《针灸甲乙经》：风眩头痛，鼻不利，时嚏，清涕自出。

《备急千金要方》：上气短气咳逆，胸背痛；马黄黄疸；鼻衄，窒，喘息不通。

《太平圣惠方》：伤寒项强，目瞑鼻塞；风劳呕逆上气，胸痛背痛，气短不安。

《铜人腧穴针灸图经》：喘气，卧不安；若频刺，泄诸阳热气，背永不发痈疽。

《针灸资生经》：身热目眩。

《玉龙歌》：咳嗽频。

《针灸大成》：发背痈疽，身热，上气喘气，咳逆胸背痛，风劳呕吐，多嚏，鼻鼽出清涕，伤寒头项强，目瞑，胸中热，卧不安。

《针灸聚英》：肠中热。

《循经考穴编》：腠理疏，风寒易感，喘逆无时，咳嚏不已；头重如石。

《类经图翼》：能泻一身热气，常灸之永无痈疽，疮疥等患。

《外科大成》：玉枕疽，又能宣通背上诸阳热气。

▲注：本穴《循经考穴编》载：一云左为风门，右为热府。

风门热府

即风门穴。见《针灸甲乙经》。《备急千金要方》作一名热府。详见该条。

风市

经穴名。原为奇穴，见《肘后备急方》。《针灸大成》归属足少阳胆经。别名：垂手。定位：在大腿外侧部的中线上，当腘横纹上7寸，或直立垂手时，中指尖处。局部解剖：布有股外侧皮神经，股神经肌支；在阔筋膜下，股外侧肌中；有旋股外侧动、静脉肌支通过。主治：中风半身不遂，下肢痿痹，周身瘙痒，脚气，膝痛；腰肌劳损，坐骨神经痛，股外侧皮神经炎，荨麻疹等。刺灸法：直刺1～1.5寸；艾炷灸3～5壮或艾条灸5～10min。

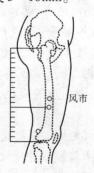

风市

附一:腧穴定位文献记载

《肘后备急方》:在两髀外,可平倚垂手,直接髀上,当中指头大筋上捻自觉好也。

《太平圣惠方》:在膝外两筋间,平立,舒下两手著腿,当中指头陷者宛宛中。

《针灸大成》:膝上外廉两筋中,以平着腿,中指尽处是。

《扁鹊神应针灸玉龙经》:在膝外廉上七寸,垂手中指尽处是穴。

附二:腧穴主治文献记载

《备急千金要方》:两膝挛痛,引胁拘急,䏶躄或青或焦或枯或黧如腐木;缓纵痿痹,脚肠疼冷不仁。

《太平圣惠方》:冷痹,脚胫麻,腿膝酸痛,腰尻重,起坐难。

《针灸大成》:中风腿膝无力,脚气,浑身瘙痒,麻痹,厉风疮。

《景岳全书》:疝气,外肾肿,小肠气痛,腹内虚鸣;风痹疼痛。

《循经考穴编》:一切腹、膝、胻、足酸疼肿重,动复艰难之疾。

风溪

耳穴名,也称过敏点、荨麻疹点、结节内。位于指、腕两穴之间,是抗过敏的经验穴。凡与过敏有关的病变都可用此穴治疗。急性荨麻疹或过敏反应时,过敏区呈现片状充血红润,慢性过敏疾患或对某种药物气味或食海味食物过敏时,风溪穴呈现低电阻反应,触之呈凹陷性水肿、色白,用耳穴电测仪探笔探测后,耳郭呈现划痕症。

风岩

奇穴名。见《针灸孔穴及其疗法便览》。定位:颈外侧,胸锁乳突肌后缘,耳垂下缘与后发际中点连线的中点前0.5寸处。主治:精神病,神经衰弱,癔症,头痛,脑病后遗症等。刺灸法:直刺1.5～2寸。

丰隆

经穴名。见《灵枢·经脉》,属足阳明胃经,为本经络穴。定位:在小腿外侧,当外踝尖上8寸,条口穴外,距胫骨前缘二横指(中指)。局部解剖:布有腓浅神经,在趾长伸肌与腓骨短肌之间,有胫前动脉分支通过。主治:咳嗽痰多,气喘,头痛,眩晕,咽喉肿痛,便秘,癫狂,痫证,水肿,下肢痿痹;甲状腺功能亢进,高血压,坐骨神经痛,慢性气管炎,哮喘等。刺灸法:直刺1～1.5寸;艾炷灸5～7壮,或艾条灸5～15min。

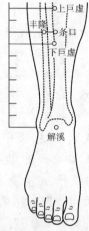

现代研究证明:针刺丰隆配曲池穴,对原发性高血压有明显疗效。尤其对Ⅱ期高血压病患者的疗效更为显著。通过血流动力学观察,初步表明,针刺丰隆穴对高血压患者的治疗作用,是通过末梢血管扩张而解除外周血管的痉挛、降低外周血管的阻力,从而减轻心脏的负荷,改善左室功能,在血压下降后还增加心排血量和全身血液灌注量。针刺高脂血症患者的丰隆穴,发现胆固醇、血清β-脂蛋白,血清甘油三酯均有所下降,以甘油三酯下降最为明显。

附一:腧穴定位文献记载

《灵枢·经脉》:去踝八寸。

《针灸甲乙经》:在外踝上八寸,下廉胻外廉陷者中。

《玉龙歌》注:在足腕解溪上八寸。

《循经考穴编》广注：又法于膝骨尽处，量至脚腕中，折断当中是，合胻骨外廉陷中。

《针灸集成》：在下廉下微后斜对绝骨之中。

附二：腧穴主治文献记载

《灵枢·经脉》：其病气逆则喉痹瘁瘖，实则狂巅，虚则足不收，胫枯，取之所别也。

《针灸甲乙经》：厥头痛，面浮肿，烦心，狂见鬼，善笑不休，发于外，有所大喜，喉痹不能言。

《备急千金要方》：胸痛如刺；大小便涩难；不能食；头痛寒热，汗出不恶寒；身湿；厥逆，足卒青痛如刺，腹若刀切之状，大便难，烦心，狂见鬼，好笑，卒而四肢肿。

《太平圣惠方》：四肢不收，身体怠堕，腿膝酸痛屈伸难。

《玉龙歌》：咳嗽痰多。

《针灸大成》：厥逆，大小便难，怠惰，腿膝酸，屈伸难，胸痛如刺，腹若刀切痛，风痰头痛，风逆四肢肿，足青身寒湿，喉痹不能言，登高而歌，弃衣而走，见鬼好笑。气逆则喉痹卒瘖，实则癫狂，泻之；虚则足不收，胫枯补之。

《肘后歌》：哮喘。

封脐灸

灸法名。《瑞竹堂经验方》："封脐艾：治腰膝痛，脐腹冷痛；老人、弱人、妇人、小儿泄泻，又宜用之。每日熨烙为效。海艾、蛇床子各一两，木鳖子二对（生用，带壳用），上为细末，与艾叶三味相和匀。作一纸圈，于内可以容熨斗，将药用绵包裹定，安在纸圈内，放在脐上，用熨斗熨之。"

锋针

古针具名。九针之一。后人又称三棱针。《灵枢·九针十二原》："四曰锋针，长一寸六分……刃三隅，以发痼疾。"《灵枢·官针》："病在经络痼痹者，取以锋针。"临床主要用于泻血，以治痈肿、热病者。

蜂针疗法

利用蜂螫腧穴治疗疾病的一种方法。流行于日本和中国民间。蜂针疗法既有蜂针刺激经穴的机械刺激作用，又有蜂毒注入腧穴的药理作用。蜂螫局部红肿反应，还具有类似温灸的治疗效应。蜂毒有抗菌、抗炎、抗凝血、抗高脂及抗辐射等有效成分和麻醉、解毒、止痛、活血之功效，可增强人体对疾病的抵抗力，促进肾上腺活动，提高血液循环。对心血管病、支气管哮喘、多种神经痛、风湿性及类风湿性关节炎疗效皆佳。

冯衢

清代女医家。又名樽宜。江苏丹徒（今镇江）人。擅长挑针，以治痈疽发背。

冯卓怀

清代针灸家。于1862～1874年（同治年间）订正《太乙神针方》。

凤凰展翅

针刺手法名。即赤凤迎源，详见该条。

凤眼

奇穴名。见《肘后备急方》。《经外奇穴治疗诀》列作奇穴，名凤眼。别名：大指内侧横纹头。定位：位于拇指指骨关节横纹桡侧端赤白肉际处。主治：夜盲，弹响指，呕吐，呃逆，雀目等。刺灸法：针直刺0.1～0.2寸；艾炷灸1～3壮。

附：文献记载

《肘后备急方》：卒吐逆方……灸两手大拇指内边爪后第一横纹头各一壮。

《针灸集成》：手大指内侧横纹头，治目生白翳，兼小指本节尖各灸三壮。手五指不能曲张，灸一壮，神效。

fu

敷药发泡法

灸法的一种，又称天灸、自灸、冷灸、无

热灸。系利用某些对皮肤有刺激作用的药物外敷于腧穴，以起到类似艾灸法的效果。马王堆汉墓帛书《五十二病方》有"蚖……以蓟印其中颠"，即用芥子泥敷贴头顶中央的方法。《针灸资生经》卷三称之为"天灸"。方用大蒜、毛茛、天南星、蓖麻子、威灵仙捣成糊状外敷。或以白芥子、斑蝥等研末水调外敷，敷药部位初起时感到发烫、灼痛、渐致起泡，发泡作用以斑蝥最强，大蒜等较轻，如敷药时间短，也可以只引起充血发烫而不致起泡。一般关节病痛可局部选穴。哮喘可敷膻中、大椎、肺俞。疟疾可敷内关、大椎。扁桃体炎可敷合谷。滞产可敷涌泉等。敷药发泡后应注意防止感染。

辅骨

一、骨骼名，指上肢桡骨，见《针灸甲乙经》。《医宗金鉴》："臂骨有正、辅二骨，辅骨在上……正骨居下。"详见"臂骨"条。

二、骨骼部位名，指膝两旁突出的高骨。内侧称内辅，外侧称外辅，当腓骨头部。《素问·骨空论篇》："骺下为辅，辅上为腘。"王冰注："腘下为辅骨，辅骨上为连骺，连骺者，是骺骨相连接处也。"沈彤《释骨》："侠膝之骨曰辅骨，内曰内辅，外曰外辅。"《灵枢·经脉》记载足少阳胆经，"下外辅骨之前"。

辅助手法

针刺手法分类名，与基本手法相对而言。系指针刺操作过程所应用的一些配合手法，用于确定腧穴，帮助进出针，调节针刺感应。如爪切、循摄、弹动、刮柄、扪按等。《素问·离合真邪论篇》："必先扪而循之，切而散之，推而按之，弹而努之，抓而下之，通而取之。"就是本类手法的运用。

跗

部位名。指足背。《医宗金鉴》："跗者，足背也。"《灵枢·经脉》记载足厥阴肝经，"上循足跗上廉"。足阳明胃经，"下足跗"。足少阳胆经，"循足跗上，入小指次指之间"。

跗属

人体部位名。指跗骨与胫骨连接部。《灵枢·骨度》："膝腘以下至跗属长一尺六寸，跗属以下至地长三寸。"杨上善注："胫骨与跗骨相连之处曰属也。"张介宾注："足面曰跗，跗属，言足面前后，皆跗之属也。"

跗阳

经穴名。见《针灸甲乙经》。属足太阳膀胱经，为阳跷之郄。《备急千金要方》作付阳，《素问·气穴论篇》王冰注作附阳。别名：外阳。定位：在小腿后面，足外踝后，昆仑穴直上3寸处。局部解剖：布有腓肠神经；在腓骨后方，跟腱外前缘，深层为踇长屈肌；有小隐静脉，深层为腓动脉末支。主治：头沉重，头痛，腰腿疼痛，外踝红肿，脚气，癫痫下脚麻痹或瘫痪，坐骨神经痛，腓肠肌痉挛，踝关节扭伤等。刺灸法：直刺0.8~1.2寸；艾炷灸3~5壮，艾条灸5~15min。

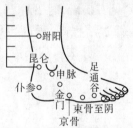

附一：腧穴定位文献记载

《针灸甲乙经》：在足外踝上三寸，太阳前，少阳后，筋骨间。

《太平圣惠方》：在外踝上二寸后筋骨间宛宛中。

《循经考穴编》广注：昆仑上二寸。

《针灸集成》：在昆仑上三寸。

附二：腧穴主治文献记载

《针灸甲乙经》：痿厥风头重，颏痛，枢股腨外廉骨痛，瘛疭，痹不仁，振寒，时有热,四肢不举。

《太平圣惠方》:腰痛不能久立,腿膝胫酸重,筋急屈伸难,坐不能起。

《普济方》:痛风,头重目眩,烦痛。

《针灸大成》:霍乱转筋,腰痛不能久立,坐不能起,髀枢股腨痛,痿厥,风痹不仁,头重颇痛,时有寒热,四肢不举。

《循经考穴编》:瘫痪痿痹;外踝红肿,寒湿脚气,两足生疮。

跗阳

经穴别名。指冲阳穴,《类经图翼》:"冲阳,一名会原,即仲景所谓跗阳也。"见"冲阳"条。

跗阳脉

又称冲阳脉。三部九候诊脉部位之一。属足阳明经脉,位在足背胫前动脉搏动处,用以候脾胃。

涪翁

东汉初年针灸名医。广汉(今属四川)人。据《后汉书·郭玉传》载:"初有老父,不知何出,常渔钓于涪水(涪江,在今四川省境内),因号涪翁。"对针灸学术造诣很深。"见有疾者,时下针石,辄应时而效。"后传针术给程高,程高再传于郭玉。所著《针经》《诊脉法》,均失传。

扶承

即承扶穴。见《针灸甲乙经》。详见该条。

扶突

经穴名。见《灵枢·本输》。属手阳明大肠经,别名:水穴。定位:在颈外侧部,喉结旁,当胸锁乳突肌的胸骨头与锁骨头之间定穴。局部解剖:布有耳大神经、颈皮神经、枕小神经及副神经。经颈阔肌、胸锁乳突肌后缘,达肩胛提肌,深层为中斜角肌起点;深层内侧有颈升动脉通过。主治:咳嗽,气喘,咽喉肿痛,暴瘖,瘰疬,瘿气;荨麻疹,多发性神经炎,神经性皮炎,贲门痉挛

等。刺灸法:直刺0.5~0.8寸;艾炷灸3~5壮,或艾条灸5~10min。

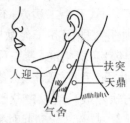

现代研究证明:扶突穴是甲状腺手术针麻常用腧穴,不但镇痛效果好,而且相当稳定。对胸内手术(肺、食管、纵隔)也有良好的针刺麻醉效应。实验表明,针刺扶突穴能使正常人甲状腺对碘的摄取量提高,以表面电极刺激尺神经诱发小鱼际肌电,观察针刺脑血栓形成恢复期患者肌电幅度的影响,结果表明,针刺患者扶突穴配以天柱穴,可使肌电幅度升高。针刺双侧扶突穴能引起健康人脑电图的α波抑制,β波增加,说明针刺可使大脑皮层的兴奋过程增强。

附一:腧穴定位文献记载

《灵枢·寒热病》:婴筋之后。

《针灸甲乙经》:在人迎后一寸五分。

《备急千金要方》:在气舍后一寸半。

《黄帝内经素问》王冰注:在曲颊下同身寸之一寸,人迎后。

《铜人腧穴针灸图经》在曲颊下一寸,人迎后一寸五分。

《循经考穴编》:一法,迳取结喉旁开三寸。

《针灸集成》:人迎后半寸,距天鼎前一寸二分。

附二:腧穴主治文献记载

《灵枢·寒热病》:暴瘖气鞭,取扶突与舌本出血。

《针灸甲乙经》:咳逆上气,咽喉鸣喝喘息。

《备急千金要方》:暴瘖不能言;舌本出血。

《针灸大成》：咳嗽多唾，上气，咽引喘息，喉中如水鸡声，暴瘖气哽。

《循经考穴编》：咽嗌不利；瘿肿。

福尔电针疗法

也称弛张振荡疗法（EAV）。是在腧穴上贴以刺激电极，应用低频电脉冲（弛张振荡）而治疗疾病的一种无针电刺激疗法。其为福尔自1953年开始创用，流行于欧洲。福尔电针疗法是在腧穴上贴过刺激电极，输入0.8～10Hz的低频电流，并在治疗过程中不断地改变刺激参数，起到补泻效应。此外，福尔电针疗法还用于临床诊断测定和药物的选择与剂量测定。福尔电针具有缓解动脉血管、淋巴管、膀胱等平滑肌痉挛，兴奋停滞和扩张的平滑肌细胞，兴奋弹性纤维，减轻炎症初期的退化过程，恢复神经的极化作用及激发新损伤的横纹肌的HTP功能等作用。

福尔电子穴位诊断法

是根据穴位电阻情况的变化来诊断疾病的一种方法。德国R.Voll发现穴位电阻随相应脏腑功能的生理状况而变化，用电子仪器测定其变化，能诊断全身内外器官的疾病。在系统研究穴位与相应脏腑器官在解剖结构和生理功能之间联系的基础上，确定出500多个穴位可用于全身各种疾病的诊断，用该法诊断疾病可立即测知患病位置、严重性、相连范围、长远影响、潜伏症等，与西医诊断基本符合。福尔新创了八经，加上传统的十四经，共二十二经。新八经是淋巴、神经、敏感、关节、皮肤、肌肉、脂肪、皮层。并将全身穴位分为胸胃、神经等13个科，并认为个体信息能以电信号形式从穴位输出。EAV测定仪（约1V，8～10mA）测定诊断时，中心刻度为50，患者手握开关电极，术者手持探测电极放在穴位上进行探查，当指针指向"50"时表示正常，高或低于"50"时表示病变。EAV同时也是一种在穴位上进行的无针电刺激疗法，用不同频率和强度的脉冲电流有不同的补泻治疗效果。R.Voll根据自己多年的研究认为，穴位导电量的改变，可以反映相应内脏疾病各个不同阶段的病理变化，因而根据测值的大小及其变动情况，可精确鉴别出急性、亚急性、慢性炎症过程和衰退初期、进行期、终末期及衰退过程中同时发生的炎症。

浮白

经穴名。见《素问·气穴论篇》。属足少阳胆经，为足太阳、少阳之会。定位：在头部，当耳后乳突的后上方，天冲穴与完骨穴的弧形连线的中1/3与上1/3交点处。局部解剖：布有耳大神经的各支；有耳后动、静脉通过。主治：头痛，耳鸣耳聋，齿痛，颈项强痛，臂痛不举，足痿不行；视神经炎，甲状腺肿等。刺灸法：平刺0.5～0.8寸；艾炷灸1～3壮，或艾条灸3～5min。

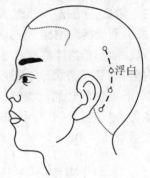

浮白

附一：腧穴定位文献记载

《针灸甲乙经》：在耳后，入发际一寸。

《医学入门》：耳后入发际二寸。

《医宗金鉴》：从天冲下行耳后，入发际一寸。

附二：腧穴主治文献记载

《备急千金要方》：牙齿痛不能言；足缓不收。

《外台秘要方》：瘘不能行，不能言，寒热喉痹，咳逆痰沫，胸中满不得喘息，胸痛，耳聋嘈嘈无所闻，颈项痛肿不能言及瘿气，肩背不能举。

《针灸大成》：足不能行，耳聋耳鸣，齿痛，胸满不得息，胸痛，颈项瘿，痈肿不能言，肩臂不举，发寒热，喉痹，咳逆痰沫，耳鸣嘈嘈无所闻。

《循经考穴编》：头重如石。

浮刺

《黄帝内经》刺法名。十二刺之一。《灵枢·官针》："浮刺者，傍入而浮之，以治肌急而寒者也。"指从肌肉处斜向刺入，部位浮浅，用以治疗因寒而致的肌肉拘急的病症。因其针刺浮浅，故名浮刺。

浮络

指位置浅在而浮见于皮肤的络脉。《素问·皮部论篇》："视其部中有浮络者……"杨上善注："浮谓大小络见于皮者也。"浮脉按照经脉分区，归属于邻近的经脉。

浮郄

经穴名。出自《针灸甲乙经》，属足太阳膀胱经。定位：在腘横纹外侧端，委阳穴上1寸，股二头肌腱内侧缘处。局部解剖：布有股后皮神经，正当腓总神经处；在股二头肌腱内侧；有膝上外侧动、静脉。主治：臀股麻木，下肢挛急转筋，大便秘结；膀胱炎等。刺灸法：直刺1～1.5寸；艾炷灸3～5壮，或艾条灸5～10min。

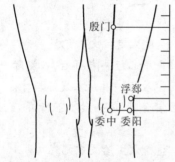

附一：腧穴定位文献记载

《针灸甲乙经》：在委阳上一寸。

《循经考穴编》广注：合委中上二寸五分。

《针灸集成》：在殷门下一寸三分。

附二：腧穴主治文献记载

《针灸甲乙经》：不得卧。

《备急千金要方》：少腹热，大便坚。

《针灸大成》：霍乱转筋，小肠热，大肠结，胫外筋急，髀枢不仁，小便热，大便坚。

《类经图翼》：小腹膀胱热。

《循经考穴编》：股内贴骨痈毒。

浮肿者治其经

《黄帝内经》取穴法则之一。意指治疗面部浮肿等可取有关经脉五输中的经穴。《素问·咳论篇》："此皆聚于胃，关于肺，使人多涕唾而面浮肿，气逆也。……治藏者治其俞，治府者治其合，浮肿者治其经。"《黄帝内经太素》卷二十九杨上善注："有浮肿者，不可治络，宜疗经穴也。"

伏案位

针灸体位名。详见"坐位"条。

伏白

复溜穴别名。见《针灸甲乙经》。详见该条。

伏冲之脉

指冲脉循行进入脊内的部分。《灵枢·岁露》："入脊内，注入伏冲之脉。"《类经·任冲督脉为病篇》："然少阴之脉上股内后廉，贯脊属肾，冲脉亦入脊内为伏冲之脉。"《灵枢·百病始生》："在伏冲之时，体重身痛。"说明：外感病邪气伤人，久留不愈，则深入于伏冲，可产生体重身痛等不适。

伏留

经穴别名。即复溜穴。见《针灸经穴图考》。详见该条。

伏溜

即复溜穴，见《备急千金要方》。详见该条。

伏膂之脉

意同伏冲之脉。《类经》卷十六张介

宾注:"盖冲脉之循背者,伏行脊膂之间,故又曰伏膂也。"参见"伏冲之脉"条。

伏天

时令名。指一年中气候最炎热的时期,也即从农历夏至后第三个庚日到立秋后第一个庚日后 10 天这段时间均称为伏天,约当阳历的 7 月中旬至 8 月中旬,时跨 1 个月另 1 周左右。

伏兔

经穴名。见《灵枢·经脉》。属足阳明胃经。别名:外沟。定位:在大腿前面,当髂前上棘与髌底外缘的连线上,髌底上 6 寸处。局部解剖:布有股前皮神经,股外侧皮神经。在股直肌的肌腹中,有旋股外侧动、静脉分支通过。主治:腰痛膝冷,下肢麻痹,脚气,疝气,腹胀;血栓闭塞性脉管炎,荨麻疹,股外侧皮神经炎等。刺灸法:直刺 1~1.5 寸;艾炷灸 3~5 壮,或艾条灸 5~10min。

现代研究证明:针刺胃病患者的伏兔穴,可使胃弛缓者蠕动增强,胃紧张者蠕动减缓,胃痉挛者解除痉挛。

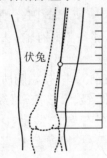

附一:腧穴定位文献记载

《针灸甲乙经》:在膝上六寸起肉间。

《铜人腧穴针灸图经》:一本云膝盖上七寸。

《神应经》:在阴市上三寸,循起肉。

附二:腧穴主治文献记载

《针灸甲乙经》:寒疝,下至腹腠,膝腰痛,如清水,大腹诸疝,按之至膝上。

《备急千金要方》:狂邪鬼语。

《针灸大成》:膝冷不得温,风劳气逆,狂邪,手挛缩,身瘾疹,腹胀少气,头重脚气,妇人八部诸疾。

《循经考穴编》:腰胯痛。

《外科大成》:鬟疽。

▲注:《针灸甲乙经》:伏兔禁不可灸;伏兔禁不可刺。

伏羲

传说中我国民族的祖先,教民渔猎、畜牧和医药,说是九针的创制者。晋代皇甫谧《帝王世纪》:"虑(古伏字)羲氏……尝百草而制九针。"反映我国针术的起源历史悠久。

伏针　伏灸

针灸法名。指在盛夏三伏天进行针灸。因三伏天气候炎热,阳气开发,对一些慢性病和秋冬易发的咳嗽、哮喘等证,在此时进行针灸能起良好的防治作用。

附:文献记载

《叶氏医案存真》:痹者,气血凝滞之义。古方活络逐邪,每施于新感则效,久则邪与气血混处,取效颇迟。当此长夏发泄司令,按图针刺,每五日、七日一举,经络气血流行,邪气难以容留。

《张氏医通》:冷哮灸肺俞、膏肓、天突,有应有不应。夏月三伏中用白芥子涂法,往往获效。

《针灸逢源》:针灸不拘三伏。而世俗专泥于伏暑之月。不思病之感也,有浅有深;其治疗也,有缓有急。

府会

即腑会,见该条。

府舍

经穴名。见《针灸甲乙经》,属足太阴脾经,为足太阴、阴维、厥阴之会。定位:在下腹部,当脐中下 4 寸,冲门上方 0.7 寸,距前正中线 4 寸。局部解剖:布有髂腹股沟神经;在腹股沟韧带上方外侧,腹外科肌

腱膜及腹内斜肌下部,深层为腹横肌下部
(右当盲肠下部,左当乙状结肠下部);有
腹壁浅动脉,肋间动、静脉通过。主治:腹
痛,疝气,积聚,霍乱吐泻,阑尾炎,腹股沟
淋巴结炎,附件炎,鞘膜积液等。刺灸法:
直刺 1～1.5 寸;艾炷灸 5 壮,或艾条灸
5～15min。

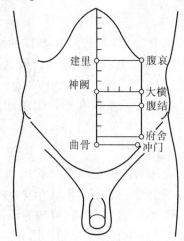

附一:腧穴定位文献记载

《针灸甲乙经》:在腹结下三寸。

《十四经发挥》:在腹结下三寸,去腹
中行各四寸半。

《类经图翼》:在腹结下三寸,去腹中
行三寸半。

《针方六集》:腹舍去腹中行四寸。

《医宗金鉴》:从冲门上行七分,去腹
中行亦旁开三寸半。

《针灸集成》:在腹结下三寸,去腹中
行三寸半,横直气海。

附二:腧穴主治文献记载

《针灸甲乙经》:疝瘕,髀中急疼,循胁
上下抢心,腹满积聚,厥气霍乱。

《针灸大成》:疝瘕,痹中急疼,循胁上
下抢心,腹满积聚,厥气霍乱。

《医学入门》:心腹胁痛。

▲注:本穴《外台秘要方》云:为足太
阴,阴维之会,又据《奇经八脉考》载:本穴
为足太阴、厥阴、少阴、阳明、阴维之会。

府俞

即腑输。见《素问·气穴论篇》。其
义有二。❶与藏俞对举,指六腑诸阳经的
井、荥、输、原、经、合各穴,每经六穴,六六
三十六穴,左右共七十二穴。《素问·气
穴论篇》:"府俞七十二穴。"❷指六腑所属
诸阳经的俞穴。《灵枢·刺节真邪》:"刺
府输,去府病。"

府中俞

中府穴别名。见《针灸大全》。详见
该条。

俯卧位

针灸体位名。详见"卧位"条。

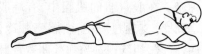

腑会

八会穴之一。《难经·四十五难》:
"腑会太仓。"太仓指中脘穴。中脘为胃之
募穴,胃为水谷之海,六腑之大源,故名。
凡六腑疾患,皆可酌情取用。

腑输

一、指六腑所属诸阳经的俞穴。《灵
枢·刺节真邪》:"刺府输,去府病,何输
使然?"

二、五脏俞对举,指六腑所属诸阳经的
井、荥、输、原、经、合诸穴,每经六穴,六六
三十六穴,左右合之共七十二穴。《素
问·气穴论篇》:"府俞七十二穴。"

复留

即复溜。详见该条。

复溜

经穴名。见《灵枢·本输》。属足少
阴肾经;为本经经穴。别名:伏白、昌阳、伏
溜、外命。定位:在小腿内侧太溪直上 2
寸,跟腱前方。局部解剖:布有腓肠内侧皮
神经,小腿内侧皮神经,深层为胫神经;在
比目鱼肌下端移行于跟腱处之内侧;前方

有胫后动、静脉通过。主治：泄泻，腹胀肠鸣，痢疾，水肿，盗汗，热病无汗，下肢痿痹，脉微细时无；睾丸炎，膀胱炎，肾炎，脊髓炎，功能性子宫出血，下肢麻痹等。刺灸法：直刺 0.8～1 寸；艾炷灸 5 壮，或艾条灸 5～10min。

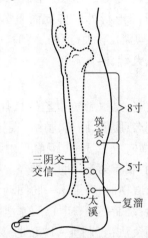

现代研究证明：在胃肠钡餐 X 线检查下，显示针刺阑尾、复溜、气海穴组可使正常人和阑尾炎患者的阑尾呈现分节蠕动或蜷曲摆动，并促进阑尾内的钡剂排空。

附一：腧穴定位文献记载

《灵枢·本输》：上内踝二寸，动而不休。

《针灸甲乙经》：在足内踝上二寸陷者中。

《素问·刺腰痛论篇》王冰注：在内踝后上同身寸之二寸动脉陷者中。

《神应经》：在内踝上，除踝二寸，踝后五分，与太溪相直。

《针灸大成》：足内踝上二寸，筋骨陷中，前傍骨是复溜，后傍筋是交信，二穴止隔一条筋。

《循经考穴编》广注：当比三阴交微前些，前傍骨是复溜，后傍筋是交信，二穴止隔筋一条耳。

《医宗金鉴》：从照海行足内踝后，除踝上二寸许前傍骨陷中。

《针灸集成》：在交信后五分，与复溜

并排。

附二：腧穴主治文献记载

《针灸甲乙经》：疟热少气，足胻寒不能自温，腹膜痛引心；血痔泄后重，腹痛如癃状，狂仆，必有所扶持及大气涎出，鼻孔中痛，腹中雷鸣，骨寒热无所安，汗出不休；腰痛引脊内廉。风逆四肢肿。嗌干，腹瘕痛，坐起目䀮䀮，善怒多言；心如悬，阴悬，阴厥，脚腨后廉急，不可前却，血痛肠澼便脓血，足跗上痛，舌卷不能言，善笑，足痿不收履，溺青赤白黄黑。

《备急千金要方》：血淋；龋齿。

《太平圣惠方》：女子赤白漏下。

《针经摘英集》：脉微细不见或时无脉者。

《扁鹊神应针灸玉龙经》：浑身疼。

《玉龙歌》：无汗伤寒。

《针灸大成》：肠澼，腰脊内引痛，不得俯仰起坐，目视䀮䀮，善怒多言，舌干，胃热，虫动涎出，足痿不收履，脐寒不自温，腹中雷鸣，腹胀如鼓，四肢肿，五肿水病（青、赤、黄、白、黑，青取井，赤取荥，黄取俞，白取经，黑取合）。血痔，泄后肿，五淋，血淋，小便如散火，骨寒热，盗汗，汗注不止，齿龋，脉微细不见，或时无脉。

《循经考穴编》：寒湿脚气。

《类经图翼》引《神农经》：面色萎黄。

《医宗金鉴》：气滞腰痛。

▲注：《针灸甲乙经》：复溜刺无多见血。

腹哀

经穴名。见《针灸甲乙经》，属足太阴脾经，为足太阴、阴维之会。定位：在上腹部，当脐中上 3 寸，距正中线 4 寸。局部解剖：布有第八肋间神经，在腹内、外斜肌及腹横肌肌部，有第八肋间动、静脉通过。主治：腹痛，便秘，泄泻，消化不良，痢疾等。刺灸法：直刺 1～1.5 寸；艾炷灸 5 壮，或艾条灸 5～15min。

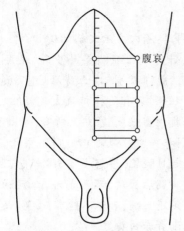

附一：腧穴定位文献记载

《针灸甲乙经》：在日月下一寸五分。

《素问》王冰注：第三肋端，横直心蔽骨旁各二寸五分，上直两乳。

《十四经发挥》：在日月下一寸五分……去腹中行各四寸半。

《医学入门》：日月下一寸。

《类经图翼》：在日月下一寸五分，去中行三寸半。

《医宗金鉴》：从大横上行三寸半，去腹中行亦旁开三寸半。

《针灸集成》：在日月下寸半，去腹中行三寸半，横直中脘。

附二：腧穴主治文献记载

《针灸甲乙经》：便脓血，寒中，食不化，腹中痛。

《针灸大成》：寒中，食不化，大便脓血，腹中痛。

《循经考穴编》：便结。

▲注：《医学入门》：禁用针灸。

腹第二侧线

经穴定位线。距腹正中线2寸，当足阳明胃经走行处。自上而下分布有不容、承满、梁门、关门、太乙、滑肉门、天枢、外陵、大巨、水道、归来、气冲各穴。

腹第三侧线

经穴定位线。距腹正中线3.5寸。《针方六集》认为4寸，《针灸资生经》《针灸发挥》《针灸大成》等书认为4.5寸，现以3.5寸为准。包括足太阴脾经冲门、府舍、腹结、大横、腹哀穴，足少阳胆经的日月穴，足厥阴肝经的期门穴。

腹第一侧线

经穴定位线。距腹正中线0.5寸，当足少阴肾经走行处。自上而下分布有幽门、通谷、阴都、石关、商曲、肓俞、中注、四满、气穴、大赫、横骨各穴。

腹结

经穴名。见《针灸甲乙经》，属足太阴脾经。别名：腹屈，肠窟，肠结。定位：在下腹部，大横穴下1.3寸，距前正中线4寸。局部解剖：布有第十一肋间神经。有腹内、外斜肌及腹横肌，有第十一肋间动、静脉通过。主治：绕脐疼痛，疝气，腹寒泄泻，肠梗阻等。刺灸法：直刺1~1.5寸；艾炷灸5壮，或艾条灸5~15min。

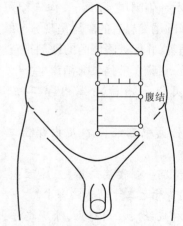

附一：腧穴定位文献记载

《针灸甲乙经》：在大横下一寸三分。

《铜人腧穴针灸图经》：在大横下三分。

《十四经发挥》：在大横下一寸三分……去腹中行各四寸半。

《类经图翼》：在大横下一寸三分。去腹中行三寸半。

《针方六集》：去腹中行四寸。

《医宗金鉴》：从府舍上行三寸，去腹

中行亦旁开三寸半。

《针灸集成》:在大横下一寸八分,去腹中行三寸半,横直脐。

附二:腧穴主治文献记载

《备急千金要方》:绕脐痛,抢心。

《外台秘要方》:膝寒,泄痢。

《铜人腧穴针灸图经》:腹寒,咳逆。

《针灸大成》:咳逆,绕脐痛,腹寒泻利,上抢心,咳逆。

《针灸聚英》:腹寒泄痢,心痛。

《循经考穴编》:胁肋痛,肾气冲心。

腹屈

腹结别名。《针灸甲乙经》:"腹屈一名腹结。"即以此为正名。《类经图翼》作腹结别名。详见该条。

腹通谷

经穴名。见《针灸甲乙经》。属足少阴肾经,为冲脉、足少阴之会。定位:在上腹部,当脐中上 5 寸,前正中线旁开 0.5 寸。局部解剖:布有第八肋间神经;在腹直肌内缘;有腹壁上动、静脉分支通过。主治:腹痛,腹胀,胸胁闷胀,呕吐,心痛,心悸,暴暗;胃痉挛,胃下垂,胃炎,胃溃疡等。刺灸法:直刺 0.5 ~ 1 寸;艾炷灸 3 ~ 5 壮,或艾条灸 10 ~ 15min。

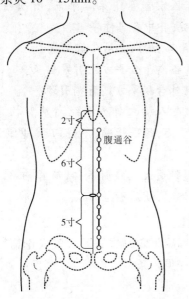

附一:腧穴定位文献记载

《针灸甲乙经》:在幽门下一寸陷者中。又云:当上脘傍五分。

《太平圣惠方》:夹上管两傍相去三寸。

《针灸大成》:幽门下一寸,去腹中行各一寸五分。

《针灸集成》:幽门下二寸少,去中行五分。

附二:腧穴主治文献记载

《针灸甲乙经》:食饮善呕,不能言;舌下肿,难言,舌纵,唌戾不端。

《备急千金要方》:心痛恶气上,胁急痛。心中溃溃,数欠,癫,心下悸,咽中澹澹然,恐;结积留饮癖囊,胸满,饮食不消。

《太平圣惠方》:干呕又无所吐;劳食饮隔结。

《针灸大成》:失欠口㖞,食饮善呕,暴暗不能言,结积留饮,痃癖胸满,食不化,心恍惚,喜呕,目赤痛从内眦始。

《循经考穴编》:心气攻注,两胁疼痛,口吐清涎。

腹泻穴位注射法

腹泻的治法之一。主穴:足三里、丰隆、天枢。操作:药用5%葡萄糖液或维生素 B_1,上穴常规消毒后,取一次性注射器抽取药液后,刺入上穴,得气后缓慢推入药液,每穴 0.3 ~ 0.5mL,每日 1 次,5 次 1 个疗程。本法有调理胃肠的作用。现代研究证实,上穴可双向调节肠蠕动。

腹针疗法

针法名称。是指针刺腹部穴位以治疗全身疾病的一种方法。其针刺穴位有肩部、胸部、颈部及后头部、腰部、下肢等 5 个,分别主治不同病症。腹针取穴一般依据部位取其相对穴的穴位。用 32 号 1.5 寸长毫针,刺入 1 寸左右,得气后留针 20min,间隔 5min 行针 1 次。腹针对各种原因引起的痛证,如头痛、腰痛、落枕等疗效较好。针刺时应注意做好体检,避开大血管及脏器,对肝大、脾大、胃下垂、膀胱充盈者,尤宜注意。

腹针穴位

生物全息诊疗用穴的一种。是用腹针疗法治疗疾病的几个特殊刺激部位。腹针穴位只5个,各主治不同疾病。应用时依部位取其相对应的穴位。肩部(位于胸骨下端6cm,正中线双侧旁开1cm处)主治肩部扭伤、疼痛;胸部(胸骨下端7~8cm)主治胸痛、胸闷、肋间神经痛;颈部及后头部(胸骨下2~3cm处)主治落枕、头痛;腰部(脐下6cm处)主治急性腰扭伤、腰肌劳损;下肢(脐下7~8cm处)主治痿痹、坐骨神经痛等。

腹正中线

经穴定位线,当任脉走行处。自上而下分布有鸠尾、巨阙、上脘、中脘、建里、下脘、水分、神阙、阴交、气海、石门、关元、中极、曲骨各穴。

付阳

即跗阳穴,见《针灸甲乙经》。《素问·气穴论篇》新校正:"按《甲乙经》附阳作付阳。"《备急千金要方》《外台秘要方》《铜人腧穴针灸图经》均同。《素问》王冰注"付"作"附",后《针灸甲乙经》刊作"跗",按字义以"跗"为是。详见该条。

附饼灸

灸法名。见《备急千金要方》。用生附子3份、肉桂2份、丁香1份,切细碾末。以黄酒或蜂蜜调和,制成6mm厚的药饼,用细针穿刺数孔,上置艾炷施灸。用于治疗阳痿,早泄,疮疡久溃不敛等。

附:文献记载

《千金翼方》:削附子令如棋子厚,正着肿上,以少唾湿附子,艾灸附子,令热彻以治诸疖、诸痛肿牢坚。

附分

经穴名。见《针灸甲乙经》,属足太阳膀胱经。为手、足太阳之会。定位:在背部,当第二胸椎棘突下,旁开3寸。局部解剖:布有第二胸神经后支外侧支,深层为肩胛背神经,最深层为第二肋间神经干;在肩胛骨内缘,有斜方肌、菱形肌,深层有髂肋肌;有颈横动脉降支,第二肋间动、静脉后支。主治:肩背拘急,颈项强痛,肘臂麻木,感冒等。刺灸法:斜刺0.5~0.8寸(不宜深刺);艾炷灸3~5壮,或艾条灸5~15min。

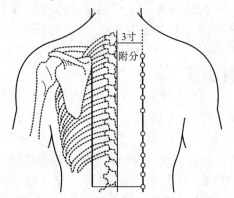

附一:腧穴定位文献记载

《针灸甲乙经》:在第二椎下,附项内廉,两旁各三寸。

《医宗金鉴》:第二椎下,附项内廉两旁,相去脊中各三寸半。

附二:腧穴主治文献记载

《备急千金要方》:背痛引头。

《外台秘要方》:背痛引颈。

《铜人腧穴针灸图经》:肩背拘急,风冷客于腠,颈项强痛,不得回顾,风劳臂时不仁。

《针灸大成》:肘不仁,肩背拘急,风冷客于腠理,颈痛不得回顾。

附阳

即跗阳穴,见《素问·气穴论篇》王冰注。详见该条。

附子灸

灸法名。即附饼灸。附子为毛茛科多年生草本植物乌头 *Aconitum carmichaeli* 的子根的加工品。明代汪机《外科理例·论附子饼》:"附子为末,唾津和为饼,如三钱厚,安疮上,以艾炷灸之。"可治诸疖诸痈肿牢坚。

G

gan

干针

针灸疗法名。指单纯的针刺,在针麻方面与电针、水针等相对而言。如称"干针得气留针麻醉"。

干支

即天干、地支的简称。干,指十天干,有甲、乙、丙、丁、戊、己、庚、辛、壬、癸。支,指十二地支,有子、丑、寅、卯、辰、巳、午、未、申、酉、戌、亥。十天干与十二地支依次两相组合,则十天干循环6次,十二地支循环5次,从甲与子相配到再度相配共有六十个组合单位,称为六十甲子。古人用此纪年和纪日等。针灸学中按时配穴法即以此为依据。六十甲子的组合名称参见附表。

六十甲子表

甲子	乙丑	丙寅	丁卯	戊辰	己巳	庚午	辛未	壬申	癸酉	甲戌	乙亥	丙子	丁丑	戊寅	己卯	庚辰	辛巳	壬午	癸未
甲申	乙酉	丙戌	丁亥	戊子	己丑	庚寅	辛卯	壬辰	癸巳	甲午	乙未	丙申	丁酉	戊戌	己亥	庚子	辛丑	壬寅	癸卯
甲辰	乙巳	丙午	丁未	戊申	己酉	庚戌	辛亥	壬子	癸丑	甲寅	乙卯	丙辰	丁巳	戊午	己未	庚申	辛酉	壬戌	癸亥

甘遂

药物名。敷贴和灸法用药。为大戟科多年生草本植物甘遂 *Euphorbia kansui* 的块根。具有泄水逐饮、消肿散结的功效,可用于痈肿疮毒,以甘遂末水调外敷,有消肿散结作用。《本草纲目》卷十七引《太平圣惠方》:"二便不能,甘遂末,以生面糊调敷脐中及丹田内,仍艾(灸)三壮。饮甘草汤,以通为度。"将甘遂研成细末,水调后敷贴大椎穴,可治疗疟疾;敷贴肺俞穴可治疗哮喘;敷贴中极穴可治疗尿潴留。

肝

五脏之一,位于腹部,右胁之内。其功能是主疏泄和主藏血。《素问·灵兰秘典论篇》:"肝者,将军之官,谋虑出焉。"肝在五行属木,主升主动。《素问·六节脏象论篇》:"肝者,罢极之本,魂之居也。"肝开窍于目,主筋,其华在爪,在志为怒,在液为泪。足厥阴肝经属于肝,足少阳胆经络于肝,足少阴肾经"上贯肝膈"。其背俞为肝俞,募穴为期门。

肝募

经穴别名。即期门穴。见《针灸甲乙经》。详见该条。

肝俞

经穴名。见《灵枢·背腧》。属足太阳膀胱经。肝之背俞穴。定位:在背部,当第九胸椎棘突下,旁开1.5寸。局部解剖:布有第九或第十胸神经后支内侧支,深层为第九胸神经后支外侧支;在背阔肌、最长肌和髂肋肌之间；有第九肋间动、静脉背侧支的内侧支。主治：胁痛，黄疸，吐血，衄血，目赤，夜盲，雀目，眩晕，癫、狂、痫证，脊背痛，月经不调，腹痛，抽搐；肝炎，胆囊炎，结膜炎，角膜炎，胃痉挛，消化道溃疡，耳源性眩晕，肋间神经痛，神经衰弱，精神分裂症，功能性子宫出血等。刺灸法：斜刺0.5～0.8寸（不宜深刺）；艾炷灸3～5壮，或艾条灸5～15min。

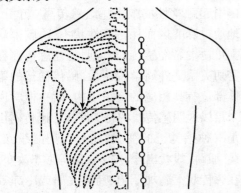

现代研究证明：针刺肝俞穴可使肝血流量明显减少。X线观察，皮内针刺入肝俞、胆俞，可见胆囊影像缩小，表现为胆囊收缩，奥狄括约肌舒张，胆管内压力下降。对血糖和胆固醇有良性调节作用，并可使血小板减少性紫癜和脾性全血细胞减少的患者症状好转。针刺肝俞穴能增强机体免疫能力。动物实验提示，针刺"肝俞"，其效果与注射ACTH或泼尼松相同。另有实验证明，针刺"肝俞""足三里""脾俞"，能使垂体－肾上腺系统的功能增强，肾上腺重量增加，束状带变宽，皮质增厚，细胞体积增大，球状带和束状带界限不清。

附一：腧穴定位文献记载

《灵枢·背腧》：在九椎之傍……挟脊相去三寸所。

《脉经》：在背第九椎。

《针灸甲乙经》：在第九椎下两旁各一寸五分。

《神应经》：在第九椎下两旁各二寸。

附二：腧穴主治文献记载

《针灸甲乙经》：痉，筋痛急互引；咳而胁满急，不得息，不得反侧，腋胁下与脐相引，筋急而痛，反折，目上视，眩，目中循循然，肩项痛，惊狂，衄，少腹满，目䀮䀮，生白翳，咳引胸痛，筋寒热，唾血短气，鼻酸；癫疾，肝胀。

《备急千金要方》：短气不得语；目泪出，多眵，内眦赤痛痒；热病差后食五辛，多患眼阉如雀目；黄疸；胸满，心腹积聚痞痛；两胁急痛。

《千金翼方》：肝风腹胀食不消化，吐血酸削，四肢羸露，不饮食，鼻衄。目眴眴，肩头胁下痛，少腹急。

《外台秘要方》：癫狂。

《太平圣惠方》：口干，中风，支满，短气不食，食不消，吐血，目不明，腰痛，肩痛，寒疝；欬逆，两胁满闷，脐中痛。

《针灸大成》：多怒，黄疸，鼻酸，热病后目暗泪出，目眩，气短咳血，目上视，咳逆，口干，寒疝，筋寒，热痉，筋急相引，转筋入腹将死。

《玉龙赋》：目昏血溢。

《循经考穴编》：肝家一切目疾，或青盲昏翳，或红肿努肉。

《类经图翼》：泻五脏之热；一传治气痛项疬吐酸。

肝阳穴

耳穴名。位于耳轮结节处。具有平肝息风，疏肝理气，止痛降压等功效。常用于神经、精神系统病症，血管性病变，急、慢性传染性肝炎。尤其对头晕、头痛、高血压疗效佳。

肝足厥阴之脉

十二正经之一。足厥阴肝经的原名。《灵枢·经脉》："肝足厥阴之脉，起于大指丛毛之际，上循足跗上廉，去内踝一寸，上踝八寸，交出太阴之后，上腘内廉，循股阴入毛中,环阴器,抵小腹,挟胃属肝络胆,上贯膈,布胁肋,循喉咙之后,上入颃颡,连目系,上出额,与督脉会于巅;其支者,从目系下颊里,环唇内;其支者,复从肝别贯膈,上注肺。"参见足厥阴肝经。

疳积割治疗法

疳积治法之一。主穴:鱼际穴。操作:鱼际穴作皮内局麻后,做纵切口约0.4cm,用血管钳插入切口内,做局部按摩,如出现得气感则疗效较好,然后摘取少量脂肪,用酒精棉球压迫防止出血,最后做外科包扎。本方法有健脾运中,消积化滞作用。现代研究证实该法可以调节胃肠运动。

疳积针刺法

疳积治法之一。主穴:四缝、上四缝、下四缝、中脘、足三里、长强上2寸。操作:四缝、上四缝、下四缝针刺法:在严密消毒下,用较粗的毫针或圆利针进行针刺,按患者胖瘦情况,迅速刺入2~3mm,出针后,用手轻轻挤出液体即可;隔日针刺1次,5次为1个疗程。中脘、足三里以毫针浅刺、轻刺,用补法或平补平泻法,一般不留针,每日1次,6次为1个疗程。长强上2寸用挂线法,常规消毒后,用小号缝合针,在左右相距5~10cm处用丝线缝一针。5~7日拆线。一般挂线1次,必要时1个月后进行第2次。本方法有调理脾胃,消食导滞作用。现代研究证明:针刺四缝可改善肠胃的运动功能。葡萄糖耐量得到改善。血红蛋白,嗜酸球,血清蛋白及白细胞吞噬能力,血清蛋白结合碘测定均有增加。

感传本质研究

感传本质的研究可分为中枢学说和外周学说两大类。中枢学说认为感传的基本过程是在中枢神经系统内进行,感传线的形成是中枢兴奋扩布向外周投射,而外周并不存在有关感传线的组织结构,也有人认为外周也存在着与感传线相应的感受与效应器装置或功能轨迹。如针刺截肢患者残端肢体所引出的感传,可通向并不存在的肢体,且具有循经性,可阻性,传速较慢等一系列感传特征,说明主要是"中枢"因素发挥作用的结果。感传既能扩布,又可"回流",而兴奋与抑制的扩散与集中,正是高级神经系统活动的基本过程,电刺激大脑皮层的第一躯体感觉区,可在身体对侧引起触觉性的蚁走感。感传可"自由"地通过麻醉区而保持其性状不变,脑部病损可诱发循经感传,均说明脑与感传存在密切关系。外周学说认为,感传循行的躯体部位有其相应的组织结构,而中枢学说未足以说明感传线的特殊路线。感传不仅是一种感觉上的变化,还可伴见白线、红线、肌跳、线状出汗、皮下瘀斑等形态改变,在感传线上施加压迫、药液注射或冷冻等直接作用于外周的理化方法能直接阻断感传。皮层体感区的分域定位关系难以说明感传是中枢兴奋扩散向外周的投射,有人将感传线与皮层体感系统的分域定位关系进行对比,认为皮层第一体感区的身体代表区排列是上肢区居于下肢、躯干区与面区之间,上述三区间并无联络纤维相互联系,这不能解释足三阳经及任督脉感传从躯干直上头面而不经过上肢这一现象。总之,中枢学说与外周学说各有一定的事实依据,但都尚有待于找出直接的证据。

感传回流性

当感传发生后,走到任何一方向的终点或者突然中止腧穴的刺激,大多数感传会沿原线返回,称为感传回流性。回流的感传抵达刺激腧穴或其附近时,逐渐"淡化"或消失。回流的感传,其扩布速度多呈匀速传导。

感传激发技术

研究开始于 20 世纪 70 年代末,大体可按照两个方面来叙述。一方面从改变刺激方法着手,主要可分三类:第一类,采用传统针刺手法,结合临床治疗。如反复轻微捻针,伴以小幅度快速提插,或辅以沿经撮捏循按。经这样 30～40 次激发操作后,约有 85% 的患者可激发出感传,并超过三关节。感传出现率及"气至病所"率随激发次数的增加而增加。或仔细寻找"易感点",分别虚实采用不同的催气法,在感传前端"按穴通气"或行针时加灸,灸后再催气等方法,也可使感传出现率显著提高。第二类,采用电鍉针作反复多次的"短程二接力",即在短感传线前端反复追加刺激点,以引短为长。随着激发次数的增多,所需接力点越来越少,最后,仅刺激井穴即可引出沿本经的长程感传。电鍉针即铜鍉针接上电脉冲。运用这种方法对聋哑患者的三焦经或大肠经进行激发,约经 24 次以上的激发,可有 50% 以上的患者,仅刺激井穴关冲或商阳,即可使感传沿经上传入耳。第三类,沿经(用点送电疗机)导入乙酰胆碱、肾上腺素及三磷腺苷等药物以激发感传。使乙酰胆碱的激发效果最佳,感传出现率可由导入前的 15% 上升至 70%;三磷腺苷次之,出现率可由 6.7% 上升到 37.5%;肾上腺素导入前后的感传出现率则无显著差异。以上激发方法除药物导入外,主要是针对治疗所需的某一经脉进行,可以称之为"病经激发",成"单经激发",目的在于促使"气至病所"以提高疗效。至于这些激发的后续反应,尚有待进一步观察。另一方面从改变体内机能状况着手。与"单经激发"不同,这类方法是通过改变体内某种机能状态,使之对循经感传产生整体性的诱化、转化作用。目前已经成功应用的有入静诱发感传的方法,这种方法可使 85% 以上的受试者,一次性"拓通"所有感传路线。即诱发成功后,刺激受试者的任一穴点,均可引出相应的循经感传来。入静诱发有持久的后续效应,凡经一次成功的诱发,以后经数周、数年甚至经十余年的随访,大多数受试者仍保持原有的诱发效应。入静诱发不仅有较高的成功率,更重要的是其显著型感传出现率(占成功率总数的 71%)较调查所见增高数百倍,这是迄今有关报道中出现率最高的诱发方法。入静诱发方法是在稳定情绪的基础上,采用自数呼吸,收视返听等简单的入静诱导方法,以改变中枢神经系统的机能状态,结合穴位刺激的诱发感传。以上工作主要在青少年中进行,中老年的效果如何,尚有待进一步观察。

感传可阻断性

经络感传特征之一。当感传自刺激点开始双向传导时,对任何方向一点施加压力,多数可阻断感传自压迫点继续前进,感传的这一特性叫感传可阻性。感传扩布的前方若遇到手术切口,瘢痕肿块或肿大的脏器时,或者在感传线施加机械压迫、局部注射(生理盐水等),冰冻或皮肤触觉刺激等,也常可阻滞感传。比如在感传线上放置冰袋,降低局部温度,可使向远端的感传被阻滞。另外,用软毛刷在感传线上轻刷 10～15min,感传可逐渐减弱以致消失。又如:刺激曲池穴发生感传后,压迫手五里,感传即终止于手五里,不再走向肩髃;压迫手三里,感传即终止于手三里,不再走向合谷。

感传可阻宽度

经络感传现象术语。感传呈线状或带状,一般横径为 0.5～5cm。四肢部多较窄,躯干部多较宽。因此,感传过程中可有线状与带状交替出现的现象。在带状感传中,可有感觉更为清晰的中心线。到达胸部、腹部或头面部的感传,有时可出现大面积扩散现象。但不少感传例，其感传宽度始终保持一致。不同个体、不同经脉甚至同一经脉的不同部位，可以出现不同的感传宽度。

感传趋病性

经络感传特征之一。当感传在扩布过程中邻近某一病灶部位时，有趋向病所的特性，即所谓"气至病所"的现象。例如一心脏患者，不同经络发生感传后，都有趋向心脏的集中现象。这种感传趋病性对于临床治疗疾病有非常重要的意义。

感传双向性

经络感传特征之一。在躯体（除四肢末端外）上任何一穴给予刺激，一般均可自该穴发生两个相反方向的感传。例如刺激曲池穴，一条感传线自曲池走向肩髃，同时一条感传线自曲池走向合谷。

感传速度

经络感传术语。循经感传的速度远比神经纤维的传导速度慢，一般在 10～20cm/s，个体差异很大，不同经脉或同一经脉的不同部位的感觉速度也常有不同。第一，小腿、前臂部的常比大腿、上臂、躯干、头面部快。第二，感传有走走停停的间歇现象。感传通过肘、肩、膝、髋等大关节或主要腧穴时，常有停顿。第三，感传速度有快慢两种：快的如触电样放射，针感可立即走完全程。缓慢循行者，其循行路线、行程与前者基本一致。感传速度受各种因素的影响。❶电针引起的感传，其速度比电脉冲刺激者快，艾灸则较慢。❷感传速度与刺激强度呈平行关系，过强的刺激也不适宜。❸加热可以提高感传速度，降温时则减慢。❹受试者情绪状态好或精神兴奋时，感传速度可加快。❺刺激停止后，感传即停止前进，大多并不立即消失，在感传停留处逐渐消失，或向针刺穴回流，在回流过程中逐渐消失。

感传停顿点

经络现象之一。当感传进行时，不是匀速行走，而是存在一个个的停顿点，即停一下再向前行走，这种特性即感传停顿性。这种停顿点多在腧穴或关节处。

感传性质

循经感传的性质是多种多样的。常因刺激的方法、部位与个体而异。常见的感觉性质有酸、胀、重、麻、水流、气流、虫爬及冷、热感等。一般来说，针刺引发的感传，其性质较为多样；电针及穴位注射，以酸、胀、重感为多；电脉冲穴位表面刺激常为电麻感、虫跳、蠕动感；艾灸为温热感；按摩、指压引发者，常为麻胀或热感。

感传有效阻滞压力

能有效地阻滞感传继续沿经络传导的压力，称感传有效阻滞压力。感传有效阻滞压力因人而异。一般在 $500g/cm^2$ 左右，并须正当感传线施压。若在感传线附近施压，则须加大压力，方可阻滞感传。另外，在感传线局部注射生理盐水或普鲁卡因，可部分或完全阻滞感传。看来，此种阻滞效应是因液体注入而增加局部压力所致，与机械压力同理。

感觉性循经病理反应

又称为循经性感觉病，往往是由患者根据自身的主观感觉口述出来的（沿古代记载的经络循行路线出现的），或痛、或寒、或热、或痒、或痹、或麻木不仁等症状。通过患者口述其症状的循行路线与经络循行路线的对照，发现它们有吻合重复的特性，并且是部分甚至是全部的，因而为证实经络循行的路线又提供了依据，可作为经络基本理论研究的一个佐证。

感冒穴位贴敷法

感冒治法之一。主穴：神阙。操作：取葱白、豆豉、食盐各 15g，捣碎后加入生姜汁适量，调成糊状。将药敷在神阙穴上,胶布固定,上覆热水袋,水凉后,重新换成热水。热敷 30~60min。每日贴敷 2 次。本法有疏风解表的作用。现代研究证实:灸或热敷神阙穴,可提高机体的免疫功能。

骭骨

骨骼名,指小腿的大骨,又名胫,䠥。《说文解字》:"脚胫也。"《黄帝内经太素》中"骭"作"骬"(同"䠥")。参见"䠥"条。

绀珠针法

书名。撰人不详。见于清代《绛云楼书目》。书佚。

gan

高洞阳

元末针灸医家。为滑伯仁师。参见"滑寿"条。

高凤桐

近代针灸家(1877—1962)。北京人。1911 年受业于吴席之。治病精针法,兼通方药,多获奇验。新中国成立后,曾任全国政协委员,第一届人大代表、中医研究院针灸经络研究所副所长等职,聘教于北京中医进修学校。有《针灸临床经验》书稿留世。

高盖

督俞穴别名。见《太平圣惠方》。"高",《循经考穴编》作"商"。详见该条。

高骨

奇穴名。见《针灸大成》。定位:位于手腕掌侧桡侧缘,桡骨茎突高点处。主治:手腕痛。刺灸法:针 1.5 寸;艾炷灸5~7 壮。

附:文献记载

《针灸大成》:高骨二穴,在掌后寸部前五分。针一寸半。灸七壮。治手病。

高丽手指针疗法

疗法名称。是针刺手部一些特定穴位或全息穴区治疗疾病的一种方法。它将中国的十四经脉按一定规律缩微投射到手上,并按一定规则进行治疗。代表人物有柳泰佑。该疗法具有治疗范围广,方法简便,疗效迅速,无副作用的特点。高丽手指穴位共 34 个,分布于手和手指上。其操作简便,以针刺入穴位 1~3mm 即可。对关节炎、关节痛、心脏病、腰痛病、感冒、咳嗽等病都有很好的疗效。

高期

汉代医家。师事淳于意,通针灸之学。见《史记·扁鹊仓公列传》。参见"淳于意"条。

高曲

商曲穴别名。见《备急千金要方》。详见该条。

高武

明代针灸学家。别号梅孤子,四明(今浙江省宁波市鄞州区)人,约生活于 15 世纪末至 16 世纪初。据《鄞县志》:"凡天文、律吕(音乐)、兵法、骑射、无不娴习。"于 1522 年后(嘉靖初),北上考武举。晚年专心钻研医学,尤精针灸。撰有《针灸素难要旨》和《针灸聚英》。取穴着重骨骼标志,并自制"铜人"三具,男、妇、童子各一。其论述针灸以《素问》《难经》为准,兼能融贯诸家经验,崇尚实际,殊多创见。高氏对金元以来的按时选穴学说虽很重视,但不拘泥。主张废弃当时流行的"按时用穴",倡用"定时用穴"法,创立"十二经是动所生病补泻迎随说"(或称"十二经病井荥俞经合补虚泻实法"),即近人所称"子午流注纳支(子)法"。

高脂血症针刺法

高脂血症治疗方法之一。主穴:内关、太溪、足三里、心俞、曲池。操作:常规消毒后,内关穴直刺 1.5 寸,提插加小捻转手法,得气后留针 20min,5min 行针 1 次;太溪、足三里直刺 1.5 寸,强刺激、提插捻转 5min;心俞向椎体方向斜刺 0.8～1 寸,弱刺激;曲池直刺 1.5 寸,中等刺激。每日 1 次,10 次为 1 个疗程。本法有降脂作用。现代研究证明:刺激上穴可调整内分泌和多种酶的功能,从而降低血脂。

膏肓

一、部位名。《左传·成公十年》载:晋侯有病,求医于秦国,使医缓往治。诊断晋侯之病是"在肓之上,膏之下",此处灸既不可,针又不行,药力也行不到("攻之不可,达之不及,药不至焉")。杜预注:"心下为膏;肓,鬲也。"后人据此,将膏肓解释为膈之上,心之下的空隙处。并称病情重为"病入膏肓"。

二、经穴名。见《备急千金要方》。原属奇穴。从《铜人腧穴针灸图经》开始归属足太阳膀胱经。定位:在背部,当第四胸椎棘突下,旁开 3 寸。局部解剖:布有第三、四胸神经后支外侧支,深层为肩胛背神经,最深层为第四肋间神经干;在肩胛冈内端,有斜方肌、菱形肌、深层为髂肋肌;有第四肋间动、静脉后支及颈横动脉降支。主治:肺痨,吐血,咳嗽,喘促,头晕目眩,盗汗,健忘,遗精,虚劳,肩胛背痛;贫血,肺结核,支气管哮喘,支气管炎,胃肠功能紊乱,神经衰弱等。刺灸法:斜刺 0.5～0.8 寸;艾炷灸 7～15 壮,或艾条灸 20～30min。

现代研究证明:针刺膏肓穴可增加血红蛋白和红细胞数,有报道针刺该穴治疗恶性贫血,5 天后红细胞数由 1×10^{12}/L 上升至 3.4×10^{12}/L。动物实验提示,对实验性贫血状态的动物针刺"膏肓""膈俞",可加速红细胞和血红蛋白数量的恢复。针刺膏肓穴有缓解支气管痉挛的作用,用于治疗支气管哮喘。

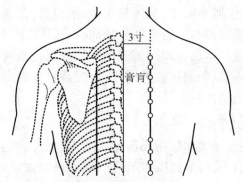

附一:腧穴定位文献记载

《铜人腧穴针灸图经》:在第四椎下两旁相去各三寸。

《针灸大成》:四椎下一分,五椎上二分,两旁相去脊各三寸,四肋之间。

《类经图翼》:在四椎下,五椎上,去脊中各三寸半。

附二:腧穴主治文献记载

《备急千金要方》:膏肓俞无不治,主羸瘦虚损,梦中失精,上气咳逆,狂惑妄误;灸讫后令人阳气康盛。

《千金翼方》:停痰宿疾。

《针灸大成》:无所不疗。羸瘦,虚损,传尸骨蒸,梦中失精,上气咳逆,发狂,健忘,痰病。

《景岳全书》:噎膈。

《东医宝鉴》:背痛。

《循经考穴编》:五劳七伤,诸虚百损,传尸劳瘵,骨蒸盗汗,吐血衄血,举重失力,四肢倦怠,目眩头晕,脾胃虚弱,噎膈反胃,痈疽发背。

《神灸经纶》:自汗。

▲注:本穴《循经考穴编》云:禁针,犯之极危。

膏肓俞穴灸法

书名。一作《膏肓灸法》,又称《灸膏肓俞穴法》。南宋庄绰撰。一卷本。成书于 1128 年(建炎二年)。书中介绍膏肓穴的主治、部位及不同流派的取穴法等。并附有插图。元代窦桂芳将本书辑入《针灸四书》中。

膏之原

　　指鸠尾。《灵枢·九针十二原》:"膏之原,出于鸠尾。"

ge

割治疗法

　　针灸疗法名。指切开一定部位的皮肤,摘除少量皮下脂肪或对局部进行适当刺激以提高机体抗病力来治疗疾病的方法。割治的部位多在手掌或其他腧穴,其操作方法可分为摘除皮下脂肪法、局部刺激法和划割法。摘除皮下脂肪法:先用1%普鲁卡因做局部麻醉,然后用手术刀纵行切开皮肤(不宜过深,一般切开皮层即可,以防伤及深部血管、神经或韧带),切口长0.5~1cm,用止血钳分离切口,暴露脂肪组织,取出黄豆或蚕豆大的脂肪组织(有时也可摘除结缔组织)后,将切口缝合,覆盖消毒纱布,包扎固定即可。此法多用来治疗消化系统疾病,如割治手掌大鱼际部位治疗小儿疳证。局部刺激法:以刺激局部神经分支或组织为主,在切开皮肤后,将血管钳伸入皮下,左右上下进行按摩刺激,至患者出现酸、麻、胀感,并向四周扩散;或用血管钳轻夹皮下组织数次,或用刀柄在骨膜上滑动,使患者有强烈的酸、麻、胀感,并向一定方向传导。此法多用来治疗呼吸系统疾病,如割治膻中穴治疗支气管哮喘。划割法:是用刀尖将皮肤(或黏膜)划破,见血为度。如在第十一胸椎棘突旁向外横划3~4cm,治疗小儿单纯性消化不良;在患侧上下大臼齿之间黏膜上纵划约1.5cm,治疗面神经麻痹等。应用割治疗法,对小儿疳证一般只割1次。但对支气管哮喘等病,常须重复割治。

阁门

　　奇穴名。又称阑门,出自《扁鹊神应针灸玉龙经》。定位:位于耻骨下缘阴茎根中点,旁开3寸处。主治:疝气,阴汗,阴囊红肿等。刺灸法:直刺1~1.5寸;艾炷灸3~5壮,或艾条灸5~15min。

　　附:文献记载

　　《扁鹊神应针灸玉龙经》:肾强疝气发来频,气上攻心大损人,先向阁门施泻法,大敦复刺可通神。阁门,在玉茎毛际两旁各三寸,针一寸半,泻之。灸五十壮。

　　《类经图翼》:阑门穴,在阴茎根两旁,各开三寸。

鬲肓

　　部位名。膈膜与肓膜的合称。鬲,同膈;肓,指肓膜。《素问·举痛论篇》:"膜原之下。"王冰:"膜谓鬲间之膜;原,谓鬲,肓之原。"鬲肓,见《素问·刺禁论篇》:"鬲肓之上,中有父母"。《灵枢·九针十二原》有"膏之原""肓之原",《黄帝内经太素》"膏"作"鬲"。杨上善注:"膈气在于鸠尾之下,故鸠尾为原也。"

隔蟾灸

　　灸法名。是在皮肤与艾炷之间隔上蟾蜍而施灸的一种灸法。方法:把准备好的蟾蜍放在患处,上置艾炷,灸7~14壮。以热气透内即可。适用于治疗瘰疬、疖肿等疾病。《类经图翼》记载:"用癞虾蟆一个,破去肠,覆病上。外以真蕲艾照疡大小为炷,于虾蟆皮上当疬灸七壮,或十四壮,以热气透内方住。"

隔葱灸

　　灸法名。有两种方法:❶把葱白捣碎平铺在腹部腧穴,上加艾炷施灸,用于虚脱、腹部胀气、腹部寒痛、小便不利等。明代刘纯《玉机微义》治诸疝:"用葱白泥一握置脐中……上置艾灼。"❷用葱白一束,约2寸长,以细线捆扎,竖立于腧穴上,上置艾炷施灸,用于疮疡和风湿痹痛等,以葱白丝和醋炒至极热,布包后熨之,治大小便不通,疝气。《普济方》:"治产后小便不通……用盐于产妇脐中填满,可与脐平。却用葱白剥去粗皮,十余根作一束,切作一指厚,按盐上,用大艾炷满葱饼子大小,以火灸之,觉热气直入腹内,即时便通。"

隔矾灸

灸法名。是在皮肤与艾炷之间隔上皂矾等药物而施灸的一种灸法。方法:取适量药末,用凉水调和制成饼状,贴于患处,上置艾炷,点燃施灸,灸3~4壮。适用于治疗外痔和瘘管。《神灸经纶》:"秘传痔瘘隔矾灸法,皂矾一斤,用新瓦一片,两头用泥作一坎,先以香油刷瓦上,培干,却以皂矾置瓦上,煅枯为末;穿山甲一钱,入紫罐内煅存性为末;木鳖子亦如前法煅过,取末二钱五分;乳香没药各一钱五分,另研。右药和匀,冷水调,量大小作饼子,贴疮上,用艾炷灸三四壮。"

隔附子饼灸

灸法名。是隔物灸之一。将附子切细研末,以黄酒调和作饼,1cm左右厚上置艾炷点燃施灸。附子性温、大热,味辛,有温脾壮肾,培补命门的作用,故附子灸主治阳痿、早泄或疮毒结管,久不收口,阴性痈疽等病症。《备急千金要方》治痈肉中如眼,"取附子,削令如棋子,安肿上,以唾贴之,乃灸之。令附子欲焦,复唾湿之,乃重灸之。如是三度,令附子热气彻肉,即瘥"。《疡医大全》治疮久成瘘,"用附子制过者,以童便浸透,切作二三分厚,安疮上,青艾灸之。"

隔姜灸

灸法名。间接灸法之一。取3mm左右厚的生姜片,用针刺穿若干小孔,放在施灸的腧穴上,然后将艾炷置于姜片上点燃。燃至患者感到灼痛,可稍稍提起姜片,稍停片刻,热减仍放回原处,另换一炷再灸,视病情轻重确定艾炷的壮数,灸至局部皮肤潮红为止。最好按艾炷大小、腧穴皮肤的厚薄,酌情选用厚薄适宜的姜片,既能使灸法之温热透入组织深部,又可防止过分灼痛或发生烫伤水泡。此法适用于一切阳气虚之证。如胃脘冷痛、呕吐、泄泻、腹痛、风寒湿痹、外感风寒、疝气及肾虚腰痛、遗精、早泄、寒湿带下等。《针灸大成》:"灸法用生姜,切片如钱厚,搭于舌上穴中,然后灸之。"《理瀹骈文》记载:"头有用酱姜贴太阳烧艾一炷法。"

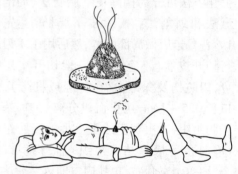

隔酱灸

灸法名。是在皮肤与艾炷之间隔上面酱而施灸的一种灸法。方法:把干面酱敷于百会处,上置艾炷,点燃施灸,灸三壮。适用于治疗脱肛。《疮疡经验全书》治脱肛:"取顶上旋毛中百会穴,以酱一匕搽上,艾炷三壮。"

隔韭灸

灸法名。见《疡医大全》。是将韭菜捣泥置于艾炷下的灸法。又称韭菜灸。方法:将新锄之韭菜,连根洗净,捣成泥,平摊在施灸部位上,上置艾炷,点燃施灸,灸至皮肤温热。适用于疮疡等。《疡医大全》说:"疮毒溃后,风寒侵袭,作肿痛者,用韭菜杵烂,灸热,敷患上,冷则易之。或捣成饼,放患上,艾圆灸之,使热气入内。"

隔面饼灸

灸法名。是在皮肤与艾炷之间隔上面粉饼而施灸的一种灸法。方法：把面饼放在患处，上置大艾炷，点燃施灸，换炷不换饼，灸时使患者有热感即可，壮数不限。适用于治疗恶疮诸症。《备急千金要方》："面一升作饼，大小覆疮，灸上令热，汁出尽，差。"

隔蒜灸

灸法名。属隔物灸之一。见《肘后备急方》。《备急千金要方》用此法治瘰疬，《医宗金鉴》用于治疮毒，《医学入门》治痈疽肿毒。是在皮肤与艾炷之间隔以蒜片（独头蒜为佳）施灸的一种灸法。方法：将新鲜蒜切成3mm左右厚的薄片，用针刺穿若干小孔，放在施灸的腧穴上，然后将艾炷置于蒜片上点燃。燃至患者感到灼痛，可稍稍提起蒜片，稍停片刻，热减仍放回原处，另换一炷再灸，每灸4~5壮需更换蒜片，因蒜汁对皮肤有刺激性，灸后容易起泡。一般每穴灸5~7壮即可。有消毒拔毒、散结定痛的作用。此法适用于治疗肺痨，腹中积块及未溃疮疖，瘰疬，还可用于虫蛇咬伤等。《肘后备急方》："取独头蒜横截厚一分，安肿头上，炷如梧桐子大，灸蒜上百壮。"

隔物灸

灸法名。即间接灸，详见该条。

隔薤灸

灸法名。见《备急千金要方》。是在皮肤与艾炷之间隔薤叶施灸的一种灸法。方法：把薤叶膏敷于患处，上置艾炷，点燃施灸，使热入内即可。适用于治疗恶露疮。《备急千金要方》："捣薤叶敷疮口，以大艾炷灸药上，令热入内即差。"

隔盐灸

灸法名。间接灸之一。是在艾炷下隔以薄层食盐的灸治法。此法只适用于神阙穴。将干净白盐或炒过的食盐填平肚脐，将艾炷置于盐上点燃施灸，换炷不换盐，连续灸3~9壮，以患者感到温热舒适为度。此法适用于治疗呕吐、泄泻、腹痛、肢冷、虚脱及中风脱证等虚寒病证。因烧盐易爆，容易发生烫伤，现多于盐上盖一姜片，也有用葱片，然后再置艾炷点燃施灸。《肘后备急方》治卒霍乱诸急方："以盐纳脐中，上灸二七壮。"

隔纸灸

灸法名。是在舌头与艾炷之间隔上白纸而施灸的一种灸法。方法：把艾炷放在纸上，点燃蘸雄黄末同燃，随即放在舌头正中，另一人拿铜匙头，于患者口内上腭隔住艾烟，灸至温热即可。适用于治疗痰喘、咳嗽、咯脓血等。《普济方》："治久喘嗽，咯脓血，有痰不愈者，右用白表纸数重折之，于冷水中浸湿了。然后燃艾炷，仍蘸些许雄黄末同燃，或艾炷子安在纸上，用火点着，随即放在舌头上正中为妙。下手灸人拿着一个铜匙头，于患人口内上腭隔住艾烟，呼吸令患人如常。"

膈

旧称横膈膜，同鬲。《难经·三十二难》："心肺独在膈上者。"《人镜经》："膈膜者，自心肺下，与脊、胁、腹周回相著，如幕不漏，以遮蔽浊气，不使熏清道是也。"十二经脉中除足太阳膀胱经外，十一经都或上或下通过膈部。《灵枢·经脉》记载手少阴心经，"下膈，络小肠"；手太阴肺经，"上膈，属肺"；手厥阴心包经，"下膈，历络三焦"；手少阳三焦经，"下膈，遍属三焦"；手阳明大肠经，"下膈，属大肠"；手太阳小肠经，"下膈，抵胃"；足太阳脾经，"上膈挟咽"；足少阴肾经，"上贯肝膈"；足厥阴肝经，"上贯膈"；足少阳胆经，"贯膈"；足阳明胃经，"下膈，属胃"。

膈关

经穴名。见《针灸甲乙经》。属足太阳膀胱经。定位:在背部,当第七胸椎棘突下,旁开3寸。局部解剖:布有第六、七胸神经后支外侧支,深层为第七肋间神经干;有背阔肌、髂肋肌;有第七肋间动、静脉背侧支。主治:呃逆,呕吐、嗳气、胸闷胁痛,食不下,脊背强痛;贲门痉挛,膈肌痉挛,胃炎,肋间神经痛等。刺灸法:斜刺0.5~0.8寸(不宜深刺);艾炷灸3~5壮或艾条灸5~15min。

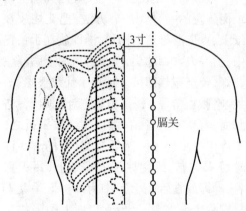

3寸

膈关

附一:腧穴定位文献记载

《针灸甲乙经》:在第七椎下两傍各三寸陷者中。

《类经图翼》:在七椎下,去脊中各三寸半陷者中。

附二:腧穴主治文献记载

《针灸甲乙经》:背痛恶寒,脊强偃仰难,食不下,呕吐多涎。

《备急千金要方》:腰脊急强。

《铜人腧穴针灸图经》:胸中噎闷。

《针灸大成》:背痛恶寒,脊强俯仰难,食饮不下,呕哕多涎唾,胸中噎闷,大便不节,小便黄。

《循经考穴编》:关节不利,浑身疼痛。

《类经图翼》:治诸血病。

《针灸集成》:大小便不利。

膈俞

经穴名。见《灵枢·背腧》,属足太阳膀胱经。为八会穴之血会。定位:在背部,当第七胸椎棘突下,旁开1.5寸。局部解剖:布有第七或第八胸神经后支内侧皮支,深层为第七胸神经后支外侧支;在斜方肌下缘,有背阔肌,最长肌;有第七肋间动、静脉的背侧支的内侧支。主治:胃脘痛,呕吐,呃逆,食不下,咳喘,吐血,潮热盗汗,噎膈,腹胀,喉痹,肩背痛;神经性呕吐,膈肌痉挛,贫血,胃炎,精神分裂症,颈淋巴结结核等。刺灸法:斜刺0.5~0.8寸(不宜深刺);艾炷灸3~5壮,或艾条灸5~15min。

现代研究证明:针刺膈俞穴对肺功能有调整作用。当一侧呼吸功能障碍,渗出性胸膜炎,肺叶切除等造成两侧呼吸不平衡时,针刺膈俞能调整两侧呼吸功能的平衡。动物实验表明,对实验性急性缺血性心肌损伤的动物针刺"膈俞",可加速其恢复的过程;对实验性血瘀动物针刺"膈俞"配"内关",观察全血黏度、血浆比黏度和血细胞压积等反映血液流变性的客观指标,并测定有关生物化学指标,结果表明,腧穴组的这些指标与模型组相比,有极显著差异($P < 0.01$)。这说明针刺膈俞穴对血瘀证者能有效地阻止血液黏滞性的增高,改善血液循环;对实验性贫血状态的动物针刺"膈俞"配"膏肓",可加速红细胞和血红蛋白数量的恢复。临床观察针刺膈俞穴有降血压作用,对Ⅰ、Ⅱ期高血压有较好的疗效。有调节血糖的作用,尤其是对非胰岛素依赖性糖尿病临床疗效明显,而对胰岛素依赖性糖尿病疗效较差。癌症化疗时配合电针膈俞穴治疗,对因化疗引起的生存质量、体力下降以及血液系统损害、胃肠道不适等症状均有一定的改善作用。

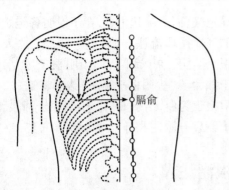

附一：腧穴定位文献记载

《灵枢·背腧》：在七椎之傍……挟脊相去三寸所。

《针灸甲乙经》：在第七椎下两傍各一寸五分。

《类经图翼》：在七椎下，去脊中二寸。

附二：腧穴主治文献记载

《脉经》：关脉芤，大便去血数升者。

《针灸甲乙经》：凄凄振寒，数欠伸；背痛恶寒，脊强俛仰难，食不下，呕吐多涎；大风汗出；痉。

《备急千金要方》：心痛如锥刀刺，气结；寒热，皮肉骨痛，少气不得卧，支满；嗜卧怠惰不欲动摇，身常湿，不能食；胸胁支满；吐呕逆不得下食，今日食，明日吐者；腹胀胃管暴痛及腹积聚肌肉痛；腹胀，胁腹满；喉痹，哽噎，咽肿不得消，食饮不下。

《外台秘要方》：周痹身皆痛；癫狂。

《太平圣惠方》：痰饮吐逆，汗出，寒热骨痛，虚胀支满，痰疟，疾癖气块，膈上痛；欬逆；胃弱食少；劳噎；小儿龟背。

《圣济总录》：热病汗不出。

《针灸大成》：心痛，周痹，吐食反胃，骨蒸，四肢怠惰，嗜卧，痃癖，咳逆，呕吐，膈胃寒痰，食饮不下，热病汗不出，身重常温，不能食，食则心痛，身痛肿胀，胁腹满，自汗盗汗。

《循经考穴编》：诸血症妄行及产后败血冲心；停痰逆气。

《类经图翼》：此血会也。诸血病者，皆宜灸之。如吐血、衄血不已，虚损昏晕，血热妄行，心、肺二经呕血，藏毒便血不止。

葛乾孙

明代医学家，也长针灸。字可久，长洲（今江苏吴县）人。生活于 1305～1353年。《明史》有传。世医出身，父亲葛应雷是当时名医。他继承家业，采用药物、针灸、推拿等方法治疗，效果甚好。江浙行省左承某，患瘫疾，经葛可久刺后，能举半体。著有《经络十二论》，一作《十二经络（论）》，已佚。另刊有《十药神书》，是治虚劳名著。

葛洪

东晋道家，医学家。生活于 281～341年，字雅川，号抱朴子，丹阳句容（今属江苏）人。据《晋书·葛洪传》载："洪少好学，家贫，躬自伐薪以贸纸笔，夜辄写书诵习，遂以儒学知名。"攻研《内经》《难经》医经。且好仙术，对医学及道家理论有深入研究。晚年隐居广东罗浮山炼丹。其主要著作有《抱朴子》内、外篇，讲炼丹的理论和方法。在医药方面，撰有《金匮药方》（也作《玉函方》）百卷，简约为三卷，称《肘后卒救方》（后作《肘后备急方》）。书中收录了多种灸治法，对重危病症施用灸法，记载较详。

个体差异与针灸效应

指不同个体之间的差异对针灸效应的影响。所谓个体差异，概括地说是指患病个体的形态、生理特点、机体调节系统的功能状态，以及患者的情绪和心理因素等。在针灸临床治疗和动物实验中，都观察到个体差异对针灸效应的影响。所谓针灸效应的个体差异，是指在其他条件基本相同的情况下，针灸效应因人而异。同样，针麻效应也存在明显的个体差异。如对并发有高血压症的针麻手术患者，在电针诱导后，阳虚型高血压患者血压下降者居多，而阴虚型患者则血压下降较少;又如将针刺治疗的支气管炎患者分成表证和里证两大类型,结果表证型的有效率高达90%,而里证型的有效率仅有25%。通过对各种影响因素的同体对照观察,发现个体差异对针麻效果的影响,远远大于选穴和刺激方法的作用。临床还观察到,循经感传显著者,针灸效应一般都较显著,而循经感传的显著程度与决定个体生理特点的重要因素—年龄、遗传素质等有一定关系。临床观察对青光眼患者用中医辨证分型对比针麻效果,证明虚寒型针麻效果最好,虚热型次之,实热型最差;行子宫全切除术的肾阳虚患者,针麻效果优于肾阴虚型。用压迫眼球和皮下注射肾上腺素,观察心率、血压、脉搏波幅的变化作为自主神经功能指标,发现交感与副交感神经均不敏感型的针麻优良率为37%,副交感神经敏感型为28.6%,交感神经敏感型为16%,混合敏感型则为9%,说明自主神经功能特点不同,针麻效果有区别。自主神经功能相对稳定者,针麻效果较好。

gen

根结

指足六经根结的总称,是对足六经从四肢末端到头面胸腹之间联系的说明。"根",在四肢末端的井穴,是经气相合而始生;"结",则在头、胸、腹的一定部位,根和结,是相对的概念。根有根源和根本之意;结有结聚和归结之意。根结大体上指经脉从四肢末端到头面胸腹之间的联系,强调以四肢为出发点。根结、标本和经脉起止,从分布的部位看,有某些相似之处,不同的是:根结是突出各经从四肢上达头、胸、腹的联系特点;标本虽也是突出各经在四肢与头面躯干间的联系,但范围较根结为广。根结和标本理论,在针灸临床上常结合运用,对临床辨证和取穴治疗均有指导意义,而经脉起止点,在于说明各经之间的气血循环流注。《灵枢·根结》:"太阳根于至阴,结于命门。""阳明根于厉兑,结于颡大。""少阳根于窍阴,结于窗笼。""太阴根于隐白,结于太仓。少阴根于涌泉,结于廉泉。厥阴根于大敦,结于玉英,络于膻中。"

根溜注入

指手足阴经中脉气流行出入的部位。"根"即井穴;"溜"指原穴,"注"指经穴;上部的"入"穴都在颈部;下部的"入"穴即络穴。《灵枢·根结》:"足太阳根于至阴,溜于京骨,注于昆仑,入于天柱、飞扬也。足少阳根于窍阴,溜于丘墟,注于阳辅,入于天容、光明也。足阳明根于厉兑,溜于冲阳,注入下陵,入于人迎、丰隆也。手太阳根于少泽,溜于阳谷,注于小海,入于天窗、支正也。手少阳根于关冲,溜于阳池,注于支沟,入于天牖、外关也。手阳明根于商阳,溜于合谷,注于阳溪,入于扶突、偏历也。"

根穴

即井穴。十二经脉在四肢末端的井穴为经脉之根,故名。参见"根结""根溜注入"条。

gong

肱骨外上髁炎刺络疗法

肱骨外上髁炎治疗方法之一。主穴:阿是穴(压痛点)。操作:阿是穴常规消毒后,用皮肤针轻微叩刺至出血,随后在上拔火罐,拔至局部充血红肿为止。每2~3天拔1次。本法有舒筋通络,消肿止痛的作用。现代研究证实:该法可改善局部血液循环,促进炎性物质吸收。

公乘阳庆

战国至西汉时医家。临淄(今山东淄博市东北)人。据《史记》记载,"庆家富善医,不肯为人治病"。淳于意善医,"得见事之",深得阳庆喜爱。于是把《黄帝脉书》《扁鹊脉书》《石神》等医籍传授与淳于意。

公孙

经穴名。见《灵枢·经脉》,属足太阴脾经,为本经络穴,八脉交会穴之一,通冲脉。定位:在足内侧缘,当第一跖骨基底的前下方。局部解剖:布有隐神经及腓浅神经分支吻合支。在踇趾展肌中,有跗内侧动脉及足背静脉网通过。主治:胃痛,呕吐,胸胁痛,腹胀肠鸣,泄泻,痢疾,霍乱,水肿,疟疾,月经不调,足踝痛;急、慢性肠炎,细菌性痢疾,子宫内膜炎,功能性子宫出血等。刺灸法:直刺 0.5～1 寸;艾炷灸3～5壮,或温灸5～15min。

现代研究证明:针刺公孙穴有抑制胃酸分泌的作用。对小肠的运动及分泌功能有调节作用,并具有一定特异性。多数情况下可使小肠蠕动增强,小肠液的分泌增加,小肠对葡萄糖的吸收率也明显升高。有报道,以刺激动物内脏大神经所引起的皮质及皮质下诱发电位为痛反应的指标,电针"公孙",对皮质诱发电位有抑制效应。

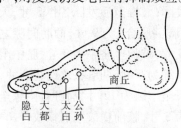

六阳经根、溜、注、入穴位表

	根	溜	注	入	
				上	下
足太阳	至阴	京骨	昆仑	天柱	飞扬
足少阳	窍阴	丘墟	阳辅	天容	光明
足阳明	厉兑	冲阳	下陵(三里)	人迎	丰隆
手太阳	少泽	阳谷	小海	天窗	支正
手少阳	关冲	阳池	支沟	天牖	外关
手阳明	商阳	合谷	阳溪	扶突	偏历

附一:腧穴定位文献记载

《灵枢·经脉》:去(足大趾)本节之后一寸。

《扁鹊神应针灸玉龙经》:在足大趾本节后,去太白一寸。

《针灸集成》:在足大趾后,孤拐后傍,脚边陷中。

附二:腧穴主治文献记载

《灵枢·经脉》:霍乱;肠中切痛;鼓胀。

《脉经》:胃中有冷。

《针灸甲乙经》:厥,头面肿起,烦心,狂多饮,不嗜卧;鼓胀,腹中气大滞,热病不嗜卧;凡好太息,不嗜食,多寒热,汗出,病至则善呕,呕已乃衰。

《备急千金要方》:腹胀,食不化,鼓胀,腹中气大满,肠鸣。

《扁鹊神应针灸玉龙经》:妇人诸疾;五癫;食黄;七疝。

《针灸大成》:寒疟,不嗜食,痈气,好太息,多寒热汗出,病至则喜呕,呕已乃衰,头面肿起,烦心狂言多饮,胆虚。厥气上逆则霍乱。实则肠中切痛,泻之;虚则鼓胀,补之。

《针灸大全》:九种心疼;痰膈涎闷,胸中隐痛;脐腹胀满,气不消化;胁肋下痛,泄泻不止,里急后重;气膈五噎;呕吐;眩晕;疟;四肢俱肿,汗出染衣。

《循经考穴编》:痛症诸疸,水肿痞积,膈胁冷气相乘,胃脾疼痛,足心发热,或疼难履地。

《医宗金鉴》:痰壅胸膈,肠风下血,积块及妇人气蛊。

《八脉八穴治症歌》:九种心痛延闷,结胸反胃难停,酒食积聚胃肠鸣,水食气疾膈病,脐腹疼痛胁胀,肠风疟疾心疼,胎衣不下血迷心,泄泻公孙立应。

《标幽赋》:脾冷胃疼,泻公孙立愈。

▲注:本穴《千金要方》作足太阴脾经原穴。

公孙克针灸经

书名,公孙克(里籍不详)撰。见于宋《崇文总目》,一卷,书佚。

攻

灸法术语。指灸治。《左传》:"疾不可为也……攻之不可,达之不及。"即指病情严重,采用灸法已无法治愈,采用针刺也达不到病所。

共鸣火花电针疗法

是将高频放电的火花加在针体上治疗疾病的方法。它具有针刺和共鸣火花的双重作用。针感强,可以降低感觉神经兴奋阈,起到止痒镇痛的效果,通过反射,使局部末梢血管先收缩,后扩张,改善血液循环,治疗一些局部血液循环障碍疾病,促进营养不良性溃疡的愈合。适用于神经痛,神经根炎,颈椎病等病的治疗。用循经取穴,按神经节段取穴,阿是穴相结合进行选穴;将毫针刺入得气,再把共鸣火花烧灼电机通电,火花作用于针体上,并不断移动接触点,电流强度视针感强弱而定,以患者能耐受为度。每次通电 0.5~5min,每日或隔日 1 次,5~7 次为 1 个疗程,每次以2~4 穴为宜。电流强度应由小逐渐增大。对于恶性肿瘤,局部皮肤化脓性炎症,装有人工心脏起搏器者禁用此疗法。

gu

孤穴

位于正中线上的单穴。

谷道

器官名,指肛门。《针灸聚英》:"谷道,即后阴也。"

谷门

天枢穴别名。见《针灸甲乙经》。详见该条。

股阴

解剖部位名,指大腿内侧部。张介宾注:"股阴,内侧也。"《黄帝内经太素》称作阴股。杨上善注:"髀内近阴之股曰阴股。"与髀阳相对。《灵枢·经脉》篇,"足厥阴肝经……上腘内廉,循股阴……"

骨骶

经穴别名。即长强穴。见《神灸经纶》。见该条。

骨度

古代医家对骨骼长度所制定出的一种标准,主要用于测量经脉的长短及全身各部的长度与宽度以确定腧穴的位置。出自《灵枢·骨度》篇。各部位的尺寸都是同身寸,即根据人体高矮、肥瘦对各部骨骼所制定的一种比例尺寸。这种尺寸不等同于现代的尺寸长短。根据《灵枢·骨度》的记载,现在临床常用的骨度有:前发际至后发际长 12 寸,耳后两乳突(完骨)之间为 9 寸,从眉心至大椎穴作 18 寸,眉心(印堂)至前发际,大椎至后发际各作 3 寸,天突至歧骨(胸剑联合)为 9 寸,两肋间隙之间折作 1.6 寸,歧骨至脐中为 8 寸,脐中至耻骨联合上缘为 5 寸,两乳头之间为 8 寸,腋横纹以下至季胁为 12 寸,肩胛骨内缘至脊柱中线为 3 寸,腋前横纹至肘横纹作 9 寸,肘横纹至腕横纹为 12 寸,耻骨联合上缘至股骨内上髁为 18 寸,股骨大转子至膝中为 19 寸,胫骨内髁以下至内踝尖 13 寸,膝中至外踝尖 16 寸,臀横纹至腘横纹为 14 寸,外踝尖至足底 3 寸。见下表。

常用骨度分寸表

部位	起止部位	度量法	骨度(寸)	附注
头部	前发际至后发际	直寸	12	前、后发际不明者，从眉心量至大椎作18寸；眉心至前发际，大椎至后发际各作3寸
	耳后两乳突(完骨)之间	横寸	9	
胸腹部	天突至歧骨(胸剑联合)	直寸	9	胸、肋部直寸，一般以肋间隙为根据，两肋间隙之间折作1.6寸女性量两缺盆间距
	歧骨至脐中	直寸	8	
	脐中至耻骨联合上缘	直寸	5	
	两乳头之间	横寸	8	
侧胸部	腋横纹以下至季胁	直寸	12	季胁指十一肋端
背腰部	大椎至骨骶	直寸	21椎	背部直寸以脊柱间隙为根据，平肩胛骨下角，相当于第7胸椎，平髂前上棘，相当于第四腰椎棘突
	肩胛骨内缘至脊柱中线	横寸	3	或用中指同身寸折量
上肢	腋前横纹至肘横纹	直寸	9	上肢内、外侧通用
	肘横纹至腕横纹	直寸	12	
下肢	耻骨联合上缘至股骨内上髁	直寸	18	膝中的水平线，前面相当于犊鼻，后面相当于委中臀横纹至腘横纹也有作12寸者
	股骨大转子至膝中	直寸	19	
	胫骨内髁以下至内踝尖	直寸	13	
	膝中至外踝尖	直寸	16	
	臀横纹至腘横纹	直寸	14	
	外踝尖至足底	直寸	3	

骨度法

定穴的主要方法。以《灵枢·骨度》所记载的人体各部的分寸为依据，折量各部的腧穴。即不分人体高矮肥瘦，在一定部位内都折成相同分寸，厘定腧穴所在。参见"骨度"条。

骨会

八会穴之一。《难经·四十五难》："骨会大杼。"大杼属足太阳膀胱经，膀胱与肾相表里，肾主骨，且该腧穴位于第一胸椎两旁，是肩部负重着力之处，而支撑重量则赖于骨，故名骨会。凡骨病，脊椎不利，虚劳发热，皆可酌情取用本穴。

骨厥

肾主骨，指足少阴肾经所过部出现的证候。见《灵枢·经脉》。

骨空

指骨间空隙，腧穴多位于此处。《素问·骨空论篇》"尻骨空在髀骨之后"，指骶后孔，为八髎穴所在。又"臂骨空在臂阳，去踝四寸两骨空之间"。指腕上4寸，尺桡骨之间，为三阳络所在。

骨繇者取之少阳

《黄帝内经》治则之一。繇，音义同摇。指治疗骨节纵缓摇动病症，可从少阳经着手。《灵枢·根结》说："少阳为枢……枢折，即骨繇而不安于地。故骨繇者取之少阳,视有余不足。骨繇者节缓而不收也,所谓骨繇者摇故也,当穷其本也。"《素问·诊要经终论篇》王冰注:"少阳主骨,故气终则百节纵缓。"

骨针

古针具名。以兽骨制成。1933 年在北京周口店山顶洞发现骨针,据考证距今 10 万年左右,说明当时已能制造骨针,并可能用以治病。

骨蒸病灸方

书名。唐代崔知悌撰。《外台秘要方》载此称作《灸骨蒸方图》;《苏沈良方》称作《灸二十二种骨蒸法》《崔丞相灸劳法》。本书是一本以灸为主治疗疾病的专著。后世针灸书中多有转载。

gua

刮法

针刺手法名。指用指甲刮动针柄以促使得气和加强针感的一种方法。《医学入门》:"将大指爪从针尾刮至针腰,此刮法也。"

刮痧疗法

疗法名称。又称刮疗法,是用边缘光滑的嫩竹板、瓷器片、小汤匙、铜钱、硬币、玻璃棍或苎麻头、蚌壳等,蘸食油或清水在体表部位进行由上而下,由内向外反复刮动的一种外治方法,是一种流传甚久、常用的简易治病方法。

guan

关冲

经穴名。见《灵枢·本输》。属手少阳三焦经,为本经井穴。定位:在无名指末节尺侧,距指甲角 0.1 寸。局部解剖:布有来自尺神经的指掌侧固有神经;有指掌侧固有动、静脉形成的动、静脉网通过。主治:头痛,目赤,舌强,咽痛,耳聋,热病昏厥;角膜炎,急性扁桃体炎,喉炎等。刺灸法:浅刺 0.1 寸,或点刺放血;艾炷灸 1 ~ 3 壮,或艾条灸 3 ~ 5min。

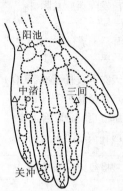

附一:腧穴定位文献记载

《灵枢·本输》:手小指次指之端也。

《针灸甲乙经》:在手小指次指之端,去爪甲角如韭叶。

《医学入门》:手四指端外侧去爪甲角如韭叶。

《针灸大成》:手小指次指外侧,去爪甲角如韭叶。

附二:腧穴主治文献记载

《灵枢·热病》:喉痹舌卷,口中干,烦心,心痛,臂内廉痛,不可及头。

《灵枢·厥病》:耳聋。

《针灸甲乙经》:肘痛不能自带衣,起头眩,颔痛面黑,风肩背痛不可顾;霍乱;耳聋鸣。

《备急千金要方》:热病烦心,心闷而汗不出,掌中热心痛,身热如火,浸淫烦满,舌本痛;寒热凄索气上不得卧;风眩头痛;耳痛;消渴嗜饮;肩中热,头不可以顾。

《铜人腧穴针灸图经》:胸中气噎,不嗜食,臂肘痛不可举,目生翳膜,视物不明。

《素问病机气宜保命集》:目大眦痛。

《扁鹊神应针灸玉龙经》:目痛;舌干口苦。

《医学入门》:喉痛。

《针灸大成》:喉痹喉闭,舌卷口干,头

痛,霍乱,胸中气噎,不嗜食,臂肘痛不可举,目生翳膜,视物不明。

《循经考穴编》:唇干舌裂,口吐酸水。

关刺

《内经》刺法名。五刺之一。《灵枢·官针》:"关刺者,直刺左右,尽筋上,以取筋痹,慎无出血,此肝之应也。或曰渊刺,一曰岂刺。"指刺左右四肢关节附近筋的近端,即关节的肌腱附着部,直刺不可出血,因其刺处在关节附近,故名关刺。因肝主筋,故本法应肝而用于治疗与肝有关的筋痹等疾患。

关 阖 枢

用来解释经络学说中三阴三阳气机变化病证特点的名词术语。太阳、太阴为关;阳明、厥阴为阖;少阳、少阴为枢。见《灵枢·根结》。《黄帝内经太素》中将原来的"开"改为"关",以便与《灵枢·根结》中的"折关败枢"相吻合。关原意指门闩,其变动为开;阖指门扇,其变动为闭;枢指户枢,其变动为转。在六经中,太阳居阳分之表,太阴居阴分之表,为关;阳明居阳分之里,厥阴居阴分之里,为阖;少阳居阳分之中,少阴居阴分之中,为枢。六经皮部也是结合关、阖、枢命名的。当关、阖、枢出现异常时,会发生多种疾病。《灵枢·根结》载:"故开折则肉节渎而暴病起矣。故暴病者取之太阳,视有余不足。阖折则气无所止息而痿疾起矣。故痿疾者取之阳明,视有余不足。枢折即骨繇而不安于地,故骨繇者取之少阳,视有余不足。"说明关、阖、枢异常,则会出现相应病证,临床治疗时,应根据辨证,取其相应的经脉,视其虚实而补泻之。《伤寒论》中的六经辨证,是关、阖、枢理论的应用和发挥。

关梁

经穴别名。指金门穴,见《针灸甲乙经》。详见该条。

关陵

经穴别名。即膝阳关穴。见《备急千金要方》注及《针灸大全》。详见该条。

关门

经穴名。见《针灸甲乙经》,属足阳明胃经。别名:关明。定位:在上腹部,当脐中上3寸,距前正中线2寸。局部解剖:布有第八肋间神经分支,在腹直肌及其鞘处,有第八肋间动、静脉分支及腹壁上动、静脉通过。主治:腹痛,腹胀,肠鸣泄泻,食欲不振,水肿,遗尿;急、慢性胃肠炎等。刺灸法:直刺0.8~1.2寸;艾炷灸5壮,或艾条灸5~10min。

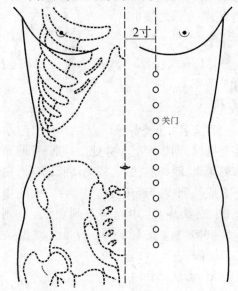

附一:腧穴定位文献记载

《针灸甲乙经》:在梁门下,太乙上。

《备急千金要方》:在梁门下一寸,太乙上。

《外台秘要方》:在梁门下五分,一云一寸,太乙上。

《针灸大成》:梁门下一寸,去中行三寸。

附二:腧穴主治文献记载

《针灸甲乙经》:腹胀善满,积气;身肿;遗溺。

《铜人腧穴针灸图经》:肠鸣,卒痛泄利不欲食,腹中气游走侠脐急,痰疟振寒。

《针灸大成》：善满积气，肠鸣卒痛，泄利，不欲食，腹中气走，侠脐急痛，身肿，痎疟振寒，遗溺。

关明

经穴别名。即关门，见《千金翼方》。详见该条。

关枢

六经皮部之一，太阳皮部名。"关"有关键、门闩之义；"枢"有枢转之义，阳经中以太阳为关，故名。指手足太阳经所属的体表部位。《素问·皮部论篇》载："太阳之阳，名曰关枢，上下同法，视其部中有浮络者，皆太阳之络也。"

关阳

膝阳关别名。见《备急千金要方》。详见该条。

关仪

奇穴名。见《备急千金要方》。定位：膝外侧缘，腘横纹上1寸处。局部解剖：布有髂胫束，股外肌；膝上外侧动脉、静脉，皮下有股外侧皮神经末支。主治：妇人阴中痛，小腹绞痛，腹中寒等。刺灸法：直刺0.5～0.8寸，艾炷灸3～7壮，或温灸5～10min。

附：文献记载

《备急千金要方》：女人阴中痛引心下及小腹绞痛，腹中五寒，灸关仪百壮。穴在膝外边上一寸宛宛中是。

关元

经穴名。出自《灵枢·寒热病》，属任脉，为小肠之募穴，足三阴、任脉之会。别名：下纪、三结交、次门、大中极、丹田。定位：在下腹部，前正中线上，当脐中下3寸。局部解剖：布有第十二肋间神经前皮支的内侧支，在腹白线上，深部为小肠及充盈时的膀胱，有腹壁浅动、静脉分支，腹壁下动、静脉分支。主治：中风脱症，虚劳冷惫，腹痛吐泻，痢疾，脱肛，疝气，遗尿，尿频，小便不利，大便下血，遗精，早泄，阳痿，月经不调，赤白带下，阴挺，崩漏，阴部瘙痒，消渴，眩晕；休克，神经衰弱，细菌性痢疾，胃肠炎，肠道蛔虫症，肝炎，肾炎，尿路感染，盆腔炎，睾丸炎等。刺灸法：直刺1～1.5寸（孕妇慎用）；艾炷灸3～5壮，或艾条灸10～15min。

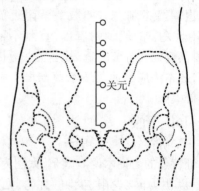

现代研究证实，常针刺关元有保健强身的作用。刺灸关元有增加可利用氧的作用，氧摄取率明显降低，氧耗量明显增高，故能增加机体代偿能力。针灸关元穴可以提高机体免疫功能，并具有抗癌作用。组织学观察，艾灸"关元"可使肿瘤组织坏死程度轻，细胞分化程度较好，淋巴细胞浸润较多，有抑制肿瘤细胞生长的作用。并可延长接种HAC（小鼠腹水型肝癌）细胞后的小鼠存活期。艾灸"关元"，可使溶血空斑形成细胞增加，免疫反应增强。针刺实验性癌肿动物的"关元""足三里"，与对照组比较，血清滴度平均值高10～32倍。艾灸"关元"，能使老年小鼠的Mφ细胞毒活性和NK细胞毒活性增强，从另一侧面证实了艾灸"关元"确能改善老年动物的免疫状态，提高免疫力，从而产生抗衰老作用。艾灸"关元"对失血性休克动物的血流动力学和动脉血氧运输量有影响。观察结果，施灸后心脏收缩力增强，心脏每搏指数稳定增加，因而心脏指数和平均动脉压也呈稳定增加，动脉血每分钟氧运输指数和混和静脉血氧分压也呈相应增加。关元穴对膀胱张力有双向调整作用,且与手法有关。捻针时可引起膀胱收缩,内压上升;捻针停止时则膀胱松弛,内压下降。关元穴对垂体—性腺功能也有促进作用。针刺关元、中极、大赫等穴可引起血浆黄体生成素、尿促卵泡素水平发生变化,可改善迟发排卵。对男子精子缺乏症也有一定的疗效。针刺家兔"关元"穴,可使垂体后叶催产素分泌增加。

附一:腧穴定位文献记载

《灵枢·寒热病》:脐下三寸。

附二:腧穴主治文献记载

《灵枢·寒热病》:身有所伤血出多及中风寒。

《脉经》:关脉伏,中焦有水气,溏泄;关脉芤,大便去血数升;关脉濡,苦虚冷,脾气弱;尺脉滑,血气实,妇人经脉不利,男子溺血;尺脉弱,阳气少,发热,骨烦;尺脉伏,小腹痛,癫疝,水谷不化;尺脉濡,苦小便难;尺脉实,小腹痛,小便不禁;脉来紧细实长至关者,任脉也,动若少腹绕脐下引横骨,阴中切痛,膈中不通,喉中咽难。

《针灸甲乙经》:滑精不得溺,小腹满;奔豚寒气入小腹,时欲呕,伤中溺血,小便数,背脐痛引阴,腹中窘急欲凑,后泄不止;石水痛引肋下胀,头眩痛,身尽热;胞转不得溺,少腹满;暴疝,少腹大热;女子绝子,血在内不下。

《肘后备急方》:卒得霍乱……若绕脐痛急者。

《备急千金要方》:石淋,脐下三十六疾,不得小便;脐下绞痛,流入阴中,发作无时;男阴卵偏大癫病。

《外台秘要方》:脐下绞痛,流入阴中,发作无时,此冷气,疗之法,灸脐下三寸。

《太平圣惠方》:小便赤淋,不觉遗沥,小便处痛状如散火,尿如血色,脐下结血状如覆杯,如人带下,因产,恶露不止,并妇人断绪产道冷。

《铜人腧穴针经图经》:月脉断绝,下经冷。

《圣济总录》:诸淋。

《扁鹊心书》:脑疽发背,诸般疔疮恶毒;瘰疬,破伤风;伤寒少阴证,六脉缓大,昏睡自语,身重如山,或生里癗,噫气吐痰,腹胀,足指冷过节;伤寒太阴证,身凉足冷过节,六脉弦紧,发黄紫斑,多吐涎沫,发燥热,噫气;若伤寒后或中年久嗽不止,恐成虚痨,当灸关元;虚劳咳嗽,潮热咯血,吐血,六脉弦紧。水肿膨胀……气喘不卧;中风病;上消病,日饮水三五升;中消病,多食而四肢羸瘦,倦无力;腰足不仁,行步少力;耳轮焦枯,面色渐黑,乃肾劳也;中年以上之人,腰腿骨节作疼。腿髁间发赤肿……恐生附骨疽;老人大便失禁;两眼昏黑,欲成内障;破伤风,牙关紧急,项背强直;牙疳;肠痔;手颤。

《针灸资生经》:若头痛筋挛,骨重少气,哕噫满,时惊,不嗜卧,咳嗽烦冤,其脉举之则弦,按之石坚。

《玉龙歌》:传尸劳病;肾强疝气……气上攻心。

《针灸聚英》:背恶寒,口中和;失精白浊。

《类经图翼》:妊娠下血,赤白带下。

《针灸大成》:积冷虚乏,脐下绞痛,渐入阴中,发作无时,冷气结块痛;寒气入腹痛,失精白浊,溺血七疝,风眩,头痛,转胞闭塞,小便不通,黄赤,劳热,石淋,五淋,泄利,贲豚抢心,脐下结血,状如覆杯,妇人带下,月经不通,绝嗣不生,胞门闭塞,胎漏下血,产后恶露不止。

《医宗金鉴》:主治诸虚,肾积及虚,老人泄泻,遗精,白浊等证。

▲注:本穴《太平圣惠方》:若怀胎必不针,若针而落胎。

关元俞

经穴名。见《太平圣惠方》。属足太阳膀胱经。定位:在腰部,当第五腰椎棘突下,旁开1.5寸。局部解剖:布有第五腰神经后支;有骶棘肌;有腰最下动、静脉后支的内侧支。主治:腹胀,泄泻,肠鸣,腰痛,遗尿,消渴,小便不利或频数,痢疾;前列腺炎,盆腔炎,慢性肠炎,膀胱炎,糖尿病,腰骶神经痛等。刺灸法:直刺0.5～1.2寸;艾炷灸3～7壮,或艾条灸5～10min。

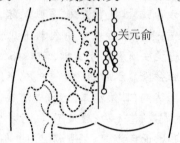

关元俞

附一:腧穴定位文献记载

《太平圣惠方》:在第十七椎下两傍相去同身寸一寸半。

《医宗金鉴》:从大肠俞行十七椎下,去脊中二寸。

附二:腧穴主治文献记载

《备急千金要方》:消渴小便数。

《太平圣惠方》:风劳腰痛,泄痢,虚胀,小便难,妇人瘕聚诸疾。

《针灸大成》:风劳腰痛,泄痢,虚胀,小便难,妇人瘕聚诸疾。

关蛰

六经皮部之一。太阴皮部名。"关"有关键之义;"蛰"有阴盛阳伏之义。阴经中以太阴为关,故名。指手足太阴经所属的体表部位。《素问·皮部论篇》:"太阴之阴,名曰关蛰,上下同法,视其部中有浮络者,皆太阴之络也。"

冠心病电针疗法

冠心病的治疗方法之一。主穴:心俞、肺俞、督俞。操作:上述腧穴针刺得气后,接电针机,选用低频脉冲电流刺激,电流输出量以患者耐受为度。每日1次,每次通电10min,12次为1个疗程,疗程间隔休息4日。本法有缓急止痛的作

用。现代研究证明:该法可改善微循环,加强心脏功能。

冠心病灸治法

冠心病治疗方法之一。主穴:内关、膻中、心俞。操作:采用隔蒜灸,取独头大蒜一枚,剪成厚度约0.2cm的薄片,中心穿数孔,置于上穴上,上置黄豆大艾炷,点燃,当患者局部灼痛时,将蒜片提起,稍停,放下再灸。艾炷燃尽后另换1炷,每次灸10壮,间日或间2日1次,5次为1个疗程。每月灸1个疗程。本法有通阳益气,理气通络的作用。现代研究证实:刺激上述腧穴后,血管明显扩张,cGMP明显升高,从而改善心脏微循环,提高心肌收缩力,增加心排出血量,改善心脏功能。

冠心病针刺法

冠心病治疗方法之一。主穴:心俞、厥阴俞。配穴:内关、间使、通里、足三里。操作:每次取主穴1对,配穴1对。针刺背部腧穴时,针左侧穴以左手持针,右手食指在椎间定向,针右侧穴时则反之。针尖斜向脊柱方向,与皮肤成45°角,进针1.5～2寸深,施以轻、中刺激,或轻刮针柄1～3min,根据患者耐受限度,予以增减,不留针。每日1次,12～15日为1个疗程,疗程间隔3～5日。本法有开胸理气的作用。现代研究证实:刺激上穴可使血中皮质醇水平趋向正常,改善左心室功能,降低心脏前负荷,促进冠脉血流量增加。

冠心沟

耳穴名。位于屏间切迹下至扁桃体。是诊断冠心病及心律不齐的特定穴位。当视诊耳垂部位从升压点至扁桃体区呈现皮肤皱褶加深,电测时若心区触诊及视诊,也有冠心病或心律不齐阳性反应的特征时,多为冠心病及心律不齐。

罐内弹簧架火法

拔罐法名。是用特制的弹簧在罐内架火的拔罐法。即用1根直径0.5~1mm的钢丝绕成弹簧,弹簧的罐口端直径要较罐口大,这样将弹簧塞入罐内固定即可,弹簧罐底端留有一条支杆为缠绕棉槌的支柱。将几滴酒精滴在棉槌上,点燃后即可将罐子罩于施术部位上。本法适用于任何体位的施术,极为方便,成功率极高。

guang

光明

一、经穴名。见《灵枢·经脉》。属足少阳胆经,为本经络穴。定位:在小腿外侧,当外踝尖上5寸,腓骨前缘。局部解剖:布有腓浅神经;在趾长伸肌和腓骨短肌之间;有胫前动、静脉分支通过。主治:目痛,夜盲,乳胀痛,下肢痿痹,膝痛,小腿痛,偏头痛,癫痫;视神经炎,青光眼,近视,白内障,腓肠肌痉挛,精神分裂症等。刺灸法:直刺1~1.5寸;艾炷灸3~5壮,或艾条灸5~10min。

现代研究证明:针刺光明穴治疗青少年近视眼,可提高视力和改变屈光度。光明穴是嗜酸性粒细胞的敏感腧穴。

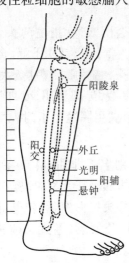

附一:腧穴定位文献记载

《灵枢·经脉》:去踝五寸。

《针灸甲乙经》:在足外踝上五寸。

《针灸集成》:在悬钟上一寸八分。

附二:腧穴主治文献记载

《素问·骨空论篇》:淫泺胫酸,不能久立。

《灵枢·经脉》:实则厥,虚则痿躄,坐不能起。

《针灸甲乙经》:胫热膝痛,身体不仁,手足偏小,善啮颊。

《备急千金要方》:腹足清,寒热汗不出。

《外台秘要方》:身体寒少热甚,恶心惕然;淋沥。

《针灸大成》:淫泺,胫酸胻疼,不能久立,热病汗不出,卒狂。与阳辅疗法同,虚则痿躄,坐不能起,补之。实则足胻热膝痛,身体不仁,善啮颊,泻之。

二、即明光,为攒竹穴别名。《铜人腧穴针灸图经》误倒。见该条。

三、奇穴名。定位:额部眉弓中点上方,眉毛上缘处,正视时,直对瞳孔。一说位于眉弓中点直上0.5寸处。主治:眶上神经痛,近视,屈光不正,眼睑下垂,结膜炎,眉棱骨痛等。刺灸法:横刺0.3~0.5寸。

附:文献记载

《银海精微》:对瞳人上眉中,是光明穴。

《针灸孔穴及其疗法便览》:光明(头),奇穴。眉弓中央,鱼腰穴稍上无眉毛处。针一至二分。灸三壮。主治结膜炎,眼睑缘炎,眼肌麻痹。

光针

针灸仪器名。即激光照射穴位法,又称激光针。系利用激光器所发生的受激辐射光照射穴位以治病的方法。激光的发散角小,方向性好,能量密度高,强度大,能穿透皮肤而作用于深部。小剂量激光能产生光、热、机械、电磁等效应,对疾病起治疗作用。穴位照射用的激光主要有氦—氖激光、氢离子激光、氦—镉激光等。

广爱书

书名。明代陈会著。原书已佚。据《神应经》载:(陈会)"初尝著《广爱书》一十二卷,为诗为赋,自谓颇无余蕴。又虑其浩瀚广漠,或者厌繁而习倦……于是择其必须熟记者纂为《广爱书括》。"参见"神应经"条。

gui

归来

一、经穴名。见《针灸甲乙经》。属足阳明胃经。别名:溪穴。定位:在下腹部,当脐中下4寸,距前正中线2寸。局部解剖:布有髂腹下神经。在腹直肌外缘,有腹内斜肌,腹横肌腱膜;外侧有腹壁下动、静脉通过。主治:腹痛,疝气,经闭,白带,阴挺,阴冷肿疼;睾丸炎,附件炎,子宫内膜炎,前列腺炎及功能性子宫出血等。刺灸法:直刺1~1.5寸;艾炷灸5~7壮,或艾条灸10~20min。

现代研究证明:归来穴有促进性腺功能的作用,对继发性闭经的患者针刺归来配中极、血海穴,可出现激素撤退性出血现象。动物实验中,通过组织学观察发现,针刺上述腧穴,卵巢中间质细胞增生与肥大,卵泡腔扩大,周围多层颗粒细胞增殖,其中有新鲜黄体生成现象。

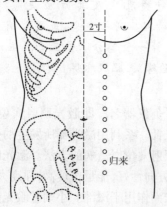

附一:腧穴定位文献记载

《针灸甲乙经》:在水道下二寸。

《备急千金要方》:侠玉泉五寸是其穴。

《外台秘要方》:在水道下五寸。

《针灸资生经》注:外台,水道下三寸。今校勘归来二穴在水道下二寸为是。

《针灸大成》:水道下二寸,去中行各二寸。

《针灸入门》:天枢下七寸。

《循经考穴编》:穴在水道下二寸,与寸骨相平,合脐下五寸。

《针灸逢源》:在水道下一寸。

附二:腧穴主治文献记载

《针灸甲乙经》:奔豚,卵上入,痛引茎;女子阴中寒。

《备急千金要方》:阴中冷痛。

《外台秘要方》:少腹痛。

《铜人腧穴针灸图经》:少腹奔豚,卵缩茎中痛,妇人血脏积冷。

《针灸大成》:小腹奔豚,卵上入腹,引茎中痛,七疝,妇人血脏积冷。

《循经考穴编》:奔豚七疝;妇人血脏虚冷。

《胜玉歌》:小肠气痛。

二、奇穴别名。即遗道,详见该条。

鬼藏

男指会阴穴,女指玉门头。《备急千金要方》:"第十一,针阴下缝,灸三壮。女人即玉门头,名鬼藏。"《针灸大成》卷九:"十一针鬼藏,男即会阴,女即玉门头,入三分。"参见"男阴缝""玉门头"条。

鬼臣

经穴别名。即曲池。《备急千金要方·治诸横邪癫狂针灸图诀》:"第十二针尺泽横纹外头接白肉际,名鬼臣……此即曲池。"《针灸大成》卷九又改称"鬼腿"。详见该条。

鬼床

经穴别名。即颊车,《备急千金要方·治诸横邪癫狂针灸图诀》:"第七针耳前发际宛宛中,耳垂下五分,名鬼床。"《针灸大成》卷九:"七针鬼床即颊车,入五分。"详见"颊车"条。

鬼当

奇穴名。见《中国针灸学》。别名:手大指甲后。定位:位于手拇指指节横纹之尺侧缘。主治:雀目,小儿胃肠病,角膜白翳,水肿,咽喉肿痛。刺灸法:针0.1~0.2寸,艾炷灸3~5壮。

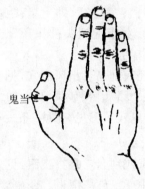

鬼当

附:文献记载

《中国针灸学》:鬼当,拇指外侧第二关节横纹之头。针二分,灸五壮。主治小儿肠胃病、结膜炎、角膜白翳、肾炎、水肿。

鬼封

十三鬼穴之一,即海泉穴,见《备急千金要方》。详见该条。

附:文献记载

《备急千金要方》:百邪所病者,针有十三穴……第十三针舌头一寸,当舌中下缝,刺贯出舌上,名鬼封。

鬼宫

经穴别名,即人中。《备急千金要方》:"第一针人中,名鬼宫。"《针灸大成》卷九:"一针鬼宫,即人中,入三分。"详见该条。

鬼客厅

经穴别名。即水沟(人中)。《备急千金要方》:"邪病语不止及诸杂候,人中主之。一名鬼客厅。"意同鬼宫。

鬼哭

奇穴名。见《针灸聚英》。别名:鬼眼四穴。定位:位于两手拇指桡侧爪甲角各1穴,及爪甲角处之皮肤部各1穴。左右计4穴。主治:癫狂,胎痫,惊痫等。刺灸法:艾炷灸3~7壮。

附:文献记载

《针灸聚英》:鬼哭穴,以两手大指相并缚,用艾炷骑缝灸之,令两甲角后肉四处着火,一处不着则不效。

《针灸孔穴及其疗法便览》:鬼哭,奇穴。两手、足大指(趾)相并,于爪甲根角上取之。灸三至七壮(用火灸柱灸之)。主治:癫痫,发作时灸之甚效。

鬼窟

经穴别名,即劳宫。《针灸大成》:"九针鬼窟即劳宫。"参见"鬼路"条。

鬼垒

经穴别名,即隐白。《备急千金要方》:"第三针足大指爪甲下,名鬼垒。"《针灸大成》卷九:"三针鬼垒即隐白,入二分。"详见该条。

鬼路

经穴别名。指申脉,或间使。见《备急千金要方》卷十四,所指有二:一指"第五针,外踝下白肉际,足太阳,名鬼路。"原注"申脉穴"。一指"第九针,手横文上三寸两筋间,名鬼路。"原注作"劳宫穴",与所说位置不合。《千金翼方》载"此名间使",后《针灸大全》也订正作间使穴。又《针灸聚英》《针灸大成》分别将后者改称为"鬼营""鬼窟",以与指申脉的鬼路相区别。

鬼禄

奇穴别名,即悬命穴,见《备急千金要方》。详见该条。

鬼门

一、奇穴名。见《幼幼新书》。定位：在乳头下 0.2 寸处。主治：暴痫，弄舌撮口等。刺灸法：艾炷灸 3～7 壮。

附：文献记载

《幼幼新书》：牛钓，弄舌撮口，灸鬼门，穴在乳下一麦粒，七壮。

二、经穴别名，即囟会，见《针灸腧穴索引》。详见该条。

鬼市

经穴别名。即承浆，《备急千金要方·治诸横邪癫狂针灸图诀》："承浆，名鬼市。"又《千金翼方》作承浆别名。

鬼受

经穴别名。指尺泽，《备急千金要方》："邪病四肢重痛诸杂候，尺泽主之。尺中动脉，一名鬼受。"详见该条。

鬼堂

经穴别名。❶即上星。《备急千金要方·治诸横邪癫狂针灸图诀》："第十针直鼻上入发际一寸，名鬼堂。"原注"即上星穴也"。《针灸大成》卷九："十针鬼堂即上星，入二分。"❷指尺泽穴，见《千金翼方》，详见该条。

鬼腿

经穴别名。指曲池。《针灸大成》卷九："十二针鬼腿即曲池。"参见"鬼臣"条。

鬼邪

足三里别名。见《备急千金要方》，详见该条。

鬼心

经穴别名。即大陵穴。《备急千金要方·治诸横邪癫狂针灸图诀》："掌后横纹，名鬼心。"原注为太渊穴；《针灸大全》作大陵穴。详见该条。

鬼信

经穴别名。即少商。《备急千金要方》："第二针手大指爪甲下，名鬼信。"《针灸大成》卷九："二针鬼信即少商，入三分。"详见该条。

鬼穴

一、指治疗癫狂等疾病的十三个经验效穴，有十三鬼穴之称，包括："鬼宫"，即人中；"鬼信"，即少商；"鬼垒"，即隐白；"鬼心"，即大陵（或释太渊）；"鬼路"，指申脉，也指间使（或释劳宫）；"鬼枕"，即风府；"鬼床"，即颊车；"鬼市"，即承浆；"鬼窟"，即劳宫；"鬼堂"，即上星；"鬼藏"，男指阴下缝，女指玉门头；"鬼臣"，即曲池；"鬼封"，指舌下中缝。

二、经穴别名。指风府穴，见《备急千金要方》："邪病卧，瞑瞑不自知，风府主之。一名鬼穴。"参见"鬼枕"条。

鬼眼

一、奇穴别名。❶指腰眼，见《医学入门》，"鬼眼穴，专祛痨虫。令患者举手向上，略转后些，则腰上有两陷可见，即腰眼也。"详见该条。❷指膝眼，见《医宗金鉴》，详见该条。

二、奇穴名。见《备急千金要方》。定位：在手、足大指（趾）桡（胫）侧爪甲根角处，两指（趾）相并取穴，左右共 4 穴。主治：癫痫，精神病，晕厥等。刺灸法：艾炷灸 3～7 壮。

附：文献记载

《备急千金要方》：卒中邪魅，恍惚振噤，灸鼻下人中及两手足大指爪甲本，令艾丸半在爪上，半在肉上，各七壮，不止，十四壮。炷如雀矢大。

鬼眼四穴

又名鬼哭、四鬼哭；由肺经的少商穴和脾经的隐白穴组成，左右计 4 穴。主治：癫痫。针刺 0.1～0.3 寸，艾炷灸 3～7 壮。

附：文献记载

《神应经》：癫痫，鬼眼四穴。在手大指足大指内侧爪甲角，其艾炷半在爪上，半在肉上，三壮极妙。

鬼营

经穴别名。指间使或劳宫。《针灸聚英·孙真人十三鬼穴歌》"九针间使鬼营上"；又《心邪癫狂》"九鬼营即劳宫穴"。参见"鬼路"条。

鬼枕

经穴别名。即风府穴。《备急千金要方》："第六针大椎上入发际一寸，名鬼枕。"《针灸大成》卷九："六针鬼枕即风府，入二分。"详见该条。

癸亥

奇穴别名。即腰眼，见《寿世保元》。详见该条。

gun

滚刺筒

针灸仪器名。皮肤针一种。分柄与滚筒两部，筒壁密布短针。用时手握筒柄，将滚筒在需要刺激的部位来回滚动。适用于须作较大面积浅刺者。

guo

腘

部位名。指膝关节的后方，俗称腿弯，腘凹或曲湫。《刺灸心法要诀》："膝后屈处，俗名腿凹也。"《灵枢·经脉》篇，足太阳膀胱经"入腘中"，即当委中穴所在；足少阴肾经"出腘内廉"，即当阴谷穴所在；足厥阴肝经"上腘内廉"，当曲泉穴所在。

郭玉

东汉名医，字通直，汉雒（今四川雒县，一作新都区）人。《后汉书》记载，他早年从广汉程高学针术，是涪翁的再传弟子，后任汉和帝的太医丞（约89～104年）。郭玉曾说："医之为言意也。腠理至微，随气用巧，针石之间，毫芒即乖。"郭玉医术高明，脉理精通，治病不论贵贱尊卑，并指出，贵人的病不易治愈的原因是不知调养身体，好逸恶劳等，事见《后汉书·郭玉传》。

郭忠

北宋针灸家。字恕甫，兴化（属江苏扬州）人。宋仁宗目疾，忠以针愈之，因赐号"金针先生"。《画墁录》载：嘉祐初（1056年后），仁宗寝疾，药无效，下诏草泽，郭应诏往诊，用针自脑后刺入，针方出，仁宗开眼喜曰"好惺惺"，自此称其穴为"惺惺穴"。

过梁针法

又称深刺奇穴法。指治疗癫狂等精神疾患的十四个经外奇穴，即：❶天灵：在腋窝前缘直上1寸，向内旁开0.5寸，垂膊取之。针5～6寸，微向外斜刺。❷腋灵：在腋窝前缘直上0.5寸，肌腱下缘处。针5～6寸。❸屈委阳：在屈肘横纹端之稍外方，针1.5～3寸。❹尺桡：在前臂伸侧腕横纹至肘横纹的中央，即腕上6.25寸处，针1.5～3寸。❺中桡：在上肢伸侧，腕横纹上4寸处，针1～2.5寸。❻寸桡：在上肢伸侧，腕横纹上2寸处，针1～2.5寸。❼脑根：在外踝与跟腱之间凹陷处，针1～2.5寸。❽中平：在膝下5寸，胫骨和腓骨之间，针2～6寸。❾阴委一：在股外侧，腘窝横纹上1寸，股二头肌腱与股外侧肌之间凹陷处，针3～5寸。❿阴委二：在阴委一上1寸，针3～5寸。⓫阴委三：在阴委二上1寸，针3～5寸。⓬四连：在阴委三上1寸，针3～5寸。⓭五灵：在阴委三上2寸，针3～5寸。⓮灵宝：位于阴委三上3寸，针3～5寸。按以上各穴针刺深度，临床应用时，应根据患者肥瘦虚实灵活掌握，不宜过深。

过龙

明代针灸学家。字云从,自号十足道人,吴县(今属江苏)人。1488～1505年(弘治年间)与文人祝枝山等著《针灸要览》《十四经发挥》各1卷,书未传。事见《苏州府志》。

过门

通间的传误,为三阳络别名。见《针灸大成》。

过敏点

耳穴名,即风溪穴,详见该条。

H

hai

骸关

部位名,指两膝关节部,即胫骨与股骨相连的关节(膝关节)。《素问·骨空论篇》:"膝解为骸关,侠膝之骨为连骸,骸下为辅。"

海底

经穴别名,即会阴穴。见《针方六集》。详见该条。

海泉

奇穴名。见《类经图翼》。别名:鬼封。定位:在舌下系带中点处。局部解剖:有舌下动、静脉,布有舌下神经、舌神经。主治:消渴,呃逆,重舌肿胀,热极难言等。刺灸法:针0.2寸,或三棱针点刺出血。

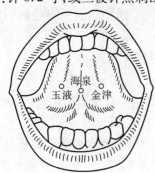

附:文献记载

《类经图翼》:海泉,在舌下中央脉上。主治消渴,针出血。

《针灸大成》:治消渴,用三棱针出血。

《针灸大全》:重舌肿胀,热极难言。

海特带诊断法

指利用现代医学中的海特过敏带诊断疾病的方法。内脏有病时,与其相应的脊髓所支配的皮肤区出现感觉过敏,有些部位较为显著,称为"极点"(最高过敏带)。检查方法:用帽状或热试管接触皮肤,或轻轻提起皮肤和皮下组织加以夹捏,以寻找过敏区。内脏患病时,与其相应的脊髓节段所支配的皮肤区出现感觉过敏,高度过敏的部位就是诊断的依据。如传染性肝炎的敏感点是中都穴、耳壳肝点;肾病敏感点是三焦俞、肾俞;心胸疾病敏感点是郄门;胃病敏感点是梁丘、足三里;肠病敏感点是足三里、上巨虚、阴陵泉、地机。

害蜚

六经皮部之一。阳明皮部名。"害"古与盍、阖通用,应读作"阖",有闭合之义;"蜚"有阳气飞扬之义,阳经中以阳明为阖,故名。指手足阳明经所属的体表部位。《素问·皮部论篇》:"阳明之阳,名曰害蜚,上下同法,视其部中有浮络者,皆阳明之络也。"

害肩

六经皮部之一。厥阴皮部名。"害"古与盍、阖通用,应读作"阖",有闭合之义;"肩"有担任之义,阴经中以厥阴为害(阖),故名。指手、足厥阴经所属的体表部位。《素问·皮部论篇》:"心主之阴,名曰害肩,上下同法,视其部中有浮络者,皆心主之络也。"

氦离子激光针疗仪

针灸仪器名。该机的波长为647.1nm的红色激光,与氦氖激光波长相近,若所使用的功率与氦氖激光相近,其对生物组织的作用应相近,若所使用的功率比氦氖激光强一些,则其在不同深度处的刺激强度应大一些,受到的刺激部位也会多一些。

氦氖激光针疗仪

针灸仪器名。系用连续氦氖激光器作为激光针的光源,激光红色,工作物质为氦氖原子体,发射波长 632.8nm,功率为一毫瓦到几十毫瓦,发射角为一毫弧度角。其刺激既是局部的,又是全身的。氦氖激光束又能部分地达到生物组织的 10~15mm 深处,可代替针刺对腧穴起刺激作用,激发各种酶的活性,加速血管的生长和发育,促进毛发的生长,加速创伤、溃疡的愈合,加快烧伤面的脱痂,促进切断神经的再生,降低血压等。

han

寒府

膝阳关穴别名。《素问·骨空论篇》:"鼠瘘寒热,还刺寒府,寒府在附膝外解营。"王冰注:"膝外骨间也。屈伸之处,寒气喜中,故名寒府也。解,谓骨解。营,谓深刺而必中其营也。"《类经》卷二十二张介宾注:"当是足少阳经之阳关穴。"《中国针灸学》列为别名。

寒则留之

针灸治则之一。见《灵枢·经脉》。"寒"指寒证,如寒邪束表,寒滞经络,脾胃虚寒等,"留"是指久留针的治疗方法。本条主要阐明寒证应当用深刺而且久留针的方法进行治疗。久留针可以激发经气,使阳气来复以散其寒邪。如外寒证中的寒痹,关节剧痛,遇寒则重,得温则减,应深刺久留针,以激发经气,祛除寒邪。又如内寒证中的脾胃虚寒之胃痛,喜暖喜按,宜用毫针补法久留针,以振奋阳气。留针时间一般为 30~60min。

韩贻丰

清代针灸家。里籍不详。撰《太乙神针心法》。参见该条。

旱莲草

敷贴用药之一。见《针灸资生经》。其载:"乡居人用旱莲草捶碎,置在手掌上一夫,当两筋中(间使穴),以古文钱压之,系之以故帛,未久即起小泡,谓之天灸,尚能愈疟。"即把旱莲草捣烂敷于间使穴,不久起一小泡以治疗疟疾。现用旱莲草捣烂贴大椎治疟疾。参见"天灸"条。

扦皮开腠理

针灸术语。指进针的方法。扦,音旱,指拉开或张开皮肤的意思。《灵枢·邪客》:"扦皮开腠理奈何? 岐伯曰:因其分肉,在别其肤,微内而徐端之,适神不散,邪气得去。"即进针时要顺着筋肉的缝隙,以左手撑开皮肤,右手轻轻地进针而缓缓刺入,使患者没有惊恐的感觉,而又能治好疾病。

颔

部位名,指颈上方,下颌下方的软组织。《刺灸心法要诀》:"颔者,颏下,结喉上,两侧肉之空软处也。"《黄帝内经太素》"颔"与"顑"通用。足少阴经别"挟咽,出颐、颔中"。足少阳、手少阳、手太阳、手阳明各经筋均经过颔部。

颔厌

经穴名。见《针灸甲乙经》。属足少阳胆经,为手足少阳、足阳明之会。定位:在头部鬓发中,当头维与曲鬓弧形连线的上 1/4 与下 3/4 的交点处。局部解剖:布有耳颞神经颞支;在颞肌中有颞浅动、静脉额支通过。主治:头痛,目眩,耳鸣,耳聋,目外眦痛,齿痛,瘈疭,惊痫;三叉神经痛,面神经麻痹等。刺灸法:向后平刺 0.3~0.5 寸;艾炷灸 1~3 壮,或艾条灸 3~5min。

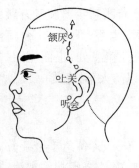

附一：腧穴定位文献记载

《素问》：耳前角上各一。

《针灸甲乙经》：在曲周(角)颞颥上廉。

《素问》王冰注：在曲角下，颞颥之上廉。

《医学入门》：对耳额角外。

《医宗金鉴》：从客主人上斜行两太阳，曲角上廉。

附二：腧穴主治文献记载

《针灸甲乙经》：善嚏，头痛身热；目眩无所见，偏头痛，引外眦而急。

《外台秘要方》：耳鸣。

《太平圣惠方》：颈痛。

《针灸大成》：偏头痛，头风目眩，惊痫，手卷手腕痛，耳鸣，目无见，目外眦急，好嚏，颈痛，历节风，汗出。

《循经考穴编》：两耳珠痛，头风两太阳痛。

《类经图翼》：齿痛，瘰疬，口噤不能嚼物，头风偏颈项俱痛。

▲注：❶本穴《针灸甲乙经》原作手少阳、足阳明之会；《外台秘要方》作足少阳、阳明之会。❷本穴《素问·气府论篇》王冰注：刺深令耳无所闻。《循经考穴编》：禁灸。

hang

吭嗓

部位名。指咽喉上部。又称颃颡。参见"颃颡"条。

颃颡

部位名。指鼻咽部。《灵枢·忧恚无言》："颃颡者，分气之所泄也。"杨上善注："喉咙上孔名颃颡"。张介宾："颃，颈也。颃颡，即颈中之喉颡。当咽喉之上，悬雍之后，张口可见者也。颡前有窍，息通于鼻。故为分气之所泄。"张志聪解释作"腭之上窍"。《灵枢·经脉》记载足厥阴经，"循喉咙之后，上入颃颡"；《灵枢·逆顺肥瘦》记载冲脉，"其上者，出于颃颡"。《灵枢·卫气》："足阳明之本，在厉兑，标在人迎颊挟颃颡也。"

hao

豪针

即毫针。见《灵枢·逆顺肥瘦》。其载："婴儿者，其肉脆，血气少弱，刺此者，以豪刺。"

毫针

针具名。❶古代九针之一。《灵枢·九针十二原》："七曰毫针，长三寸六分(《甲乙》作'一寸六分'，与《灵枢·九针论》一致)。毫针者，尖如蚊虻喙，静以徐往，微以久留之而养，以取痛痹。"《灵枢·九针论》："邪之所客于经，舍于络，而为痛痹者也。故为之治针，令尖如蚊虻喙，静以徐往，微以久留，正气因子，真邪俱往，出针而养者也。"以针身微细，不伤正气，治疗寒热痛痹各症，应用最广。❷现代常用针具名。现代毫针，多用不锈钢制成，坚韧锋利，方便耐用。也有用金、银或其他合金制成者。毫针的构造分针尖(针芒)、针身、针根、针柄、针尾五部分。为适应临床的需要，其针身长短和粗细各有不同的规格，详见"毫针规格"条。

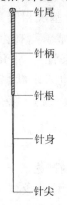

毫针规格

一种衡量毫针粗细及长短的尺度。现代毫针结构分为五部:手持处称针柄,用紫铜丝(镀银)或铝丝(经氧化)绕成,其外形有盘龙柄、佛手柄(圆柄)、平柄和管柄等;针柄上端称针尾;针体前端的锋利部分称针尖(又称针芒),形如松针,锐中带秃,秃中带尖;介于针尖与针柄之间的针的本体部分称针根。针身的长度有15mm(0.5寸。系指旧规格,下同);25mm(1寸);40mm(1.5寸);50mm(2寸);65mm(2.5寸);75mm(3寸);100mm(4寸);125mm(5寸)和150mm(6寸)等数种。粗细直径有0.45mm(26号);0.42mm(27号);0.38mm(28号);0.34mm(29号);0.32mm(30号);0.28mm(32号);0.23mm(34号)和0.20mm(36号)等数种。

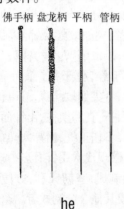

佛手柄 盘龙柄 平柄 管柄

he

核骨

骨骼名,指大趾本节后内侧隆起的圆骨,即第一跖骨基底粗隆部。《黄帝内经太素》卷八作"覈骨",杨上善注:"足大指本节后骨名为覈骨"。张介宾注:"大指本节后内侧圆骨也。"窦默《针经指南》解释作"孤拐骨"。《灵枢·经脉》载足太阴脾经"过核骨后"。

核桃灸

灸法名。隔物灸之一。指以核桃壳为隔垫物,上置艾炷施灸的方法。《理瀹骈文》:"凡肩背腰胁手臂腿膝环跳贴骨处疼痛,用沉香、木香、丁香、乳香、麝香、山甲末,裹核桃壳覆患处,正面作圈护住,上用荷叶遮盖以防火落,烧艾一二炷,觉热气入内即散。"

河口

奇穴名。见《备急千金要方》。定位:位于手背腕横纹桡侧端。主治:狂走惊痫等。刺灸法:艾炷灸50壮或温灸20min。

附:文献记载

《备急千金要方》:狂走惊痫,灸河口五十壮。穴在腕后陷中动脉是。此与阳明同也。

《类经图翼》:按此当是手阳明阳溪之穴。

何若愚

金代针灸学家。里籍南唐,生平不详。倡导子午流注针法,先撰有《流注指微论》,后改写为《流注指微赋》。1153年(金贞元元年)阎明广作注释,收载于《子午流注针经》中。这是现存最早介绍子午流注纳甲法的专著。

合谷

经穴名。见《灵枢·本输》。属手阳明大肠经,为本经原穴。别名:虎口。定位:在手背第一、二掌骨之间,当第二掌骨桡侧的中点处。简便定位:以一手的拇指指骨关节横纹,放在另一手的拇、食指之间的指蹼缘上,屈指当拇指尖尽处为穴。局部解剖:有桡神经浅支的掌背侧神经,深部有正中神经的指掌侧固有神经。在第一掌骨背侧肌中,深层为拇内收肌横头,并有手背静脉网,为头静脉的起部,桡动脉穿过手掌处。主治:发热,头痛,目赤肿痛,鼻衄,鼻渊,齿痛,耳聋,面肿,疟腮,咽喉肿痛,牙关紧闭,口眼㖞斜,半身不遂,指挛臂痛,咳嗽气喘,胃疼,腹痛,便秘,痢疾,多汗,隐疹,疟疾,经闭,滞产,小儿惊风;感冒,支气管炎,支气管哮喘,咽炎,扁桃体炎,鼻炎,神经衰弱,癔症,精神分裂症,面神经麻痹,三叉神经痛,单纯性甲状腺肿,细菌性痢疾等。刺灸法:直刺0.5~1寸,或深透后溪;艾炷灸3壮,或艾条灸5~10min。

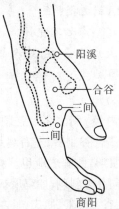

现代研究证明:针刺合谷穴对人体功能有着广泛的调整作用。对中枢神经系统的调整作用主要表现在重刺激可使大脑皮层运动区抑制,轻刺激可使之兴奋。对免疫系统影响较大,可使细胞免疫趋于正常。针刺可使正常人血清中球蛋白含量增加,病理情况下白细胞吞噬能力增强,抑制炎症灶白细胞游出。其抗炎、抗过敏、抗休克是针对不同机体状态实施调整作用的结果。针刺合谷对消化系统有调整作用,可使胃蠕动波幅升高,胃蠕动增强,胃总酸度、游离酸度、胃蛋白酶偏低的患者恢复正常。重刺激可使食管癌患者的食管加宽。肿瘤部位上、下段蠕动明显增强,钡剂通过肿瘤所在狭窄处的速度加快。针刺合谷等穴可增加肺通气量,减少呼吸道阻力,缓解支气管、细支气管平滑肌痉挛,使支气管黏膜血管收缩,水肿减轻,从而改善肺通气功能,起到平喘作用。针刺合谷能改善冠状动脉血液循环,使冠状动脉供血不足患者心冲击图复合波波幅明显降低;对血管舒缩功能也有调节作用,轻刺激手法可引起血管收缩反应,具有较长时间的后作用,而重刺激手法可引起血管舒张反应。对血压的调整作用呈双向性,并可使高血压和早期脑动脉硬化患者的脑电图波形得到改善,重搏波好转,波幅增高,上升时间缩短,主峰变锐,说明针刺合谷能降低脑血管的紧张性,改善动脉弹力,增加血液供应,从而改善脑供血。当白细胞偏低或偏高时,针刺合谷对其有明显调节作用,并可使血小板减少性紫癜和脾性全血细胞减少患者症状好转,血小板上升。对于疾病引起的血沉增高,针刺后随症状好转,血沉逐渐下降。针刺合谷还能降低血中胆固醇的含量。但卵磷脂无变化。对内分泌系统的影响主要是对性腺功能、甲状腺功能、垂体－肾上腺皮质、肾上腺髓质功能及血糖的良性调整作用。有实验表明,针刺合谷等穴,可使孕妇子宫收缩,从而起到催产作用,此作用主要与垂体后叶催产素的分泌有关。在用合谷电针治疗子宫收缩乏力的产妇时发现,不但能增加宫缩强度、宫缩频率、子宫收缩力,缩短第二产程,同时还有较好的镇痛效果。针刺合谷等穴还可使缺乳妇女血中泌乳素增加。针刺合谷穴还有良好的镇痛作用,其机制主要是抑制对侧皮层第二体感区直接电反应和皮层牙髓诱发电位,束房核在针刺镇痛中也居重要地位。研究观察到针刺合谷治疗牙痛有即刻镇痛效果,延时镇痛效果更明显。实验证明,针刺合谷穴可提高人体的痛阈和耐痛阈,其有效镇痛点比其他穴位相对多而且作用快,尤其对头、面、躯干、颈、四肢等处镇痛作用显著,是针麻的常用穴。

附一:腧穴定位文献记载

《灵枢·本输》:在(手)大指歧骨之间。

《针灸甲乙经》:在手大指次指间。

《备急千金要方》:在手大指虎口两骨间陷者中是。

《千金翼方》:在虎口后纵纹头,立指取之宛宛中。

《太平圣惠方》:手大指两骨罅间宛宛中。

《扁鹊神应针灸玉龙经》：在大指次指虎口歧骨间动脉中。

《循经考穴编》广注：宜并二指，取纹尽高肉上，须捏拳下针。

《马丹阳十二穴歌》：在虎口，两指歧骨间。

附二：腧穴主治文献记载

《针灸甲乙经》：痱痿臂腕不用，唇吻不收；聋，耳中不通；齿龋痛；喉痹；瘖不能言；瘖疟；狂易。

《备急千金要方》：热病汗不出；紧唇；口噤不开；鼻鼽清涕出；面腹肿；吐舌颈戾喜惊。

《千金翼方》：产后脉绝不还，胎上抢心；耳聋飕飕然如蝉鸣；烦热头痛。

《外台秘要方》：衄；瞤目，目痛，瞑。

《太平圣惠方》：目不明，生白翳；皮肤痂疥，遍身风疹；小儿疳眼。

《针灸资生经》：疮毒久不合。

《扁鹊神应针灸玉龙经》：头、面、耳、目、鼻、颊、口、齿诸疾；偏正头风；手臂膊痛红肿；手臂挛不能握物。

《针经摘英集》：伤寒在表；发热恶寒，头项痛，腰脊强，无汗，尺寸脉俱浮；此穴能表发汗大妙。

《普济方》：腰脊内引痛不得屈伸，近上痛者。引《全婴方》云：卒中风毒，如口眼歪斜，语言不得。

《针灸大成》：伤寒大渴，脉浮在表，发热恶寒，头痛脊强，无汗，寒热疟，鼻衄不止，热病汗不出，目视不明，生白翳，头痛；下齿龋，耳聋，喉痹，面肿，唇吻不收，瘖不能言，口噤不开，偏风，风疹痂疥，偏正头痛，腰脊内引痛，小儿单乳蛾。

《医学入门》：目痛烂弦髯肉，生翳拔睛倒睫，一切目疾；口疮重舌，舌裂，舌强；四肢痿痹；小儿惊风卒死；妇人通经下胎。

《拦江赋》：无汗；汗多流不绝。

《天星秘诀歌》：寒疟面肿及肠鸣。

《循经考穴编》：狂邪癫厥。

《类经图翼》：一云能下死胎。

《医宗金鉴》：破伤风；痹痛，筋急；水肿，难产。

▲注：《铜人腧穴针灸图经》：妇人妊娠不可刺之，刺之损胎气。

《神应经》：孕妇不宜针。

《针灸大成》：合谷，妇人妊娠可泻不可补，补即堕胎。

合谷刺

《黄帝内经》刺法名。五刺之一。《灵枢·官针》："合谷刺者，左右鸡足针于分肉之间，以取肌痹，此脾之应也。"指四肢分肉之间，针向几方斜刺，如鸡爪状。古人谓：肉之大会为谷，此刺入肌肉，且左右如鸡足，故名合谷刺，因脾主肌肉，故本法应脾而用于治疗与脾有关的肌肉痹症等疾患。

合颅

脑户穴别名。见《外台秘要方》。《针灸甲乙经》作"会额"。详见该条。

合穴

五输穴之一。《灵枢·九针十二原》："所入为合。"意为脉气至此为盛大，犹如水流合入大海，故名。合穴多分布在肘、膝关节附近。《灵枢·顺气一日分为四时》："经满而血者，病在胃及以饮食不节得病者，取之合。"《难经·六十八难》："合主逆气而泄。"指合穴主要适用于六腑病症。其中以六腑的合穴为主。

合阳

经穴名。见《针灸甲乙经》。属足太阳膀胱经。定位：在小腿后面，当委中与承山连线上，委中穴下2寸，当腓肠肌二头之间处定穴。局部解剖：布有腓肠内侧皮神经，深层为胫神经；在腓肠肌二头之间，有小隐静脉，深层为腘动、静脉。主治：腰脊强痛，下肢酸痛，腘筋挛急，疝痛，崩漏，带下；宫颈糜烂，功能性子宫出血，附件炎，睾

丸炎等。刺灸法:直刺 1~1.5 寸;艾炷灸
3~5 壮,或艾条灸 5~15min。

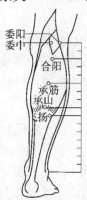

附一:腧穴定位文献记载

《针灸甲乙经》:在膝约文中央下二寸。

《备急千金要方》:在膝约文中央下三寸。

《医学入门》:直委中下一寸。

《针灸集成》:在委中下四寸大些。

附二:腧穴主治文献记载

《针灸甲乙经》:跟厥膝急,腰脊痛引腹,篡阴股热,阴暴痛,寒热,膝酸重;癫疾。

《备急千金要方》:膝股重。

《外台秘要方》:痹厥,癫疾不呕沫,瘈疭拘急。

《医心方》:踝厥。

《铜人腧穴针灸图经》:腰脊强引腹痛,阴股热,膝胻酸重,屣步难,寒疝,阴偏痛,女子崩中。

《针灸大成》:腰脊强引腹痛,阴股热,胻酸肿,步履难,寒疝,阴偏痛,女子崩中带下。

《循经考穴编》:便毒。

合治内府

《黄帝内经》取穴原则之一。指足三阳经上的六腑合穴主治六腑病。因足三阳经的支脉由此进入六腑。《灵枢·邪气藏府病》:"此阳脉之别入于内,属于府者也……荥输治外经,合治内府。"《黄帝内经太素》卷十一杨上善注:"此言合者,取三阳之脉别属府者称合,不取阴经,以阳脉内属于府。邪入先至于府,后至于藏故也。"

在临床上按照疾病所属不同脏腑,即可采用所属相应的下合穴治疗。如大肠合于巨虚上廉,若大肠有病,即可取上巨虚治疗;胆合于阳陵,若胆有病,即可取阳陵泉治疗;胃合于足三里,胃有病,可取足三里治疗;小肠病,取下巨虚;三焦病,取委阳;膀胱病,取委中治疗。《素问·咳论篇》:"治府者治其合",与此义同。

禾聊

禾髎之误。见《太平圣惠方》。详见该条。

禾髎

口禾髎穴别名,详见该条。

和髎

耳和髎穴别名。见《针灸甲乙经》。属手少阳三焦经,为手足少阳、手太阳之会。定位:在头侧部,当鬓发后缘,平耳郭根之前方,颞浅动脉的后缘。局部解剖:布有耳颞神经分支,面神经颞支;有颞肌及颞浅动、静脉通过。主治:头重痛,耳鸣,牙关拘急,颌肿,口喎,鼻准肿痛,面肌痉挛,三叉神经痛,下颌关节炎等。刺灸法:斜刺 0.3~0.5 寸;艾炷灸 1~3 壮,或艾条灸 3~5min。

附一:腧穴定位文献记载

《针灸甲乙经》:在耳前兑发下横动脉。

《针灸集成》:在眉直后发际。

附二:腧穴主治文献记载

《针灸甲乙经》:头重,颔痛引耳中,㖑㖑嘈嘈。

《备急千金要方》:风头痛。

《针灸大成》:头重痛,牙车引急,颈颔肿,耳中嘈嘈,鼻渧,面风寒鼻准上肿,痈痛,招摇视瞻,瘈疭,口僻。

《类经图翼》:颈项肿。

▲注:本穴《医学入门》云:禁灸。

《类经图翼》云:灸之目盲。《外台秘要方》作:手足少阳之会。

髑骬

一、骨骼名。指胸骨剑突部分。杨上善注:"髑骬,胸前蔽骨,蔽心神也。"沈彤《释骨》:"蔽心者曰髑骬,曰鸠尾,曰心蔽骨,曰臆前蔽骨。"

二、鸠尾穴别名。见《针灸甲乙经》。详见该条。

鹤顶

奇穴名。见《医学纲目》。又名膝顶。定位:在膝上部,髌底的中点上方凹陷处。局部解剖:在髌骨上缘股四头肌腱中;有膝关节动脉网;布有股神经前皮支及肌支。主治:鹤膝风,脚气,双足瘫痪,膝关节酸痛。刺灸法:直刺0.5~0.8寸。可灸。

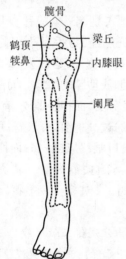

附:文献记载

《医学纲目》:在膝盖骨尖上。

《针灸集成》:鹤顶,主两足瘫痪无力。

《外科大成》:膝顶穴,治鹤膝风,脚气,此秘法也,诸书不载。又云:鹤膝风,两膝内外皆肿,寒热间作,痛如虎咬,股渐细而膝愈大是也……灸膝眼穴二十七壮。甚者见青筋,痛引足心,灸三阴交穴二七壮,等膝伸直为止。再甚者,则于膝顶上灸七壮,乃秘穴也。

heng

横刺

刺法名。又称沿皮刺。指针体与腧穴皮肤面成10°~20°角沿皮下刺入。适用于头面、胸部等肌肉浅薄或正当骨面上的腧穴。

横骨

一、经穴名。见《脉经》。属足少阴肾经,为冲脉、足少阴之会。别名:下横、下极、屈骨端。定位:在下腹部,当脐中下5寸,前正中线旁开0.5寸。局部解剖:布有髂腹下神经分支;有腹内、外斜肌腱膜,腹横肌腱膜及腹直肌;有腹壁下动、静脉及阴部外动脉通过。主治:阴部疼痛,少腹胀满,小便不利,阳痿,遗精,遗尿,疝气;尿道炎,盆腔炎,睾丸炎,子宫内膜炎,性功能减退等。刺灸法:直刺1~1.5寸;艾炷灸3~5壮,或艾条灸5~10min。

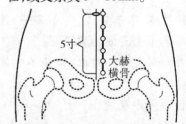

现代研究证明:以泻法针刺中极、横骨穴组,既可使紧张性膀胱张力降低,又可使弛缓性膀胱张力增高。

附一:腧穴定位文献记载

《针灸甲乙经》:(本经)自幽门挟巨阙傍各半寸,循冲脉下行至横骨;在大赫下一寸。

《医学入门》:阴上横骨中央宛如仰月陷中,曲骨外一寸半。

《针灸大成》:大赫下一寸……去腹中行各一寸。

附二:腧穴主治文献记载

《针灸甲乙经》:少腹痛,溺难,阴下纵。

《备急千金要方》:脱肛历年不愈;妇人遗尿。

《外台秘要方》：阴下纵,卵中痛。

《针灸大成》：五淋,小便不通,阴器下纵引痛,小腹满,目赤痛从内眦始,五脏虚竭,失精。

《席弘赋》：气滞腰痛不能立。

《循经考穴编》：竖疝偏坠,木肾肿大,阴气入腹,肾气冲心,妇人月事闭绝,小腹攻注疼痛。

▲注：本穴《医学入门》云：禁针。

二、骨骼部位名。❶指耻骨联合部,见《灵枢·骨度》。张介宾注："横骨,阴毛曲骨也。"❷指舌骨,《灵枢·忧恚无言》："横骨者,神气所使,主发舌者也。"张介宾注："横骨,即喉上之软骨也。"此外,肩上横骨,指肩胛冈或锁骨;头横骨,指枕骨。

三、奇穴别名。即屈骨端,见《针灸集成》。详见该条。

横户

阴交别名。见《针灸甲乙经》。详见该条。

横络

指络脉。《灵枢·刺节真邪》："此必有横络盛加于大经。"或指络脉之较小者,《针经指南》："络有一十五,有横络三百余,有丝络一万八千,有孙络不知其纪。"

横三间寸

灸法术语。《备急千金要方》："凡经云,横三间寸者,则是三灸两寸间,一寸有三灸,灸有三分,三壮之处即为一寸。"意指三个底径为三分的艾炷横行排列,其两端间的距离当为 1 寸,因称横三间寸。说明施灸时的艾炷底径不能小于三分,否则,就没有疗效。适用于直接灸法。

横舌

即舌横,哑门穴别名。见《外台秘要方》。详见该条。

横文

一、经穴别名。指大横穴,《备急千金要方》："大小便不通……灸横文百壮。"又《千金翼方》："多汗,四肢不举少力,灸横文五十壮,在侠脐相去七寸。"即神阙旁开 3.5 寸处,与大横定位相同。详见该穴。

二、即横纹。详见该条。

横纹

部位名,指关节部的皮肤皱纹,作为定穴的依据。《针方六集》卷一："诸穴有眉发、筋骨、约纹、陷下、肉际者,即取之,不必度也。"又称约纹。如尺泽,《针灸甲乙经》载,"在肘中约上"。

横指寸

取穴比例寸之一。以手指的横径作为取穴的折量标准。通常以一拇指(指节横纹)为 1 寸,两横指(食、中指中节横纹)为 1.5 寸,四横指(二、三、四、五指)为 3 寸(一夫法),参见"拇指寸""一夫法"条。

衡络之脉

足太阳经在大腿后外侧的支脉。《素问·刺腰痛篇》："衡络之脉令人腰痛……刺之在郄阳筋之间,上郄数寸,衡居为二痏出血。"王冰注："衡,横也,谓太阳之外络,自腰中横入髀外后廉,而下与中经合于腘中者。"意指经过髋关节部,沿大腿外侧后边向下,会合于腘窝中的一段足太阳膀胱经脉。

胻骨

骨骼名。即胫骨。《灵枢·经脉》中写作"骭",《黄帝内经太素》写作"胻",《说文解字》中"骭,脚胻也""胫,胻也",这三字义通。后人作为胫骨、腓骨的总称。《医宗金鉴》："胻骨,即膝下踝上之小腿骨,俗名胫骨者也。其骨二根,在前者名成骨,又名骭骨,其形粗;在后者名辅骨,其形细。"

hong

虹膜定位诊断法

诊法名称。虹膜诊断法是近几十年来国外采用的一种通过对患者虹膜形态的观察以诊断全身各种疾病的方法。虹膜由前向后分为：内皮细胞、前界膜、实质层、肌肉层、色素上皮。肌肉层包含两种平滑肌，即瞳孔括约肌和瞳孔开大肌，其作用是缩小和扩大瞳孔，调节进入眼内光线的多少。内皮细胞在裂隙灯显微镜下呈透明的薄纱状，而由前膜至色素上皮均含有色素细胞，一层比一层浓密，故色素上皮的颜色最深最黑。若虹膜上的缺损较浅，颜色呈浅黑色，表示病程短，症状轻；若虹膜上的缺损较深，颜色呈深黑色，表示病程长、症状重。虹膜定位诊断法，用同心环定位和节段定位两种方法观察记录虹膜所见的特异反应迹象，如颜色的深浅、反应点的形状呈点状、线状、窝孔状等，并对其相应的器官功能进行诊断。

杨氏等在中国人的虹膜上验证了300多例门诊及住院患者，得出初步印象：Jensen 的虹膜定位法与中国人的临床病症反应是大致相符的，不同的是欧美人虹膜色素较淡，病变部位出现多种颜色和形态，而中国人虹膜单纯，主要是黑色，只是深浅和形态不同而已。这对确定疾病的性质，带来了一定的困难。根据目前所见，中国人虹膜异常的变化，主要有如下几种改变：黑点、黑线、缺损、苍白、窝孔、卷缩轮、收缩圈和白环等。虹膜差不多全是血管组织，大部分血管呈放射状排列，虹膜表面的辐射状条索样组织，实质是埋藏在虹膜实质里的血管。花环的扩大，纹理增粗，并呈现条索样黑线，是虹膜血管对各种有害刺激的一种非特异性反应。在病理情况下，虹膜还可以出现黑痣、结节、萎缩、缺损、红变，甚至出血、穿孔，但这属于虹膜本身的病变，不属于虹膜诊断范围。

红外气功信息治疗仪

针灸仪器名。一种模拟气功治病的电子医疗仪器。实验研究证明：气功师发出的"气"具有一种含信息的红外电磁波。红外气功信息治疗仪就是据此原理而研制的。该仪器主要由信号发生器和辐射头（一般为红外线灯）组成。信号发生器产生的模拟气功信息与辐射头发出的红外线调制在一起，作用于人体腧穴上，从而起到治疗作用。使用时，将辐射头对准所选腧穴，距离约3cm，然后根据病情调节振荡频率和输出强度，以患者舒适为度。该仪器对一些慢性疾患有较好的疗效，还可用于纠正练功不当所造成的气功偏差。

红外线灸

即红外线穴位照射疗法。见该条。

红外线灸疗器

灸具名。一种利用红外线辐射模拟灸疗的仪器。其结构较简单，主要是用电阻丝绕在特制的耐火材料上，通电后而产生红外线。红外线的生物效应主要是热，能起到类似灸疗的效果。使用时，将红外线辐射器对着所选定的穴位或部位，距离根据辐射器的功率而定，一般 200W 以下为20cm，250～300W 为 30～40cm，500W 为50～60cm。照射剂量以患者有舒适和温感为度（40～50℃）。红外线灸疗器对关节炎、肌肉劳损、血管闭塞性脉管炎、神经痛等有较好的疗效。

红外线热像图法

即经络红外线成像技术。详见该条。

红外线穴位照射疗法

又称红外线灸。是利用不同波长的人工红外线辐射能，照射人体穴位或局部区域，以治疗疾病的方法。红外线是一种不可见的波长为 0.76 ~ 400μm 的电磁波,它被人体吸收后转化为热能,可以使局部血管扩张,血液循环加快,带走病理产物,使炎症得以消散,还可以使细胞吞噬能力加强,局部组织代谢旺盛和肌张力降低。因此,红外线照射主要适用于治疗各种慢性炎症,如神经炎、肌炎、纤维组织炎、腱鞘炎、关节炎及慢性支气管炎、肝炎、胃炎。另外,软组织发生扭挫伤、局部组织瘀血时,应用红外线照射可使血流、淋巴流加速,从而化瘀消肿。应用时主要采取穴位照射和穴区照射两种方法。穴位照射即在所选用的腧穴上照射治疗,其他非照射部位可用白布遮盖;穴区照射是选择某一腧穴为中心,包括临近腧穴在内的某一局部进行照射治疗,一般照射区域在 60 ~ 80cm^2。每次照射 20 ~ 40min,每日 1 ~ 2 次,10 ~ 20 次为 1 个疗程。红外线波长短则透入组织深,波长长则透入组织浅,故照射肌肉丰厚的腰腹、四肢肘膝以上各部位腧穴时,宜用 0.76 ~ 1.5μm 的短波红外线;照射肌肉浅薄的头、面、胸、背、四肢末端各部位腧穴时,宜用 1.5 ~ 40μm 的长波红外线。

hou

喉咙

器官名。包括喉头和气管。《灵枢·忧恚无言》:"喉咙者,气之所以上下者也。"《难经·四十二难》记载,喉咙长一尺二寸。杨玄操注:"即肺之系也,呼吸之道路。"《灵枢·经脉》记载,足阳明经,"循喉咙";足少阴经,"循喉咙";足厥阴经,"循喉咙之后,上入颃颡";手少阴经别,"上走喉咙";手厥阴经,"出循喉咙";手阳明经别,"上循喉咙"。

候气

一、指针刺时于适当深度候取感应,又称待气。主要是停针以待气至,《素问·离合真邪论篇》:"静以久留,以气至为故,如待所贵,不知日暮。"如仍不得气,则可改变针刺深度和方向,并适当运用提插等法。《标幽赋》王国瑞注:"候气未至,或进,或退,或按,或提,等引气至,方可刺也。"候气可分为浅部候气和深部候气。

二、指针刺须候四时八正之气。《素问·八正神明论篇》:"凡刺之法,必候日月星辰,四时八正之气,气定乃刺之。"

三、指诊候脉气。《素问·离合真邪论篇》:"候气奈何?岐伯曰:夫邪去络入于经也,舍于血脉之中,其寒温未相得,如涌波之起也,时来时去,故不常在。""真邪以合,波陇不起,候之奈何?岐伯曰:审扪循三部九候之盛虚而调之。"

候时

《黄帝内经》刺法理论。指针刺须等候合适的时间。《灵枢·卫气行》:"谨候其时,病可与期;失时反候者,百病不治。故曰:刺实者,刺其来也;刺虚者,刺其去也。此言气存亡之时,以候虚实而刺之。是故谨候气之所在而刺之,是谓逢时。"又《素问·八正神明论篇》:"先知日之寒温,月之虚盛,以候气之浮沉,而调之于身。"此说为以后子午流注针法所本。

后顶

经穴名。见《针灸甲乙经》。属督脉。别名:交冲。定位:在头部,当后发际正中直上 5.5 寸,脑户上 3 寸。局部解剖:布有枕大神经分支,左右枕动、静脉吻合网。主治:头顶痛,头晕目眩,心烦,失眠,癫狂,痫症,精神分裂症等。刺灸法:平刺 0.5 ~ 0.8 寸;艾炷灸 3 ~ 5 壮,或艾条灸 5 ~ 10min。

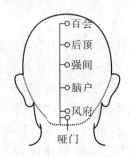

附一:腧穴定位文献记载

《针灸甲乙经》:在百会后一寸五分,枕骨上。

《医宗金鉴》:从强间上行一寸五分。

附二:腧穴主治文献记载

《针灸甲乙经》:风眩目眩,颅上痛;癫疾瘛疭狂走,颈项痛。

《备急千金要方》:狂走癫疾。

《铜人腧穴针灸图经》:颈项恶风寒,目眩头偏痛。

《针灸大成》:头项强急,恶风寒,风眩,目晄晄,额颅上痛,历节汗出,狂走癫疾不卧,痛发瘛疭,头偏痛。

《类经图翼》:颈项强急,额颅上痛,偏头痛,恶风目眩不明。

后发际穴

奇穴名。见《医说》。定位:项后发际正中,入发际五分,似即哑门穴。主治:鼻衄。刺灸法:艾炷灸3~5壮。

附:文献记载

《医说》:灸鼻衄。徐德詹救衄者,急灸项后发际两筋间宛宛中,三壮立止。

后关

听会穴别名。见《针灸大全》。详见该条。

后期门

奇穴名。位于大转子与尾骨尖连线中点起向上交于髂骨脊上缘处。主治:难产、坐骨神经痛等。刺灸法:针1.5~3寸;艾炷灸3~7壮。

附:文献记载

《针灸孔穴及其疗法便览》:后期门,奇穴。环跳穴直上,腿轮头骨衡。针十五至三十分钟。灸三至七壮。主治难产;亦治坐骨神经痛。

后曲

瞳子髎穴别名。见《外台秘要方》。详见该条。

后神聪

奇穴名。见《类经图翼》。为四神聪之一。定位:在头部中线,当前、后发际连线的中点处;或于百会穴后1寸取穴。主治:中风,头痛头晕,癫痫,失眠,多梦等。刺灸法:沿皮刺0.3~0.5寸;艾炷灸1~3壮,或艾条灸3~5min。

附:文献记载

《类经图翼》:后神聪,去百会一寸。主治中风风痫。灸三壮。

《针灸孔穴及其疗法便览》:后神聪,奇穴。百会穴后一寸。针二至三分。灸三壮。主治中风,癫痫;亦治头痛,眩晕,脑贫血,神经衰弱。

后头点

手针穴名。见《常用新医疗法手册》。定位:位于小指第一指关节尺侧赤白肉际。主治:后头痛,扁桃体炎,呃逆,臂痛,颊痛等。刺灸法:直刺0.3~0.5寸;艾炷灸3~5壮。

后溪

经穴名。见《灵枢·本输》。属手太阳小肠经,为本经输穴。八脉交会穴之一,通于督脉。定位:在手掌尺侧,微握拳,当小指本节(第五掌指关节)后的远侧掌横纹头赤白肉际。局部解剖:布有掌背神经(尺神经手背支)在小指展肌起点外缘;有指背侧动、静脉,手背静脉网。主治:头项强痛,耳聋,目赤目翳,鼻衄,喉痹,热病盗汗,癫、狂、痫证,肘臂及手指挛急,疟疾;神经衰弱,精神分裂症,急性腰扭伤,肋间神经痛等。刺灸法:直刺0.5~1寸;艾炷灸3~5壮,或艾条灸5~10min。

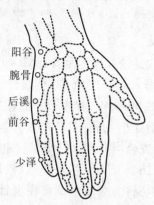

阳谷
腕骨
后溪
前谷
少泽

现代研究证明,电针后溪穴治疗急性腰扭伤是有较好的近期和远期疗效。

附一:腧穴定位文献记载

《灵枢·本输》:在手外侧本节之后也。

《针灸甲乙经》:在手小指外侧本节后陷者中。

《太平圣惠方》:在手外侧腕前起骨下陷者中。

《医学入门》:小指外侧本节横纹尖尽处,握掌取之。

附二:腧穴主治文献记载

《针灸甲乙经》:振寒,寒热,肩臑肘臂痛,头不可顾,烦满,身热,恶寒,目赤痛,眦烂,生翳膜,暴痛,衄衄,发聋,臂重痛,肘挛,痂疥,胸中引臑,泣出而惊,颈项强,身寒;寒热颈颔肿;狂互引癫疾数发;瘘疟;耳鸣。

《备急千金要方》:头痛;热病汗不出。

《太平圣惠方》:肘臂腕重难屈伸,五指尽痛不可掣。

《儒门事亲》:两手搐搦。

《扁鹊神应针灸玉龙经》:身浮肿,中风身体不遂,脚腰沉重;胸满腹胀,盗汗,难卧;五痛五淋。

《玉龙歌》:时行疟疾。

《针灸大全》:手足挛急;手足俱颤;颈项强痛;两腮颊痛红肿;咽喉闭塞;双蛾风;单蛾风;偏正头风及两额角痛;两眉角痛不已;头目昏沉;醉头风,呕吐不止;眼赤痛肿,风泪下不已;破伤风。

《针灸大成》:疟寒热,目赤生翳,鼻衄,耳聋,胸满,头项强不得回顾,癫疾,臂肘挛急,痂疥。

《百症赋》:治疸消黄。

《拦江赋》:督脉病。

《肘后歌》:胁肋腿疼。

《循经考穴编》:小便赤涩。

《类经图翼》:一传治蚤(早)食午吐,午食晚吐。

《外科大成》:黑疔。

后腋

奇穴名。见《备急千金要方》。《类经图翼》列作奇穴,名后腋下穴。定位:在腋后皱襞端。相当于肩贞穴直下方1寸处。主治:颈项瘰疬,瘿,喉风喉痹,手臂不能举等。刺灸法:针直刺3~5分,得气时局部有酸胀感觉。灸随年壮。

附:文献记载

《备急千金要方》治瘰疬:灸患人背两边腋下后文上,随年壮。

《千金翼方》灸瘿法:灸风池……又垂两手两腋上文头,各灸三百壮。针亦良。

《外台秘要方》:后腋,在腋后廉际两筋间,主腋外相引而痛,手臂拘挛急不得上头。

《针灸孔穴及其疗法便览》:后腋,奇穴。腋窝后侧横纹头。针七分。灸三至七壮(一说随年壮)。主治颈项瘰疬,扁桃腺炎,手臂挛急不能上举。

后腋下穴

奇穴别名。即后腋。见该条。

后阴

器官名,指肛门。因与前阴(外生殖器)相对,故名。

hu

呼吸补泻

针刺手法名。指进、出针时配合患者的呼吸来区分补泻的方法。《素问·离合真邪论篇》:"吸则内针,无令气忤,静以久留,无令邪布,吸则转针,以得气为故,候呼引针,呼尽乃去,大气皆出,故命曰泻……呼尽内针,静以久留,以气至为故,如待所贵,不知日暮,其气以至,适而自护,候吸引针,气不得出,各在其处,推阖其门,令神气存,大气留止,故命曰补。"意指呼气时进针,吸气时出针,针气相顺为补;吸气时进针,呼气时出针,针气相逆为泻。

附:文献记载

《针灸大成》:补泻皆须呼吸出内其针,盖呼则出其气,吸则入其气。欲补之时,气出针入,气入针出;欲泻之时,气入入针,气出出针。

忽光济

元代针灸学家。忽泰必烈之子。参见"忽泰必烈"条。

忽泰必烈

元代针灸学家。蒙古族人。名公泰,字吉甫,官至翰林学士。著《金兰循经取穴图解》(简称《金兰循经》),于 1303 年(元大德七年)刊行,原书已佚。是继宋代王惟一《铜人腧穴针灸图经》以后关于经穴图解的重要著作,为滑寿《十四经发挥》所本。其子忽光济,曾为《金兰循经》作过注释。见《针灸聚英》《读书敏求记》。

胡珏

清代医家。字念庵,号古月老人。浙江钱塘人。曾评注《扁鹊心书》。

胡元庆

元代医家。精外科,尤善用灸法。深晓痈疽之病源,认为经血所滞则发为痈疽、疔疖,气血畅通则无此患。遂立诊法以审其发于何经,滞于何穴,辨识其穴,则用火以攻之,以艾灸疏其源流等,扩大了灸法的应用范围。著有《痈疽神秘灸经》。见该条。

胡最良

近代针灸家,生活于 1853 ~ 1923 年,江苏无锡人。学出家传,至最良,已历三世。行医 50 余年,善用子午流注等法,常用指针治疗小儿病,多获奇效。学术重温补,如遇虚羸当补者,即针章门、建里,以醒脾降胃、祛邪安正。学宗东垣、景岳之说,治病多以温化,对寒湿证每借温针艾火之力,以逐湿散寒,如湿困中焦,除取中脘、三里、阴陵泉等穴降浊和中、利湿外,必灸中脘、气海以助阳化湿;肾阳虚者,为崇土制水,温补肾阳,在针刺足三里、复溜、太溪的同时,必灸中脘、关元;脾胃阳虚者,则以四神丸来填神阙穴隔姜灸之,意谓"丽照当空,阴霾自散"。有沈养卿、吴耀明等继其术。

虎口

一、奇穴名。见《备急千金要方》。定位:在手背部,第一掌骨小头至第二掌骨小头连线的中点。主治:头痛,眩晕,失眠,盗汗,烦热,牙痛,扁桃体炎,肩痛等。刺灸法:直刺 0.5 ~ 0.8 寸;艾炷灸 3 ~ 5 壮,或温灸 5 ~ 10min。

附:文献记载

《备急千金要方》:唇紧,灸虎口,男左女右。

《千金翼方》:心痛,灸两虎口白肉际七壮。

《针灸孔穴及其疗法便览》:虎口,奇穴。拇指与食指间,合谷穴前方中央赤白肉际。针四至六分。灸五壮。主治头痛,眩晕;亦治失眠,盗汗,牙痛,扁桃腺炎,肩胛手臂痛。

二、经穴别名,即合谷。见《针灸甲乙

经》。详见该条。

户门

指牙齿，为七冲门之一。户，即门户，引申为把守之意，食物入口，必经齿之咀嚼，才能下咽，故称齿为户门。《难经·四十四难》："齿为户门。"丁德用注："齿为户门者，为关键开合，五谷由此摧废出入也。"

hua

滑肉门

经穴名。见《针灸甲乙经》。属足阳明胃经。定位：在上腹部，当脐中上1寸，距前正中线2寸。局部解剖：布有第九肋间神经分支，在腹直肌及其鞘处，有第九肋间动、静脉分支及腹壁下动、静脉通过。主治：胃痛，癫狂，呃逆，呕吐，肠鸣泄泻；急、慢性胃肠炎，肠粘连，精神分裂症等。刺灸法：直刺0.8~1.2寸；艾炷灸5壮，或艾条灸5~10min。

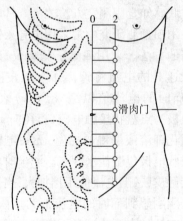

附一：腧穴定位文献记载

《针灸甲乙经》：在太乙下一寸。

《针灸聚英》：在太乙下一寸，侠脐下一寸至天枢，去中行各三寸。

《针灸大成》：太乙下一寸，去中行各三寸。

附二：腧穴主治文献记载

《针灸甲乙经》：狂癫疾，吐舌。

《铜人腧穴针灸图经》：呕逆。

《针灸大成》：癫狂，呕逆，吐舌，舌强。

《针灸聚英》：吐血，重舌，舌强。

滑寿

元末明初医学家。字伯仁，晚年自号撄宁生，生活于1304~1386年。祖籍许州襄城（今属河南），迁居仪真（今江苏仪征），后定居余姚（今属浙江）。《明史》有传。先从京口（今属江苏镇江）名医王居中学医，精研《黄帝内经》，并参会张仲景、刘守真诸家，后又从高洞阳学针法，尽得其术，起废愈痼，不可胜记。其著作有《读素问钞》《难经本义》《诊家枢要》《十四经发挥》等，他将十二经与任、督二脉的经穴按经脉循行分布加以整理，归纳为十四经。对针灸学术有重大影响。参见"十四经发挥"条。

华盖

经穴名。见《针灸甲乙经》。属任脉。定位：在胸部，当前正中线上，平第一肋间。局部解剖：布有第一肋间神经前皮支和乳房内动、静脉的分支。主治：咳嗽，气喘，胸痛，喉痹咽肿；肋间神经痛，喉炎等。刺灸法：平刺0.3~0.5寸；艾炷灸5~7壮，或艾条灸5~10min。

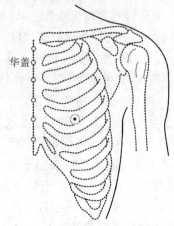

现代研究报道：对甲状腺功能亢进引起的高血压，针刺华盖有明显的降压作用，尤以收缩压下降明显。对血液系统有一定

影响,针华盖可促进骨髓造血功能,使白细胞总数及中性粒细胞均有不同程度升高。也可使嗜酸性粒细胞增加。

附一:腧穴定位文献记载

《针灸甲乙经》:在璇玑下一寸陷者中。

《十四经发挥》:在璇玑下二寸。

《针灸大成》:璇玑下一寸六分陷者中。

《医宗金鉴》:从紫宫上行一寸六分陷中。

附二:腧穴主治文献记载

《针灸甲乙经》:咳逆上气,喘不能言;胸胁支满,痛引胸中。

《外台秘要方》:主胸胁支满,痛引胸中。

《针灸大成》:喘急上气,咳逆哮嗽,喉痹咽肿,水浆不下,胸胁支满痛。

《循经考穴编》:胸满痹痛。

华佗

东汉末年著名医学家。生活于208年以前,一名旉,字元化。沛国谯(今安徽亳州)人。通晓内、外、妇、儿、针灸等科,尤长于外科。《三国志》《后汉书》均有传。华佗精于方药,处齐(剂)不过数种,针灸不过数处,简而有效。创用麻沸散,进行全身麻醉,施行腹腔肿物切除等手术,为外科手术的先驱者。行针重视针感传导,据载:"下针言:当引某许,若至,语人。病者言:已到,应便拔针,病亦行差。"主张体育锻炼,仿虎、鹿、熊、猿、鸟的动作,创"五禽戏"。曾为曹操针治"头风",得效。《隋书·经籍志》载有所著《枕中灸刺经》1卷,未传。在《肘后备急方》《备急千金要方》和《医心方》中保留有他关于针灸的部分佚文。现存《中藏经》,是托名之作。其弟子樊阿,也善针灸。参见该条。

华佗夹脊

即夹脊穴。详见该条。

化脓灸

灸法名。又称瘢痕灸,是将黄豆大或枣核大艾炷直接置于腧穴上点燃施灸,使局部组织经烫伤后产生无菌性化脓现象,故名。施灸时先以甘油或葱、蒜汁涂抹灸处,然后放置艾炷施灸,每炷必须燃尽,除去灰烬易炷再燃,灸满规定壮数。化脓灸一般灸后1周左右化脓,经4~6周结痂愈合,脱痂后留下永久性瘢痕,故又称瘢痕灸。这种方法能增强机体免疫力,提高抗病能力,具有治病和保健作用。本法适用于治疗哮喘、瘰疬、慢性胃肠疾病,并可用于防病保健。

附:文献记载

《备急千金要方》:凡人吴蜀地游官,体上常须三两处灸之,勿令疮差,则瘴疠温毒气,不能著人也,故吴蜀多行灸法。

《针灸资生经》:凡着艾得疮发,所患即瘥,不得疮发,其疾不愈。

化学刺激法痛觉测定

皮肤感知觉阈测定方法之一。针麻镇痛效果术前预测研究中常采用电导入钾离子测痛的方法。采用钾离子测痛仪,通过阶梯状递升的电流将钾离子导入皮肤致痛,致痛时的电流值以毫安(mA)表示。测量电极为点盘状接触电极,直径1mm置饱和氯化钾溶液浸湿的棉塞,无关电极为金属极状电极包湿盐水纱布。测量时电极密切接触皮肤,随电流值逐挡加大,当受试者皮肤刚刚感到痛时的电流值为痛阈值,电流量继续加大至受试者不愿忍受时的电流值为耐痛阈值。针麻临床报道认为,基础耐痛阈值高或针刺诱导后耐痛阈升高者,针麻效果一般较好。

化学灸

灸法名。是近年来用于临床的一种具有独特风格的灸法。操作时将预先制好的化学灸药片或灸膏贴敷腧穴位上,然后滴入特制的药水,即刻发生化学反应,产生适宜人体的温热刺激的热量,透入经络腧穴,从而达到疏通经络、宣导气血、温经散寒、活血止痛的目的,起到灸疗的作用。

huai

踝点

手针穴名。见《常用新医疗法手册》。定位:位于拇指掌指关节桡侧赤白肉际。主治:踝关节痛。刺灸法:针直刺0.3～0.5寸;艾炷灸3～5壮。

踝骨

骨骼名。指胫、腓骨下端的内踝和外踝;又指尺骨茎突和桡骨茎突的高处。杨上善注:"足胫骨与足腕骨相属之处着胫骨端内外高骨名曰内外踝;手之臂骨之端内外高骨又名为踝也。"《类经图翼》:"足跗后两旁圆骨,内曰内踝,外曰外踝,俗名孤拐骨。手腕两旁亦名踝骨。"《灵枢·经脉》载,手太阳小肠经"上腕,出踝中"。

踝尖

奇穴别名。即内踝尖。见《类经图翼》。详见该条。

踝厥

病症名。见《灵枢·经脉》。指足太阳膀胱经经气厥逆所出现的一些病症,如腘窝强急,腓肠肌转筋,小腿外踝部厥冷、麻木、疼痛等。

踝三针

由太溪、昆仑、解溪3穴组成。主治:踝关节痛,踝扭伤,足下垂。针法:太溪穴与昆仑穴可针1～1.5寸,针感麻胀至足跟;解溪穴针5分,针感局部胀放散至趾。

huan

环冈

奇穴名。见《备急千金要方》。别名:

团冈。定位:在骶部,第二、三骶椎棘突间旁开1.5寸处。局部解剖:在臀大肌中;有骶外侧动、静脉后支的外侧支,臀下动、静脉分支;布有第一、二、三骶神经后支外侧支,第五腰神经后支。主治:腰背痛连胸,大小便难等。刺灸法:针斜刺0.5～1寸;艾炷灸3～7壮,或温灸5～15min。

附:文献记载

《备急千金要方》:腹热闭时,大小便难,腰痛连胸,灸团冈百壮。穴在小肠俞下二寸横三间寸灸之。

《针灸集成》:环冈二穴(在小肠俞下二寸横纹间),主大小便不通。灸七壮。

环谷

指脐中。《灵枢·四时气》:"徒㽱,先取环谷下三寸。"杨上善注:"环谷,当是齐中也。齐下三寸,关元之穴也。"

环跳

经穴名。见《针灸甲乙经》。属足少阳胆经,为足少阳、太阳之会。别名:分中、髋骨、髀骨。定位:在股外侧部,侧卧屈股,当股骨大转子最凸点与骶管裂孔连线的外1/3与中1/3的交点处。局部解剖:布有臀下皮神经,臀下神经,深部正当坐骨神经;在臀大肌、梨状肌下缘;内侧有臀下动、静脉通过。主治:腰胯疼痛,半身不遂,膝踝肿痛,脚气,水肿,风疹;坐骨神经痛,小儿麻痹后遗症,髋关节及周围软组织疾患,多发性神经炎等。刺灸法:直刺2～3寸;艾炷灸5～10壮,或艾条灸15～30min。

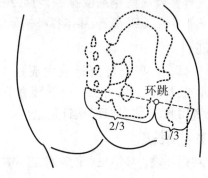

现代研究证明:电针动物的"环跳",可使痛阈明显升高,同时促使纹状体及下丘脑－脑啡肽、甲－脑啡肽及腰髓内甲硫－脑啡肽明显增加,血钙浓度下降,血磷浓度升高,延桥和中脑内 5－羟色胺含量显著升高。还可使垂体后叶非特异性酯酶、丁酰胆碱酯酶、碱性磷酸酶、葡萄糖－6－磷酸酶反应活性增强,含量增高。从而使垂体后叶的功能、神经分泌、血管运输及所支配神经的活动等都有增强,而产生镇痛和调整效应。电针环跳、足三里穴可减弱丘脑中央中核神经元对伤害性刺激的反应。电针环跳穴还可以调整甲状腺功能。对胃液分泌功能也有调节作用,可使胃酸及胃蛋白酶高者降低、低者升高。针刺环跳穴还有抗炎退热作用,能减少炎症渗出。

临床研究结果显示电针环跳穴治疗原发性坐骨神经痛在镇痛方面和改善临床症状方面均具有肯定的疗效。

附一:腧穴定位文献记载

《针灸甲乙经》:在髀枢中。

《备急千金要方》:一云髀枢中外砚骨陷中。

《扁鹊神应针灸玉龙经·玉龙歌》注:在髀枢研骨下一指。

附二:腧穴主治文献记载

《针灸甲乙经》:腰胁相引痛急,髀筋瘈,胫痛不可屈伸,痹不仁。

《铜人腧穴针灸图经》:冷风湿痹风疹,偏风半身不遂,腰胯痛不得转侧。

《针灸大成》:冷风湿痹不仁,风疹遍身,半身不遂,腰胯痛寒,膝不得转侧伸缩。

环跳针

针具名。即长针,《针灸大成》:"长针,锋如利,长七寸,痹深居骨解腰脊节腠之间者用此,今之名(环)跳针是也。"

环铫　镮铫

均指环跳。环铫见《千金翼方》;镮铫见《备急千金要方》。详见该条。

环中

奇穴名。见《中国针灸学》。定位:位于臀部,当环跳穴与腰俞穴连线之中点处。主治:腰痛,腰骶臀部痛,坐骨神经痛,下肢痹痛等。刺灸法:直刺 1～2 寸,得气时麻酸感觉至足;艾炷灸 3～7 壮。

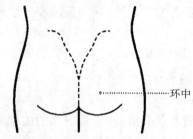

附:文献记载

《中国针灸学》:环中,环跳与腰俞之中间。针一寸五分。灸十五壮。主治坐骨神经痛。

《针灸孔穴及其疗法便览》:环中,奇穴。环跳与腰俞之间。针0.1～0.2 寸,艾炷灸 3～7 壮。主治坐骨神经痛;也治腰股、膝部疼痛或组织炎。

缓筋

解剖部位名,指腹旁肌肉。见《灵枢·百病始生》。杨上善注:"谓足阳明筋,以阳明之气主缓。"

患门

奇穴名。见《外台秘要方》。定位:第五胸椎棘突,旁开 1.5 寸处。主治:五劳七伤,骨蒸潮热,面黄羸瘦,饮食无味,困倦乏力,咳嗽痰喘,烦热盗汗,遗精,心痛,胸背引痛等。刺灸法:艾炷灸 3～7 壮,或随年壮。

附:文献记载

《外台秘要方》崔氏别录:"灸骨蒸及邪,使患者平身正立,取一细绳令于脚跟下踏紧(男左女右),其绳前头使与大拇指(趾)端齐,后头令当脚跟后,即引向上至曲䐐中大横文,便截绳使断。又使患人解发分两边,使见分头路,仍平身正坐,乃取所截绳一头与鼻端齐,引向上头路通过,逐脊骨引绳向下,尽绳头即点著;又别取小绳,一头与唇端齐合口处,一头向上至鼻底便截断,将此短小绳于前所点处,正横相当,此小绳两头是灸处。当脊初点者非灸处,只借为度,其点拭却。"

huang

肓

❶肓膜。《素问·腹中论篇》:"其气溢于大肠而著于肓。"❷心下膈上的部位。

肓门

经穴名。见《针灸甲乙经》。属足太阳膀胱经。定位:在腰部,当第一腰椎棘突下,旁开 3 寸。局部解剖:布有第十二胸神经后支外侧支,深层为第一腰神经后支外侧支;有背阔肌,髂肋肌;有第一腰动、静脉背侧支。主治:腹痛,痞块,便秘,乳疾,脾脏肿大,乳腺炎等。刺灸法:斜刺 0.5 ~ 0.8 寸(不宜深刺);艾炷灸 3 ~ 7 壮,或艾条灸 5 ~ 20min。

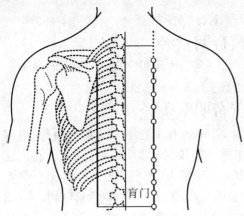

附一:腧穴定位文献记载

《针灸甲乙经》:在第十三椎下两傍各三寸处。

《铜人腧穴针灸图经》:在第十三椎下两傍相去各三寸,又肋间。

《类经图翼》:在十三椎下,去脊中各三寸半,又肋间陷中,前与鸠尾相直。

附二:腧穴主治文献记载

《针灸甲乙经》:妇人乳余疾。

《备急千金要方》:心下大坚。

《针灸大成》:心下痛,大便坚,妇人乳疾。

《循经考穴编》:心下痛,气攻腰胁。

《类经图翼》:妇人乳痛。

肓膜

心下膈上的脂膜。《素问·痹论篇》:"熏于肓膜。"王冰注:"肓膜谓五藏之间,鬲中膜也。"

肓募

奇穴名。见《备急千金要方》。又名舒积。定位:位于胸部,取绳一条,从乳头量至脐中,截去一半,绳一端置乳头上,一头向下垂直,尽处是穴。计 2 穴。局部解剖:在第八肋胸骨端,右边下有肝脏,左侧下有胃体;有肋间动、静脉;布有第七、八和第八、九肋间神经前皮支。主治:病后体弱,黄疸,腹中积块疼痛。刺灸法:斜刺或平刺 0.5 ~ 0.8 寸;艾炷灸 3 ~ 7 壮,或随年壮。

附:文献记载

《备急千金要方》:结气囊裹,针药不及,灸肓募,随年壮。肓募二穴,从乳头斜度至脐,中屈去半,从乳下行,度头是穴。

肓俞

经穴名。见《针灸甲乙经》。属足少阴肾经。为冲脉、足少阴之会。定位:在腹中部,当脐中旁开 0.5 寸。局部解剖:布有第十肋间神经;在腹内、外斜肌腱膜、腹横肌腱膜及腹直肌中,有腹壁下动、静脉的肌支通过。主治:绕脐疼痛,呕吐,腹胀,泄泻,便秘,痢疾,疝气,小便不利,月经不调;胃下垂,胃痉挛,肠麻痹,急性阑尾炎,膀胱炎等。刺灸法:直刺 1 ~ 1.5 寸;艾炷灸 5 ~ 7 壮,或艾条灸 10 ~ 15min。

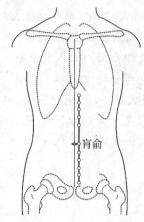

肓俞

附一：腧穴定位文献记载

《针灸甲乙经》：在商曲下一寸，直脐旁五分。

《针灸资生经》：在商曲下一寸……去腹中行当为寸半。

《针灸大成》：商曲下一寸，去腹中行各一寸。

附二：腧穴主治文献记载

《针灸甲乙经》：大肠寒中，大便干，腹中切痛。

《备急千金要方》：腹切痛，寒疝，大腹寒疝。

《针灸大成》：腹切痛，寒疝，大便燥，腹满响响然不便，心下有寒，目赤痛从内眦始。

《循经考穴编》：腹膨满，奔响寒疝。

肓之原

指气海穴。《灵枢·九针十二原》："肓之原，出于脖胦。"脖胦即肚脐，这里指气海穴，在脐下一寸五分处。《素问·腹中论篇》："肓之原在脐下。"又说肓之原在关元部位。

黄灿

清末针灸家。字石屏。清江（今属江西）人。14岁学于僧园觉，精针术。曾悬壶邗江（今江苏扬州）、上海，声名籍甚。曾针刺消除德国妇人腰部碗大赘疣；二针而愈袁世凯头风，生平奇针异治验案甚多。有女一，传其学。著有《针灸诠述》。

黄崇赞

清末医家。安化（今属甘肃庆阳）人。所撰《安化弥园祖遗针灸秘本》，有唐成之抄录本。

黄帝

传说中中原各族的共同祖先，为有熊国君少典之子。皇甫谧《帝王世纪》："黄帝生于寿丘，长于姬水，因以为姓；居轩辕之丘，因以为名，又以为号。"世称轩辕黄帝。《黄帝内经》一书，托名黄帝与岐伯等人相问答。据《汉书·艺文志》所载，题名黄帝的各家著述有21种，而以方技门最多，《黄帝内经》是其中之一。战国及汉初常将黄帝与老子的著述并提，称"黄老"。

黄帝八十一难经

书名。简称《难经》，见该条。

黄帝九虚内经

书名。见《宋史·艺文志》，5卷。所即指《灵枢》。

黄帝流注脉经

书名。撰人不详。见《隋书·经籍志》，1卷。书佚。

黄帝明堂经

书名。唐代杨玄操注。见《旧唐书·经籍志》，3卷。书佚。

黄帝明堂灸经

书名。有1卷本和3卷本两种，内容相同。原书出于唐代以前，撰人不详。北宋王怀隐编入《太平圣惠方》，即第一百卷的《明堂灸经》。1127年，刊有单行本，题作《黄帝明堂灸经》。1311年（元至大四年），窦桂芳辑入《针灸四书》中。书中分别载述成人及小儿常用要穴的灸治方法和经验，附有标明腧穴的成人及小儿正、背、侧人形图，即"三人图"。

黄帝明堂偃侧人图

书名。一作《黄帝十二经明堂偃侧人图》，撰人不详。见于《隋书·经籍志》，12卷。又有《曹氏黄帝十二经明堂偃侧人图》，见于《新唐书·艺文志》，书佚。

黄帝内经

书名。简称《内经》，包括《灵枢》和《素问》。约成书于战国至秦、汉时期，托名黄帝所传，是我国现存最早的一部医学理论著作。《汉书·艺文志》始载"《黄帝内经》十八卷"，早期无《灵枢》《素问》之名。魏晋间皇甫谧《甲乙经·序》："今有《针经》九卷，《素问》九卷，二九十八卷，即《内经》也。"所称《针经》即《灵枢》。书中有关针灸经络的论述，为后世针灸学的发展奠定了基础。

黄帝内经明堂

书名。见《旧唐书·经籍志》，13卷。又名《黄帝内经明堂类成》，详见该条。

黄帝内经明堂类成

书名。又称《黄帝内经明堂》，隋唐间杨上善撰注。系将古代《明堂孔穴》一书，以十二经脉及奇经八脉为纲领，分类加注。十二经脉各1卷，奇经八脉合1卷，共13卷。现仅存手太阴肺经1卷。从此卷中还能看出该书的体例，按经脉循行次序排列孔穴，对各穴名义进行了解释，是一部循经考穴的早期著作。

黄帝内经太素

书名。简称《太素》。隋唐间杨上善编注。原30卷，现存23卷。是注释《黄帝内经》的早期传本，在一定程度上保存《黄帝内经》的原貌。杨氏注文引录了不少古籍，并有所发挥，其中对经络学说、针刺方法、针刺理论等均有较系统的发挥，书中注释字义、引证文献，都较朴实近古，用以校勘王冰注《素问》和今本《灵枢》具有重要价值。原书为日本影写的唐人卷子本，近

人校注后出版。1980年，中医研究院针灸研究所又得其缺卷本，加以影印。

黄帝岐伯论针灸要诀

书名。一作《岐伯论针灸要诀》。撰人不详。见于宋代《崇文总目》，1卷。书佚。

黄帝岐伯针论

书名。撰人不详。见于宋代《通志·艺文略》，2卷。书佚。

黄帝三部针经音义

书名。撰人不详。见《宋以前医籍考》。《黄帝三部针经》指《针灸甲乙经》。

黄帝十二经脉明堂五藏人图

书名。一作《黄帝十二经脉明堂五藏图》，撰人不详。见《隋书·经籍志》，1卷。书佚。

黄帝虾蟆经

书名。又名《黄帝针灸虾蟆经》。撰人不详，约成书于汉代。许多学者认为可能是《隋书·经籍志》中所记的《黄帝针灸虾蟆忌》。该书主要论述针灸禁忌：如禁刺腧穴、春夏秋冬四时禁刺等，还介绍了几种木火灸法引起的不良后果。现有中医古籍出版社据日本文政六年（1823年）刻本影印本。

黄帝杂注针经

书名。撰人不详。见《旧唐书·经籍志》，1卷。书佚。

黄帝针经

书名。撰人不详。见《旧唐书·经籍志》，10卷。书佚。

黄帝针灸经

书名。撰人不详。见《隋书·经籍志》12卷。书佚。

黄帝针灸虾蟆忌

书名。最早见《隋书·经籍志》，又名《黄帝针灸虾蟆经》《明堂虾蟆图》。现存有《黄帝虾蟆经》轴子1卷，似即此书。全

书插图占十分之七以上。内容按月的盈亏定出刺灸禁忌的部位。《太平御览》引《抱朴子》称"黄帝医经,有虾蟆图,言月生始二日,虾蟆始生,人亦不可针灸其处"。可见其说相传已久。

黄帝针灸虾蟆经

书名,又名《黄帝针灸虾蟆忌》《明堂虾蟆图》。详见该条。

黄帝中诰图经

书名。即《中诰孔穴图经》。为《黄帝内经素问》王冰注所引用。书佚。

黄鸿舫

近代针灸医家,生活于 1879～1944年,字伊莘,江苏无锡人。早年从苏州虞觉海学针灸,后行医沪上,曾任神州医药专门学校针灸教师。其针法多宗经旨,并将李东垣、高武、杨继洲诸家学术,加以化裁,善用切、卧、循、压、徐、疾、提、插、扪、搓、留、候等 12 种手法。

黄蜡灸

灸法名。方法:将黄蜡置于腧穴或应灸的部位。以铜漏杓盛木炭火,悬蜡上烘之,使蜡熔化后贴敷于腧穴皮肤上,以蜡熔化后产生的热温熏腧穴,可治恶疮痈疽等病。《医宗金鉴》:"黄蜡灸法,可治痈疽发背,恶疮顽疮,先以湿面随肿根作圈,高寸余,实贴皮上,如井口形,圈内铺蜡屑三四分厚,次以铜杓盛炭木火,悬蜡上烘之,令蜡熔化至沸,再添蜡屑,随熔随添,以井满为度;皮不痛者毒浅,灸至觉痛为度;皮痛者毒深,灸至不痛为度。然后去火杓,即喷冷水少许于蜡上,埃冷起冷,蜡底之色青黑,此毒出之征也,如漫肿无头者,以湿纸试之,于先干处灸之,初起者一两次即消,已成者二三次即溃。疮久溃不敛,四周顽硬者,即于疮口上灸之,蜡从孔入,愈深愈妙。其顽腐瘀脓尽化,收敛甚速。"

黄石屏

清末针灸家。即黄灿,详见该条。

黄士真

元代针灸家。号峨眉山人。撰有传述《琼瑶道人八法神针》。参见该条。

黄土饼灸

灸法名。是用黄色黏土捏成泥饼,上置艾炷施灸的方法。用于治疗湿疹、白癣及因湿毒而致的皮肤病。《备急千金要方》治发背初起,"小觉背上痒痛有异,即火急取净土,水和为泥,捻作饼子,厚二分,阔一寸半,以粗艾大作炷灸泥上,贴著疮上灸之,一炷一易饼子。"这种方法目前已不见应用。《东医宝鉴》称之为黄土灸法。

黄学龙

近代针灸家,生活于 1876～1958 年,清末秀才,浙江东阳人。著有《屠龙之术》及《针灸疗法与生理作用》等书。

黄羡明

当代针灸学家。1920 年出生于江苏无锡,中国民主促进会会员。其父系上海针灸名家黄鸿舫先生,师从名医包识生深造内科。1937 年悬壶,到 20 世纪 40 年代末已被誉为上海三大针灸名医之一。历任上海市第一人民医院针灸科主任,上海市针灸研究所和上海市中医研究所副所长,上海市针灸经络研究所所长,上海针灸杂志创始人,中国针灸学会常务理事、上海市针灸学会会长。他长期担任 WHO 委托举办的国际针灸培训上海中心的主任,世界针灸学会联合会中方筹委、委员、顾问。

黄氏精于针术,能双手运针;认为选穴必须以治则为依据,以少而精取胜,穴性与药性截然不同,强调用针贵在调气;擅长用玉龙透刺治病;善治杂病,在治疗胃、十二指肠溃疡、糖尿病性膀胱病变有独特的经验。对耳针定位诊断和治疗进行了科学的验证。20 世纪 70 年代研制了用磁场发光的经穴玻璃人,达到世界先进水平,荣获轻工业部科研成果二等奖。主要论著有,参加编审《中国针灸学概要》《中医针灸学》《十四经穴位解剖挂图》《腧穴断层解剖图谱》《中国针灸大全》《中国针灸荟萃》《针灸学辞典》等书。

黄渊

明代医家。浙江余姚人。勤于著述,学重文献考证。针灸上重视《素问》《难经》等经典理论。著有《难素笺释》《针经订验》《本草考证》等书。

黄宰

明代针灸家。祁门(今属安徽)人。撰有《针灸仅存录》一书,佚。见《祁门县志》。

黄中子

元代艾师。元代杨维桢写有赠艾师黄中子的古乐府,见《铁崖先生古乐府》卷六。参见"艾师"条。

黄竹斋

现代针灸学家,生活于 1886～1960 年,字维翰,陕西长安人。曾任中医研究院西宛医院针灸科主任等职务。编著有《针灸经穴图考》八卷,对经穴进行系统的考正;还重订《铜人腧穴针灸图经》。另撰有《伤寒论集注》和《金匮要略方论集注》等书。

黄子厚

元代医家。江西人。据《朱石文集》《医学入门》记载,黄氏善用灸法治病。一富翁久患腹泻,药不能愈,子厚灸百会数十壮,泄即止。

皇甫谧

针灸学家,魏晋间文人。生活于 215～282 年,幼名静,字士安,自号玄晏先生,安定朝那(今甘肃灵台)人。后从叔父迁居于新安(今河南渑池)。据《晋书》记载。曾随乡人席坦学儒,因家贫边耕边读,中年患风痹,乃钻研医学,尤精针灸。根据《素问》《针经》《明堂孔穴针灸治要》3 部书的针灸内容编著成《针灸甲乙经》,总结了晋代以前针灸学成就,对经络理论,穴位定位、名称、取法记载颇详,为针灸发展成专科奠定了基础。

hui

恢刺

《黄帝内经》刺法名。十二刺之一。又称多向刺或放射刺。《灵枢·官针》:"恢刺者,直刺傍之,举之前后,恢筋急,以治筋痹也。"指治疗肌肉挛急痹痛一类的病症时,将针直刺在拘急筋肉的旁侧,并或前或后提插运针,以舒缓筋急的症状。因使恢廓通畅,故名恢刺。

回骨

曲骨之误。《铜人腧穴针灸图经》列作曲骨别名。详见该条。

回气

奇穴名。见《备急千金要方》。定位:位于骶骨尖端。主治:五痔,便血,大便失禁等。刺灸法:艾炷灸 5～100 壮。

附:文献记载

《备急千金要方》:五痔,便血,失屎,灸回气百壮。在脊穷骨上,赤白下,灸穷骨,惟多为佳。

《中国针灸学》:骶骨尖端。灸五壮。主治大便血、大便不禁。

《针灸孔穴及其疗法便览》:迴气,奇穴。骶骨尖端。灸五壮。主治大便不禁,便血。另说灸五至百壮,主五痔便血,失屎。

回旋灸

灸法名。是艾条灸法的悬起灸之一,是用艾条在与皮肤保持适当距离做划圈式回旋熏烤的灸治法。操作时,将艾条一端燃着后,在于施灸部位皮肤保持 2～3cm 的距离,使患者有温热感,且不致灼痛的情况下,做划圈式往复回旋熏烤,直到局部皮肤发红为止。适用于患病部位面积较大的风湿痛、软组织劳损、皮肤病等疾患。

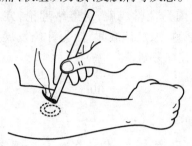

回阳九针穴

见《针灸聚英》。指具有回阳救逆作用的九个急救用穴,即哑门、劳宫、三阴交、涌泉、太溪、中脘、环跳、合谷、足三里。临床上用于治疗晕厥,阳虚欲脱,肢冷,脉伏及口噤不开,不能言语等证。

会额

脑户穴别名。见《针灸甲乙经》。《外台秘要方》《针灸资生经》作"合颅"。详见该条。

会维

地仓穴别名。见《针灸甲乙经》。详见该条。

会穴

经穴分类名。❶指两条或两条以上经脉相互交会的穴位,参见"交会穴"条。❷八会穴的简称,参见该条。

会厌

为一弹性软骨,位于舌根的后下方,为喉口的活瓣。此软骨形似树叶,上宽下窄,下端狭细,借韧带连于甲状软骨前角的后面。《灵枢·忧恚无言》:"会厌者,音声之户也。"《类经》卷二十一张介宾:"会厌者,喉间之薄膜也。周围会合,上连悬雍,咽喉食息之道得以不乱者,赖其遮厌,故谓之会厌。"《医宗金鉴·刺灸心法要诀》:"会厌者,覆喉管之上窍,似皮似膜,发声则开,咽食则闭,故为声音之户也。"据《忧恚无言》载,会厌与肾经、任脉有关,"足之少阴,上系于舌,络于横骨,终于会厌……会厌之脉,上络任脉"。

会阳

经穴名。见《针灸甲乙经》。属足太阳膀胱经。别名:利机。定位:在骶部,尾骨端旁开0.5寸。局部解剖:布有尾神经,深层有阴部神经干;有臀大肌,臀下动、静脉分支。主治:泄泻,痢疾,便血,阳痿,带下;前列腺炎,子宫颈糜烂,外阴湿疹,肛门湿疹等。刺灸法:直刺1~1.5寸;艾炷灸3~5壮,或艾条灸5~15min。

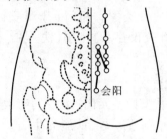

现代研究证明:电针会阳穴治疗女性尿道综合征疗效明显,其症状评分,排尿生活质量和尿动力学方面疗效均较优。

附一:腧穴定位文献记载

《针灸甲乙经》:在阴尾骨两傍。

《医学入门》:阴尾骨外各开一寸半。

《医宗金鉴》:阴尾尻骨两旁五分许。

附二:腧穴主治文献记载

《针灸甲乙经》:肠中有寒热,泄注,肠澼便血。

《针灸大成》:腹寒,热气冷气泄泻,肠澼下血,阳气虚乏阴汗湿,久痔。

《循经考穴编》:男子阳气虚乏,阳痿。妇人赤白带,经行腰腿疼痛。

会阴

一、经穴名。见《针灸甲乙经》。属任脉,为本经络穴,任、督、冲三脉之会。别名:屏翳、下极、海底、金门。定位:在会阴部,男性当肛门与阴囊根部连线的中点;女性当肛门与大阴唇后联合连线的中点。局部解剖:布有会阴神经分支。在球海绵体中央及会阴浅、深横肌中,有会阴动、静脉分支。主治:溺水窒息,昏迷,癫狂,脱肛,阴挺,疝气,痔疾,小便难,遗精,月经不调,阴痒,阴痛,阴部汗湿,睾丸炎,阴囊炎等。刺灸法:直刺 0.5~1 寸,孕妇慎用;艾条灸 5~10min。

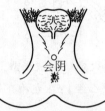

会阴

现代研究证明:针刺会阴穴,引起呼吸变化的阳性率为 45%,并有一定特异性。针刺会阴、秩边等穴对先天性腰骶椎裂引起的排尿困难有一定疗效。

附一:腧穴定位文献记载

《针灸甲乙经》:在大便前,小便后两阴之间。

附二:腧穴主治文献记载

《针灸甲乙经》:小便难,窍中热,实则腹皮痛,虚则痒瘁;男子阴端寒,上冲心中佷佷;阴中诸病,前后相引痛,不得大小便。

《针灸资生经》:谷道瘙扰。

《针灸聚英》:阴汗,阴头疼,阴中诸病,阴门肿痛;卒死;溺死。

《循经考穴编》:女子经闭,阴中挺出。

《针灸大成》:阴汗,阴头痛,阴中诸病,前后相引痛,不得大小便,男子阴端寒冲心,窍中热,实则腹皮疼痛,虚则痒瘁,久痔相通,女子经水不通,阴门肿痛。

▲注:本穴《针灸聚英》云:"《指微》禁针。"

《针灸甲乙经》:任脉别络,侠督脉、冲脉之会。

二、部位名。指外生殖器后方与肛门前方的部位。又称篡、下极。

会阴点

手针穴名。见《常用新医疗法手册》。定位:位于小指第一指关节桡侧赤白肉际。左右计 2 穴。主治:会阴部痛。刺灸法:0.3~0.5 寸;艾炷灸 3~5 壮。

会阴之脉

指经脉的分支。《素问·刺腰痛篇》:"会阴之脉令人腰痛……"王冰注:"足太阳之中经也,其脉循腰,下会于后阴,故曰会阴之脉。"认为是指足太阳经从腰中通过骶部的一支。张志聪认为是任脉,"任脉起于会阴,与督脉交会,分而上行,故名曰会阴"。

会涌

经穴别名。即冲阳穴。详见该条。

会原

冲阳穴别名。见《针灸甲乙经》。详见该条。

会宗

经穴名。见《针灸甲乙经》。属手少阳三焦经,为本经郄穴。定位:在前臂背侧,当腕背横纹上 3 寸,支沟穴尺侧,尺骨桡侧缘。局部解剖:布有前臂背侧皮神经,深层有前臂骨间背侧神经和骨间掌侧神经;在尺骨桡侧缘及小指固有伸肌和尺侧腕伸肌之间;并有前臂骨间背侧动、静脉通过。主治:耳聋,癫痫,上肢肌肤痛,臂痛;胆囊炎等。刺灸法:直刺 0.5~1 寸;艾炷灸 3~5 壮,或艾条灸 5~10min。

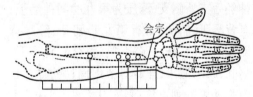

会宗

附一:腧穴定位文献记载

《针灸甲乙经》:在腕后三寸空中。

《铜人腧穴针灸图经》:在腕后三寸,空中一寸。

《医学入门》:支沟外旁一寸空中。

《循经考穴编》广注:合去前穴(指支沟穴)五分。

《针灸集成》:在阳池后三寸,于支沟平微前五分。

附二:腧穴主治文献记载

《针灸甲乙经》:聋。

《外台秘要方》:肌肉痛;羊痫。

《铜人腧穴针灸图经》:肌肤痛;耳风痛。

《针灸大成》:五痫,肌肤痛,耳聋。

《类经图翼》:五痫。

《外科大成》:肩疽;痈疽。

▲注:本穴《针灸聚英》:禁针。

绘图经络图说

书名。明代张明绘著。作于1630年(崇祯三年),全本1折册。内有彩色经络腧穴图14幅,脏腑图1幅。每图对经络、腧穴均有说明,后附骨度法和脏腑总论。

hun

魂户

魄户之误。见《太平圣惠方》。详见该条。

魂门

经穴名。见《针灸甲乙经》。属足太阳膀胱经。定位:在背部,当第九胸椎棘突下,旁开3寸。局部解剖:布有第八、九胸神经后支外侧支,深层为第九肋间神经干;有背阔肌、髂肋肌;有第九肋间动、静脉背侧支。主治:胸胁胀满,胸背疼痛,食不下,呕吐,肠鸣泄泻,浑身骨节疼痛;胸膜炎,心内膜炎等。刺灸法:斜刺0.5～0.8寸(不宜深刺);艾炷灸3～5壮,或艾条灸5～15min。

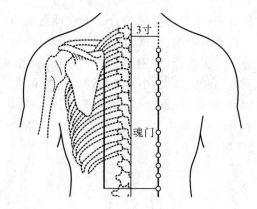

附一:腧穴定位文献记载

《针灸甲乙经》:在九椎下两傍各三寸陷者中。

《类经图翼》:在第九椎下,相去脊中各三寸半陷中。

附二:腧穴主治文献记载

《针灸甲乙经》:胸胁胀满,背痛恶风寒,饮食不下,呕吐不留住。

《素问·水热穴论篇》王冰注:写五藏之热。

《备急千金要方》:多涎;胸中痛。

《太平圣惠方》:腹中雷鸣,大便不节,小便赤黄。

《针灸大成》:尸厥走疰,胸背连心痛,食饮不下,腹中雷鸣,大便不节,小便赤黄。

《标幽赋》:筋挛骨痛。

魂舍

奇穴名。见《备急千金要方》。定位:位于脐左右各1寸处。主治:泄泻脓血,食谷不化,胃痛,肠疝痛,腹泻,便秘等。刺灸法:直刺1～1.5寸;艾炷灸3～7壮。

附:文献记载

《备急千金要方》:小肠泄痢脓血,灸魂舍一百壮,小儿减之。穴在侠脐两边相去各一寸。

活人妙法针经

书名。明代徐廷璋撰。2 卷,书佚。参见"徐廷璋"条。

火罐法

拔罐法的一种。系利用点火燃烧法排出罐内空气,形成负压,以吸附在体表上。常用的有投火法和闪火法两种。前者用小纸片点燃后投入罐内,随即覆盖吸拔处。后者用镊子夹住蘸有 95% 酒精的棉球,点燃后伸入罐内瞬即退出,速将罐口覆罩在选定部位上。参见"拔罐法"条。

附:文献记载

《本草纲目拾遗》:以小纸烧见焰,投入罐中,即将罐合于患处。

火罐气

指拔火罐法。《本草纲目拾遗》卷二有火罐气条:"火罐,江右及闽中皆有之,系窑户烧售,小如人大指腹大,两头微狭,便促口以受火气。凡患一切风寒,皆用此罐。"参见"火罐法"条。

火逆

灸法术语。指误用灸法治疗而引起的变证。《伤寒论》:"微数之脉,慎不可灸。因火为邪,则为烦逆。追虚逐实,血散脉中,火气虽微,内攻有力。焦骨伤筋,血难复也。脉浮,宜以汗解,用火灸之,邪无从出,因火而盛;病从腰以下,必重而痹,名火逆也。"

火针

针法名,又以称其针具。古代九针中有大针,《济生拔萃》写作火针,并说"一名燔针,长四寸。风虚肿毒,解肌,排毒用此"。用时以麻油灯火烧红针尖点刺;通常用竹木或角质包裹其柄,以免传热烫手。现用不锈钢丝或钨丝、钼丝制造,针身较细而耐热,以酒精灯烧至针尖发红透白时进

行针刺。主要用于治疗痈肿脓疡未溃、瘰疬、疣、痣、息肉等。用时须选点准确,避免过深。

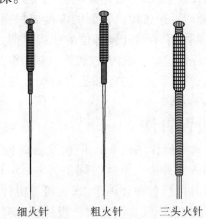

细火针　粗火针　三头火针

火针经穴刺法

火针操作法之一。是在经穴上施以火针的一种方法。这种刺法主要适用于内科疾病,如胃的疾患、喘息等。常用针具为细火针和粗火针。进针的深浅较毫针要相对浅一些。

火针快针法

火针操作法之一。是进针后迅速出针的一种方法。火针疗法主要是借助烧红的针体所带热力来刺激腧穴或部位,只要针体热力足,就可以激发经气,推动气血,温通经络。留针时间长并不意味着刺激就强,真正具有治疗作用的火针热力,只能保持短暂时间,所以火针疗法以此快针法为主,一般是进针后即迅速出针,整个过程只需十分之一秒的时间。快入快出是火针的优势,具有省时,痛苦短暂的优点。

火针疗法

疗法名称。用火将针具烧红,迅速刺入一定腧穴或部位内治疗疾病的方法。此法古称"焠刺""燔刺",具有温经散寒,通经活络的作用。临床多以此治疗风寒湿痹、痈疽及瘰疬等。火针的针具种类很多,如圆利针或 24 号 2 寸长的不锈钢针。也有用特制的针具,如弹簧式火针,三头火针

及用钨合金所制的火针等。烧针是使用火针的关键,现代多用酒精灯烧针,自针身向针尖逐渐烧红,然后迅速刺入选定的腧穴内,随即迅速拔出。针刺的深度要根据病情、体质、年龄和针刺部位的肌肉厚薄、血管深浅而定。一般四肢、腰腹针刺稍深,可刺0.2～0.3寸;胸背部腧穴针刺宜浅,可刺0.1～0.2寸。

火针慢针法

火针操作法之一。停留短暂时间出针的一种方法。留针时间多为1～5min。留针时可行各种补泻手法,也可静留针不行手法,待正气自复。火针慢针法具有特殊的用途和适用范围,具有祛腐排脓、化瘀散结之功效。主要适用于淋巴结核、肿瘤、囊肿及各种坏死组织和异常增生一类疾病。

火针密刺法

火针操作法之一。是用中粗火针密集地刺激病灶局部的一种方法。密集程度取决于病变的轻重,病重密刺,以每针相隔1cm为宜。选用针具,审病损部位皮肤厚薄而定,厚硬者用粗火针。针刺深浅以针尖透过皮肤病变组织,而又刚接触正常组织为度,此法以足够的热力改变局部气血的运行,促进病损组织的新陈代谢,适用于增生、角化性皮肤病,如神经性皮炎等。

火针散刺法

火针操作法之一。是以火针疏散地刺在病灶部位上的一种方法。它具有治麻止痒,定痉解痛的功效,多用于治疗麻木、瘙痒、拘挛和痛证。一般每隔1.5cm刺1针。针具最好选用细火针,刺激较轻为宜。

火针痛点刺法

火针操作法之一。是在病灶部位寻找最明显的压痛点,在痛点上施以火针的一种方法。以火针刺激压痛点,可以使局部经脉畅通,气血运行,从而缓解疼痛。本刺法主要适用于肌肉、关节病变和各种神经痛,如关节炎、肩周炎、坐骨神经痛等。进针以中粗火针为宜,进针可以适当深些。

火针围刺法

火针操作法之一。是以火针围绕病灶周围施行针刺的一种方法。进针点多落在病灶与正常组织交界之处。此法可以温通经脉,改善局部气血循环,促进组织再生。主要适用于皮肤科、外科疾患,如臁疮、带状疱疹等。一般每隔1～1.5cm刺1针为宜。针具不宜太粗,以中粗火针为好。针刺深浅视病情而定,病变深则针刺也深;病灶浅,则针刺也浅。有时还可直接刺络脉出血以除祛瘀滞,对局部红肿疗效尤佳。

或中

即或中穴。见《备急千金要方》。详见该条。

J

ji

机关

经穴别名。即颊车。《备急千金要方》:"卒中风口噤不得开,灸机关二穴,穴在耳下八分小近前。"又《千金翼方》:"卒中风口噤不得开,灸颊车二穴,穴在耳下八分小近前。"两者异名同位。《针灸聚英》因作颊车别名。详见该条。

机械法痛觉测定

皮肤感知觉阈测定方法之一。针麻镇痛效果术前预测研究常采用弹簧压力器测痛法和千分表有齿镊测痛法。弹簧压力器测痛法采用特制的装有弹簧压力定量的痛阈测定器(以克为单位)垂直接触测痛点的皮肤,并逐渐匀速加压致痛,当受试者刚感到疼痛时的压力数为痛阈值,继续加压到受试者不愿忍受时的压力数为耐痛阈值。千分表有齿镊测痛法采用装有压力千分表的有齿镊,钳夹皮肤致痛,当受试者报告刚感到疼痛或疼痛加大到不愿忍受时,分别记录千分表上的读数作为痛阈和耐痛阈值。针麻临床实践表明,针麻效果好差与耐痛阈水平高低相关,呈平行关系,针刺前原耐痛阈属高水平或针刺诱导后能显著提高至高水平者,针麻效果大部分较理想。

机能状态与针灸效应

指针灸当时机体的功能对针灸效应有一定的影响关系。机体的禀赋、年龄、生理、病理乃至心理状态不同,对针灸作用的反应,在性质、范围、快慢和强弱等方面也不同,因而针灸效应也有差别。针灸对机体的影响虽然是多方面的,但总的来说是一种良性双向性调整作用。其影响主要决定于针灸当时机体所处的机能状态。实验证明,机体处于正常状态时,给予针灸一般都不出现明显反应,只有在病理状态下,才出现调整作用。

古人在长期的针灸医疗实践中发现,患者机体的机能状态与针灸效应的关系十分密切。如《黄帝内经》所说:"凡刺之法,必察其形气。"所谓"形气",可以理解为机体的阴阳、虚实、寒热、表里等不同的生理病理状态。虽然针灸对各种病理状态都有良好的调整作用,但不同的病理状态对针灸反应的性质、强度、范围和速度是有不同程度的差别,有的甚至出现截然相反的作用。如针刺内关对心动过速患者可使心率减慢,而对心动过缓患者可使心率加快,但对心率正常者则无明显效应。又如针灸对肠管运动功能的影响与肠管原有功能状态有关。当以相同刺激量针刺正常人或患者的同一腧穴或穴组时,凡肠蠕动原处于亢进者均可使之减弱,而肠蠕动原处于抑制者均可使之增强。故临床针灸天枢,既可通便,又可止泻。还有报道,在X线钡餐透视下,以平补平泻法针刺不同类型胃肠病患者的中脘、胃俞、足三里、合谷、曲池、承山等穴,结果出现与患者病理背景相反的反应。如胃痉挛的发生弛缓反应,胃蠕动减弱的发生蠕动增强,而蠕动亢进者则发生蠕动减弱。有人用测定膀胱内压的方法,以确定膀胱排尿障碍的性质,然后针刺中极、横骨等穴,结果发现紧张性膀胱针刺后膀胱内压均出现不同程度的下降,而松弛性膀胱者,针刺相同的腧穴,采用同样的手法,膀胱内压则表现上升的反应。以上事实说明,针灸对机体的效应,与针灸当时机体所处的功能状态有密切关系,或者说机体的生理病理背景决定针灸调整作用的方式。临床和试验研究还表明,针灸对机体器官或组织的生理、病理过程的影响是一种良性的调整作用。在机体调节功能允许的情况下,针灸刺激有促使偏离正常的功能状态和特定的病理过程,朝着正常生理状态方向发展转化的趋势。通常情况下,对亢进的功能状态,针灸呈现的是抑制性效应,而对于低下的功能状态,则呈现兴奋效应,从而使体内各器官系统之间的失调的功能状态和紊乱的代谢过程得到调整,并恢复到新的平衡和统一,达到新的稳态。只有了解机体的功能状态对针灸效应的影响,才能正确掌握针灸治疗的宜忌,选穴施术才能恰到好处,从而提高临床疗效。

鸡眼灸治法

鸡眼治法之一。主穴:局部阿是穴(鸡眼处)。操作:患者取俯卧位,足背伸直,足掌向上,鸡眼局部常规消毒后,用小刀(已消毒)将硬皮削去,不必过深,以不出血为度。取艾炷置鸡眼上施灸,艾炷着肤面积与鸡眼大小相等,每次灸1~3壮。灸后局部呈黑色坚硬的痕迹,一般15日左右黑色坏死组织可自行脱落。如鸡眼脱落后,其根脚未净,可涂搽5%浓碘酒一日数次,3~5日即可脱净。本法有温经活络,调和气血作用。

鸡眼针刺法

鸡眼治法之一。主穴:局部阿是穴。操作:局部常规消毒后,先用2%普鲁卡因局部注射,而后用毫针3~5枚围刺鸡眼根部,针尖均略斜向根心;并在鸡眼的正中央,垂直刺入一枚,深达根部,做提插手法,刺激宜强,留针30min,间歇运针2~3次。施针1次后,一般于1周之后鸡眼脱落。本法有疏畅局部气血作用。

鸡子灸

间接灸之一。方法:以熟鸡蛋半个去黄,覆盖肿毒上用艾施灸。《寿世保元》:"发背痈疽,初起未破,用鸡卵半截盖疮上,四周用面饼敷上,用艾灸卵壳尖上,以患者觉痒或起疱为度。"《串雅外编》称作"鸡子灸":"凡毒初起,红肿无头,鸡子煮熟,对劈去黄,用半个合毒上,以艾灸三壮,即散。若红肿根盘大,以鸭蛋如法灸亦可。"

鸡足针法

针刺手法名。指正入一针,左右斜入二针,形为鸡爪的针刺方法。《灵枢·卫气失常》:"重者,鸡足取之。"参见"合谷刺"条。

箕门

经穴名。见《针灸甲乙经》。属足太阴脾经。定位:在大腿内侧,当血海与冲门的连线上,血海上6寸。局部解剖:布有股前皮神经,深部有隐神经;在缝匠肌内侧缘,深层有内收肌;有大隐静脉,深层之外有股动、静脉。主治:小便淋漓或癃闭,遗尿,股疮,阴囊湿痒;尿路感染,腹股沟淋巴结炎,下肢麻痹等。刺灸法:避开动脉,直刺0.5~1寸;艾条灸5~10min。

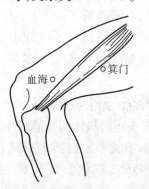

附一：腧穴定位文献记载

《针灸甲乙经》：在鱼腹上越两筋间，动脉应手。

《千金翼方》注：一云在阴股内起脉间。

《针灸聚英》：血海上六寸筋间动脉。

附二：腧穴主治文献记载

《外台秘要方》：淋，遗溺，鼠鼷痛，小便难。

《针灸大成》：淋，小便不通，遗溺，鼠鼷肿痛。

《医学入门》：小腹肿痛。

《循经考穴编》：癃闭；两股生疮，阴囊湿痒。

▲注：《素问·刺禁论》：刺阴股中大脉，血出不止死。

《医学入门》：禁针。

《循经考穴编》：禁灸。

箕坐位

针灸体位名。详见"坐位"条。

基本手法

针刺手法分类名。系指针刺手法中一些主要的单一的方法，包括捻转、提插、进退，许多复式手法都以此为基础综合组成。

积聚痞块穴

奇穴名。见《类经图翼》。别名：血府。定位：位于第二腰椎棘突下，旁开4寸处。主治：积聚痞块，肠鸣腹痛，胃痛等。刺灸法：直刺0.5～1寸，艾炷灸3～7壮。

附：文献记载

《类经图翼》：积聚痞块，久痞，灸背脊中命门穴两旁各四指许是穴，痞在左灸右，在右灸左。

《中国针灸学》：积聚痞块，第二腰椎之下，命门穴旁开四寸。病在左灸左七壮。病右灸右七壮。主治胃痉挛，胃扩张，肠疝痛，肠鸣，胸膜炎。

《针灸孔穴及其疗法便览》：主治胸膜炎，肠鸣，肠疝痛，胃痉挛，胃扩张，消化不良。旧说主治积聚痞块。

疾而徐则虚

徐疾补泻中的泻法。为针刺泻法的要领，见《灵枢·九针十二原》，指迅速进针至一定深度，行针完毕后缓慢退至皮下而出针的操作方法，能使邪气虚，即为泻。《灵枢·小针解》："疾而徐则虚者，言疾内而徐出也。"后世泻法用一进三退，或一进二退，均以此为基础。

激光穴位照射法

疗法名称。又称激光针、光针。系利用激光器所发生的辐射光束照射穴位以治病的方法。激光是20世纪60年代初发展起来的一门科学技术，于20世纪70年代开始用于针灸临床。激光的发散角小，方向性好，能量密度高，强度大，能穿透皮肤而作用于深部。小剂量激光能产生光、热、机械、电磁等效应，对疾病起治疗作用，可使代谢活动增强，具有疏通经络、通调气血的作用，能使深部组织的血管扩张，血流加快，吞噬细胞活力加强，并能抑制细菌生长，促使炎症吸收。此外，还可促进红细胞合成，加强肠绒毛活动，促进毛发生长，加速伤口、溃疡、烧伤及骨折的愈合，受伤神经的再生，增强肾上腺代谢等。穴位照射用的激光主要有氦氖激光、氢离子激光、氦镉激光等。目前多应用小功率氦氖激光，功率为1～30mW，也可用光导纤维照射穴位，穿透组织深度为10～15mm，照射距离为20～30mm。

激光针

针灸疗法名，即光针，见该条。

集英撮要针砭全书

书名。又名《凌氏汉章针灸全书》。写本。第一卷，行针法例；第二卷，步穴歌；第三卷，心镜诀；第四卷，八法主治病穴等。已残缺。

极泉

经穴名。见《针灸甲乙经》。属手少阴心经。定位：在腋窝顶点，腋动脉搏动处。局部解剖：布有尺神经、正中神经、前臂内侧皮神经及臂内侧皮神经。在胸大肌的外下缘，深层为喙肱肌；外侧为腋动脉。主治：心痛，心悸，胸闷，气短，干呕，胸胁疼痛，咽干烦渴，目黄，瘰疬，肘臂冷痛，四肢不举；上肢麻痹，乳泌不足，心绞痛，心包炎，腋淋巴结结核，肩关节周围炎等。刺灸法：避开动脉，直刺 0.2～0.3 寸；艾炷灸1～3 壮，或艾条灸 3～5min。

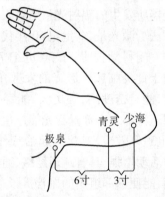

现代研究证明：极泉穴有调整心率的作用。动物实验提示，给动物注射肾上腺素，在心率减慢的情况下，针刺"极泉"等穴，具有减弱肾上腺素使心率减慢的作用，使心率迅速恢复正常。

附一：腧穴定位文献记载

《针灸甲乙经》：在腋下筋间动脉入胸中。

《循经考穴编》广注：在腋下毛中。

《针灸集成》：在臂内腋下筋间动脉，横直天府三寸，微高于天府八分。

附二：腧穴主治文献记载

《备急千金要方》：噫哕膈中闭塞。

《外台秘要方》：心腹痛，干呕，嗌干……掌中热痛。

《铜人腧穴针灸图经》：四肢不收，咽干烦渴，臂肘厥寒，目黄，胁下满痛。

《针灸大成》：臂肘厥寒，四肢不收，心痛干呕，烦渴目黄，胁满痛，悲愁不乐。

《循经考穴编》：肩膊不举；马刀挟瘿。

急脉

经穴名。见《素问·气府论篇》。属足厥阴肝经。定位：在耻骨结节的外侧，当气冲外下方腹股沟动脉搏动处，前正中线旁开 2.5 寸处。局部解剖：布有髂腹股沟神经，深层为闭孔神经的分支；有阴部外动、静脉分支及腹壁下动、静脉的耻骨支和外方的股静脉通过。主治：疝气，阴挺，外阴痛，小腹痛，月经不调，腿股痛；睾丸炎等。刺灸法：直刺 0.5～0.8 寸；艾炷灸 3～5 壮，或艾条灸 5～10min。

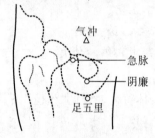

附一：腧穴定位文献记载

《素问·气府论篇》王冰注：在阴毫中，阴上两旁相去同身寸之二寸半，按之隐指坚然，甚按则痛引上下也。

《医宗金鉴》：在胃经气冲与脾经冲门二穴之间，而当气冲之旁五分。

附二：腧穴主治文献记载

《素问·气府论篇》王冰注：少腹急中寒；病疝，少腹痛。

▲注：本穴《素问·气府论篇》王冰注：可灸而不可刺。

急提慢按

针刺手法名。即紧提慢按。详见该条。

急性淋巴管炎刺血法

急性淋巴管炎治法之一。主穴：十二井穴、郄穴、皮肤"红线处"。操作：❶井穴刺血法：常规消毒后，先刺"红线"所经过的经脉井穴,使之出血,然后取淋巴管炎皮肤上反应的红线,从起点至止点,每隔 1～2cm,点刺 1 针出血,感染灶局部周围点刺出血。❷郄穴刺血法:明确淋巴管炎属于哪条经脉,取该经的郄穴,如划分不清经脉时,以红线临近或经过的郄穴为准。以手按压在所取郄穴的近心端,距离 2～3cm,点刺 5 针呈梅花形,使之出血如珠为度。并可与红线终止处加刺 1～2 针,放血少许。本法有清热解毒、凉血作用。现代研究证实刺血法具有消炎作用。

急性腰扭伤针刺法

急性腰扭伤治疗方法之一。主穴:同侧睛明、至阴。操作:患者取仰卧位,施术者两人,同时垂直进针,各刺 1 穴,得气后,进行中、强度刺激,以患者耐受为度。刺激时,嘱患者活动腰部。行针 1～2min,留针 15～20min。每日 1 次。本法有理气活血、通络止痛的作用。

急性腰扭伤指针疗法

急性腰扭伤治疗方法之一。主穴:昆仑、太溪、攒竹。操作:患者站在离地面高约 40cm 处,术者站在背后,用拇、食指掐住昆仑、太溪穴,逐渐用力,同时令患者活动腰部;术者也可以双手拇指按压患者两侧攒竹穴,逐渐用力按揉,同时令患者活动腰部。本法有通络止痛的作用。

脊背五穴

奇穴名。见《千金翼方》。《类经图翼》列作奇穴,名脊背五穴。定位:在第二胸椎棘突之高点 1 穴;骶骨尖端 1 穴;上两穴连线中点的脊骨上 1 穴;再以此穴为顶点,以前二穴连线的 1/6 为一边,做一等边三角形,底边呈水平,下两角也为灸穴(2穴),共计 5 穴。局部解剖:第二胸椎棘突下 1 穴在腰背筋膜、棘上韧带及棘间韧带中;有第二肋间动脉后支,棘间皮下静脉丛;布有第二胸神经后支内侧支。十二椎下 1 穴在腰背筋膜、棘上韧带及棘间韧带中;有第十二肋间动脉后支,棘间皮下静脉丛;布有第十一胸神经后支内侧支。平第三腰椎棘突 2 穴在背阔肌、髂肌中;有第二腰动、静脉背侧支;布有第十二胸神经后支外侧支,第一腰神经外侧支。尾骨尖端上 1 穴在骶后韧带、腰背筋膜中,有骶中动、静脉后支,棘间静脉丛;布有尾神经分支。主治:小儿惊痫,小儿痉挛,癫痫等。刺灸法:艾炷灸 3～7 壮。

附:文献记载

《千金翼方》:大人癫,小儿惊痫,灸背第二椎,及下穷骨两处。以绳度,中折绳端一处,是脊骨上也。凡三处毕,复折绳作三折,令各等而参合如△字,以一角注中央,灸下二角侠背两边,便灸之。凡五处也。

《奇穴图谱》:脊背五穴,五个腧穴分别位于背腰骶部。第二胸椎棘突之高点一穴;骶骨尖端一穴;第二胸椎棘突与第一腰椎棘突之间点一穴;第三腰椎棘突平高,左右旁开各四寸处一穴,计五穴。

脊梁中央

奇穴名。见《备急千金要方》。定位:位于第七颈椎棘突与尾骨端连线的中点处(位同督脊穴)。主治:消渴。刺灸法:艾炷灸 3～7 壮,或温灸 5～10min。

附:文献记载

《备急千金要方》:消渴……又灸当脊梁中央解间一处,与腰目上两处,凡三处。

脊内俞

中膂俞别名。见《太平圣惠方》。详见该条。

脊骨解中

奇穴名。见《备急千金要方》。《经穴治疗学》列作奇穴,又名咳嗽穴。定位:位于后正中线,与乳头平高之脊骨上。主治:咳嗽。刺灸法:艾炷灸 3～5 壮;或温灸 5～10min。

附:文献记载

《备急千金要方》:嗽……又以蒲当乳头周匝围身,令前后正平,当脊骨解中,灸十壮。

脊三穴

奇穴名。见《针灸经外奇穴治疗诀》。定位:在后正中线上,当哑门直下 1 寸处 1 穴,第一胸椎棘突下 1 穴,第五腰椎棘突下 1 穴。计 3 穴。主治:脊柱炎,脊髓膜炎,腰背神经痛,其他脊髓疾患等。刺灸法:斜刺 0.5～1 寸;艾炷灸 3 壮,或温灸 5～10min。

附:文献记载

《针灸经外奇穴治疗诀》:脊三,哑门穴下一寸,第一椎骨下罅中及第十七椎骨下罅中,共计三穴。各灸三壮。主治脊髓膜炎、腰背神经痛。

脊俞

脊中穴别名。见《太平圣惠方》:"脊俞一穴,一名神宗,一名脊中。"详见该条。

脊髓刺激法

电针中枢部刺激方法之一。所谓脊髓刺激,是使针尖抵达于相应的脊髓硬膜外部,并非针体穿通脊髓。由于椎骨棘突的斜度不同,刺激部位也异。颈部多于第四、五颈椎棘突间及第五、六颈椎棘突间刺之,腰部多在腰第二、三及腰第三、四棘突间刺之。颈部多用以治上肢疾患或癫痫等,腰部多用以治下肢及腹腔疾患。在颈部用针,针体宜细而韧,腰部则粗而坚。前者刺中时,多有上肢触电感,间或也有下肢、半身或全身的触电感。后者刺中时,电击感可达于一侧下肢足底。

脊阳关

经穴别名。即腰阳关,见《循经考穴编》。详见该条。

脊针疗法

是针刺夹脊穴以治疗全身疾患的一种方法。根据病症,选取相对应的夹脊穴,或以压痛反应点取穴。操作时患者取俯卧位,选用 1.5 寸的毫针,与椎体成 75°角刺入椎体下方,根据患者胖瘦刺入 1 寸左右,行捻转手法,使针感沿肋间或脊椎传导,留针 30min。针刺夹脊穴可以调节全身脏腑气血,对呼吸、循环、消化、泌尿系统疾病都有较好疗效。针刺要严格掌握针刺深度和角度,以免损伤内脏及引起外伤性气胸。

脊针穴位

指脊针疗法所刺激的脊柱两旁特定部位。穴位均分布在脊椎棘突下两旁,分为颈夹脊、胸夹脊、腰夹脊、骶夹脊。颈夹脊分别位于第四、五、六颈椎棘突下旁开 0.5 寸处,双侧共 6 个穴位;胸夹脊分别位于第一至十二胸椎棘突下旁开 0.5 寸处,双侧共 24 个穴位;腰夹脊位于第一至五腰椎棘突下旁开 0.5 处,双侧共 10 个穴位。骶夹脊位于第一骶椎棘突(棘突下旁开 0.5 寸),双侧共 2 个穴位。

脊中

经穴名。见《素问·骨空论篇》。属督脉。别名:神宗、脊俞。定位:在背部,当后正中线上,第十一胸椎棘突下凹陷中。局部解剖:布有第十一胸神经后支内侧支,有第十一肋间动脉后支及棘突间皮下静脉丛。主治:泄泻,便血,脱肛,胃脘痛,黄疸,癫痫;增生性脊椎炎等。刺灸法:向上斜刺 0.5～1 寸;艾炷灸 3～5 壮,或艾条灸 5～10min。

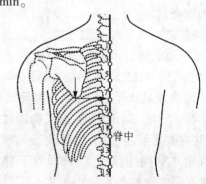

脊中

据动物实验,电针大鼠"脊中""神道"对腹部阵痛效应较"足三里"为优,而且镇痛作用出现快,无诱导期,停电 10min 作用即消失。

附一:腧穴定位文献记载

《针灸甲乙经》:在第十一椎节下间。

《医经理解》:脊中在十一椎节下间。

附二:腧穴主治文献记载

《针灸甲乙经》:黄疸;腹满不能食;腰脊强不得俯仰。

《千金翼方》:久冷五痔便血,灸脊中百壮。

《外台秘要方》:主腰脊强,不得俯仰。

《铜人腧穴针灸图经》:风痫癫邪,温病积聚下利。

《针灸聚英》:小儿脱肛。

《针灸大成》:风痫、癫邪、黄疸、腹满,不嗜食,五痔便血,温病积聚,下利,小儿脱肛。

《针灸甲乙经》《铜人腧穴针灸图经》《针灸大成》《类经图翼》:禁不可灸。《备急千金要方》:可灸。现代认为可灸。

脊椎

骨骼名。脊柱骨的总称。《素问·气府论篇》:"大椎以下至尻尾及傍十五穴,至骶下凡二十一节,脊椎法也。"《类经》卷七张介宾注:"此除项骨而言,若连项骨三节,则共二十四节。"项骨三节,指体表能摸到的颈椎(第五、六、七颈椎棘突)。下方胸椎十二,腰椎五,骶椎四(不算第五骶椎),合为二十一椎。

挤压拔罐法

拔罐法名。通过对罐具的挤压形成罐内负压的拔罐方法。是近年产生的新型拔罐方法。常用罐具由橡胶或塑料制成,外形与玻璃火罐相似但不透明。操作时用力将罐挤压到一定程度(根据需要的吸拔力的大小决定挤压程度),再将罐口吸在应拔部位并压紧,放松挤压后,罐具靠本身弹力恢复原状,罐内形成负压而拔住。起罐时再用力挤压罐具,负压消失,则罐具脱落。挤压罐吸拔力的维持时间短,应随时检查,脱落时重新吸拔。

济生拔萃

丛书名。元代杜思敬辑。成书于 1315 年。选辑医学著作 19 种。其中《针经节要》《针经摘英集》为针灸著作。

忌穴

指某一日时不能施行针灸的腧穴。古代有针灸择日之说,认为某日时宜针灸,或不宜针灸。或某部忌针灸。《千金翼方·针灸下》针灸宜忌"既得吉辰,当知忌穴",即指此。

季肋

部位名。又称季胁。参见该条。

季胁

一、部位名。又称季肋、撅肋、软肋,现称浮肋。指最下边的肋骨,即第十一、十二肋。《灵枢·经脉》足少阳胆经"过季胁"。杨上善注:"胁有前后,最近下后者为季胁。有本作肋。"《医宗金鉴·刺灸心法要诀》:"胁之下小肋骨也。俗名软肋。"沈彤《释骨》:"肋最短侠脊者,曰季胁。"

二、章门穴别名。见《针灸大全》。详见该条。

jia

夹持进针

进针法之一,用左手拇、食指捏住针身下段,露出针尖,右手拇、食指夹持针柄,将针尖对准腧穴,在接近皮肤时双手配合,迅速将针刺入腧穴。此法多用于 3 寸以上长针的进针。

夹持押手

针灸术语。进针法之一。又称挟持押手。是以左手拇、食二指将腧穴处的肌肤捏起,右手持针在其捏起处沿皮下刺入。适用于皮内浅薄而不能深刺的部位。

夹脊

奇穴名。又名华佗夹脊、挟脊。定位：在腰背部，于第一胸椎至第五腰椎棘突下两侧，后正中线旁开0.5寸。局部解剖：在横突间的韧带和肌肉中。因腧穴位置不同，涉及的肌肉也不同。一般分为三层：浅层为斜方肌、背阔肌和菱形肌；中层有上、下后锯肌；深层有骶棘肌和横突、棘突间的短肌。每穴都有相应椎骨下方发出的脊神经后支及其伴行的动脉和静脉丛分布。主治：适应范围较广。其中上胸部的腧穴治疗心肺、上肢疾病；下胸部的腧穴治疗胃肠疾病；腰部的腧穴治疗腰、腹及下肢疾病。刺灸法：直刺0.3～0.5寸，或用梅花针叩刺；可灸。

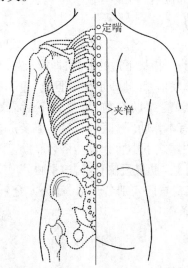

现代临床报道：❶针刺颈三夹脊治疗偏瘫。见《浙江中医杂志》1988年第3期牟秋榕报道。❷华佗夹脊穴为主治脊椎肥大症。见《中国针灸》1988年第2期冯胜军报道。❸针刺夹脊穴治疗肩关节周围炎。见《中国针灸》1983年第2期仲跻尚报道。❹针华佗夹脊治疗脊背强痛。见《辽宁中医杂志》1986年第8期刘国庆报道。❺针华佗夹脊穴治疗中风中经络。主穴为夹脊穴5、7、9、11、14。见《北京中医学院学报》1983年第2期何树槐报道。❻针华佗脊穴治血管性偏头痛。主穴为夹脊穴5、7、9、11、14和风池。见《中医杂志》1982年第11期何树槐报道。❼针刺夹脊配养老穴治疗神经根型颈椎病。见《浙江中医杂志》1987年第2期林迎春报道。❽华佗夹脊穴的临床应用及指导理论。分为四个方面：一为在脏腑经络学说指导下取穴，如肝脏功能失调或足厥阴肝经循行部位出现病症，可取与肝俞同一水平的夹脊穴（第九胸椎突下旁开0.5寸）；二以痛为腧，取脊椎两侧阳性体征（压痛点、条索，结节、泡状软性物等），可取与这些部位就近的夹脊穴；三是局部取穴，如腰背疾病可取病位局部的夹脊穴位；四为在神经节段理论指导下取用夹脊穴，即上肢疾病取下颈段、上胸段穴，胸部疾病取胸段穴，腰腹疾病取下胸段、腰段穴，下肢疾病取下腰段、骶段穴等。《上海针灸杂志》1991年第1期金百仁报道。

附：文献记载

《素问·棘疟篇》：十二疟者……又刺项已下侠脊者，必已。

《素问·缪刺论篇》邪客于足太阳之络，令人拘挛背急，内引心而痛，刺之从项始，数脊椎侠背，疾按之应手如痛，刺之傍三痏，立已。

《后汉书·华佗别传》：人有病脚躄不能行。佗切脉，便使解衣，点背数十处，相去一寸或五寸（分），从邪相当，言灸此各七壮，灸创愈即行也。后灸愈，灸处夹脊一寸上下行，端直均匀如引绳也。

《针灸集成》：量三椎下，近四椎上，从脊骨上两傍各五分。

《中国针灸学》：第一胸椎之下至第五腰椎之下为止，每椎从脊中旁开五分。

颊车

一、部位名。指下颌骨的下颌支，或指其全骨。《医宗金鉴》："颊车者，下牙床骨也，总载诸齿，能咀食物，故名颊车。"《灵枢·经脉》载足阳明胃经"出大迎，循颊车"，足少阳胆经"下加颊车"，均指下颌角部，为颊车穴所在。

二、经穴名。见《灵枢·经脉》。属足阳明胃经。别名：曲牙、机关、鬼床。定位：在面部，下颌角前上方约一横指（中指），当咀嚼时咬肌隆起，按之凹陷处。局部解剖：布有三叉神经第三分支的咬肌神经，面神经下颌缘支及耳大神经；在咬肌中，有咬肌动、静脉通过。主治：口眼㖞斜，齿痛颊肿，口噤项强；下颌关节炎，颜面神经麻痹，三叉神经痛，腮腺炎等。刺灸法：直刺0.3～0.5寸或沿皮刺0.5～1寸；艾炷灸3壮，或艾条灸5～10min。

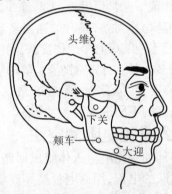

现代研究证明：电针颊车穴对三叉神经痛有明显镇痛效应。针刺颊车穴可使唾液分泌减少。组织学检查发现，针刺颊车穴后，甲状腺功能降低，因而对甲状腺功能亢进患者有治疗作用。动物实验表明，电针"颊车"等穴可增强细胞免疫功能，针后淋巴细胞转化率明显提高。

附一：腧穴定位文献记载

《针灸甲乙经》：在耳下曲颊端陷者中，开口有孔。

《千金翼方》：在耳下八分小近前。又云：在耳下二韭叶宛宛中。

《玉龙歌》：在耳后坠下三分。

附二：腧穴主治文献记载

《针灸甲乙经》：颊肿，口急，颊车骨痛，齿不可以嚼。

《备急千金要方》：口僻痛，恶风寒，不可以嚼。

《千金翼方》：卒中风口噤不得开。牙车不开；口噤不言及牙疼不得食，牙颊肿。

《铜人腧穴针灸图经》：失瘖，牙车疼痛，颔颊肿，项强不得回顾。

《针灸大成》：中风牙关不开，口噤不语，失声，牙车疼痛，颔颊肿，牙不可嚼物，颈强不得回顾，口眼㖞。

《医学入门·穴法歌》：牙风面肿。

颊里

奇穴名。见《备急千金要方》。定位：位于口腔内黏膜上，距口角约1寸，与口角平。局部解剖：在颊肌，口轮匝肌中；有面动、静脉；布有颊神经的末支、眶下神经及面神经分支。主治：口疮，齿龈溃烂，马黄黄疸，寒暑温疫等。刺灸法：针0.1～0.2寸，或三棱针点刺出血。

附：文献记载

《备急千金要方》：颊里穴，从口吻边入往对颊里去口一寸，针主治马黄黄疸，寒暑温疫等病。

《中国针灸学》：口角入颊肌内侧一寸处。针二分，出血。主治口疮齿龈溃烂，黄疸。

贾诠

明清间医家。编辑《藏府性鉴》一书。参见该条。

甲根

奇穴名。见《备急千金要方》。定位：在跗趾爪甲内、外根处，共4穴。《经外奇穴图谱》定位："在足大趾背侧，趾甲弧形中点。左右计二穴。"主治：卒中，七疝偏坠，久年胸痛等。刺灸法：针0.1寸；艾炷灸3～7壮。

附：文献记载

《千金翼方》：治卒中邪魅恍惚振噤法：鼻下人中及两手足大指爪甲，令艾炷半在爪上，半在肉上，灸七炷不止，十四壮。

炷如雀矢大作之。

《针灸集成》：甲根在足大蹞指端爪甲角，隐皮爪根左右廉内甲之隙。治疝，针一分。

甲状腺肿挑治法

甲状腺肿治疗方法之一。主穴：局部取甲状腺软骨结节上凹陷正中、甲状腺软骨与环状软骨之间前正中、第一、二环状软骨下正中。远距离刺激点：肝俞，胆俞，膏肓，第八、九椎之间旁开1寸处。操作：顺序为先挑远距离刺激点，后挑局部刺激点，先挑固定的，后挑非固定的，先挑肿块中，再挑周边。按照常规挑治法进行挑治。喉头刺激点可挑完皮下脂肪小体，直至肌肉表面筋膜纤维挑出为止。单侧肿大10次为1个疗程，双侧肿大15次为1个疗程。隔日挑治1次。每次挑2～3个刺激点。本法有疏经活络的作用。

胛缝

奇穴名。见《医学纲目》。定位：位于背部，当肩胛骨内缘上下尽处，左右计4穴。局部解剖：有颈横动脉，肋间动脉后支；肩胛背神经及胸神经后支。主治：肩背连胛痛，肩胛风湿痛等。刺灸法：刺3分，得气时局部有发胀感觉。艾炷灸3～5壮。

附：文献记载

《医学纲目》：胛缝背端骨下，直腋缝尖及臂，取二寸半，泻六吸。主治肩背痛连胛。

《针灸集成》：胛缝二穴（在背端骨下直腋缝尖及臂），主治肩背痛。连针入三分，泻二吸。

《针灸孔穴及其疗法便览》：胛缝，奇穴。在肩胛端腋缝尖处是穴。或谓系在肩胛骨之内缘上下皆是。针三分。灸三至五壮。主治肩背连胛痛；亦治肩胛风湿痛，特别是急性痛。

架火拔罐法

火罐法的一种。用一不易燃烧及传热的块状物，直径2～3cm，放在应拔的部位上，上置小块酒精棉球，点燃后将火罐扣上，可产生较强吸力。

jian

间隔灸

灸法名。即间接灸。详见该条。

间谷

二间穴别名。见《针灸甲乙经》。详见该条。

间接灸

灸法名。艾炷灸之一。指艾炷与腧穴皮肤之间衬隔物品的灸法。故又称间隔灸、隔物灸。通常用生姜、大蒜等一类辛温芳香的药物作衬垫，具有加强温经通络的作用，而不使艾火直接灼伤皮肤，间接灸的种类很多。其名称常常随所垫隔的物品而定，如隔姜灸、隔蒜灸、隔盐灸、隔饼灸等，根据病症的不同来选用。参见各条。

间接式直流电阻测定法

以外加直流电与人体组成回路，测量流过皮肤的电流，用通电量换算成皮肤电阻值，而不是直接测定皮肤电阻值，这种方法称之为间接式直流电阻测定法，又称导电量测定。

间使

经穴名。见《灵枢·本输》。属手厥阴心包经，为本经经穴。别名：鬼路、鬼营。定位：在前臂掌侧，当曲泽与大陵的连线上，腕横纹上3寸，掌长肌腱与桡侧腕屈肌腱之间。局部解剖：布有前臂内侧皮神经，前臂外侧皮神经，其下为正中神经掌皮支，最深层为前臂掌侧骨间神经；在桡侧腕屈肌腱与掌长肌腱之间，有指浅屈肌，深部为指深屈肌；并有前臂正中动、静脉和深层的前臂掌侧骨间动、静脉通过。主治：心痛，心悸，胸胁痛，胃痛，热病烦躁，疟疾，癫狂，痫证，腋肿，肘挛臂痛；心肌炎，风湿性心脏病,心绞痛,肝炎,胃炎,扁桃体炎等。刺灸法:直刺 0.5~1 寸;艾炷灸 3~5 壮,或艾条灸 5~10min。

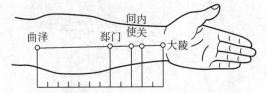

现代研究证明:针刺间使穴对心脏功能有显著的调整作用。临床试验表明,针刺冠心病患者的间使穴,能增强心肌收缩力,减慢心率,改善心电图,使左心室舒张期终末压降低。电针间使、内关穴,可使冠状动脉流量和心肌血氧供应量增加,冠状动脉阻力、心肌氧提取率降低,最大冠状动、静脉血氧含量差值减少,心肌耗氧量降低,从而改善、调整心肌对氧的供求失衡,有利于濒危区缺血心肌损伤程度的减轻,减少心肌坏死区。电针间使、内关穴有一定的镇痛作用,对体感诱发电位中和疼痛有关的成分有抑制作用。

附一:腧穴定位文献记载

《灵枢·本输》:掌后"两筋之间,三寸之中也"。

《针灸甲乙经》:在掌后三寸,两筋间陷者中。

《循经考穴编》广注:内关上去一寸也。

附二:腧穴主治文献记载

《针灸甲乙经》:热病烦心善呕,胸中澹澹,善动而热,卒心中痛瘛疭互相引,肘内廉痛,心澹澹然;胸痹引背时寒;头身风热,善呕吐恸寒中少气,掌中热,肘挛腋肿;心悬如饥状,善悲而惊狂,面赤目黄,瘖不能言。

《肘后备急方》:霍乱,干呕;卒胃反呕碗。

《备急千金要方》:狂邪发无常,被头大唤欲杀人,不避水火及狂言妄语;卒死;唾血吐血;嗌中如扼;舌本痛。

《千金翼方》:带下;淋,小便赤,尿道痛,脐下结块如覆杯;或因食得,或因产得,恶露不下,遂为疝瘕,或因月事不调,血结成块;烦躁恍惚;健忘;喜惊。

《外台秘要方》:头身风热,呕吐,恸惕。

《太平圣惠方》:卒狂惊悸,臂中肿痛,屈伸难。

《铜人腧穴针灸图经》:瘖不得语,咽中如鲠;恶风寒。

《扁鹊神应针灸玉龙经》:癫狂。胸满,咽痛,臂疼;疟疾。

《针灸聚英》:中风气塞,涎上昏危;小儿客忤。

《针灸大成》:伤寒结胸,心悬如饥,卒狂,胸中澹澹,恶风寒,呕沫,恸惕,寒中少气,掌中热,腋肿肘挛,卒心痛,多惊,中风气塞,涎上昏危,暗不得语,咽中如梗,鬼邪,霍乱干呕,妇人月水不调,血结成块,小儿客忤。

《循经考穴编》:久疟久痨;妇人经病。

《类经图翼》:引神农经云:浑身疱疥。

《外科大成》:肘痛;瘿瘤;疥癣。

《医宗金鉴》:瘰疬生项下。

肩髆

一、部位名。指肩胛部。《说文解字》:"髆,肩甲也。"《类经图翼》:"肩胛,肩解下成片骨也。亦名肩髆。"《灵枢·经脉》记载足太阳膀胱经,"循肩髆内,挟脊抵腰中";"其支者,从髆内左右,别下贯胛"。

肩胛

人体部位名。指肩胛骨冈下窝部。滑寿说:"肩解下成片骨为骨胛。"《黄帝内经太素》"胛"作"甲",古通。杨上善注:"肩,两肩也;甲,两甲也。"以此骨有如甲壳,故名。冈下有天宗穴,冈上有秉风、曲垣穴。《灵枢·经脉》记载手太阳小肠经"出肩解,绕肩胛"。

肩尖

一、肩髃穴别名。见《外科枢要》。详见该条。

二、奇穴别名。《医说》:"灸牙疼法,随左右所患,肩尖微近后骨缝中,当骨解陷中,灸五壮。"《经外奇穴图谱》作肩头别名。

肩解

一、部位名。❶指肩关节部。杨上善注:"肩、臂二骨相接之处。"意指肩胛骨与肱骨结合部。此处有手太阳小肠经通过,即《灵枢·经脉》:"出肩解,绕肩胛。"有肩贞、臑俞穴。"解"字的本义是判别、分割。所以两骨之间称为骨解。张介宾注"肩后骨缝曰肩解",即指此意。❷指肩胛冈上部。《素问·气穴论篇》"肩解二穴",王冰注"谓肩井也,在肩上陷解中";《素问·气府论篇》"肩解各一",王冰注"谓秉风二穴也";又"肩解下三寸各一",王冰注:"谓天宗二穴也。"此均指肩胛冈上部为肩解。

二、经穴别名。❶为肩井别名。《素问·气穴论篇》:"肩解二穴。"王冰注:"谓肩井也。"❷为秉风穴别名。《素问·气府论篇》:"肩解各一。"王冰注:"谓秉风二穴也。"

肩井

一、经穴名。见《针灸甲乙经》。属足少阳胆经,为手足少阳、阳维之会。别名:膊井、肩解。定位:在肩上,前直乳中,当大椎穴与肩峰端连线的中点上。局部解剖:布有腋神经分支,深层上方为桡神经;有斜方肌,深层为肩胛提肌与冈上肌;有颈横动、静脉分支通过。主治:肩背痹痛,手臂不举,颈项强痛,咳嗽,中风,晕厥,瘰疬,乳痈,难产,中风;气管炎、扁桃体炎、乳腺炎、肩关节周围炎、高血压、偏瘫、功能性子宫

出血等。刺灸法:直刺0.5~0.8寸,下有肺脏不可深刺;艾炷灸3~5壮,或艾条灸5~10min。

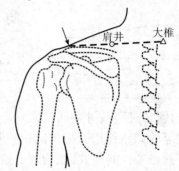

现代研究:据报道,以天宗、肩井、肾俞为一穴组,与屋翳、足三里、膻中穴组交替针治乳腺增生,可增强患者细胞免疫功能,详见"天宗"条。

二、肩髃穴别名。见《外科大成》。详见该条。

附一:腧穴定位文献记载

《针灸甲乙经》:在肩上陷者中,缺盆上,大骨前。

《太平圣惠方》:在肩上镈中,缺盆上,大骨前一寸半,以三指按之,为其中指下陷者中是穴。

《扁鹊神应针灸玉龙经》:在肩端上缺盆尽处。

《循经考穴编》:以我小指按定肩突骨尖上,取中指第二节下是。

附二:腧穴主治文献记载

《针灸甲乙经》:肩背髀痛,臂不举,寒热凄索。

《备急千金要方》:难产;上气咳逆短气,风劳百病,九漏,卵偏大,癫病。

《千金翼方》:颈漏;癫狂。

《铜人腧穴针灸图经》:五劳七伤,颈项不得回顾,背髀闷,两手不得向头,扑伤腰髋痛,脚气上攻;妇人坠胎后,手足厥逆。

《圣济总录》:骨蒸疰癖……人面热带赤色者。

《针灸大成》:中风气塞,涎上不语,气逆,妇人难产,坠胎后手足厥逆,针肩井立愈。头项痛,五劳七伤,臂痛,两手不得向头。若针深闷倒,急补足三里。

《痉疬全书》:瘰疬。

《循经考穴编》:痛疽瘰疬。

▲注:❶本穴《外台秘要方》作"手足少阳、阳维之会";《针灸大成》则又增"足阳明"。❷本穴《太平圣惠方》云:"特不宜灸,针不得深,深即令人闷。"

肩髎

经穴名。见《针灸甲乙经》。属手少阳三焦经。定位:在肩部,肩髃后方,当臂外展时,于凹陷处。局部解剖:布有腋神经的肌支,三角肌中;有旋肱后动脉通过。主治:臂痛,肩重不能举,中风偏瘫;肩关节周围炎,肘关节炎等。刺灸法:直刺1~1.5寸;艾炷灸3~7壮,或艾条灸5~15min。

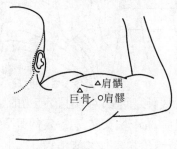

附一:腧穴定位文献记载:

《针灸甲乙经》:在肩端臑上。

《循经考穴编》广注:臑会之上,举臂有空。

《针灸集成》:在肩髃后一寸三分微下些。

附二:腧穴主治文献记载

《针灸甲乙经》:肩重不举,臂痛。

《针灸大成》:臂痛,肩重不能举。

肩聊

即肩髎穴。见《太平圣惠方》。详见该条。

肩脉

早期经脉名。近似于手太阳经。马王堆汉墓帛书《阴阳十一脉灸经》:"肩脉:起于耳后,下肩,出臑外廉,出□□□,乘手背。是动则病:嗌痛,颔肿,不可以顾,肩似脱,臑似折。是肩脉主治其所产病:颔痛,喉痹,臂痛,肘痛,为四病。"参见"手太阳小肠经""手太阳小肠经病"条。

肩内陵

奇穴别名。即肩前穴。见《奇穴图谱》。详见该条。

肩内俞

奇穴名。见《腧穴学概论》。定位:在肩髃穴与云门穴连线中点直下1寸处。主治:肩臂痛不举等。刺灸法:直刺0.5~1寸;艾炷灸3~5壮。

肩内髃

奇穴名。见《经外奇穴汇编》。位于中府穴外侧0.5寸处。主治:肩臂痛。针刺法:向外针刺1~1.5寸;艾炷灸3~7壮。

附:文献记载

《经外奇穴汇编》:肩内髃,在内肩髃穴斜下凹陷中,当中府穴外开五分处,针三至五分,灸三至七壮。治疗肩臂疼痛,不能转侧。

肩前

奇穴名。又名肩内陵。见《奇穴图谱》。位于腋前皱襞顶端与肩髃穴连线中点。局部解剖:有胸肩峰动、静脉,旋肱前后动、静脉;布有锁骨上神经后支,深部为腋神经。主治:肩臂痛,臂不能举等。刺灸法:直刺1~1.5寸。

附:文献记载

《奇穴图谱》:主治上臂内侧痛。

肩三针

由肩髃、肩前、肩后3穴组成。肩髃属手阳明大肠经,位于肩峰与肱骨大结节之间凹陷处。肩前属奇穴,位于腋前皱襞直上1寸处。肩后属奇穴,位于腋后皱襞直上1.5寸处。肩三针主治:肩背疼痛。冻结肩。针肩髃穴沿三角肌向内下方斜刺1~3寸,针感:肩部酸、胀,或传至手;肩前、肩后均针1寸,使局部有酸、胀感。

肩上横骨

解剖部位名,指肩胛冈部。《素问·骨空论篇》:"失枕在肩上横骨间。"王冰注作缺盆。张介宾对此持有异议,张介宾说:"若王氏云缺盆者,其脉皆行于前,恐不可以治失枕也。"张介宾注作:"当是后肩骨上,手太阳之肩外俞也;或为足少阳之肩井穴。"

肩俞

奇穴名。见《腧穴学概论》。定位:在肩髃与云门穴连线的中点。主治:肩臂痛不举等。刺灸法:直刺0.5~1寸;艾炷灸3~5壮。

肩头

奇穴名。见《备急千金要方》。《针灸孔穴及其疗法便览》列作奇穴,名肩头。别名:肩尖。定位:在肩部,肩锁关节凹陷中,即在肩髃之内上方处。主治:肩臂痛,上肢麻痹,三角肌麻痹,齿痛,癣等。刺灸法:直刺0.5~1寸;艾炷灸3~7壮,或温灸5~15min。

附:文献记载

《备急千金要方》:灸癣法……平举两手,持户两边,取肩头小垂际骨解宛宛中灸之,两火俱下,各三壮,若七壮,十日愈。

《医说》:灸牙疼法,随左右所患,肩尖微近后骨缝中,小举臂取之,当肩解陷中,灸五壮。

《针灸孔穴及其疗法便览》:肩头,奇穴。肩端起骨尖上,锐骨与肩胛关节上际之陷中。针四至六分。灸三至七壮。主治腺病、齿痛、肩凝、三角麻痹;亦治肩关节运动障碍,胲部麻痹或疼痛。

肩外俞

经穴名。见《针灸甲乙经》。属手太阳小肠经。定位:在背部,当第一胸椎棘突下,旁开3寸。局部解剖:布有第一胸神经后支内侧皮支,肩胛背神经和副神经;在肩胛骨内侧角边缘,表层为斜方肌,深层为肩胛提肌和小菱形肌;有颈横动、静脉。主治:肩背酸痛,颈项强急,上肢冷痛等。刺灸法:斜刺0.5~0.8寸;艾炷灸3~5壮,或艾条灸5~10min。

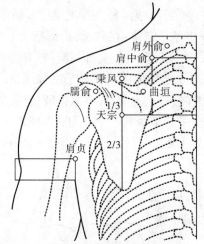

现代研究证明:对有生育能力的妇女针刺肩外俞,配三阴交穴,有一定的避孕效应。

附一:腧穴定位文献记载

《针灸甲乙经》:在肩胛上廉,去脊三寸陷者中。

《医学入门》:在脾("胛"字之误)上廉,去大杼旁三寸。

《循经考穴编》广注:肩柱之下,胛骨之上,与天髎相亲合,平开大椎三寸。

《针灸集成》:横直陶道四寸七分,微高些。

附二:腧穴主治文献记载

《针灸甲乙经》:肩胛中痛而寒至肘。

《太平圣惠方》:肩中痛,发寒热,引项急强,左右不顾。

《针灸大成》:肩胛痛,周痹寒至肘。

肩髃

经穴名。见《针灸甲乙经》。属手阳明大肠经,为手阳明、阳蹻脉之会。别名:肩井、中肩井、扁骨、偏肩、尚骨、偏骨、肩尖。定位:在肩部,三角肌上,臂外展,或向前平伸时,当肩峰前下方呈凹陷处。局部解剖:布有锁骨上神经后支,腋神经皮支及肌支;在三角肌上部中央,肩峰与肱骨大结节之间有旋肱后动、静脉及肩峰动脉分支通过。主治:肩臂疼痛,半身不遂,风热隐疹,瘰疬,诸瘿,肩中热,甲状腺肿大,颈淋巴结结核,肩、肘关节炎,肌肉萎缩,高血压等。刺灸法:直刺 0.5～1 寸,也可深透极泉,还可向下斜刺 1～3 寸;艾炷灸 7～14 壮,或艾条灸 5～20min。

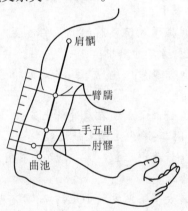

现代研究证明:电针肩髃穴可使肩周炎患者的疼痛程度比治疗前明显减轻,肩关节活动比治疗前明显改善,疗效优于口服布洛芬对照组。针刺肩髃穴对食管癌手术有良好的镇痛作用,对血液循环系统有较好的调整作用。在针麻手术中,可稳定血压,促进循环。按揉肩髃穴可使指端血流动力学发生变化,通过按揉前后血流图的收缩波波幅均值、流入容积速度均值和流入角均值的对比,结果提示,按揉肩髃穴能改善动脉的弹性,增加肢体的血液循环,使血管流量增加、血管周围阻力减小。针刺肩髃穴可使患者肌电幅度升高,并持续30min。

附一:腧穴定位文献记载

《针灸甲乙经》:在肩端两骨间。

《备急千金要方》:在肩外头近后,以手按之有解宛宛中。

《循经考穴编》广注:髆骨端上两骨罅间,举臂平肩陷中,(一云当微前些),下直对曲肘缝尖,须搁臂纵手或转手叉腰,缓缓下针。

附二:腧穴主治文献记载

《针灸甲乙经》:肩中热,指臂痛。

《备急千金要方》:诸瘿,偏风,不得挽弓;颜色焦枯,劳气失精;肩臂痛不得上头;半身不遂。

《千金翼方》:热风,头风,臂冷酸疼无力。

《铜人腧穴针灸图经》:瘾疹;手臂挛急;筋骨疼痛。

《铜人腧穴针灸图经》:若灸偏风不遂,七七壮止,不宜多灸,恐手臂细,若风病筋骨无力久不差,当灸不畏细也。

《玉龙歌》:肩端红肿。

《针灸大成》:中风手足不遂,偏风,风痿,风痹,风病,半身不遂,热风肩中热,头不可回顾,肩臂疼痛臂无力,手不能向头,挛急,风热瘾疹,颜色枯焦,劳气泄精,伤寒热不已,四肢热,诸瘿气。

《外科大成》:乳痈,乳毒,乳岩。

《类经图翼》:泻四肢之热。

《类经图翼》:为手太阳、阳明、阳蹻之会。

《天星秘诀歌》:手臂挛痹。

《针灸聚英》:为足少阳之会。

《奇经八脉考》:为手阳明、少阳、阳蹻之会。

▲注:本穴《针灸甲乙经》为手阳明、蹻脉之会。

肩贞

经穴名。见《素问·气府论篇》。属手太阳小肠经。定位:在肩关节后下方,臂内收时,腋后纹头上1寸。局部解剖:布有腋神经分支,深层上方为桡神经;在三角肌后缘,下层为大圆肌;有旋肩胛动、静脉通过。主治:肩胛、缺盆中痛,手臂麻木、疼痛;齿痛,耳鸣耳聋,瘰疬及肩关节周围炎等。刺灸法:直刺1~1.5寸;艾炷灸3~5壮,或艾条灸5~10min。

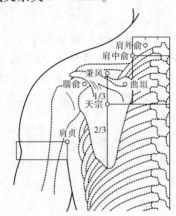

附一:腧穴定位文献记载

《针灸甲乙经》:在肩曲胛下两骨解间,肩髃后陷者中。

《医宗金鉴》:肩曲胛骨下,大骨傍两骨解间,肩端后陷中。

《针灸集成》:在直巨骨下,相去六寸,去脊横开八寸,少下直腋缝。

附二:腧穴主治文献记载

《针灸甲乙经》:寒热项瘰,适耳无闻,引缺盆、肩中热痛,麻痹不举。

《备急千金要方》:手骨麻不举;颔痛。

《铜人腧穴针灸图经》:风痹,手臂不举。

《针灸大成》:伤寒寒热,耳鸣耳聋,缺盆肩中热痛,风痹,手足麻木不举。

《外科大成》:肩风。

肩中俞

经穴名。见《针灸甲乙经》。属手太阳小肠经。定位:在背部,当第七颈椎棘突下,旁开2寸。局部解剖:布有第一胸神经后支内侧皮支,肩胛背神经和副神经;在第一胸椎棘突端,表层为斜方肌,深层为肩胛提肌;有颈横动、静脉通过。主治:咳嗽,气喘,项强肩背痛,唾血,寒热,目视不明等。刺灸法:斜刺0.5~0.8寸;艾炷灸3~5壮,或艾条灸5~10min。

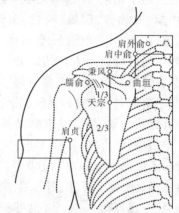

附一:腧穴定位文献记载

《针灸甲乙经》:在肩甲内廉,去脊二寸陷者中。

《医学入门》:脾("胛"字之误)内廉,去大杼旁二寸陷中。

《循经考穴编》广注:当是大椎旁开二寸。

《针灸集成》:在肩外俞上五分。

附二:腧穴主治文献记载

《针灸甲乙经》:寒热瘰,目不明,咳上气,唾血。

《太平圣惠方》:小儿奶瘰,目不明。

《针灸大成》:咳嗽,上气唾血,寒热,目视不明。

《循经考穴编》:寒热劳嗽,肩胛疼痛。

肩周炎透刺法

肩周炎治疗方法之一。主穴:肩髃穴、阿是穴。操作:找准患肢肩髃穴后,固定腧穴,先以轻刺激手法,垂直刺入该穴0.6~1寸深,患者得气后,稍停五六秒,再用重刺激手法向极泉穴方向垂直刺入3~4寸深,以针尖几将到达极泉穴止。然后在固定的位置上,施用烧山火手法,不断捻转,使患者的针感从上臂透过肘关节,一直传至手指。传导敏感的患者,可感到患侧上肢发热出汗。其进针深度及手法轻重均视病情而定。一般每次施行手法 1~2min 即可,不留针。出针后立即在该穴拔火罐 1 个,10~15min 取下。如患者肩部有压痛点,可再针刺压痛点,留针约 20min,痛感消失后出针。本法有疏经散寒,通络止痛的作用。

现代研究证明:针刺肩髃穴可改善动脉的弹性,增加肢体的血液循环,使患者血流量增加,血管阻力减小,肌电幅度升高。

肩周炎腕踝针法

肩周炎治法之一。主穴:上 4、5、6(上肢伸侧面,腕横纹上 2 横指处。上 4 在拇指侧内外交界的骨缘上;上 5 在桡骨与尺骨之间的正中线上;上 6 在小指侧,尺骨缘背处)。操作:取上 4 患者掌心向内,手竖放;上 5、上 6 患者掌心向下,手平放。采用 1.5 寸毫针,术者右手持针,左手拇指拉紧皮肤,针尖刺入皮肤时,使针体与皮肤成 30°角,用拇指端轻旋针柄刺入。过皮后即将针放平,贴近皮肤表面,循纵线针尖向肘沿皮下平刺插入。刺进皮下约 1.4 寸。留针 20~30min,每日或隔日 1 次,10 次为 1 个疗程。同时配合肩关节锻炼。本法有通利关节、活络止痛的作用。

肩周炎穴位注射法

肩周炎治疗方法之一。主穴:肩前穴(肩关节前方,腋纹前端与肩峰之间的压痛点)。操作:药用地塞米松 1mg 加 0.5% 盐酸普鲁卡因 4mL 或维生素 B₁₂ 200μg 加入 2% 盐酸普鲁卡因 2mL,再加入注射用水 1mL,使之成为 5mL 混合注射液。上穴常规消毒后,以盛有上述药液的注射器斜刺肩前穴,得气后回抽,无血可将药液全部注入,每隔 2~4 日注射 1 次,5~10 次为 1 个疗程。本法有缓急止痛的作用。

现代研究证实:该法可营养肌肉,改善循环。

肩柱

奇穴名。即肩柱骨穴。见《针灸集成》。详见该条。

肩柱骨

奇穴名。见《外台秘要方》。《奇效良方》列作奇穴,名肩柱骨。定位:在肩部,肩胛骨肩峰突起的高点处。主治:肩臂痛,齿痛,瘰疬等。刺灸法:艾炷灸 3~7 壮,或温灸 5~15min。

附:文献记载

《外台秘要方》崔氏疗卒中恶气绝方:灸右肩高骨上,随年壮。

《针灸孔穴及其疗法便览》:肩柱骨,奇穴。肩端起骨尖上。灸三至七壮。主治齿神经痛、手不能举、瘰疬、肩臂痛。

建里

经穴名。见《针灸甲乙经》。属任脉。定位:在上腹部,前正中线上,当脐中上 3 寸。局部解剖:布有第八肋间神经前皮支和腹壁上、下动脉交界处的分支。主治:胃痛,呕逆,腹胀,食欲不振,肠鸣,泄泻,水肿;急、慢性胃炎,胃扩张,胃下垂等。刺灸法:直刺 1~1.5 寸;艾炷灸 5~7 壮,或艾条灸 10~20min。

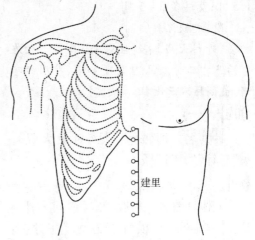

建里

现代研究证实,在 X 线下观察,针刺建里、上脘等穴,可对胃下垂患者的胃张力有促进作用,即时性效应尤为显著。据报道,针刺本穴还可促进胃蠕动,增加胃肌收缩,解除幽门痉挛。

附一:腧穴定位文献记载

《针灸甲乙经》:在中脘下一寸。

《医学入门》:鸠尾下四寸。

《医经理解》:在中脘下一寸,脐上三寸。

附二:腧穴主治文献记载

《针灸甲乙经》:心痛上抢心,不欲食,支痛引鬲。

《备急千金要方》:霍乱,肠鸣腹胀。

《外台秘要方》引甄权云:腹胀逆气上,并霍乱。

《太平圣惠方》:肠中疼痛,呕逆上气,心痛身肿。

《铜人腧穴针灸图经》:心下痛不欲食,呕逆上气,腹胀身肿。

《针灸大成》:腹胀,身肿,心痛,上气,肠中疼,呕逆,不嗜食。

▲注:本穴《医学入门》云:禁灸。

剑巨

奇穴名。见《外科大成》。定位:位于腕横纹上3.2寸,当掌长肌腱与桡侧腕屈肌腱之间。主治:马刀。刺灸法:直刺1~1.5寸;艾炷灸3~5壮。

附:文献记载

《外科大成》:剑巨穴,治马刀。穴在掌后三寸二分。马刀坚硬如石,痛引颈项者,灸剑巨穴三七壮。

剑针

针具名。即铍针。见《针灸大成》。见"铍针""錍针"条。

楗骨

人体骨骼名。指股骨。《素问·骨空论篇》:"辅骨上、横骨下为楗。"王冰注:"谓膝辅骨上,腰髋骨下为楗。"《医宗金鉴》:"大楗骨,一名髀骨,上端如杵,入于髀枢之臼;下端如槌,接于胻骨,统名曰

股……俗名大腿骨。"

腱鞘囊肿火针疗法

腱鞘囊肿治法之一。主穴:囊肿患处。操作:对囊肿部位进行常规消毒,将针烧红后迅速刺入囊肿中心,深度为囊肿的一半。必须避开血管,针后流出蛋清样胶状黏液或带血性黏液,用消毒棉球按压针孔,用胶布绷带压迫囊肿局部,使囊内胶状黏液流出。经1次火针治疗后,如囊肿再起可再针仍然有效。本法有活血化瘀,软坚散结作用。

腱鞘囊肿隔姜灸疗法

腱鞘囊肿治法之一。主穴:病变局部阿是穴。配穴:阳溪、阳池、外关、足三里、阴陵泉、解溪等。操作:取生姜1块,切成厚约0.3cm的姜片(姜片大小可根据施灸部位及所选用艾炷大小而定),用细针于中间穿刺数孔,放在施灸的腧穴上,上置艾炷点燃施灸。如患者在施灸过程中觉局部有热痛感,可将姜片连同艾炷向上略略提起,稍停放下再灸。每次选用1~3个腧穴,每穴每次施灸3~5壮,每日或隔日灸治1次,灸至局部充血为度,3次为1个疗程。本法有温通气血,活络散瘀作用。

腱鞘囊肿三棱针刺法

腱鞘囊肿治法之一。主穴:囊肿局部,操作:将囊肿常规消毒后,术者一手掐持囊肿,一手持三棱针对准囊肿之高点处迅速刺入,但勿透过囊肿的下层,然后快速拔针,同时以掐持囊肿的手指用力掐挤囊肿(拔针与掐挤要同时进行),使肿内的胶性黏液全部排出,局部擦净,常规消毒后包扎即可。本法有行气活血,理筋散结作用。

腱鞘囊肿围刺法

腱鞘囊肿治法之一。主穴:局部阿是穴。操作:常规消毒后,固定囊肿,用3根28号毫针,齐刺入囊肿最高点,刺破肿块,

并加以挤压,有时能见胶状黏液从针孔处挤出,间隔1周,如囊肿再度出现,可针后加灸法(针后必须将囊肿处加压包扎3~5日)。本法有消肿止痛,舒筋活络作用。

箭头针

针具名。即镵针。《针灸大成》卷四载:"镵针,平半寸,长一寸六分,头大末锐,病在皮肤,刺热者用此,今之名箭头针是也。"详见"镵针"条。

jiang

畺尾

长强穴别名。见《西方子明堂灸经》。畺,音义原同疆,此处借用作强字。详见该条。

jiao

交叉取穴法

取穴法之一。又称对侧取穴。是《素问·阴阳应象大论篇》"善用针者……以右治左,以左治右"治则的具体应用。其法有二:❶左右交叉,即在患病肢体对侧的相应部位取穴。❷左右上下交叉,即左侧上肢病取右侧下肢腧穴,右侧上肢病取左侧下肢腧穴,左侧下肢病取右侧上肢腧穴,右侧下肢病取左侧上肢腧穴。如左上肢手三里处有病,取右下肢足三里等。

交冲

后顶穴别名。见《针灸甲乙经》。详见该条。

交感穴

耳穴名。位于耳轮下脚的末端与耳轮交界处。对自主神经系统有明显的调节作用。刺激本穴对内脏有解痉镇痛作用,为内脏止痛要穴,也是止酸要穴。对血管有舒张调节作用,调节迷走神经和抑制汗腺分泌,并对有机磷中毒有一定解毒作用。常用于胃肠痉挛、心绞痛、胆绞痛、输尿管结石、自主神经功能紊乱等。

交感抑制调节法

简称抑制法。是指通过强而持续的针灸方法刺激压敏穴等,以激活中枢的交感抑制机制,使全身性神经-体液进行系统调节而治疗疾病和进行针刺麻醉手术的方法。特点是实现机体内的交感抑制性反应,主要涉及中枢5-羟色胺能神经、内啡肽能神经及其他相应的神经介质。施治原则是以中、大刺激量激发交感神经抑制性反应,从而提高机体各系统的平衡调节能力。凡属全身性疾病需进行整体性调节者,均可用此法达到镇静、镇痛、全面调节自主神经系统功能、增强机体免疫力的作用。临床多用于治疗重感冒、高热、有全身性症状的炎症、高血压、胃及十二指肠溃疡、甲状腺功能亢进、肿瘤、各种兴奋性精神病症及针麻手术等方面。

交会穴

经穴分类名。指两条或两条以上经脉交会通过的腧穴。《针灸甲乙经》中已有明确记载,之后《素问》王冰注、《外台秘要方》、《铜人腧穴针灸图经》、《针灸聚英》、《类经图翼》等书又有增加。交会穴大多分布在头面和躯干部。一般阳经与阳经相交会,阴经与阴经相交会。阳经都会督脉,阴经都会任脉;奇经八脉中的冲脉、带脉、维脉、蹻脉均与十四经相交会。表明经脉之间交叉会合,脉气互通,临床上有主治本经和交会经病症的作用。如三阴交为脾、肝、肾三经所交,除能治疗脾经疾病外,也能治疗肾经和肝经病症。

交经八穴

即八脉交会穴。见《针经指南》。详见该条。

交经缪刺

指左病取右,右病取左的交叉取穴刺法。《标幽赋》:"交经缪刺,左有痛而右畔取。"本自《黄帝内经》刺法,用于治疗急性软组织损伤、半身不遂、牙痛、头痛、肘膝痛

等多种病症。如左侧颈部痛选右侧绝骨刺
之;右膝痛选左侧曲池刺之;左肘痛选右侧
阳陵泉刺之。参见"缪刺""巨刺"条。

交流和脉冲电探测

穴位电阻探测方法之一。指以交流或
脉冲电探测穴位的电学特性,不仅可以减
少电流对皮肤发生的极化作用,而且还能
测定除皮肤电阻以外的其他电特性(如容
抗、感抗等)。容抗、感抗和电阻总称为阻
抗。其关系式为 $X = \sqrt{R^2 + (X_c + X_L)^2}$,
(其中 X 代表总阻抗值,R 代表电阻值,X_c
代表容抗值,X_L 代表感抗值)。容抗、感抗
与电容、电感及交流电频率的关系为:
$\underline{X_c} = \dfrac{1}{2\pi fc}, \underline{X_L} = 2\pi fL$(其中 f 为交流电
频率,c 为电容值,L 为电感值)。

交信

经穴名。见《针灸甲乙经》。属足少
阴肾经,为阴蹻脉之郄穴。别名:内筋。定
位:在小腿内侧,当太溪直上 2 寸,复溜前
0.5 寸胫骨内侧缘的后方。局部解剖:布
有小腿内侧皮神经,后方为胫神经本干;在
趾长屈肌中;深层有胫后动、静脉通过。
主治:月经不调,崩漏,阴挺,泄泻,便秘,
疝气,睾丸肿痛,小便不利;功能性子宫出
血,子宫脱出,尿潴留等。刺灸法:直刺
0.8～1.2 寸;艾炷灸 5 壮,或艾条灸 5～
10min。

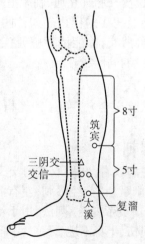

附一:腧穴定位文献记载

《针灸甲乙经》:在足内踝上二寸,少
阴前,太阴后筋骨间。

《太平圣惠方》:在内踝上二寸后廉筋
间陷者之中。

《医学入门》:内踝上二寸,复溜前、三
阴交后筋骨间。

《医宗金鉴》:从复溜斜外,上行复溜
穴之后二寸许后傍筋。

《针灸集成》:在三阴交下一寸后开
些。

附二:腧穴主治文献记载

《针灸甲乙经》:气癃,癃疝阴急,股枢
腨内廉痛。

《备急千金要方》:泄痢赤白漏血;气
淋。

《素问·刺腰痛论篇》王冰注:腰痛,
痛应膺,目䀮䀮然,甚者反折,舌卷不能言。

《太平圣惠方》:卒疝,大小便难。

《普济方》:女子阴中痛引心下,及小
腹内绞痛,腹中五寒。

《针灸大成》:气淋,癃疝,阴急,阴汗,
泄痢赤白,气热癃,股枢内痛,大小便难,
淋,女子漏血不止,阴挺出,月水不来,小腹
偏痛,四肢淫泺,盗汗出。

《肘后歌》:腰膝强痛。

交仪

蠡沟穴别名。《备急千金要方》:"女
人漏下赤白,月经不调,灸交仪三十壮,穴
在内踝上五寸。"《针灸资生经》注:"蠡沟
二穴,亦名交仪。"

椒饼灸

灸法名。隔饼灸的一种。方法:将白
胡椒末加面粉和水,制成薄饼,饼的中间
放置少量丁香、肉桂、麝香等药末,上置艾
炷施灸,多用于风湿痹痛、胃寒作痛等。
也可用白胡椒末少许放在膏药内贴于腧
穴上,如贴大椎治疟疾、贴肚脐治婴儿腹

泻。

焦勉斋

针灸学家,生活于 1905～1975 年。名念勉,字以行,山东刁镇西村人。出生于世医之家,在范仲淹"不为良相必为良医"名言激励下,立志为患者解除痛苦。勤奋攻读中医典籍,18 岁即独立应诊。新中国成立后,在济南创办"焦氏诊所"。1954 年,参加济南市立中医诊所。后该所改为济南市中医院,在该院工作终生。历任《中华砥柱药刊》编辑、济南市中医院针灸科主任、山东省中医学会理事、济南市中医学会理事长、济南市武术学会副会长、济南市针灸协会主任委员。九三学社委员,山东省第三、四届政协委员。

焦氏集多年经验,把气功用于针灸,独创"沉、浮、偏、侧、伸、屈、旋、导"运掌八法。在此基础上,综合前人经验,独创进针法。在实践上注重痛下苦功,手法上补泻分明,深受患者尊崇。撰写了《针术手术》(1960 年出版,1962 年再版)和《经络研究》(曾在内部发行)2 书。并在专业刊物上发表学术论文 60 余篇。

焦蕴稳

明代针灸家。海州(今属江苏)人。1563 年(明嘉靖四十二年),有一妇人,临产而心痛,将危,一针胎下,母子双全。见《海州志》。

角

一、部位名。角,指结节,有头角、额角之分。额角,指额骨结节;头角,指顶骨结节。《灵枢·经脉》足少阳胆经"上抵头角"。《灵枢·经筋》足少阳之筋"上额角",手少阳之筋"结于角",手阳明之筋"上左角络头"。

二、角法的简称,详见该条。

角法

拔罐法古代简称"角"。马王堆汉墓出土帛书《五十二病方》:"牝痔……以小角角之。"意指用小角来吸拔。《肘后备急方》及《外台秘要方》中均有此称。

附:文献记载

《外台秘要方》:遂以角法,意以用竹依作小角,留一节长三四寸,孔径四五分。若指上,可取细竹作之,缠令搭得螫处。指大角角之,气漏不嘀。故角不厌大,大即嘀急差。速作五四枚,铛内熟煮,取之角螫处,冷即换。

角膜炎针刺法

角膜炎治法之一。主穴:丝竹空、攒竹、阳白、睛明、四白、瞳子髎。配穴:合谷、足三里。操作:选取 3～5 穴,常规消毒后,用毫针刺以中等刺激,留针 30min,每日 1 次,10 次为 1 个疗程。本法有清热解毒、止痛作用。现代研究证实该法有迅速解疼止痛的作用。

角孙

经穴名。见《灵枢·寒热病》。属手少阳三焦经。为手、足少阳,手太阳之会。定位:在头部,折耳郭向前,当耳尖直上入发际处。局部解剖:布有耳颞神经分支;有耳上肌;有颞浅动、静脉耳前支通过。主治:耳部肿痛,目赤肿痛,耳鸣,目翳,齿龈肿痛,头项强急;结膜炎,视神经炎,腮腺炎等。刺灸法:平刺 0.3～0.5 寸;艾炷灸 1～3 壮,或艾条灸 3～5min。

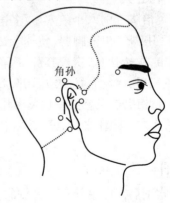

附一：腧穴定位文献记载

《灵枢·寒热病》：在鼻与頄前。

《针灸甲乙经》：在耳郭中间上，开口有孔。

《素问·气府论篇》王冰注：在耳上郭表之中间上，发际之下，开口有空。

《针灸集成》：在客主人上一寸。

附二：腧穴主治文献记载

《针灸甲乙经》：齿牙不可嚼，龈肿。

《备急千金要方》：颈领柱满；颈肿项痛不可顾。

《铜人腧穴针灸图经》：目生肤翳。

《针灸资生经》：小儿疳湿疮。

《针灸大成》：目生翳肤，齿龈肿，唇吻强，齿牙不能嚼物，龋齿，头项强。

《循经考穴编》：耳郭红肿，牙车不利。

《类经图翼》：堪治耳齿之病。

▲注：本穴《素问·气府论篇》王冰注：作手太阳、手足少阳三脉之会。《铜人腧穴针灸图经》作："手、足少阳之会。"

角针

针具名。以塑料、胶木或金属制成，呈圆锥形，有似小艾炷，其高度与底面之直径均为1分。使用时，将针尖按于穴上，使底面与皮肤面相平，再以胶布固定。用法与皮内针相类似。

脚气八处灸

指灸治脚气的八个效穴。《备急千金要方》："凡脚气初得脚弱，使速灸之……初灸风市，次灸伏兔，次灸犊鼻，次灸两膝眼，次灸三里，次灸上廉，次灸下廉，次灸绝骨……凡此诸穴，灸不必一顿灸尽壮数，可日日报灸之，三日之中，灸令尽壮数为佳。"

脚髓孔

奇穴别名。即足髓孔。见《备急千金要方》。其载："灸猥退风，半身不遂法，先灸天窗……次灸脚髓孔，足外踝后一寸。"

jie

节

一、指骨节。《素问·五藏生成篇》："诸筋者皆属于节。"王冰注："筋气之坚结节，皆络于骨节之间也。"

二、指腧穴。《灵枢·九针十二原》："节之交，三百六十五会……所言节者，神气之所游行出入也，非皮肉筋骨也。"《类经》卷八张介宾注："神气之所游行出入者，以穴俞为言也。"

三、指季节、节气。

节段定位法

虹膜定位方法之一。是把虹膜按节段分部对应诊断疾病的定位方法。每侧眼环整个睫状部虹膜上可划分为16个节段，每个节段分别代表相应器官的投影。按时针划分虹膜面，则近12点处为颈顶节段，9点处为心脏节段（右虹膜）。左虹膜9点处为喉与甲状腺节段。左右两眼的虹膜分别表示躯体各半侧之对应器官，并且两侧相应的器官节段可以交叉投影。例如，两侧上、下肢，肾及生殖器等节段。具体说：位于右眼虹膜6点处的斑点能提示左下肢的紊乱，位于左眼虹膜5点处的斑点标志右肾的损害。

接骨

奇穴别名。即接脊。见《中国针灸学》。详见该条。

接脊

奇穴名。见《太平圣惠方》。又名接骨。定位：在第十二胸椎棘突下凹陷处。局部解剖：在腰背筋膜、棘上韧带及棘间韧带中；布有第十二肋间动脉后支、棘间皮下静脉丛；布有第十二肋间神经后支内侧支。主治：脱肛，小儿痢下赤白，小儿癫痫；消化不良，脊背神经痛，腰痛，胃痉挛，肠疝痛，慢性肠炎等。刺灸法:斜刺 0.5 ~ 1 寸;艾炷灸 3 ~ 7 壮,或温灸 5 ~ 10min。

附:文献记载

《太平圣惠方》:小儿痢下赤白,秋末脱肛,每厕腹痛不可忍者,灸第十二椎下节间,名接脊穴。

接经法

配穴法之一。指在同一条经脉上选用相近的几个腧穴,相互连接以加强作用。《素问病机气宜保命集》卷中:"心痛与背相接,善恐如从后触其心,伛偻者,肾心痛也,先刺京骨、昆仑;不已刺合骨。心痛腹胀胸满,心尤痛者,胃心痛也,刺大都、太白二穴。心痛如锥刺,乃脾心痛也,刺然谷、太溪。心痛苍然如死状,终日不得休息,乃肝心痛,取行间、太冲。心痛卧若徒居,心痛间动作益痛甚者,其色不变,此肺心痛也,刺鱼际、太渊。宣通气行,无所凝滞,则病愈也。"此文本自《灵枢·厥病》,稍有出入。

接经取穴

取穴法之一。又称同名经取穴。十二经脉中,手足同名经脉上下相连接。根据这种关系,对某一经脉的病变可选取与其相连接的手经或足经上的腧穴来进行治疗。《黄帝内经太素》:"以其上下相接,故手太阴、阳明之有病,宜疗足太阴、阳明……足太阴、阳明之有病,宜疗手太阴、阳明。"

接经行气法

行气法之一。又称循经接气法。指按经脉循行方向在其腧穴上依次针刺,使针感向一定部位传导的方法。如针刺足三里穴,欲使针感达胃,则可从足三里、梁丘、伏兔、髀关等穴循经而上,依次针刺。也可不按腧穴针刺,即其针感在哪里终止,就在哪里下针相接。

接气通经

古代根据各经脉的不同长度,按呼吸次数规定运用针刺手法所需要的时间。《流注指微赋》:"接气通经,长短依法。"其法依照《灵枢·脉度》所记载的经脉长度,结合《灵枢·五十营》"呼吸定息,气行六寸"的说法,定出各经的呼吸次数。《金针赋》:"通经接气之法,已有定息寸数:手足三阳,上九而下十四,过经四寸;手足三阴,上七而下十二,过经五寸。在乎动摇出纳,呼吸同法,驱运气血,顷刻周流。上下通接……立时见功。"就是说,手三阳经长 5 尺,须运针九呼吸;足三阳经长 8 尺,须运针十四呼吸;使超过经脉 4 寸。手三阴经长 3 尺 5 寸,须运针六呼吸;足三阴经长 6 尺 5 寸,须运针十一呼吸,使超过经脉 1 寸。以使经气流通,上下相接。

结核点

耳穴名。位于心与下肺外侧,三穴呈等边三角形。结核点呈阳性反应,提示体内有结核病灶。电测双肺区,双结核点均为阳性反应,提示双肺有结核病灶;若一侧耳穴结核点电测阳性反应,则提示同侧有结核病灶。

结节内

耳穴名。即风溪穴。详见该条。

结膜炎点刺法

结膜炎治法之一。主穴:太阳穴、耳尖、耳背血络。操作:常规消毒后,用右手拇、食指捏住针身,露出针尖 1.5 分,对准太阳穴快速刺入 1 分深,随即退针,然后以同样的方法点刺耳尖、耳背的血管,每穴放血 1 ~ 2 滴,一般取单侧,每日 1 次,两侧交替刺之。本法有疏风散热,泻火消肿,活血止痛作用。

结膜炎灸治法

结膜炎治法之一。主穴:风池、太阳、少商、合谷、睛明穴。配穴:肝俞、胆俞、上星、大陵、足三里、光明、行间等。操作:每次选用 2 ~ 4 个腧穴,取艾卷 1 枚点燃,将燃着的一端靠近腧穴熏烤(一般距皮肤3cm),每穴每次施灸 5~15min;每日灸治 1 次,3 次为 1 个疗程。本法有疏泄风热作用。现代研究证实,本法能抑制炎症灶,使血管通透性升高。

结扎泻血法

三棱针操作法之一。针刺前先用带子或橡皮管一根,结扎在针刺部位近心端,常规消毒后,左手压在被针刺部位下端(离心端),右手持三棱针对准被针刺部位静脉,刺入脉中(0.5~1 分深),即将针迅速退出,使其流出少量血液。也可轻按静脉上端,以助瘀血外出,毒邪得泻。出血停止后,用消毒棉球按压针孔。此法一般隔 2~3 日 1 次,出血较多可间隔 1~2 周 1 次。此法常用于肘膝关节部位的腧穴。

截根法

疗法名称。选用较粗的缝衣针或特制的圆利针,定点消毒后,术者左手拇、食指张开,固定患者要挑部位,右手握针柄或缝衣针的 1/3 处,针尖对准挑点的中心,用挑筋法从浅到深把皮内或浅筋膜的纤维(根)挑起,并用小刀割断或用力挑断。挑割留下的残端让它缩回去,不必挑出。这样往下挑割至无根可挑为止。针口可以大一些,挑毕消毒针口,用纱布敷贴保护。

截疟

奇穴名。见《备急千金要方》。《针灸经外奇穴治疗诀》列作奇穴,名截疟。定位:乳头直下 4 寸。主治:疟疾,胸胁痛等。刺灸法:艾炷灸 3~5 壮,或艾条灸 5~10min。

附:文献记载

《备急千金要方》:一切疟无问远近,正仰卧,以线量两乳间,中屈,从乳向下,灸度头,随年壮。男左女右。

疠肿刺血法

疠肿治法之一。主穴:委中、大椎、尺泽。操作:常规消毒后,右手持针点刺,委中放血 2~4mL,大椎放血 2~3 滴,尺泽放血 2mL 左右,每周 1 次。本法有活血解毒,消肿止痛作用。现代研究证实,针刺放血对于某些炎症有消炎的作用。

疠肿灸治法

疠肿治法之一。主穴:大椎穴或患处。操作:取新鲜独头大蒜,切成厚 0.1~0.3cm 的蒜片,用细针于中间穿刺数孔,放于患处,上置底部直径为约 0.8cm,高1.5cm 的圆锥形艾炷,用线香点燃后施灸,每灸 3~4 壮后可换去蒜片,继续灸治,每次每个患处可灸 10 壮,或配合大椎穴灸 5~10 壮。每日灸 1 次,10 次为 1 个疗程。本法有清热解毒,消肿止痛作用。现代研究证实,艾灸能抑制炎症灶,使血管通透性升高。

解惑

《黄帝内经》刺法名,五节刺之一。《灵枢·刺节真邪》:"解惑者,尽知调阴阳,补泻有余不足,相倾移也。"指对于病情复杂的疾患,"颠倒无常,甚于迷惑",应从调和阴阳入手,"泻其有余,补其不足",使"阴阳平复"。"用针若此",即可"疾于解惑",故名解惑。实为针刺治疗的基本原则。

解脉

指足太阳经散在腘窝部的血络。"解",是分散或关节的意思。因其一分为二,所以称为"解脉"。王冰注:"两脉如绳之解股,故名解脉。"《素问·刺腰痛篇》:"解脉令人腰痛,痛引肩,目䀎䀎然,时遗溲,刺解脉,在膝筋肉分间郄外廉之横脉出血,血变而止。"这是指刺腘窝外侧当浮郄、委阳部的血络。又说:"解脉令人腰痛如引带,常如折腰状,善恐。刺解脉,在郄中结络如黍米,刺之血射以黑,见赤血而已。"这是指刺委中部的血络。

解剖部位选穴法

选穴法之一。是在病变脏器或器官的附近选取腧穴的方法。本法是在辨证论治的基础上,结合现代医学解剖知识,某脏器或器官有病,就在其病变部位的附近选取腧穴进行治疗。如胃炎可选取中脘、梁门、胃俞等;头痛、头晕和脑内病变,可选取百会、四神聪、风府、风池等头部腧穴;眼病可选取眼周围的腧穴,如睛明、四白、阳白、攒竹、瞳子髎等。心肺疾病,可选取胸部和上背部的腧穴。腹部脏器的病变,可选取腹部和腰骶部的腧穴。

解溪

经穴名。见《灵枢·本输》。属足阳明胃经,为本经经穴。别名:草鞋带穴。定位:在足背与小腿交界处的横纹中央,当𧿹长伸肌腱与趾长伸肌腱之间。局部解剖:布有腓浅神经,深部为腓深神经;在𧿹长伸肌腱与趾长伸肌腱之间;有胫前动、静脉通过。主治:面肿,面赤,头痛,眩晕,惊悸,癫狂,腹胀,便秘,下肢痿痹,眉棱骨疼;咽炎,腮腺炎,急性扁桃体炎,急性乳腺炎,三叉神经痛,血栓闭塞性脉管炎,甲状腺功能亢进,肠炎,下肢麻痹等。刺灸法:直刺0.5~0.8寸;艾条灸3~5min。

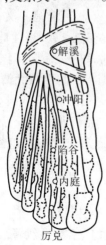

现代研究动物实验表明:艾灸关节炎模型大鼠的"解溪"等穴,可激活其肾上腺髓质细胞,促进儿茶酚胺的合成与分泌,提高血中肾上腺素水平,从而使关节局部的痛阈升高。

附一:腧穴定位文献记载

《灵枢·本输》:上冲阳一寸半陷者中。

《针灸甲乙经》:在冲阳后一寸五分,腕上陷者中。

《素问·刺疟篇》王冰注:在冲阳后同身寸之三寸半腕上陷者中。

《素问·气府论篇》王冰注:在冲阳后同身寸之二寸半。

《太平圣惠方》:在系鞋处陷者中。

《玉龙歌》注:在足腕上大筋外宛宛中。

《医学入门》:足腕上系草鞋带处,去内庭上六寸半。

《医宗金鉴》:从丰隆内循下足腕上,中行陷中。

附二:腧穴主治文献记载

《针灸甲乙经》:热病汗不出,善噫,腹胀满,胃热谵语;疟,瘛疭,惊,股膝重,胻转筋,头眩痛;癫疾,发寒热,欠,烦满,悲泣出;白膜覆珠,瞳子无所见;风水面胕肿,颜黑;风从头至足,面目赤,口痛啮舌;狂易见鬼与火,霍乱;足大趾搏伤,下车挃地,通背指端伤,为筋痹。

《备急千金要方》:腹大下重;厥气上柱腹大;膝重脚转筋,湿痹。

《素问·刺疟篇》王冰注:胃疟……善饥而不能食,食而支满腹大。

《太平圣惠方》:上气咳嗽,喘息急,腹中积气上下行,且目生白翳。

《扁鹊神应针灸玉龙经》:脚背痛。

《针灸大成》:风面浮肿,颜黑,厥气上冲,腹胀,大便下重,瘛惊,膝股胻肿,转筋,目眩,头痛,癫疾,烦心悲泣,霍乱,头风,面赤,目赤,眉攒疼不可忍。

《类经图翼》:泻胃热。一传气逆发噎。

jin

巾针

针具名。古代生活用针具。巾,指头巾。此针短小,用于固定巾帛,故名。《灵枢·九针论》:"镵针者,取法于巾针,去末半寸,卒锐之,长一寸六分,主热在头身也。"指镵针的形状仿自此针。《针灸甲乙经》称布针。

津液

是机体一切正常水液的总称,包括各脏腑组织器官的内在体液及其正常的分泌物,如胃液、肠液和涕、泪等。津液,同气和血一样,是构成人体和维持生命活动的基本物质。津和液,同属于水液,都来源于饮食,有赖于脾和胃的运化功能而生成。由于津和液在性状、功能及其分布部位等方面均有所不同,因而也有一定的区别。一般地说,性质较清稀,流动性较大,布散于体表皮肤、肌肉和孔窍,并能渗注于血脉起滋润作用的称为津;性质较稠厚,流动性较小,灌注于骨节、脏腑、脑髓等组织,起濡养作用的称为液。《灵枢·五癃津液别》:"津液各走其道,故三焦出气,以温肌肉,充其肤,为其津;其流而不行者为液。"津和液之间可以相互转化,故二者常同时并称,但在发生"伤津"和"脱液"的病理变化时,在辨证论治中,又须加以区分。《灵枢·决气》:"津脱者,腠理开,汗大泄;液脱者,骨属屈伸不利,色夭,脑髓消,胫酸,耳数鸣。"

金津

奇穴名。详见"金津　玉液"条。

金津　玉液

奇穴名。见《肘后备急方》。《医经小学》列作奇穴,名金津(左)玉液(右)。定位:位于舌体下面,舌系带两侧的静脉上。计2穴。局部解剖:有舌下静脉,布有舌下神经、舌神经。左为金津,右为玉液。主治:舌卒肿,口疮,舌炎,扁桃体炎,消渴,重舌,喉痹,失语音哑等。刺灸法:直针0.2~0.3寸,或三棱针点刺出血。

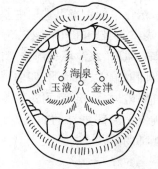

附:文献记载

《肘后备急方》:有肤黄病初唯觉四体沉沉不快,须臾见眼中黄,渐至面黄,及举身皆黄,急令溺白纸,纸即如藥染者,此热毒已入内,急治之……若已深,应看其舌下两边有白脉弥弥处,芦刀刺破之,紫血出数升……勿伤乱舌下青脉,血出不止便煞人。

《类经图翼》:主治消渴,口疮,舌肿,喉痹。三棱针出血。

《针灸大成》:治舌强难言:金津、玉液、廉泉、风府;口内生疮:金津、玉液、长强。

金孔贤

明代医家。字希范。义乌(今属浙江)人,《义乌县志》载,其性恺悌好学,由庠生以例授京吏目。病归,因聚古今医书,穷究玄旨,熟谙明堂经络,尤精于针术。尝从巡抚都御史王节斋、嘉兴针灸名家凌汉章讲论医术。治疗很有经验,故求者如市,并且不求报给,常施舍贫病饥馑者以药食。1573~1620年(明万历年间),著有《经络发明》。书已佚。

金兰循经取穴图解

书名。元代忽泰必烈著,其子光济铨次。1303年(大德癸卯年)邵文龙写序。首绘脏腑前后二图,述手、足三阴三阳走属,后载十四经流注,各加注释,列图于后。《十四经发挥》即以此为基础。原书已佚。参见"忽泰必烈"条。

金门

一、经穴名。见《针灸甲乙经》。属足太阳膀胱经。为本经郄穴,阳维所别属。别名:关梁。定位:在足外侧,当外踝前缘直下,骰骨下缘处。局部解剖:布有足背外侧皮神经,深层为足底外侧神经;在腓骨长肌腱和小趾外展肌之间;有足底外侧动、静脉。主治:头痛,癫痫,眩晕,惊风,昏厥,腰、膝酸痛,外踝肿痛,下肢痿痹;腹膜炎,腓肠肌痉挛,膝、踝关节炎,疝气等。刺灸法:直刺0.3~0.5寸;艾炷灸3壮,或艾条灸5~10min。

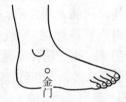

附一:腧穴定位文献记载

《针灸甲乙经》:在足外踝下。

《外台秘要方》注:外踝下,一作外踝下一寸。

《玉龙歌》注:在足外踝附骨下陷者中。

《针灸聚英》:外踝下,申脉下一寸。

《针灸大成》:外踝下稍后,丘墟后,申脉前。

附二:腧穴主治文献记载

《针灸甲乙经》:尸厥暴死;小儿马痫;霍乱转筋;癫疾。

《备急千金要方》:厥逆霍乱。

《素问·缪刺论篇》:王冰注:头项肩痛。

《针灸大成》:霍乱转筋,尸厥癫痫,暴疝,膝胫酸,身战不能久立,小儿张口摇头,身反折。

《肘后歌》:疟疾。

《循经考穴编》:外踝疼,白虎历节风,牙齿痛。

二、经穴别名。指会阴穴。《备急千金要方》:"金门,在谷道前,囊之后,当中央是也。从阴囊下度至大孔前,中分之。"

三、奇穴名。见《外科大成》。定位:位于前臂屈侧,腕横纹上3.5寸,当掌长肌腱与桡侧腕屈肌腱之间。接近间使穴。主治:瘰疬。刺灸法:直刺0.5~1寸;艾炷灸3~5壮,或温灸5~10min。

附:文献记载

《外科大成》:治瘰疬。穴在掌后三寸五分。

金滕玉匮针经

书名。即《玉匮针经》。署吕博撰,即吕广。见于宋代《崇文总目》。已佚。

金循义

明代针灸家。见"针灸择日编集"条。

金治田

清代针灸学家。对灸法有较深研究。雷少逸曾传其学而著《灸法秘传》。详见"灸法秘传"条。

金义孙

明代针灸家。详见"针灸择日编集"条。

金针

针具名。❶专指用金质制成的医用针具。1968年出土的河北省满城西汉刘胜墓葬中就有汉代金针实物。❷泛指用金属制成的医用针具。《针灸大全·金针赋序》:"金乃世之宝也,非富贵不能得之,岂贫贱所能有也。名其金,称其贵也。贵能劫疾于顷刻之间。"又《针灸聚英》卷三:"古曰金针者,贵之也。又金为总名,铜、铁、金、银之属皆是也。"

金针赋

针灸歌赋名。始载于明代徐凤《针灸大全》,全名《梓岐风谷飞经走气撮要金针赋》。序言说出自"梓岐风谷飞经走气补泻之法",经撮要写成此篇。"首论头病取足，左病取右，男女早晚之气，手足经络顺逆之理；次论补泻下针，调气、出针之法；末论治病驱运气血，通接至微之妙"。其中提出烧山火、透天凉、阳中隐阴、阴中隐阳、子午捣臼、进气、留气、抽添、青龙摆尾、白虎摇头、苍龟探穴、赤凤迎源等针法，对后世影响较大。

筋会

一、八会穴之一。《难经·四十五难》："筋会阳陵泉。"阳陵泉属于胆经腧穴，胆与肝相表里，肝主筋，故称筋会。凡筋肉拘急或弛缓不收等，皆可酌情取用。

二、经穴别名。即阳陵泉。参见该条。

筋束

经穴别名。即筋缩。见《医学入门》。详见该条。

筋缩

经穴名。见《针灸甲乙经》。属督脉。别名：筋束。定位：在背部，当后正中线上，第九胸椎棘突下凹陷中。局部解剖：布有第九胸神经后支内侧支，第九肋间动脉后支及棘间皮下静脉丛。主治：癫痫，抽搐，脊强，胃痛，破伤风，癔症等。刺灸法：向上斜刺 0.5～1 寸；艾炷灸 3～7 壮，或艾条灸 10～20min。

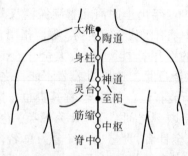

现代研究报道，用检测红细胞免疫功能和淋巴细胞免疫功能的方法观察，针刺筋缩后发现细胞免疫水平随治疗次数逐渐升高。针刺筋缩穴可调整胃收缩功能。X线摄片证实，胃扭转患者针刺前胃呈虾状，大弯侧在上，小弯侧在下，针刺得气后，麻

胀感达胃部，出现胃抽动、挛缩感，针刺 20 次后，X 线摄片显示，胃大弯侧在下，小弯侧在上，使胃扭转解除。

附一：腧穴定位文献记载

《针灸甲乙经》：在第九椎节下间。

附二：腧穴主治文献记载

《针灸甲乙经》：狂走癫疾，脊急强，目转上插；小儿惊痫瘛疭。

《太平圣惠方》：惊痫；癫病多言。

《针灸大成》：癫疾狂走，脊急强，目转反戴，上视，目瞪，痫病多言，心痛。

《循经考穴编》：手足不收，或拳挛不举，怒气伤肝，皮黄气闭。

筋之府

部位名。指膝部，见《素问·脉要精微论篇》。其载："膝者筋之府，屈伸不能，行则偻附（俯），筋将惫矣。"杨上善注："身之大筋聚结于膝，膝之屈伸不能行则曲腰向跗，皆是膝筋急缓，故知筋将病也。"

紧按慢提

针刺术语。见《金针赋》。紧，作急解；按，指下插。紧按慢提，即急插缓提的意思。紧按刺激较重，慢提刺激较轻，故也称重插轻提。属针刺补泻中的补法。

紧提慢按

针刺术语。见《金针赋》。紧，作急解；按，指下插。紧提慢按，即急提缓插的意思。紧提刺激较重，慢按刺激较轻，故也称重提轻插。属针刺补泻中的泻法。

进法

针刺手法名。金代窦默《针经指南》："进者，凡不得气，男外女内者，及春夏秋冬，各有进退之理。"指入针后，捻针至一定深度以候气至的方法。《针灸问对》"下针后，气不至，男左女右转而进之，外转为左，内转为右，春夏秋冬，各有深浅。"所述分男左转即进，女右转而进，并结合四时分别浅深，以此候气。

进火补法

复合式针刺手法之一。是将几种针刺补泻手法合在一起,以使针下产生温热感的一种特殊操作方法。此法与烧山火法相仿,但较柔和。《针灸大成》说:"进火补,初进针一分……退三退,进三进……自然热矣。"操作时,令患者口中呼气,随其呼气,一般用指切速刺法将针刺入穴内0.1寸,候到感应,则用针尖牵制住有感应的部位,连续地急插慢提3次,每进针一分按上述方法连续操作3次,使热感放散或传导。如无热感产生则令患者做鼻吸口呼,呼吸3次,或加刮法使针尖颤动而催其气至。如有热感则缓慢将针拔出,急扪闭针孔。此法也可以按天、人、地三部操作,有时不利用呼吸和提插3次的方法也能产生热感。留针与否应视病情需要而定。此法适用于一切虚寒冷痹之证,与烧山火法类同。

进气法

针刺手法名。《金针赋》:"进气之诀,腰背肘膝痛,浑身走注疼,刺九分,行九补,卧针五七吸,待气上下。"《针灸大成》中称作"运气法","凡用针之时,先行纯阴之数,若觉针下气满,便倒其针,令患人吸气五口,使针力至病所。此乃运气之法,可治疼痛之病。"指先直刺,行紧提慢按六数,得气后,将针斜对病痛处,行气后,让患者吸气五七口,以助运气。用于各种痛症。《针灸问对》:"针入天部,行九阳之数,气至,速卧倒针,候其气行,令病人吸气五七口,其针气上行,此乃进气之法,可治肘臂、腰脚、身疼。"

进水泻法

复合式针刺手法之一。与进火补法形成一对。此法比透天凉法刺激轻,较柔和。《针灸大成》说:"进水泻,初进针一分……进三进,退三退……自然冷矣。"说明此法是以被刺腧穴部位或全身产生凉感为目的的。操作时,令患者口中吸气,随其吸气,一般多采用舒张压手法缓慢地不捻不转地将针进至地部,即所需针刺深度。候到感应,将针提退0.1寸,在0.1寸上下范围内将针连续慢插急提3次。每提退0.1寸均按上述方法连续操作3次,使凉感放散或传导如无凉感产生则令患者做鼻吸口呼,呼吸3次,或加摇法而催其气至,使凉感产生。如有麻凉或触电样感觉,则将针急速拔出,不扪闭针孔,此法也可以按地、人、天三部操作。有时不利用呼吸和提插3次也能产生凉感。留针与否视病情需要而定。此法适用于一切实热证,如中风闭证、暑热等。

附:文献记载

《针灸大成》:四进针者:凡下针,要病人神气定,息数匀,医者亦如之,切不可太忙。又须审穴在何部分,如在阳部,必取筋骨之间陷下为真,如在阴分,郄腘之内,动脉相应,以爪重切经络,少待方可下手。

进针法

又称下针法。指将针刺入腧穴的方法。《流注指微论》:"针入贵速,即入徐进。"说明不论何种进针法,在透皮入穴时都应快速,以减轻疼痛。针刺入以后则要根据刺法要求仔细探取针感。常用的毫针进针法有爪切进针法、指压进针法、捻转进针法、夹持进针法、捏起进针法、撑开进针法等。参见各条。

进针管

针刺辅助用具。系一种用金属或塑料制成的小圆管。其中可通过毫针,管身应略短于选用的毫针。使用时左手将管按在腧穴上,右手指弹压管腔内毫针所露出的针尾,使针迅速刺入皮内,随后去管再进行运针。此法可避免进针时的痛感。

进针器

一种利用弹簧装置将针迅速刺入皮下以减轻痛感的针刺辅助用具。有塑料或金属制品,结构可分置针管、弹簧盒、调节杆和拉条等几部分。将针刺入皮下后,再予手法运针。

近部取穴

即近道取穴。见该条。

近节段取穴法

取穴法的一种归类。指在临床治疗和针麻时所选用的腧穴与病痛或手术部位属于同一或邻近的脊髓节段所支配。通常所称的局部取穴、邻近取穴均可归属此类。针刺麻醉中,甲状腺手术取扶突穴、颅脑手术取颧髎穴、胸腔病症或手术取上肢穴、腹腔病症或手术取下肢穴等,均属于此类。

近道取穴

取穴法之一。又称近部取穴,就近取穴,简称近取。是指在病痛的局部或邻近部选取腧穴进行治疗。此种方法,多用于局限的症状比较显著的部位,例如红肿疼痛、麻木等,对急、慢性病痛都可适用。临床上近部取穴,多用于器官、经脉、经筋、四肢关节等部位的病痛。如头痛取太阳、百会;胃痛取中脘、梁门;面瘫取颧髎、颊车;膝病取膝眼、犊鼻;肩病取肩髃、臑俞等。《医心方》卷二,引晋代陈延之《小品方》:"孔穴去病有近远也。头病即灸头穴,四肢病即灸四肢穴,心腹背胁亦然,是以病其处即灸其穴,故言有病者可灸,此为近道法也。"本法在临床上应用较广,既可单取一经,也可数经同用,旨在就近调整受病经络、器官的阴阳气血,使之趋于平衡而治愈疾病。

近视灸治法

近视治法之一。主穴:丝竹空、攒竹、翳明、光明、合谷、睛明、球后、四白。配穴:肝俞、肾俞、太溪、太冲、气海、足三里。操作:每次选 3 ~ 5 穴,取艾卷 1 枚,点燃一端后,将燃着的一端靠近腧穴熏烤(一般距皮肤3cm),每穴施灸 10min。丝竹穴、攒竹两穴用指针按摩。每日 1 次,10 次为 1 个疗程。本法有益气明目作用。现代研究证实,该法有调节视力的作用,近期疗效较好。

近视针刺法

近视治法之一。主穴:风池、承泣、四白、合谷、睛明、球后。配穴:肝俞、肾俞、太溪、太冲、气海、足三里。操作:用毫针轻轻刺入,留针 15min,每次选穴 4 ~ 6 个,隔日 1 次,10 次为 1 个疗程,休息 5 日,再做第 2 个疗程。本法具有养血安神,疏调经气作用。

近视治疗仪

针灸仪器名。一种专门治疗近视眼的针疗仪器。用电脉冲模拟人体神经冲动信号,刺激耳屏部的近视 A 穴(经验穴,位于耳屏外侧中央部),以调整睫状肌功能,改善眼部的血液循环,达到提高和恢复视力的目的。

禁灸穴

古人认为禁用灸法的腧穴。这些腧穴大多分布在重要器官或动脉邻近处,如睛明、丝竹空邻近眼球,人迎在颈动脉处,经渠在桡动脉处等。《针灸甲乙经》最早记载禁灸有头维、承光、脑户、风府、哑门、下关、耳门、人迎、丝竹空、承泣、脊中、白环俞、乳中、石门(女子禁)、气冲、渊腋、经渠、鸠尾、阴市、阳关(膝)、天府、伏兔、地五会、瘈脉。后世逐渐有所增加,近代由于医学进展,对禁灸穴的认识也更为明确,目前除颜面、血管、乳头和心尖冲动等处外,不少古代禁灸的腧穴已可施灸。

禁针穴

古人认为禁用针刺的腧穴。后世将部分不宜深刺的腧穴也归入这一范畴,所以文献上对这类腧穴的记载逐渐增加。禁针穴在《素问·刺禁论篇》中曾作专篇论述。《针灸甲乙经》记载,禁针穴有神庭、上关、颅息、人迎、云门、脐中、伏兔、三阳络、复溜、承筋、然谷、乳中、鸠尾等。这些腧穴多数在重要脏器或动脉所在处,易因针刺不当,造成不良后果。近代由于针具改良,解剖明确,只要消毒严密,针刺的方向及深度掌握适当,不少古代禁针腧穴已可针刺,但对某些因特殊情况禁刺的腧穴,如妇女在妊娠期,不宜针刺合谷和三阴交等,仍需注意。

靳瑞

针灸学家,生活于 1932~2010 年。自幼秉承家训,随先祖学习中医,18 岁考入广东中医专科学校,读中医本科,毕业后留校任教。为广州中医药大学首席教授,"211 工程"学术带头人,博士生导师,著名针灸专家,岭南针灸新学派"靳三针"创始人。全国继承老中医药专家学术经验指导老师,广东省人民政府授予广东省名中医称号;享受国务院颁发的政府特殊津贴待遇。靳瑞教授历任国务院第二、三届学位委员会学科评议组员,国务院学位委员会中医专家组员,中国针灸学会第二届常务理事,中国国际针灸考试委员会委员,中国康复医学中西医结合专业委员会委员,中国针灸学会文献研究会副理事长,广州中医药针灸研究会会长,广州中医学院针灸系主任,针灸研究所所长,广东省儿童福利会弱智儿童医学顾问,广东省银行医院靳三针治疗康复中心医学顾问等。同时还被美、法、英、日,以及我国台湾、香港等聘为顾问和终身针灸医学顾问或名誉会长。

靳瑞依靠大学科研设备优势,利用带博士的特有条件,用生物化学、分子生物学、细胞学、电生理、基因、影像学、免疫学、多普勒等高新科技进行"靳三针"的临床和实验研究,发明了"颞三针"治疗卒中后遗症,"智三针"治疗儿童弱智,"启闭针"治疗自闭症,"定神症"治疗多动症,"老呆针"治疗老年性痴呆等,被国内外誉为"靳三针"。其中《"智三针"为主治疗儿童精神发育迟滞的临床观察与研究》获 1998 年国家中医药科技进步奖,《针刺颞穴治疗脑血管意外后遗症临床与实验研究》获 1997 年广东省中医药进步奖。《靳三针》被国家医药管理局定为国家级中医继续教育项目。先后完成专著 30 多部,发表针灸专业论文 100 多篇,其中部分还被翻译成英、日、德、法、意文在国外出版。

靳贤

明代医家。晋阳(今属山西)人。1601 年(万历辛丑年),赵文炳委托其选集校正成《针灸大成》。参见"针灸大成"条。

jing

京骨

一、经穴名。见《灵枢·本输》。属足太阳膀胱经,为本经原穴。定位:在足外侧,第五跖骨粗隆下方,赤白肉际处。局部解剖:布有足背外侧皮神经,深层为足底外侧神经;在小趾展肌下方;有足底外侧动、静脉。主治:头痛项强、目翳、目眩、鼻衄、癫痫、腰膝痛、脚挛;脑膜炎、心肌炎、小儿麻痹后遗症、急性腰部扭挫伤等。刺灸法:直刺 0.3~0.5 寸;艾炷灸 3~5 壮,或艾条灸 5~10min。

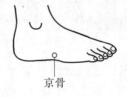

京骨

现代研究证明:艾灸京骨穴对胎位异常孕妇,可使腹部松弛,胎动活跃,有一定的转胎效果。

附一:腧穴定位文献记载

《灵枢·本输》:足外侧大骨之下。

《针灸甲乙经》:在足外侧大骨下赤白

肉际陷者中。

《类经图翼》：在足小指外侧本节后大骨下，赤白肉际陷中。

《针灸集成》：在申脉前三寸。

附二：腧穴主治文献记载

《针灸甲乙经》：疟，衄血不止，淫泺头痛目白翳，跟尻瘕疭，头顶肿痛，泄注，上抢心，目赤眦烂，无所见，痛从内眦始，腹满，颈项强，腰脊不可俯仰，眩，厥心痛，肩背相引如从后触之状，身寒从胫起；癫疾，狂妄行，振寒；痉，目反白多，鼻不通利，涕黄更衣；痿厥，身体不仁，手足偏小；善自啮颊，偏枯，腰髀枢痛，善摇头；寒热善啼，头重足寒，不欲食，脚挛。

《备急千金要方》：头热；背恶寒痛，脊强难以俯仰。

《太平圣惠方》：善惊悸，不欲食。腿膝胫痿……膝胫寒。

《针灸大成》：头痛如破，腰痛不可屈伸，身后痛身侧痛，目内眦赤烂，白翳侠内眦起，目反白，目眩，发疟寒热，喜惊，不欲食，筋挛，足跗，髀枢痛，颈项强，腰背不可俯仰，伛偻，鼻衄不止，心痛，目眩。

《循经考穴编》：寒湿脚气，两足燥裂，或湿痒生疮。

二、骨骼部位名。指足外侧隆起的大骨，即第五跖骨粗隆。《灵枢·经脉》足太阳膀胱经"循京骨至小指外侧"。《黄帝内经太素》卷八杨上善注："谓外踝下近前高骨也。京，高大也。"

京门

经穴名。见《脉经》。属足少阳胆经，为肾之募穴。别名：气府、气俞。定位：在侧腰部，章门后1.8寸，当第十二肋骨游离端的下方。局部解剖：布有第十一肋间神经；有腹内、外斜肌及腹横肌；有第十一肋间动、静脉通过。主治腰胁痛，肠鸣腹胀，泄泻呕吐，小便不通；肋间神经痛，肾炎等。刺灸法：斜刺0.5~0.8寸；艾炷灸

3~5壮，或艾条灸5~10min。

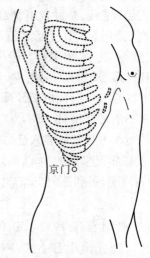

京门

现代研究证明：针刺京门穴对嗜酸性粒细胞有特异的影响。其效应比注射ACTH还强。针刺京门穴有抑制肾脏的水利尿作用，针后3h的排尿量较正常水利尿减少。对泌尿系统结石也有一定疗效。

附一：腧穴定位文献记载

《针灸甲乙经》：在监骨下，腰中挟脊，季肋下一寸八分。

《备急千金要方》：在监骨腰中，季肋本侠脊。

《循经考穴编》广注：一法一头齐神阙，一头齐命门，折中是穴。

《类经图翼》：一云在脐上五分，九寸半，季肋本夹脊。

《针灸集成》：直对章门，外开二寸。

附二：腧穴主治文献记载

《脉经》：尺脉沉，腰背痛。

《针灸甲乙经》：腰痛不可以久立俯仰；痉，脊强反折；寒热，腹膜胀，怏怏然不得息；溢饮，水道不通，溺黄；小腹痛里急肿，洞泄；体痛引骨。

《针灸大成》：肠鸣，小肠痛，肩背寒，痉，肩胛内廉痛，腰痛不得俯仰久立，寒热腹胀，引背不得息，水道不利，溺黄，小腹急肿，肠鸣洞泄，髀枢引痛。

《普济方》：骨痹痛引背。

经别

即十二经别。见该条。

经刺

《黄帝内经》刺法名。❶九刺之一。指刺大经,与络刺相对。《灵枢·官针》说:"经刺者,刺大经之结络经分也。"意指针刺经脉因寒气而发生结聚坚紧的部分。在临床应用时还可以配合热熨法,如《灵枢·官能》说:"结络坚紧,火所治之。"❷指交叉刺经。《素问·缪刺论篇》说:"凡刺之数,先视其经脉,切而从之,审其虚实而调之。不调者,经刺之;有痛而经不病者,缪刺之。"是指经脉有病,出现不调者,宜用经刺法,此处经刺是指巨刺,与缪刺对列;经脉不病者,宜用缪刺(交叉刺络)法。❸指按经取穴。《灵枢·禁服》说:"不盛不虚,以经取之,名曰经刺。"指某经有病取本经的腧穴进行针刺治疗的方法。

经筋

指附属于经脉的筋的总称,分十二经筋。位于十二经脉相应区域的皮部深层。每条经筋均由大小形状不一的"大筋、小筋、膜筋"等组成,均起于爪甲,结于关节,主司一身运动。《灵枢·经筋》:"经筋之病,寒则筋急,热则筋弛纵不收"。杨上善注:"筋有大筋、小筋、膜筋,十二经筋起处与十二经脉流注并起于四末,然所起处有同有别,其有起维筋、缓筋等,皆是大筋别名。"参见"十二经筋"条。

经络

经脉和络脉的总称。经,原意指"纵丝",在此为直行的主线之意;络,意指网络。《灵枢·脉度》:"经脉为里,支而横者为络。"《灵枢·口问》:"经络厥绝,脉道不通。"经络是人体气血运行的通道,对各脏腑组织器官有着濡养、运输和联系的作用。《黄帝内经太素》卷二十七杨上善注:"经脉及诸络脉不相通也。经络主运行血气,分布全身内外,是形体的根本。"《灵枢·寿夭刚柔》:"血气经络,胜形则寿,不胜形则夭。"数千年的医学实践使经络学说的内容日益丰富,现今的针灸学中,经络学说已从简单的概念逐步形成系统的理论,其中也渗入了阴阳五行学说的部分内容。经络系统以十二经脉为主体,还有奇经八脉、十二经别、十五络脉、十二经筋与十二皮部等。参见各条。

经络测定仪寻找法

针挑点的寻找法之一。采用经络测定仪,让患者安静休息片刻,将仪表指针控制在400μA,让患者手握铜质筒(也可将指环套在手指上),选择18～40V电压,再用探把手的铜棒与铜圆筒(或指环)接触,旋开电钮开关,调节好电流表指针到满度,用探索把上小铜棒的尖端放在针挑部位上,仔细移动,当电流表急剧增加,如戴有耳机可听到沙沙声,探索把小铜棒尖端所触及点即为针挑准确部位。采用此法,注意皮肤干燥,室温在18℃左右,铜棒接触皮肤的压力、时间必须一致。

经络测定仪诊断

指利用经络仪器测量经络或腧穴来诊断疾病的方法。张协和等仿日本的直流电阻测定仪制造了我国第一代经络测定仪。电压调整至12V,电流调整至断路时为200μA。共有4个系统的检查方法:一是测定各经左右的原穴;二是测定各经左右井穴;三是测定背部左右侧脏腑俞穴;四是测定阿是穴。原穴测定已有一部分正常人测定值为基础,可在各经总和的平均值中加或减去校正值,再比较各经左右原穴的平衡情况,不平衡各经便是不正常状态。也可把左右各原穴测值总数平均作为气血值,正常值为40～50,低于20为虚证,高于80为实证。各经的虚实,必须从测定值中扣除各经固有的偏高或偏低的正常值，然后才能比较各经的虚实。测定井穴也是以左右不平衡之经络为不正常。背俞穴测定也有同样的意义，并可找准腧穴，进行知热感度测定。阿是穴测定可以帮助找准痛点，确定疾病所在。这一诊断方法必须四诊合参才能确定。有时会有找不出病经的情况，即使找出病经，也只能分辨虚实，还须结合临床症状分析。由此可见经络测定仪诊断仍有一定的局限性。

经络超体节现象

经络特异性之一。在研究经络具有神经节段性的同时，有人发现，当病情严重时，痛感减退的麻木带，不仅表现在本经，而且可表现在有关的各条经络上，即表现为经络的超体节现象。客观地说，超神经节段的观察似较神经节段相关的观点更有说服力。

经络触诊

经络诊断法之一。又称经络按诊。是在经络循行部位上运用按压、触摸或戳捏等手法寻找阳性反应物及异常变化，以推知某脏某腑疾病的诊断方法。经络触诊是以具体的阳性反应物为客观指标，运用的触按手法有滑动法、推动法、移动法、按揉法。阳性反应物有多种形状，大小和数目多少也不同。主要有圆形、扁平梭形、椭圆形、条索状、链珠状、敏感泡及局部形态改变及敏感度的改变。反应物多数质硬，少数较软，病轻时隐约可及，较大的结节一般偏软，并多有移动性，小结节或索条物一般是不可移动的。上述各种表现可以单独出现，也可同时并见，如松弛、凹陷和酸麻并见。或反应物与麻、痛并见。凡查到阳性反应的部位，即依其所属的经络和脏腑进行定位诊断，同时结合其他临床表现进行定性诊断。这一诊法常为临床治疗提供选穴的直接根据。经络按诊的部位大多为背部的经络循行线及胸腹四肢重要腧穴所在的经络线。耳部按诊也属于经络按诊范畴。

经络导引仪

针灸仪器名。一种针灸治疗仪器。系根据循经导气和气功导引作用而研制，由仪器和经穴显示极组成。使用时，在选定的经脉上按顺序用电脉冲刺激各个腧穴，同时嘱患者注视经穴图板上同步显示的经穴。通过电刺激感觉的体验和患者自身意念的引导，使之产生循经感传，并达到气至病所。经络导引仪对一些慢性病和神经系统疾病有较好的疗效。

经络电特性

经各国学者对经络电现象的观察结果，发现经络循行部位的电阻较非经络循行部位低，导电快，但电位则较高，经络的这种特点我们称之为经络电特性。目前国内外应用经络电特性的研究方法有 5 种：第一种，经络线的非对称性双向脉冲电流测定法（张世仪）；第二种，三种皮肤阻抗仪同时测定法（刘亦鸣）；第三种，恒流式皮肤电阻率的测定方法（包凤芝）；第四种，定时定压定电流测定法（杨云碧）；第五种，无外加电源复合参数测定法（唐贤伟），经络电特性的研究难度大。日本吉田太郎应用所谓的四维科学——电极仪证明形态学所无法证明的经络乃是功能线，并通过离子泵示波学方法，证明了经络流注的方向性问题。Ponigny 通过一系列研究认为经络循行部位既是电反射区又是电接受区，具有较高的灵敏度。外界刺激经受体接受传至中枢神经系统，然后转变成电信号又重新投射到皮肤上，经络的敏感度高，因而表达出特异的选择性，但影响经络电特性的因素较多，也比较复杂。

经络电特性测定

指用各种经络测定仪器对经络本身所

具有的电学特性进行探测研究。用拉普拉斯平面分析对同一经两穴间交流阻抗进行测定,可见两穴之间阻抗低于对照线两点间(经线旁1.5cm),而容抗则偏高,相角则无明显差异。用自动化技术和固体电路研制的自动测定经络平衡仪,可即时显示任意一条经络的相对状态。但探测电流不宜超过5μA,电压不宜超过5V。宜用不锈钢电极,用电脑自动调控导电率维持相对稳定的比例。通过离子泵示波技术观察,可见到经络流注的方向性;即用天线接收80kHz的交流波。经离子导线与人体相应经穴连接,以示波器观察并记录不同经穴交流波图形变化时发现,顺经方向连接离子泵时,经络脉流的示波波形呈箝位波,反之则呈负相箝位波。

经络电子激发能共振转移假说

由张维波提出的这一假说认为气是生物大分子中某些电子处于激发态时所具有的激发能,气的传导是激发能按偶极—偶极相互作用机制在生物大分子之间进行的非辐射共振转移的传递过程,经络是一种能使电子激发能发生高效率共振转移的组织结构体。基于这一设想,推断经络的实质可能是以下3种中的1种或几种:第一种,经线上产生激发能的蛋白质分子及荧光的量子产生额比经外多;第二种,经线上激发能供体分子的发光光谱和受体分子的吸收光谱的重叠度比非经线大;第三种,经线上激发能供体分子与受体分子之间的距离比经外小。经络显性感传是由于井穴刺激产生的激发能在传导中被沿经神经末梢膜上的钠通道蛋白所吸收,引起分子构象改变,使钠离子内流形成动作电位的结果。由于激发能的传导是随距离衰减的,因此传导速度是激发能波不断叠加达到阈值的结果。当只有隐性循经感传时,井穴刺激产生的激发能只使神经末梢去极化,但未达到阈值,在叠加了局部刺激后,才达到阈值,引起隐性感传。

经络独特系统论

为经络实质假说之一。这一假说的提出者认为经络很可能是一个与神经体液既有关联又有区别的独特系统。这一假说的实验依据除了经络皮肤电之类的生物物理特性、某些经络现象、同位素示踪技术显示的经穴与脏腑之间的特异性联系外,还有腧穴或耳区反应点做同位素(磷红)注射,显示放射性物质有循经分布的特点。这一学说认为,目前虽然尚未找到经络的形态结构,大概是由于研究工作的深入程度或当前科学技术条件所限,如能克服这些限制,经络在形态上的独特性也许能得到证实。

经络对称现象

经络的对称现象,在2000多年前就已发现,如左病右治,右病左治,针刺一侧穴治疗两侧疾病,针刺两侧腧穴治疗同一器官的疾病。经络是两侧对称的,互相调节和互相制约的。由于人体存在个体差异,敏感程度不同,刺激量及刺激时间不同,以循经麻木带为表现的经络对称现象可能明显,也可能一侧明显,一侧不明显,所以这种经络的对称现象不是绝对的。关于经络对称现象的产生机制,有些情况可以用脊脉节段来解释,有时可以用H. C. Tien6个水平的神经元干扰学说中大脑横联合假说来分析,即认为在两侧大脑半球之间有3条联合路线,两侧大脑半球是通过3个联合桥完成内部联系的,即胼胝体、前联合及海马联合,两侧问题可能是通过两侧后中央回感觉皮层的同种与异种胼胝体间与联合纤维完成的。这个分析要得到进一步证实,还需大量的生理、生化、组织形态学方面的工作和支持。

经络发光探测技术

又称经络腧穴冷光信息测定,冷光探测。指利用光子计数法对经络发光现象进行测试,进行疾病诊断和针刺研究的技术。中国科研人员用光子计数法测试,发现人体体表不断地发射超微弱的可见光,光谱峰值为 $3800 \times 10^{-10} \sim 4200 \times 10^{-10}$ m(相当于可见光蓝色部分)。发光强度与年龄、体质有关,而且不同部位发光强度不同,井穴部位发光强度大于其他腧穴或非穴部位。某些疾病患者在不同经穴上的发光强度有不对称的变化,与健康人比较有显著差异。冷光强度的测定不仅稳定性和重复性好,且为经络腧穴的客观显示和实质研究,经络探测提供了新的手段。对 10 名健康人和 40 名阳明经疾病患者进行测试的结果表明:健康人左右商阳穴的发光强度基本一致,而患病者却相差 1 倍左右。这种因病所致的左右发光不平衡现象称为"病理发光信息"。出现病理发光信息的腧穴或部位称为"病理发光信息点"。不同疾病各有不同的信息点。研究证明有些患者在针刺前后病理发光信息出现转化。如心脏病患者,针刺治疗后,其病理发光信息由不平衡(不对称)向平衡(对称)转化。其他的患者,随着病情的好转,也有不平衡(不对称)转向平衡(对称)的趋势。此外,将这项探测技术用来测定人体体表经络线上的冷光,发现经线上测试点的发光强度比经线外测试点的发光强度高 1.5 倍。可以认为经络线在发光强度上也具有特异性。经络发光探测技术对经络的客观显示,疾病的诊断和"得气"指标的客观化与定量化具有重要意义。

经络发明

书名。明代金孔贤撰。参见"金孔贤"条。

经络感传肌电谱功率分析法

指针刺四肢腧穴激发感传时,经络感传轨迹上有功率或能量传输表现,可运用分析沿经腧穴的肌电信号功率谱的方法。近年纵向实验观察表明,沿经腧穴肌电谱功率在捻针时较针前对照点明显增加。留针、拔针时则增高不明显。外来加压阻滞时,被阻腧穴的功率较阻滞前明显下降,即加压阻滞时,可阻遏能量沿经传递。横向实验表明,捻针时沿经腧穴上肌电谱功率较其左右对照点变化率有明显差异,说明捻针时沿经穴有功率(或能量)变化。该能量是以纵向沿经传递为主,横向扩散较纵向传输弱得多。上述现象符合经络感传现象的一般规律。

经络感传现象

又称经络现象,经络敏感现象或针灸感应现象。指感觉沿经络循行路线传导或循经出现的各种皮肤病症。这种现象在某些人身上可因针刺、艾灸、通电、按压等刺激腧穴或在气功练功的过程中产生。经络感传的性质,因刺激原和个体之不同而有所不同。如针刺多感酸、胀、重、麻;艾灸则出现热气感;低频脉冲电可有电麻感;按压可有胀、麻等,一般呈带状、线状或放射状,其感传路线与经络主干的分布基本相符,有的还出现表里经之间,手足同名经之间的互传现象,感传速度一般缓慢,能为受试者清楚描述,而且可呈双向性传导。这种传导可被机械压迫或局部注射麻醉剂所阻断。刺激一旦停止,感传也就逐渐减弱及至消失。经络感传现象还可表现为沿经抽痛、皮疹、脱毛和引起皮肤出现红线、白线、皮丘带、过敏带、麻木带等特异现象。经络感传现象,对于研究经络实质有重要意义。

经络高发光性

经络的生物物理特性之一。用冷发光检测技术研究经络时发现,机体体表沿经络线出现冷光现象,此为经络高发光特性。研究发现:正常人左右同名经络发光值相等。病理情况下与相应脏腑有关的经脉所过之处冷发光呈不对称表现。一般男性发光值高于女性;夏季大于冬季;血流阻断时高发光值急骤下降,去除阻断后则不易恢复,后效应达 10min 以上,由此而认为经络高发光与能量代谢转换有关。进一步研究发现:病理情况下针刺治疗后,两侧不平衡的高发光现象即趋于平衡;十二经子母穴的发光强度不同,六阴经母穴高于子穴,六阳经子穴高于母穴;经络线上的发光较线外强约 1.5 倍。这种高发光线与低阻抗线、隐性感传线、古典经脉线四线重合。

经络歌诀

书名。清代汪昂编。刊于 1694 年。书中有十二经脉及奇经八脉循行路线、主病歌。文后绘有各经图。

经络红外线成像技术

又称红外线热像图法,是利用红外线技术测定经络腧穴皮肤温度的方法之一。红外线成像技术是利用物体自身发出的红外辐射摄照物体的方法,是根据红外辐射能成像的原理研究人体表面温度分布状况的一种检测技术。1933 年哥本哈根大学国家医学院的哈克塞森首先将此技术用于医学领域,1970 年开始应用红外线成像技术研究经络腧穴。1976 年我国试制成红外线热像仪,这是一种将人体自行发出的少量辐射热所形成的不可见红外线转换成为可见图像的装置。红外热像仪可以显示经络腧穴的位置和形态,同时为经穴诊断提供了新的客观检测手段,使之客观化,提高了确诊率,并在定位、定性、定量方面取得了一些进展。人体体表某些腧穴能特异地反映相应脏腑的生理病理变化,针刺得气时,相应经络腧穴常出现"热感"或"凉感",伴随着这些变化,常有皮肤温度的改变,说明经络腧穴红外线辐射量有改变,利用相应的热像仪可将阴性反应的腧穴或针刺"得气"的情况显示成客观图像。经络红外线成像技术已经应用于腧穴诊断、针刺得气的客观显示。如对 38 例 41 人次触诊阳性的背俞穴做红外显示对照分析发现,二者符合率达 92.68%。在针刺过程中伴随热感或凉感的出现,在荧光屏上也相应出现亮带或暗带,其循行路线与古典经络图相符,而不同于神经、血管或淋巴管的走向。这种图像可多次重复,说明经穴受适当刺激后发出的红外辐射波有可能作为经络诊断的客观指标。

经络汇编

书名。明代翟良编撰。刊于 1628 年。本书以《经络考》为基础,按十四经顺序排列,将脏腑、经络、经穴联系论述,并附以脏腑经脉图、歌诀、手足经起止图、内景图、奇经八脉论等。前有"经络统序"及"原始"诸说,对"系络""缠络""孙络"等概念有所阐发。现存清二酉堂刻本,与《脉诀汇编说统》合刻。

经络笺注

书名。明代韦编撰。成书于 1636 年,未刊行。分上、下卷。以形体为纲,从头至足分为六十六纲,于一纲中又分众目,分别其属何脏腑、经络。

经络经穴玻璃人

针灸教具名。1958 年由上海医学模型厂、上海中医学院等单位设计制作。为一直立位、正常成年男性模型,外壳及内脏均采用有机玻璃或塑料制作,形象逼真。经络和腧穴采用场效发光工艺装置。整个模型由电子程序控制台操纵,模型能自动显示和转动,并有录音磁带配合同步讲解,能演示十四经的循行路线及其与脏腑的关系,十四经脉的循行路线及 361 穴的分布点,还可有选择地单独显示 185 个经穴和

16 个奇穴。

经络经穴测定仪

针灸仪器名。一种通过测定皮肤电阻以观察脏腑经络功能变化和腧穴位置的仪器。其种类很多，但原理和基本构造大多相同，主要由电源、电流表、控制部分和电极构成。测定经络时，主要通过原穴、井穴及背俞穴进行；探测腧穴则以皮肤电阻的大小来判别，电阻小处即为腧穴。

经络考

书名。明代张三锡编撰。成书于1609 年。为所辑《医学六要》之一。1 卷。自序称"藏府阴阳，各有其经，四肢筋骨各有所主"，"今将《素问》《难经》《灵枢》等经及滑伯仁《十四经发挥》，纂其最要者为《经络考》。"书中采用马莳《黄帝内经》注较多，并载有图。现存明重刻本。

经络考正

书名。明代赵献可撰。已佚。参见"赵献可"条。

经络控制论

经络控制论是有关经络实质的一种假说，此说将人体看作是一个自动控制系统，而经络相当于"传导道"，腧穴相当于"发生器"，针灸刺激相当于"信息源"。经络在控制系统与控制对象之间传递着控制信号与反馈信号等。这一假说从生物控制论的角度论证了经络的作用和地位，对认识经络的实质是有重要作用的，但经络如何具体发挥其功能的，还不清楚，还缺乏实验的依据。对这些问题有待于进一步探讨。

经络类传导论

经络实质假说之一，针灸实验表明，无论针刺哪一个腧穴，都可引起不同程度的神经、体液性活动，但不同的神经有其不同影响区域。动物实验也获得一些现象，从而提出经络既是与神经系统有密切关系，而又是一个独立的类传导系统。实验是以某种物质从兔耳炎症灶被吸收的速率和淋巴管管腔的状况为指标进行观察。第一，针刺胃经"足三里"时，可改善炎症灶的血液循环状态，表现为某种物质吸收加速。显示了经络的特异效应，称此为经络吸收现象。第二，针刺与胃相表里的脾经"阴陵泉"时，针刺效应与"足三里"相同。认为这是经络吸收感应现象。第三，先后或同时针刺"足三里"和"丘墟"时，吸收显著降低，称此为经络吸收抑制现象。如改变针刺强度，给"足三里"以弱刺激、给"丘墟"以强刺激，即可解除吸收抑制现象，称此为经络吸收脱抑制现象。第四，经络吸收现象有被某种非麻醉剂封闭的可能，他们称此为经络吸收封闭现象。实验证明在切断支配针刺腧穴区域的神经支配后，经络吸收现象几乎完全消失。若保留一部分的神经支配，躯体神经和自主神经传入纤维时，吸收现象也部分保留。说明经络吸收现象与神经系统有密切关系。根据以上现象，提出了经络系统是类传导系统，也即经络可能是分布在体表的，严整而规律的相对独立的系统，它受神经系统所调节，但绝不等于古典解剖学所指的中枢神经的功能活动的体现者，它似乎具有特异的生理及理化特征，并且可被某种物质所阻断，从而认为经络的本质可能是进化较古老、分化较低级的传导系统。

经络疗法

将药液注射于阳性反应物内，再施用一定手法而治疗疾病的一种方法。它的特点在于循摸出经穴的阳性反应物，作为治疗的依据。其方法是用拇指或食指指腹以均匀的力量由轻到重地沿有关经络路线循摸。循摸时可用滑动、按揉、移压、推动等不同的方法，仔细检查经穴的压痛及条索状、圆形、扁平形或棱形、结节状的阳性反应物。触摸部位包括背腰部、胸腹部、四肢部。一般是先检查背腰部第一侧线的夹脊穴，第二侧线的背俞穴及第三侧线的经穴，再触诊胸腹部各脏腑的募穴，最后触诊检查四肢的郄穴、原穴、下合穴等。在注射药物时，应根据疾病的不同情况采用不同的手法。一般常见病用重复式手法，即准确针刺阳性物后，中等速度推药，推药时的针感往往重复原针感路线。慢性病、虚弱患者宜用线状式手法，即用小针具，药物浓度低，缓慢推药，推药时往往出现线条状循经传导的针感。实热证、体壮者宜用带状式手法，即用大针具，药物浓度高，快速推药，推药时往往出现宽如带状的针感放散。该疗法所注射的药物多是中草药制剂，如当归注射液、丹参注射液、玄胡注射液、防风注射液、板蓝根注射液等。一般背部每穴每次注射 $0.2 \sim 0.5\text{mL}$，胸腹、四肢部每穴每次注射 $0.1 \sim 0.3\text{mL}$。开始时药量宜小，以后可适当增加。经络疗法的适应范围较广，凡能针刺治疗的病症大多可采用本法。

经络麻木带

在应用低频络电脉冲刺激经络敏感人某穴并产生循经感传后，感传沿经循行，并在沿经感传部位出现麻木和凉的感觉，用针刺检查，确有痛觉减退之麻木区，走向与经络一致，名为经络麻木带。在经络麻木带内主要是痛觉的改变，温觉、触觉、压觉略有变化。

经络敏感人

一、指对针刺特别敏感的人。这种人在接受针刺或电针时，沿经络循行路线出现经络现象或感传反应，十二经脉中有6条以上出现全经传导，其余的感传也通过肘膝关节以上，具备这些特点的，都可称之为经络敏感人。

二、书名。人民卫生出版社 1979 年出版。本书收集了有关经络感传现象的资料29 篇，初步发现经络敏感人，即通过物理的、病理的刺激激发经络感传现象或病理反应的人不是个别的，而是较多的人群；经络是一种有活力的生命现象，可以通过功能和病理反应表现出来；经络和腧穴，经络和脏腑都有着极其密切的关系，为探讨经络的实质提供了一些线索。

经络皮丘带

为一条高出皮肤面，较周围组织稍硬的带状物，与荨麻疹皮肤组织反应相似，位于皮内，在皮下触不到索状物。皮丘带宽 $0.5 \sim 0.6\text{cm}$（最宽处 1cm，最高处 $0.2 \sim 0.4\text{cm}$），走行连续，呈带状，稍蜿蜒，线路与古典经络循行部位基本一致，与其主诉的刺激感走向完全相同。皮丘带出现后经 $1 \sim 2\text{h}$ 消失。它的发生最有利于形态学者抓住可靠的思路进行实验，因为经络皮丘带是沿经络路线看得见、摸得着的辨认循经的客观依据。一般认为经络皮丘带很有可能是风团沿经络线进行的延长。风团发生的机制主要建立在轴索反射上，如果轴索反射从一个皮节神经元接力式地发展到下一个，再下一个皮节神经元时，风团便可得到延长。

经络、皮层、内脏相关说

经络实质假说之一。研究证明经络与内脏有一定的联系，皮层与内脏也有一定的联系。故有的学者推测，经络、内脏、皮层间必有联系，并提出经络—内脏—皮层相关的假说。有一些实验说明表现在周边，而实际过程却是在中枢神经系统里进行的。在狗的胃经腧穴"足三里"上捻针作为条件刺激，食物作为非条件刺激，两者结合多次后，建立起针刺"足三里"—分泌唾液条件反射。然后在胃经其他腧穴上捻针，虽然不曾与食物结合过，但在大多数情况下都有条件反射性唾液分泌。在膀胱经腧穴捻针，则不出现或偶然出现唾液分泌；

在胆经腧穴"阳陵泉"捻针,虽离"足三里"很近,也不引起唾液分泌。这是条件反射循胃经泛化(扩展)的现象。在人身上用针刺肺经腧穴列缺代替氨水建立起抑制呼吸的防御性条件反射,也发现这种条件反射可以循肺经泛化到尺泽。从大体解剖看,泛化的途径和神经的分布并无一致的关系。从现代生理学知道,条件反射的泛化原来就是中枢神经系统里进行的过程。因此"循经泛化"不是在体表,而是在中枢神经系统里进行的。这些实验说明经穴通过大脑皮层和内脏发生了联系。因此设想,经络是大脑皮层各部位之间特有的功能联系。经络上的腧穴在大脑皮层上各有其相应的点。针刺一个腧穴引起大脑皮层相应点的兴奋后,这一兴奋就按其特有的功能联系,有规律地扩散到同一经上有关腧穴的相应点,引起该系统的兴奋。在建立起条件反射后,就使得同经的一些腧穴虽未进行条件反射的建立,也发生条件反射性唾液分泌或呼吸抑制。

经络贫血带

患者自发出现或由针刺刺激所激发出来的沿古代记载的经络循行络线的苍白贫血带,或宽或窄,长短不一,或断续,或延伸,主要是由于沿经循行部位的真皮毛细血管萎缩致微循环不畅而出现于周围的部位。

经络区段电阻图法

是用来显示经络腧穴病理反应的方法。它根据"经络体系和机体组织小血管运动的控制、调节功能相关"的设想,采用电阻图的方法来描述经络区段浅表组织小血管波动的综合性图像。如在前臂和小腿相当于十二经脉的各区段部位,并置一对2cm×4cm的片状金属电极,进行局部的生物电阻抗的测定。图像的阻抗值是该部组织血液容积改变量的函数,其曲线可半定量地表示两个电极间浅层组织的血流状况。初步观察表明,该图像有循经性,并随机体生理病理状况而变化。

经络全书

书名。明代沈子禄原编《经脉分野》,后由徐师曾删订,增加《经络枢要》,于1576年(万历四年)合编成此书。清代尤乘又补订,于1688年(康熙戊辰年)刊行。

经络神经论

该理论可分解为经络中枢神经论、经络周围神经论和经络神经节段论三部分。参见各条。

经络声发射探测技术

又称经穴声信息探测。指用声传感器对经络声信息的探测研究。物体内部声信息的探测技术兴起于20世纪60年代中期。这项技术灵敏度高,对被测物体无损伤,现已被用于经络研究。所谓声发射是指在一定诱发条件下,物体内部发生微观动态变化以应力波形式释放多余的能量,产生声信息,用声传感器将此种声信息转换成电信号经放大后加以显示或记录,可以揭示物体内部的变化过程。这种声信息信号的大小与外在的刺激原、物体内部微观变化的程度及释放能量的多少有关。研究证明,只要对经络、腧穴给予激发,便可在机体一定部位检测到声信息。其频率范围为1~50Hz,波形为类光波或类正弦波。它与各种器官的生物电,与脉搏波、呼吸波不同,有其特异性。其传导似有循经性,并且传导速度缓慢(4.16cm/s),具有双向传导和可被阻滞的特点。声波在经络中传导较周围组织损耗小,接收到的信息大,叩诊音质明显与周围组织不同。这项技术仍处于实验阶段,但它对经络腧穴的研究具有一定意义,其实际价值有待进一步研究。

经络生物电论

经络实质见解之一。针灸实验测定的结果,发现器官活动增强时,相应经络原穴电位增高,器官摘除,或经络线路经过地方的组织破坏,则相应经络原穴电位降低,甚至达于零。创伤和骨折病例测定中的结果与上述现象一致。故认为原穴的电变化是依脏器存在和活动情况及经络通信而决定。提出经络实质是人体内电的通路。认为从组织器官发出的电流,依其强度和量等特性,沿着特殊导电通路行走,纵横交叉,遍布全身。电路的具体导电组织是什么,学者们认为身体内任何组织均可导电,经络通路导电组织,呈多样性,即多种组织作为导电介质的作用。这种形成的经络系统是独立存在的,它与神经系统有密切联系,但并不等于神经系统。

经络生物电轴及其通路说

学者们根据人体原来是一个放电体和导电体,认为经络实质上是人体内电的通路,就是从组织器官发出的电流沿着特殊的电通路行走,纵横交错,遍布全身。生物电在体内通过组织和体液中含有的电解质,呈容积导电形式投射于皮肤表面,在皮肤上各器官生物电电力线的交点就是腧穴,生物电的电轴就是经络。该学说成立于20世纪60年代左右,但由于缺乏实验依据,而没有得到广泛的认可。

经络是多种组织系统综合机能体现说

该学说又称为"经络综合发生系统论",是关于经络实质的一种假说。日本人石井陶泊认为,经络是人体的综合发生系统,人体内的肌肉骨骼、内脏、血管、神经等以浑然一体的姿态在维持着生命。经络就是综合这一切解剖系统来经管生命的综合系统,是生物从初生起即有的系统。他对十四经的解释是人体从内脏到皮肤肌肉全可分为前、后、侧三面,三面中再分为内、外两面共成六面,再分上下构成十二面,两侧对称共成左右二十四面。人的左右两侧各十二经,正好二十四经,再加前正中线、后正中线,成为十四经。该理论有一定胚胎学的根据。

经络十二论

书名。又称《十二经络(论)》。明代葛可久撰。已佚。参见"葛可久"条。

经络实质假说

经络实质(经络的物质基础)究竟是什么,目前仍未完全阐明,一些学者从不同角度,对经络实质进行了探索,提出了各种假说。假说的来源:第一,临床观察或实验研究;第二,溯本求源,考证前人关于经络概念的形成过程及内容,参照现代生命科学成就而提出来;第三,根据现代科学中的有关成果和经络现象的相似性而进行的推理。这些假说虽然都还不能对经络现象,经穴——脏腑相关和针灸作用的种种规律做出圆满的解释,但毕竟是科学对经络这种复杂生命现象的一种认识,可能从某个侧面反映了经络的实质。随着科学技术的进步,研究的深入和资料的积累,有些假说必然被否认,有的则需不断修正、丰富和发展,并在互相渗透和相互补充的基础上统一起来,达到对经络实质的彻底了解。经络实质的假说有经络与神经体液相关说、第三平衡论、生物电场论、经络控制论、经络独特系统论等。

经络实质研究

主要分为生理学研究、胚胎学研究、形态学研究、生物学研究等4个方面。生理学研究认为神经反射机制是经络传导的基础,如 Macheret 提出的两点功能联系理论,Vagralalk 提出的在外周链中"躯体经络"分别与躯体神经和自主神经形成的神经干相连接,在中枢链中经络构成脊髓和脑的传导通路的假说和日本人中谷义雄提出的良导络学说。胚胎学研究以日本人石井陶泊的"经络综合发生系统论"为代表,认为人体十二经脉是一种自然系统,是在胚胎发育期间形成的。Buchheit 论述了肾经流注线路与胚胎发生期间肾发育之间的关系,Ghassemzadeh 认为每一经络对均有胚胎发生期的典型形成时间,胃/脾和肝/胆和心/小肠和肺/大肠经发生得更早,可以根据早期胚胎学上的联系说明这些经络对之间的联系。形态学研究上以本山博为代表认为,经络存在于真皮结缔组织及各组织脏器的结缔组织多水层内;山下九山夫认为,良导络位于皮肤表皮的基底层;藤田六郎认为,经络是存在于筋膜包绕的动脉、静脉、淋巴管和神经干的空隙中。我国张琼提出了经络的三线学说等。生物学研究中,间中喜雄等提出的 X - 信号系统较为著名,该系统有几特点:第一,对极其精微的动因发生反应;第二,信息的输入部位与反应的输出部位均有特异性;第三,该系统是综合性功能结构,构成一个整体性体系;第四,该体系中起支配作用的是所谓全息图模式。关于经络实质的研究虽多,但尚无哪一种假说可以完全将经络现象解释清楚,对经络进行不断地深入研究,有可能改变传统生物学的某些观点,实现现代生命科学的新突破。

经络枢要

书名。明代徐师曾撰。全书分原病、阴阳、脏腑、营卫、经络、常经(十二经)、奇经、人迎、气口、三部、诊脉、清浊、客感、传变等 14 篇,引载各家论经络之文,加以发挥。收载于尤乘重辑《经络全书》的后编。参见"经络全书"条。

经络俞穴

书名。明代吴延龄撰。已佚。参见"吴延龄"条。

经络腧穴电特性测定

用各种探测仪器对经络和腧穴处所具有的电特性进行测定。其中包括经络电特性、腧穴电特性。腧穴电特性又包括腧穴低电阻特性,腧穴高电位特性。自 20 世纪 30 年代以来,有人注意到经穴具有低电阻特性。我国林长庚早在 1949 年就用电阻测定法作为取穴根据。不少学者,从 20 世纪 50 年代至今,研制出多种类型的探测仪器,不但在观察经络、经穴、耳穴电特性方面取得了大量资料,而且已应用到针灸临床之中。目前多数学者认为:皮肤电现象与经络腧穴确有一定联系。在不同病理生理条件下,相应腧穴电阻电位有所波动。一般可将低电阻高电位作为取穴参考指标。组成测定的每一环节,如电极及其皮肤接触面积、压力、时间,乃至仪器性能等无不对测定值产生一定影响。被测者当时机能状态和环境等也可产生影响。

经络腧穴冷光信息测定

即经络发光探测技术。见该条。

经络望诊

经络诊断法之一。是直接观察经络所过部位的皮表所发生的各种异常改变来诊断疾病的方法。经络望诊要注意观察全身经络腧穴和头面五官的色泽、形态变化。如皮肤的皱缩、隆陷、松弛,以及颜色的变异,光泽的明晦,色素的沉着和斑疹的有无等。望诊时要注意患者体位和光线,注意和触按法结合。经络望诊观察的是人体外部表现,其目的在于通过外部表现去察知内在的脏腑病变。如两目红赤,在排除眼病和高热的情况下可考虑肝阳亢盛(肝经上行连目系);齿龈红肿可考虑胃火上炎(胃经入齿龈);肺之疾患常在肺俞和中府等腧穴出现白色或红色皮疹;肝之疾患可在中都等腧穴上见到色泽改变。临床上从这些体表部位的异常反应,再结合其他有关资料如脉象、主诉等进行综合分析诊断。其中包括察望络脉的隆陷和色泽,根据络脉的见与不见、隆起或凹陷以诊断疾病是实证还是虚证,据络脉所表现的各种不同颜色来判断疾病的寒热及气血多少。其他经络望诊还包括小儿指纹诊法,通过五轮八廓的外在变异诊断脏腑病变的眼诊,观察耳穴耳郭变化诊断全身病症的耳诊,以及用循经性皮肤病和循经反应带诊断内脏疾病等。

经络物质基础论

经络实质假说之一。有人对尸体四肢做横断与纵剖面分肉之间的筋膜间隙进行观察,发现皮肤、肌肉、骨骼之间有不规则的多角套管复合立体筋膜间隙,与手太阴肺经分布路线基本一致。考虑到这些结构的物理特性和古人循经取穴强调体位,并把腧穴取在两筋之间,分肉之间,关节之间,凹陷或缝隙之间,因而认为这些结构可能就是经络或循感信息传递的物质基础。

经络现象

经络现象一词是近人提出的,原意是指古人发现经络存在的一系列基本现象而言的。目前所说的经络现象,则主要是指沿古代记载的经络路线所出现的一些特殊的感觉传导现象,或"可见的"皮肤色泽及组织形态等方面的改变现象。循经性是各类经络现象的共同特征。沿经出现的感觉传导现象,特称为"循经感传现象"(简称"感传"),在各类经络现象中最为多见,是目前经络现象研究的重点。"可见的"经络现象主要为沿经出现的线状皮肤病,及类似表皮血管扩张或收缩所形成的红线、白线等。此外,尚有一类称为"隐性感传"的经络现象,它们平时不易察觉,须藉特殊的检查方法才可发现,如沿经出现的一系列敏感点,叩击这些点,可出现线状放射

感、麻木带及过敏带等。上述经络现象一般是在针刺、艾灸、推拿及电脉冲等刺激方式作用于腧穴后产生,但也可在某些病理状态下自发地出现。还可在并无外周刺激的情况下,经人静诱导和意守丹田等气功锻炼而被诱发出现。显然,涉及经络现象的出现机制是非常复杂的,然而各类经络现象从感觉到形态的多个侧面,反映出古代记载的经络线路在人体的客观存在。特别是可见的经络现象,持续时间长,可做从容观察,以它们"看得见,摸得着"的形态变化特点,形象而生动地显示着人体"活的经络图"。经络现象无疑是人体经络科学的重要研究内容。经络现象不仅在分布上具有"经络型式"的特点,近十余年来大量的观察资料表明,循经感传过程中所出现的生理效应特别是相应器官、内脏的功能变化,以及治疗效果都与经络理论十分一致。运用感传于针灸临床,促使"气至病所"以提高针灸疗效,已获肯定结果。这说明经络现象的研究,丰富与发展了经络理论,它不仅是研究经络实质的重要线索,还具有临床实用价值。国外对经络现象的研究:有一些发现和报道,如循经感传、沿经皮下硬结、丘疹点、红线、白线、皮肤病等。近年来,这些现象仍时有发现,并进行一些实质的研究。芹泽胜助等采用反射式光电管脉波计记录皮下硬结、压痛及伴有压痛的皮下硬结部位的皮肤血行状态。发现这些部位的血液循环处于不良状态。通过肌电图的观察发现经穴部位皮下硬结的肌电活动较非经穴部位皮下硬结更为显著。有研究发现,内脏有病时在相应腧穴产生皮下硬结,可作为诊断"未病"的要点。绳田隆生等受中国研究循经感传的影响,也对感传现象进行普查,他们应用中国测定敏感人的方法,调查 260 名健康青年,感传率约为 40%,虽较中国的出现率

低,但却证实了感传现象的存在。

经络现象测定

近年来用多种物理学指标测查皮表发现,有许多变异现象呈现循经性特征。如皮肤通电低阻抗,往往是沿着经脉走行的部位偏低;相反皮肤电位的改变,却往往是沿着经脉走行的部位偏高。对人体体表经络路线上的冷光进行了精确的测定,结果发现经络路线上测试点的发光较经络线外0.5cm 测试点的发光强 1.5 倍,即高发光线与十二经线路是重合的。高发光线还和皮肤低电阻线吻合,和隐性感传线吻合。利用红外线成像技术测出的循经光带,多与受试者的感传性质和路线一致,与经络循行线路基本相符;循经热感者显示亮带,循经凉感者显示暗带。针刺得气而产生循经感传现象时,循经线上经穴的放电明显高于非经对照点。局部血流图的改变也有循经的趋势。腧穴的皮温处于刺激状态下,呈循经性变化特征。对某些患者用辐射场照相方法测定指(趾)端电晕光环时发现,光环的改变与中医学经络辨证的结果表现有某种程度的一致性。借助声发射技术检测发现,循经感传现象的发生常伴有声信息。有人用放射性同位素磷腧穴注射发现,其行踪与十二经循行线基本一致。

经络现象诊断

诊法名称。由于经络有其一定的分布部位,因此经络现象可以反映某一部位的病理。通过研究经络现象的规律,可以对疾病进行诊断。其方法是根据经络循行路线上某一部位的特殊感觉如出现压痛或异常现象(如结节、条索状物等)。在临床上,还有用经络测定仪测定一些特定腧穴皮肤电阻变化,以发现病变经络和病变脏腑的方法。

经络详据

书名。明代吕夔撰,已佚。参见"吕夔"条。

经络形态学研究(国外)

本山博用表皮剥离实验研究皮肤电流通过的确切部位,结果表明大部分电流是从表皮下的真皮层内流过,而最大电流可能是从真皮层电阻小、含电解质多的水层部分通过的。笔者认为经络存在于真皮结缔组织及各组织脏器的结缔组织多水层内。藤田六郎认为,经络是"肌运动主因性脉管外流体波动通路膜体系",它存在于筋膜包绕的动脉、静脉、淋巴管和神经干的空隙中,这种空隙分为两部分,一部分是动脉、静脉、淋巴管管腔与周围结缔组织间的空隙,一部分是管腔周围结缔组织与其周围系统的筋膜间的空隙。这两种空隙均是经络赖以传导信息的体液所流通经过的场所,这种体液的脉管外流动主要依赖于肌肉的运动。各条经络的通路深浅位置不同,阳明大肠和胃经为皮下经络,少阳三焦和胆经为浅筋膜经络,厥阴心包和肝经为筋膜下经络,太阳小肠和膀胱经及少阴心和肾经同属肌肉内经络,太阴肺和脾经为深筋膜经络。高野千不认为可以用自主神经支配的传导通路和以离子泳动通路为中心展开的气血营养细胞外运输通路系统可以解释经络的实体。森下宗司提出细胞网架可能是经络的传导通路。细胞网架是动物细胞内非常发达,在细胞质中由结构蛋白纤维纵横形成网络的纤维结构物质,它是保持细胞特有形态、支持细胞运动的物质的总称。经络传导速度之所以很慢,很可能是由于通过该物质传导的。

经络穴位测定诊断

又称经络穴位诊断法。指利用经络穴位的物理、生物特点诊断疾病的方法。是针灸学所特有的诊断方法之一,它以经络学说为理论基础,以腧穴病理性反应的各种表现形式为指标,利用某种刺激方法,如点压、通电、温热等检查有关经络腧穴的反应,测定腧穴的电位、电阻和导电量的变化,经过病位分经和系统辨病而得出结论的诊断方法。此法形成于 20 世纪 70 年代初期,早期主要是运用穴位压痛和穴位触诊时发现的各种阳性反应物为依据辨病诊断,后又研制出各种功能的经络穴位探测仪及诊断仪用于多辅助诊断。经络穴位测定诊断包括体表按诊法,经穴电测定法和知热感度测定法。

经络穴区带疗法

采用针刺按摩、药物注射、埋针、埋线等方法,刺激经络、穴区带内敏感点,以消除敏感现象,治疗疾病的方法,是一种新型疗法。在经络—穴区带中选择主要压痛点(压痛明显处),采用 1.5 ~ 10cm 长的毫针,直刺、斜刺或横刺,连续或间隔地捻针或提插,持续刺激,行针时间一般为 30min。针感以能远距离传导和长时间持续最理想。当针感传导充分出现,症状有改善后起针。本疗法适用于乳腺炎、淋巴结炎、丹毒、角膜溃疡、外伤、冻结肩等。

经络穴位物理学特性研究(国外)

经穴的主要物理特性是电学和温度特性。电学特性主要表现为腧穴处皮肤具有低电阻点电位特性。Reich manis 等用交流电测定法综合测定腧穴电阻、电容,发现经穴的阻抗低于邻近的非经穴,而容抗高于邻近的非经穴。Fraden 认为皮肤,特别是腧穴处的皮肤不可能用一个简单的线性电路所等效,因而研究了体表的非线性效应,结果表明高频的非线性是小的,主张测量电阻用很小的电流和大于 100Hz 的高频才能准确。设计了可同时测量皮肤电阻和电位的线路。河村广定等用方波电流(波宽 100ms、频率 100Hz)测定皮肤电阻,可稳定地进行长时间的观察。Luciani 利

用辐射场照相的原理,使电阻低的腧穴在高频、高压(100Hz,2500V)电场下放电产生火花而拍摄到腧穴照片。小田博久等根据腧穴易通过电流的事实,将直径约 4cm 表面涂有碘化银的银盘置于被拍照腧穴上,通一定电流后,碘游离出来与银发生反应即产生黄褐色的像。从照片上看,腧穴是由直径为 1 ~ 2mm 的几个小点集合而成。竹之内诊佐夫、本山博研究发现经穴部位的皮肤温度高于非经穴。测定方法除用热敏电阻温度计外,多用红外热像图或液晶热像图来显示皮肤的不同温度分布区及其与经络腧穴的关系。

经络穴位形态研究

古代关于经络形态的描述说,经脉十二者,伏行分肉之间,深而不见。其常见者,足太阳过于内踝之上,无所隐故也。诸脉之浮而常见者,皆络脉也。又说,外可度量切循而得之,其死可解剖而视之。现代对经络穴位进行了多次的解剖形态学观察,目前的研究工作,主要在于说明经络穴位与已知的一些形态结构的关系,并借此探讨它的实质。第一,经络腧穴和周围神经关系。从研究结果表明,在所有组织中,以周围神经和经络腧穴的关系最为密切。如腧穴层次解剖,309 穴中直接刺中神经者 152 穴,针刺点旁 0.5cm 内有神经者 73 穴,又如针刺解剖 324 穴中,有神经分布者 323 穴,其中与浅皮神经有关者 304 穴,与深部神经有关者 155 穴。与浅、深神经均有关者 137 穴,显微镜观察证明,腧穴处表皮、真皮、皮下、筋膜、肌肉各层组织内具有丰富的、多样化的神经末梢,神经丛和神经束。第二,从经络循行部位来看,特别是其四肢部分和周围神经的分布非常接近。实验观察,手太阴肺经自云门穴以下近似皮神经分布。手厥阴心包经自天泉以下近似正中神经的分布。手少阴心经近似尺神经

和前臂内侧皮神经的分布。第三，经络腧穴与血管、淋巴管的关系。实验视察，针刺309穴中，直接刺中动脉干者24穴，针刺点旁0.5cm内有动脉干者262穴。说明血管与腧穴的关系仅次于腧穴与周围神经的关系。下肢部分腧穴观察，膀胱经的昆仑、委中、承山穴，多例数有下肢外侧群的1~3条淋巴管通过。同一淋巴管通过上述3穴。脾经的三阴交、阴陵泉有1~5条下肢内侧群淋巴管通过，血海有1~4条淋巴管通过，同一淋巴管也常通过上述2穴或3穴，可见经络腧穴与淋巴管的关系又仅次于神经和血管：化学跟踪法对经络腧穴进行观察，证实染料系经淋巴管分布。

国外对经络腧穴形态学研究已不单纯固定在经穴部位观察，而是与低电阻点（良导点）、触发点、运动点、压痛点等各种反应结合起来研究，在研究方法上，除一般的解剖组织学方法外，较多地用组织化学、电子显微镜等。Niboyet等对家兔、人体的腧穴进行组织学研究，认为经穴是由毛细血管网、神经的有髓无髓纤维、淋巴管等组成的复合体。有髓纤维一直延伸到表皮的基底层，这与皮肤的电阻变化有关。仓林让研究了狗、猫、兔、鼠等动物的皮肤良导点的组织学，比较了各种组织与良导点的关系，发现神经组织与良导点的关系密切。Plummer认为体表的各种反应点如触发点、运动点、压痛点等大多与经穴位置一致，腧穴多位于神经血管束穿过筋膜平面的孔隙处。Gunn也观察到大多数腧穴位于肌肉运动点上，即肌肉神经最接近皮肤的部位。Thomas研究了皮肤的原位丛结构，他认为原位丛主要是结缔组织，但其功能与神经有着密切的联系，可能是针刺感受器。Tiheriu用同位素镥显示出膀胱经的仆参穴至至阴穴一段，并与肾经相连。

经络循行线热学特性

当循经感传发生时，经络循行线上具有比周围组织较强的红外线辐射。有人利用热像图来探测循经感传显著者及较显著在感传现象进行中体表温度的变化，发现循经感传显著者在感传过程中感传线产生明显的热感时，热像图显示一条亮带；产生明显的凉感时，热像图显示一条暗带。暗带或亮带的循行路线与受试者的感传线一致，也和经典的经脉循行线一致。针刺可引起相应经脉线上温度的改变，针刺腧穴后，其周围的皮肤变红，局部温度升高，较针刺前升高2.8℃，皮肤温度升高的面积大于皮肤变红的范围。并且在远离针穴部位，热像图上出现与该针穴所属的经络走行基本相符的高温带，如针刺腕背的阳池穴后，沿着手少阳三焦经在肩背部循行的经络出现一条明显的高温带，从肩峰斜向内上，经项部而至头部。针刺腧穴引起人体表面温度升高，可能是由于皮肤血管扩张引起血流量增加的结果，这种血管扩张的模式既不是漫无规律，又不是按照局部血管神经的解剖而分布，而是与古典的经络路线基本相符。

经络仪器测定诊断标准

是应用经络仪器测定对疾病进行诊断时所依据的标准。不论任何型号的经络测定仪，其诊断标准可概括如下：第一，高数和最高数。如果某些经穴测值超过其他经穴的平均值1/3，称为高数（不到1/3的，并不能作为没有问题的依据）。如果同时出现几个高数，应分析其中的最高数，一般是主要病变所在。高数大多表示实证。第二，低数和最低数。如果某些经穴测值低于平均值的1/3，称为低数，表示病情属虚。低数中的最低数，多是主要病变所在的经络或脏腑。第三，左右差数。如果两侧同名经测值相差在1倍以上的，即表示该经或脏腑存在病变。这种差数在找不出高数或低数时，很有参考价值，表示阴阳失调，经络失衡。

经络与肌肉相关论

为经络实质假说的一种。这一假说设想十四条经线在肌肉中而非神经。日本的矶部文雄认为经络是运动肌物理性运动器官系统（生物量子学）。内脏是内脏肌化学性代谢生成的器官系统。两者处于电磁场有机平衡的关系中。藤田六郎认为，经络是肌肉运动主因性流体波动通路系，虽还有待进一步证明，但考虑肌肉是值得注意的。

经络与进化论

经络是生物界的一类普遍联系，也有进化史和个体发育史。人体某些特异的穴区具有整体的代表性和布局的一致性。从遗传学看，这是由于胚胎时期某些胚芽带有与全身类似的显性遗传潜能的结果。从胚胎学看，这反映了个体发育规律的一致性；它们的差别，则反映了这种发育规律形式的多样性。躯体部经的超节段分布是同形体节各节段之间等位相似点的集合，是超节段纵的分布，表明在进化成异形体节时变异后，形成了新的轨迹。从胚胎学看，人的个体则重演着上述过程，从遗传学看，是同形体节等位点间具有的等显性遗传潜能，在向异形体节演化时异化的结果；同经常用腧穴是相对稳定的功能块，由于遗传的力量，它们之间具有某种更为共同的物质基础。经脉所过，主治所在，这种体表脏腑的相关性，源于三胚层时期各层间相互诱导，相互制约的邻近效应。这也是头针治病的机制。

经络与淋巴管相关论

解剖学工作者多持这种观点，根据解剖学观察认为，经络与血管关系比较密切。有人用墨水显示出沿肺经行走的淋巴管和在三阴交处吻合的三条淋巴管，进一步比较了经络的走向和四肢急性淋巴管炎时发炎淋巴管的分布、躯体浅表淋巴管收集丛的分布，以及深部淋巴结的分布，发现十四经和带脉、冲脉都与淋巴管系的淋巴收集丛或淋巴管淋巴结的分布基本一致。有一部分经脉如胃经、肺经、心经、脾经和下肢部分的膀胱经等与腧穴下深浅淋巴管走向几乎一致，因此可以认为古代提述的经络在体表的分布可能是淋巴丛、淋巴结和淋巴管点线结合的结果。在古代文献上，也有经络与血管相关说的描述。如《灵枢·经脉》中"凡诊络脉，脉色青，则寒且痛，赤则有热"，指的是皮肤小血管和微血管。从针灸临床上看，刺络放血就是刺破皮肤表浅小血管，"窦刺"，是刺颈动脉窦。

上海中医研究所龚启华、曹及人认为经络多以脉的形态为其特征，其中脉也包含有淋巴管系在内。两位学者利用电泳法来显示腧穴（电泳显示点）并结合 X 线显微照相术，根据腧穴的低电阻特性，初步观察到兔耳穴与小动脉会聚和毛细血管扩张及小淋巴管聚集有关。并把"隐白"穴处感染所致的淋巴管炎的走向与脾经走向相比较，得出走行一致的结论。同样少冲穴感染所致淋巴管炎走向与心经一致，少商穴感染所致的淋巴管炎走向与肺经一致。通过一系列实验研究发现，上肢的淋巴管系分布提供了与上肢三阴（三阳）经走向一致的可能性；下肢内、外侧淋巴管系的分布提供了与下肢三阴（阳）经走向一致的可能性。另在针刺研究上，Kim 认为针刺淋巴结属第一信息交流，Edam 在《淋巴系统与针刺》一文中，也强调了针刺中淋巴系统的重要性。

经络与脉管系统相吻说

该学说认为经络的循行与动、静脉有一定的符合率，故而经络即是由脉管系统组成。另经动物实验证明,直接刺激该动物股动脉及针刺腘股动、静脉与躯体联系的动物后肢"足三里"时也能引起与针刺正常动物"足三里"相似的肠蠕动效应,从而说明血管及其周围神经装置可能参与针刺效应的传入活动。王本显等通过肢体血流图及电生理学研究,认为血管壁及其周围自主神经,可能是循行感传的外周基础。龚启华等通过胎儿尸体注入碳素墨水进行观察认为经络 = 经脉 + 络脉 = 淋巴系统 + 血管,同时还应包括脉管壁上的神经和脉管内的免疫细胞及生物介质。何家禹认为最早关于经脉形象的论述,乃是动、静脉血管系统,随后世针灸疗法的发展,经络的形象逐渐演变成依照神经、血管综合组成在体表投影的描记。综上所述,经络与脉管系统相吻说有一定的根据,但也有许多经络现象不能做出恰当的解释。

经络与神经节段相关论

是关于经络实质的一种假说,认为经络是神经或从属于神经的某种结构。此观点最早是由复旦大学上海医学院(原上海第一医学院)解剖教研室提出,以经络活动是我国古代医家从体表刺激所产生的反应而发现为依据。从现代医学的观点看,全身肌肉、皮肤、内脏的神经支配均具有节段性。某些腧穴的主治也具有相应节段性,如中脘属胸八,主治胃部疾患;膻中属胸四,主治呼吸系统的疾病;关元属胸十二居下,主治泌尿生殖系统疾患。由此可见经络与神经节段相关论是有一定根据的。但这一理论的提出也受到了挑战。根据安徽中医学院孟昭威等的研究,背部脏腑十二俞,可产生十二经感传,就不能用这种节段性理论来解释。如肝俞的刺激可发生肝经感传向下走;三焦俞在肝俞下,其感传向上传至臂。再如北京中医药大学李定忠观察到痛感减退的麻木带不仅表现在本经,而且表现在有关的各条经络上去,即表现为超体节的经络现象。这些都不能用神经节段理论简单地解释。

经络与神经体液相关论

该理论认为针灸对机体所发挥的作用,主要是通过刺激激发腧穴深层感受器的末梢神经,然后沿外周神经向中枢发放神经冲动,传入的神经冲动经各级中枢的整合和调节,再经神经或神经体液途径作用于脏腑器官而实现的,损毁或药物阻断整个过程中任何一个环节,针灸的效应都会受到明显影响,以至于消失。现代研究证明,在针灸作用途径中,神经体液占有重要位置,关于经络途径与神经体液途径之间的关系,还是一个有待于深入研究的问题。多数学者认为,目前应当两存其说,也有些人认为,古代的经络理论,既概括了经络联系途径,也包括神经体液途径。

经络与周围神经系统相关论

该观点是由解剖学工作者提出来的,根据经络形态学基础研究的结果,发现在腧穴或其附近,多数有神经干或其较大分支通过。显微镜观察也证明腧穴处从表皮到肌肉各层组织中具有丰富的神经组织。经络与周围神经的密切关系,从腧穴——"点"的观点是如此,从经络——"线"的观点也是如此。在许多经脉的行程、经脉的弯曲部位,以及从经脉上分出较大络脉的部位均有相应的神经或其分支;表里经脉之间、三阴经或三阳经之间都有有关神经彼此联系;有些手足同名经具有解剖上相应的神经分布。

经络整体区域全息论

经络实质的假说之一。近年来相继发现:耳针能治疗全身疾病;头针能治疗全身疾病;手针能治疗全身疾病;背部俞穴也能治疗全身疾病。由此说明这4个不同区域都有全身调整平衡的联系。为了研究其短小的机制,经过不断深入地观察,又相继发现了这 4 个区域都可诱导出十二经的感传线。它们可能是通过共同的经络联系,调整了全身的脏器平衡。因此,孟昭威在第三平衡理论的基础上,又提出了整体区域全息的论点。即这 4 个不同区域都可通过经络产生调整全身平衡的信息。也就是说,经络本身的作用是整体区域全息的作用。然而在现代生物学的研究中,认为对单细胞信息的研究不能完全说明组织中细胞与细胞之间的相互联系。其信息与有组织的或高级的信息不完全相同,即使是器官培养的信息也不能代替整体的动物实验。这种整体的规律目前尚不完全清楚。通过经络这个第三平衡系统,似可以初窥整体与区域之间的一种全息关系。这本身之间的关系及与神经体液之间的关系将更复杂。这个体系的实质形态,按其传导速度说,应较自主神经为细。英国人皮尔斯提出的神经第三分支,APUD 系统,与经络有遥相呼应之势,直译为胺的前体摄取和脱羧系统。说不定它属于经络范畴。

经络整体现象说

经络实质研究假说之一。日本人石井陶泊认为,经络是人体的综合发生系统,人体内的肌肉、骨骼、内脏、血管、神经等以浑然一体的姿态维持着生命,经络就是综合这一切解剖系统来经管生活的综合系统,是从生物初生起即有的系统。他对十四经的解释是人体从内脏到皮肤,肌肉全可分为前、后、侧 3 面,三面中再分为内外 2 面,共成 6 面,再分上下即成 12 面,两侧对称左右共 24 面。人的左右两侧各十二经,正好二十四经,再加前正中线(任脉)、后正中线(督脉),成为十四经。经络整体现象说有一定的胚胎学依据。

经络神经论

经络实质假说的一种。主要为国外一些学者所推崇。国外的多数学者,认为经络活动是神经的活动,尤其是交感神经的活动。日本、苏联、德国和意大利的研究者都有这种看法,不过彼此之间还有差异。持这一观点的人比较有说服力的报道是日本人中谷义雄的研究。自 1950 年起,中谷义雄利用 9V 直流电刺激皮肤,发现人有易于通电的良导点。点与点之间可构成一线,称良导络。他认为良导点相当于腧穴,良导络相当于经络。他测出了全部十二经和奇经八脉,并发现利用交感神经兴奋剂时,皮肤电阻小;用交感神经抑制剂时,皮肤电阻大。中谷义雄认为经穴和经络主要是由交感神经兴奋性提高产生的。他的这种看法虽有一些生理根据,但还缺乏形态的研究基础。

经络之海

指冲脉。《灵枢·五音五味》记载,冲脉"上循脊里,为经络之海";又称"经脉之海""血海"。冲脉,主秉受和输布先、后天精气。先天之精气来源于肾,冲脉与"少阴之大络起于肾下"(《灵枢·动输》),又与足少阴经并行于腹部和下肢部;后天之精气来源于胃,冲脉与足阳明胃经在下腹部合于宗筋,会于气街(《素问·痿论篇》),又出于下肢部的上、下巨虚。这样水谷精微所化生的气血,加上肾脏的精气,都汇聚于冲脉,其行于腹中、脊前者称"伏冲之脉"或"太冲之脉"。所说的"上循脊里,为经络之海",即指此。冲脉主通行十二经气血并渗灌诸络,张景岳说:"其上自头,下足,后自背,前自腹,内自溪谷,外自肌肉,阴阳表里,无所不涉。"《灵枢·海论》:"冲脉者,为十二经之海,其输上在于大杼,下出于巨虚之上下廉。"也是指其上下的通路,由于冲脉气血旺盛,通行上下,所以称之为"十二经之海""血海"。

经络中枢神经论

由于现代研究中在外周找不到经络的组织结构,有人提出经络现象发生在中枢神经内部。其中提出主要论点的是中医研究院针灸研究所薛崇成等。他提出:第一,感传为冲动在大脑皮层内部的一种模式扩散论;第二,感传模式的种系发生论;第三,感传的扩延与感知的两段完成论;第四,感传与针感的不同平面感知论;第五,感传早于皮层感觉发生论;第六,感传的双侧投射论。主张中枢论者的主要根据是幻肢感。他们在截肢患者身上用针刺激发感传后,截肢患者仍然感到感传走到已被截去的肢体。如截去一腿,感传仍可达到已被截去腿的脚上去,而腿已不存在了。因此他们认为,没有腿却仍感到腿上的神经活动,意味此过程是在大脑皮层中所发生的。中枢论者还试图用条件反射的泛化现象证明经络活动存在于中枢。例如,在胃经上针足三里,作为条件刺激,用食物引起唾液分泌作为非条件刺激。经过反复刺激,建立条件反射后,单独刺激足三里产生唾液分泌时,在胃经上的其他腧穴单独刺激时也可引起唾液分泌。说明条件反射有沿经泛化的趋向。上海中医学院有人用入静诱发感传的方法,在青少年及儿童中,可诱导经络感传。儿童的感传出现率较低,但经过入静诱导,80%以上可诱发出感传。入静是大脑皮层的活动之一,因此研究认为经络感传的出现与皮层活动有关。他们继续用此法研究腰麻和持续硬膜外麻醉条件下循经感传现象的观察,发生腰麻后,刺激气户穴,多数受试者出现的感传能向下循行进入全部感觉功能消失区,并继续向下至足趾端。他们认为在外周不可能通过已消失感觉的部位又继续出现感传。这个现象只能用中枢体感区内按某种躯体图案模式发生定向扩延,于是出现循经感传现象。

经络阻滞现象研究

循经感传可因在感传的路线上施加某些因素而发生阻滞。引起感传阻滞的方法有3种,即机械压迫、局部注射生理盐水或普鲁卡因及局部冷冻降温。机械压迫所需有效阻滞压力一般为300~800g/cm²。有人用脉冲电引起感传,并用300g重量压迫感传线的一定部位,即发生阻滞现象。在接近脉冲电刺激的一端,即压迫部位以下,有强烈的憋胀感,感传带的感觉加强,变得更粗,甚至引起刺激电极附近肌群不自主地强烈收缩,以致不能忍受,当压迫撤去后逐渐消失。如果机械压迫不放在感传线上而放在线外3cm处,则感传不能被阻滞,也无肌电发放。局部降温也可以引起感传的阻滞,如把冰袋放在感传线上,随着温度的下降,感传逐渐减弱,最后消失;撤去冰袋,随着组织温度的回升,感传又逐渐恢复。研究发现,当感传被阻滞时,冷冻部位深部的温度约为21℃。另有研究证明,当分层注入2.5mL 1%普鲁卡因到手三里后,电针刺激合谷穴,感传被阻滞于温溜;而电针刺激曲池的感传向下也被阻滞于手三里。用0.9%生理盐水也可同样达到阻滞效果,二者有效的阻滞时间都为10~27min。局部注射引起的阻滞,是由于注入的液体使局部组织的内压增高而导致的"压迫现象"所引起,其原因可能和机械压迫的作用一致。

经脉

为人体气血运行的主要通路。经,原意是指直线和主干的意思。就"经脉"一词的阐述,见《黄帝内经》一书,《灵枢·本藏》:"经脉者,所以行血气而营阴阳,濡筋骨,利关节者也。"经脉是经络系统中的重要组成部分,包括十二正经、奇经八脉等。参见各条。

经脉分图

书名。清代吴之英编撰,罗绍骥绘图。为《寿栎庐丛书》之六。共4卷。成书于1900年(清光绪二十六年)。书中据《黄帝内经》《难经》绘出十二经脉、奇经八脉图。其次序按手足三阳三阴排列,与一般按流注顺序不同。即:手太阳、手阳明、手少阳;手太阴、手少阴、手厥阴;足太阳、足阳明、足少阳;足太阴、足少阴、足厥阴。后为奇经八脉:督、任、冲、带、阳跷、阴跷、阳维、阴维。对阴阳五行、五运六气、脏腑气血、病邪传变、脉诊、服食、刺灸等做了重要阐述。

经脉分野

书名。明代沈子禄编撰。书中按不同部位分述经络的循行分布。后由徐师曾增补为《经络全书》。其内容为《类经图翼》所汲取。参见"经络全书"条。

经脉路线同位素显示法

把同位素示踪方法运用于探索经脉循行线的客观存在,并观察示踪物质的沿经运动状态。顾涵森用^{125}I—碘化钠从内关穴注入,沿心包经穴位及穴旁5mm进行测量,发现穴位点同位素浓度远高于对照点,并以每秒6cm的速度向心传导。并且随着距离的延长,传播速度变慢,在腧穴点之间的传播速度一般比对照点之间快。孟竞壁和法国Vernejoul均证明,用闪烁照相方法可以观察到示踪的放射性同位素的迁移有稳定的、清晰可见的线状轨迹。它既不属于淋巴,也不是血管或神经系统。孟氏等还采用在体表腧穴处预置点状钴源方法观察到99个腧穴中有70个腧穴正好在放射性物质移行轨迹上。吴善令等采用微量放射性同位素标记不同的化合物,沿经络路线长时间连续扫描或选择3~4点同时、快速、连续测量放射性强度随时间、空间的变化,观察到被标记的化合物沿经络运行时,其强度不是单调、平滑的变化,而是呈有规律的波动状态,具有确定的周期、振幅、波长。他们同时提出用以描绘气血运行的五项参数:流量、流速、周期、振幅、波长。吴善令等还和李定恩等合作发现,在甲状腺功能亢进患者针刺出现感传前后,示踪物沿经的流量呈有规律的改变,并且波动的周期也呈有规律的改变,证明感传具有沿经的物质基础或运动状态的变化。

经脉俞穴新考正

书名。张寿颐著,刊于1927年。本书采录《灵枢》经文,"兼采《甲乙》《脉经》《太素》《千金》之长,以校定其诋误,必以确有所据为主,不敢徒逞臆见(张氏自序)",对十二经脉及奇经腧穴进行了考证,并在记诵篇内将经脉之循行、腧穴之分寸编成歌诀,浅显明白,易读易记,为初学入门之一助。现有民国间石印本。

经脉图考

书名。清代陈惠畴编著,共4卷。于1878年(光绪四年)刊行。卷一,总论人体"内景"、骨度、经脉循行和要穴等;卷二、卷三,记载十二经脉经穴循行主病、图像及歌诀;卷四,论奇经八脉的循行、主病及各部经脉循行分布的考证。本书主要参考《类经图翼》《医宗金鉴》等有关内容,并加考证,其图比较工整。

经脉之海

指冲脉。《素问·痿论篇》:"冲脉者,经脉之海也。"冲脉与"少阴之大络起于肾下"(《灵枢·动输》),又与足少阴经并行于腹部和下肢部;冲脉与足阳明胃经在下腹部合于宗筋,会于气街(《素问·痿论篇》),又出于下肢部的上、下巨虚。这样由水谷精微所化生的气血,加上肾脏的精气,通过少阴肾经和阳明胃经汇聚于冲脉,冲脉通行上下,四通八达,使气血输送全身经络,所以称冲脉为"经络之海"。

经气

指在经脉中运行不息的真气,属人体之正气。《素问·离合真邪论篇》:"真气者,经气也。"与经脉内外流行输布的某些精微物质密切相关,针灸学中临证诊治均以此为据,经气少则予补,补刺灸之,经气不和而乱者则予调和之。如《素问·宝命全形论篇》:"刺实者须其虚,刺虚者须其实。经气已至,慎守勿失。"又《灵枢·终始》中还论述了针刺候气、得气、调气及失气与经气的关系,"其脉乱气散,逆其营卫,经气不次,因而刺之……是谓失气"。

现代学者认为"气"包含着丰富的内容和深刻的道理,并进行大量研究,提出多种假说。

第一,能量说,高野千石认为古典概念的气,具有生命自身活动的能量概念,可以理解为摄取天地活力(能量)以滋养人体活力的系统,提出了用现代物理学能的概念置换气的概念,探讨气血转换、经络传导等关系及其计算公式。

第二,生物电能说,富田逆夫认为"人体之得以生存是由于构成人体的物质在不停地运动,一旦运动停止就意味着死亡"。这种运动是由旋转于"原子最外层的电子能的离合聚散"。"电子能即生物电能","气"的实质就是这种生物电能。针刺、药物的治疗作用就是调整生物电,使之"中和"。R. M. Giller 称中医的"气"为气能,提出在西方的生物电概念和东方的气能概念两者间是平行的。

第三,生物电位差说,Mary 认为皮肤"电反射是新陈代谢的可靠反映,当电反射的数值正常时,经气的分布情况良好,反之则经气运行紊乱"。在皮肤生物电位与阴阳的统论据之间好像存在着非常密切的相互关系。

第四,光能说,S. R. Hameroff 在论述细胞中微小管结构时,认为"中医所讲的元气,是从太阳和星体发射出来的相干涉的光能,被皮肤角质层所折射,并在微小管内发生共振和驻留","在神经元或其他细胞,微小管可能把折射入细胞的电磁波调谐为新的折射波"。已有证据说明,可见光及紫外光的光能有一定的生理学作用。

第五,电—光效应说(辐射场摄影),或称电晕放电摄影,Fish 认为可以用辐射场摄影作为观察"气"的客观指标,用针刺法研究"气"的变化。一组受试者,针前感到疲乏,所拍摄的照片光环很弱,针刺后,光环显著加强,起针后,感到精神好转,认为这是针刺补的作用。Ling Y. Wei 认为在辐射场照片中,光晕是生命能量或"气"的表现,休息时猫爪的光晕都是闭合的,在针刺"曲泉"时,光晕朝一个方向开放,去针后,所有的光晕又恢复休息时一样的闭合。认为这些变化,反映着体内"气"的状况。

第六,动力说,Mai Van Dong 在探讨针刺镇痛的原理时,认为"气使物质具有生命,是机体的真正动力。虽然它是无形的,但是可以感到气的作用到处显示出来","这些气的通路称为经络"。提示经气区(局部)抑制、督脉(脊髓)抑制、大脑抑制,以三道障碍的理论解释针刺镇痛的作用。

第七,场力学说,Hartwing Schuldt 提出"人体气"的电位是不平均分布的,经络是场力的聚集,脏腑系统是人体气的原始产生者,在针刺过程中气的变化是第一位的,而神经变化仅起第二位作用。

第八,场论说,Ling Y. Wei 认为许多针刺疗法使用不同的物理刺激,如压力、热、电、声、光等,这些场能与机体相互作用而起治疗作用,这种"场"就相当于"气"的概念。

第九,神经说,C. H. Chen 在探讨针刺治疗精神病的神经生理学机制时,提出用

"神经冲动"代替"气","交感神经系统"代替"阳","副交感神经系统"代替"阴"。

第十,细胞外液说,J. P. Plummer 从循经感传等事实,提出"气到处存在着、流动着以滋养整个身体,与细胞外液相似",认为"缓慢的循经感传是这种细胞外液沿经络线路(筋膜平面)流动时通过感觉神经末梢的知觉"。

经渠

经穴名。见《灵枢·本输》。属手太阴肺经,为本经经穴。定位:在前臂掌面桡侧,桡骨茎突与桡动脉之间陷中,腕横纹上1寸。局部解剖:内侧为桡侧腕屈肌,深层有旋前方肌;在桡动、静脉桡侧;布有前臂外侧皮神经和桡神经浅支的混合支。主治:咳嗽,气喘,喉痹,胸背痛,热病汗不出,掌热腕痛;支气管哮喘、喉炎、食管炎、膈肌痉挛等。刺灸法:直刺0.3~0.5寸;禁灸。

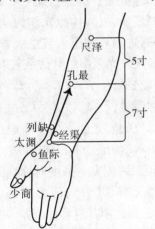

附一:腧穴定位文献记载

《灵枢·本输》:寸口中也,动而不居。

《针灸甲乙经》:在寸口陷者中。

《扁鹊神应针灸玉龙经》:在寸口陷中脉会处。

《医学入门》:寸口下近关上脉中。

《循经考穴编》:在寸口之动脉陷中。

附二:腧穴主治文献记载

《素问·咳论篇》:浮肿。

《针灸甲乙经》:胸中膨膨然,甚则交两手而瞀,暴痹喘逆。

《备急千金要方》:咳逆上气喘,手掌热,肘中痛。

《外台秘要方》:疟寒热;胸背痛,腹中膨膨然;心痛欲呕。

《针灸资生经》:足心痛。

《扁鹊神应针灸玉龙经》:热病喘逆。

《针灸大成》:疟寒热,胸背拘急,胸满膨膨,喉痹,掌中热,咳逆上气,伤寒,热病汗不出,暴痹喘促,心痛呕吐。

《循经考穴编》:手腕疼痛。

▲《针灸甲乙经》:不可灸,灸之伤人神明。

经始

少冲穴别名。见《针灸甲乙经》。详见该条。

经俞

一、指经穴。杨上善注:"经俞者,谓经之穴也。"

二、指五输穴中的经穴和俞穴。《素问·水热穴论篇》"秋刺经俞"。马莳注:"经俞者,据下书井荥推之,则是各经之经穴俞穴也。"

经水

指大而长的水流,用以比喻经脉。《管子·度地》:"水之出于山而流入海者,命曰经水。"《黄帝内经》一书将经水与人体十二经脉相联系,在《素问·离合真邪论篇》中论述:"地有经水,人有经脉。天地温和,则经水安静;天寒地冻,则经水凝泣;天暑地热,则经水沸溢;卒风暴起,则经水波涌而陇起。夫邪之入于脉也,寒则血凝泣,暑则气淖泽,虚邪因而入客,亦如经水之得风也。"王冰注:"以其内合经脉,故名之经水焉。"参见"十二经水"条。

经隧

指经络的隧道,内通于脏腑,外通于肢

体。也是体内的不同深、浅及大小的支络。《素问·调经论篇》:"五藏之道,皆出于经隧,以行血气;血气不和,百病乃变化而生,是故守经隧焉。"《灵枢·玉版》:"经隧者,五藏六府之大络也。"《调经论》:"气有余,则泻其经隧,无伤其经,无出其血,无泄其气。不足,则补其经隧,无出其气。"

经外奇穴

腧穴分类名,简称奇穴。参见"奇穴"条。

经外穴

即奇外奇穴。参见该条。

经穴

一、十四经穴之简称,参见"十四经穴"条。

二、五输穴之一。《灵枢·九针十二原》:"所行为经。"意为脉气至此,犹如通畅的流水,故名。经穴多分布在腕、踝关节附近及臂、胫部。《灵枢·顺气一日分为四时》:"病变于音者,取之经。"《难经·六十八难》:"经主喘咳寒热。"

经穴部位国家标准

国颁标准之一。是为适应我国针灸教学、科研、医疗中取穴定位准确规范而制定的国家标准。针灸技术发源于我国,2000多年来在中国各地流传甚广,针灸的独特疗效又深受广大人民欢迎。由于各地流传与师承之差别,关于经穴部位不太统一。为了有利于国内针灸学术交流,进一步推广各家针灸经验,由国家中医药管理局审定,国家技术监督局于1990年6月7日颁布中华人民共和国国家标准《经穴部位》,标准号码为 GB 12346—90,并于1991年1月1日起正式实施。本标准规定了人体361经穴的归经、穴名(包括中文名、英文名以及标准代号)、定位标准,并附图说明。例如大敦穴,属足厥阴肝经,原教科书

定位"在足踇趾外侧,去指甲角约0.1寸许",现标准规定为"在足大趾末节外侧,距趾甲角0.1寸(指寸)"。另外还分部位规定了48个经外奇穴的穴名、定位标准。以往的经外奇穴混乱繁杂,现标准经过充分考证,删减了疗效较差,实用性不强的一些经外奇穴,如提托、奇命、三角灸等,补充了一定数量的有独到疗效的经外奇穴,如当阳、腰宜、内踝尖等。例如,当阳穴,为头颈部经外奇穴,标准规定:"在头前部,当瞳孔直上,前发际上1寸。"经穴部位国家标准是我国中医界第一个具有法律效力,强制执行的国颁标准,是我国今后针灸教学、科研、医疗、出版以及国内外针灸学术交流的标准依据。本标准的制定实施,将进一步促进我国针灸事业的发展。

经穴病理发光信息

指病理情况下左右两侧经穴发光强度不平衡的现象,以人体冷光作为病理性信息,就是通过测算健康人或患病者左右两侧对应经穴发光强度的对称系数来诊断疾病的。其公式为:$H_Y = I - I_0/I' - I_0'$。H_Y代表对称系数:$I - I_0$和$I' - I_0'$分别代表两侧相同部位的发光强度值。一般情况下,$I - I_0$与$I' - I_0$的值基本相同,即H_Y等于或近于1,说明两侧发光强度对称性好,相应经络脏器无异常,否则即为病态。若H_Y的值越大,则表明其对称性越差,提示相应经络或脏器病变严重。

经穴测定

即利用经穴测定仪测定腧穴的导电量。近代从皮肤的电现象研究,发现腧穴部的皮肤电阻一般较低。因此通过对各经代表性腧穴导电量高低的分析,可以推断各经气血的盛衰现象。其代表腧穴多采用原穴,或井穴、郄穴及背俞穴等。进行经穴测定须在安静的情况下进行,注意避免各种干扰因素。根据测定的结果,分析左右

两侧经穴导电量的高低和差数。一般以高出其他腧穴 1/3 者为高数，低出 1/3 者为低数。高数多表示病情属实，低数表示属虚。左右两侧同名经穴相差数在 1 倍以上者，表示该经有病变。此法仍应参合四诊八纲进行综合分析，才能得出比较正确的结论。

经穴电参数自动巡回检测系统

由庄鼎、李志超等设计装配，它可以实现皮肤电多点快速检测，此系统由多路开关装置、控制驱动装置、放大器、模拟转换装置和记录打印装置 5 个部分组成。利用多路开关技术把从人体体表取得的 300 多个点的电压信息转换为一路串行信息序列，经差动放大器消除 50 周交流干扰后，在控制部件的操纵下，利用模拟量数字转换装置，逐次将模拟量转换为相应的数字量，并以打印输出的形式自动给出实验数据。它能一次巡检 100～300 个点的皮肤电位或电阻，最快采样速度为每点 120ms，每 100 点巡回检测周期约 12s。为经穴体表电参量的大面积高密度探查提供了技术上的可能；相对解决了测试数据的时间同一性问题，提高了数据的可比性；事先设置电极组，系统工作时自动切换、检测和打印，从而可排除实验者主观因素的影响，提高了数据的客观性，由于采用了数字式检测和打印方式，提高了测量的精度和可靠性，并为微处理机在这方面的应用准备了条件。这项技术目前虽还处于试用阶段，通过改进，可望获得较大的实用价值。

经穴电位

指接通经穴皮肤两点间所记录到的经穴皮肤的电流量。实验研究证明，经穴呈现高电位特性。中国中医研究院针灸研究所采用皮肤电位测定仪对所测得的十二经穴与各经之间非穴部位的皮肤电位进行比较，发现 70% 的经穴呈现高电位。从全身经穴的皮肤电位进行观察，结果表明从四肢到躯干，从躯干到头面电位呈现逐渐增高的趋势。头面部最高，躯干部次之，四肢部较低，下肢最低。但是，四肢肘膝关节以下经穴的皮肤电位则又表现为越近四肢末端电位越高的趋势。所以原穴、五输穴，尤其是井穴、荥穴的皮肤电位最高。经穴皮肤电位还随机体内外条件而变化。在一天 24h 内的不同时刻，经穴电位的测值不同。以子时为界，子时前电位高，子时最低，子时后又开始逐渐升高。基于机体生理功能状态不同，经穴电位波动于 $30\mu V$ 至 $30mV$。正常机体十二经五输穴或左右同名经穴的电位值相近，而在病理情况下，与患病脏腑相关的经穴电位左右出现不平衡现象。因此，测定经穴皮肤电位，也可以协助诊断疾病。

经穴电阻

用直流电阻测定法和交流脉冲电阻测定法测出的经穴皮肤导电量或电阻值。实验研究证明，经穴具有低电阻特性（导电量高）。同一经线上两个腧穴间的皮肤电阻值比一个经穴到另一个非经穴点之间的皮肤电阻值低。经穴部位皮肤的电阻值较周围皮肤电阻值低。经测定，腧穴电阻为 $100～794k\Omega$，而非腧穴电阻为 $1～2M\Omega$。腧穴电阻值的大小，受许多因素的影响。情绪紧张、疼痛、出汗等交感神经处于兴奋状态时，腧穴电阻明显降低；而睡眠、麻醉、疲劳等状态下则明显升高。腧穴药物封闭或有关神经受损时，腧穴电阻也偏高。皮肤清洁度、湿度、电极大小及其与皮肤接触的紧密度和探测电极的机械刺激对上皮细胞的影响，以及外加电压对组织液的电解效应等，都会导致腧穴电阻值发生波动。腧穴的导电量由于测定部位和具体条件不同，测定值的波动也很大。低者十几个微安（μA）。高者达 $100\mu A$ 以上。关节部位偏低,向头面部呈递增趋势。

经穴发明

书名。明代徐春甫撰,另撰《针灸直指》,同编入《古今医统》第六卷、第七卷。成书于 1556 年(明嘉靖三十五年)。参见"针灸直指"条。

经穴汇解

书名。(日本)原昌克编著。成书于 1893 年(日亨和癸亥年),8 卷。本书引用书籍 28 种,以《针灸甲乙经》为主,分部、分经,详考腧穴,共收单、双穴 1000 余个,附图近 60 幅,经穴之外又收集奇穴 263 个。其中"经脉流注"部分,对各经的循行、交会、骨度分寸绘列图像,较以往书籍详细。是一部考证腧穴的专书。

经穴冷光

又称经穴高发光特性。是应用冷光探测技术观测到的经穴组织在代谢过程中所产生的一种超微弱发光现象。中国科学院生物研究所等单位研究发现腧穴的冷光强度为 32.75(记数/10s),非腧穴的冷光强度为 25.01(记数/10s),两者相差非常明显($P < 0.001$),证明经穴具有高发光特性。在腧穴间的比较中,特定穴(井、荥、原、经、合、络、郄等穴)比一般腧穴的冷光强度较强,其中井穴和原穴最强。

经穴声信息

指在激发因素作用下,经穴内部组织发生微观动态改变,并以应力波形式释放多余的能量,产生一种特殊的声音向远处传导。辽宁中医学院等单位研究发现,刺激腧穴时在经络线上可记录到相应的声信息。其强度随传导距离的延长而减弱,凡有感传者传导较远,并有一定的循经性。声信息的强弱在经穴与非经穴之间有明显差异,经穴声信息比非经穴声信息强数倍。安徽中医学院等单位进一步观察人体经穴声信息的特点,测定其频率为 2～15Hz,振幅 0.5～10mV,近似尖波或正弦波。声信息从受刺激腧穴双向传导,速度为 6.2～10cm/s,但循经性不甚明显。经穴声信息的传导与血管搏动、皮肤组织之外的其他软组织及功能有关。

经穴－线粒体－腺三磷学说

是高振从细胞分子生物学角度,研究人体内外气关系及来源机制所建立的学说。认为经络是含线粒体、腺三磷(三磷腺苷、ATP)较多的细胞组成的线路,腧穴是线粒体较多细胞组成的点,经穴细胞中的线粒体比非经穴处细胞数量多,无特殊畸形。线粒体数量多、质量好能产生大量优质的 ATP 能量,由于线粒体与神经系统密切相关,则有利于 ATP 能量向其他细胞传导。人体 95% 的能量来源于线粒体,刺激这些线粒体能产生大量的 ATP 能量流,而 ATP 能量流与人体的电位电流密切相关,构成了人体经络的传导路线和传导方向。当人体经穴受到针或灸刺激后,细胞内的线粒体、腺三磷受到激发,产生大量 ATP 能量,向细胞间隙连接处冲出,使电流量增高,产生电位差、低电阻,这些能量激发其他细胞的能量,引起连锁反应,尤其是经络线路上含线粒体多的细胞产生经络感传现象(得气)。由肌肉传向内脏,主要靠神经轴突线粒体所产生大量 ATP 的能量作用,同时内脏自主神经细胞线粒体也较多,能产生大量能量流,所以刺激体表腧穴能治疗内脏疾病。

经穴详集

书名。即《针灸集成》的后 3 卷。参见该条。

经穴脏腑相关研究(国外)

指经穴与脏腑相关性的研究。临床和动物实验皆证明,针刺腧穴对人和动物的呼吸、消化、循环、泌尿生殖、内分泌等系统都具有特异的作用。有关研究认为,经穴部位是免疫反应的场所,是诊断各种疾病特别是炎症性疾病轻重程度的关键。例如,慢性活动性肝炎与肝硬化患者可在右侧曲泉、天宗,左侧合谷、曲池四个腧穴出现压痛与硬结。在这些部位也可同时出现皮肤温度、电阻值和 pH 值的变化。Rosenblatt 发现心经腧穴皮肤导电量的变化与心率的变化是一致的,可根据腧穴导电量的变化判断心率增加或减少,并可用生物反馈的方法使人能控制自己的心率和改变腧穴导电量。Portnor 发现,当动物人工造成心肌梗死,则耳郭的心脏反应区皮肤导电值明显升高。河村广定对大鼠造成实验性胃溃疡后,其耳郭低电阻点增多,并发现低电阻点增多与汗腺分泌增加有关。Cho 通过实验指出,耳郭上的各穴区与身体各部分存在着相应的关系,刺激身体某部,耳郭上的相应穴点皮温升高,反之,刺激耳郭某点时,身体相应部位皮温也升高。Lesen等报道,躯体不同部位的疼痛在耳郭有相应的代表区,表现为电阻值降低和皮肤触痛。

经穴指掌图

书名。明代施沛撰。已佚。

经穴诊断法

又称穴位诊断法。在疾病情况下,腧穴有反映病痛的作用,是指一种小面积的压痛、酸楚、舒快及结节、充血、肿胀、变色、丘疹、脱屑、凹陷、麻木等异常情况,以及腧穴温度,发光的改变。腧穴部位出现的各种反应,可以通过按压、触摸、望诊及仪器测定而得出,从而协助诊断某一病症。诊断时以腧穴所归属的经络脏腑及腧穴的特异性为依据,并常与经络诊断结合运用。

经穴组织学观察(国外)

仓林让根据中谷义雄(日本)的良导点理论进行各种动物的皮肤低电阻点部位的组织学及肉眼观察。发现所有良导点部位均有神经束,而非良导点部位,家兔仅有42.8%,狗、猫、大鼠仅有 28.6% 可看到神经束。良导点和血管、淋巴管的一致率分别为 35.9% 和 17.9%,在良导点部位的皮肤、皮下组织和肌层中的儿茶酚胺活性,较非良导点部位略强。根据以上肉眼和组织学及生理学方面的观察,良导点与神经组织有密切关系。

经穴纂要

书名。(日本)小阪元祐(荣升)纂辑,成书于 1810 年,5 卷。卷前列"骨度";卷一至卷三,为十二经脉及奇经八脉的经穴;卷四,为脏腑;卷五,为周身名位骨度、诸穴异名等。引用书籍 90 多种,并有附图,本书对经络循行以《十四经发挥》为主要根据,内脏系经亲自解剖,"所视内景,与古人所说异者,今新图之"。

经验取穴法

取穴法之一。指历代医家经过长期临床实践,总结出的一些特效穴。如昏厥、中暑取人中、十宣穴;四缝可消积;发热取大椎、曲池、合谷;至阴穴能正胎;恶心呕吐取内关、足三里;休克可针足三里,艾灸百会、脐中、关元;多汗多可取合谷、复溜等。

经验针法

书名。元代鲍同仁撰。已佚。参见"鲍同仁"条。

经中

奇穴名。见《针灸集成》。又名阴都。定位:脐下 1.5 寸,左右各旁开 3 寸处。局部解剖:有腹内、外斜肌及腹横肌;布有第十肋间动、静脉和肋间神经。主治:月经不调,赤白带下,五淋,大、小便不通;腹膜炎,肠炎等。刺灸法:针刺 0.5~0.7 寸;艾炷灸 3~5 壮。

附:文献记载

《针灸集成》:经中穴,在脐下寸半,两

傍各三寸。治大小便不通,灸百壮。

睛明

经穴名。见《针灸甲乙经》。属足太阳膀胱经,为手足太阳、足阳明之会。别名:泪孔。定位:在面部,目内眦角稍上方凹陷处。局部解剖:布有滑车上、下神经,深层为眼神经分支,上方为鼻睫神经。在眶内缘睑内侧韧带中,深部为眼内直肌;有内眦动、静脉和滑车上、下动、静脉,深层上方有眼动、静脉本干。主治:目赤肿痛,眦痒目眩,迎风流泪,胬肉攀睛,目翳,头痛,视物不明;色盲,夜盲,近视,结膜炎,泪腺炎,沙眼,电光性眼炎,角膜炎,视神经炎,视神经萎缩等。刺灸法:嘱患者闭目,医者将患者眼球推向外侧固定,针沿眼眶边缘缓慢直刺0.3~0.5寸,不宜提插捻转,禁灸。

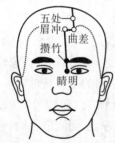

附一:腧穴定位文献记载

《针灸甲乙经》:在目内眦外。

《太平圣惠方》:在目内眦头外畔陷者宛宛中。

《扁鹊神应针灸玉龙经》注:在目内眦泪孔中。

《循经考穴编》广注:内眦头外一分许宛宛中。

附二:腧穴主治文献记载

《针灸甲乙经》:目不明,恶风目泪出,憎寒,头痛目眩,内眦赤痛,目䀮䀮无所见,眦痒痛,淫肤白翳。

《备急千金要方》:目远视不明。头痛,目泪出多眵䁾。

《千金翼方》:肤翳白膜覆瞳人,目闇及眯,雀目泛泪,目视不明,胬肉出。

《太平圣惠方》:睍睍眼,视物不明。

《针灸大成》:目远视不明,恶风泪出,憎寒,头痛目眩,内眦赤痛,目䀮䀮无见,眦痒,淫肤白翳,大眦攀睛,胬肉,侵睛雀目,瞳子生瘴,小儿疳眼,大人气眼冷泪。

《循经考穴编》:内外翳障。

▲注:《素问·气府论篇》王冰注载:本穴为手足太阳、足阳明、阴蹻、阳蹻五脉之会。《铜人腧穴针灸图经》载:为手足太阳、手足少阳、足阳明五脉之会。《奇经八脉考》载:为足太阳、督脉之会。

《外台秘要方》甄权云:不宜灸。《圣济总录》:两目大眦二穴,只可背睛斜飞,不得直针,直即伤睛致瞎,不可治也。《医学入门》:禁用针灸。《循经考穴编》:不得深刺。

睛中

奇穴名。见《针灸大成》。定位:眼瞳孔中点。主治:内障眼。刺灸法:金针刺数分。后世发展成为金针拨白内障术。

附:文献记载

《针灸大成》:在眼黑珠正中。取穴之法,先用布搭目外,以冷淋水一刻,方将三棱针针于目外角,离黑珠一分许,刺入半分之微,然后入金针,约数分深,旁入自上层转拨向瞳仁轻轻而下,斜插定目角,即能见物。一饭顷出针,轻扶僵卧,仍用布搭目外,再以冷水淋三日夜止。初针盘膝正坐,将著一把,两手握于胸前,宁心正视,其穴易得。治一切内障,年久不能视物,顷刻光明,神秘穴也。

精宫

❶即志室穴别名,见《医学入门》。参见该条。❷命门穴别名,见《医学原始》。参见该条。

精灵 威灵

奇穴名。见《小儿推拿方脉活婴秘旨全书》。定位:精灵位于手背第四、五掌骨间隙后缘。威灵位于第二、三掌骨间隙后缘。主治:猝死,痰壅,气促,耳鸣,目眩,头痛,小儿急慢惊风,手背红肿疼痛,腕关节炎,腰痛等。刺灸法:直刺0.3~0.5寸。

附:文献记载

《小儿推拿方脉活婴秘旨全书》:精灵穴,在四指、五指夹界下半寸,治痰壅、气促、气攻。威灵穴,在虎口下两旁歧,有圆骨处。遇卒死症,摇掐即醒。

《针灸孔穴及其疗法便览》:精灵、威灵,奇穴。外劳宫穴(手背中央)两旁骨缝处,左名精灵,右名威灵。针三至五分。主治耳鸣,目眩,头痛,小儿急慢惊风;亦治手背红肿疼痛,腕关节炎。

精露

石门穴别名。见《针灸甲乙经》。详见该条。

精明

即睛明穴。见《备急千金要方》。"精"与"睛"通。详见该条。

精明之府

指头部。因脏腑经络之气会聚于此,故名。《素问·脉要精微论篇》:"头者精明之府,头倾视深,精神将夺矣。"《黄帝内经太素》卷十六杨上善注:"人之头有二目,五藏之精皆成于目,故人之头为精明之府。"《类经》卷十八张介宾注:"五藏六府之精皆上升于头,以成七窍之用。故头为精明之府。"

精神分裂症穴位埋线法

精神分裂症治疗方法之一。主穴:肝俞、胆俞、脾俞、胃俞、丰隆、足三里。操作:每次选取2对腧穴,如肝俞、胆俞,皮肤消毒后,于腧穴周围行局麻术,然后以9mm×65mm三角针穿铬制0~1号羊肠线,左手提皮肤,由双侧肝俞进针,分别由双侧胆俞出针,把羊肠线拉入肝俞皮下,在胆俞穴紧贴皮肤把线剪断,左手放开,断端线即退进皮内。余穴以同样方法施术。5~10日埋线1次。10次为1个疗程。本法有疏肝宁心,化痰定志的作用。

现代研究证明:刺激任督两脉腧穴,可调节大脑皮层兴奋与抑制过程,有镇静功能;羊肠线刺激经络后,还可使肌肉合成代谢升高,分解代谢降低,从而提高肌肉的营养和代谢。

井穴

五输穴之一。《灵枢·九针十二原》:"所出为井。"意指此处脉气浅小,犹如泉水初出,故称井。井穴分布在四肢末端。其临床应用,《灵枢·顺气一日分为四时》说:"病在藏者,取之井。"《难经·六十八难》:"井主心下满。"近代的经络测定仪和知热感度测定还用以测试脏腑经络的虚实状况。

井荥

五输穴名。指五输穴中的井穴和荥穴。《素问·水热穴论篇》:"冬取井荥。"张隐庵注:"夫井,木也,木生于水,故取井木以下阴气,勿使其气发生而逆也;荥,火也,故取荥穴以实阳气,乃助其伏藏也。盖冬令闭藏,以奉春生之气故冬取井荥。"

颏臂

奇穴名。见《芒针疗法》。定位:位于锁骨内1/3与外2/3交点向上1寸,当胸锁乳突肌锁骨头后缘处。局部解剖:布有锁骨上神经前支,深部在前斜角肌外缘稍内处,正当臂丛神经根;并有颈浅及颈横动、静脉的分支通过。主治:上肢瘫痪,麻木,肩臂风湿痛等。刺灸法:沿水平方向直刺0.5~1寸。

颈冲

臑腧穴别名。为头冲之误。见《千金翼方》。详见该条。

颈项点

手针穴名。见《常用新医疗法手册》。定位:位于第二、三掌指关节间,近第二掌指关节处。主治:落枕,颈项扭伤等。刺灸法:针刺0.3~0.5寸;艾炷灸3~5壮。

颈针疗法

是针刺颈部腧穴以治疗疾病的一种方法。颈部腧穴包括哑门、风府、下脑户,并自风府穴旁开至完骨穴,沿颅骨下缘分6等份,每隔1等份为1个腧穴,左右各6穴,颈针疗法腧穴共15穴。针刺为多针疗法,一般15个腧穴全部针刺。操作时选用1.5寸长,28号或30号不锈钢毫针,针刺方向除下脑户一穴稍偏下斜刺外,其余诸穴均与皮肤垂直,针深1寸左右,多采用提插、捻转行针,以达酸、麻、胀为度,留针20~30min。该疗法对神经系统疾病如偏瘫,震颤,麻痹,神经官能症等效果尤佳。颈部腧穴与延髓贴近,针刺时切忌深刺。

颈针穴位

是颈针疗法所刺激的颈部特定部位。取颈部正中3个穴:哑门、风府、下脑户,并风府穴旁开至完骨穴,沿颅骨下缘分6等份,每相隔1个等份距离为1个腧穴,左右两侧各取6个腧穴,共15个腧穴。一般15个腧穴同时针刺,主要适用于脑血管意外后遗症、癫痫、震颤麻痹、脑震荡后遗症、高血压、偏头痛、过敏性哮喘、慢性鼻炎、感冒、瘫痪、失眠、神经症等。

胫

骨骼名。指小腿二骨中的大骨,位于内侧。又称骭、胻。《说文解字》:"胫,胻也。"《针灸甲乙经》等书中"胫"作"胻"。

《灵枢·经脉》记载,足阳明胃经"循胫外廉",足太阴脾经"循胫骨后",足阳明络"循胫骨外廉",足厥阴络"循胫,上睾"。均指经过小腿的胫骨部。

jiu

鸠尾

一、经穴名。见《灵枢·经脉》。属任脉,为任脉之络穴。别名:尾翳。定位:在上腹部,前正中线上,当胸剑结合部下1寸。局部解剖:布有第七肋间神经前皮支和腹壁上动、静脉。主治:心胸痛,心悸,烦闷,呕吐,反胃;癫痫,哮喘,肋间神经痛,心包炎,心绞痛,精神分裂症等。刺灸法:向下斜刺0.5寸;艾炷灸3~5壮,或艾条灸5~10min。

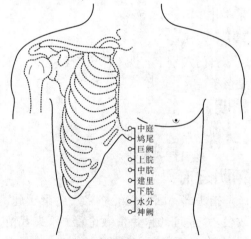

中庭
鸠尾
巨阙
上脘
中脘
建里
下脘
水分
神阙

研究证明:针刺鸠尾穴对血压有调整作用,对Ⅲ期高血压效果较好,而动物实验又提示,对失血性休克的动物针刺"鸠尾""内关"等穴,30min血压即上升,大部分上升幅度可超过4.66kPa(35mmHg)。对胃肠功能有调整作用,并可使唾液的pH值降低。

附一:腧穴定位文献记载

《针灸甲乙经》:在臆前蔽骨下五分。

《针灸资生经》:人无蔽骨者,从歧骨际下行一寸。

《医宗金鉴》：从巨阙上行一寸。

附二：腧穴主治文献记载

《灵枢·经脉》：实则腹皮痛，虚则痒搔。

《针灸甲乙经》：喉痹，食不下。

《备急千金要方》：心寒胀满不得食；息贲，唾血；厥心痛，善哕，心疝太息。

《外台秘要方》：热病胸中痛不得卧，心痛不可按。

《太平圣惠方》：心惊悸；癫痫病，狂歌不择言。

《铜人腧穴针灸图经》：心风惊痫发癫，不喜闻人语，心腹胀满，胸中满，咳逆数嘻喘息。

《针灸大成》：息贲，热病，偏头痛引目外眦，嘻喘，喉鸣，胸满咳呕，喉痹咽肿，水浆不下，癫痫狂走，不择言语，心中气闷，不喜闻人语，咳唾血，心惊悸，精补耗散，少年房劳，短气少气。

《汉药神效方》：突然吐血不止或晕厥者。

二、骨骼名。指胸骨剑突。《灵枢·经脉》："任脉之别，名曰尾翳，下鸠尾，散于腹。"杨上善注："鸠尾一名尾翳，是心之蔽骨。"《针灸聚英》："鸠尾者，言其骨垂下如鸠尾形。"《刺灸心法要诀》："鸠尾者，即蔽心骨也。其质系脆骨，在胸骨之下，歧骨之间。"沈彤《释骨》："蔽心者，曰䯏骬，曰鸠尾，曰心蔽骨，曰臆前蔽骨。"

鸠尾骨端

奇穴名。见《备急千金要方》。又名鸠尾头、鸠尾骨。定位：位于腹部正中线，胸骨剑突尖下缘处。主治：小儿囟陷，颈痛，少年房多气短，小儿疳瘦。刺灸法：艾炷灸3～14壮。

附：文献记载

《备急千金要方》：小儿囟陷，灸脐上下各半寸，及鸠尾骨端，又足太阴各一壮。

《千金翼方》：少年房多短气，灸鸠尾头五十壮。

《医学纲目》：小儿疳瘦，于胸下骨尖上，灸三壮。

鸠尾头

奇穴别名。即鸠骨尾端。见《千金翼方》。详见该条。

酒精拔筒法

拔罐法名。是将酒精蘸在拔筒口底下燃烧，使筒内空气排净而稳盖吸着于患处的方法。为彝医治病的方法之一。用具主要为竹筒、木筒、烟杆、黄牛角制成，主要用于治疗风湿麻木，风湿感冒等病。

韭

植物名。为百合科植物。具有温中行气、止血解毒的作用。可用作隔物灸的隔垫物。

九部针经

书名。撰人不详。见《隋书·经籍志》1卷。书佚。

九刺

《黄帝内经》刺法分类名，古代九种刺法的统称。《灵枢·官针》："凡刺有九，以应九变。"指刺法有九种，以适应九种不同的病情变化，其内容为输刺、远道刺、经刺、络刺、分刺、大泻刺、毛刺、巨刺、焠刺九种，详见各条。

九宫

古人对八方及中央九个方位的总称。见《灵枢·九宫八风》，这九个方位各有相应名称与一个数字相配，此数称九宫数，也即"洛书"数。九宫的方位，古人配合后天八卦、节气、八风（其排列与名称如下表）。金元时期针灸家将八脉交会穴配合九宫数成为灵龟八法。

九宫名	方位	九宫数	八卦	节气	八风
阴洛宫	东南	四	巽	立夏	弱风
上天宫	南	九	离	夏至	大弱风
玄委宫	西南	二	坤	立秋	谋风
仓门宫	东	三	震	春分	婴儿风
招摇宫	中央	五			
仓果宫	西	七	兑	秋分	刚风
天溜宫	东北	八	艮	立春	凶风
叶蛰宫	北	一	坎	冬至	大刚风
新洛宫	西北	六	乾	立冬	折风

九宫尻神

古代针灸宜忌说之一,见《针经指南》。系以九宫八卦为依据,按患者年龄来推算人神所在部位,从而避忌针灸。一岁起坤宫,避忌外踝;二岁当震宫,避忌齿、指、腨;三岁当巽宫,避忌头、口、乳;四岁当中宫,避忌肩、尻;五岁当乾宫,避忌面、目、背;六岁当兑宫,避忌膊、手;七岁当艮宫,避忌项、腰;八岁当离宫,避忌膝、肋;九岁当坎宫,避忌脐、肘、脚;十岁复起坤宫,依次轮转。此为行年尻神所在部位,不宜刺灸。

九六补泻

针刺手法名。指以提插、捻转手法配合阴阳奇偶的关系来分别补泻的方法。古人认为阳数奇属天为补,阴数偶属地为泻,故补法用九数,泻法用六数。如补法当紧按慢提或左转9次,若不得气,少停再行9数,如此反复3遍,使成三九二十七($3 \times 9 = 27$)数,泻法则慢按紧提或向右捻转六次,如邪气仍盛,少停再行6数,如此反复3遍,使成三六一十八($3 \times 6 = 18$)数。本法以数字机械地规定补泻,不切实际,今已少用。

九六数

补泻手法用语。是较古老的控制补泻刺激量的一种方法。见《周易》,以九为阳数,六为阴数。后人则将九定为补法的基数,六定为泻法的操作基数。又有少阳数($7 \times 7 = 49$)、老阳数($9 \times 9 = 81$)、少阴数($6 \times 6 = 36$)、老阴数($8 \times 8 = 64$)的区分。各类数均是补、泻行针手法所需的标准,提插、捻转的次数即由此决定。

附:文献记载

《医学入门》:凡言九者,即子阳也;六者,即午阴也。但九六数有多少不同,补泻提插皆然。言"初九数"者,即一九也。少停又行一九,少停又行一九,三次共二十七数,或四九三十六数。言"少阳数"者,七七四十九数。亦每次七数,略停。"老阳数"者,九九八十一数,每次二十七数,少停,共行三次。言"初六数"者,即一六也。少停又行一六,少停又行一六,三次共一十八数。言"少阴数"者,六六三十六数,每次一十八数,略停再行一次。言"老阴数"者,八八六十四数,每次八数,略停。

九曲

奇穴别名。即九曲中府。见《针灸资生经》。参见该条。

九曲中府

奇穴名。又名九曲。见《备急千金要方》。定位:腋中线上,第十肋下。主治:胸膜炎,腹膜炎,肝脾胃等脏腑病。刺灸法:斜刺或平刺0.5～0.8寸,直刺不得超过0.5寸;艾炷灸3～5壮。

附:文献记载

《备急千金要方》:九曲中府,在旁庭注市下三寸。刺入五分。灸三十壮。主恶风邪气遁尸,内有瘀血。

九宜

指九针的运用,根据其形状特点各有其适应的范围。《灵枢·五禁》:"明知九针之论,是谓九宜。"《灵枢·官针》:"九针之宜,各有所为,长短大小,各有所施。"

九针

古代针具分类名。见《黄帝内经》。即镵、圆针、鍉针、锋针、铍针、圆利针、毫针、长针、大针。《灵枢·九针十二原》《九针论》《官针》及《素问·针解篇》对其形状和用途有具体论述。参见各条。

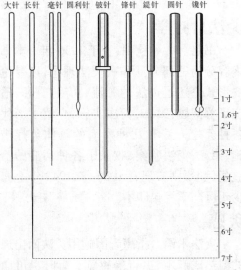

大针 长针 毫针 圆利针 铍针 锋针 鍉针 圆针 镵针

1寸
1.6寸
2寸

3寸

4寸

5寸

6寸

7寸

灸瘢

灸法术语。因灸治而造成的瘢痕。《抱朴子》："任子季服茯苓十八年……灸瘢皆灭,面体玉光。"

灸板

灸用器具名。见清代高文晋《外科图说》。即在一长板上穿有数孔,上可置艾绒,以备施灸。

灸齿痛

奇穴名。即风齿痛。《备急千金要方》："风齿疼痛……以线量手中指至掌后横纹,折为四分,量横纹后,当臂中灸三壮愈,随左右。"

灸疮

灸法术语。灸治后局部因灼伤而化脓溃烂成疮。见《金匮要略》。古代又称为"灸创"。《针灸资生经》卷三引《明堂灸经》："凡着艾得疮发,所患即差;不得疮发,其疾不愈。"古代施灸多以各种方法促

进灸疮透发。一般灸疮经3~5周后结痂愈合。在此期间须保持疮面清洁,勤换膏药,以防继发感染。

灸疮膏药

化脓灸法所用膏药,于直接灸后敷贴局部,以促发灸疮和保护疮面。《针灸资生经》："凡贴灸疮,春用柳絮,夏用竹膜,秋用新棉,冬用兔腹上白细毛,猫儿腹毛更佳。令人多以膏药贴之,日三两易。"《针灸大全》卷六："若欲用膏,必须用真麻油入治病之药,或祛风散气、滋血疗损之药,随证入之为妙。"《刺灸心法要诀》:以黄芩、黄连、白芷、金星草、乳香、淡竹叶、当归、薄荷、川芎、葱白"各等份,用香油煎药去滓,再下铅粉熬成膏,专贴灸疮"。

灸疮起发

是指在灸法治疗过程中出现的起疱溃烂现象。因灸法是一种借火力以治病的方法,轻者皮肤红赤,重则起疱溃烂。《针灸资生经·治灸疮》说："凡着艾得疮发,所患即瘥,若不发,其病不愈。"古人认为,灸疮必求起发,才能发挥治病愈疾的功效。灸疮不红不起疱,说明火力未达治病的要求,当然也就不能愈疾了。但是过度的引发毕竟有伤元气,同时也不为一般患者所耐受,如《针灸资生经·治灸疮》云："今用赤皮葱三五茎去青,于塘灰中煨热,拍破、热熨疮十余遍,其疮三日自发;予见人灸不发者,频用生麻油渍之而发;亦有用皂角煎汤煨候冷频点之而发;亦有恐气血衰不发,于灸前后煎四物汤服,以此汤养气血故也,盖不一概论也。有复灸一二壮遂发,有食热灸之物,如烧鱼、煎豆腐、羊肉之类而发。在人以知取之,若任其自然则终不发矣。"

灸创

灸法术语。即灸疮。见该条。

灸刺

指灸法和刺法。《灵枢·四时气》:

"灸刺之道,得气穴为定。"《素问·血气形志篇》:"病生于脉,治之以灸刺。"

灸癜风

奇穴名。见《备急千金要方》。《经外奇穴图谱》列作奇穴,名灸癜风。定位:手中指掌侧面,第二、三指关节横纹的中点。主治:白癜风等。刺灸法:艾炷灸 1 ~ 3 壮。

附:文献记载

《备急千金要方》:白癜风,灸左右手中指节去延外腕中三壮,未差报之。

灸法

用艾绒或其他易燃药物在腧穴或患病部位上烧灼、熏熨,借灸火的热力透入肌肤,刺激组织,以调和气血,疏通经络,而达到防治疾病目的的方法。大体可分为艾炷灸、艾条灸、温筒灸和天灸 4 类。《灵枢·经脉》:"陷下则灸之。"又《灵枢·官能》:"阴阳皆虚,火自当之……经陷下者,火则当之;结络坚紧,火之所治。"说明灸法具有温阳起陷,行气活血的作用。多适用于阳气衰弱、沉寒痼冷等疾患。

灸法补泻

灸法术语。即艾灸补泻。见该条。

灸法秘传

书名。清代金冶田传、雷少逸编共 1 卷。刊于 1883 年(光绪九年)。内容有:正面穴图、背面穴图、指节图、灸盏图、灸药神方、灸法禁忌、应灸 70 症等。其中介绍一种把特制的药艾放入银质的"灸盏"中进行灸疗的方法,具有一定特点。书末,刘国光附入"太乙神针方"及"雷火针法",是一本灸法专书。

灸法图残卷

书名。现存最早的灸疗图谱专书,是在我国甘肃省敦煌市千佛洞中发现的古代卷子之一,唐代写绘本。本书文图相间,图前主治之文除记所论病名外,还记有治疗该病所用的腧穴及灸法壮数,附图则是对腧穴位置的说明。图像丰富,简明通俗,反映了当时的灸疗经验,记载着一些现存针灸书中未见的穴名,在针灸史和疾病史的研究方面颇有参考价值。原件现存于伦敦不列颠博物馆,编号为 stein6168 和 stein6262。

灸法自疗学

书名。叶劲秋编,刊于 1936 年。本书内容分为三部分:第一,灸法理论,以专论的形式论述了灸法的源流、功用、宜忌、适应证等问题;第二,灸法实施,介绍了历代各种灸疗方法和几种疾病的具体灸疗措施;第三,灸法验案,收录了各种病症的治验病例 88 则。现有 1936 年、1947 年上海少年医药学社铅印本。

灸感

灸法术语。指患者因施用灸法而出现的温热或麻木、虫行等感觉。有时也可向某一方向传布或扩散。《备急灸法·骑竹马灸法》:"灸罢二穴……其艾火即随流注先至尾闾,其热如蒸,又透两外肾,俱觉蒸热,移时复流足涌泉穴,自下而上,渐渐周遍一身。"

灸花

灸法术语。指灸疮的化脓状态。见"针灸集成"条。

灸后调摄法

是指对施灸的调养方法,古人对此颇为注意。《针灸大成·灸后调摄法》记载:"灸后不可就饮茶,恐解火气;及食,恐滞经气,须少停一二时,即宜入室静卧,远人事,远色欲,平心定气,凡事俱要宽解。尤忌大怒、大劳、大饥、大饱、受热、冒寒。至于生冷瓜果亦宜忌之。唯食茹淡养胃之物,使气血流通,艾火逐出病气。若过厚毒味,酗醉,致生痰涎,阻滞病气矣。"由于古人施灸多用有瘢痕灸法,耗伤精血较多,所以需要比较周详的护理。今人施灸，一般多用小炷，不致灸疮溃烂，故都不注意摄养。虽然如此，但对过食、风寒等总以避之为是。

灸火木

灸法术语。古代灸治注重点火的火源。如《黄帝虾蟆经》载"辨灸火木法"。认为松、柏、竹、橘、榆、枳、桑、枣的火"皆伤血脉肌肉骨髓；太上阳燧之火，以灸为上；次以阶石之火常用；又槐木之火灸，为疮易差；无者，膏油之火亦佳"。参见"八木火""阳燧火"条。

灸禁

灸法术语。灸法禁忌的简称。一般来说，面部、大血管附近、孕妇的腹部均不宜灸，另阴虚阳亢及邪热内炽的疾患，皆不宜用灸。

附：文献记载

《神灸经纶》：灸病必先候脉辨症，脉得数实，症见躁烦，口干、咽痛、面赤火盛，新得汗后及阴虚内热等俱不宜灸。臂脚穴，灸多脱人真气，令人血脉枯竭，四肢削瘦无力。

灸经

书名。宋代杨颜齐撰，书佚。参见"杨颜齐"条。

灸经背面相

书名。撰人不详，见《宋史·艺文志》，2卷。书佚。

灸痨

奇穴名。见《备急千金要方》。《中国针灸学》以脊背正中之标点为穴，称灸痨。《经外奇穴图谱》称灸痨穴，以第三胸椎棘突尖定位。《针灸资生经》的定位方法是：以中趾尖经足心至腘窝横纹的长度量取从鼻尖沿正向线向后至背脊尽处为标点，此点旁开各半口寸处。《针灸聚英》认为是心俞穴。主治：卒中风，癫狂，盗汗，咳嗽，

咯血，神疲乏力，面黄消瘦，关节痛等。刺灸法：艾炷灸3壮。

附：文献记载

《备急千金要方》：治卒中恶风，若不能语，灸第三椎上百壮。

《针灸资生经》：灸痨法，其状手足心热，多盗汗，精神困顿，骨节痛寒，初发咳嗽，渐吐脓血，肌瘦面黄，减食少力。令身正直，用草子，男左女右，自脚中指尖量过脚心向下，向上至曲䐐大纹处截断，却将此草自鼻尖量，从正头正中至脊，以草尽处用墨点记；别用草一条，令病人自然合口，量阔狭截断，却将此草于墨点上平摺，两头尽处量穴，灸时随年多灸一壮，累效。

《针灸聚英》：其穴合五椎两旁三寸，心俞二穴也。

《针灸孔穴及其疗法便览》：灸痨，奇穴。令患者直立，以绳自足中趾尖端通过足心直上至膝腘中央委中穴处切断，即以此绳从鼻尖上量通过头顶正中线下垂至脊柱，绳端尽处是穴。灸三至十壮。主治盗汗，咳嗽，咯血，关节炎，癫狂。

灸量

灸法术语。指施行灸法时的刺激量。一般来说，灸治时是根据艾炷的大小和施灸的壮数来掌握刺激量的轻重。施灸量的多少，当以患者的体质、施灸部位及病情轻重而定。一般而言，病初体质壮实者壮数宜多，久病体质虚弱者壮数宜少；头面部和四肢末端壮数宜少，腰背和肩股部壮数宜多。病者体弱，不耐多灸者，可采用小艾炷分数次施灸。

附：文献记载

《备急千金要方》：头面目咽，灸之最欲生少；手臂四肢，灸之须小熟，亦不亦多；胸背腹灸之尤宜大熟，其腰脊欲须少生。

《外台秘要方》：凡灸有生熟，候人盛衰及老小也。衰老者少灸，盛壮强实者多灸。

《扁鹊心书》：大病灸百壮……小病不过三五七壮。

灸疗器

即温灸器。详见该条。

灸器灸

灸法名，即温灸器灸。详见该条。

灸焫

灸法术语。指灸法。《素问·异法方宜论篇》："脏寒生满病，其治宜灸焫。"王冰注："火艾烧灼，谓之灸焫。"

灸师

指专门施行灸法的医师。唐代韩愈《昌黎先生集》卷七谴疟鬼："灸师施艾炷，酷若猎火围。"

灸哮

奇穴名。见《针灸聚英》。《中国针灸学》列作奇穴，名灸哮。定位：在背部，以绳环颈下垂至胸骨剑突尖，环转向背，绳之中点平喉结，绳端着脊骨中处是穴。主治：哮喘，咳嗽，支气管炎等。刺灸法：艾炷灸3～7壮。

附：文献记载

《针灸聚英》：哮……又法背上有一穴，量穴须用线一条，环颈垂下至鸠尾，尖上截断牵脊背，线头尽处是穴端，灸至七壮真为贵。

《中国针灸学》：灸哮，以纸绳环颈向前下垂至鸠尾骨尖端，切断，转向背后，绳之中央平结喉，绳之两端并脊上，尽处即是。灸七壮。主治支气管炎，喘息。

灸血病

奇穴名。见《备急千金要方》。《中国针灸学》列作奇穴，名灸血病。定位：在骶部正中线上，第三骶椎棘突高点处。主治：大便下血，吐血，衄血，妇人血崩，及其他血病。灸法：艾炷灸3～7壮。

附：文献记载

《备急千金要方》：大便下血，灸第二十椎，随年壮。

《中国针灸学》：第三骶骨之上脊骨高处。灸七壮。主治吐血，衄血。

灸盏

灸具名。雷丰《灸法秘传》："四周银片稍厚，底宜薄，须穿数孔，下用四足，计高一分许。将盏足钉在生姜片上，姜上亦穿数孔，与盏孔相当，俾药气可以透入经络脏腑也。"近代所用的艾斗与此相似。

灸罩

灸法用具。见清代高文晋《外科图说》。为圆锥形罩子，上有一孔，罩于施灸的艾炷上。

救苦丹

灸用药物。见清代赵学敏《本草纲目拾遗》卷二。丹药火条："真麝香一钱，劈砂水飞二钱，好硫黄三钱，各研极细。先将硫黄化开，次入麝、砂二味，离火拌匀，在光石上摊作薄片，切如米如粞二样小块，贮瓶勿泄气。治病将药安患处，以灯火点着，候至火灭，连灰罨在肉上。"

就近取穴

即近部取穴。详见该条。

ju

居髎

经穴名。见《针灸甲乙经》。属足少阳胆经，为阳跷、足少阳之会。定位：在髋部，当髂前上棘与股骨大转子最高点连线的中点处。局部解剖：布有臀上皮神经及臀上神经；有臀中肌、臀小肌，并有臀上动、静脉下支通过。主治：腰腿痹痛，瘫痪足痿，月经不调、疝气；肠炎、睾丸炎，膀胱炎，坐骨神经痛，小儿麻痹后遗症，髋关节及周围软组织疾患等。刺灸法：直刺1～2寸；艾炷灸3～5壮，或艾条灸5～10min。

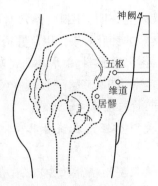

附一:腧穴定位文献记载

《针灸甲乙经》:在章门下八寸三分,监骨上陷者中。

《素问·气府论篇》王冰注:在章门下同身寸之四寸三分、髂骨上。

《扁鹊神应针灸玉龙经》注:在环跳上一寸。

《医宗金鉴》:从维道下行三寸、监骨上陷中。

附二:腧穴主治文献记载

《外台秘要方》:腰痛引少腹……肩前痛与胸相引,臂里挛急,手不得上举至肩。

《铜人腧穴针灸图经》:腰引少腹痛,肩引胸臂挛急,平臂不得举而至肩。

《针灸大成》:腰引小腹痛,肩引胸臂挛急,手臂不得举以至肩。

《扁鹊神应针灸玉龙经》:腿风。

《循经考穴编》:瘫痪痿弱,腿脚诸疾。

局部取穴法

取穴法之一。按患病所在部位选取治疗腧穴,这是《黄帝内经》"以痛为输"理论的运用。在患病局部选取穴位时也必须考虑分经辨证法则,而以选取本经或邻近腧穴为主。如眼病取睛明、瞳子髎;胃痛取中脘、梁门;耳病取耳门、翳风;口齿病取大迎、承浆等。治疗痛证选取以痛为腧的阿是穴更是局部取穴的典型,如临床上应用压痛点治疗扭挫伤、痹证等疼痛,以及在瘿瘤病灶部位针灸,均有较好的效果。

巨处

即五处穴,见《医学入门》。因"五"与"巨"形近致误。详见该条。

巨刺

《黄帝内经》刺法名。九刺之一。《灵枢·官针》:"巨刺者,左取右,右取左。"指左侧有病取右侧的腧穴治疗,右侧有病取左侧的腧穴来治疗的方法。适用于经脉之证。《素问·缪刺论篇》中说:"邪客于经,左盛则右病,右盛则左病;亦有移易者,左痛未已而右脉先病,如此者,必巨刺之,必中其经,非络脉也。"

巨骨

一、骨骼名。指锁骨。

二、经穴名。见《素问·气府论篇》。属手阳明大肠经,为手阳明、蹻脉之会。定位:在肩上部,当锁骨肩峰端与肩胛冈之间凹陷处。局部解剖:布有锁骨上神经后支,副神经分支,深层为肩胛上神经。有斜方肌与冈上肌,深层有肩胛上动、静脉通过。主治:肩背、手臂挛痛不遂,瘰疬,瘿气,惊痫,吐血;颈淋巴结核,甲状腺肿大,肩关节及周围软组织疾患等。刺灸法:微斜向外下方刺0.4~0.6寸;艾炷灸3~7壮,或艾条灸5~20min。

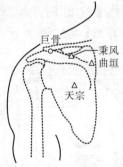

附一:腧穴定位文献记载

《针灸甲乙经》:在肩端上行,两叉骨间陷者中。

《循经考穴编》广注:约肩髃上一寸许。

《针灸集成》:在肩髃上大骨尖前陷中。

附二:腧穴主治文献记载

《针灸甲乙经》:肩背痛髀(疑为"痹"之误)不举,血瘀肩中,不能动摇。

《备急千金要方》:肩中痛。

《外台秘要方》:肩髆痛,胸中有瘀血,肩背不得屈伸而痛。

《针灸资生经》:惊痫,吐血。

《针灸大成》:惊痫,破心吐血,臂髆痛,胸中有瘀血,肩臂不得屈伸。

▲注:《针灸大成》作手阳明、阳跷之会。

巨搅

奇穴别名,即臣觉。详见该条。

巨觉

奇穴别名,即臣觉。见《中国针灸学》。详见该条。

巨髎

经穴名。见《针灸甲乙经》。属足阳明胃经,为跷脉、足阳明之会。定位:在面部,瞳孔直下,平鼻翼下缘处,当鼻唇沟外侧。局部解剖:布有眶下神经支与面神经颊支,浅层为上唇方肌,深层为犬齿肌,有面动、静脉支及眶下动、静脉会合支通过。主治:口眼㖞斜,眼睑瞤动,鼻衄,齿痛,目翳,青盲,唇颊肿,鼻炎;三叉神经痛,面神经麻痹,视力减弱,牙周炎等。刺灸法:直刺 0.3 ~ 0.6 寸;艾炷灸 5 壮,或艾条灸 3 ~ 5min。

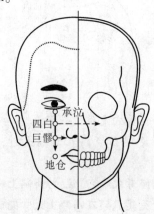

现代研究证明:针刺巨髎穴对甲状腺手术有良好的针麻效果。以巨髎透眶下神经孔进行甲状腺针麻手术,成功率达 99%,优良率达 92.5%,一级率占 62% 。

附一:腧穴定位文献记载

《针灸甲乙经》:在侠鼻孔旁八分,直瞳子。

《针灸聚英》:侠鼻孔旁八分,直瞳子,平水沟。

附二:腧穴主治文献记载

《针灸甲乙经》:面目恶风寒,䪼肿臃痛,招摇视瞻,瘛疭口僻。

《备急千金要方》:青盲无所见,远视䀮䀮,目中淫肤,白幕覆瞳子;目泪出,多眵䁾,内眦赤痛痒。

《铜人腧穴针灸图经》:鼻塞。

《针灸大成》:瘛疭,唇颊肿痛,口㖞僻,目障无见,青盲无见,远视䀮䀮,淫肤白膜,翳覆瞳子,面风鼻頞肿痛痒,招摇视瞻,脚气,膝肿。

《循经考穴编》:胬肉攀睛。

▲注:《针灸甲乙经》载:本穴为阳跷、足阳明之会。

《针灸大成》载:本穴为手足阳明、阳跷脉之会。

巨窌

一、同巨髎。详见该条。

二、丝竹空穴别名。见《针灸甲乙经》。"巨",《外台秘要方》作"目"。详见该条。

巨阙

经穴名。见《针灸甲乙经》。属任脉,为心之募穴。定位:在上腹部,前正中线上,当脐中上 6 寸。局部解剖:布有第七肋间神经前皮支和腹壁上动、静脉。主治:心胸痛,咳逆上气,心悸健忘,反胃吞酸,噎膈,呕吐;心绞痛,膈肌痉挛,神经衰弱,胆

道蛔虫症,精神分裂症等。刺灸法:直刺
0.3~0.8寸;艾炷灸3~5壮,或艾条灸
5~10min。

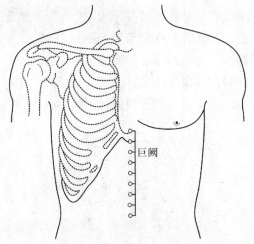

现代研究证明:分别针刺健康人巨阙、
膻中、天突各穴或同时针刺以上各穴,用钡
餐透视摄片观察,可使钡剂下移加快,食管
蠕动增强,管腔放宽,痉挛解除。另据报
道,在胆道造影观察下,针刺巨阙、阳陵泉
等,可促进胆总管的收缩,调整胆汁的分
泌,对胆道括约肌有明显的解痉作用。

附一:腧穴定位文献记载

《针灸甲乙经》:在鸠尾下一寸。

《铜人腧穴针灸图经》:在鸠尾下一寸,
鸠尾拒者,少令强一寸,中人有鸠尾拒之。

《医宗金鉴》:在两歧骨下二寸。

附二:腧穴主治文献记载

《针灸甲乙经》:狂,妄言,怒,恶火,善
骂詈;热病,胸中澹澹,腹满暴痛,恍惚不
知人,手清,少腹痛,瘕疝,心痛,气满不
得息。

《备急千金要方》:上气咳逆,胸满短
气,牵背痛;吐逆不得食;烦心喜呕。

《肘后备急方》:治心痛发作有时,激
痛难忍。

《铜人腧穴针灸图经》:蚘虫心痛。

《针灸大成》:上气咳逆,胸满短气,背

痛胸痛,痞塞,数种心痛,冷痛,蛔虫痛,蛊
毒猫鬼,胸中痰饮,先心痛,先吐,霍乱不识
人,惊悸,腹胀暴痛,恍惚不止,吐逆不食,
伤寒烦心,喜呕发狂,少气腹痛,黄疸,急
疸,急疫,咳嗽,狐疝,小腹胀满,烦热,膈中
不利,五脏气相干,卒心痛,尸厥。妊娠子
上冲心昏闷,刺巨阙,下针令人立苏不闷,
次补合谷,泻三阴交,胎应针而落,如子手
掬心,生下手有针痕,顶母心向前,人中有
针痕,向后;枕骨有针痕,是验。

《类经图翼》:九种心痛,痰涎吐水,腹
痛息贲等。

巨阙俞

奇穴名。见《千金翼方》。又名心舒。
定位:在背中线,第四胸椎棘突下。主治:
咳嗽,喘息,神经衰弱,胁肋疼痛等。刺灸
法:斜刺0.5~1寸;艾炷灸3~7壮,或温
灸5~15min。

附:文献记载

《千金翼方》:第四椎名巨阙俞,主治
胸膈中气,灸随年壮。

巨虚

指上巨虚或下巨虚穴。小腿胫骨外侧
筋骨间凹陷处均可称巨虚。《素问·针解
篇》:"巨虚者,蹻足骱独陷者。下廉者,陷
下者也。"王冰注:"巨虚,穴名也。蹻,谓
举也。取巨虚下廉,当举足取之,则骱外
两筋之间陷下者。"是释作下巨虚。又《太
平圣惠方》:"巨虚二穴,在三里下三寸。"
是指上巨虚。详见各条。

巨虚上廉

经穴别名,即上巨虚。《灵枢·本
输》:"下三里三寸为巨虚上廉。"详见该
条。

巨虚下廉

即下巨虚。《灵枢·本输》:"下上廉

三寸为巨虚下廉。"详见该条。

巨阳

一、太阳经的别名。《素问·热论篇》:"巨阳者,诸阳之属也,其脉连于风府,故谓诸阳主气也。"巨,意为巨大,指足太阳经连于督脉,主持一身阳气,故称巨阳。马王堆汉墓帛书医经又写作"钜阳",意义相同。手、足太阳,分别称"手巨阳""足巨阳",见《素问·五藏生成篇》。

二、经穴别名。指申脉穴。《备急千金要方》:"狂癫,风惊,厥逆,心烦,灸巨阳五十壮。"又"腰痛……灸足巨阳七壮,巨阳在外踝下。"详见该条。

巨针

针具名。原指九针中的大针。《灵枢·热病》:"偏枯,身偏不用而痛,言不变,志不乱,病在分腠之间,巨针取之。"张介宾注:"即第九针也。"近代有以不锈钢制成的巨针,针体直径为0.5~1mm,长度有3寸(约10cm)、5寸(约17.5cm)、1尺(约33cm)等数种,用于沿皮下横刺和肌腱部刺,以治疗瘫痪和肌肉挛缩等。

巨针疗法

用巨针刺激机体以治疗疾病的方法。临床操作时,以左手持针身下部,右手持针柄或针身中段,快速刺入,待有较强感应时,即可出针,也可据病情留针10~15min。因本法所用针具粗大,刺激较强,应对患者做好说服解释工作,取穴宜少,出针宜缓,防止出血和刺伤内脏,并应严密消毒,以免感染。对孕妇及有出血倾向者忌用。适用于截瘫、小儿麻痹后遗症、痹证等。

聚毛

又称丛毛、三毛。详见各条。

聚泉

奇穴名。见《针灸大成》。定位:正坐位,张口伸舌。在口腔内,当舌背正中缝的中点处。局部解剖:在舌肌中,有面神经鼓索,舌动脉;布有三叉神经第二分支、舌下神经。主治:舌强,舌缓,消渴,咳嗽,聋哑,哮喘;舌肌麻痹味觉减退等。刺灸法:直刺0.1~0.2寸,或用三棱针点刺出血。

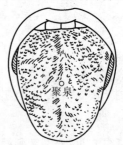

附:文献记载

《针灸大成》:聚泉一穴,在舌上,当舌中,吐出舌,中直有缝陷中是穴。哮喘咳嗽,及久嗽不愈,若灸,则不过七壮。

《上海中医药杂志》1959年第10期方氏等报道:针刺治疗聋哑症100例,取穴有聚泉、翳风、耳门、哑门,总有效率为80%。

jue

撅

针刺术语。即提插。《针灸大成·经络迎随设为问答》:"补针之法……行九阳之数,捻九撅九;……泻针之法……行六阳数,捻六撅六。"

厥阳

一、飞扬穴别名。见《针灸甲乙经》。详见该条。

二、证候名。《金匮要略》第一:"问曰:经云厥阳独行,何谓也?师曰:此为有阳无阴,故称厥阳。"程应旄注:"厥阳,即阳厥也……《内经》谓,肾气日衰,阳气独胜,故手足为之热。此厥阳独行之义也。"

厥扬

经穴别名,指飞扬穴。见《针灸腧穴索引》。详见该条。

厥阴

经穴别名,指飞扬。见《针灸甲乙经》。详见该条。

厥阴俞

经穴名。见《备急千金要方》。属足太阳膀胱经,为心包之背俞穴。别名:阙俞、厥俞。定位:在背部,当第四胸椎棘突下,旁开1.5寸。局部解剖:布有第四或第五胸神经后支内侧皮支,深层为第四胸神经后支的外侧支。有斜方肌、菱形肌,深层为最长肌;有第四肋间动、静脉背侧支的内侧支。主治:心痛,心悸,胸闷,咳嗽,呕吐,肩胛疼痛;气管炎,心绞痛,胃痉挛,风湿性心脏病,神经衰弱,肋间神经痛等。刺灸法:斜刺0.5~0.8寸(不宜深刺);艾炷灸3~5壮,或艾条灸5~15min。

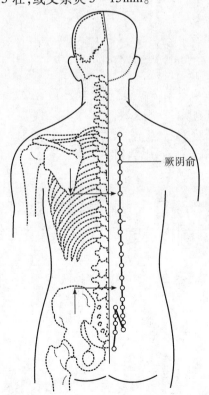

厥阴俞

现代研究证明:针刺厥阴俞穴,对冠状动脉粥样斑块的形成有抑制作用。据动物实验,针刺冠状动脉粥样硬化症动物模型"肺俞""心俞""厥阴俞"穴组,对粥样斑块的形成有一定的抑制作用。另据超声心动图测定显示,以膻中、心俞、厥阴俞为主穴针治冠心病,可改善患者左心室功能。

附一:腧穴定位文献记载

《备急千金要方》:在第四椎两边各相去一寸五分。

《类经图翼》:在四椎下去脊中二寸。

附二:腧穴主治文献记载

《备急千金要方》:胸中膈气聚痛,好吐。

《太平圣惠方》:逆气呕逆,牙痛,留结胸闷。

《铜人腧穴针灸图经》:心痛。

《针灸大成》:咳逆牙痛,心痛,胸满呕吐,留结烦闷。

厥俞

经穴别名,即厥阴俞。见《针灸大成》。详见该条。

槭骨

一、骨骼名,指尾骨。见《素问·骨空论篇》。王冰注"尾穷谓之槭骨"。

二、经穴别名,指长强穴。《针灸聚英》列作别名。详见该条。

决

挑刺法中的一种。其法将三棱针刺入腧穴,挑破创口较大,出血量较多。

掘

挑刺法中的一种。其法将三棱针刺入腧穴,挑破较深。

绝骨

一、骨骼部位名,指外踝上方,腓骨与腓骨长短肌之间的凹陷处。此处筋骨凹陷有似断绝,故名。沈彤《释骨》:"外踝上细而短附骬者曰绝骨。"《类经图翼》:"外踝上尖骨曰绝骨。"《灵枢·经脉》记载足少阳胆经"直下抵绝骨之端"。

二、经穴别名。❶指阳辅穴,《素问·刺疟篇》:"骬酸痛甚,按之不可,名曰胕髓病,以镵针针绝骨出血,立已。"王冰注:"阳辅穴也。"❷指悬钟穴,《难经》:"髓会绝骨。"《备急千金要方》:"绝骨在外踝上三寸。"《针灸资生经》作悬钟穴别名。

绝阳

商阳穴别名。见《针灸甲乙经》。详见该条。

绝孕

奇穴名。见《太平圣惠方》。《腧穴学概论》列作奇穴,名绝孕。又名断户。定位:位于腹正中线上,脐下2.3寸处。局部解剖:在腹白线上,深部为小肠;有腹壁浅动、静脉分支,腹壁下动、静脉分支;布有第十一肋间神经前皮支的内侧支。主治:小儿深秋冷痢不止,并可以绝孕。刺灸法:直刺1寸;艾炷灸3~7壮。

附:文献记载

《太平圣惠方》:凡妇人怀孕,不论月数,及坐产后,未满百日,不宜灸之。若绝子,灸脐下二寸三分间,动脉中三壮。

《类经图翼》:欲绝产,脐下二寸三分,灸三壮,或至七七壮,即终身绝孕。

jun

䐃肉

指肌肉隆起的部分。又称肉䐃。王冰注"䐃,谓肘膝后肉如块者";张介宾注:"筋肉结聚之处也。"《灵枢·邪客》:"地有聚邑,人有䐃肉。"

K

kai

开阖补泻

针刺补泻法之一。指以出针时开、闭针孔来分别补泻的方法。《素问·刺志论篇》:"夫实者,气入也;虚者,气出也……入(刺)实者,左手开针空也;入虚者,左手闭针空也。"后世医家在此基础上发展成开阖补泻。以出针后轻轻按揉针孔,使其闭合不令经气外泄者为补法;反之,出针时边退边摇,针退出后不按针孔,促使邪气逸出者为泻法。

开阖枢

即关、阖、枢。见《灵枢·根结》。参见"关、阖、枢"条。

kan

颥

部位名。❶两太阳穴部。《灵枢·杂病》:"颥痛,刺手阳明与颥之盛脉出血。"张介宾注:"颥,鬓前两太阳也"。《灵枢·动输》:"胃气……入络脑、出颥,下客主人。"张介宾注:"此当在脑之下鬓之前。客主人之上。其即鬓骨之上,两太阳之间为颥也。"❷《黄帝内经太素》《针灸甲乙经》中"颥"与"颌"通用。指头面两腮部。杨上善注:"颥谓牙车骨,上抵颅以下为颥骨。"《刺灸心法要诀》:"颥者欲称为腮,口旁颊前肉之空软处也。"马莳注:"颥之盛脉,是胃经颊车穴。"

看部取穴

取穴法之一。是指对头身部病症,按经选取有关腧穴的方法。《医学入门·杂病穴法》:"《灵枢·杂症(应作'病')》论某病取某经而不言穴者,正欲人随经取用。大概上部病多取手阳明经,中部足太阴,下部足厥阴,前膺足阳明,后背足太阳。"《针灸大成》卷七称此为"看部取穴",并指出:"取经者,取经中之穴也。一病可用一二穴。"

看眼取穴法

是在眼部经区血管变化最明显的部位取穴的方法。也为眼针常用取穴规律之一。如神经性头痛,常表现于右眼上焦区和左眼肝胆区,针之常获良效。

kao

考正穴名

书名。清代王瓒辑校。对头部、膺腹部、背部、手足部全身 78 个重点腧穴进行了考正,后附"考穴取寸法"。现有 1916 年广益书局石印《陈修园医书七十种》单行本。

考正周身穴法歌

书名。一卷。清代廖润鸿撰。将十四经穴及一些经外奇穴编成五言歌诀,并加注释。后附铜人图 2 张。现有清代善成堂刊本。

靠山

按摩用穴。见《小儿推拿方脉活婴秘旨全书》。定位:位于腕背横纹桡侧端,腕横纹稍前方。主治:疟疾,痰壅等。刺灸法:局部掐揉,或艾炷灸七壮。

附:文献记载

《小儿推拿方脉活婴秘旨全书》:靠山穴,在大指掌根尽处腕中。能治疟疾,痰壅。

尻骨

骨骼名,指骶骨与尾骨。张介宾注:"尾骶骨曰尻。"《正骨心法要旨》:"尾骶骨即尻骨也。其形上宽下窄,上承腰脊诸骨,两旁各有四孔,名曰八髎,其末节名曰尾闾,一名骶端,一名橛骨,俗名尾椿。"《灵枢·经别》载足太阳经别"其一道下尻五寸,别入于肛"。《灵枢·经筋》记载足少阳经筋"后者结于尻"。

尻神

九宫尻神的简称。详见该条。

ke

颏髎

奇穴别名,即侠承浆。见《中华口腔科杂志》。参见该条。

颗粒式皮内针

针具名。皮内针一种。专供皮内埋针法使用,针身长短分5分和1寸两种,粗细如毫针,尾部呈颗粒样。使用时用镊子夹住针身,轻缓沿皮刺入0.3~0.8寸,然后用胶布固定。留针时间长短视具体情况而定。

咳喘点

手针穴名。见《常用新医疗法手册》。定位:位于掌面,食指掌指关节尺侧。主治:支气管炎,哮喘,神经性头痛等。刺灸法:针直刺0.3~0.5寸;艾炷灸3~5壮。

可见经络现象研究

可见经络现象是经络的一种理化反应形式,它以体表形态的改变,显示经络的循行分布规律。一经反应在体表,就以一定的病理组织形态固定下来,而且相当稳定。其中包括循经皮肤病,循经皮丘带,循经红线、白线,循经色素带及出血带、发汗带等。先天性者多呈现外胚层组织变化的有序化排列;后天性者多呈现中胚层及外脑层组织变化的有序化排列。循经皮肤病是可见经络现象的重要表现,其主要特点是皮疹的分布与古典经络路线基本一致,宽度为0.3~1.2cm。经络循行线上发生的皮肤病,如神经性皮炎、扁平苔癣、硬皮病等,也能够通过适当的针灸经络疗法治疗。方法一般是针灸和经络磁疗,以磁场强度为300×10^{-4}T 的磁片贴在有关的经穴,可选病变经络对侧的背俞穴和原穴贴敷。针灸引起循经感传后也可出现可见经络现象,如循经皮丘带和循经出血带等。

可见循经病理反应

可见循经病理反应是指在针刺过程中沿古代记载的经络路线出现的各种可见的皮肤色泽及组织形态等方面的改变,主要为沿经出现的线状皮肤病,和类似表皮血管扩张或收缩所形成的红线、白线,或者皮丘带等。可见性循经病理反应是一种可见的经络现象,持续时间长,可作充客观察,以它们形象生动的形态学变化特点显示着人体活着的经络图,反映出古代记载的经络路线的客观存在。

氩离子激光针疗仪

针灸仪器名。该机为红色激光。其波长为6471×10^{-10}m,输出功率100mW 左右,与氦氖激光波长相近,若使用的功率与氦氖激光相近,其对生物组织的作用相近,若所使用的功率比氦氖激光大一些,则其在不同深度处的刺激强度应大一些,受到的刺激部位也会多一些。

客主　客主人

均为上关穴别名。客主人见《素问·气府论篇》。《针灸甲乙经》列作上关别名。客主即客主人,见《针灸大全》。详见该条。

kong

空

同"孔",指腧穴。《灵枢·九针十二原》:"机之动,不离其空。"

空穴

空,古与"孔"通。指孔穴。《十四经发挥》:"其有疾,率取夫空穴经遂之所统系。"

孔广培

清代针灸家。字筱亭,萧山(今属浙江)人。1872 年(同治十一年),刊行所撰《太乙神针集解》。

孔穴

即腧穴。见《针灸甲乙经》。《备急千金要方》:"凡孔穴在身,皆是脏腑荣卫血脉流通,表里往来,各有所主。"《千金翼方》:"凡孔穴者,是经络所行往来处,引气运入抽病也。"

孔穴主对

指腧穴主治。《备急千金要方》:"凡孔穴主对者,穴名在上,病状在下,或一病有数十穴,或数病共一穴,皆临时斟酌作法用之。"

孔最

经穴名。见《针灸甲乙经》。属手太阴肺经,为本经郄穴。定位:在前臂掌面桡侧,当尺泽与太渊连线上,腕横纹上 7 寸。

局部解剖:经肱桡肌,达旋前圆肌和桡侧腕长短伸肌间;有头静脉及桡动、静脉通过。布有前臂外侧皮神经,桡神经浅支。主治:咳嗽,气喘,咯血,咽喉肿痛,失声,热病无汗,头痛,肘臂挛痛,痔疮;支气管炎,肺炎,扁桃体炎,桡侧伸腕肌腱炎等。刺灸法:直刺 0.5～0.8 寸;艾炷灸 3～5 壮,或艾条灸 5～15min。

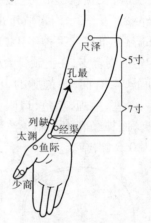

附一:腧穴定位文献记载

《针灸甲乙经》:去腕七寸。

《医宗金鉴》:从尺泽穴下行腕前,约纹上七寸,上骨下骨间陷中。

附二:腧穴主治文献记载

《针灸甲乙经》:厥头痛。

《备急千金要方》:臂厥热痛,汗不出。

《太平圣惠方》:吐血,失瘖,肿痛恶血;肘臂厥痛屈伸难。

《针灸大成》:热病汗不出,咳逆,肘臂厥痛,屈伸难,手不及头,指不握,吐血,失声,咽肿头痛。

《针灸聚英》:咽肿痛。

kou

口寸

同身寸之一。以患者本人两口角间宽度为 1 寸量取腧穴,常用来量取经外奇穴。《肘后备急方》救卒客忤死方:"又方,以绳横度其人口,以度其脐,以四面各一处,灸各三壮。"《备急千金要方》:"风眩……灸法;以绳横度口之两边,既得口度之寸数。"

口禾髎

经穴名。见《针灸甲乙经》。属手阳明大肠经,原名禾髎,现称口禾髎。别名:顺、长频、长髎、长颊、长频。定位:在上唇部,鼻孔外缘直下,平水沟穴平开五分处定穴。局部解剖:布有三叉神经第二支之下支与面神经的吻合支,在上颌骨犬齿窝部,上唇方肌止端,有面动、静脉的上唇支通过。主治:鼻塞,鼽衄,鼻疮,口㖞口噤;鼻炎,鼻息肉,面神经麻痹。刺灸法:直刺或斜刺0.3~0.5寸,禁灸。

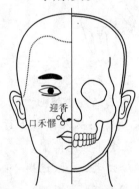

附一:腧穴定位文献记载

《针灸甲乙经》:在直鼻孔下,侠水沟傍五分。

附二:腧穴主治文献记载

《针灸甲乙经》:鼻窒,口僻,清涕出,不可止,鼻鼽有痛。

《外台秘要方》:口噤不可开。

《太平圣惠方》:尸厥。

《针灸大成》:尸厥及口不可开,鼻疮息肉,鼻塞不闻香臭,鼽衄不止。

《灵光赋》:两鼻㖞衄针禾髎。

口温

杨继洲十二字手法之一。指针刺前将针放入口中使针温热的一种方法。此法现已不用。《针灸大成》:"口温者,凡下针,入口中必温热,方可与刺,使血气调和,冷热不相争也。"

口穴

耳穴名。位于耳轮脚下方前1/3处。具有消炎止痛、理气利胆、镇静安眠、解痉等功效。可以治疗口腔、咽喉病症,以及内脏痉挛性疼痛、失眠和疲劳。特别是对睡眠质量欠佳,劳累过度引起的腰酸腿痛乏力等,有较好的治疗作用。

口针疗法

疗法名称。是针刺口腔黏膜上的腧穴以治疗疾病的一种方法。操作时选用0.5~1.5寸毫针,患者正坐,半张口,用纱布垫在患者上、下唇,以手指将两唇拉开,一般针尖与口腔黏膜成15°~30°角,得气后留针30min。拔针时,一手用纱布裹捏住唇部,另一手拔针,以防疼痛、出血。口针针刺要严格消毒,防止口腔黏膜感染,进针动作宜轻缓,防止出血。口为五脏六腑贯通之处,五脏六腑病变可通过口腔反映出来,针刺口腔黏膜上特定穴位,可以治疗脏腑疾病,对于各种原因引起的疼痛性疾患及痿证有较好疗效。

口针穴位

生物全息诊疗用穴的一种。指口针疗法所刺激的口腔内黏膜上特定部位。上肢区域:位于上颌侧切牙到第二磨牙及口腔前庭黏膜处。其中上臂穴:位于上颌第二前磨牙与第二磨牙之间的口腔黏膜处;前臂穴:位于上颌尖牙与第一前磨牙之间口腔前庭黏膜处。下肢区域:位于上颌下切牙到第三磨牙及口腔前庭黏膜处。其中坐骨神经穴:在下颌第一磨牙与第二磨牙之间,牙龈下方黏膜处;大腿穴:在下颌第二前磨牙与第一前磨牙之间齿龈下方口腔前庭黏膜处;膝关节穴:在下颌第一、二前磨牙之间齿龈下方口腔前庭黏膜处。上述两区域的穴位分布,左右相同。神经区:位于上颌中切牙间齿龈上方口腔前庭黏膜处。头部区:位于下颌中切牙齿龈下方口腔前庭黏膜处。泌尿区:位于上颌中切牙间齿龈上方固有口腔黏膜处。消化区:位于下颌左侧尖牙齿龈下方固有口腔黏膜处。五脏区:位于下颌右侧侧切牙齿龈下方固有口腔黏膜处。眼及降压区:位于上颌左侧切牙齿龈上方口腔前庭黏膜处。腰部区:位于上颌右侧侧切牙齿龈上方口腔前庭黏膜处。皮肤区:位于下颌左侧第一磨牙齿龈下方口腔前庭黏膜处。

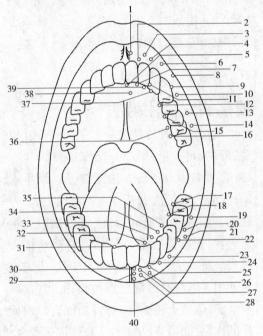

1.拇指　2.四指　3.手背　4.外腕　5.泌尿
6.前臂　7.四指内侧　8.外肘₂　9.外肘₁
10.上臂　11.内腕　12.内肘　13.肩前　14.肩后　15.上臂内侧　16.肩内　17.大腿上内侧
18.坐骨神经内侧　19.大腿上　20.坐骨神经₁
21.坐骨神经₂　22.大腿　23.膝关节　24.小腿
25.足踝₁　26.足踝₂　27.足背　28.四趾
29.足掌　30.足跟　31.足内踝　32.足跟内
33.小腿内侧　34.腘窝　35.大腿内侧　36.腋窝
37.前臂内侧　38.生殖　39.手掌　40.蹞趾

ku

苦瓠灸

隔物灸之一。《普济方》卷四百二十三:"治悬痈……须得秋葫芦(也名苦不老生)在架上而苦者,切皮片置疮上,灸二七壮。"秋葫芦即苦葫芦,《神农本草经》名苦瓠,故《串雅外篇》名苦瓠灸。

库房

经穴名。见《针灸甲乙经》。属足阳明胃经。定位:在胸部,当第一肋间隙,距前正中线4寸。局部解剖:布有胸前神经分支;有胸大肌、胸小肌,深层为第一肋间内、外肌,并有胸肩峰动、静脉及胸外侧动、静脉分支通过。主治:咳嗽,气喘,咳唾脓血,胸胁闷胀疼痛;支气管炎,支气管扩张,肺炎,肺气肿,胸膜炎,肋间神经痛等。刺灸法:向外斜刺0.5~0.8寸;艾炷灸3~5壮,或艾条灸5~15min。

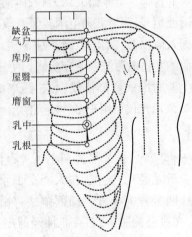

附一:腧穴定位文献记载

《针灸甲乙经》:在气户下一寸六分陷者中。

《针灸聚英》:气户下一寸六分陷中,去中行各四寸。

附二:腧穴主治文献记载

《针灸甲乙经》:胸胁榰满,咳逆上气,呼吸多喘,浊沫脓血。

《太平圣惠方》：肺寒咳嗽唾脓。

《针灸大成》：胸胁满，咳逆上气，呼吸不至息，唾脓血浊沫。

《循经考穴编》：伤寒结胸，呕吐脓血。

kuai

快插进针法

针灸术语。即注射式进针。见该条。

快刺法

进针手法之一。右手拇、食指持针体与针尖之间，向下速刺，不加捻转，使针尖迅速刺入皮下，然后右手拇、食指抬起，再捻转针柄，使针进入到一定的深度。此法适用于长针进针。

kuan

宽带仿生波谱治疗仪

针灸仪器名。是一种模拟生物信息治疗疾病的仪器。近年研究认为，人体辐射场即电磁波信号，辐射波谱范围较宽。该治疗仪根据人体辐射波谱的范围，模拟产生与之相类似的宽谱电磁波以治疗疾病。使用时，将发生器对准病变部位或腧穴，距离20～40cm。该治疗仪可用于多种疾病的治疗。

髋骨

一、奇穴名。又名体骨。见《扁鹊神应针灸玉龙经》。定位：在大腿前面下部，当梁丘两旁各1.5寸。局部解剖：外侧髋骨穴，在股外侧肌中，布有肌神经前皮支和股外侧皮神经，有旋股外侧动、静脉降支的分支。内侧髋骨穴，在股内侧肌中，布有神经前皮支，及股深动脉的肌支。主治：腿痛，膝关节肿痛，历节风等。刺灸法：针刺0.5～1.5寸；艾炷灸3～7壮，或温灸5～15min。

附：文献记载

《扁鹊神应针灸玉龙经》：膝盖上一寸，梁丘穴两旁各五寸。

《奇效良方》：梁丘两旁，各开一寸五分。

《针灸大成》：髋骨四穴，在梁丘两旁，各开一寸五分，两足共四穴。治腿痛，灸七壮。

《类经图翼》：髋骨，在膝盖上，梁丘旁外开一寸。主治两脚膝红肿痛，寒湿走注，白虎历节风痛，脚丫风痛，举动不得。

二、经穴别名。指环跳穴。《针方六集·神照集》列作环跳别名。详见该条。

三、骨骼名。上股与尻之间的大骨。《素问·气交变大论篇》："岁火不及……甚则屈不能伸，髋髀如别。"《千金翼方》："（小儿）生后六十日，瞳子成……百八十日，髋骨成，能独坐。"

kui

溃疡病穴位注射法

溃疡病治疗方法之一。主穴：脾俞、胃俞、肝俞、足三里、梁门。操作：用0.5%～1%普鲁卡因0.5mg硫酸阿托品、维生素$B_1$100mg等，每次选用1～2对腧穴，1种药物。腧穴常规消毒后，注射器抽取药物后进针，行提插手法，得气后，将药物推入该穴。每穴注药2～5mL，每日1次，上穴交替使用。本法有缓急止痛的作用。现代研究证实：刺激上述腧穴，对胃功能有双向调整的作用，能调节胃酸分泌，促进溃疡愈合。

kun

昆仑

经穴名。见《灵枢·本输》。属足太阳膀胱经。为本经经穴。别名：上昆仑、下昆仑。定位：在足部外踝后方，当外踝尖与跟腱之间的凹陷处。局部解剖：布有腓肠神经；有腓骨短肌；有小隐静脉及外踝后动、静脉。主治：头痛，目眩，鼻衄，项背强痛，腰痛，足跟肿痛，惊痫，疟疾，难产，胞衣不下;甲状腺肿,内耳性眩晕,高血压,心绞痛,坐骨神经痛,下肢麻痹或瘫痪等。刺灸法:直刺0.5~1寸;艾炷灸3~7壮,或艾条灸5~15min。

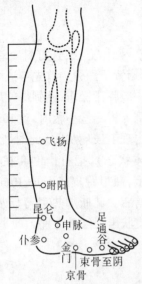

现代研究证明:针刺昆仑穴,可使不蠕动和蠕动很弱的降结肠下部及直肠的蠕动增强,并产生便意。针刺昆仑用泻法,对原发性高血压有降压作用。据组织学观察发现,昆仑穴针感感受器主要是环层小体。据报道,在静脉肾盂造影中,配合针刺三阴交、昆仑、关元穴组,可以提高有关病变的显影率,有利于早期诊断。详见"三阴交"条。

附一:腧穴定位文献记载

《针灸甲乙经》:在足外踝后,跟骨上陷中,细脉动应手。

《千金翼方》注:一云在外踝,从地直上三寸两筋骨中。

《针灸大成》:足外踝后五分,跟骨上陷中,细脉动应手。

附二:腧穴主治文献记载

《素问·咳论篇》:浮肿。

《素问一旨空论篇》:寒热。

《灵枢·厥病》:厥心痛,与背相控,善瘈,如从后触其心,伛偻者,肾心痛也。

《五邪》:阴痹者,按之而不得,腹胀腰痛,大便难,肩背颈项痛,时眩。

《针灸甲乙经》:痉,脊强,头眩痛,脚如结,腨如裂;疟,多汗,腰痛不能俯仰,目如脱,项如拔;疟不渴,间日作;癫疾,目䀮䀮,衄血,狂易;痛痹,口闭不能开,每大便腹暴满,按之不下,嚏,悲,喘;大风,头多汗,腰尻腹痛,腨跟肿,上齿痛,脊背尻重不欲起,闻食臭,恶闻人言,泄风从头至足。

《备急千金要方》:头热;目急痛赤肿;洞泄体痛;不得大便;腹痛喘暴满;腰尻肿。

《外台秘要方》:噎;腨踝肿。

《针灸大成》:腰尻脚气,足腨肿不得履地,衄血,腘如结,踝如裂,头痛,肩背拘急,咳喘满,腰脊内引痛,伛偻,阴肿痛,目眩,目痛如脱,疟多汗,心痛与背相接,妇人孕难,胞衣不出,小儿发痫瘈疭。

《马丹阳十二穴歌》:转筋腰尻痛,暴喘满中心,举步行不得。

《循经考穴编》:脚气干湿;齿龋。

《外科大成》:附阴疽,风疹,风热,冷脾。

▲注:本穴《针灸大成》:妊娠刺之落胎。

困学穴法

书名。(日本)万塚汶上编著。于1835年印行。本书参考《十四经发挥》和《类经图翼》等书,对经穴奇穴位置作分类介绍,并附图。还附有少数日本灸穴,称"困学奇俞"。

L

la

喇嘛穴

奇穴名。见《北京中医》。定位：在肩胛部，天宗穴与腋后皱襞尽端连线上，距天宗穴1.5寸处。主治：咽喉炎。刺灸法：针0.8~1寸，得气时抽麻感觉至侧胸部。

附：文献记载

《北京中医》(1954年，第三卷，第10期)邓耀中应用喇嘛穴治愈"外伤性咽炎"一例。针左右喇嘛穴，用搞法，留针半小时，留针时令患者吞咽，立即减轻。针毕再服一剂普济消毒饮加川黄连而治愈。

拉罐法

即推罐法。见该条。

蜡灸

灸法名。用黄蜡、香油比例为等量，先将香油倒入勺内，用慢火烧至滚开后，再将黄蜡放入香油内熔化，俟凉后凝固待用。以瘘疽孔局部为主穴，配穴可循经选距离瘘疽孔较近的1~2个腧穴即可。将准备好凝固之蜡油化开，以患者能耐受为度，趁热用葱白蘸蜡油往瘘疽孔及腧穴部位上刷抹，使之热熨，如此反复行之，5~10min。最后将凝固在瘘疽外上的蜡油用敷料覆盖固定。下次施灸时可将蜡油刮去再行施灸，每日1次。可用于治疗多发性骨结核等病症。

蜡针疗法

疗法名称。是一种针和灸并用的新疗法，即在针柄和一部分针体上套上一个加热后的石蜡瓶，从而加强针刺强度，且使之保持较长时间的作用。此法用于一切虚证、寒证。操作方法：选好针灸针，青霉素小瓶，石蜡置于一旁。首先辨证取穴，针刺方法同一般临床操作，针刺得气后，将加热的石蜡倒入青霉素小瓶内，置10min左右，小瓶壁出现毛玻璃状时（此时瓶中央之蜡仍为液体状态），把石蜡倒套在针柄及部分针体上，瓶口距皮肤1cm，10min后即可去掉石蜡瓶。此瓶加热后可反复使用，治疗时以皮肤出现红晕为宜。

lan

拦江赋

针灸歌赋名。见《针灸聚英》。高武说："不知谁氏所作，今自凌氏所编集写本针书表录于此。"原文"担截之中法几何，有担有截起沉疴。我今作此《拦江赋》，何用三车五辐歌……"拦江，盖有拦截水流，即截用要穴的意思。内容主要讲八脉八穴及合谷、复溜、期门等穴的应用。《针灸大成》载此，"拦"改作"兰"。

兰门

即阑门穴。见该条。

阑门

一、部位名，指大小肠会合处，为七冲门之一。《难经·四十四难》"大肠小肠会为阑门"。丁德用注："会者合也。大肠小肠会合之处，分阑水谷精血，各有所归，故曰阑门也。"《说文解字》："阑，门遮也。"

二、奇穴名。见《脏腑图点穴法》。定位：脐上1.5寸。主治：腹泻，腹胀，腹痛，胃酸多。刺灸法：直刺0.5~1寸；艾炷灸3~5壮，或艾条灸5~15min。

三、奇穴名。见《针灸大全》。《针灸大成》作"兰门"。《玉龙经》作"阑门"。位置相同。定位:耻骨下缘中点,阴茎根旁开2寸处。主治:疝气,偏坠,阴汗,阴囊红肿等。刺灸法:直刺0.5~1寸;艾炷灸3~5壮,或温和灸5~15min。

附:文献记载

《针灸大全》:阑门二穴,在曲骨两旁各三寸。

《类经图翼》:在阴茎根两旁各开三寸是穴。

《针灸大成》:兰门二穴:在曲泉两旁各三寸脉中。治膀胱七疝,奔豚。

阑尾

奇穴名。见《新中医药》。定位:足三里下二寸稍前,压痛最明显处。局部解剖:有胫骨前肌,趾长伸肌;有胫前动脉;布有腓肠外侧皮神经,腓深神经。主治:急、慢性阑尾炎,急、慢性肠炎,下肢麻痹或瘫痪,足下垂等。刺灸法:直刺0.5~1.5寸;艾炷灸3~5壮,或温和灸5~15min。

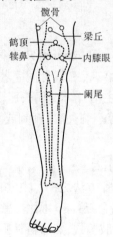

附:文献记载

《针灸腧穴索引》:阑尾,位于足三里下一至二寸,直针五分至一寸,留针时间要长,一天可数次,主治阑尾炎。

阑尾炎灸治法

阑尾炎治疗方法之一。主穴:阿是穴(麦氏点)、气海、大肠俞。操作:在上穴用大小如麦粒的艾炷施灸,每穴3~5壮,灸至皮肤灼痛为度,不使皮肤起疱。每日1次。本法适用于单纯性阑尾炎。有止痛消肿作用。现代研究证实:灸后,甲皱皮肤毛细血管明显变化,提示灸后可改善局部微循环,利于炎症的吸收。

蓝斑显示法

经穴化学显示方法之一。由日本学者首先采用的一种用美兰液涂抹皮肤显示经络腧穴的方法。该法对经络腧穴的体表形态及特性的研究有一定的价值。方法是:用美兰液反复多次涂抹皮肤,然后洗去,检查残留在皮肤上的蓝色斑点(直径为0.1~0.3mm),发现其与经络腧穴有密切关系。即经络腧穴所在处的蓝斑密度较周围组织大。推测其原理多与经穴局部皮肤一系列组织结构的新陈代谢程度较周围部位旺盛有关。对100名受试者的前臂、下肢、胸腹观察发现:皮肤蓝斑多为纵向呈经络状排列,少数呈散在集团性或横向排列分布。前臂多显示为心包经、大肠经、肺经,其中5名痢疾患者的蓝斑多出现于大肠经。另外对80例受试者同时检查蓝斑和皮电点分布发现:两者重合率为60%。重合点多与经穴相符,且多分布在肺、三焦、心包、心、小肠经上。

lang

莨菪根

药物名。灸用垫隔物的一种,茄科一年或二年生草本植物莨菪 *Hyoscyamus niger* L. 的根。《普济方》卷四百二十三:"用莨菪根一两,粗者切,厚约四分。安疬子上,紧作艾炷灸之。热彻则易,五六炷频频灸。"用治瘰疬。

lao

劳宫

经穴名。见《灵枢·本输》。属手厥

阴心包经,为本经荥穴。别名:五里、掌中、鬼窟。定位:在掌心,第二、三掌骨之间,偏于第三掌骨握拳时,中指指尖处。局部解剖:布有正中神经的第二指掌侧总神经;在第二、三掌骨间,下为掌腱膜,第二蚓状肌及指浅、深屈肌腱,深层为拇指内收肌横头的起端,有骨间肌;并有指掌侧总动脉通过。主治:心痛,中风,昏迷,癫狂,痫证,呕哕,气逆,口臭,口疮,黄疸,中暑,胸胁痛,吐血,衄血,鹅掌风;癔症,精神分裂症,休克,心绞痛,口腔炎,咽炎等。刺灸法:直刺0.3~0.5寸;艾炷灸1~3壮,或艾条灸3~5min。

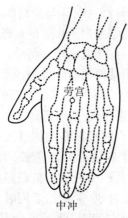
中冲

附一:腧穴定位文献记载

《灵枢·本输》:掌中中指本节之内间也。

《针灸甲乙经》:在掌中央动脉中。

《太平圣惠方》:在掌中央横纹动脉中,以屈无名指头,著处即是穴。

《针灸资生经》注:当屈中指为是,今说屈第四指,非也。

《扁鹊神应针灸玉龙经》:在掌心。屈无名指尽处是穴。

《十四经发挥》:《资生经》云屈中指。以今观之,莫若屈中指、无名指两间之间取之为妥。

附二:腧穴主治文献记载

《针灸甲乙经》:热病发热,烦满而欲呕,哕,三日以往不得汗,怵惕,胸胁痛不可反侧,咳满,溺赤,大便血,衄不止,呕吐血,

气逆噫不止,嗌中痛,食不下,善渴,舌中烂,掌中热,饮呕;烦心,咳,寒热善哕;少腹积聚;胸胁榰满;风热善怒,心中喜悲,思慕歔欷,善哭不休;黄疸目黄;口中腥臭。

《备急千金要方》:热痔;肠痈;呕吐。

《千金翼方》:妇人心中懊憹痛。

《太平圣惠方》:手掌厚癉痹,手皮白屑起;小儿口有疮蚀,龂烂臭秽气冲人。

《铜人腧穴针灸图经》:中风善怒,悲笑不休,手痹。

《扁鹊神应针灸玉龙经》:中风身体不遂,癫痫狂笑,心疼,气喘,口臭;满手生疮。

《针灸大成》:中风,善怒,悲笑不休,手痹,热病数日汗不出,怵惕,胁痛不可转侧,大小便血,衄血不止,气逆呕哕,烦渴食饮不下,大小人口中腥臭,口疮,胸胁支满,黄疸目黄,小儿龂烂。

《循经考穴编》:两手风躁;九种心痛,口疮龂痛。

老商

奇穴名。三商穴之一。见"三商"条。

落枕穴

奇穴名。见《经外奇穴汇编》。定位:在手背部,第二、三掌骨间掌指关节后约0.5寸处。主治:落枕,偏头痛,胃痛,咽喉痛,肩臂痛等。刺灸法:直刺或斜刺0.5~1寸。

落枕针刺法

落枕治疗方法之一。主穴:阿是穴、列缺、悬钟、昆仑、后溪。操作:患者取坐位,首先针刺四肢腧穴,然后再针阿是穴,毫针垂直刺入上穴,施以捻转泻法,或平补平泻,使局部有酸、麻、胀、沉感,并使针感沿经传导。捻转时嘱患者活动颈部。留针15~30min,间歇运针1次或2次,每次约1min,每日1次。本法有通络止痛的作用。

现代研究证明:针刺悬钟,可明显提高肌电幅度。

lei

雷丰

清代医家。字少逸,衢州(今属浙江)人,1882年(清光绪八年)著《时病论》,又编《灸法秘传》行于世。

雷火神针

灸法名。即雷火针。见该条。

雷火针

灸法名。又称雷火神针。用艾绒60g,沉香、木香、乳香、茵陈、羌活、干姜、穿山甲各10g,麝香少许。研成细末,和匀。以桑皮纸1张,约1尺见方,摊平,先取艾绒25g,均匀地铺在纸上,再取药末6g,掺在艾绒中,然后卷紧,外用鸡蛋清涂抹,再糊上桑皮纸一层,两头留空纸1寸(约3.3cm)许,捻紧即成。操作时,点燃一端,一种方法是将燃火的一端用七层布包裹,熨于腧穴上,若火熄,冷却,则重新点燃再灸,如此施灸5~7次;另一种方法是在选好的腧穴上覆盖5~7层棉纸或棉布,将燃火的一端隔着纸或布,直接按在腧穴上,稍留1~2s,使药气的温热透入深部,若艾火熄灭则重新点燃。每穴按灸10次左右为宜。若患者感觉过烫,可将艾火略提起,等热略减再按穴上施灸。若有两支药条同时点燃,交替按穴施灸,则热力可持续深透,效果更佳。多用于治疗风寒湿痹,闪挫肿痛,腹痛,泄泻等。

雷火针法

一、艾条灸的一种。即雷火神针。见该条。

二、书名。清代刘国光辑。收载于《灸法秘传》。详见"灸法秘传"条。

雷诺病艾灸法

雷诺病治疗方法之一。主穴:命门、肾俞。操作:取少许蒜汁涂抹于上穴皮肤表面,将艾绒搓捏成麦粒大圆锥形,置于穴上点燃后直接灸治,待艾炷烧至一半,患者自觉皮肤热烫时用镊子夹去艾炷,另换艾炷再灸。每穴灸3~5壮,隔日1次,10次为1个疗程,休息1~2周后再行治疗。本法有温振命阳,通经活络的作用。现代研究证实针灸有增强血管张力,改善局部血供的作用。

雷氏灸经

书名。作者不详。见于《新唐书·艺文志》,1卷。书佚。

泪空

即泪孔,睛明别名。见《针灸聚英》。详见"泪孔"条。

泪孔

睛明穴别名。见《针灸甲乙经》。"孔"《针灸聚英》作"空"。二字通用。详见该条。

类经

书名。明代张介宾著。成书于1624年(明天启四年)。共32卷。全书将《素问》《灵枢》原文分为摄生、阴阳、脏象、脉色、经络、标本、气味、论治、疾病、针刺、运气、会通等12类,共390条,并进行较详细的注释;后又续成《类经图翼》11卷,《类经附翼》4卷。是一部研究《黄帝内经》的重要参考著作。

类经附翼

《类经图翼》的附篇。共4卷。内容分医易、律原、求正录、针灸歌赋。参见"类经图翼"条。

类经图翼

书名。明代张介宾撰于1624年。为《类经》的续编,共11卷。卷一、卷二为运气,对阴阳五行、六气等中医理论,用文图互解的方法作了引申说明。卷三至卷十,对脏腑、骨度、十二经脉起止、腧穴、针灸操作等作了系统论述,并尽量利用图解的方法以求明了易懂。卷十一针灸要览,内收十四经针灸要穴歌、诸症灸法要穴等。后附《类经附翼》4 卷,卷四附针灸诸赋 11 则。现有人民卫生出版社 1958 年影印本和 1965 年排印本等。

类穴

也称特定穴。在十四经穴中将某些具有特殊性质和作用的腧穴另加组合,称为类穴。类穴的组合规律主要有以下两点:一是腧穴与五脏六腑有密切关系(包括生理、病理、诊断、治疗等),如背俞穴、募穴、原穴、下合穴;二是腧穴与经脉、气血等有密切关系,如五输穴、郄穴、交会穴、络穴、八脉交会穴、八会穴。另外就是在主治上的同一性和协同性。类穴自身的特点主要表现在:一是腧穴的作用,主要体现于各种类穴,它是十四经穴的主体;二是类穴都是脏腑、经脉、气血等作用比较明显的部位,许多病证都可以从类穴上得到反应和治疗;三是类穴种类较多,一个类穴可以单属于其中的一类,也可以同属几类,如中脘既是募穴,又是八会穴,也是交会穴;四是类穴的主治针对性较强,如募穴偏于主治六腑病,背俞穴偏于主治五脏病,郄穴偏于治疗急性病,络穴偏于治疗表里经病等。

肋髎

经穴别名。指章门穴。见《针灸甲乙经》。详见该条。

肋头

奇穴名。见《千金翼方》。《类经图翼》列作奇穴,名肋头。定位:位于第十肋骨前端。主治:少腹坚大如盘,胸中胀,食不消,妇人瘦瘠,瘕癖。刺灸法:直刺 0.5 ~ 1 寸;艾炷灸 3 ~ 7 壮。

附:文献记载

《千金翼方》:治少腹坚大如盘,胸中胀,食不消,妇人瘦瘠者方……并灸肋端。

肋镈

奇穴名。见《肘后备急方》。《类经图翼》列作奇穴,名肋镈。定位:位于胸侧部,从左右乳头外侧旁开 4 寸之肋骨间隙处,与乳头相平。局部解剖:在胸大肌外下部、胸小肌下部起端处,深层为第四肋间内、外肌;有胸腹壁静脉,胸外侧动、静脉分支;布有胸前神经肌支及第四肋间神经。主治:腹痛,胸膜炎,肋间神经痛等。刺灸法:艾炷灸 3 ~ 5 壮。

附:文献记载

《肘后备急方》:治胁卒痛如打方;以绳度两乳中间,屈绳,从乳横度,以趋然胁下,灸绳下屈处三十壮。

《针灸孔穴及其疗法便览》:肋镈,奇穴……以绳量患者两乳间之长度,截去一半,一端置乳头上,一端向乳后平拉,绳端尽处肋镈间是穴……主治肋间神经痛,胸膜炎,腹膜炎。

leng

冷拔筒法

拔罐法之一。是用特制黄牛角作为拔罐工具的拔罐方法。将尖端钻一小孔并用黄蜡塞住的黄牛角安置于患处,然后口含角尖用力吸气,使之吸于皮肤,同时用舌尖将黄蜡移动塞住小孔,其筒自然拔紧而不脱。主要用于治疗跌打损伤、疮疖等疾病。

冷冻针灸疗法

运用电子冷热针灸仪在腧穴上给予寒冷刺激以治疗疾病的方法。20 世纪 60 年代初,开始用氯乙烷喷射腧穴表面治疗头痛,近年来逐渐形成一门独特疗法。目前专用 LRE－1 型电子冷冻增热针灸治疗仪,它具有半导体制冷治疗头 2 只,最低温度可调到 －20℃。根据中医辨证,凡属阴虚火旺、阳热炽盛的各种疾患,均可应用冷冻针灸疗法。该法取穴应少,配方要精,宜尽量选取躯干及手足部的腧穴,运用时根据滋阴与降火的作用不同,分别控制适宜的温度和时间。降火时,温度要低于0℃,时间宜短,一般 10 ~ 15min;滋阴时,温度为 0 ~ 15℃,时间稍长,20 ~ 30min。

冷灸

灸法分类名。相对热灸而言,指不用任何热源进行灸治的方法,又称"无热灸",如药物发泡灸等。

冷淋灸

灸法名。是利用白矾溶解时产生的冷刺激治疗疾病的方法。将白矾末填满肚脐,以新汲井水调入,此法能感觉冷气透入腹内而得名。可用于治疗因热所致的二便不通。若脐平腹之人,可用厚纸将脐周围起,再填入白矾。

冷针

针灸疗法名。又称白针,与温针相区别,指单纯的针刺疗法。

li

离左酉南

离,八卦之一,方位正南,代表午时,离左即指午时后,为未时;酉南,指酉时之前即为申时。当24h中之13 ~ 17点。见《标幽赋》:"离左酉南,月朔死而速冷。"意指午后相当于后半月。月亮由圆渐缺,气血由盛而衰,所以宜用泻法。

蠡沟

经穴名。见《灵枢·经脉》。属足厥阴肝经,为本经络穴。别名:交仪。定位:在小腿内侧,当足内踝尖直上 5 寸,胫骨内侧面的中央。局部解剖:布有胫神经的肌支;在胫骨内侧面下 1/3 处;内后侧有大隐静脉通过。主治:月经不调,赤白带下,崩漏,阴挺,阴痒,睾丸肿痛,小便不利,遗尿,疝气,足胫痿痹;子宫内膜炎等。刺灸法:平刺 0.5 ~ 0.8 寸;艾炷灸 1 ~ 3 壮,或艾条灸 3 ~ 5min。

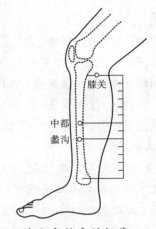

附一:腧穴定位文献记载

《灵枢·经脉》:去内踝五寸。

《针灸甲乙经》:在足内踝上五寸。

《循经考穴编》:在内踝上五寸,与光明相对。

《针灸集成》:在内踝前上五寸。

附二:腧穴主治文献记载

《灵枢·经脉》:睾肿卒疝,实则挺长,虚则暴痒。

《针灸甲乙经》:阴跳腰痛,实则挺长,寒热,挛,阴暴痛,遗溺,偏大;虚则暴痒,气逆,睾肿,卒疝,小便不利如癃状,数噫,恐悸,气不足,腹中悒悒,少腹痛,嗌中有热,如有息肉状。如著欲出,背挛不可俯仰;女子疝,小腹肿,赤白淫,时多时少。

《备急千金要方》:女子漏下赤白;暴腹痛。

《太平圣惠方》:脐下积气如卵石;足寒胫酸,屈伸难。

《扁鹊神应针灸玉龙经》:项急;赤白带下。

《针灸大成》:疝痛,小腹胀满,暴痛如癃闭,数噫,恐悸,少气不足,悒悒不乐,咽中闷如有息肉,背拘急不可俯仰,小便不利,脐下积气如石,足胫寒酸,屈伸难,女子赤白带下,月水不调,气逆则睾丸卒痛,实则挺长,泻之;虚则暴痒,补之。

《外科大成》:玄疽。

里内庭

奇穴名。见《中国针灸学》。定位：位于足跖部，第二、三跖趾关节前方凹陷处，与内庭相对。主治：五趾疼痛，小儿搐搦，癫痫等。刺灸法：直刺 0.3 ~ 0.5 寸，得气时酸胀感觉至趾尖；艾炷灸 3 ~ 5 壮。

附：文献记载

《针灸孔穴及其疗法便览》：里内庭，奇穴。足掌面大趾与次趾夹缝中（应在足掌面第二、三趾夹缝中）。针三至五分。灸三至五壮。主治五趾疼痛，小儿搐搦。

理瀹骈文

书名。又名《外治医说》。清代吴尚先撰。刊于 1870 年（同治九年）。为外治法专著。该书以膏药（薄贴）为主，正文部分用骈体文形式论述了伤寒、中风、痹证等多种常见病证的外治法，并用注文详予解释。有较高的实用价值。有影印本。

李昌仁

清代医家。号离尘子。精针灸之学。鉴于有些针灸医生不察明堂，不观图像，乱施针艾，误针伤人等事故屡屡发生，因而集成并评订《针科全书抄诀》一书，以供同道借鉴。

李成举

清代医家。字玉林，四川合川区人。据《合川县志》载：成举精于针灸之术，尤长于外、伤科，也通拳法杂艺。举凡民间恶疮经年，形瘦体羸，闪挫脱臼，骨折金创，多受其刀针之惠。如知州陈琠患背痈数日，群医束手，危在旦夕，始请成举为之治疗，成举先针后灸，继用汤药，内托生肌，细心调治，不出十日竟获痊愈，琠亟称其技良，赠金匾书"华扁真传"额其门。如此验案，不胜枚举。一时合州言外科圣手者，莫不公推成举。1895 年（光绪二十一年）卒，享年 70 余岁。著有《针灸真诠》2 册，惜未付梓。

李洞元

唐代医家。在唐太宗时为医博士。据《齐东野语》载，唐长孙皇后怀高宗，数日不能分娩，李氏以针刺催生后获效。

李杲

金元时期医家。字明之，号东垣老人，真定（今河北正定）人，生活于 1180 ~ 1251 年。李杲自幼酷爱学医，从张元素之学，深研《黄帝内经》《难经》理论，著《脾胃论》，以"脾胃派"（又称"补土派"）著称。据《元史·方伎传》："陕帅郭巨济病偏枯，二指（趾）着足底不能伸，杲以长针刺'骱中'，深至骨而不知痛，""又且谬（缪）刺之，如此者六、七，服药三月，病良已。"明代高武对东垣有关针灸学术的见解和经验，甚为推崇，《针灸聚英》中辑录"东垣针法"一篇，多取自李著《脾胃论》。李著《内外伤辨惑论》《兰室秘藏》等书，均载有所论针法和治验。

李浩

金代针灸家。李源之子，祖籍山东曲阜，李氏世代以儒学显名，李浩也精通医术，常往来于东平（今山东泰安）间，为人治病有显效。据《广平府志》载，李浩曾授予窦杰铜人针法。详见"窦汉卿""李源"条。

李亮

北朝北魏医家。曾从僧坦学医，擅长针灸。详见"李修"条。

李梦周

清代针灸家。鄞州区（今属浙江）人。精针术，治病多验。事见《鄞县志》。

李明甫

宋代医家。东阳（今浙江东阳）人。善医，尤精针法。《嘉兴府志》载其事，义乌县令病心痛垂死，明甫诊之，认为有虫在肺下，药所不及，惟针砭乃可。于是针之，腹大痛，下黑水数升，虫去遂愈。

李培卿

近代针灸学家,生活于 1865 ~ 1947 年,字怀德。原籍上海,为法华乡李氏后裔,后迁居江苏嘉定。早年从学于四明陈慕兰,深研《黄帝内经》《难经》及金元各家学说。推崇窦汉卿、杨继洲,诊治重视脾胃。先在嘉定行医,中年设诊于昆山、上海,晚年在上海开业。对针刺手法有深刻体会,慢针细捻,自成一家,重用温针,提倡"伏针""伏灸"。取穴多偏重于足阳明、足少阴二经。李氏未尝著述,医案散佚无存。有子陆瘦燕,传其学。

李庆嗣

金代医家。沼州(今河北广平)人。据《金史》记载,他科举不中,弃而学医,1149 ~ 1153 年(金天德年间),岁大疫,广平尤甚,贫苦群众往往全家染病,他施药救治多人,80 岁而终。著有《针经》,佚。

李时珍

明代医药学家,生活于 1518 ~ 1593 年。字东璧,号濒湖,蕲州(今湖北蕲春)人。李时珍曾考科举,后弃儒随父亲李言闻习医,继承家学,重视实践,治愈许多沉疴痼疾。他参考历代医药书籍及有关文献 800 余种,经 27 年艰苦努力,著《本草纲目》,此书是我国医药宝库的珍贵遗产。他对医学基础理论也有深入研究,1577 年(万历五年),著《奇经八脉考》,对奇经八脉的证候进行系统的考证。他另著有《五脏图论》《三焦客难》《命门考》等著作,均佚。

李守道

明代针灸家。字存吾,浦城(今属福建)人;"有中痰痫证者,道令俯首,砌艾灸颅后,唧刀圭少许,食以粥,病寻愈"。事见《建宁府志》。

李守先

清代针灸家。生活于 1736 ~ 1798 年。字善述,长葛(今属河南)人。1786 年,疟疾大流行,李守先用针灸治疗,22 天内治愈 437 人。撰《针灸易学》2 卷,为清代较通俗的针灸著作。

李梴

明代医学家,生活于 16 世纪。号健斋,南丰(今属江西)人。擅内科兼通针灸,治病取穴精简,重手法,创多元阴阳迎随补泻说,即对按时选穴,倡导多元子午流注开穴说。1571 年(明隆庆五年),著《医学入门》,此书取材切于实用,为习医的阶梯。此书首列针灸,其中论刺法补泻及《杂病穴法歌》,影响较广。

李潭

北魏针灸家;清河郡(今河北清河)人,以针术知名。事见《魏书·周澹传》。

李修

北魏医家。字思祖,平阳馆陶(今河北馆陶西南)人。《北史》有传。父亲名亮,424 年去彭城(今江苏徐州),从僧坦研习众方和针灸,修传父术。477 ~ 499 年(太和年间),李修在宫内侍针药,后领太医丞。

李学川

清代针灸学家。字三源,别号邓尉山人。学术上强调辨证取穴,使之与用药"会归一致",经 40 余年的努力,于 1815 年(清嘉庆二十年)撰成《针灸逢源》一书,为清代针灸佳著。

李濛

清代医家。字伯清,号禹门。河北人。约于 1723 年(清雍正元年)撰述《身经通考》4 卷。

李玉

明代针灸家。字成章,六安(今安徽六安)人。善骑射,尤精于方药针灸。玉与凌云同时,汪机《针灸问对》称其"用意专精,凡所用穴,必须折量,以墨点记,方敢始下针"。据《明史·凌云传》:"有跛人扶双杖至,玉针之立去其杖,两京(南京、北京),号称神针。"

李源

金代针灸家。蔡邑(今河南汝南)人。精针灸术,传其子李浩,为窦默所师承。撰成《流注指微赋》。

李中梓

明末医学家。生活于 1588~1655 年。字士材,号念莪,华亭(今上海市南汇区)人。著有《铜人穴经》(约成书于 1642 年,已失传)等医书多种,其中尤以《内经知要》和《医宗必读》最为著名。李中梓对《黄帝内经》《伤寒论》及宋元名家之说研读较深,受张元素、刘完素、李杲、朱震亨、薛己、张景岳等的学说影响,并常与王肯堂、施笠泽、秦昌明等名医交流、切磋,学术上注重脾肾的作用,治疗偏于养阳。其精通医学各科,对脏腑经络、针灸腧穴也有深入的研究,创士材针法。李中梓之学,一传于沈朗仲、马元仪,再传尤在泾,均为吴中名医。

栗山痴叟

清代医家,姓名不详。于 1868 年(同治七年)撰有《十二经脉歌》,载于《医学便览》第五卷。

厉兑

经穴名。见《灵枢·本输》。属足阳明胃经,为本经井穴。定位:在足第二趾末节外侧,距趾甲角 0.1 寸(指寸)处。局部解剖:布有腓浅神经的趾背神经,并有趾背动脉形成的动脉网。主治:面肿、口㖞、齿痛、鼽衄、咽喉肿痛、晕厥、热病、腹胀、癫狂、梦魇、足胫寒冷、扁桃体炎、喉炎、面瘫、肠炎、神经衰弱等。刺灸法:向上斜刺 0.2~0.3 寸;艾炷灸 1~3 壮,或艾条灸 3~15min。

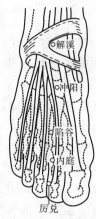
厉兑

现代研究证明:针刺厉兑穴对肺功能有一定影响,可增加安静通气量、耗气量和最大通气量。对 SH 酶原也有一定影响。动物实验表明,针刺"厉兑"等穴,可使各组织的还原型谷胱甘肽含量增加,琥珀酸脱氢酶活性增强。

附一:腧穴定位文献记载

《灵枢·本输》:足大指内次指之端。

《针灸甲乙经》:在足大指次指之端,去爪甲角如韭叶。

附二:腧穴主治文献记载

《素问·缪刺论篇》:邪客于足阳明之络,令人鼽衄,上齿寒。

《针灸甲乙经》:热病汗不出,鼽衄,眩,时仆而浮肿。足胫寒,不得卧,振寒,恶人与木音,喉痹,龋齿,恶风,鼻不利,多卧善惊;疟不嗜食;寒腹胀满。

《备急千金要方》:头热;哽咽寒热;面浮肿;嗜卧,四肢不欲动摇;吐舌戾颈。

《外台秘要方》:尸厥,口噤气绝,脉动如故,其形无知,如中恶状。

《太平圣惠方》:小儿睡中惊掣。

《针灸大成》:尸厥,口噤气绝,状如中恶,心腹胀满,水肿,热病汗不出,寒疟,不嗜食,面肿,足胻寒,喉痹,上齿龋,恶寒鼻不利,多惊好卧,狂欲登高而歌,弃衣而走,黄疸,鼽衄,口㖞,唇裂,颈肿,膝膑肿痛,循胸、乳、气膺、伏兔、胻外廉、足跗上皆痛,消谷善饥,溺黄。

利机

经穴别名,指石门、会阳穴。见《针灸甲乙经》。详见各条。

痢疾水针疗法

痢疾治疗方法之一。主穴:关元、气海、天枢、足三里。操作:药用穿心莲注射液、维生素 B_1 注射液、0.1% 小檗碱注射液,任选一种。上穴常规消毒后取一次性注射器取上述药液,刺入腧穴,进针得气后,将药液缓慢注入,每穴注入 0.5mL,每日 1 次,连续 7 日为 1 个疗程。本法有化湿行滞,调和胃肠的作用。

现代研究证明:对实验性菌痢的动物刺激上穴,发现动物中抗体产生速度较对照组提前 4 日,维持时间也较长,血清补体结合含量提高,肠鸣音减弱,免疫球蛋白升高。

lian

廉泉

一、经穴名。见《灵枢·刺节真》。属任脉,为任脉、阴维脉交会穴。别名:本池、舌本。定位:在颈部,当前正中线上,结喉上方,舌骨上缘凹陷处。局部解剖:布有颈皮神经的分支,舌下神经及舌咽神经的分支,并有颈前浅静脉通过。主治:舌强不语,舌下肿痛,舌缓流涎,暴喑,咽喉肿痛,咽食困难;扁桃体炎,声带麻痹,支气管炎,咽炎等。刺灸法:向舌根斜刺 0.5~1 寸;不灸。

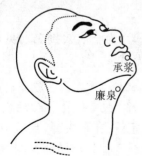

现代研究报道,针刺廉泉对甲状腺功能有良好调节作用。甲状腺功能亢进者,针刺廉泉可使甲状腺体缩小,症状消失,基础代谢明显下降。另据报道,针刺甲状腺瘤患者的廉泉、天突后,红外热像图显示,甲状腺局部皮肤温度明显升高,红外辐射增强。动物实验表明,连续 7 日静脉注射 ^{131}I,动物甲状腺对碘的摄取明显降低。

附一:腧穴定位文献记载

《针灸甲乙经》:在颔下,结喉上,舌本下。

《针灸大成》:颈下结喉上中央,仰面取之。

《类经图翼》:在颔下结喉上中央舌本下。

附二:腧穴主治文献记载

《针灸甲乙经》:舌下肿,难以言,舌纵涎出。

《外台秘要方》:咳逆上气,喘息,呕沫,噤齿,上气胸满。

《铜人腧穴针灸图经》:口噤,舌根急缩,下食难。

《针灸大成》:咳嗽上气,喘息、呕沫、舌下肿难言,舌根缩急不食,舌纵涎出,口疮。

《针灸聚英》:口疮。

《循经考穴编》:舌强。

二、奇穴名。见《素问·刺疟篇》。定位:位于颈部,甲状骨切迹上凹陷与平胸锁乳突肌前缘连线之中点处。主治:舌下肿,难言,舌根急缩,口疮,舌纵涎出,疟疾,中风不语,失声等。刺灸法:直刺 0.3~0.5 寸;可灸。

附:文献记载

《灵枢·根结》:少阴,根于涌泉,结于廉泉。

《灵枢·卫气》:足少阴之本,在内踝下上三寸中,标在背腧与舌下两脉也。

《素问·刺疟篇》:十二疟者……刺舌下两脉出血……舌下两脉者,廉泉也。

《医学纲目》:舌下肿,难言,口疮,舌

纵,涎出,及舌根紧缩,廉泉三分,得气即泻,灸三壮。

三、部位名。指舌下腺。《灵枢·口问》:"胃缓则廉泉开,故涎下。"杨上善注:"廉泉,舌下孔,通涎道也。"又《灵枢·胀论》:"廉泉、玉英者,津液之道也。"

连太医

清代医家。名得春,四川彭山县人。因医技精湛,医德高尚,故邑人不呼其名,敬称太医。连太医以灸法治对口疮而闻名。对口疮生在项后发际,患者常痛不可忍,且传变神速,常有朝发夕死者。连太医自制一种艾炷,用时隔蒜灸患处,灸后,捣葱白调白蜜敷疮上。每日灸4~5次,不出10日即愈。事见《重修彭山县志》。

链霉素中毒耳针法

链霉素中毒治疗方法之一。主穴:耳穴取肾、皮质下、肝、神门、外耳、脑、枕、额、心、胃、交感。操作:常规消毒后,垂直进针,注意不要刺透耳软骨。进针后,强刺激捻转。每日1次,留针2h,中间捻针2次,12次为1个疗程。本法有清热解毒的作用。

炼脐法

灸法名。即熏脐法。见该条。

练针法

指练习针刺手法的一些方法。因毫针针身比较细软,如不经过练习,很难做到运用自如。学习时需要锻炼指力和熟练手法,掌握好技巧后再试用于临床治疗。常用的练针法有:第一,纸垫练针法,将细草纸或毛边纸折叠成7~8cm大小、3~5cm厚的方块,用棉线绕扎,练针时,以左手持纸垫,右手持针,以垂直方向刺入纸垫,反复练习指力,先用短针,后用长针;第二,棉团练针法,用棉花、纱布做成直径6~7cm的棉团,内松外紧,练针时将毫针在棉团中捻转提插,并可按各种针刺手法的姿势和操作要求,反复进行练习。

良导点

指皮肤上导电量较高的点。日本京都大学中谷义雄在1950年用直流电阻式测定仪测量发现,在病理情况下进行皮肤导电量测定,患者某些部位的皮肤导电量较其他部位高,其分布大体与经穴分布相符。故将其称为良导点。

良导络

良导络是皮肤电阻小的点连接而成的路线,大都与古典经络相似。其代表人物是我国的张协和日本的京都大学生理学笹川教研组的中谷义雄。他们的研究都集中在沿经腧穴上均可测出其低电阻性,并在测定中发现:经穴导电量高,非经穴导电量低;气血旺盛者导电量高,气血虚弱者导电量低。认为经穴是人体导电的门户,经络是电子流动的路线。但是,用皮肤电现象来解释研究经络学说,还有学者持不同的看法,因为实际研究的结果,常因局部出汗、干湿度、温度、测定探头的压力、环境的安静、精神情绪等均会影响测定值的变化,即使是同一个人体,在不同的时间中测定值的波动也很大。这种研究后来渐渐停滞不前是因为有许多低电阻点并不在经络线上;另外,它们是点而不是线,点按线排列还不能说必有线。然而作为一种指标,还有应用的价值。

梁关

即关梁,为金门穴别名。见《针灸聚英》。详见该条。

梁门

经穴名。见《针灸甲乙经》。属足阳明胃经。定位:在上腹部,当脐中上4寸,距前正中线2寸处。局部解剖:布有第八肋间神经分支,在腹直肌及其鞘处,深层为腹横肌,有第七肋间动、静脉分支及腹壁上动、静脉通过。主治:胃痛,恶心呕吐,腹胀,纳呆,大便溏泄;胃下垂,十二指肠溃疡,胃肠炎,痢疾等。刺灸法:直刺0.8~1寸;艾炷灸3~5壮,或艾条灸5~10min。

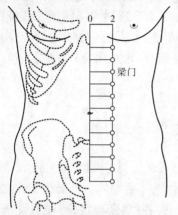

现代研究证明:针刺梁门穴对肠功能障碍者有调整作用,使之趋向正常化。对胃溃疡、十二指肠溃疡患者的胃电幅值有抑制效应。有实验表明,针刺梁门穴可引起呼吸功能下降和代谢功能降低。

附一:腧穴定位文献记载

《针灸甲乙经》:在承满下一寸。

《针灸聚英》:承满下一寸,去中行各三寸。

附二:腧穴主治文献记载

《针灸甲乙经》:胁下积气结痛。

《备急千金要方》:胸下积气。

《圣济总录》:食饮不思,大肠滑泄,完谷不化。

《类经图翼》:气块疼痛。

《针灸大成》:胁下积气,食饮不思,大肠滑泄,完谷不化。

▲注:《类经图翼》:孕妇禁灸。

梁丘

经穴名。见《针灸甲乙经》。属足阳明胃经,为本经郄穴。定位:屈膝,在大腿前面,当髂前上棘与髌底外侧连线上,髌底上2寸处。局部解剖:布有股前皮神经,股外侧皮神经,在股直肌与股外侧肌之间有

旋股外侧动脉降支通过。主治:膝胫肿痛,下肢不遂,胃痛,乳痈;下肢麻痹,膝关节炎,髌上滑囊炎,髌骨软化症,乳腺炎,胃炎等。刺灸法:直刺0.5~1寸;艾炷灸3~5壮,或艾条灸5~10min。

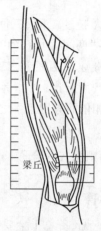

现代研究证明:针刺梁丘穴可使胃功能正常,对胃酸分泌有抑制作用。针刺健康人的梁丘配上巨虚穴,对胃蠕动主要起抑制作用。以胃电图为指标,观察针刺慢性胃炎患者梁丘配胃俞穴的效应及其相对特异性,结果表明,慢性胃炎患者胃电波幅平均值明显低于正常人的平均值($P <$ 0.001),针刺后胃电波幅明显升高,使病理状态下低下的胃电波幅恢复正常。

附一:腧穴定位文献记载

《针灸甲乙经》:在膝上二寸两筋间。

《太平圣惠方》:在膝上三寸两筋间。

《循经考穴编》广注:在膝盖骨上尽处陷中。

附二:腧穴主治文献记载

《针灸甲乙经》:大惊乳痛;筋挛,膝不得屈伸,不可以行。

《太平圣惠方》:冷痹膝痛。

《针灸资生经》:乳痛。

《针灸大成》:膝脚腰痛,冷痹不仁,跪难屈伸,足寒,大惊,乳肿痛。

《循经考穴编》:鹤膝风红肿。

《外科大成》:一切流注。

两衡

部位名,指两眉之间。色诊的主要观察部位。杨上善说:"五脏六腑气色皆见明堂及眉上两衡之中。"

两间

手阳明大肠经二间、三间穴的合称。见《标幽赋》:"两间、两商、两井,相依而列两支。"杨继洲注:"两间者,二间、三间也;两商者,少商、商阳也;两井者,天井、肩井也。言六穴相依而分别于手之两支也。"

两商

少商、商阳两穴的合称。详见"两间"条。

两手研子骨

奇穴名。见《备急千金要方》。《类经图翼》列作奇穴,名两手研子骨,《针灸孔穴及其疗法便览》称研子。定位:位于手腕部尺侧缘,尺骨茎突之高点,当养老穴所在处。主治:豌豆疮。刺灸法:艾炷灸3壮。

附:文献记载

《备急千金要方》:热病后发豌豆疮,灸两手腕研子骨尖上三壮,男左女右。

liao

髎髎

奇穴名。见《经外奇穴汇编》。定位:膝关节内侧,当阴陵泉直上3寸处。主治:月经不调,崩漏等。刺灸法:斜刺1~1.5寸;艾炷灸3~5壮或温灸5壮10min。

附:文献记载

《经外奇穴汇编》:髎髎,阴陵泉穴直上三寸。针五至八分,灸三至五壮。治疗崩中浊下,月经不调,腿内廉风疮痒痛。

髎穴

同腧穴,参见该条。

窌穴

泛指腧穴,见《针灸聚英》。《针灸聚英》:"此书以经络窌穴类聚为一卷。"参见"腧穴"条。

廖润鸿

清代针灸家。字逵宾,渌江(今湖南醴陵)人。于1874年(同治十三年)编成《针灸集成》(原名《勉学堂针灸集成》)4卷。还撰有《考正周身穴法歌》1卷。参见该条。

lie

列缺

经穴名。见《灵枢·经脉》。属手太阴肺经,为本经络穴。八脉交会穴之一,通任脉。别名:童玄。定位:在前臂桡侧缘,桡骨茎突上方,腕横纹上1.5寸,当肱桡肌与拇长展肌腱之间。简便取法:两手虎口相交,一手食指压在另一手的桡骨茎突上,当食指尽端凹陷处是穴。局部解剖:在肱桡肌腱与拇长展肌腱之间,有头静脉及桡动、静脉分支通过,布有前臂外侧皮神经和桡神经浅支的混合支。主治:头痛项强,咳嗽气喘,咽肿齿痛,口眼㖞斜,惊痫,溺血,掌中热;神经性头痛,颜面神经麻痹,三叉神经痛,气管炎,支气管哮喘,荨麻疹,腕关节周围软组织疾患等。刺灸法:向肘部斜刺0.2~0.5寸;艾炷灸3~5壮,艾条灸5~10min。

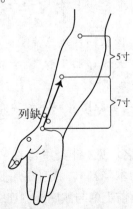

现代研究证明:针刺列缺穴可使肺通气量得到改善,呼吸道阻力下降,支气管平

滑肌痉挛缓解，支气管黏膜血管收缩，水肿减轻，使支气管哮喘得以平复。针刺列缺穴，配太溪可引起膀胱的收缩反应，使排尿量增加，同时还可增强肾功能，增加酚红排出量，减少尿蛋白，降低血压。这种效应可持续2~3h，再针刺时仍有效。针刺列缺穴又可调节血管的舒缩功能，通过血管容积描记法观察发现，针刺该穴可引起小腿血管容积变化，产生血管收缩现象。

附一：腧穴定位文献记载

《灵枢·经脉》：起于腕上分间，去腕半寸。

《脉经》：取之去腕一寸半。

《针灸甲乙经》：去腕上一寸五分。

《外台秘要方》：腕后臂侧三寸，交叉头面，两筋骨罅宛宛中。

《太平圣惠方》：腕上一寸。筋骨罅间宛宛中。

《玉龙歌》注：在大指直上，叉手，中指尽处是穴。

《针灸大全》：在手腕后一寸五分。相来盐指头尽处是穴，两筋中间。

附二：腧穴主治文献记载

《针灸甲乙经》：热病先手臂瘈疭，唇口聚，鼻张，目下汗出如转珠，两乳下三寸坚，胁满，悸；寒热咳呕沫，掌中热。虚则肩臂寒栗，少气不足以息，寒厥，交两手而瞀，口沫出，实则肩背热痛，汗出，四肢暴肿，身湿（一本作"温"）摇，时寒热，饥则烦，饱则善，面色变，口噤不开，恶风泣出；寒热胸背急，喉痹，咳上气，喘，掌中热，数欠伸，汗出善忘，四厥逆，善笑，溺血；疟盛。

《备急千金要方》：男子阴中疼痛，溺血精出；小便热痛。

《外台秘要方》：偏风口㖞，半身不遂，腕劳。

《扁鹊神应针灸玉龙经》：伤寒发热无汗……寒热诸嗽有痰，心满腹胀，食噎，游走气刺，七癥八瘕，肠风藏喜，小便五淋，小儿脱肛。

《针灸大成》：偏风口面㖞斜，手肘无力，半身不遂，掌中热，口噤不开，寒热疟，呕沫，咳嗽，善笑，纵唇口，健忘，溺血，精出阴茎痛，小便热，痫惊，妄见，面目四肢痛肿，肩痹，胸背寒慄，少气不足以息，尸厥，寒热交两手而瞀。实则胸背热，汗出，四肢暴肿；虚则胸背寒慄，少气不足以息。

《肘后歌》：或患伤寒热未收，牙关风壅药难投，项强反张目直视，金针用意列缺求。

《四总穴歌》：头项寻列缺。

《八脉八穴治症歌》：痔疟便肿泄痢，唾红溺血咳痰，牙疼喉肿小便难，心胸腹痛噎咽，产后发泻不语，腰痛血疾脐寒，死胎不下膈中寒，列缺乳痛多散。

▲注：本穴《备急千金要方》作手太阴肺经原穴。

lin

淋巴结穿线法

　　淋巴结刺激方法之一，是指将淋巴结贯穿羊肠线以达到治疗疾病目的的一种方法。治疗时将皮肤消毒，一手固定淋巴结，另一手持穿有羊肠线的缝针，从淋巴结一侧皮肤进针，穿透淋巴结中心，从另一侧皮肤穿出，握住羊肠线两端，来回牵拉刺激数次，然后从紧贴皮肤处剪断羊肠线两端，将线头埋入皮下，消毒包扎，每隔7~10日治疗1次。

淋巴结刺激冷针法

　　淋巴结刺激方法之一。是指用毫针刺激淋巴结的方法。用毫针刺激淋巴结，进针应缓慢，刺入淋巴结中心后，要轻轻提插数次，然后再将针捻转穿过淋巴结，并间歇运针，每隔5min，将针捻转退到淋巴结中心，重复捣针数次，每次治疗15min。

淋巴结刺激疗法

　　也称零号疗法。是在一定部位的淋巴

结上运用针刺电热、冷针、注射、穿线、刮髓等方法,通过消炎、抗感染而达到治疗目的的一种方法。对急性阑尾炎、破伤风、肺炎、痢疾、肠炎、睾丸炎等急性炎症,有明显疗效。本法是在火针治疗瘰疬经验的基础上创造出来的一种新方法。临床选穴首先应尽量选择与病变部位回流有关的输入或输出淋巴结,如头面部疾患应取耳前颌下及颈淋巴结;上肢疾患取腋窝淋巴结;下肢及会阴疾患取腹股沟淋巴结等。其次,应选取柔软、较大的淋巴结。一般每次选取两处淋巴结进行治疗,刺激淋巴结时多用热针、冷针,还可以根据不同病情选用注射、刮髓、穿线等方法。对慢性炎症,每隔3天治疗1次,12次为1个疗程,间隔1～2周,进行第二疗程。对急性炎症可视病情轻重及刺激方法而定。淋巴结应该轮换使用,一个淋巴结1周内针刺不宜超过2次。治疗时要防止伤及神经及血管,对病变组织或脏器有严重损害、机体反应能力低下者忌用,急性化脓性淋巴腺炎患者,出现发炎的淋巴结,不可用此疗法。

淋巴结刺激治疗机

针灸仪器名。它是在中医学火针治疗瘰疬经验的基础上创造出来的,由0～20A交流安培表,5kΩ、10W线绕电位器及交流电源变压器等零件组成。一般采用0.6～0.7W低压,10～50A大电流,这样可使针热达55～56℃。操作方法:于选定的淋巴结处进行皮肤消毒。然后以左手拇、食、中指提起并固定淋巴结,右手持特定银针,对准淋巴结中心,捻转进针,并穿透淋巴结,从对侧皮肤穿出,使淋巴结在针身的中央,两端露出的针体距淋巴结中心基本相等。用橡皮胶布垫或其他绝缘物2块,分别垫在两侧露出之针体与皮肤接触处,以防烧伤;将治疗机输出电极接线头连接于两侧露出皮肤之针体,针距3～4cm,使两侧接线头距淋巴结中心基本相同(电极必须夹

牢针体,以免引起疼痛)。开启电源开关,预热1min。然后调节电位器旋钮,使患者有温热或胀痛感为止,留针15min,将电位器调节旋钮调至“0”位,关闭电源开关,依次取掉电极夹、胶布,迅速拔出针具,轻轻按摩局部片刻。目前应用于治疗各种急性炎症有一定疗效。

淋巴结刺激热针法

淋巴结刺激方法之一,是指用淋巴结刺激治疗机进行热针治疗的方法。用15%紫铜和85%纯银制成的毫针,以左手拇、食、中指提起并固定淋巴结,右手持针对准淋巴结中心,捻转进针,并穿透淋巴结,从对侧皮肤穿出,两端露出针体距淋巴结中心基本相等,用橡皮胶布垫或其他绝缘物2块,分别垫在两侧露出针体与皮肤接触处,以防烧伤,将治疗机输出电极接头连于两侧露出皮肤之针体,距体表3～4cm,开启电源开关,预热1min,然后调节电位旋钮,使患者有温热感或胀痛感为宜,留针15min,将电位调节器调至“0”位,关闭电源,依次取下,轻轻按摩局部片刻即毕。该法为淋巴结刺激疗法的常用方法。

淋巴结刮髓法

淋巴结刺激方法之一。是将淋巴结髓质刮去一部分以达到治疗疾病目的的一种方法。治疗时将皮肤消毒,局部麻醉,切开皮肤和皮下浅筋膜,分离出淋巴结,在其中心切开皮质,长2～3mm,用小刮匙轻轻刮去一点髓质,然后用羊肠线贯穿淋巴结缝合一针,将淋巴结复原位后缝合皮肤,若淋巴结过小,不作贯穿,不结扎,消毒包扎,5～6日后拆线。本法适宜于慢性病患者,3周或1个月治疗1次,每次选用1～2个淋巴结。应用本法要防止损伤淋巴门和通向淋巴结的血管。

淋巴结注射法

淋巴结刺激方法之一。是将药液注入

淋巴结以治疗疾病的方法。常用的注射液是林格液、生理盐水、注射用水、1%鸡蛋清、透明质酸酶、胎盘组织液、2%～5%卤碱注射液。治疗时用2mL注射器,吸取注射液,将针刺入淋巴结中心部(髓质),注入药液0.5～1mL,使局部发胀,迅速出针,并轻轻按摩局部片刻。视病情轻重,第一天治疗1次或2次(间隔12h),以后每日1次,7～10日为1个疗程,间隔1周左右。

淋泉

奇穴名,见《针灸集成》。《针灸孔穴及其疗法便览》名为淋泉。定位:位于臀裂下际尾骨部,尾骨尖上1口寸处1穴,其左右平开0.5口寸处各1穴,计3穴。主治:淋病。刺灸法:各灸3～7壮。

附:文献记载

《针灸集成》:石淋……又方,以禾秆量患人口吻如一字样,一端按尾穷骨端,向上秆尽脊上点记;将其秆中折,墨记,横着于脊点,左右秆两端尽处,三七壮。

《针灸孔穴及其疗法便览》:淋泉,奇穴。以绳量患者口寸(合口时之横径),以此口寸自长强穴向上量之,尽处作一点是穴。再将此口寸中点置于穴上,两端尽处亦是穴,共成三穴。各灸七壮。主治一切淋病。

临泣

经穴名。有二:一在头,一在足,同属胆经。为便于区分,《圣济总录》称前者为目临泣,后者为足临泣。《针灸资生经》则改目临泣为头临泣。详见各条。

邻近取穴法

取穴法之一。即在患病部位的附近选取治疗腧穴。在患病部位的附近选取腧穴也应该按分经辨证法则,选取本经或邻经附近腧穴为主。其范围较局部取穴为广。如眼病取上星,颊病取翳风,头痛取风池等。

ling

凌凤仪

明代针灸家。字学川,原籍虞山(今江苏常熟)人,攻医,尤善针灸。据《吴县志》载,丁卯岁病疫,江苏藩司刘鼎设局延请凤仪疗治,民多全活。其子名珮,字玉声,习文业,在当时名声显赫。

凌奂

清末医家。生活于1822～1893年,字晓五,一字晓邬,号维正,晚号折肱老人。为凌云之后裔,针药兼通。学于舅父吴古年,习内科,闻名遐迩,从游者百余人。1849年(清道光二十九年)湖城大水,继而霍乱流行,凌奂以针刺委中、曲池、少商,并以食盐填脐中上置附片,施艾灸而治愈很多患者。著有《医学薪传》《饲鹤亭集方》《外科方外奇方》《本草利害》《六科良方集》《凌临灵方》等。

凌门传授铜人指穴

书名。明代凌云所传,存有写本。内容为经穴图歌,后载《铜人指要赋》。此赋又见于《针灸聚英》。

凌千一

明代针灸医家,凌云孙辈,归安双林(今属浙江)人。撰有《针灸秘要》,未传。参见“凌云”条。

凌氏汉章针灸全书

书名。又称《集英撮要针砭全书》。存有写本。参见“凌云”条。

凌瑄

明代针灸家。字双湖,为凌云孙辈。据《归安县志》载,曾奉明·慈寿太后诏,施针浙、闽,治愈万人,晋升登仕郎。

凌应发

清代针灸医家。字声臣,归安双林(今浙江湖州市双林镇)人。双林凌云的八世孙,汇注凌云之稿本《十二经步穴歌》《经外奇腧撷英歌》等存世。

凌云

明代针灸家。字汉章,号卧岩,归安双林(今属浙江)人。精于针刺取穴,《明史》有传。1488～1505 年(明弘治年间)被授为御医。因其母患痞疾,数年不愈,百方不效,往泰山求医,遇一道人,愈其母病,并授以针术。1465～1521 年(明成化正德年间)针术神灵,擅名吴浙。撰有《流注辨惑》1 卷,未见。流传抄本有《集英撮要针砭全书》(又称《凌氏汉章针灸全书》)和《凌门传授铜人指穴》等。其弟子聂莹,后人凌千一、凌瑄、凌贞侯等,均传其针术。

凌藻湖

明代针灸家。归安双林(今浙江湖州市双林镇)人。为凌云之裔孙,尤能克绳其祖业,名重公卿,侍诏太医院,其子振湖继其后。

凌振湖

明代针灸医家。归安双林(今浙江湖州市双林镇)人。凌云后裔,父藻湖。据《归安县志》《双林镇志》载:振湖受凌云世代针灸医家四世之传,也名重公卿,侍诏太医院。以针所治多奇疾,奏效甚捷。

凌贞侯

明代针灸家。为凌云孙辈。据《遂初堂文集》记载,贞侯医术精妙,"沉疴夙疾,应手著奇效者,不可胜数"。足迹遍历中原河北,乃至京师,声誉日著,遂被召入禁中,为贵戚疗疾。著有《针灸集要》一书,佚。

陵后

奇穴名。见《针灸孔穴及其疗法便览》。定位:在小腿外侧,腓骨小头后缘下方凹陷中。主治:筋动足痹,坐骨神经痛,腓神经痛,膝关节炎等。刺灸法:针直刺 0.5～1 寸;艾炷灸 3～5 壮,或温灸 5～10min。

附:文献记载

《针灸孔穴及其疗法便览》:陵后,奇穴。阳陵泉穴后。针五分。主治筋动足痹;也治腓神经痛,膝关节炎。

零号疗法

疗法名称,即淋巴结刺激疗法。见该条。

灵宝注黄帝九灵经

书名。一作《黄帝九灵经》。撰人不详。见于《旧唐书·经籍志》,12 卷。书佚。

灵道

经穴名。见《针灸甲乙经》。属手少阴心经,为本经经穴。定位:在前臂掌侧,腕横纹上1.5 寸,当尺侧腕屈肌腱的桡侧缘。局部解剖:布有前臂内侧皮神经,尺侧为尺神经,在尺侧腕屈肌腱与指浅屈肌之间,深层为指深屈肌,有尺动脉通过。主治:心痛,心悸怔忡,暴喑,喉痛,舌强,干呕,腕臂挛急;癔症,精神分裂症,尺神经痛等。刺灸法:直刺 0.3～0.5 寸;艾炷灸 1～3 壮,或艾条灸 3～5min。

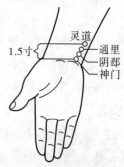

附一:腧穴定位文献记载

《针灸甲乙经》:在掌后一寸五分,或曰一寸。

《循经考穴编》广注:当去腕骨一寸五分。一法:在阳谷后一寸,子骨之下,大筋上。

附二:腧穴主治文献记载

《备急千金要方》:心痛悲恐,相引瘛疭。

《外台秘要方》:臂肘挛。

《针灸大成》:心痛,干呕,悲恐,相引瘛疭,肘挛,暴喑不能言。

《循经考穴编》:目赤肿不明,手湿痒不仁,肘臂外廉疼痛。

《肘后歌》:骨寒髓冷。

《外科大成》:气痛;夹喉痛。

灵光赋

针灸歌赋名。见《针灸大全》。《针灸聚英》有"总灵光典注而成,不知谁氏所作"。内容与《席弘赋》相似。

灵龟八法

按时取穴法之一。本法以八脉八穴配合九宫数,再按日时干支所代表的数字计算配穴,又称奇经纳卦法。本法以八穴相配代表经脉气血流注之盛衰取穴,所以又称八法流注、流注八法、八法神针。八穴的九宫数如下表:

八卦	坎	坤	震	巽	乾	兑	艮	离
九宫数	1	2、5	3	4	6	7	8	9
八穴	申脉	照海	外关	临泣	公孙	后溪	内关	列缺

日时干支所代表数字据《八法临时干支歌》:"甲己子午九宜用,乙庚丑未八无疑,丙辛寅申七作数,丁壬卯酉六须知,戊癸辰戌各有五,巳亥单加四共齐。阳日除九阴除六,不及零余穴下推。"列如下表:

天干	甲己	乙庚	丙辛	丁壬	戊癸
地支	子午	丑未	寅申	卯酉	辰戌
数字	9	8	7	6	5
					巳亥
					4

八法的公式:(日干 + 日支 + 时干 + 时支)÷9(阳日)或÷6(阴日)=商……余数。以余数寻八法歌中之穴。如果日时干支数相加之和被 9 或 6 除尽,则以 9、6 代之。例如:1983 年 3 月 18 日上午 9 点 15 分应开何穴?(已知该日为乙巳日,9 点 15 分为辛巳时)。代入公式:(乙 + 巳 + 辛 + 巳)÷6,即(9 + 7 + 7 + 4)÷6 = 4……余 3。余数为 3,寻八法歌即震三属外关。按阴阳上下相配,外关配足临泣为主客相应。

灵墙

即灵墟穴。见《备急千金要方》。详见该条。

灵枢

书名。又称《灵枢经》,与《素问》合称《内经》。约成书于春秋战国时期,后世陆续加以增补,非一时一人之作。张仲景《伤寒论·序》称《九卷》;皇甫谧《针灸甲乙经·序》称《针经》;王冰《素问·序》始称《灵枢》;古代又有称《九灵》《九虚》者。宋代史崧以家藏旧本校刊后,分成 24 卷,共 81 篇。本书主要论述九针、经络、脏腑、穴位、刺法及疾病诊断、治疗等,为针灸学的经典著作,是我国现存最早的重要针灸文献之一。

灵枢经脉翼

书名。明代夏英撰。内容据《十四经发挥》注释《灵枢·经脉》。存有手写本。

灵台

经穴名。见《素问·气府论篇》王冰注。属督脉。别名:肺底。定位:在背部,当后正中线上,第六胸椎棘突下凹陷中。局部解剖:布有第六胸神经后支内侧支,第六肋间动脉背侧支和棘突间皮下静脉丛。主治:咳嗽,气喘,项强,背痛,痈疽疔疮;胆道蛔虫,疟疾,支气管炎,支气管哮喘,蜂窝织炎等。刺灸法:向上斜刺0.5~1寸;艾炷灸3~5壮,或艾条灸10~20min。

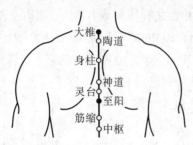

附一:腧穴定位文献记载

《素问·气府论篇》王冰注:在第六椎节下间。

附二:腧穴主治文献记载

《素问·刺热篇》:六椎下间主脾热。

《针灸大成》:气喘不能卧。

《循经考穴编》:哮喘久嗽;背痛项强,骨蒸劳瘵。

《类经图翼》:风冷久嗽。

▲注:《铜人腧穴针灸图经》《针灸大成》均"禁针"。现代认为可针,但不宜深刺及向外斜刺。

灵墟

经穴名。见《针灸甲乙经》。属足少阴肾经。别名:灵墙。定位:在胸部,当第三肋间隙,前正中线旁开2寸。局部解剖:布有第三肋间神经前皮支,深层为第三肋间神经;在胸大肌中,有肋间外韧带及肋间内肌;有第三肋间动、静脉通过。主治:咳嗽,气喘,痰多,胸满肋胀,乳痈,呕吐不食;支气管炎,肋间神经痛,胃炎,胃下垂,乳腺炎等。刺灸法:斜刺或平刺0.5~0.8寸(不宜深刺);艾炷灸3~5壮,或艾条灸5~10min。

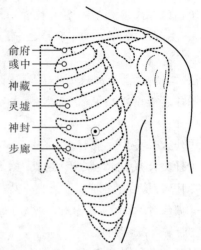

附一:腧穴定位文献记载

《针灸甲乙经》:在神藏下一寸六分陷者中。

《针灸大成》:神藏下一寸六分陷中,去胸中行各二寸,仰而取之。

《循经考穴编》广注:合玉堂旁开各二寸。

《针灸集成》:在神封上二寸少,去中行二寸。

附二:腧穴主治文献记载

《针灸甲乙经》:胸胁榰满,痛引膺,不得息,闷乱烦满,不得饮食。

《针灸大成》:胸胁支满,痛引胸不得息,咳逆呕吐,不嗜食。

《循经考穴编》:胸膈满痛……痰涎壅塞,呕噎等证。

liu

刘纯

明代医学家。字宗厚,吴陵(今属江苏)人。其先居淮南,1388年左右移居咸宁(今陕西长安)。工文辞,喜吟咏,深明医道,对针灸也有研究。撰有《医经小学》,卷三载"井荥俞原经合歌"等经穴歌11首。为习针者必读之赋,后世针灸书籍多有收载。

刘瑾

明代针灸家。字永怀,号恒庵,南昌

（今属江西）人。从陈会学针术，为席弘十二传弟子。就其师陈会原著《广爱书》10卷，于 1425 年（明洪熙元年）将辑要改编成《神应经》1 卷。据称陈会"徒二十四人中，独刘瑾得其指下之秘"。见《神应经·序》。

刘党

宋代医家。又名刘真人。精于针灸之术。重视针刺手法的研究，凡腹部盘搓循逆顺之法，诸如刮、战、提、按、摄、弹、搓、搜，无不精晓。也明男妇诸科疾病的取穴法，如疾病的上取下取、左取右取诸般变通，八法流注、呼吸补泻等，用之皆能出神入化。以其医术深得宋朝廷重视，徽宗时曾赐太师官职。著《琼瑶真人针经》（一名《琼瑶发明神书》）。见《读书敏求记》《浙江采集遗书总目》《四库全书总目提要》等。

刘冠军

针灸学家。生活于 1930～2003 年，吉林辉南县人，幼年跟随舅父田润周先生及哲明先生学医，尽得两家之学。后执教于长春中医学院，曾讲授金匮、诊断、温病、各家学说、方剂及针灸等课程。曾任长春中医学院附属医院院长，兼任吉林省中医学会副理事长、中华全国针灸学会委员、吉林省中医学会针灸专业委员会主任委员、全国中医教材编委会编委。刘氏主张"继药物之妙，取针法之巧，综百家之长，走创新之路"标本兼顾，用胃上穴为主治疗胃下垂，用长毫针沿肌层直刺到脐孔，大捻转、提插。针补筋缩穴治疗腹肌挛动性胃脘痛。刘氏善针药并施，审经辨证，循经取穴，针刺选穴重视择时取穴，擅长针灸，兼精内科，在脉诊、经络、子午流注的研究方面有独到见解，出版《脉诊》《现代针灸医案选》《子午流注易通》《针灸学》《中医针法集锦》《针灸明理与临证》《针医心悟》《经穴命名汇解》《针挑疗法》等书。

刘完素

金代医学家。约生活于 1120～1200 年，字守真，自号通玄处士。河间（今属河北）人，后人尊为河间先生。刘氏对五运六气有较深的研究，并用以阐发火热病机，创火热论。认为"六气皆从火化"。火热为导致多种病变的原因。著有《素问玄机原病式》《素问要旨论》等书，发挥《黄帝内经》理论，并重视针灸治法。另有《素问病机气宜保命集》一书为张元素托名刘完素所述。参见"张元素"条。

刘续芳

明代医家。字养元，《太平府志》有其传。精治外证，得华佗肘后之传，对经络很有研究。著《发挥十二动脉图解》《怪证表里因》等书。长子翱鲤，继承家学，考授太医院吏目。

刘元宾

宋代医家。字子仪，号通真子，安福（今属江西）人。据《安福县志》：元宾连举解试，任谭州司理。通阴阳之术，真宗试之屡验，因赐其号。著《洞天针灸经》。书佚。

刘钟衡

清代医家。湖南湘乡人，幼习医书，治好先母中风，继延师就学。渐悟"医不测脏腑之原，探阴阳之本，焉能造于精要"，汉唐以来各家之说，拘一偏，"于脏腑功用，经络部位皆语焉弗详"。因取《黄帝内经》《铜人真像秘册》《医林改错》及《全体新论》等中西医书数种，相互参详，对勘比较，图绘经络部位，开创针灸学史上中西参照先例。著有《中西汇参铜人图说》一书。

流感针刺法

流感治法之一。主穴：曲池、合谷、风池、迎香、足三里。配穴：风寒配风门；风热配外关；鼻塞配鼻通；咳嗽配天突；发热配大椎；头痛配太冲；咽喉痛配少商。操作：常规消毒上穴后，针刺泻法。针风池、太阳穴时,应宜向头颞部扩散;发热较甚,刺大椎、曲池以中强度刺激,出汗止;少商穴点刺出血。本法有疏风解表的作用。现代研究证实:针刺大椎有调节体温的作用;针刺大椎、风池、足三里、合谷有提高机体免疫力的作用。

流气法

针刺手法名。又称留气法。其法先进针内入 7 分,紧按慢提行九阳之数,待气至,进入 1 寸深处,并行慢按紧提六阴之数,微微退至原处。如不得气,可依前法再行,可治疗疝癖癥痕等疾病。《金针赋》:"留气之诀,疝癖癥痕,刺七分,用纯阳,然后乃直插针,气来深刺,提针再停。"《针灸大成》:"凡用针之时,先运入七分之中,行纯阳之数,若得气,便深刺一寸中,微伸提之,却退至原处;若未得气,依前法再行,可治癥痕气块之疾。"

流注八穴

即八脉交会穴。见《针经指南》。详见该条。

流注辨惑

书名。明代凌云撰,为子午流注方面的著作。已佚。

流注针经

书名。撰人不详。见《隋书·经籍志》,1 卷。书佚。

流注指微赋

针灸歌赋名。金代何若愚作。初载于《子午流注针经》中。内称"原夫《指微论》中,赜义成赋",即何氏先写成《流注指微论》,后又改写为《流注指微赋》。这是一篇关于子午流注法的早期著作,主要叙述针灸的一些原则和注意事项。《子午流注针经》刊于窦桂芳所辑《针灸四书》中,后《针灸聚英》等书转载此赋时,误作"窦桂芳撰次"。

流注指要赋

针灸歌赋名。元代窦默作,始载于《卫生宝鉴》。后《针灸聚英》等书均转载,又名《通玄指要赋》。

硫黄灸

灸法名。是直接以硫黄为施灸材料的灸治法。将硫黄放置于疮面上点燃施灸,灸至脓水干为度。此法适用于治疗顽固性疮疡及形成瘘管者。《外科精义》灸疗疮肿法:"硫磺一块,可疮口大小安之,别取少许硫磺于火上烧,用钗头挑起,点硫磺令着三五遍,取脓水干为度。"

硫朱灸

灸法名。也称香砂灸。取制硫黄20g,飞净朱砂细粉15g,置入铜质器皿中,放文火上,拌匀,待烊化后,趁沸热倒入玻璃器皿上或瓷盘内,摇动使成薄片,凉后即成,用时剪成如西瓜子大小颗粒,置腧穴上点燃施灸,待火熄,用消毒棉球揩净皮肤,涂以甲紫。一般用 1 粒,年老体弱,婴孩用半粒。

留罐法

拔罐法名。拔罐后留置 5~15min,以加强拔罐的作用。罐大吸拔力强的应适当减少留罐时间,夏季及肌肤薄处,留罐时间也不宜过长,以免损伤皮肤。

留气法

针刺手法名。《针灸聚英》作流气法。见该条。

留针

指针刺得气后,将针留置于腧穴内至预定时间再予出针,《素问·针解篇》:"刺实须其虚者,留针阴气隆至,乃去针也;刺虚须其实者,阳气隆至,针下热乃去针也。"意指针刺治疗虚实疾患,可用留针的方法,留针期间可施行各种补泻手法,并可加用温针、电针等,留针时间长短应视具体情况而定。一般在 15min 左右,长者可达几小时乃至数天,如耳针、皮内针等。毫针留针时应嘱患者不要随便改变体位,以防发生意外。需长时间留针的患者,具体方法可见"皮内针疗法、耳针疗法"条。

附:文献记载

《灵枢·终始》:刺热厥者,留针反为寒;刺寒厥者,留针反为热。

《素问·离合真邪论篇》:静以久留,以得气为故。

溜脉

脉的支别之一。❶与目相溜(流)通的经脉。《素问·刺禁论》:"刺面中溜脉,不幸为盲。"❷浮见于皮下之脉。丹波元简《素问识》卷六:志(张志聪)云:"溜脉者,脉之支别,浮见于皮肤之间者也。"❸交通阴阳之脉。《素问识》卷六:高(世栻)云:"阴阳相过之脉也。"

六缝

奇穴名。见《腧穴学概论》。定位:位于手掌侧第二、三、四、五指近端指骨关节横纹中点各1穴(四缝穴),以及拇指掌指关节横纹中点和指骨关节横纹中点各1穴。主治:疳积,疔疮等。刺灸法:针0.1~0.2寸,或三棱针点刺出血。

附:文献记载

《腧穴学概论》:六缝,右手食、中、无名、小四指中节指缝中及拇指第一节、第二节指缝中,计六穴。主治疔疮。针一至二分。

六腑

一、胆、胃、大肠、小肠、膀胱、三焦的总称。其作用主转输运化食物和水液。《灵枢·卫气》:"六府者,所以受水谷而行化物也。"《灵枢·本藏》:"六府者,所以化水谷而行津液也。"《素问·五藏别论篇》:"六府者,传化物而不藏,故实而不能满也。"意义均相通。

二、推拿部位名。见《小儿按摩经》。❶位于前臂屈侧尺侧边,自肘至腕一线(《小儿按摩经》)。❷位于前臂伸侧,自肘至腕一线(《幼科铁镜》)。常用推法。旧法强调:男儿在左臂自肘推至腕,称退下六腑、性凉,主泻。女孩则在右臂自腕推至肘,称推上六腑。现不分男女,皆推左手,取退下六腑之法。主治:脏腑有热,遍身潮热,大便秘结,小便赤涩,神志昏沉等。

附:文献记载

《小儿按摩经》:男退下六腑,退热加凉,属凉;女反此,推上为凉也。

六腑下合穴

经穴分类名,简称下合穴。参见该条。

六合

一、指天地之间,上下及东、南、西、北四方合称为六合。见于《素问·生气通天论篇》:"天地之间,六合之内。"王冰注:"六合谓四方上下也。"

二、指经别按十二经脉的表里关系分六对组合:《灵枢·经别》记载足太阳、足少阴经别为一合;足少阳、足厥阴经别为二合;足阳明、足太阴经别为三合;手太阳、手少阴经别为四合;手少阳、手厥阴经别为五合;手阳明、手太阴经别为六合。

六华

奇穴名。即八华穴中的上六穴。详见"八华"条。

六经

指三阴和三阳经。三阴经是太阴、厥阴、少阴,三阳经是阳明、太阳、少阳。《素问·阴阳应象大论篇》:"六经为川,肠胃为海。"《灵枢·百病始生》:"六经不通,四肢则肢节痛,腰脊乃强。"六经又各分手足,故总为十二经。

六经标本

指手足六经的标部与本部。"标"喻指树之末梢,指手足六经经气弥散之处;"本"喻指树之根本,言手足六经经气本源之处。也称十二经标本。《灵枢·卫气》:"能知六经标本者,可以无惑于天下。"可见六经标本理论在针灸临床中具有重要作用。详见十二经标本。

六经皮部

由于十二皮部在诊断和治疗上，手足相通，上下同法，故合为六经皮部。据《素问·皮部论篇》记载：阳明之阳，名曰害蜚；少阳之阳，名曰枢持；太阳之阳，名曰关枢；少阴之阴，名曰枢儒；心主之阴，名曰害肩；太阴之阴，名曰关蛰。杨上善说："阳明之脉有手有足，手则为上，足则为下。又手阳明在手为下，在头为上；足阳明在头为上，在足为下。诊色、行针皆同法也。余皆仿此。"

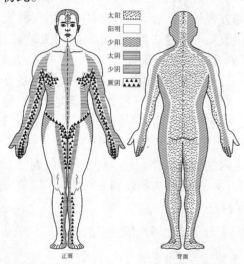

太阳
阳明
少阳
太阴
少阴
厥阴

正面　　背面

六律

律，定乐音的竹管。古人用以确定乐音高低的不同长度的竹管，能吹奏出高度不同的标准音。《孟子·离娄上》："师旷之聪，不以六律，不能正五音。"六律分为阴阳两类，奇数为阳律，又称六律，偶数为阴律，称为六吕，此十二律合称为律吕，其各有固定的音高和名称，并与一年中十二个月相对应（据《礼记·月令》载）。又十二经脉与六律也有相应关系，如《灵枢·经别》："六律建阴阳诸经而合之……十二经脉者。"《灵枢·邪客》："天有六律，人有六腑。"其序数与十二月相对，各音高名称、阴阳分类及六律与现代音律的相应关

系如下：

1. 孟春　太簇　　（D）　阳律
2. 仲春　夹钟　（#D）　阴律
3. 季春　姑洗　　（E）　阳律
4. 孟夏　仲吕　　（F）　阴律
5. 仲夏　蕤宾　（#F）　阳律
6. 季夏　林钟　　（G）　阴律
7. 孟秋　夷则　（#G）　阳律
8. 仲秋　南吕　　（A）　阴律
9. 季秋　无射　（#A）　阳律
10. 孟冬　应钟　　（B）　阴律
11. 仲冬　黄钟　　（C）　阳律
12. 季冬　大吕　（#C）　阴律

六十六穴

手、足三阴三阳经的五输穴共60穴，加上手、足三阳经的6个原穴，合称66穴。子午流注针法即以此为基础选穴应用，《标幽赋》："一日取六十六穴之法，方见幽微。"即指此。

六腧

指六腑所属阳经的井、荥、俞、原、经、合等6个特定腧穴。《灵枢·九针十二原》："六腑六腧，六六三十六腧。"

六阳脉

一、指手足三阳经。

二、正常脉象之一。两手寸关尺脉象一向比较洪大，但无病态。

六阳气绝

指六腑阳经的脉气都已衰竭，表现为阴阳分离，精气外泄，绝汗如串珠，旦发夕死，夕发旦死。见《灵枢·经脉》："六阳气绝，则阴与阳相离，离则腠理发泄，绝汗乃出……故旦占夕死，夕占旦死。"

六之灸

又称胃病六之灸。指膈俞、肝俞、脾俞左右共6穴，见《中国针灸学》。主治：胃痉挛，胃扩张，胃炎，消化不良，食欲不振，膈肌痉挛，胃癌等。刺灸法：每穴各灸7～

15 壮。

附:文献记载

《中国针灸学》:六之灸,膈俞二穴,肝俞二穴、脾俞二穴,共计六穴,名六之灸。各灸七至十五壮。主治胃扩张、胃痉挛、胃癌、肠炎、食欲减退、消化不良、横膈膜痉挛、喘息、胸膜炎。

long

龙颔

奇穴名。见《备急千金要方》。又名龙头。定位:前正中线胸骨剑突末端向上1.5 寸处。主治:心痛冷气,胃寒,胃痛,心窝痛,喘息等。刺灸法:针平刺 0.2~0.3 寸;艾炷灸 3~5 壮。

附:文献记载

《备急千金要方》:心痛冷气上,灸龙颔百壮,在鸠尾头上行一寸半。

《中国针灸学》:在鸠尾上一寸半。灸十五壮。主治胃痛、胃寒。

龙虎交腾

针刺手法名。龙虎指左右捻转;交腾指经气流通。《医学入门》:"治损逆赤眼,痛肿初起,先以大指进前捻入左,后以大指后捻入右,一左一右,三九二十七数,得气向前,推转内入。以大指弹其尾,引其阳气,按而提之,其气自行,未应再施。此龙虎交腾也。"其法:先一左(顺)一右(逆)捻针三九二十七次,得气后,大指向前转针并下按,再以大指弹动针尾催气,行下按上提动作以行气。用于赤眼、痛肿初起等热证。

龙虎交战

针刺手法名。见明代徐凤《金针赋》。是以捻转补泻结合九六数组成。其法:在手三阳、足三阴、任脉这七条经脉上取穴时,捻针向左转九下(大指向前)行补法,称为"龙",继捻针向右转六下(大指向后)行泻法,称为"虎"。在手三阴、足三阳、督脉这七条经脉上取穴时,先右捻六下行泻法后,再左转九下行补法,如此一补一泻,一龙一虎交替施针,故名龙虎交战。也可分三部施术,有疏通经气的作用,适用于疼痛性疾患。

龙虎升降

针刺手法名。见《针灸问对》。也称龙虎升腾。见该条。

龙虎升腾

针刺手法名。龙虎指左右盘旋的动作,升腾指经气运行。《针灸问对》:"先于天部持针左盘按之一回,右盘按之一回,用中指将针腰插之,如拔弩机之状,如此九次,像青龙纯阳之体,却推针至地部,右盘提之一回,左盘提之后一回,用中指将针腰插之,如此六次,像白虎纯阴之体。按之在后,使气在前,按之在前,使气在后。若气血凝滞不行,两手各持其针行之,此飞经走气之法也。"其法:进针以后,先在浅部做左盘动作一圈并下按,再做右盘动作一圈并下按,再用中指按捻针身如拔弩机之状,如此反复九次,然后将针插入深部,做右盘并上提动作一圈,再做左盘并上提动作一圈,再以中指按捻针身做弩法,如此反复六次。还可结合手指按压,使经气运行,属飞经走气之法,可用于气血凝滞各证。

龙门

奇穴名。见《备急千金要方》。定位:曲骨穴下 1 寸处的阴毛之中,女性在阴唇前联合部取之。局部解剖:在阴毛内,有腹壁下动脉及闭孔动脉的分支,布有髂腹下神经分支。主治:月经不调,闭经,淋浊,久不孕,漏赤白,卒癫,阴缩,遗尿,黄疸等。刺灸法:斜刺 0.5 寸;可灸。

附:文献记载

《备急千金要方》:妇人胞落颓,灸龙门二十壮,三报。在玉泉下,女人入阴内外之际。

《针灸资生经》：妊不成，数堕落，玉泉五十，三报，又龙门二十壮。

龙泉

经穴别名。即然谷。见《备急千金要方》。详见该条。

龙头

奇穴别名。即龙颔，见《奇穴治疗诀》。详见该条。

龙衔素

人名。里籍不详。《隋书·经籍志》载有《龙衔素针经》，书佚。在《医心方》中有引文。参见"徐悦"条。

龙玄

奇穴名。见《针灸大成》。定位：位于前臂远端桡侧，桡骨茎突上方静脉处，腕横纹上2寸。主治：下齿痛，下牙疳，牙颊痛等。刺灸法：禁针，艾炷灸3～7壮。

附：文献记载

《针灸大成》：龙玄二穴，在两手侧腕叉紫脉上，灸七壮。禁针。治手疼。

《针灸集成》：龙玄二穴，主治下牙痛。灸七壮。

龙渊

经穴别名，即然谷。见《针灸甲乙经》。详见该条。

癃闭敷贴法

癃闭治疗方法之一。主穴：中极、神阙、关元。操作：第一，甘遂10g研为细末，加麝香、面粉少许，冲入温开水适量，调成糊状，外敷于中极穴，隔日1次，15次为1个疗程；第二，独头蒜1个，栀子3枚，盐少许，捣烂，搅匀涂布，制成6.6cm×6.6cm橡皮膏备用，敷于神阙穴或中极穴，每日1次，15次为1个疗程；第三，布包炒热之食盐半斤，熨关元30min，每日1次，15次为1个疗程。本法有温阳益气，补肾通窍的作用。现代研究证明刺激关元、中极，对膀胱张力有双向调整的作用。

lou

楼英

元明间医学家。字全善，萧山（今属浙江）人。生活于1332～1401年。编著《医学纲目》40卷。其中载针灸基本理论和治法。所论经络，有独自见解。

漏谷

经穴名。见《针灸甲乙经》。属足太阴脾经。别名：太阴络、大阴络。定位：在小腿内侧，当内踝尖与阴陵泉的连线上，距内踝尖6寸，胫骨内侧缘后方。局部解剖：布有小腿内侧皮神经，深层后方有胫神经；在胫骨后缘和比目鱼肌之间，深层有趾长屈肌，有大隐静脉，深层有胫后动、静脉通过。主治：腹胀，肠鸣，遗精，小便不利，足痿，脚气，腿膝厥冷，足踝肿痛，尿路感染，功能性子宫出血等。刺灸法：直刺1～1.5寸；艾炷灸3～5壮，或艾条灸5～15min。

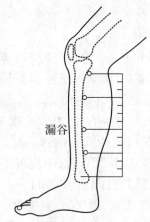

漏谷

附一：腧穴定位文献记载

《针灸甲乙经》：在内踝上六寸骨下陷者中。

《医宗金鉴》：从三阴交上行三寸，夹骨陷中。

附二：腧穴主治文献记载

《针灸甲乙经》：腹中热，若寒腹善鸣，强欠，时内痛，心悲，气逆，腹满；腹胀而气快然引肘胁下；少腹胀急，小便不利，厥气上头巅。

《备急千金要方》：久湿痹不能行；肠鸣而痛，失精。

《太平圣惠方》：足热痛，腿冷疼，不能久立，麻痹不仁。

《铜人腧穴针灸图经》：疝癖冷气，心腹胀满，食饮不为肌肤，湿痹不能久立。

《针灸大成》：肠鸣，强欠，心悲逆气，腹胀满急，疝癖冷气，食饮不为肌肤，膝痹足不能行。

《循经考穴编》：足踝肿痛及木肾偏坠，腹满气逆。

▲注：本穴《医学入门》云：禁灸。

漏阴

奇穴名。见《备急千金要方》。定位：足内踝下缘下0.5寸处。主治：漏下赤白，四肢酸削等。刺灸法：直刺0.3～0.5寸；艾炷灸3～7壮，或温灸5～15min。

附：文献记载

《备急千金要方》：妇人漏下赤白，四肢酸削，灸漏阴三十壮。穴在内踝下五分微动脉上。

lu

卢梅

清代医家。字调卿，交河（今河北交河）人。因童子试不利，弃儒就医，于针术较精，曾以针药救治疫证多人。著有《针灸便用》一书。

颅息

经穴名。见《针灸甲乙经》。属手少阳三焦经。别名：颅颞。定位：在头部，当翳风穴与角孙穴之间，沿耳轮连线的上、中1/3的交点处。局部解剖：布有耳大神经和枕小神经的吻合支；有耳后动、静脉通过。主治：头痛，耳鸣耳痛，小儿惊痫，瘛疭，呕吐；中耳炎等。刺灸法：平刺0.3～0.5寸；艾炷灸1～3壮，或艾条灸3～5min。

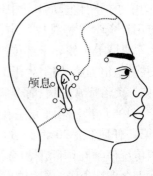

颅息

附一：腧穴定位文献记载

《针灸甲乙经》：在耳后间青络脉。

《针灸集成》：在瘛脉上一寸大些。

附二：腧穴主治文献记载

《针灸甲乙经》：身热痛，胸胁痛不可反侧；小儿惊痫不得息；耳鸣。

《备急千金要方》：耳痛鸣聋；胸胁相引不得倾侧。

《外台秘要方》：头重，喘不得息。

《太平圣惠方》：头痛。

《铜人腧穴针灸图经》：风痉；惊恐失精，瞻视不明。

《普济方》：头眩。

《针灸大成》：耳鸣痛，喘息，小儿呕吐涎沫，瘛疭发痫，胸胁相引，身热头痛，不得卧，耳肿及脓汁。

《循经考穴编》：头风偏正，面痒如虫行，额角红肿，两颊生疮。

▲注：本穴《针灸甲乙经》云：刺不可多出血。又云：刺入一分，出血多则杀人。《铜人腧穴针灸图经》云：不宜针。

颅颞

即颅息。见《针灸大全》。颞，同囟，后误写作"颅颞""颅息"。详见该条。

鲁之俊

针灸学家，生活于1911～1999年，江西黎川人。1933年毕业于北平陆军军医学校。1939年赴延安参加革命，专长外科。1945年学习中医针灸，在抗日战争中，他率先响应毛主席的"要团结西医发挥中医作用"的号召主动拜老中医为师，学习和应用针灸学。解放战争中，他亲自向刘邓大军纵队卫生领导干部传授针灸治疗技术，并组织培训旅、团卫生干部及连队卫生员，使针灸治疗常见病、时令病的技术迅速推广。1955 年中医研究院在北京成立时，为第一任院长。20 世纪 80 年代为争取中国传统医学在国际上的合法地位，维护国际上众多针灸医学组织的团结与协作，他与国内外针灸界共同努力，成立了由 40 多个国家和地区的 70 多个团体会员组成的世界针灸学会联合会，他被推选为该学会的终身名誉主席。编有《针灸讲义》，此讲义经修改后，1950 年正式出版书名为《新编针灸学》。

路氏明堂经

书名。作者不详。见宋代《通志·艺文略》。书佚。

陆瘦燕

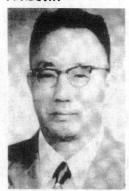

现代针灸学家，生活于 1909～1969 年，名昌，江苏昆山人。陆氏生随母姓，中学毕业后随父李培卿习医。1948 年与夫人朱汝功创办新中国针灸研究社，附设函授学校；新中国成立后历任上海中医学院针灸系主任、上海市针灸研究所所长、国家科委委员。创制我国第一座大型经络腧穴玻璃人模型。1959 年曾赴苏做短期考察。长期从事针灸医疗、教学及科研工作，为国家培养大批针灸人才。主要著作有《针灸腧穴图谱》《经络学图说》《腧穴学概论》《刺灸法汇论》等。

陆仲远

元代医家。青阳（今属安徽）人，后定居当涂（今安徽当涂）。撰《千金圣惠方》，对经络腧穴颇有研究。

lü

膂

部位名。古作"吕"，又作"䯅"。指脊柱两旁的肌肉，约当骶棘肌分布处。张介宾："夹脊两旁之肉曰膂。"又作"脂"。足太阳膀胱经"入循膂"。

膂筋

指脊柱旁肌肉。见《灵枢·百病始生》。杨上善注："膂筋，谓肠后脊膂之筋也。"

䯅

部位名，指脊柱两旁的肌肉，约当骶棘肌分布处。《素问·气穴论篇》："中䯅两傍各五，凡十穴。"指脊柱两旁有五脏背俞穴。又作"膂"。参看该条。

吕广

三国时医家。隋时为避杨广讳改称吕博。239 年（吴赤乌二年）为太医令。曾注《难经》，又撰《玉匮针经》（一作《金縢玉匮针经》）及《募腧经》。均失传。

吕夔

明代医家。字大章，本姓承，后依舅改姓吕。江苏江阴人。据《江阴县志》等载，吕氏先习儒，后改业医。精研博访，医术颇高，时人皆称之"吕仙"。重视医术经验，也强调治医必通医经、运气、经络、脉理，对医学理论多有发挥。针灸学术上强调要明于腧穴，循经取穴，而后能研精入微。吴中传染病流行，吕氏随身携一药囊，日治百家，全活无算，远近闻名。1523～1566 年（嘉靖中）曾任职太医院。有子二人，一名讲，字明学；一名读，字明经，承其业，医名俱如其父。著有《运气发挥》《经络详据》《脉理明辨》及《治法捷要》等书。

吕细

一、经穴别名，指太溪穴。见《卫生宝

鉴·流注(通玄)指要赋》:"牙齿痛,吕细堪治。"注:"一名太溪。"《针灸聚英》列作别名。详见该条。

二、奇穴别名。指内踝尖穴。《针灸集成》:"吕细二穴,在足内踝尖。主治上牙痛,灸二七壮。"

铝灸法

灸法名。是用治疗某种疾病的中药细粉100g,升汞 20g,花椒粉 20g,氯化钠100g,加水和甘油(1:5)混合调匀制成软膏。施灸前把灸膏涂在铝纸上,然后按施灸部位贴敷,待铝和汞的分子产生置换反应作用后,铝纸表面升出铝霜,由于铝的氧化物薄膜受破坏,从而引起铝的氧化面大量产热,在施灸的部位上出现温热或灼烫的感觉,适用于治疗风寒湿痹、风寒咳嗽、肺虚气喘、脾胃虚弱、月经不调等证。

间上

奇穴名。见《针灸大成》。《经外奇穴治疗诀》列作奇穴,名间上。取穴:以男左女右中指为准,在尾骨尖端直上一中指处1穴,此穴左右旁开 1/2 中指长度处各1穴,共3穴。主治:痔疮,肠风下血等。刺灸法:艾炷灸 3~7 壮,或艾条灸 5~15min。

附:文献记载

《针灸大成》灸肠风下血法:取男左女右手中指为准,于尾闾骨尖头,从中倒比,上至腰脊骨一指尽处,是第一穴也;又以第二指,于中穴取中,一字分开,指头各一穴,灸七壮。

lun

轮$_1$~轮$_6$

耳穴名。在耳轮上,自耳轮结节下缘至耳垂下缘中点划分为 5 等份,共6点,由上向下依次轮$_1$、轮$_2$、轮$_3$、轮$_4$、轮$_5$、轮$_6$。具有清热利咽,止痛,扶正祛邪的功效。主治

急、慢性咽炎,扁桃体炎,慢性支气管炎等上呼吸道感染病症。治疗时在轮$_1$~轮$_6$区域内寻找压痛点作为刺激点,也可将 6 个穴分成 3 组,轮换刺激。

luo

螺纹

奇穴名。即顶上迴毛。见《经外奇穴汇编》。参该条。

罗络

喻罗网状的络脉。指附着于脾之大络(大包穴)周围的络脉。《灵枢·经脉》:"此脉若罗络之血者,皆取之脾之大络脉也。"

罗天益

元代医学家。生活于 1220~1290 年,字谦甫,真定(今河北正定),一云置城(今河北藁城)人。曾任太医。李杲之弟子。据《古今医统》等记载,从李杲学医 10 余年,深得其师赏识。罗氏针灸造诣颇深,主张针药并用,继承李杲之学的精华,汲取师叔张璧(云岐子)的针灸学术,上溯太夫子洁古的针灸遗法。针则重接经与通经引热,时以泻络泄血为治疗手段。如治风痰气闭,用三棱针刺头部泄血等。灸则常用来培元以防病。著有《内经类编》《卫生宝鉴》《药象图》《经验方》等书。

罗遗编

书名。清代陈廷铨撰。成书于 1763 年(乾隆二十八年)。收集了古人对经络穴道的论述,分为 3 卷。上卷,论述经络、要穴、奇俞、针法等;中卷,论述十四经穴,并有操作说明及五脏用药;下卷为内外各科疾病的针灸取穴,附加五运六气的简介。现有中医古籍出版社影印本。

罗兆琚

近代针灸家,生活于 1888~1945 年,

字佩琼,广西柳州人,曾从罗哲初等学医,尽得其传。抗日战争前曾任教于无锡针灸学社;后回柳州行医,并收徒传授针灸学术。重视针刺手法的运用,提倡"天地人针法",擅长治疗内、妇、五官、口齿、急证等。著有《新著中国针灸外科治疗学》和《实用针灸指要》。

罗哲初

近代针灸家,生活于 1878～1938 年。清末举人,广西桂林人,性好方术,博览医书,对《灵枢》钻研尤深。曾从名医左盛德学伤寒、针灸,尽得其术,后至江、浙、皖地行医,并以针灸术授徒。著有《针灸发微》及《脉纬》等书。

瘰疬瘢痕灸法

瘰疬治法之一。主穴:瘰疬穴。操作:选取瘰疬穴时,以患者左手或者右手的中指末端起,至肘关节横纹止,为长度标准。取穴是以标好之长度,从患者长强穴沿脊柱正中向上,在终点处作一记号,再将已标好之宽度(患者之口长)横直其上作"T"字形,宽度两侧终点即为瘰疬穴。然后患者取俯卧位,在双侧瘰疬穴上涂一点凡士林或茶油,然后将黄豆大之艾炷直立在腧穴上,从顶端点燃,燃至无烟为度,灸完后以硼酸软膏外敷,以防感染,每天灸 1 次,2个月为 1 个疗程。本法有平肝解郁,化痰散结的作用。

瘰疬发泡灸法

瘰疬治法之一。主穴:骨顶穴。操作:取上等纯艾绒适量,再将研好的麝香末均匀撒在艾绒里,放于容器中密贮备用。施灸前先将艾绒制成豆大艾炷数个,施灸时分别将艾炷置于内、外骨顶穴上(大骨空穴两侧的骨顶处),灸治壮数以局部起水泡为度,如发现水泡,即停止施灸,用消毒纱布包扎即可。待水泡退痂以后,再照上法灸治 1 次。男性患者灸左侧,女性患者

灸右侧,病情重者两侧穴位均灸。本法有平肝解郁,化痰散结的作用。

瘰疬挑治法

瘰疬治法之一。取穴:膈俞、肝俞穴,或从第六至第九胸椎旁开 1.5 寸的阳性点。操作:挑割点常规消毒,用极少量普鲁卡因进行局麻,用手术刀片划破表面 1～2cm 长,用针将白色纤维样物挑断,术毕缝合(切口小也可不缝合),敷以消毒纱布固定即可。一般 15 日左右挑割 1 次。本法有软坚散结作用。

瘰疬针刺法

瘰疬治法之一。主穴:阿是穴、肩井、肘尖、外关、曲池、臂臑。配穴:肺俞、支沟、合谷、足三里、百劳、翳风等。操作:常规消毒后,针刺阿是穴,用周围刺法,进针后用泻法,应多捻捣刺激;同时针曲池沿皮透刺臂臑,用泻法留针 10～20min,其他腧穴用平补平泻法留针 10～20min,每日 1 次,10次为 1 个疗程,疗程间隔 7 日。本法有通经活络,软坚散结的作用。

络

一、泛指各类络脉。如罗网状,无处不到,由大而小。通常分别络、浮络和孙络等类。它的作用是加强表里经的联系,并通达经脉未能行经的器官和组织。见《灵枢·经脉》等篇。

二、专指别络。《素问·调经论篇》:"风雨之伤人也,先客于皮肤,传入于孙脉,孙脉满则传入于络脉,络脉满则输于大经脉。"

三、联络。《灵枢·经脉》:"肺手太阴之脉,起于中焦,下络大肠。"

络刺

《黄帝内经》刺法名。九刺之一。《灵枢·官针》:"络刺者,刺小络之血脉也。"指浅刺小络出血,疏泄血热。《素问·调

经论篇》："病在血,调之络。"因以刺血络为主,故名络刺,又称刺络或刺血络。针具多用三棱针。

络脉

一、经脉的分支。具有网络联系全身,运行气血的作用。根据《黄帝内经》所载,络脉分十五络脉、孙络、血络、浮络等。络脉也来往于经脉和脏腑之间,既有贯通连接,又有交叉、交会、分离与会合等。窦默《针经指南》"络有一十五,有横络二百余,有丝络一万八千,有孙络不知其纪。"翟良《经络汇编》："十二经生十五络,十五络生一百八十系络,系络生一百八十缠络,缠络生三万四千孙络。"参见"经络"条。

二、指十五大络,别络。《灵枢·九针十二原》："经脉十二,络脉十五。"张景岳《类经》："十二经皆有络,如手太阴别络在列缺之类是也。"《素问·缪刺论篇》："邪客于经……必中其经,非络脉也。"

三、指浮络。《灵枢·经脉》："脉之浮而常见者,皆络脉也。"又"脉之见者,皆络脉也。"

络气

指运行于络脉的人体正气,与经气相对而言。参见"脉气"条。

络却

经穴名。见《针灸甲乙经》。属足太阳膀胱经。别名:强阳、脑盖、络郄。定位:在头部,当前发际正中直上5.5寸,旁开1.5寸;或于通天穴后1.5寸处定穴。局部解剖:布有枕大神经分支;在枕肌停止处,有枕动、静脉分支。主治:眩晕、耳鸣,癫狂,口㖞、鼻塞,项肿瘿瘤,青盲,内障,目视不明;面神经麻痹,结膜炎,近视等。刺灸法:平刺0.3～0.5寸;艾炷灸1～3壮,或艾条灸3～5min。

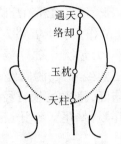

附一:腧穴定位文献记载

《针灸甲乙经》:在通天后一寸三分。

《备急千金要方》:在通天后一寸半。

《神应经》:在脑后发际上两旁起肉上各一寸三分,脑后枕骨挟脑户自发际上四寸半。

附二:腧穴主治文献记载

《针灸甲乙经》:癫疾僵仆,目妄见,恍惚不乐,狂走瘛疭。

《备急千金要方》:青盲无所见;腹胀满不得息。

《铜人腧穴针灸图经》:青风内障,目无所见,头旋耳鸣。

《针灸大成》:头旋耳鸣,狂走瘛疭,恍惚不乐,腹胀,青盲内障,目无所见。

《类经图翼》:头眩口㖞,鼻塞,项肿,瘿瘤,内障。

▲注:本穴《医学入门》载:禁针。

络俞

指浮络的穴,用以刺血。见《素问·诊要经终论篇》："夏刺络俞,见血而止。"张介宾注:"络俞,谓诸浮络之穴,以夏气在孙络也。"

络郄

经穴别名。即络却,见《医学入门》。详见该条。

络穴

经穴分类名。见《灵枢·经脉》。指十五络脉从本经(脉)别出处的腧穴。其中十二经脉的络穴,有沟通表里经脉和治疗表病及里、里病及表,或表里两经同病的见证,任脉、督脉及脾之大络有通调躯干前、后、侧各部营卫气血和治疗胸腹背腰及胁肋部病症的作用。十五络穴即肺经列缺,心经通里,心包经内关,小肠经支正,大肠经偏历,三焦经外关,膀胱经飞阳,胆经光明,胃经丰隆,脾经公孙,肾经大钟,肝经蠡沟,任脉尾翳(鸠尾),督脉长强,脾之大络大包。

络血

络脉中的血。《素问·举痛论篇》:"寒气客于小肠膜原之间,络血之中,血泣不得注于大经。"

M

ma

麻叶灸

灸法名。见《备急千金要方》。早期将大麻花与艾叶制成灸炷,以后演变为用大麻叶和花制成灸炷施灸的方法。把大麻叶和花捣碎作炷,放于患处或腧穴点燃施灸。本法有消肿散结,生肌敛疮的作用。适用于治疗疮疡、瘰疬、漏疮等。《备急千金要方》记载,将大麻花与艾叶"等分合捣作炷,灸疮上百壮"。《串雅外编》:"麻叶灸,治瘰疬疮。七月七日采麻花,五月五日采麻叶,捣作炷圆,灸疮上百壮。"

马丹阳

即马钰,详见该条。

马丹阳天星十二穴歌

针灸歌诀名。见《针灸大全》。全文如下:"三里内庭穴,曲池合谷接,委中配承山,太冲昆仑穴,环跳与阳陵,通里并列缺。合担用法担,合截用法截。三百六十穴,不出十二诀……"《针灸聚英》载此,文字略异,又题《薛真人天星十二穴歌》。

马钱子灸

灸法名。天灸的一种。取马钱子适量,研为细末,敷颊车、地仓穴,可治疗面神经麻痹。

马嗣明

北齐针灸家。河内(今河南沁阳)人。《北史》有传。少即习医术,博综经方。为人诊候,一年其能知其死生,治病多奇效。如某家有二人,俱患身体遍青,渐虚羸不能食,访诸医无识者。嗣明为灸两足跗上各三、七壮便愈。其术精妙,类若此。

马王堆汉墓帛书

文献名。1973年,长沙马王堆三号汉墓出土大量帛书,其中有很多医学文献。帛书字体近篆,抄写年代大约在秦汉之际。这些文献原无篇名和书名,整理者依据内容分别给以命名,即:《足臂十一脉灸经》、《阴阳十一脉灸经》甲本、《脉法》、《阴阳脉死候》、《五十二病方》以上5种合为1卷帛书;《却谷食气》、《阴阳十一脉灸经》乙本、《导引图》,以上3种合为1卷帛书;《养生方》《杂疗方》《胎产书》,以上3种各为1卷帛书。其称为《十一脉灸经》者为有关经脉的最早文献,或即称为《帛书经脉》,可与《灵枢·经脉》内容相印证。参见"帛书经脉"条。

马衔铁针

针具名。指以马衔铁为原料制成的医用针具。《针灸聚英》卷三铁针条载:"《本草》云:马衔铁无毒。《日华子》云:古旧链者好,或作医工针也。"

马钰

全真道第二任掌教、金代针灸学家。生活于1123～1183年,初名从义,字宜甫,入道后改名为钰,字玄宝,号丹阳顺化真人,世称马丹阳。扶风(今陕西扶风县)人。为东汉伏波将军马援的后裔;后因五代兵乱,族迁宁海(今山东牟平)马氏世代业儒,丹阳资质聪颖,幼好游侠,长通经史。1153～1156年(金贞元年间)考取进士。1167年(金大定元年)曾从王嘉(号重阳子)学道。马钰是王重阳在山东收下的首位弟子,大定十年王重阳去世后,马钰成为全真道第二任掌教。丹阳酷爱医术,尤擅针灸,见有病者,乐于施治。学术上总结出三里、内庭、曲池等12要穴,统治五脏六腑十二经脉的病症,首创"合担用法担,合截用法截"的担截配穴法,即后世所谓单双、上下配穴法。对指导后世处方配穴有很大影响。

mai

埋植疗法

又称埋藏疗法。是指在腧穴皮下埋留异物以治疗疾病的方法。埋留羊肠线或药物者,又可称为"埋线疗法"或"埋药疗法"。临床操作时,首先选择经过灭菌处理的异物,对施术部位常规消毒,如施行埋线,可以外科缝皮针或腰椎穿刺针进行,应注意将线完全埋入皮下,线端不可露出皮肤。如埋植钢圈或药物,则需将皮肤切两个0.5~1cm的口,割除少量脂肪组织后,埋入钢圈或药物,缝合皮肤,包敷固定。术中应严格无菌操作,防止感染,术后如有局部疼痛、低热、疲乏、全身不适等反应时,一般无须处理,可自行消失。如有感染或反应严重,则应另行处理。每20~30日埋留1次。本法适于治疗哮喘、慢性支气管炎、慢性胃病、消化性溃疡、慢性肠胃炎、癫痫等。

麦粒灸

灸法名,指用麦粒大小的艾炷施灸,故名。作直接灸用。《备急千金要方》:"哕,灸承浆七壮,炷如麦大。"《扁鹊心书》:"灸头面,艾炷如麦粒大。"

麦粒肿耳穴疗法

麦粒肿治法之一。主穴:眼、肝、耳神门、切迹前、切迹后。操作:选取3~5穴,严密消毒后,用左手固定耳郭,食指托住耳穴部位的耳背上,一般用捻转进针法,深度以穿过软骨,不刺透对侧皮肤为度,留针1h。并可用三棱针刺耳尖出血2~3滴,每日1~2次。本法有清热解毒,散结作用。现代研究证实,奉法可缓解疼痛、控制炎症发展。

麦粒肿放血法

麦粒肿治法之一。操作:三棱针、手指、耳尖部常规消毒后,三棱针点刺耳尖出血2~3滴,每日1~2次。本法有清热泻火作用。

麦粒肿灸疗法

麦粒肿治法之一。主穴:阿是穴,背部肩胛区反应点、太阳、后溪。配穴:合谷、足三里、大椎、风池、耳尖穴等。操作:取艾卷1根,点燃一端后,靠近腧穴熏烤,每次选用2~3个腧穴,每穴每次施灸10~15min,每日灸治1次。本法有祛风清热,泻火解毒作用。

麦粒肿挑治法

麦粒肿治法之一。操作:在患眼对侧或同侧肩胛骨内缘,或第七至第十二胸椎旁,找到暗红色或红色点(或充血点)3~5个,局部消毒后,用三棱针刺破,用手指在挑破部位挤压出血,以干棉球擦去再挤,至挤不出为度。本法具有清热泻火,解毒作用。

麦粒肿针刺法

麦粒肿治法之一。主穴:睛明、四白、承泣、太阳、后溪、合谷、行间。配穴:足三里、大椎、风池、耳尖穴。操作:选取4~6穴,常规消毒后,以毫针刺用泻法,每次留针15~30min,每日1次或2次。本法有疏风清热,散结作用。现代研究证明,本法可促进炎性反应过程。

麦面硫黄蒜灸

灸法名。取面、硫黄、蒜等份为泥,制成0.9cm厚药饼,中间用针扎些小孔,放疮上,上置艾炷灸之。本法有消肿拔毒,定痛散结之功,主要用于治疗恶疮。

脉冲电针仪

针灸仪器名。系一简单的脉冲波发生器,它是在针刺人体经穴得气后,将针上通以电脉冲代替手捻针刺激,从而达到治病或抗病、麻醉的一种针灸电子仪器。用于治疗则称"脉冲电针治疗",用于针刺麻醉则称为"脉冲电针麻醉"。脉冲电针与其他电刺激比较,具有作用时间短,有足够的电流或电压的强度,耗电少、刺激强、效率高;直流成分少,在电针刺激过程中很少出现由于针体电解、电蚀造成的折针,以及对人体的烧伤和组织破坏等;脉冲电波便于实现频率、幅度的调节变换,可适应不同病症及患者的需要。临床上常用于治疗头痛、三叉神经痛、肋间神经痛、坐骨神经痛、面神经麻痹、面肌抽搐、多发性神经炎、周围神经损伤、偏瘫、外伤性截瘫、癔症、精神分裂症、支气管哮喘、胃痛、胃及十二指肠溃疡等。

脉冲经络磁疗机

针灸仪器名。磁疗是中医学和现代医学中的理疗相结合的疾病治疗方法。该机作用于针灸腧穴或疼痛部位,即可达到治疗目的。具有镇痛止痒,消肿化瘀的功用。临床已用于各种原因引起的疼痛,如扭挫伤、心绞痛、坐骨神经痛及原发性高血压、神经衰弱、失眠、神经性皮炎、遗尿、夜尿等。

脉度

指经脉的长度。见《灵枢·脉度》。其中重点论述了十二正经与任、督及阴阳蹻脉的各自长度,对阴、阳维及冲、带脉未论及。脉度主要仍以骨度为依据,仅是指经脉外行线的大致长度,不包括内行的支脉部分。古人认为手三阴经从胸至手各长3尺5寸;手三阳经从手至头各长5尺;足三阴经从足至胸中各长6尺5寸;足三阳经从头至足各长8尺;任、督脉各长4尺5寸;阴、阳蹻脉从足至目各长7尺5寸。

脉会

八会穴之一。《难经·四十五难》:"脉会太渊。"太渊为肺经腧穴,肺朝百脉,本穴位于寸口,为脉之大会,属中医诊脉之处,故名脉会。凡脉病皆可酌情取用。

脉经

书名。10卷。晋代王叔和撰于公元前3世纪,是现存最早的脉学专著,其中以较大的篇幅论述了针灸各方面的问题,为针灸学的发展做出了重要贡献。书中提出了凭脉辨证选穴的治疗原则,介绍了补泻、单针、单灸、针灸并施等不同的刺灸方法,阐发了十二经脉、奇经八脉的理论,记载了可灸、不可灸、可刺、不可刺等针灸的适应证和禁忌证,对针灸医学理论体系的形成起到了促进作用。本书历代版本甚多,现存较早的有1330年广勤书堂刻本,人民卫生出版社1956年曾据此本影印出版。

脉气

即指经络之气,也是经气与络气的合称。《素问·经脉别论篇》:"脉气流经,经气归于肺。"王冰注:"言脉气流运,乃为大经,经气归宗,上朝于肺……"即指脉气运行至经脉称为经气,汇聚于肺,由肺气输布于皮毛而达孙络与体表。《素问·气府论篇》则称腧穴为"脉气所发"。

man

满则泄之

针灸补泻原则之一。见《灵枢·九针十二原》。"满"是指邪气盛满,"泄"与"泻"同,是指泻的治疗方法。本条主要阐明了实证的治疗原则,即治疗邪气盛满的实证,应该用泻的方法。常用的有毫针泻法,三棱针点刺出血,梅花针重叩出血法,以祛除邪气。如邪气盛满的实热证,证见发热,烦躁,腹胀痛拒按,甚至神昏谵语,呼吸气粗,痰涎壅盛,大便秘结,小便不利,舌苔厚腻,脉实有力者,可取内关、大椎、曲池、丰隆、天枢等穴,毫针刺泻法,取中冲、少冲、厉兑三棱针点刺出血,以泄热除满。

mang

芒针

针具名。取法于古代长针,近代用不锈钢丝制造,针身细长有如麦芒,故名。长度分 5 寸、7 寸、10 寸、15 寸等数种,用于深刺和沿皮下横刺。参见"长针"条。

芒针疗法

一、书名。❶赵宏岐述,北京市针灸门诊部编,沈金山审校,人民卫生出版社 1959 年出版。本书简要地叙述了芒针的特有操作方法。特有孔穴,一般孔穴及适应证的治疗等,最后附有典型病例九则,供读者参考。❷杨兆钢编,天津科学技术出版社 1980 年出版。本书共分 3 个部分:第一部分为芒针的基础知识,重点论述了芒针疗法的基本概念、适应范围、临床特点、针刺手法及异常情况的处理等。第二部分为芒针的腧穴,重点介绍芒针的创用穴,其次介绍芒针常用经穴,详细叙述了各穴的位置、深部解剖、功能、主治、手法及注意事项;第三部分为芒针治疗概论,介绍了 120 余种疾病的芒针疗法,并扼要论述了芒针的作用机制、治疗原则、选穴配方、临床应用要点及急救法等。

二、疗法名。是用较长的毫针(形似麦芒),采取特定的进针和运针手法治疗疾病的一种方法。芒针是由细而富有弹性的不锈钢丝制成,也就是毫针针身的延长,其长度有 5 寸、7 寸、8 寸、1 尺、1.5 尺、2 尺等,甚至更长;粗细有 29 号、30 号、31 号、32 号数种。针刺时以右手拇、食、中三指持针柄,左手拇、食、中三指扶持针体的近下端,为防止摇摆,针体应紧靠中指。右手捻动针柄,同时左手拇、食二指将针向下缓慢按压推进。在运针的时候也需要双手协作,左手操纵进退,右手捻转为辅。退针时,左手扶持轻提,右手边捻边退。在进退操作过程中,均宜缓慢。针刺的方向和深度主要根据局部解剖的特点和患者的胖瘦情况来掌握。如直刺可用于腹部、侧腹的深处;斜刺用于腰背、臀部,或肘、膝关节上下斜穿时;横刺用于头面、背胸部,有重要脏器的体表部也需用沿皮横刺。操作时必须随时注意观察和询问患者的感觉反应而改变针刺的方向和深浅。如患者有不正常的感觉,应立即停针。例如,针腹部正中线诸穴,进针后在达到一定深度时,患者应有酸胀感上至胸咽,并向两胁、下腹或腰部等处放散传导。如果有较剧烈的疼痛感觉,应即将针向上提出,或转移方向再进,切勿盲目深刺。一般以有得气感应为度,即可出针。凡属虚证的,感应要和缓;属实证的,感应可稍强。一般根据辨证施治的原则选取经穴治疗,在选穴配方上要"少而精"。有些病种只需 1~2 个主穴即可解决。如坐骨神经痛取环跳,哮喘取天突等。此外,芒针疗法在配穴上还常用"三脘配穴法""上下配穴法"等。芒针因其体长而刺入深,多用于一些适宜深刺的疾病。如神经系统疾病中的神经根炎、多发性神经炎、瘫痪;神志疾病如精神分裂症、躁狂症(常用巨阙、鸠尾等穴);消化系统疾病,如十二指肠溃疡、胃溃疡、胃下垂、慢性胃炎(常取中脘等穴);运动系统疾病,如风湿痹痛(常用秩边、环跳等穴);妇科疾病,如月经不调、带下、子宫脱垂等(常用气海、子宫、带脉等穴)。对久治不愈的病症用芒针治疗,常可取得较好疗效。对一些急性病,如中风、昏迷、休克、心绞痛等,也有较好的作用。但对体质虚弱和消瘦的患者须慎用,在躯干部针刺要谨慎。

盲肠穴

奇穴名。见《腧穴学概论》。定位:位于右侧腹下部,当脐孔与右侧髂前上棘连线的中点处。局部解剖:有腹外斜肌,腹内斜肌和腹横肌,有肋间动、静脉;布有第十一或第十二肋间神经。主治:肠痈,腹泻等。刺灸法:直刺 0.5~1 寸;艾炷灸 3~5 壮,或艾条灸 5~10min。

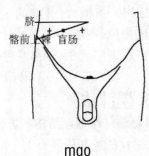

mao

毛刺

《黄帝内经》刺法名。九刺之一。《灵枢·官针》:"毛刺者,刺浮痹皮肤也。"指浅刺皮肤治疗浮表痹症的方法,主要用于治疗皮肤麻木不仁等。因其浅刺皮毛,故名毛刺。

毛茛灸

敷药发泡法的一种。见《本草纲目》卷十七。将毛茛科毛茛的新鲜全草捣烂,敷贴于腧穴上,隔夜自起一小泡,有如火灸。

毛际

部位名。指下腹部男女生殖器上方阴毛边缘部位。《类经图翼》:"曲骨两旁为毛际。"《医宗金鉴·刺灸心法要诀》:"毛际者,小腹下横骨间丛毛之间也。"据《灵枢·经脉》记载,足厥阴肝经"入毛中",足少阳胆经"绕毛际",《素问·骨空论篇》记载,任脉"上毛际"。

毛囊炎刺血法

毛囊炎治法之一。主穴:大椎、委中、阿是穴。操作:取大椎、委中,常规消毒后,用右手拇、食指捏住针身,露出针尖 1.5 分,对准以上腧穴快速刺入 1 分深,随即退针,使之出血数滴即可。在毛囊炎四周距炎症 1cm 处用毫针各刺 1 针,并以电针仪通电 15~30min,每日 1 次。本法有清泄热毒、活血祛瘀的作用。

毛囊炎灸治法

毛囊炎治法之一。主穴:大椎穴或患处。操作:先将患处毛发剪去(以便把蒜片放平)。然后取新鲜独头大蒜,切成厚 0.1~0.3cm 的蒜片,用细针于中间穿刺数孔,放于腧穴或患处,上置艾炷点燃施灸,每穴灸 3~4 壮后可换去蒜片,继续灸治,每次每个患处灸 10 壮,大椎穴灸 5~10 次,每日灸 1 次,10 次为 1 个疗程。本法有消肿拔毒、止痛发散作用。现代研究证实:艾灸能抑制炎症灶血管通透性的升高。

氂针

古针具名。氂,《说文解字》:"牛尾也。"又释作毛之强者。《灵枢·九针论》:"员利针取法于氂针,微大其末,反小其身,令可深内也。"《类经》卷十九张介宾注:"取法于氂者,用其细健,可稍深也。"又《灵枢·杂病》:"膝中痛,取犊鼻,以员利针,发而间之。针大如氂,刺膝无疑。"

卯南卯北

针刺补泻术语。见《席弘赋》。其载:"补自卯南转针高,泻从卯北莫辞劳。"以十二地支配以方位的方法来描述捻转补泻手法。其意指卯之南为午之方位,捻针时拇指向前为补法;卯之北是子的方位,捻针时拇指向后为泻法。与此相似之说见于《备急千金要方》卷二十九:"欲补从卯南,欲泻从酉北。"其中酉北也是子的方位。参见"卯南酉北"条。

卯南酉北

针刺补泻术语。见《备急千金要方》

卷二十九。其载："欲补从卯南,欲泻从酉北。"十二支配合方位:卯是东方,午是南方,酉是西方,子是北方。卯南指的是午,西北指的是子。后世补泻法中以左转从午,属补;右转从子,属泻。

mei

梅花针

针具名。皮肤针的一种。一般针柄长15~19cm,一端附有莲蓬状的针盘,下边散嵌着不锈钢短针,其中五支针的称为梅花针,参见"皮肤针"条。

眉本

指攒竹穴。《素问·气穴论篇》:"眉本二穴。"王冰注:"攒竹穴也,在眉头陷者中。"详见该条。

眉冲

经穴名。见《脉经》。属足太阳膀胱经。别名:小竹。定位:在头部,当攒竹直上入发际0.5寸,当神庭与曲差穴连线之间。局部解剖:布有额神经内侧支,在额肌中,有额动、静脉通过。主治:痫证,头痛,眩晕,鼻塞,视物不明,眼睑疼挛,结膜炎,三叉神经痛等。刺灸法:平刺0.3~0.5寸;艾炷灸3~5min,不宜艾炷灸。

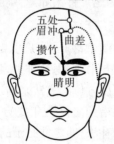

附一:腧穴定位文献记载

《太平圣惠方》:当两眉头直上,入发际是穴。

《医学入门》:直眉头上,神庭、曲差之间。

附二:腧穴主治文献记载

《备急千金要方》:寸口脉紧,苦头痛,是伤寒。

《太平圣惠方》:理目,五般痫,头痛鼻塞。

《针灸资生经》:头风肿痒。

《针灸大成》:五痫,头痛,鼻塞。

▲注:本穴《太平圣惠方》云:不灸。

眉头

经穴别名,指攒竹。《素问·骨空论篇》:"从风憎风,刺眉头。"王冰注:"谓攒竹穴也,在眉头陷者中,动脉应手。"详见该条。

美兰法(墨汁法)

指用来研究针感点结构的方法之一。美兰法或墨汁法是利用装有1%亚甲基蓝(或墨汁)的微量元素注射器代替毫针,在测得针感后直接注射无毒性染料美兰(或墨汁),使产生针感的针尖部位染成蓝色(或黑色)来标记针感组织。这种方法可用来定位需要截肢的肢体和手术切口部位的腧穴针感点,在骨伤科四肢手术中常用。

men

扪法

针刺辅助手法名。见金代窦默《针经指南》:"扪者,凡补时用手扪闭其穴是也。"指出针后,以手指扪按腧穴,掩闭针孔,无令正气外泄的方法。补法多用之。《针灸问对》"补之出针,用手指掩闭其穴,无令气泄,故曰扪以养气"。《医学入门》将扪解释为抚摩动作,"扪者摩也,如痛处未除,即于痛处扪摩使痛散也"。《针经指南》列为十四法之一,《针灸大成》列为下手八法之一。

mi

秘传眼科龙木总论

书名,简称《龙木论》或《龙树眼论》,

10 卷。宋元间葆光道人编集。本书是我国著名的眼科专著,卷一至卷六载眼科七十二症方论,卷七为诸家秘要名方,卷八为针灸经,卷九、卷十为辨论药性,末附葆光道人《眼科龙木集》一卷。其中针灸经一卷,重点介绍了眼科疾病常用腧穴的位置、功能及针灸方法。现有人民卫生出版社1958 年排印本。

秘治针经

书名。撰人不详。见清代《绛云楼书目》。书佚。疑为"针经密语"的误传。

mian

棉花灸

灸法名。是将极薄的棉花均匀地平铺在患处,然后点燃的一种施灸方法。主要用于一些皮肤病的治疗,如带状疱疹、银屑病等。

面肌痉挛穴位磁疗法

面肌痉挛治法之一。主穴:阳白、太阳、四白、颧髎、地仓、大迎、听宫、翳风。操作:采用直接贴敷法,一般均为连续贴敷,少数患者仅夜间敷磁。选择钐钴合金磁片,直径 10mm,厚度 2mm,表磁 1000 × 10⁻⁴T;锶铁氧体小磁珠,表磁 400 × 10⁻⁴ ~ 600 × 10⁻⁴T;钴 8 磁片,直径 6mm,厚度 3mm;表磁 500 × 10⁻⁴ ~ 800 × 10⁻⁴T。根据患者对磁疗的敏感程度,选用不同磁场强度。以上腧穴根据病情交替选用,每次取 2 ~ 3 个腧穴,每周复查 1 次,疗程酌情而定,最长不超过 6 个月。本法有祛风止痉作用。

面肌痉挛针刺法

面肌痉挛治法之一。主穴:四白、颧髎、地仓、颊车、合谷、太冲、阿是穴。(阿是穴选肌肉颤动的中心部位)。操作:每选 3 ~ 5 穴,用毫针刺施以平针法或补法,留针必须 1h 以上。阿是穴常规消毒后,以

1.5 寸毫针按肌纤维走向沿皮下平刺。每日 1 次,10 次为 1 个疗程。休息 5 日再进行第 2 个疗程。本法有熄风止痉、濡养经筋的作用。

面窌

承泣别名。见《针灸甲乙经》。详见该条。

面瘫电针疗法

面瘫治法之一。主穴:颊车、下关、地仓、迎香、阳白、丝竹空、合谷。配穴:翳风、承泣、巨髎、鱼腰、禾髎、太阳、行间、足三里、后溪、外关。经验穴:牵正(耳垂前 0.5 ~ 1 寸处)、下牵正(耳垂直下约 5 分处,在牵正穴的后下方)。操作:每次选用 2 ~ 3 对穴,用毫针将针刺入腧穴,待获得针感,并施行刺激手法后,将电针器的输出线正负两极分别连接在针柄(或针身)上,采用断续波或疏密波,将输出电位器调至"0"位,然后开启电源开关,并逐渐调高输出电流量至所需程度,一般刺激强度以面肌抽动,患者能耐受而不产生痛感,患者舒适为宜。每次通电 15 ~ 20min,每日 1 次,10 次为 1 个疗程,疗程间隔休息 3 ~ 5 日。本法有通经活络,养血和营作用。现代研究证实本法可出现双侧间歇性面肌收缩。

面瘫灸治法

面瘫治法之一。主穴:风池、颊车、地仓、颧髎、四白、阳白、合谷、阿是穴。配穴:太阳、下关、听会、翳风、迎香、足三里、太冲、内庭、外关。操作:将鲜大蒜捣如泥状,取蒜泥少许涂于腧穴上(腧穴处为发须剃去),上置如黄豆大艾炷(艾炷内可掺入少许麝香),然后用线香点燃施灸,直至艾炷全部烧尽,艾火自熄,灸后局部有胀痛感,不经处理即可消失。每次选用 2 ~ 3 个腧穴,每穴每次施灸 1 壮。本法有温经散寒,祛风通络,养血和营作用。现代研究证实本法对各类神经麻痹有改善局部微循环,

营养患部神经、肌肉,促进恢复的功率。

面王(面玉、面正)

均为素髎别名。面王见《针灸甲乙经》;面玉为面王之误,见《外台秘要方》;面正见《铜人腧穴针灸图经》,"王"误作"正"。

面岩

奇穴名。见《陈修园医书七十二种·刺疗捷法》。定位:鼻翼凸出处平行两侧,上直眶下缘外 1/4 与内 3/4 交界点。主治:头面疗疮。刺灸法:直刺 0.2 ~ 0.3 寸。

面针

针灸疗法名。指针刺面部特定腧穴以治病的方法。于 1960 年见报道。其穴以《灵枢·五色》面部的视诊部位为主要依据。

面针麻醉

针刺麻醉方法之一。它是在中医学面针疗法的基础上发展起来的一种针刺麻醉方法,即按针麻要求在面针刺激点上针刺以进行手术。面针麻醉选穴方法遵循中医脏腑学说的基本原理,根据证候辨证选穴,如按肺主皮毛、心主神明的理论,选用肺点以止切皮痛,用心点以镇静安静。同时可根据手术操作的部位和所涉及的脏器,取其相应的刺激点,如股骨颈三刃钉内固定术可选取股点,胃切除术可选取胃点等。另外还可选取面针刺激区中敏感点。其操作方法可根据不同部位分别采用斜刺或横刺、直刺,一般额、鼻、口旁多用斜刺或横刺,颊部可用直刺。毫针针刺多采用手法运针,额区、鼻区、眼区等部位则以电针更为适宜。

面针穴位

指用于面针疗法,能治疗全身疾病而取用的面部腧穴。它是从面部望诊理论的基础上发展而来的。根据《灵枢·五色》记载,面部可分成各个反应区,分别反应"五脏、六腑、肢节之部"的病证。如讲到额及鼻部正中线的一些反应区(腧穴)说:"庭者,首面也,阙上者,咽喉也。阙中者,肺也。下极者,心也。直下者,肝也,肝左者胆也;下者,脾也。"面针穴位就是参考这一记载,并通过临床实践总结而成的。

主要穴位有:首面(额正中点)、肺点(即印堂穴)、心点(两眼内角中点)、肝点(心点下鼻骨下缘接鼻软骨处)、脾点(肝点下鼻穴处,即素髎穴)、膀胱、子宫点(人中沟中点)、胆点(肝点两侧,内眼角直下)、胃点(脾点两侧,鼻翼的中央)、小肠点(胆、胃点连线中点的外方)、大肠点(迎香穴旁开 0.4 寸处)、肾点(大肠点外方,外眼角直下,颧骨下缘处)、脐点(肾点下 0.3 寸)、背点(颊部中央外后方 1 寸处)、咽喉点(肺点与首面中央)、膺乳点(心点与内眼角中点)、肩点(胆点外方,外眼角直下处)、手点(大肠点与背点中间处)、臂点(肩点外与下关穴直上交叉点)、股里(近地仓穴)、股点(翳风穴前耳垂下 0.5寸)、膝点(股点下 0.5 寸)、膝髌(膝点下0.5 寸)、胫点(膝髌下 0.5 寸)、足点(胫点下 0.5 寸)。

miao

眇

部位名,指腰侧胁肋与髂嵴之间的空软处。王冰注:"眇者,季胁之下,侠脊两傍空软处也。"张介宾注:"季胁下两旁软处曰眇。"《灵枢·经筋》记载足少阳经筋"上乘眇、季肋"。

min

敏感点

指病理状态下体表出现的感觉高度过

敏的部位。利用指压或探针、探棒、毫针针柄等在受试者体表一定的腧穴上进行点压,当被检查者主诉某一部位有痛、酸、麻、胀、沉、灼热、针刺样、触电样传导等任何一种感觉时,这一点即是敏感点。例如,临床常见的传染性肝炎的敏感点是中都;肾病的敏感点是三焦俞、肾俞;心胸疾病的敏感点是郄门;胃病的敏感点是梁丘、足三里;肠病的敏感点是足三里、上巨虚、阴陵泉、地机;肝胆病的敏感点是右期门、日月、膈俞、肝俞、胆俞等。敏感点常出现于背俞穴、募穴、郄穴、原穴、下合穴、五输穴等部位,耳穴、鼻穴、面穴、手穴、足掌部穴位也常作为被检查部位。

ming

明光

攒竹穴别名。见《针灸甲乙经》。《铜人腧穴针灸图经》作"光明"。详见该条。

明灸

灸法名。即直接灸,《外科理例》:"一人胸肿一块,半载不消,明灸百壮方溃。"

明堂

一、古代帝王宣明政教和议事之处。《素问·著至教论篇》:"黄帝坐明堂,召雷公而问之。"王冰注:"布政之宫也,八窗四闼,上圆下方,在国之南,故称明堂。"

二、指鼻部。《灵枢·五色》:"明堂者,鼻也。"以鼻居面部之中,故名。

三、指针灸经穴图书。如《明堂图》《明堂经》等。

四、指针灸腧穴模型。《医说》:"今医家记针灸之穴,为偶人点志其处,名明堂。"

五、即上星穴。《太平圣惠方》:"明堂一穴,在鼻直上入发际一寸是穴。"

明堂经

书名。宋代王惟一撰。见于《宋史·艺文志》,3卷。书佚。

明堂经络图册

书名。清代康熙年间,黄谷依据古代《明堂经脉图》绘制。包括仰人、俯人及十四经穴图,共16幅。是实用技术与绘画艺术相结合的珍贵作品。现藏中国历史博物馆。

明堂经图

书名。唐代孙思邈撰。见《千金翼方》。图佚。参见"秦承祖"条。

明堂孔穴

书名。撰人不详。见《隋书·经籍志》,有1卷本、5卷本两种。均佚。

明堂孔穴图

书名。撰人不详。见《隋书·经籍志》,3卷。书佚。

明堂孔穴针灸治要

书名。❶见皇甫谧《针灸甲乙经·序》:"《素问》论病精微,《九卷》是原本经脉,其义深奥,不易览也;又有《明堂孔穴针灸治要》,皆黄帝、岐伯选事也。"《针灸甲乙经》即根据三部书分类编集而成。《明堂孔穴针灸治要》原书已佚,《针灸甲乙经》中保留其内容。❷近代孙鼎宜重辑,共2卷。1909年(己酉年)成书。后编入"孙氏医学丛书"中,由中华书局印行。内容据《针灸甲乙经》文,除去其引自《针经》和《素问》的部分。第一卷称"明堂孔穴",列载孔穴的部位;第二卷称"针灸治要",列载各疾病的主治。

明堂流注

书名。撰人不详。见《隋书·经籍志》,6卷。书佚。

明堂流注偃侧图

书名。晋代葛洪《抱朴子·杂应》："又多令人以针治病,其灸法又不明处所分寸,而但说身中孔穴荣输之名,自非旧医备览《明堂流注偃侧图》者,安能晓之哉?"此为最早记载的针灸经穴图。

明堂论

书名。米遂(一作朱遂)撰。见《新唐书·艺文志》。书佚。

明堂人形图

书名。唐代甄权撰。见《新唐书·艺文志》,1卷。书佚。

明堂图

古代针灸经穴图的通称。《抱朴子·杂应》载有《明堂流注偃侧图》;《隋书·经籍志》载有《黄帝明堂偃侧人图》《神农明堂图》《黄帝十二经脉明堂五藏人图》《扁鹊偃侧针灸图》《明堂孔穴图》等名。隋唐间,甄权修订《明堂图》,孙思邈《备急千金要方》曾据以转载。《旧唐书·经籍志》载有《明堂图》3卷。均佚。

明堂虾蟆图

书名。即《黄帝针灸虾蟆忌》。详见该条。

明堂玄真经诀

书名。撰人不详。见《宋史·艺文志》,1卷。书佚。

明堂音义

书名。唐代杨玄操撰。见《宋以前医籍考》。书佚。

明堂针灸经

书名。撰人不详。见宋代《书录解题》,2卷。书佚。

明堂针灸图

书名。一作《黄帝明堂针灸图》。撰人不详。见宋代《郡斋读书后志》,3卷。书佚。

名家灸选

书名。和气惟亨(日本)编著,浅井索皋校阅,平井庸信补正。内容汇集经验灸法。作者自称"专尚经验,故有奇验明征者,虽非奇输,间亦载之。"成书于1805年(日文化乙丑年),后又作"续编"及"三篇",对提倡灸法和记载奇穴影响较大。

命关

一、奇穴名。见《扁鹊心书》。又名食窦。定位:以中脘穴至乳头连线为边长,向外作一等边三角形,其外下角是穴。主治:腹胀,水肿,小便不通,气喘不卧,呕吐反胃,休息痢,大便失禁,脾疟,黄黑疸等。

附:文献记载

《扁鹊心书》:命关二穴,在胁下宛宛中,举臂取之,对中脘向乳,三角取之。此穴属脾,又名食窦穴。能接脾脏真气,治三十六种脾病。

二、小儿按摩、诊断用穴。指食指末节的掌侧横纹部。见《针灸大成》卷十。参见"风关"条。

命门

一、经穴名。见《针灸甲乙经》。属督脉。别名:属累、精宫。定位:在腰部,当后正中线上,第二腰椎棘突下凹陷中。局部解剖:布有腰神经后支内侧支,有腰动脉后支及棘突间皮下静脉丛。主治:虚损腰痛,脊强,痛经,带下,遗精,遗尿,阳痿,胃下垂,前列腺肥大等。刺灸法:针尖略向上直刺0.5~1寸;艾炷灸3~10壮,或艾条灸5~15min。

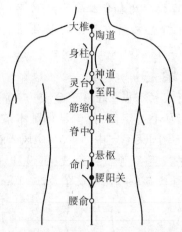

现代研究证明:针刺命门可调整垂体-性腺系统功能,对精子缺乏症有显著疗效。对于羟基脲造成的动物"阳虚"模型,艾灸"命门"穴,可提高其肝脾DNA中锌的含量,降低铜的含量。艾灸"命门"可激活核酸代谢,促进细胞的DNA复制,改善细胞的能量代谢。艾灸"命门""大椎"可增强机体抵抗力,使动物对二硝基酚致死性发热的耐受性提高,发热减轻,存活率提高。另据报道,针刺"命门"也有较好的镇痛效应,可使动物对电击或钳夹肢体的痛反应受到明显抑制。针刺动物"大椎""命门",可使大鼠肝脏网状内皮系统吞噬活动显著增强。

附一:腧穴定位文献记载

《针灸甲乙经》:在十四椎节下间。

《玉龙歌》注:在背骨十四椎下与脐平。

《类经图翼》:一方平脐,用线牵而取之。

附二:腧穴主治文献记载

《针灸甲乙经》:头痛如破,身热如火,汗不出,瘛疭,寒热汗不出,恶寒里急,腰腹相引痛。

《千金翼方》:妇人胞落,颓。

《太平圣惠方》:寒热、痎疟。

《针灸大成》:头痛如破,身热如火,汗不出,寒热痎疟,腰腹相引痛,骨蒸,五脏

热,小儿发痫,张口摇头,身反折角弓。

《医宗金鉴》:主治老人肾虚腰痛,及久痔脱肛,肠风下血。

▲注:《灵枢·经别》:当十四椎出属带脉。

《类经图翼》:若年二十以上者,灸恐绝子。

二、石门别名。见《针灸甲乙经》。详见该条。

三、部位名。指目部。《灵枢·卫气》:"足太阳……标在两络命门,命门者,目也。"《黄帝内经太素》卷十杨上善注:"肾为命门,上通太阳于目,故目为命门。"《素问·阴阳离合论篇》王冰注:"命门者,藏精光照之所,则两目也。"

四、原气所系的部位。《难经·三十六难》:"命门者,诸神精之所舍,原气之所系也。故男子以藏精,女子以系胞。"其部位一指右肾,一指两肾之间的"动气"。后世所称命门之火,即指肾阳。近代多从肾上腺皮质功能和性功能方面进行探讨。

miu

缪刺

《黄帝内经》刺法名。《素问·缪刺论篇》:"缪刺,以左取右,以右取左。""有痛而经不病者,缪刺之,因视其皮部有血络者尽取之。"指机体一侧络脉有病,而针刺对侧血络的方法。与巨刺同中有异,参见"巨刺"条。

mo

摩擦寻找法

针挑点寻找法之一。也是通过视觉进行的。仅在寻找之前,用酒精棉球轻摩擦所选部位,使局部稍有充血,即可发现或红或白,或紫或黑,或凸或凹的异常点,就为针挑施术的中心点。此法多在直视寻找法

失败之后用之,即可迅速找出针挑点。

mu

拇指寸

指寸法之一。以拇指屈侧指节横纹两端间距离为 1 寸量取腧穴。《备急千金要方》:"取手大拇指第一节横度为 1 寸。"适用于四肢部取穴。

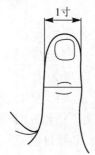

踇趾表横纹

奇穴名。见《千金翼方》。定位:位于踇趾节横纹之中点。主治:淋病,腰痛,疝痛,睾丸炎等。刺灸法:针 0.1~0.2 寸;艾炷灸 3~5 壮,或艾条灸 10~15min。

附:文献记载

《千金翼方》:治卒中恶闷热毒欲死,灸足大趾横文,随年壮。

《中国针灸学》:踇趾表横纹,踇趾背第二节横纹之中央。灸七壮。主治淋病、睾丸炎、肠疝痛、腰神经痛。

踇趾横理三毛

奇穴名。见《备急千金要方》。定位:位于足踇趾背侧,本节横纹处中点之丛毛中。主治:衄血,胃痛,肠疝痛,偏坠,癫狂等。刺灸法:针 0.2~0.3 寸;艾炷灸 5~7 壮。

附:文献记载

《备急千金要方》:衄时痒痒,便灸足大趾节横理三毛中十壮。剧者百壮。衄不止,灸之。并治阴卵肿;狂走癫厥如死人,灸足大趾三毛中九壮。

《针灸孔穴及其疗法便览》:踇趾横理

三毛,奇穴。足趾背本节,横如新月之纹理中。针二至三分。灸五至七壮。主治衄血,亦治胃痛、肠疝痛、偏坠。

踇趾聚毛

奇穴名。见《备急千金要方》。又名足大指丛毛。定位:位于足踇趾本节尖与第二节中间聚毛之中。主治:中风入脏,眩晕,头痛,噩梦等。刺灸法:针 0.1~0.2 寸;艾炷灸 3~4 壮,或艾条灸 5~10min。

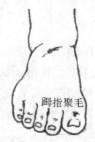

踇指聚毛

附:文献记载

《备急千金要方》:魇,灸两足大指丛毛中各二七壮。

《中国针灸学》:踇趾聚毛,足踇趾本节尖与第二之间聚毛之中。灸 3 壮。主治心脏麻痹、脑溢血、脑贫血、眩晕。

踇趾里横纹

奇穴名。别名:大趾下横纹、大趾下理。见《备急千金要方》。定位:位于足踇趾下第二节横纹中央。主治:睾丸肿痛。刺灸法:针 0.1~0.3 寸;艾炷灸 3 壮。

附:文献记载

《备急千金要方》:阴癞,灸足大趾下理中十壮,随肿边灸之;治卒中风,心闷烦毒欲死,急灸足大趾下横纹随年壮,立愈。

《类经图翼》:治癫疝,卵肿如瓜,入腹欲死,灸足大指下横纹,随年壮。

木香饼

灸用药饼之一。清代许克昌《外科证治全书》卷五:"以木香五钱为末,生地黄一两杵膏,和匀,量患处大小作饼,置肿上,以艾灸之。"用治仆损闪腰、血瘀气滞等证。

募腧经

书名。吴代吕广撰。已佚。见《针灸甲乙经》注。

募穴

经穴分类名。又称腹募。指脏腑之气汇聚于胸腹部的一些特定腧穴。多用以诊断和治疗本脏腑病症。《素问·奇病论篇》："胆虚,气上溢而口为之苦。治之以胆募俞。"《太平圣惠方》："募中府隐隐而痛者,肺疽也;上肉微起者,肺痈也。"五脏六腑各有一个募穴,即肺募中府,心包募膻中,心募巨阙,肝募期门,脾募章门,肾募京门,胃募中脘,胆募日月,膀胱募中极,大肠募天枢,三焦募石门,小肠募关元。

目本

部位名,指眼后部。《灵枢·寒热病》："足太阳有通项入于脑者,正属目本""足阳明有挟鼻入于面者……入系目本。"

目窗

经穴名。见《针灸甲乙经》。属足少阳胆经。为足少阳、阳维之会。别名:至荣。定位:在头部,当前发际上1.5寸,头正中线旁开2.25寸。局部解剖:布有额神经内、外侧支吻合支;在帽状腱膜中;有颞浅动、静脉额支通过。主治:头痛,目眩,目赤肿痛,青盲,内障,面浮肿,小儿惊痫;青光眼等。刺灸法:平刺0.5～0.8寸;艾炷灸1～3壮,或艾条灸3～5min。

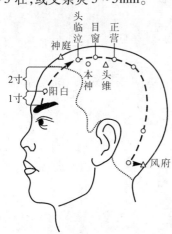

附一:腧穴定位文献记载

《针灸甲乙经》:在临泣后一寸。

《针灸大成》:在临泣后寸半。

《针灸集成》:在临泣后一寸少。

附二:腧穴主治文献记载

《针灸甲乙经》:上齿龋肿;目中淫肤,白膜覆瞳子。

《铜人腧穴针灸图经》:头面浮肿,痛引目外眦赤痛,忽头旋;目䀮䀮远视不明。

《针灸大成》:目赤痛,忽头旋,目䀮䀮远视不明,头面浮肿,头痛,寒热汗不出;恶寒。

《循经考穴编》:一切目疾,青盲内障……暴赤肿痛。

目寸

同身寸之一。以患者本人内、外眼角间宽度为1寸量取腧穴。《医学入门》:"头部横寸,以眼内眦角至外眦角为一寸。"

目飞

奇穴名。见《备急千金要方》。定位:位于前额部,入发际二分,正对瞳孔。主治:鼻出血,前额痛,泪腺炎等。刺灸法:针直刺0.1～0.2寸;艾炷灸3～4壮,或艾条灸5～10min。

附:文献记载

《备急千金要方》:当目瞳子直上入发际二分许。

《经外奇穴图谱》:主治鼻出血、额神经痛、心悸,急性鼻炎、泪腺炎。

目纲

部位名。指上、下眼睑部。分称目上纲、目下纲。

目眥

丝竹空穴别名。见《外台秘要方》。详见该条。

目髎

经穴别名。即丝竹空,见《外台秘要

方》。详见该条。

目临泣

经穴别名。即头临泣,见《圣济总录》。详见该条。

目明

奇穴名。见《扁鹊心书》。定位:正视时,位于瞳孔直上入发际处,主治:头痛,目赤,视力减退等。刺灸法:沿皮刺 0.3 ~ 0.5寸;艾炷灸 1 ~ 3 壮,或艾条灸 3 ~ 5min。

目内眦

部位名,指内眼角。《灵枢·癫狂》:"目眦外决于面者,为锐眦;在内近鼻者为内眦。"《刺灸心法要诀》:"目内眦者,近鼻之眼角。以其大而圆,故又名大眦也。"《灵枢·经脉》记载,手太阳小肠经"至目内眦",足太阳膀胱经"起于目内眦"。

目锐眦

部位名,指外眼角。《灵枢·癫狂》:"目眦外决于面者,为锐眦。"《刺灸心法要诀》:"目外眦者,乃近鬓前之眼角也。以其小而尖,故称目锐眦也。"《灵枢·经脉》记载,手太阳小肠经,手少阳三焦经"至目锐眦";足少阳胆经"起于目锐眦"。

目上纲

又作目上网,指上眼睑部。张介宾注:"网,纲维也,所以约束目睫司开阖者也。"《黄帝内经太素》作"纲",杨上善注:"太阳为目上纲,阳明为目下纲,少阳为目外维。"参见各条。

目上网

即目上纲。详见该条。

目外眦

部位名,指外眼角。参见"目锐眦"条。

目外维

部位名。指眼球外侧维系目外眦之筋,此筋收缩即可左右盼视。《灵枢·经筋》:足少阳经筋"支者结于目眦为外维"。张介宾注:"凡人能左右盼视者,正以此筋为之伸筋也。"

目系

又称眼系,指眼后与脑相连接的组织。《灵枢·大惑论》:"肌肉之精为约束,裹撷筋骨血气之精与脉并为系,上属于脑,后出于项中。"《灵枢·经脉》手少阴心经"上挟咽,系目系",足厥阴肝经"上入颃颡,连目系"。《灵枢·经别》足阳明经别,"还系目系"。足少阳经别,"系目系"。

目下纲

又作目下网,指下眼睑部。杨上善注:"太阳为目上纲,故得上眦动也;阳明为目下纲,故得下眦动也。"参见各条。

目下网

即目下纲,详见该条。

N

na

纳干法

子午流注针法内容之一。指十二经配合十天干，又称纳甲法，因天干以甲为首，故名。子午流注针法即按日子所属天干开取某经五输穴。《针灸大全》载有《十二经纳天干歌》："甲胆乙肝丙小肠，丁心戊胃己脾乡，庚属大肠辛属肺，壬属膀胱癸肾藏。三焦亦向壬中寄，包络同归入癸方。"其配合关系如下表：

阳干	甲	丙	戊	庚	壬
腑	胆	小肠	胃	大肠	膀胱,三焦
阴干	乙	丁	己	辛	癸
脏	肝	心	脾	肺	肾,心包

纳甲法

即纳干法。详见该条。

纳支补泻

指以十二经脉纳支时刻为基础的针刺补泻方法。《素问·针解篇》："补泻之时以针为之者，与气开阖相合也。"十二经脉的气血盛衰，各有一定的时刻，古人以十二地支来相配，一经一时，依次而行，称为纳支。即肺经寅时，大肠经卯时，胃经辰时，脾经巳时，心经午时，小肠经未时，膀胱经申时，肾经酉时，心包经戌时，三焦经亥时，胆经子时，肝经丑时。经脉流注时刻已至，正当经气大盛之时，用针迎而夺之，损其有余，是为泻法；经气流注时刻已过，正气渐衰退而后进针，随而济之，以补其不足，是为补法。如肺经实证，应于寅时针刺，肺经虚证，应于卯时针刺。此法古人虽也列入补泻之内，其实不是针刺手法，仅仅指出了施行补泻所适宜

的时刻而已。临床上常结合五行关系和五输穴的性质，用来治疗内脏的疾病。

纳支法

子午流注内容之一。指十二经配合十二地支，又称纳子法。因地支以子为首，故名。《难经·七十二难》丁德用注："其经络有二十四，日有二十四时，皆相合。此凡气始至而用针取之，名曰迎而夺之。其气流注终而内（纳）针，出针扪穴，名曰随而济之。"即十二经脉按流注顺序挨配十二时辰，当其时针刺其母穴为补，过其时针刺其子穴为泻。《针灸大全》载《十二经纳地支歌》："肺寅大卯胃辰宫，脾巳心午小未中，申胱酉肾心包戌，亥焦子胆丑肝通。"《针灸大成》卷四问答："迎者，迎其气之方来，如寅时气来注于肺，卯时气来注于大肠，此时肺、大肠气方盛，而夺泻也。随者，随其气之方去，如卯时气去注大肠，辰时气去注于胃，此时正虚而济补之也。余仿此。"

纳气法

针刺手法名。纳，指按纳。其法与抽添法类似。先用紧按慢提九数或紧提慢按六数，得气后，将针头斜对病痛处，使气上行，随后将针直起，向下按纳，不使气回流。用于行气，除积。《金针赋》："运气走至疼痛之所，以纳气之法：扶针直插，复向下纳，使气不回。"《针灸大成》卷四称作"中气法"："凡用针之时，先行运气之法，或阳或阴、便卧其针，向外至痛疼，立起其针，不与内气回也。"《针灸问对》："下针之时，先行进退之数，得气，便卧倒针，候气前行，催运到于病所，便立起针，复向下纳，使气不回。"又云："下针之后，如真气至，针下微

微沉紧,如鱼吞钩之状,两手持针,徐徐按到,令针尖向病,使气上行至病所;扶针直插,复向下纳,使气上行不回也。"

纳子法

即纳支法。详见该条。

nan

男阴缝

奇穴名。见《千金翼方》。定位:阴茎根与阴囊相交点处。主治:小儿偏坠。刺灸法:艾炷灸5~7壮。

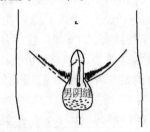

附:文献记载

《千金翼方》:灸风府、热府、肺俞、心俞、肝俞、脾俞、肾俞,男阴缝拔阴反向上,灸治马黄黄疸。

《医学纲目》:小儿偏坠,若非胎中所生,在后生者,于茎下肾囊前中间,弦子上,灸七壮立愈。

南乾针灸书

书名。南乾撰(里籍不详)。见明代《医藏目录》。2卷,书佚。

难经

书名。原名《黄帝八十一难经》,战国秦越人撰。成书约在东汉以前。书以问难形式讨论81个问题。其中对诊脉法、十二经脉、奇经八脉、五输穴及补泻法的运用等均作了阐述,有些内容不见于现存的《黄帝内经》。在经络方面,提出"脐下肾间动气"是"五脏六腑之本","十二经脉之根";详细论述了奇经八脉;还提出脏、腑、气、血、筋、脉、骨、髓八会穴。在针灸治疗方面,提出"虚者补其母,实者泻其子"的选穴法,以及针刺"得气,推而内之是谓补,动而伸之是谓泻"的补泻法则等,对后世

针灸学的发展影响很大。

nang

囊底

奇穴名。见《太平圣惠方》。《奇效良方》列作奇穴,名囊底。定位:位于阴囊后根部十字纹中。主治:疝气偏坠,睾丸肿痛,阴囊湿疹等。刺灸法:艾炷灸3~5壮,或艾条灸5~10min。

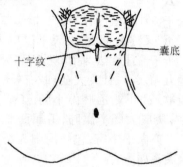

附:文献记载

《太平圣惠方》:小儿胎疝,卵偏重者,灸囊后缝十字纹当上三壮。

《针灸大成》:治肾脏风疮,及治小儿疝气。肾家一切证候,悉皆治之。灸7壮,艾炷如鼠粪。

囊下缝

奇穴别名。即阴囊缝。详见该条。

nao

臑

部位名。❶指上臂部,即现代解剖学所称肱部。《铜人腧穴针灸图经》注臑"谓肩肘之间也",滑寿补充说:"膊下对腋处"。《经脉》篇以上臂的屈侧称"臑内",伸侧称"臑外",则"臑"应是上臂部的通称。手太阴肺经,"下循臑内,行少阴、心主之前"。手少阳三焦经,"循臑外上肩"。❷指肱二头肌部。《类经图翼》:"肩髃下内侧对腋处,高起软白肉也。"

臑会

经穴名。见《针灸甲乙经》。属手少阳三焦经,为手阳明之络。别名:臑窌、臑

交。定位:在臑臂外侧,当肘尖与肩的连线上,肩髃穴下3寸,三角肌的后下缘。局部解剖:布有臂背侧皮神经,桡神经肌支,深层为桡神经;在肱三头肌长头与外侧头之间;有中副动、静脉通过。主治:瘿气,瘰疬,肩臂痛,目疾,癫疾;颈淋巴结炎等。刺灸法:直刺0.8~1.2寸;艾炷灸3~5壮,或艾条灸5~15min。

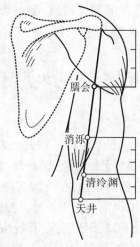

现代研究:动物实验证明,对注射肾上腺素所致的心率减慢,针刺"臑会""天井"穴,可使心率迅速恢复到正常水平。

附一:腧穴定位文献记载

《针灸甲乙经》:在臂前廉去肩头三寸。

《循经考穴编》广注:肩之前廉骨下,去肩头三寸。

《医宗金鉴》:从消泺上行臑外,去肩端三寸宛宛中。

《针灸集成》:在消泺上二寸微前。

附二:腧穴主治文献记载

《针灸甲乙经》:腠理气;瘿。

《备急千金要方》:咽肿;癫疾。

《外台秘要方》:臂痛气肿。

《针灸大成》:臂痛酸无力,痛不能举,寒热,肩肿引胛中痛,项瘿气瘤。

▲注:本穴《素问·气府论篇》王冰注作"手阳明、手少阳二络脉之会";《针灸聚英》作"手少阳、阳维之会"。

臑交

臑会穴别名。见《针灸聚英》。详见该条。

臑窌

臑会穴别名。见《针灸甲乙经》。详见该条。

臑髎

经穴别名,即臑会。见《针灸甲乙经》。

臑俞

经穴名。见《针灸甲乙经》。属手太阳小肠经。为手太阳、阳维、蹻脉之会。定位:在肩部,当腋后纹头直上,肩胛冈下缘凹陷中。局部解剖:布有臂外侧皮神经,腋神经,深层为肩胛上神经,在三角肌后部,深层为冈下肌,有旋后动、静脉,深层为肩胛上动、静脉。主治:肩臂酸痛无力,颈项疼痛,瘰疬及肩关节周围炎等。刺灸法:直刺0.5~1寸;艾炷灸3~5壮,或艾条灸5~15min。

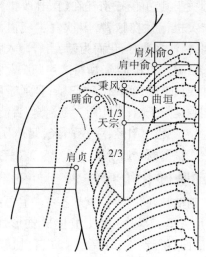

附一:腧穴定位文献记载

《针灸甲乙经》:在肩臑后大骨下胛上廉陷者中。

《备急千金要方》:侠肩髎后大骨下,胛上廉陷下。

《针灸大成》:侠肩髎后大骨下,胛上

廉陷中,举臂取之。

《循经考穴编》广注:肩贞下(疑"上"字之误)一寸五分是。

《医宗金鉴》:从肩贞上行肩端,臑上肩骨下,胛骨上廉陷中。

《针灸集成》:在肩贞上一寸,外开八分。

附二:腧穴主治文献记载

《针灸甲乙经》:寒热肩肿,引胛中痛,肩臂酸。

《针灸大成》:臂酸无力,肩痛引胛,寒热气肿胫痛。

《类经图翼》:胫痛。

▲注:本穴《针灸甲乙经》云:手足太阳、阳维、蹻脉之会;《针灸大成》作手太阳、阳维、阳蹻之会;《类经图翼》作手足太阳、阳维、阳蹻之会。

脑

四海之一,属奇恒之腑。又称髓海,元神之府。《素问·五藏生成篇》:"诸髓者皆属于脑"。《灵枢·海论》:"脑为髓之海。"关于其功能,王清任在《医林改错》中说:"灵机记性在脑者,因饮食主气血,长肌肉,精汁之清者,化而为髓,由脊髓入脑,名曰脑髓。两耳通脑,所听之声归脑;两目系如线长于脑,所见之物归脑;鼻通于脑,所闻香臭归于脑;小儿周岁脑渐全,舌能言一二字。"足三阳经,手少阳经,足厥阴肝经均连目系而上通于脑。

脑动脉硬化灸疗法

脑动脉硬化治疗方法之一。主穴:关元、足三里。操作:将艾绒捏成锥形炷3个,底面直径约6cm,高约4cm,再切鲜姜0.2cm厚度,剪大小约7cm×7cm硬纸片若干张。施灸时,令患者仰卧于床,腿侧放,暴露腧穴,在腧穴皮肤表面涂以液状石蜡或凡士林少许,以防烫伤。将姜片放于纸上,艾炷则置于姜片上,点燃艾绒,将艾炷连同其下的姜片,纸片置于上述腧穴,保持灸处温热感,若热感不显,可撤去纸片,若疼痛可再加厚纸片,总之,以患者耐受为度。每日或隔日1次,每次45min,1个月为1个疗程。本法有滋水涵木,补肾健脑的作用。

现代研究证明:刺激关元穴可降低脑血管的紧张度,改善动脉弹力,增加血液供应,从而改善脑供血;刺激足三里,可引起脑血流图容积波幅度增高,脑血管紧张度降低,脑供血情况好转。

脑盖

络却穴别名。见《针灸甲乙经》。详见该条。

脑户

经穴名。见《素问·刺禁论篇》。属督脉,为督脉、足太阳经交会穴。别名:匝风、合颅、会额。定位:在头部,后发际正中直上2.5寸,风府穴上1.5寸,枕外隆凸的上缘凹陷处。局部解剖:布有枕大神经分支和左右枕动、静脉分支。主治:头晕,后头痛,颈项强痛,癫痫,高血压,视神经炎,功能性失语等。刺灸法:平刺0.5~0.8寸;艾炷灸1~3壮,或艾条灸5~10min。

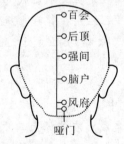

现代研究证明:针刺脑户对垂体性高血压有降压作用。另据报道,针刺华盖、陶道可使嗜酸性粒细胞增多,而针刺脑户则使嗜酸性粒细胞下降。

附一:腧穴定位文献记载

《针灸甲乙经》:在枕骨上,强间后一寸五分。

《医宗金鉴》:风府上行一寸五分,枕骨上。

附二:腧穴主治文献记载

《针灸甲乙经》:癫疾,骨酸,眩,狂,瘛疭,口噤,羊鸣;头重顶痛,目不明,风到脑中寒,重衣不热,汗出,头中恶风;痓目不眴;喑不能言。

《千金翼方》:治头风摇动。

《外台秘要方》:目赤痛不可视;项痛;舌本出血。

《铜人腧穴针灸图经》:目睛痛不能远视;目黄,头肿。

《针灸大成》:面赤目黄,面痛,头重肿痛,瘿瘤。

《针灸聚英》:面痛;瘿瘤。

▲注:《素问·刺禁论篇》:刺头中脑户,入脑立死。

《针灸甲乙经》:脑户禁不可灸。

《铜人腧穴针灸图经》:禁不可针,针之令人哑不能言。

《针灸大成》:此穴针灸俱不宜。

脑空

经穴名。见《针灸甲乙经》。属足少阳胆经,为足少阳、阳维之会。别名:颞颥。定位:在头部,当枕外隆凸的上缘外侧,头正中线旁开2.25寸,平脑户。局部解剖:布有枕大神经;在枕肌中,有枕动、静脉分支通过。主治:头痛,眩晕,颈项强痛,目赤肿痛,耳聋,鼻痛,惊悸,癫痫,热病;癔症,青光眼,枕大神经痛等。刺灸法:平刺0.5~0.8寸;艾炷灸3~5壮,或艾条灸5~10min。

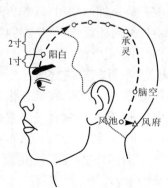

附一:腧穴定位文献记载

《针灸甲乙经》:在承灵后一寸五分,侠玉枕骨下陷者中。

《扁鹊心书》:在耳尖角上,排三指尽处。

《循经考穴编》广注:一法云风池上二寸,与耳尖平。

《针灸集成》:在悬颅后七分,风池上寸半。

附二:腧穴主治文献记载

《针灸甲乙经》:头痛身热,引两颔急;脑风目瞑,头痛,风眩目痛;鼻管疽发为疠。

《太平圣惠方》:癫狂病,身寒热引项强急;鼻衄不止,耳鸣聋。

《铜人腧穴针灸图经》:脑风头痛不可忍,目瞑心惊,发即为癫风,引目眇,劳疾羸瘦体热,颈项痛不得回顾。

《扁鹊心书》:偏头痛,眼欲失明。偏头风,或左或右,痛连两目及齿。

《针灸大成》:劳疾羸瘦,体热,颈项强不得回顾,头重痛不可忍,目瞑心悸,发即为癫风,引目眇,鼻痛。

《循经考穴编》:头面虚肿,气盛耳眼。

脑神经刺激法

电针周围神经刺激法之一。是根据患病部位与脑神经分布有关而进行针刺的一种方法。最常刺激的部位为面神经、三叉神经以及舌下神经等。刺激面神经,可治面神经麻痹;刺激三叉神经,可治三叉神经痛或感觉异常;刺激舌下神经,可治舌肌瘫痪等。

nei

内耳性眩晕灸治法

内耳眩晕治法之一。主穴:百会、内关、行间、太溪、足三里、三阴交。配穴:脾俞、肝俞、肾俞、神庭、翳风、丰隆、中脘、关元。操作:先取百会穴,腧穴取准后,用甲紫做出标记,剪去穴周头发如中指甲大,取艾炷锥形如黄豆大小,将艾炷直接安放于百会穴上,从炷顶点燃烧至无烟为止,医者用右手持厚纸片迅速将艾炷压熄,压力由轻到重,每次灸25～30壮。再选其他腧穴1～3个,每穴每次施灸3～5壮,隔日灸治1次。本法有泻肝清热、化湿祛痰、滋肾养阴的作用。

内耳性眩晕针刺法

内耳性眩晕治法之一。主穴:合谷、列缺、风池、内关、足三里。配穴:曲池、上星、三阴交、翳风。操作:每次选3～5穴,常规消毒后,用毫针刺,以补法为主。行针以平补平泻,留针15～30min,每日针1次,6次为1个疗程。本法有通利清窍、益脑止眩的作用。

内耳穴

耳穴名。位于耳垂正面的6区中点。主要用于疾病诊断。内耳穴电测呈阳性反应,并可触及点状或片状凹陷,为轻度耳鸣。视诊内耳穴及其周围见到放射状线形皱褶或可见耳鸣沟,为病程长或持续性耳鸣。电测时,内耳穴多呈强阳性反应,耳鸣沟明显,为听力减退。有片状隆起、肿胀,并见毛细血管呈网状充盈时,为中耳炎。

内分泌穴

耳穴名。位于屏间切迹底部。是调节内分泌系统功能的经验穴,对甲状腺、肾上腺、脑垂体、性腺有良好的调节作用。具有调月经、抗过敏、抗风湿、抗感染、抗炎、利尿等功能,常用于生殖泌尿系统病症,分泌腺功能紊乱,过敏和变态反应性疾病,疟疾和血液病。

内辅

骨骼部位名,指胫骨内侧髁部。杨上善注:“膝内下小骨辅大骨者长三寸半,应为内辅骨也。”指股骨内上髁至胫骨内侧髁之间的长度。《灵枢·经筋》,足太阴之筋“结于膝内辅骨”;足少阴之筋、足厥阴之筋均“结于内辅之下”。

内关

经穴名。见《灵枢·经脉》。属手厥阴心包经,为本经络穴。八脉交会穴之一,通于阴维脉。定位:在前臂掌侧,当曲泽与大陵的连线上,腕横纹上2寸,掌长肌腱与桡侧腕屈肌腱之间。局部解剖:布有前臂内侧皮神经,下为正中神经掌皮支,最深层为前臂掌侧骨间神经;在桡侧腕屈肌腱与掌长肌腱之间,有指浅屈肌,深层为指深屈肌;并有前臂正中动、静脉和深层的前臂掌侧骨间动、静脉通过。主治:心悸,心痛,胸胁痛,胃痛,呕吐,呃逆,失眠,癫狂,痫证,疟疾,肘臂挛痛,中风,哮喘,热病;心肌炎,心律不齐,心绞痛,风湿性心脏病,无脉症,神经衰弱,癔症,肋间神经痛,胃肠炎等。刺灸法:直刺0.5～1寸;艾炷灸3～5壮,或艾条灸5～10min。

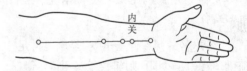

现代研究:第一,在循经感传研究中发现,在内关附近的心包经线路上施加机械压迫,可使针刺内关对病灶性心肌炎患者心电图T波变化的改善作用显著减弱或完全消失。第二,在腧穴结构研究中发现,内关穴区肌梭密集;针感感受器以肌梭为主。第三,据动物实验研究发现,电针家兔“内关”,对伤害性刺激引起的肱二头肌反射性肌电有明显抑制作用;以普鲁卡因先阻滞正中神经内粗纤维,可使抑制效应明显减弱,而切断正中神经则使该效应取消,说明“内关”电针的抑制效应主要由正中神经粗纤维传入。第四,在针灸作用机制的研究中发现:❶用去氧肾上腺素造成家兔实验性心动过缓,电针“内关”可使发病率显著降低,自然恢复时间明显缩短。❷用毒毛旋花子素G造成狗实验性Ⅱ度房室传导阻滞,电针"内关"或阿托品、维生素 C、蒸馏水穴注,均可使心率即时增快,心律转为规则,房室传导阻滞完全消失。❸用垂体后叶素造成家兔急性心肌缺血,电针"内关"组可比对照组明显缩短心动过缓与心电图波形损害的自然恢复时间,并能显著减轻波形损害程度。❹用结扎冠状动脉前降支第三分支根部的方法造成狗心肌梗死,电针"内关"可使心外膜心电图 ST 段升高总和($\sum - ST$)明显降低,ST 段升高超过 2mV 的总数(N - ST)明显减少;以 N - BT 染色法显示,心肌梗死的范围缩小;以酸性复红甲基绿和 HE 染色法显示,心肌坏死程度有所减轻。❺针刺正常人内关,不论心率或心缩间期,均无明显变化;而针刺冠心病患者内关,可使心率显著减慢,电 - 机械收缩期(QA_2)、机械收缩期(MS)、射血前期(PEP)、等容收缩期(ICT)、等容舒张期(IRP)明显延长,射血间期(ET)、缓慢充盈期(SF)明显缩短,PET/ET 明显增大,ET/TCT 明显变小,心尖转动图 A 波降低,说明针刺能增强心肌收缩力,降低左室舒张期终末压,改善左心室功能。针刺风湿性心瓣膜病患者内关,可使大多数患者收缩时间间期缩短,二尖瓣前叶下降速度改善,部分患者左室舒张期内径缩小,显效病例肝脾肿大明显缩小,右上肺扩张改善,部分显效病例 Keyley 线消失,并可增加血 cAMP 含量,降低血皮质醇水平,说明针刺能增强心肌收缩力,调整皮质醇。❻以短暂停止人工呼吸方法引起箭毒化清醒狗血压波波动,针刺"内关",可使其血压调节系统的稳定性提高 1 倍以上,在造成狗失血性低血压时效果尤著。❼以急性放血造成家兔血压下降,电针"内关""四渎"穴组的动物,可比对照组明显地阻止血压下降。❽电针正常人内关、合谷、足三里等穴,并不影响血清淀粉酶,而针治急性胰腺炎时,却可使患者血清淀粉酶迅速下降。❾针刺内关、足三里,可在 X 线下见到消化性溃疡病患者胃蠕动大多数呈现增强,而针刺公孙多使之减弱。❿在上消化道 X 线检查中,配合针刺足三里、中脘、内关穴组,可提高 X 线诊断率,详见"足三里"条。

大量实验和临床实践证明,内关穴对血液循环系统、消化系统、神经系统、内分泌系统等都具有良性调整作用。该穴对心脏功能的调整作用十分明显,可使心肌收缩力增强,收缩时间间期缩短,血中皮质醇水平趋向正常,从而改善心脏功能。对异常窦性心律具有明显的调整作用。过速的心率可使之减慢,过缓的心率可使之加快。针刺内关还可以改善左心室的功能,延长左心室射血时间,使射血前期时间指数缩短,PEPI/LVETI 减小,左心室收缩力增强,心输出量增加,前负荷降低,左室顺应性改善,并可降低左室舒张期终末压。动物实验结果显示,针刺"内关"有促进急性心肌缺血过程中冠脉血流量增加的作用,可使心肌梗死区范围减少,减轻心肌坏死的病变程度。针刺内关穴还可降低冠心病患者的 β - 脂蛋白,改善其球结膜微循环障碍。根据心电图观察,对心电图的 ST 段和 T 波也有明显改善。在实验性急性心肌缺血损伤时,电针双侧内关,能降低心率和总外周阻力,增加心输出量、每搏做功和平均动脉血压,并能纠正急性心肌损伤时的低心排出量及高外周阻力的血流动力学紊乱,改善心脏的泵血功能。促进心肌急性缺血的早期恢复,使糖原从心肌纤维中排空、脱失,占心室面积百分比显著减少。从与糖代谢有关的酶的组织化学观察,心肌磷酸化酶、乳酸脱氢酶、琥珀酸脱氢酶的恢复显著加快,并可使心肌细胞的代谢有利于形成三磷腺苷,积极供给心肌能量,加快因缺血损伤的心肌恢复。针刺内关穴对高血脂有调节作用,对冠心病高血脂者、高脂血症者可明显降低胆固醇、甘油三酯、β－脂蛋白。其作用机制在于调整内分泌功能和多种酶功能，也可影响肝及肠道中胆固醇和甘油三酯的合成、吸收和排泄，可升高嗜酸性细胞数值，尤其使白细胞总数、血糖、非蛋白氮的变化明显。可使血压调节系统的稳定性提高，对中枢血管功能异常的调节作用，是通过肾上腺素能和胆碱能自主神经系统而实现的。针刺内关穴还可增强肾髓质功能，使多数空腹正常人血糖升高。能抑制胃酸分泌，调节胃肠运动，解除胃痉挛，调节唾液淀粉酶的活性。对大脑皮质有抑制作用，可抑制皮质内脏痛，从而作为针麻常用穴。

内关穴与心脏相关性的形态学研究：上海王卓群等利用辣根过氧化物酶（HRP）法探索内关穴与心脏之间的神经途径，认为可能是通过以下途径：内关穴区传入纤维和心脏传入纤维的胞体分别位于颈五至颈八脊神经节和胸一至胸五脊神经节，脊神经节细胞的中央突入脊髓终止于脊髓相应节段的灰质后角。当针刺内关的强刺激冲动入脊髓灰质后角形成局部的激动灶，使该区阈值大大降低，结果使冲动直接或通过中间神经元到达同侧或延伸到其他脊髓节段的灰质中间外侧核，与交感前神经元相突触、交感节前神经元的节前纤维达星状神经节和胸$_1$～胸$_6$交感干神经节内的神经节细胞，其节后纤维分布到心脏，引起心脏效应，起到治疗心脏病和调节心血管功能的作用。心脏传入纤维为两侧性的，经两个途径传入中枢。

附一：腧穴定位文献记载

《灵枢·经脉》：去腕二寸，出于两筋之间。

《针灸甲乙经》：在掌后去腕二寸。

《循经考穴编》广注：大陵后二寸，正对外关。

附二：腧穴主治文献记载

《针灸甲乙经》：面赤皮热，热病汗不出，中风热，目赤黄，肘挛腋肿。实则心暴痛，虚则烦心，心惕惕不能动，失智；心澹澹而善惊恐，心悲。

《备急千金要方》：手中风热。

《扁鹊神应针灸玉龙经》：伤寒发热；脾黄癖块；食积，咳嗽，哮喘；痔漏，五淋。

《玉龙歌》：腹中气块。

《针灸大全》：中满不快，胃脘伤寒。中焦痞满，两胁刺痛。脾胃虚冷、呕吐不已。脾胃气虚，心腹胀满，胁肋下痛，心脘刺痛。痞块不散。食积血瘕，腹中隐痛。脱肛不收、大便艰难。便血不止。五种痔疾。五痫。健忘。发狂。心中惊悸。心惊中风，不省人事。

《针灸大成》：手中风热，失志，心痛，目赤，支满，肘挛。实则心暴痛泻之，虚则头强补之。

《循经考穴编》：反胃膈气，中满痞胀，脾胃不和，脏腑胸胁一切疾痛。癫痫狂妄，痞块，疟疾。

《类经图翼》：中风失志；目昏；久疟不已；生疮。

《医宗金鉴》：气块上攻心胸；劳热。

《八脉八穴症治歌》：肠鸣泄泻脱肛，食难下膈；积块坚横胁抢。

《标幽赋》：胸满腹痛。

▲注：本穴《备急千金要方》作手厥阴心包经原穴。

内踝

骨骼部位名。指胫骨下端的向内突起处。《释骨》："胻下端起骨曰踝，内曰内踝，外曰外踝。"《灵枢·经脉》，足少阴肾经"循内踝之后"，足太阴脾经"上内踝前廉"，足厥阴肝经"去内踝一寸"。

内踝尖

奇穴名。又名踝尖、吕细。见《备急灸法》。定位：内踝的凸起处。局部解剖：

有小腿十字韧带;在胫骨前肌腱与趾长屈肌之间,其下有蹋展肌。主治:小儿不语,霍乱转筋,牙痛,脚内廉转筋,诸恶露,乳蛾等。刺灸法:艾炷灸 3 ~ 5 壮,或温灸 5 ~ 10min。

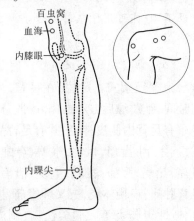

附:文献记载

《备急灸法》:孙真人治霍乱转筋,无卒然无故转筋欲死者,灸足两踝尖各三炷,炷如绿豆大。转筋在股内,灸两内踝尖。

《备急千金要方》:治小儿四五岁不语方,灸两足踝各 3 壮。

内踝前下

奇穴名。见《针灸集成》。定位:内踝下缘中点向前约一横指处。主治:反胃吐食。刺灸法:艾炷灸 3 壮。

附:文献记载

《针灸集成》:内踝下稍斜向前是穴。灸三壮。治反胃吐食。

内踝上

奇穴名。见《备急千金要方》。与内踝尖同位。主治:漏疮,筋急等。刺灸法:直针 0.5 ~ 1 寸;艾炷灸 3 ~ 7 壮,或温灸 5 ~ 15min。

附:文献记载

《备急千金要方》:诸风,若筋急不能行者,内踝筋急,灸内踝上四十壮。

《医学纲目》:久漏疮,足内踝上一寸,灸三壮至六壮。

内筋

经穴别名。指交信穴。《素问·刺腰痛论篇》:"刺内筋为二痏,在内踝上大筋前太阴后,上踝二寸所。"王冰注:"交信穴也。"《循经考穴编》列作别名。详见该条。

内睛明

奇穴名。见《扁鹊神应针灸玉龙经》。《针灸学简编》列作奇穴,名内睛明。定位:目内眦之泪阜上。局部解剖:在眼内眦角处,深部为眼内直肌;有内眦动、静脉和滑车上、下动静脉,深层上方有眼动、静脉本干;布有滑车上、下神经,深层为眼神经分支。主治:目赤肿痛,羞明怕光,目视不明。刺灸法:针入 0.5 ~ 0.8 寸,用缓压进针法,垂直刺,勿捻针;禁灸。

附:文献记载

《扁鹊神应针灸玉龙经》:睛明,在目内眦泪孔中,针入一分半,略针向鼻,泻,禁灸。

《中医杂志》1960 年第 1 期中医研究院报道:针刺治疗 24 例视神经萎缩,主穴包括内睛明。疗效为 62.5%。

《新疆中医药》1985 年第 1 期殷庆兰报道:针刺治疗动眼神经麻痹,内睛明为主穴之一,5 例皆获愈。

内经

一、内行于脏腑部分的经脉,与外行于肢节的部分(外经)相对而言。《黄帝内经太素》卷二十二杨上善注:"十二经脉入府藏者以为内经。"

二、书名。《黄帝内经》的简称。见该条。

内灸

治法之一,指吞服生大蒜的治病法。见唐代陈藏器《本草拾遗》。《本草纲目》:"藏器曰:昔有患痃癖者,梦人教每日食大蒜三颗,初服遂至瞑眩吐逆,下部如火。后有人教取数片,合皮截却两头吞之,名曰内灸,果大效也。"

内昆仑

一、经穴别名，即太溪穴。《太平圣惠方》："小儿阴肿，灸内昆仑二穴各三壮。在内踝后五分，筋骨间陷者中，炷如小麦大。"所述位置与昆仑穴内外相对。《普济方》作太溪别名。详见该条。

二、奇穴别名，指下昆仑。《太平圣惠方》："下昆仑二穴，一名内昆仑。在外踝下一寸。"又《针灸资生经》引《明堂经》："上经云：内昆仑，在外踝下一寸；下经云：内昆仑在内踝后五分。未知孰是。予谓：既云内昆仑，则当在内踝后矣。"

内龙眼

奇穴名。即内膝眼。见《常用经穴解剖学定位》。定位：髌骨内侧缘之凹陷，平髌骨下缘，距髌韧带内侧缘一横指。主治：膝关节痛。刺灸法：从前往后外与额状面成45°角斜刺0.5～1寸。

内生殖器穴

耳穴名。也称子宫、精宫、天癸。位于三角窝前1/3的下部。有调理冲任，温经止痛，补肾养肝，扶阳益精，健脾益血之功能。主治：男、女生殖系统疾病，如月经不调，痛经，闭经，崩漏，不孕症，不育症，遗精，滑泄，阳痿，前列腺炎，精索静脉曲张症，白带过多，宫颈炎，阴道炎等。因其对子宫有刺激作用，可用于催产和胎盘滞留。孕妇禁用。本穴也可用于疾病诊断，如有条状隆起至三角窝底边，触及质硬，多为子宫内膜炎症及增生病变。

内太冲

奇穴名。见《针灸集成》。定位：位于足背，与第一、二跖骨间隙中点相平，足踇长伸肌腱胫侧凹陷中。主治：疝气，呼吸不顺等。刺灸法：针0.2～0.3寸，得气时酸胀感觉至趾尖；艾炷灸3壮。

附：文献记载

《针灸集成》：内太冲二穴，在足太冲穴对内傍隔大筋陷中，举足取之。主治疝气上冲，呼吸不通。针一分，灸三壮，极妙。

《针灸孔穴及其疗法便览》：内太冲，奇穴。太冲穴内侧，隔大筋陷中，举足取之。针二至三分。灸三壮。主治疝气上冲，呼吸不顺；亦可用于镇静场合。

内庭

经穴名。见《灵枢·本输》。属足阳明胃经，为本经荥穴。定位：在足背，当第二、三趾间，趾蹼缘后方赤白肉际处。局部解剖：布有足背内侧皮神经，并有足背静脉网通过。主治：齿痛，口喎，喉痹，鼻衄，头痛，目痛，热病，腹痛，腹胀，痢疾，泄泻，便秘，足背肿痛；扁桃体炎，三叉神经痛，齿龈炎，急、慢性胃肠炎等。刺灸法：直刺或斜刺0.3～0.5寸；艾炷灸3～5壮，或艾条灸5～10min。

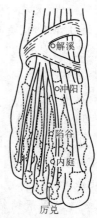

现代研究：据报道，电针狗和家兔"内庭""足三里"，均可调整胃肠蠕动，通常都以增强效应为主要趋势。

附一：腧穴定位文献记载

《灵枢·本输》：次指外间。

《针灸甲乙经》：在足大趾次趾外间陷者中。

《医学入门》：足次指、三指歧骨陷中。

《医宗金鉴》：从陷谷下至足大趾之次趾，本节前歧骨外间陷中。

附二：腧穴主治文献记载

《针灸甲乙经》:胫痛,腹胀皮痛,善伸数欠,恶人与木音,振寒,嗌中引外痛,热病汗不出,下齿痛,恶寒目急,喘满寒栗,龂口喋僻,不嗜食。

《备急千金要方》:龋齿;嗌痛;腹胀满不得息。

《太平圣惠方》:小儿疟久不愈。

《通玄指要赋》:腹膨而胀。

《玉龙歌》:小腹胀满,气攻心。

《马丹阳十二穴歌》:四肢厥,喜静恶闻声,瘾疹咽喉痛,数欠及牙疼,疟疾不能食。

《针灸大成》:四肢厥逆,腹胀满,数欠,恶闻人声,振寒,咽中引痛,口㖞,上齿龋,疟不嗜食,脑皮肤痛,鼻衄不止,伤寒,手足逆冷,汗不出,赤白痢。

《循经考穴编》:胃口疼,停痰积冷,腹胀气喘,口㖞鼻衄,亦治瘾疹,喉痹,便血,足指背红肿疼痛。

内外二景图

图书名。即脏腑经络图,北宋朱肱绘制。作者以杨介《存真图》,丁德用和石藏用合绘的经穴图为基础;补以针法,于1118年编绘成《内外二景图》。其图未传。

内外配穴法

是选取内侧腧穴与外侧腧穴进行配伍的方法。内为阴,外为阳,此法是以调整内外阴阳为主的方法。使用本法时,有主次之分。若阳经病则选用外侧腧穴为主穴,内侧腧穴为配穴;反之,阴经病选用内侧腧穴为主穴,以外侧腧穴为配穴。如足内翻选申脉为主穴,配以照海;足外翻以照海穴为主,配以申脉。另外,人中配风府,治疗脑病、中风牙关紧闭;气海、关元、中极配命门、肾俞、精宫治疗生殖系统疾患,肾虚阳痿、腰痛、遗精、滑精等;哑门配廉泉,可治暴喑,中风失语等都可以归属于内外配穴法中。

内外转

针刺术语。捻转时,拇指往外推称左转和外转;拇指向内收称右转和内转。《针灸大成》卷四:"左转从外则象天,右转从内则象地。"

内膝眼

奇穴名。屈膝,在髌韧带内侧凹陷处。见"膝眼"条。

内阳池

奇穴名。见《针灸孔穴及其疗法便览》。定位:位于前臂屈侧正中线,腕横纹上1寸处。主治:鹅掌风,口腔炎,心脏病。刺灸法:直刺1~1.5寸;艾炷灸3~7壮。

附:文献记载

《针灸孔穴及其疗法便览》:内阳池,奇穴。大陵穴(腕横纹中央)上一寸。针五分。灸三至七壮。主治鹅掌风,口腔炎。

内迎香

奇穴名。见《扁鹊神应针灸玉龙经》。定位:在鼻孔内,当鼻翼软骨与鼻甲交界的黏膜处。局部解剖:在鼻腔底部黏膜上;有面动、静脉的鼻背支;布有筛神经的鼻外支。主治:中恶,目赤肿痛,猝死,喉闭鼻痒,头痛等。刺灸法:三棱针点刺出血。

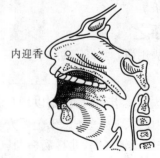

内迎香

附:文献记载

《针灸大成》:内迎香二穴,在鼻孔中,治目热暴痛,用芦管子搐出血最效。

内至阴

奇穴名。见《针灸学》。定位:位于足小趾内侧,趾甲根角旁约一分,与至阴穴内外相对。主治:尸厥,小儿惊风,失眠,脏燥等。刺灸法:直针 0.1~0.2 寸,或三棱针点刺出血;艾炷灸 3~5 壮。

附:文献记载

《针灸治疗法》:内至阴,在第五趾内端至阴穴的反面。是肾经的测定部位。

ni

倪孟仲

明代针灸家,为徐凤师。参见"徐凤"条。

泥钱

灸用器具名。以泥土制成,如制钱状而较厚,中有圆孔,上放艾炷以施灸。《针灸易学》:"用泥钱五个,俱内空三分,周流换之,上着艾如楝子大,灸急疼方止,肉有汗起泡为妙。或棋子中取眼亦可。"

泥土灸

灸法名。即黄土饼灸,见该条。

泥丸宫

一、部位名,指脑部。《黄庭内景经》:"泥丸百节皆有神。"

二、经穴别名。指百会穴。《普济本事方》:"泥丸宫即顶心是也,名百会穴。"详见该条。

逆而夺之

刺法用语。意同迎而夺之。见该条。

逆灸

灸法名。指无病灸,用以增强人体的抗病能力的灸法。《备急千金要方》卷五:"河洛关中土地多寒,儿喜病痉,其(俗)生儿三日,多逆灸以防之。"即施用灸法以预防小儿痉病的发生。

逆针灸

指对健康人施行针灸。见《备急千金要方》卷五。《针灸聚英》卷二:"无病而先针灸曰逆。逆,未至而迎之也。"

逆注

温溜穴别名。见《针灸甲乙经》。详见该条。

nian

年上

部位名。又称年寿,参见该条。

年寿

一、推拿部位名。见《小儿按摩经》。❶指印堂与山根之间的部位(《小儿推拿广意》)。❷指山根(鼻根)与准头(鼻端)之间的部位(《小儿推拿方脉活婴秘旨全书》)。又名延庭,又分称年上、寿上。《针灸大成》:"年上微黄为正色。"❸指鼻尖,即准头(《幼科推拿秘书》)。

二、望诊部位。指眉心与鼻尖之间的鼻梁部分。《婴童百问》:"年寿平陷者主夭……"

三、经外奇穴名。部位:两眼内眦连线中点下二分处。主治:急惊暴死。操作:拇指指甲掐 5~10 次。

捻(撚)法

针刺手法名。捻同撚。见窦默《针经指南》:"撚者,以手撚针也,务要识乎左右,左为外,右为内,须慎记之。"指入针后,以拇、食指持针作前后交替动作使针转动的方法。《针灸大成》:"捻者,治上大指向外捻;治下大指向内捻。外捻者,令气向上而治病;内捻者,令气至下而治病。如出针,内捻者令气行至病所,外捻者令邪气至针下而出也。"指出本法有行气的作用,以使气至病所,提高疗效。

捻转补泻

针刺手法名。指针刺得气后,以捻转角度的大小、频率和快慢、次数的多少来分别补泻的方法。《灵枢·官能》:"泻必用员,切而转之……补必用方……微旋而徐推之。"近代一般以捻转角度小、频率慢、用力较轻为补;以捻转角度大、频率快、用力较重为泻。古代以捻转的方向区分补泻,又称子午补泻。如《标幽赋》:"迎夺右而泻凉","随济左而补暖"。意指右转逆阳为泻,左转顺阳为补。《医学入门》:"从子至午,左行为补";"从午至子,右行为泻"。又有根据经脉走向不同而分左右转。手三阳、足三阴、任脉,右转顺经为补,左转逆经为泻;手三阴、足三阳、督脉,左转顺经为补,右转逆经为泻。《神应针》《医学入门》等书中还按男女、左右侧、上下肢、阴阳经的不同而区分捻转补泻。

捻转法

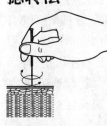

针刺手法名。指针刺时,使针体做左右旋转的一种基本针刺手法。通过以右手拇、食两指持住针柄,进行一前一后的交替运行,针即呈旋转状,捻转角度的大小应视病情而定。一般在180°左右的称小角度捻转,若在360°左右的称大角度捻转。施行捻转法时,应注意勿过度单向捻转,以免肌肉纤维缠绕针身,造成滞针。

捻转进针

针灸术语。进针法之一,当针身柔软或局部皮肤坚韧不能快插进针时,则用捻转法。边捻转边进针,捻转幅度宜小,保持针身的垂直。

捻转行气

针刺手法名。指用捻转的手法来控制针感传导方向的方法。明代徐凤《金针赋》:"欲气上行,将针右捻;欲气下行,将针左捻。"据针灸临床实践,捻转的手法虽可促使针感的产生和加强传导,但与针感的传导方向似无一定的关系。

捻盈药条

药艾条的一种。见《中国针灸学》。

由艾绒并掺和桂枝、川乌、雄黄、广陈皮、檀香、丹参、香附、白芷、广藿香、降香、高良姜等药制成。用于治疗风寒湿痹、寒性腹痛、痛经等。

niao

尿胞

一、奇穴别名。即屈骨端。见《备急千金要方》。详见该条。

二、指膀胱。

尿道穴

耳穴名。定位:在与对耳轮下脚下缘同水平的耳轮处。主治:尿道疾患,如尿路感染、前列腺炎、夜尿症、尿频等。也是诊断泌尿系统感染的重要参考腧穴。尿路感染、膀胱炎、肾盂肾炎、电测尿道穴均呈阳性反应。它还可用来鉴别肾小球肾炎和肾盂肾炎,患肾小球肾炎时,尿道穴呈阴性反应。

尿血

奇穴名。见《备急千金要方》。《经外奇穴图谱》列作奇穴,名尿血。定位:在第七胸椎棘突下旁开5寸处。主治:尿血。刺灸法:斜刺0.5~1寸;艾炷灸3~5壮,或温灸5~10min。

附:文献记载

《备急千金要方》:尿血,灸第七椎两旁各五寸,随年壮。

nie

捏起进针

针灸术语。进针法之一,其法两手配合,用左手拇、食指将腧穴处的肌肤捏起,右手持针在其捏起处沿皮下刺入。适用于皮肉浅薄而不能深刺的部位,如口角的地仓,两眉间的印堂等。

捏痧疗法

疗法名称。即撮痧疗法。详见该条。

聂莹

明代针灸家,受学于凌汉章。见《浙江通志》。参见"凌云"条。

颞颥

一、奇穴名。见《脉经》。定位:眉外端与眼外眦连线之中点。主治:时邪温病,头痛,眩晕,口眼㖞斜,眼病;面神经麻痹等。刺灸法:沿皮针刺0.1~0.3寸。

附:文献记载

《备急千金要方》:颞颥穴,在眉眼尾中间,上下有来去络脉是。针灸之,治四时寒暑所苦,疟气温病等。

《世医得效方》:伤寒,若病者三四日以上者,灸两颞颥穴,在耳前动处。

二、部位名。《广韵》释作"鬓骨"。主要指鬓发上部。《针灸甲乙经》颔厌在"颞颥上廉",悬颅在其"中",悬厘在其"下廉"。又风池在"颞颥后,发际陷者中",则其范围兼及耳后方,相当整片颞骨部位。

三、脑空穴别名。见《针灸甲乙经》。详见该条。

颞穴

耳穴名。也称太阳。在对耳屏外侧面的中部。具有镇静止痛,明目助听和止耳鸣的功效,常用于治疗偏头痛、头痛、头昏、近视、老花眼、耳聋、耳鸣等病证,还可治疗由于嗜睡而致的遗尿症。双耳颞穴阳性反应,多提示双侧头痛,单侧颞穴反应并可见片状隆起,触及条片状隆起,质硬多提示偏头痛。

ning

宁守道

明代针灸家。扶沟(今属河南)人。针"铜人"中选,入太医院。见《扶沟县志》。

niu

扭伤电针法

扭伤治疗方法之一。主穴:后溪、人中、绝骨、委中、阳陵泉、阿是穴(局部压痛点)。配穴:颈部扭伤配养老、大椎;肩部扭伤配肩髃、曲池;肘部扭伤配外关、曲池;腕部扭伤配阳溪、外关;胸部扭伤配内关、章门;腰部扭伤配委中、肾俞、次髎;髋部扭伤配环跳、秩边;膝部扭伤配足三里、犊鼻;踝部扭伤配解溪、太溪。操作:常规进针,得气后接通电针仪,先用密波,5min后改为疏密波、电流量由中等强度逐渐增加到强刺激,以患者能耐受为度,每日1~2次,每次20~30min。10次为1个疗程,疗程间隔3~5日。本法适用于急性扭伤,有活血化瘀、通络止痛的作用。现代研究证实刺激上述腧穴,能显著抑制炎症灶血管的通透性,减少炎性渗出。

nu

努法

针刺手法名。是指入针得气之后,用拇指、食指捏住针头,用中指侧压针身使之成为弯弓之状,以使气行的方法。《针灸问对》:"下针至地,复出人部,补泻务待气至,如欲上行,将大指次指捻住针头,不得转动,却用中指将针腰轻轻按之,四五息久,如拔弩机之状,按之在前,使气在后,按之在后,使气在前。"具有行气的作用。

nü

女膝

奇穴名。别名女须。见《癸辛杂识》。定位:在足后跟正中线上,赤白肉际处。主治:霍乱转筋,牙痛,牙槽风,惊悸,癫狂,齿龈炎,齿槽脓疡等。刺灸法:直刺0.2~0.3寸;艾炷灸3~7壮,或温灸5~15min。

附:文献记载

《针灸孔穴及其疗法便览》：女膝，奇穴。脚后跟上赤白肉际。针一至二分。灸三至七壮。主治齿槽炎、齿槽脓疡、惊悸癫狂、霍乱转筋。

女须

奇穴别名。即女膝。见《癸辛杂识》。详见该条。

女婿

奇穴别名。即女膝。见《癸辛杂识》，其载："腹痛灸女婿，脚后跟，及针而至，此亦女膝也。"

女阴缝

奇穴别名。即玉门头。详见该条。

nüe

疟疾贴敷法

疟疾治法之一。主穴：双侧内关、间使、曲池、大椎、血海、复溜、胸$_3$～胸$_{12}$夹脊。操作：取鲜毛茛全草或独头大蒜捣烂，或取巴豆霜、雄黄各等份制成截疟散剂。在疟疾病发作前3h左右，取上述之一药物适量，用橡皮膏固定在上述任意2～3个腧穴。6h后取下。每日1次。本法有祛邪截疟，和解少阳的作用。

现代研究证明：刺激大椎穴、曲池穴，可使体温"调定点"下移，发汗中枢兴奋而使汗腺大量排泄汗液，汗腺和皮肤血管扩张而退热。

O

ou

偶刺

《黄帝内经》刺法名,十二刺之一。又称阴阳刺。《灵枢·官针》:"偶刺者,以手直心若背,直痛所,一刺前,一刺后,以治心痹。刺此者,傍针之也。"指治疗心气闭塞一类的疾病时,用手直对胸部和背部,当痛处所在的前、后背相对各刺一针。刺时必须斜刺,以防伤及内脏。因其刺法是前后对偶,故名偶刺。又因前胸属阴,后背属阳,故又名阴阳刺。后世的前后配穴法即来源于此,临床上对内脏病痛取俞、募穴相配,也属此类。

偶经取穴

取穴法之一。又称表里经取穴。是根据经脉的表里相合关系,选取与其相为表里的另一条经脉上的腧穴。如胃病属足阳明胃经病证,而取与其相为表里的足太阴脾经上的公孙穴治疗;外感风寒咳嗽属手太阴肺经病证,取与其相表里的手太阳大肠经的合谷穴治疗等。

P

pai

排罐法

拔罐法名。属多罐法之一,是将几只罐成排地吸拔在一起,治疗病变范围较广或敏感点较多处的方法。尤其是在某一肌束劳损时,可按该肌束的位置成行排列吸罐。治疗某脏器瘀血时,可按脏器的相应体表位置纵横并列吸拔几只罐。

排针

❶针刺术语。即出针,排是排除的意思。《素问·八正神明论篇》:"刺必中其荣,复以吸排针也。"《类经》卷十九张介宾注:"排,除去也。即候吸引针之谓。"❷指较为密集而排列成行的多针刺法。

pan

潘韫辉

明代医家。常州(今属江苏)人。为医学教授潘仁仲之孙,太医院士潘克诚之子。精医术,尤妙针灸。见《无锡县志》。

盘法

针刺手法名。见窦默《针经指南》。其载:"盘者,如针腹部,于穴内轻盘摇转而已。"指入针后,斜倒针身,手持针柄,做圆环形轻盘摇转的方法。《针灸问对》中又规定了每次盘摇的次数,并以左右区分补泻,说:"其盘法如循环之状,每次盘时,各须运转五次,左盘按针为补,右盘提针为泻,故曰盘以和气。"本法有促使针下得气的作用,多用于腹部或肌肉丰满处的腧穴。

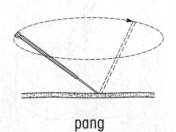

pang

庞安时

北宋医学家。约生活于 1042～1099 年,字安常,蕲州蕲水(今湖北省)人。《宋史》有传。对诊脉及伤寒温病,有独创见解,针术绝妙。有一次过舒之桐城(今属安徽省),一民家孕妇临产 7 日胎未下,针之胎落。见《仇池笔记》。

膀胱

六腑之一。位于小腹的中央,为贮尿的器官。其作用是贮尿和排尿。《素问·灵兰秘典论篇》:"膀胱者,州都之官,津液藏焉,气化则能出矣。"膀胱的贮尿和排尿功能,也有赖于肾的气化功能。人称为"脬"。

足太阳膀胱经属膀胱,足少阴肾经络膀胱,三焦下腧(合)"入络膀胱,约下焦"。背俞为膀胱俞,募穴为中极,合穴为委中。

膀胱俞

经穴名。见《脉经》。属足太阳膀胱经,为膀胱之背俞穴。定位:在骶部,当骶正中嵴旁 1.5 寸,平第二骶后孔。局部解剖:布有第一、二骶神经后支外侧支,并有交通支与第一骶神经交通;在骶棘肌起始部与臀大肌起始部之间;有骶外侧动、静脉后支外侧支。主治:小便赤涩,遗精,遗尿,阴部肿痛,淋浊,腹痛,泄泻,便秘,腰脊强痛,尿崩症,膝足无力;肾盂肾炎,尿路感染,前列腺炎,子宫内膜炎,糖尿病等。刺灸法:直刺 0.8~1.2 寸;艾炷灸 3~7 壮,或艾条灸 10~20min。

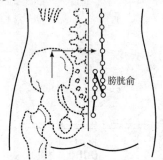

现代研究证明:针刺膀胱俞穴对膀胱功能有明显的调整作用。实验表明针刺时捻针可引起膀胱收缩,内压升高;针停则膀胱松弛,内压下降。动物实验也证实,针刺半清醒麻醉状态下家兔的"膀胱俞",可使平静状态的膀胱收缩,内压上升;也可使处于节律性收缩状态的膀胱收缩增强,内压升高。动物实验提示,下丘脑后部及延髓网状结构存在着一些与膀胱功能有关的兴奋型与抑制型单位,它们对针刺"膀胱俞"有特异的效应。

附一:腧穴定位文献记载

《脉经》:在第十九椎。

《针灸甲乙经》:在第十九椎下两傍各一寸五分。

《类经图翼》:在十九椎下,去脊中二寸。

附二:腧穴主治文献记载

《针灸甲乙经》:热痉互引,汗不出反折,尻臀内痛,似瘅疟状;腰脊痛强引背、少腹,俯仰难不得喘息,脚痿重,尻不举,溺赤,腰以下至足清不仁,不可以久坐。

《备急千金要方》:坚结积聚;小便赤黄;热痉引骨痛;烦满汗不出。

《太平圣惠方》:腰以下酸重至足,不仁,腹中痛,大便难;风劳腰痛,泄痢肠痛,大小便难,尿赤,阴生疮,水气,足胫冷拘急,不得屈伸,妇人瘕聚。

《针灸大成》:风劳脊急强。小便赤黄,遗溺,阴生疮,少气,胫寒拘急,不得屈伸,腹满,大便难,泄利腹痛,脚膝无力,女子瘕聚。

《循经考穴编》:淋遗疝疾,偏坠水肾。风劳脊强,腰腿疼痛。男子阴茎虚肿,妇人阴内湿痒肿痛。

膀胱炎艾灸法

膀胱炎治疗方法之一。主穴:肾俞、膀胱俞、中极、关元、秩边。操作:隔姜灸法,取厚度约 0.2cm 的姜片 1 片,中心穿数孔,将姜片放在上述腧穴上,上置黄豆大艾炷,点燃,当患者不能耐受时,提起姜片,稍后放下再灸,重复施术,每日灸 10 壮,隔日 1 次,5 次为 1 个疗程。本法适应于慢性膀胱炎,有温补脾肾的作用。现代研究证实可改善炎性反应,调节膀胱括约肌功能。

膀胱炎耳针疗法

膀胱炎治疗方法之一。主穴:肾、膀胱、尿道、腹。操作:取较敏感的 2~3 穴,常规消毒后,用短毫针强刺激,持续捻转以患者耐受为度,留针 30min。间隔运针,每日 1 次,10 次为 1 个疗程;或皮内针成 45°角进针,深度 2~4mm,后以胶布固定。留针 24h,隔日 1 次,两耳交替。症状缓解后以王不留行籽粘在 0.5cm×0.5cm 胶布中央,对准耳穴敏感点贴敷,按压数分钟,每日 3 次。本法适应于急性膀胱炎,有清热利湿、缓急止痛的作用。现代研究证实可调节膀胱括约肌收缩,减轻炎症反应。

膀胱足太阳之脉

十二正经之一。足太阳膀胱经的原名。见《灵枢·经脉》:"膀胱足太阳之脉,起于目内眦,上额交巅;其支者,从巅至耳上角;其直者,从巅入络脑,还出别下项,循肩髆内,挟脊抵腰中;入循膂,络肾属膀胱;其支者,从腰中下挟脊贯臀,入腘中;其支者,从髆内左右,别下贯胛,挟脊内,过髀枢,循髀外后廉下合腘中,以下贯踹内,出外踝之后,循京骨,至小指之端外侧。"参见"足太阳膀胱经"条。

旁劳宫

奇穴名。见《经外奇穴汇编》。定位:位于第二、三掌骨后缘凹陷处(位于劳宫穴桡侧一横指)。主治:咽喉疼痛,乳蛾等。刺灸法:针0.2~0.3寸;艾炷灸5~7壮,或艾条灸20~30min。

附:文献记载

《经外奇穴汇编》:傍劳宫,中食指屈向掌心两指夹缝处,离劳宫旁约一指。灸七壮。治疗扁桃腺肿。

《奇穴图谱》:旁劳宫,位于手掌第二、三掌骨后缘凹陷中……主治扁桃体炎。

旁廷

奇穴名。见《备急千金要方》。又名旁庭、注布。定位:腋中线上,第四、五肋间。主治:卒中恶,胸胁支满,气逆抢心,呕吐喘逆,咽干胁痛等。刺灸法:斜刺或平刺0.5~0.8寸;艾炷灸3~5壮。

附:文献记载

《备急千金要方》:旁廷:在腋下四肋间,高下正与乳相当,乳后二寸陷中,俗名注布,举腋取之。主卒中恶,飞尸随注,胸胁满。

旁庭

奇穴别名。即旁廷。见《外台秘要方》。参该条。

pei

配穴法

配穴法是针灸临床治病时腧穴相互配合的方法。其依据是以腧穴的特性、主治和选穴原则为基础,结合各种病症的具体情况,选择具有协调作用的腧穴进行配伍应用。它在针灸处方中占重要的位置。配穴法种类繁多,除了根据选穴法则灵活配

用外,还有俞募配穴、原络配穴、表里配穴、俞原配穴、募合配穴、郄会配穴、八脉交会配穴、通经接气配穴、上下配穴、远近配穴,以及子午流注针法、灵龟八法针法、飞腾八法针法等。

裴廷辅

针灸学家,生活于1930~1996年。辽宁省大连市普兰店人。新中国成立前于桥头村、大连、旅顺等地读书。1950年毕业于沈阳医科大学。1956年参加了全国高等医学院针灸师资班。1979年参加了第一届全国针灸大会筹备工作并出席大会。长期工作于黑龙江省祖国医药研究所(现中医研究院),曾任中医研究院,针灸经络研究所副所长。九三学社会员,哈尔滨香坊区政协常委。历任主治医师,主任医师,研究员,硕士研究生导师,国家一级教授,中国针灸学会实验针灸研究会理事,黑龙江针灸学会常务理事兼秘书长,美国得克萨斯州中医研究学会顾问。公开发表了百余篇科学论文,完成科研成果16项,多项获奖。参加《中国百科全书·针灸学》《针灸大成校释》等编辑、撰稿和校译工作。编写了《实验针灸学》等教材,可谓中国实验针灸的开创者。

peng

彭九思

明代针灸家,为徐凤之师,参见"徐凤"条。

彭用光

明代医家。江西庐陵人,曾行医于江浙、广东、河南、山西等地。论医重脉法、经络、脏腑用药,也精针法。著有《痈疽神妙灸经》《太素运气脉诀》等。

蓬莱火

药捻灸之一。《本草纲目拾遗》卷二:蓬莱火,以"西黄、雄黄、乳香、没药、丁香、

麝香、火硝各等份,去西黄加硼砂、草乌皆可。用柴棉纸裹药末,捻作条,如官香粗,以紧实为要。治病,剪二三分长一段,以粽黏黏肉上,点着。""治风痹、瘰病,但按患处灸;水胀、膈气、胃气,按穴灸"。

pi

铍石

针具名。指形如铍针的砭石。见《灵枢·刺节真邪》。

铍针

古针具名。九针之一,后人又称剑针,鈹针,铍刀。《说文解字》:"铍,大针也。一曰剑如刀装者。"《灵枢·九针十二原》:"五曰铍针,长四寸,广二分半……末如剑锋,以取大脓。"又《灵枢·官针》:"病为大脓者,取以铍针。"实际是一种割治痈脓外症的刀具,俗称铍刀。"铍",又借用"鈹",音义同。

披针

针具名。即铍针。陈实功《外科正宗》卷四,开割披针,喉针形:"披针,古之多用马衔铁为之,此性软,不锋利,用之多难入肉,今以钢铁选善火候铁工造之,长二寸,阔二分半,圆梗扁身,剑脊锋尖,两边芒利,用之藏手不觉,入肉深浅自不难也。"

鈹石

即铍石,见《黄帝内经太素》。详见该条。

鈹针

针具名。即铍针。鈹是"铍"的借用字。《素问·血气形志篇》王冰注:"石谓石针,则砭石也,今亦以鈹针代之。"《针灸大成》卷四:"鈹针,一名铍针,末如剑锋,广二寸(分)半,长四寸,破痈肿出脓,今名剑针是也。"

皮部

一、指十二皮部。即人体表皮按十二经脉分布划分为十二个部区。《素问·皮部论篇》:"欲知皮部以经脉为纪者,诸经皆然。"十二皮部按手足同名经相合,则为六经皮部。六经皮部各有专名,即太阳皮部称关枢,阳明皮部称害蜚,少阳皮部称枢持,太阴皮部称关蛰,少阴皮部称枢儒,厥阴皮部称害肩。其中"害"当读作阖。据吴崑注"害与阖同"。详见各条。

二、经穴别名。即承扶穴。见《针灸甲乙经》。见该条。

皮层定位头针刺激区

头针刺激区定位法之一。是根据大脑皮层的功能定位,在头皮上画出相应的刺激区作为头针针刺区域。其刺激区的命名也是以皮层的功能为依据,共分为 13 个区。即运动区、感觉区、舞蹈震颤控制区、晕听区、言语二区、言语三区、运用区、足运感区、视区、平衡区、胃区、胸腔区、生殖区。头针刺激区的定位一般用厘米计算。对不同年龄、头型的患者,也可采用中指同身寸折量。一般成人中指同身寸为 2~2.5cm。

皮电点

是指来自内脏病变部位的冲动,通过反射作用而投射到体表相应部位时,引起该部位的组织学与电学性质改变的反射点。有关皮电点的研究,最初由日本病理学教授石川太刀雄等在 1959 年提出,通过对皮电点出现部位与经穴进行比较,发现两者之间有以下关系:一是皮电点具有随时间而变动的规律,与经穴特性相似;二是胸腹部的募穴与背部俞穴处常可探到皮电点;三是躯干部皮电点的出现与脊髓节段分布一致,在四肢上则与交感神经节段及经络循行部位有一致倾向;四是与经穴相一致的皮电点占 50% 左右,即有半数皮电点在经穴部位出现。

皮肤电变化

指病理情况下腧穴皮肤导电量的变化,主要为导电量(电阻)或电位的改变。

一般认为皮肤导电量与皮肤电位呈平行关系,皮肤导电量降低时,皮肤电位也降低。皮肤导电量或电位的下降常出现于虚证,实证时则相反。腧穴皮肤导电量与腧穴皮肤温度为平行关系,导电量高者,皮肤温度也高。腧穴导电量的改变,可以反映相应内脏疾病发生发展过程各个不同阶段的病理变化,根据测值的大小及其变化情况,精确鉴别出急性、亚急性、慢性炎症过程和衰退初期、进行期、终末期以及衰退过程中同时发生的炎症。

皮肤电阻诊断法

指通过测定腧穴导电量的变化及左右肢体差值的大小以诊断疾病的方法。某一脏腑的功能状态发生改变或发生病变时,体表某些腧穴(包括原穴、井穴或整个五输穴)的导电量也出现相应的变化,或者左右同名腧穴的导电量出现明显差异(左右失衡)。根据导电量变化的程度或左右差值的大小,可以判断相应脏腑功能的"虚""实"或"失衡"情况,因此皮肤电测定可直接用于疾病诊断。关于"虚""实"的标准值目前尚无统一规定。有的主张用绝对数表示,规定导电量低于或高于原穴平均值的一定微安数作为"虚""实"的标准;或以电阻值中位数[如(48~80)±7;(80~100)±4]作为判定"虚""实"的标准;也有主张用相对数来表示,如规定低于或高于原穴平均值的1/3、1/2或1倍作为"虚""实"的界限。

皮肤感知觉阈测定

针麻镇痛效果术前预测方法之一。皮肤感知觉阈包括痛阈、耐痛阈、触觉阈、两点辨别阈等,它们的综合敏感性和针麻效果关系非常显著。当人体皮肤受到某些物理的、化学的刺激时就会产生疼痛的主观感觉,开始感到疼痛的刺激量称为痛阈。如刺激量继续增加,疼痛加剧,直到受试者不愿忍受时的刺激量称为耐痛阈。痛觉本身含有一定程度的心理成分,人为致痛、主观报痛的方法,使痛阈测定不能做到绝对客观。目前应用的测痛方法较多,但均欠完善,较为理想的测痛方法要符合:第一,刺激强度的增加与痛觉强度增加相平行,可分级定量,易确定终点;第二,对组织无损害,可重复测量;第三,无明显的重复适应性。我国开创针麻效果预测研究以来,常采用物理法(机械、热、辐射光、电、高音频刺激等)、化学法、电导入离子法等方法测定痛阈和耐痛阈。使用触觉阈测定仪,电极为银片电极,置于受试者皮肤上,输出尖脉冲电,以电流量表示触觉阈值,测定时由零点起逐渐加大输出电流,以受试者刚刚出现蚁行感时的电流强度为触觉阈值。用带有标示两尖端距离刻度的两脚规,以恒定的速度和压力接触皮肤,将两脚规距离逐次加大或减小,以被试者报告刚刚能清晰分辨两点的距离为阈限。皮肤感知觉是人脑对客观外界刺激的反映,是大脑皮质分析器的功能。利用测定仪器于术前1~2日在实验室进行,测定部位一般为手术切口部位,先测定基础阈值3次,取平均值作为对照,针刺诱导20min后用同法再测定1次,观察针刺前后阈值的变化。上述的几项指标,预测符合率较高,不仅有临床应用价值,而且根据针刺诱导前后皮肤感知觉阈值的改变,提示针刺可能使大脑皮层皮肤感觉区的功能状态发生变化,因此,对探索针刺与皮肤感知觉改变的关系,阐明原理具有重要意义。

皮肤活动点

指与相应的内脏器官病理变化有关的皮肤上一些小的区域。当内脏器官发生病理变化时,皮肤上某些点出现电位、温度、感觉异常或疼痛等变化。当刺激这些点时,内脏器官也可出现相应反应。由于这些点在皮肤上的分布呈动态性,即不同体质、不同情况下,这些点的位置不同,因此苏联学者巴特许别金在 1954 ~ 1955 年发表文章,将其称之为皮肤活动点。研究证明,皮肤活动点与部分经穴部位相符,而且都具有代谢水平高,耗氧功能强,皮温高,低电阻,高电位等特点。鉴于皮肤活动点与一定脏器、大脑部位有对应关系,可以根据皮肤活动点位置的大小测出内脏器官所发生的变化。

皮肤针

针具名。在古代镵针的基础上发展而来,分小锤式、刷帚式和滚筒式等几种。又按其针数多少分别称为七星针(七枚)、梅花针(五枚)和丛针(针数不限)等。以其刺激轻微,适用于小儿,又称为小儿针。其结构分针体和针柄两部分,针体为 5 ~ 7 枚不锈钢针均匀固定在针座上,针尖平齐,针距相等;针柄由富有弹性的塑料、竹、有机玻璃、金属材料制成。皮肤针有激发、调节脏腑、经络功能的作用。

皮肤针疗法

又称梅花针疗法、七星针疗法、丛针疗法、皮刺疗法。是利用皮肤针叩打浅表皮肤,治疗某些疾病的方法。皮肤针又称梅花针(5 支针)、七星针(7 支针)、罗汉针(18 支针)及丛针,其形状大体相同。另有滚刺筒,其形状虽与皮肤针不同,但作用相似。操作方法主要为叩刺和滚刺。叩刺:将针具及叩刺部位用酒精消毒后,医者以右手拇指、中指、无名指、小指掌握住针柄,食指伸直压在针柄上,针头对准患者皮肤叩击。叩击时腕部的弹力要适当,应使针尖刺入皮肤后立即弹出。应根据病情需要按一定路线成行叩击;也可以在一定范围内呈环形叩击;必要时,也可以在某一局部反复叩击。滚刺:滚刺筒及滚刺部位用酒精消毒后,医者手持筒柄将针筒在患者皮肤上来回滚动,使刺激范围由一个狭长的带扩展成一片广泛的区域。针刺每日或隔日 1 次,一般慢性病 10 ~ 15 次为 1 个疗程,间隔 2 ~ 3 周再刺。

皮肤针的刺激部位一般比较广泛,大致可分为三类。第一类,常规刺激部位:一般以背部脊柱两侧部位为主,并按不同疾病配用其他相应部位。第二类,局部刺激部位:在病变区及四周或有关腧穴进行叩刺或环形叩刺,也可全区滚刺,适用于治疗局部酸痛及皮肤病。第三类,重点刺激部位:在脊柱两侧异常反应点,或某些主要腧穴上,进行反复重点叩刺。

皮肤针常规刺激部位:背部——脊柱两侧分三行,第一行距脊柱 1cm,第二行距脊柱约 2cm,第三行距脊柱 3 ~ 4cm,各叩刺 2 ~ 3 行或滚刺一行,各种内脏及肢体疾患,相应部位的主治症可参阅夹脊穴的主治,一般均作主穴。肩区(冈上区)——沿斜方肌上缘叩刺 2 ~ 3 行或滚 1 ~ 2 行,主治肩胛部酸痛、上肢瘫痪、呼吸器官疾病,常配合相应脊柱两侧部位用作主穴。腰旁区——自肩胛骨下至髂骨上,在脊柱第三行外 2 ~ 3cm,纵行叩刺 2 ~ 3 行或滚刺 1 行,主治腰痛,肝、胆、胰、胃、肾等疾病,下肢瘫痪。骶区——沿骶部和臀部向上弧形叩刺 2 ~ 3 行,或滚刺 1 ~ 3 行,主治腰痛、泌尿生殖病、肠病、下肢瘫痪。项区——自前发际至两耳直上横行叩刺 5 ~ 7 行。额区——自前发际至眉毛上缘横行叩刺 3 行。枕区——自枕骨至后发际横行叩刺 2 ~ 3 行。颞区——自耳向颞部放散性叩刺 1 ~ 5 行,主治头痛、神经衰弱,按不同疾病用作配穴。眼区——沿上下眼睑横行叩刺 1 ~ 3 行,主治眼病、面瘫。口区——沿口唇环形叩刺 1 ~ 2 行。下颌区——沿下颌骨向上弧形叩刺 1 ~ 3 行。颊区——沿颧骨弓横行叩刺 1 ~ 3 行,主治面瘫,按不同疾病用作配穴。肋间区——沿肋间叩刺，每肋 1～2 行，主治胸部疾病（包括心肺病）。胸肋区——沿胸骨、肋骨及锁骨叩刺 1～2 行。上腹部——自肋骨弓至脐上纵横交叉叩刺 3～7 行，或滚刺全区，主治肝、胆、脾、胃病。腹部——自脐以下至耻骨上缘纵横交叉叩刺 3～9 行，或滚刺全区，主治肠病、泌尿、生殖器病。腹股沟区——沿腹股沟叩刺 1～2 行，或滚刺 1 行，主治生殖器病，按不同疾病用作配穴。颈前区——沿颈前部肌腹纵行叩刺 1～3 行。颈侧区——沿胸锁乳突肌纵行叩刺 1～3 行。颔下区——沿下颌骨下缘叩刺 1～2 行，主治颈部疾病、消化系统疾病，按不同疾病用作配穴。四肢部——按十二经脉循行路线进行叩刺，每经 1～2 行或滚刺 1 行，主治参考十二经主治证，作配穴。本法一般疾病均可应用。对头痛、高血压、近视、痛经、肋间神经痛、神经衰弱、胃肠疾病、局部皮肤病（如神经性皮炎）等效果较好。

皮内针

针具名。专供皮内埋针法使用，分颗粒式和揿钉式两种。颗粒式皮内针，针身长短分为 5 分和 1 寸两种，粗细如毫针，尾部呈颗粒样。使用时用镊子夹住针身，轻缓沿皮刺入 0.3～0.8 寸，然后用胶布固定；揿钉式皮内针，针身绕成圆圈，露出针尖，状如图钉。使用时用镊子夹住针圈，针尖对准腧穴，稍捻转一下后揿入，再用胶布固定。留针时间长短视具体情况而定。

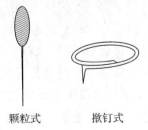

颗粒式　　　揿钉式

皮内针疗法

又称埋针。是用特制的皮内针刺入皮内，固定留置一定时间，利用其持续的刺激作用治疗疾病的一种方法。它是古代针刺留针方法的发展，临床上多用于需要浅刺，长时间留针的病证，耳针治疗中也很常用。

皮内针分两种，一种是麦粒状（颗粒状）皮内针，用粗细为 30 号、32 号合金丝制成，长约 1.5cm，针柄极小，约为半粒大米大小；另一种是揿钉式皮内针，同样用合金丝制成，形状如图钉。此外，0.5 寸毫针也可作为埋针工具用。皮内针平时放在盛有 75% 酒精的小瓶中，或放在消毒后的平皿中备用。刺腧穴处皮肤用 75% 酒精消毒。麦粒状皮内针刺法：右手用镊子夹住针身，左手拇、食指将所刺部位舒张开，使针身与经络走行方向交叉，和皮肤成 15° 角，沿皮下横向刺入 0.1～0.2 寸。外用一等腰三角形胶布固定，胶布上角与针尖方向一致，起针时将胶布上角揭起，针即随胶布取出。揿钉式皮内针刺法：一种是用镊子夹住针圈。固定腧穴，将针尖对准腧穴，针圈稍微旋转向下压入腧穴，外用小方形胶布固定；另一种是将揿钉式皮内针用镊子放在小方形胶布上，然后捏住胶布边缘，拇指端压住针圈，对准腧穴将针压入皮内。埋针时间一般为 1～2 日，最长不超过 1 周，尤其是夏季或在高温环境工作常出汗的人，更不宜埋针时间太长。针刺部位主要取内脏疼痛反应点，或用经络测定仪测出敏感点，以背俞穴、四肢穴为主，耳针穴位也属常用。临床多用于某些需要久留针的疼痛性疾病，如神经性头痛、偏头痛、胃痛、胆绞痛等。对其他慢性疾病，如神经衰弱、高血压、哮喘、月经不调等也均有一定的效果。

皮质下

耳穴名。位于对耳屏内侧前下方。本穴为大脑皮层的相应投影区，具有调节大脑皮质和皮质下自主神经中枢的兴奋和抑制过程的作用，能够镇痛抗炎，调整内脏功能，调节汗液分泌，常用于治疗神经系统、消化系统、心血管系统的病症。根据其主治功能，可将其划分为 3 个系统的代表区。对耳屏内侧面下 1/2 下缘中点处为神经系统皮质下区；对耳屏内侧面下 1/2 的前面，与神经系统皮质下区，消化系统皮质下区呈等边三角形处为心血管皮质下区。此三区对诊断和鉴别诊断神经系统、消化系统、心血管系统疾病有一定价值。

脾

五脏之一，位于中焦，在膈之下。其功能是主运化，升清和统摄血液。《素问·灵兰秘典论篇》："脾胃者，仓廪之官，五味出焉。"脾主运化水谷（饮食物），为营血化主之源，能统摄血液，运行水湿，并主四肢、肌肉的营养。脾开窍于口，其华在唇，在五行属土，在志为思，在液为涎，主肌肉与四肢。机体生命活动的持续和气血津液的生化，有赖于脾胃运化的水谷精微，故称脾胃为气血生化之源，后天之本。《灵枢·本神》："脾藏营，营舍意，脾气虚则四肢不用，五脏不安，实则腹胀，经溲不利。"

足太阴脾经属于脾，足阳胃经络于脾。其背俞为脾俞，募穴为章门。

脾横

奇穴名。见《备急千金要方》。原为病症名，《经外奇穴图谱》列作奇穴，名脾横。定位：位于背部，第十一胸椎棘突上 1 穴，左右旁开 1.5 寸各 1 穴，计 3 穴。主治：脾横。刺灸法：艾炷灸 7 壮。

附：文献记载

《备急千金要方》：治脾横方，四肢寒热，腰疼不得俯仰，身黄，腹满，食呕，舌根直，灸第十一椎上及左右各一寸五分三处，各七壮。

脾舍

地机穴别名。见《针灸甲乙经》。详见该条。

脾俞

经穴名。见《灵枢·背腧》。属足太阳膀胱经，为脾之背俞穴。定位：在背部，当第十一胸椎棘突下，旁开 1.5 寸。局部解剖：布有第十一胸神经后支内侧皮支，深层为第十一胸神经后支外侧支。在背阔肌、最长肌、髂肋肌之间，有第十一肋间动、静脉背侧支的内侧支。主治：腹胀，黄疸，胃痛，噎膈，呕吐，泄泻，痢疾，便血，水肿，膨胀，背痛；贫血，胃下垂，胃痉挛，胃炎，肝炎，进行性肌营养不良，细菌性痢疾，肾炎，慢性出血性疾患等。刺灸法：直刺 0.5 ~ 0.8 寸；艾炷灸 5 壮，或艾条灸 10 ~ 20min。

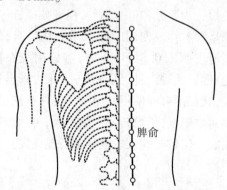
脾俞

现代研究证明：脾俞穴对胃功能的调整作用非常显著。对胃液分泌也有影响，可使胃、十二指肠溃疡患者的总酸度及游离酸度趋向正常。动物实验提示，用强刺激手法针刺动物"脾俞"，对肉粉、组胺引起的胃液分泌有抑制作用。临床观察，针刺脾俞穴能使血小板减少性紫癜和脾性全血细胞减少患者的症状好转,血小板数升高。可以降低血糖,尤其对非胰岛素依赖性患者疗效较好。可以使高胆固醇患者血胆固醇明显下降,对正常机体则影响不大。针刺此穴还有降低中性脂肪的作用。

附一:腧穴定位文献记载

《灵枢·背腧》:在第十一椎之傍……挟脊相去三寸所。

《脉经》:在背第十一椎。

《针灸甲乙经》:在第十一椎下两傍各一寸五分。

《类经图翼》:在第十一椎下,去脊中各二寸。

附二:腧穴主治文献记载

《针灸甲乙经》:大肠转气,按之如覆杯,热引胃痛;脾气寒,四肢急,不嗜食;腹中气胀引脊痛,食饮而身羸瘦;脾胀;黄瘅善欠,胁下满欲吐;热痉。

《备急千金要方》:泄痢食不消,不作肌肤;虚劳尿白浊;胀满水肿;身重不欲食;两胁急痛;唾血吐血;腰脊急强;热痉引骨痛。

《千金翼方》:四肢寒热,腰痛不得俯仰,身黄腹满食呕,舌根直;尿血。

《外台秘要方》:脾气寒,四肢急,烦不嗜食。

《太平圣惠方》:腹中胀满引背间痛……四肢烦热,嗜卧急堕,四肢不欲动摇;积聚腹痛,寒热。

《铜人腧穴针灸图经》:胁下满,痃癖积聚;痎疟。

《针灸大成》:腹胀,引胸背痛,多食身瘦,痃癖积聚,胁下满,泄利,痎疟寒热,水肿气胀引脊痛,黄疸,善欠,不嗜食。

《循经考穴编》:五噎五疸,脾泄脾黄。

《类经图翼》:食积肚大;泻五藏之热。

脾之大络

十五络脉之一,穴名大包。从渊腋下三寸分出,散络于胸胁部。其病症:实证,则周身疼痛,虚证,则周身关节松弛无力。《灵枢·经脉》:"脾之大络,名曰大包,出渊腋下三寸,布胸胁。实则身尽痛,虚则百节尽皆纵,此脉若罗络之血者,皆取之……"

脾足太阴之脉

十二正经之一。足太阴脾经的原名。见《灵枢·经脉》:"脾足太阴之脉,起于大指之端,循指内侧白肉际,过核骨后,上内踝前廉,上腨内,循胫骨后,交出厥阴之前,上循膝股内前廉,入腹属脾络胃,上膈,挟咽,连舌本,散舌下;其支者,复从胃,别上膈,注心中。"《灵枢·经脉》中还载:"脾之大络,名曰大包,出渊腋下三寸,布胸胁。"参见"足太阴脾经"条。

琵琶

奇穴名。见《厘正按摩要术》。定位:在肩井下,巨骨旁,约当锁骨外侧段前缘,喙突上缘的凹陷中。主治:肩部疼痛,上肢不举等。刺灸法:直刺0.3~0.5寸;艾炷灸3~5壮,或温灸5~10min。

附:文献记载

《厘正按摩要术》:琵琶,在肩井下。

痞根

奇穴名。见《医经小学》。定位:在第一腰椎棘突下,旁开3.5寸处。局部解剖:在背阔肌、髂肋肌中;有第一腰动、静脉背侧支;布有第十二胸神经后与外侧支,最深层为第一腰椎神经后支。主治:肝脾肿大,胃炎,胃下垂,肠炎,疝痛,肾下垂,腰痛,咳逆等。刺灸法:直刺1~1.5寸;艾炷灸3~7壮,或温灸5~15min。

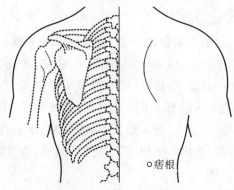

○痞根

附:文献记载

《医经小学》:精宫鬼眼与痞根,痓忤疝痛反胃穴。

《医学入门》:痞根穴,专治痞块。十三椎下各开三寸半。

《类经图翼》:凡治痞者,须治痞根,无不获效。多灸左边,或左右俱灸。或患左灸右,患右灸左,亦效。

pian

偏骨

肩髃穴别名。见《循经考穴编》。"偏"为"扁"字的传误。详见该条。

偏肩

肩髃穴别名。见《针灸大成》。或系"扁骨"的传误。参见该条。

偏历

经穴名。见《灵枢·经脉》。属手阳明大肠经。为本经络穴。定位:侧腕屈肘,在前臂背面桡侧,当阳溪穴与曲池穴的连线上,阳溪穴上3寸。或以两手虎口交叉,当中指尽处是穴。局部解剖:桡侧布有前臂外侧皮神经和桡神经浅支,尺侧布有前臂背侧皮神经和前臂骨间背侧神经。在桡侧腕伸肌腱与拇长展肌之间,有头静脉通过。主治:鼻衄,目赤,耳聋耳鸣,咽喉肿痛,口眼㖞斜,手臂酸痛;扁桃体炎,颜面神经麻痹,前臂神经痛,肩臂风湿症等。刺灸法:直刺或斜刺0.5~0.8寸;艾炷灸3~5

壮,艾条灸5~15min。

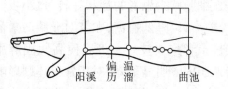

阳溪　偏历　温溜　曲池

附一:腧穴定位文献记载

《灵枢·经脉》:去腕三寸。

《针灸甲乙经》:在腕后三寸。

《循经考穴编》:在腕侧后三寸。

《医宗金鉴》:从阳溪穴上行手腕后,上侧三寸。

附二:腧穴主治文献记载

《灵枢·经脉》:实则龋聋,虚则齿寒痹膈。

《针灸甲乙经》:风疟,汗不出;癫疾多言,耳鸣,口僻,颊肿;喉痹不能言,齿痛,鼻鼽衄;瞳目,目䀮䀮。

《备急千金要方》:嗌干。

《外台秘要方》:寒热。

《太平圣惠方》:疟久不愈;手不及头,臂膊肘腕酸痛难屈伸。

《针灸大成》:肩膊肘腕酸疼,瞬目䀮䀮,齿痛,鼻衄,寒热疟,癫疾多言,咽喉干,喉痹,耳鸣,风汗不出,利小便。实则龋聋,泻之;虚则齿寒痹膈,补之。

《标幽赋》:利小便,医大人水蛊。

《普济方》:雀目䀮䀮。

《循经考穴编》:肠鸣浮肿,水鼓等。

《外科大成》:颧疗。

偏瘫头针疗法

偏瘫治疗方法之一。主穴:对侧运动区上1/5~2/5处、足运感区。操作:斜刺,进针后快速捻转,得气后接通电针仪,电流频率为300~500次/s,先用连续波,10min后改为断续波或疏密波,电流强度以患者耐受为度。每日或隔日1次,10次为1个疗程。本法有疏通脉络、调理气血的作用。

偏头点

手针穴名。见《常用新医疗法手册》。定位:位于无名指第一指关节尺侧赤白肉际。主治:偏头痛,胸胁痛(肝、胆、脾、肋间神经痛)。刺灸法:针刺0.3~0.5寸;艾炷灸3~5壮。

骈指押手

针灸押手法之一。又称平掌押手法。是以左手五指相并,手掌平伸,按放于施针部位,使腧穴正当食、中二指缝间,针由指缝间进入的押手方法。多用于长针进针或腰、背、臀部的腧穴。

ping

平补平泻

针刺手法名。❶指调和气血,平衡阴阳的补泻方法。其特点是手法较轻、刺激量较小,与大补大泻相对。《针灸大成》:"有平补平泻,谓其阴阳不平而后平也,阳下之曰补,阴上之曰泻。但得内外之气调则已。"故也称调和法。现多以中等强度的捻转、提插为平补平泻,用以治疗虚实不太显著或虚实兼有的病症。❷指先泻后补的补泻方法。《神应经》:"凡人有疾,皆邪气所凑。虽病人瘦弱,不可专行补法。经曰:'邪之所凑,其气必虚。'如患赤目等疾,明见其为邪热所致,可专行泻法;其余诸疾,只宜平补平泻,须先泻后补,谓之先泻邪气,后补真气。"

平刺

即横刺,见该条。

平翳

即屏翳,会阴别名。见《医宗金鉴》。详见该条。

平掌押手法

即骈指押手法,见该条。

平针法

针刺手法名。指进针得气后不分补泻的方法。《医经小学》:"先说平针法……掐穴故较深,持针按穴上,令他嗽一声,随嗽归天部,停针再至人,再停归地部,待气候针沉,气若不来至,指甲切其经,次提针向病,针退天地人。"本法适用于不虚不实和虚实难分的疾病。近人也有称之为平补平泻。

屏尖

耳穴名,也称珠顶,渴点。位于耳屏上部隆起之尖端。具有抗炎退热、止痛之功效,是退热要穴,对各种原因引起的高热、低热,配耳尖、肾上腺穴行点刺放血治疗,常获佳效,且较少有反跳现象。此外治疗牙痛、腮腺炎、咽炎、扁桃体炎效果也较好。

屏翳

经穴别名,即会阴。见《针灸甲乙经》。详见该条。

po

破

针刺手法名。挑刺法中的一种。其法将三棱针刺入腧穴,挑破出血。

魄户

经穴名。见《针灸甲乙经》。属足太阳膀胱经。定位:在背部,当第三胸椎棘突下,旁开3寸。局部解剖:布有第二、三胸神经后支外侧皮支,深层为肩胛背神经,最深层为第三肋间神经干;在肩胛冈内侧端,有斜方肌、菱形肌,深层为髂肋肌;有第三肋间动脉背侧支,颈横动脉降支。主治:肺痨、咳嗽,气喘,项强,肩背痛,呕吐;支气管哮喘,肺炎,肋间神经痛等。刺灸法:斜刺0.5~0.8寸(不宜深刺);艾炷灸3~5壮,或艾条灸5~15min。

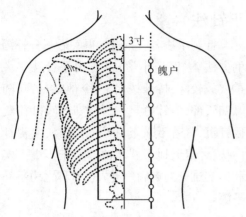

附一:腧穴定位文献记载

《针灸甲乙经》:在第三椎下两傍各三寸。

《类经图翼》:在三椎下,去脊中各三寸半。

附二:腧穴主治文献记载

《针灸甲乙经》:肩髆间急,凄厥恶寒;项背痛引颈;呕吐烦满;咳逆上气。

《素问·水热穴论篇》王冰注:泻五藏之热。

《太平圣惠方》:背胛满闷,项急强不得顾,劳损虚乏,尸厥走疰,胸背连痛。

《医学入门》:劳损萎黄。

《标幽赋》:体热劳嗽。

《针灸大成》:背髆痛,虚劳肺痿,三尸走疰,项强急不得回顾,喘急咳逆,呕吐烦满。

魄门

指肛门,为七冲门之一。《难经·四十四难》:"下极为魄门"。魄,古与粕通。《难经疏证》:"谓糟粕之所出也"。《素问·五藏别论篇》:"魄门亦为五藏使,"王冰注:"谓肛之门也。内通于肺,故曰魄门,受已化物,则为五藏行使。"

pu

仆参

经穴名。见《针灸甲乙经》。属足太阳膀胱经,为足太阳、阳蹻经所会。别名:安邪。定位:在足外侧部,外踝后下方,昆仑直下,跟骨外侧赤白肉际处。局部解剖:布有腓肠神经跟骨外侧支,有腓动、静脉的跟骨外侧支。主治:下肢痿弱,足跟肿痛,霍乱转筋,脚气;癫痫,腰扭伤,腰肌劳损,膝、踝关节炎等。刺灸法:直刺 0.3 ~ 0.5寸;艾炷灸 3 ~ 5 壮,或艾条灸 5 ~ 15min。

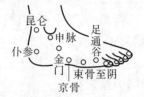

附一:腧穴定位文献记载

《针灸甲乙经》:在跟骨下陷者中。

《循经考穴编》广注:居后跟突骨下,赤白肉际,褶皱纹陷中。

《针灸集成》:在昆仑直下二寸大些,脚跟边上。

附二:腧穴主治文献记载

《针灸甲乙经》:腰痛不可举,足跟中踝后痛,脚痿;癫疾,僵仆,转筋;小儿马痫;暴霍乱。

《备急千金要方》:恍惚尸厥,头痛;癫疾吐舌鼓颔,狂言见鬼;厥逆霍乱。

《太平圣惠方》:惊痫。

《针灸大成》:足痿,失履不收,足跟痛不得履地,霍乱转筋,吐逆,尸厥癫痫,狂言见鬼,脚气膝肿。

《循经考穴编》:癫疾痰壅,头重如石。

蒲湘澄

近代针灸家。生活于 1899 ~ 1962 年,四川射洪人。擅内科,尤精针灸。治病多针药并用。辨证论治,贯通理法。新中国成立后,曾任四川省人民代表,中国科学院四川分院特约研究员,成都中医学院针灸系主任等职。著有《中医实验谈》,并有《经方述义》等遗稿。

普济方

书名。明代周定王朱橚主纂。成书于1406年(永乐四年)。原书168卷,清代《四库全书》本改订为426卷,医药资料极为丰富。是我国现存最大的一部方书。其中409～426卷为"针灸门",首为针灸总论,除了引载历代著名针灸书的"序例"和"歌赋"外,并对针灸的技术性问题(如取穴、补泻等法)作了概括的介绍;次为"经络腧穴",再次为各种病候的针灸疗法。由于收载的针灸资料极为丰富,对学习和研究针灸很有参考价值。1959年由人民卫生出版社出版。

Q

qi

期门

经穴名。见《伤寒杂病论》。属足厥阴肝经，为肝之募穴，足太阴、厥阴、阴维之会。定位：在胸部，在乳头直下，第六肋间隙，前正中线旁开4寸。局部解剖：布有第六、七肋间神经；有腹直肌，肋间肌；并有肋间动、静脉通过。主治：胸胁胀满疼痛，呃逆，呕吐，腹胀，泄泻，咳喘，短气，心痛，疟疾，伤寒热入血室；心肌炎，肝炎，胆囊炎，胆石症，胸膜炎，肝脾肿大，膈肌痉挛，乳腺炎，胃神经症，肠炎等。刺灸法：斜刺或平刺0.5～0.8寸（不宜深刺）；艾炷灸3～7壮，或艾条灸5～15min。

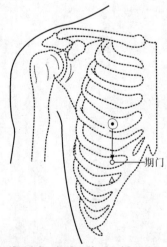

现代研究：据报道，针刺日月、期门对胆囊、胆总管、胆道括约肌均有明显作用。针刺期门穴，可见肝血流量明显减少，对慢性肝炎、早期肝硬化有一定疗效。动物实验也表明，艾灸"期门"，从病理组织学方面证实，对于药源性早期肝硬化有疗效。

针刺期门穴可见胆管口括约肌紧张收缩，停针时松弛，有助于胆囊运动。针刺期门穴对膀胱运动也有影响，捻针时，可引起膀胱收缩，内压升高；捻针停止时，膀胱变为松弛，内压下降。针刺期门穴还能引起白细胞数量的增高。

附一：腧穴定位文献记载

《针灸甲乙经》：在第二肋端，不容旁各一寸五分，上直两乳。

《备急千金要方》：直两乳下第二肋端旁一寸五分。

《扁鹊神应针灸玉龙经》注：在乳下四寸第三肋端。

《针灸大成》：直乳二肋端，不容旁一寸五分。又曰：乳旁一寸半，直下又一寸半。

《针灸集成》：在乳直下四寸，乳根下微外些，日月上横直巨阙。

附二：腧穴主治文献记载

《伤寒论》：伤寒腹满谵语，寸口脉浮而紧；阳明病，下血谵语……热入血室，但头汗出者；妇人中风，发热恶寒，经水适来，得之七八日，热除而脉迟身凉，胸胁下满，如结胸状，谵语者。

《脉经》：寸口脉弦，心下愊愊，微头痛，心下有水气；心下有寒，胸胁若痛，阴中痛。

《针灸甲乙经》：腹大坚，不得息；咳，胁下积聚，喘逆，卧不安席，时寒热；奔豚上下；妇人产余疾，食欲不下，胸胁榰满，目眩足寒，心切痛，喜噫，闻酸臭胀痹，腹满，少腹尤大；伤食胁下满，不能转展反侧；且青而呕；霍乱泄注；瘭，遗溺，鼠鼷痛，小便难而白;瘖不能言。

《千金翼方》:治一切疟,无问远近。

《圣济总录》:胸痹满痛。

《铜人腧穴针灸图经》:胸中烦热,腹坚硬,大喘不得安卧,胁下积气,女子产余疾,食饮不下,胸胁支满。

《通玄指要赋》:胸满,血崩。

《针灸大成》:胸中烦热,奔豚上下,目青而呕,霍乱泄利,腹坚硬,大喘不得安卧,胁下积气,伤寒心切痛,喜呕酸,食饮不下,食后吐水,胸胁痛支满,男子妇人血结胸满,面赤火燥,口干消渴,胸中痛不可忍。伤寒过经不解,热入血室,男子则由阳明而伤,下血谵语,妇人月水适来,邪乘虚而入,及产后余疾。

▲注:本穴《奇经八脉考》载,为足厥阴、阴维之会。

七冲门

指消化道的七个重要部位。饮食物自进入人体至排出体外,要通过七道关隘,以利于对饮食物的消化吸收。这七道关隘(部位),《难经》称之为"七冲门"。《难经·四十四难》:"唇为飞门,齿为户门,会厌为吸门,胃为贲门,太仓下口为幽门,大肠小肠会为阑门,下极为魄门,故曰七冲门也。"七冲门中任何一门发生病变,都会影响到饮食物的受纳、消化、吸收和排泄。分见各条。

七次脉

指通过颈部的任督脉及手足三阳经,各经脉各有一主要腧穴。《灵枢·本输》:"缺盆之中,任脉也,名曰天突。一次任脉侧之动脉,足阳明也,名曰人迎;二次脉手阳明也,名曰扶突;三次脉手太阳也,名曰天窗;四次脉足少阳也,名曰天容;五次脉手少阳也,名曰天牖;六次脉足太阳也,名曰天柱;七次脉颈中央之脉,督脉也,名曰风府。"天容穴《灵枢》属足少阳,后人归入手太阳。以上各穴,除天突、风府外,均是阳经在颈部的"入"穴,参见"根溜注入"条。

七疝

病名。为任脉病症。《素问·骨空论篇》:"任脉为病,男子内结七疝。"对七疝所指,其说不一。《医学必读》指:冲疝、狐疝、癫疝、厥疝、瘕疝、㿉疝、癃疝。《儒门事亲》指:筋疝、血疝、气疝、狐疝、癫疝、寒疝、水疝。《诸病源候论》是指:厥疝、癥疝、寒疝、气疝、盘疝、胕疝、狼疝。《素问注证发微》为狐疝、癫疝、心疝、肝疝、脾疝、肺疝、肾疝。

七星针

针具名。皮肤针的一种,一般针柄长15~19cm。一端附有莲蓬状的针盘,下边散嵌着不锈钢针。其中七支针的称为七星针。用于叩击浅刺皮肤。参见"皮肤针"条。

七星针疗法

书名。❶张玉梅、夏源德合编,上海科学技术出版社1959年出版。此书分为总论、各论两个部分。总论概括地说明了七星针的来由、作用、器具制作、叩打部位等;各论主要介绍七星针疗法的适应证、叩打的方法、各种疾病的治疗、应用时注意事项、病例介绍及体会。❷吴艺卿编,人民卫生出版社1960年出版。此书比较系统地介绍了七星针疗法的有关理论与应用。总论部分论述了七星针的特点、种类和制作,针具的保藏与修理;腧穴部分介绍了腧穴的意义及作用、取穴法、特殊穴、常用穴、经外奇穴;诊断部分介绍了经络反应点与疾病、经络反应点的种别与现象,各种证候一般反应的部位、压诊的步骤和方法;刺法部分介绍了七星针的各种捏持法式、针刺的方法与手技、补泻的应用、针禁等。治疗部分介绍了治疗法则、处方规律、治疗间隔以及七星针术的适应证。

齐刺

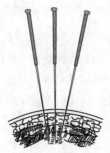

《黄帝内经》刺法名,十二刺之一。《灵枢·官针》:"齐刺者,直入一,傍入二,以治寒气小深者也。或曰三刺,三刺者,治痹气小深者也。"指直刺一针,傍入二针,以治疗寒气稽留部位较小而较深的痹证。因其三针齐用,故也称三刺。又三针集合,也称集合刺。

蛴螬灸

间接灸的一种。以金龟甲科昆虫金龟子的幼虫蛴螬垫隔施灸。《外科精义》灸疗疮肿法:"痈疽恶疮,诸医不验者,取蛴螬剪去两头,安疮口上,以艾灸之,七壮一易。"功能:除恶血、散瘀结,用于灸治疮疖等。《刺灸心法要诀》称之为蛴螬灸。

脐旁

奇穴别名。❶即三角灸,见《针灸集成》。见该条。❷即疝气穴,见《针灸集成》。详见该条。

脐三针

由脐周围的天枢(左右二穴)、止泻穴组成。主治:腹泻,肠炎,痢疾。针法:天枢穴针1~2寸,针感胀向脐两侧并向小腹部放射;止泻穴针1~2寸,针感抽、胀至尿道。

脐上下

奇穴名。见《备急千金要方》。定位:位于腹正中线上,脐上、下1.5寸各1穴,共计2穴。主治:小儿囟陷,囟门不合,腹胀肠鸣,水肿,黄疸,下痢,胃痛,腹痛等。刺灸法:针直刺0.5~0.8寸;艾炷灸3~5壮。

附:文献记载

《备急千金要方》:小儿囟陷,灸脐上下各半寸,及鸠尾骨端,又足太阴各一壮。

《外台秘要方》:疗黄疸,当灸脐上下两边各一寸半,一百壮。

脐上下五分

奇穴别名。即脐上下,见《备急千金要方》。《针灸孔穴及其疗法便览》名为脐上下五分。定位:位于脐中上、下各0.5寸处。主治:小儿囟门不合,肠炎,下痢,水肿,疝痛,肠雷鸣,腹直肌痉挛,腹部膨胀等。刺灸法:直刺0.5~1寸;艾炷灸5~7壮,或艾条灸10~20min。

附:文献记载

《备急千金要方》:小儿囟陷,灸脐上下各半寸,及鸠尾骨端,又足太阴各一壮。

脐四边

奇穴别名。即脐中四边,见《腧穴学概论》《新医疗法手册》。又名腹四穴。

脐下六一

奇穴名。见《神应经》。定位:脐下6寸,前正中线旁开1寸处。主治:外阴回缩入腹,疝痛等。刺灸法:艾炷灸3~7壮。

附:文献记载

《神应经》:膀胱气攻两胁,脐下肾阴入腹,灸脐下六寸两旁各一寸。

《经外奇穴图谱》:脐下六一,位于耻骨部正中线脐下六寸,左右各旁开一寸处,左右计二穴。主治膀胱气攻两胁,脐下肾阴入腹冷气冲心,疝气上冲心胸痛,睾丸炎,膀胱炎。

脐中

即神阙。《针灸甲乙经》:"脐中,神阙穴也。"详见该条。

脐中四边

奇穴名。见《肘后备急方》。《针灸学》列作奇穴,名脐中四边。又名脐中四穴。定位:位于脐中点及其上下左右各1

寸处,计5穴。局部解剖:正中线上3穴,深部为小肠;有腹壁浅动、静脉分支,壁腹下动、静脉分支;布有第八、九、十肋间神经前皮支的内侧支。左右2穴,在腹内、外斜肌腱膜,腹横肌腱膜及腹直肌中;有腹壁下动、静脉肌支;布有第十肋间神经。主治:小儿暴痫,角弓反张,肠中雷鸣,下痢,胃脘痛,泄泻,疝痛,水肿等。刺灸法:直刺0.5~0.8寸,脐中不针;艾炷灸5~7壮。

附:文献记载

《肘后备急方》:客忤者,中恶之类也……以绳度其人口,以度其脐,去四面各一处,灸各三壮。

《备急千金要方》:治小儿暴痫者,身躯正直如死人,及腹中雷鸣,灸太仓及脐中上下各一寸,凡六处。

《针灸孔穴及其疗法便览》:脐中四边,奇穴。脐之正中及其上下左右各一寸处,计共五穴。针五至八分(脐中不针),灸三至七壮。

岐伯

传说中的古代医学家,为黄帝之师。名见现存最早的医书《黄帝内经》中。《路史》载"黄帝咨于岐伯等作《内经》;又命俞跗,岐伯,雷公等察明堂,究息脉",讨论医学。《黄帝内经》一书即采用黄帝与岐伯等人问答的形式写成。后人常"岐黄"并称,以代表医学。

岐伯灸

奇穴名。见《太平圣惠方》。《针灸孔穴及其疗法便览》名为脐下六一,《经外奇穴图谱》名岐伯灸。定位:位于外阴部,脐下6寸,前正中线旁开1.6寸处。主治:膀胱气攻冲两胁,睾丸缩入腹中等。刺灸法:灸3~7壮。

附:文献记载

《太平圣惠方》:岐伯灸膀胱气攻冲两胁肋,脐下鸣,阴卵入腹,灸脐下六寸,两旁各一寸六分,各三七壮。

岐伯灸经

书名。一作《黄帝问岐伯灸经》,撰人不详。见于《新唐书·艺文志》,1卷。书佚。

岐伯针经

书名。见于《宋史·艺文志》,1卷。书佚。

歧骨

骨骼名。指相交成角的两角。又称作岐骨。《刺灸心法要诀》:"凡骨之两叉者,皆名歧骨,手足同。"《医宗金鉴·正骨心法要旨》:"歧骨者,即两凫骨端相接之处,其下即鸠尾骨也。"

《灵枢·本输》记载"合谷在大指歧骨间",指的是第一、二掌骨。《类经图翼》记载行间穴"在足大指、次指歧骨间",即第一、二跖骨底结合部。《外台秘要方》:"从胸前两歧骨下量取一寸,即当鸠尾。"是指左右两肋弓与胸骨体相联结所形成的胸骨下角处。《灵枢·经脉》记载足少阳胆经"循大指歧骨内出其端"。

奇恒之腑

脏腑分类名。奇恒,异于平常之意。指脑、髓、骨、脉、胆、女子胞六者。这些都是贮藏阴精的器官,故名。奇恒之腑中除胆为六腑之一外,其余的都无表里配合,也无五行配属。《素问·五藏别论篇》:"脑、髓、骨、脉、胆与女子胞,此六者,地气之所生也,皆藏于阴而象于地,故藏而不泻,名曰奇恒之府。"马莳注:"脑、髓、骨、脉、胆与女子胞……六者主藏而不泻,此所以象地也。其脏为奇,无所与偶,而至有恒不变,名曰奇恒之腑。"髓又可归属于脑和骨,即"脑为髓海""骨为髓之府"。脉指血脉,即"脉者血之府"。女子胞,指子宫。奇恒之府与奇经,特别是冲、任、督脉联系密切。

奇经

奇经八脉的简称。详见"奇经八脉"条。

奇经八脉

经络分类名。奇,有奇异、零余之意。是指十二经脉之外的八条经脉,包括任脉、督脉、冲脉、带脉、阴蹻脉、阳蹻脉、阴维脉和阳维脉。最早散见于《黄帝内经》各篇,但只有各脉而未提总称,在《难经》中首次提出奇经八脉这一名称:"脉有奇经八脉者,不拘于十二经,何也? 然:有阴维、有阳维、有阳蹻、有阴蹻、有冲、有督、有任、有带之脉。凡此八脉者,皆不拘于经,故曰奇经八脉也。"奇经八脉在经络系统中占有重要的位置,它对十二经脉、经别及络脉起广泛的联系作用,并有主导作用以调节全身气血的盛衰。奇经八脉的分布与作用有别于十二正经,无络属脏腑的表里配偶关系。详见各条。

奇经八脉考

书名。明代李时珍著。成书于1577年(明万历五年)。此书对奇经八脉的循行、主病和所属腧穴均作了考证,并结合气功方面资料进行探讨,是一部很有价值的经脉专著。此书较《十四经发挥》的奇经八脉篇论述详尽。所举腧穴,与《针灸甲乙经》内容稍有出入。原书与《濒湖脉学》《脉诀考证》合刊。

奇经纳甲法

即飞腾八法。见该条。

奇经直指

书名。刘野樵著,刊于1937年。书中论述了奇经八脉的循行、解剖部位、生理病理等内容。现有民国间宜昌国医针灸学社铅印本。

奇输

一、指热病五十九俞。《灵枢·刺节真邪》说:"彻衣者,尽刺诸阳之奇输也。"又说:"尽刺诸阳之奇输,未有常处也。"《黄帝内经太素》卷二十二杨上善注:"诸阳奇输,谓五十九刺。"张志聪集注则解释为:"奇输者,六府之别络也。"

二、指经外奇穴。《类经图翼》有《奇俞类集》。

奇穴

即经外奇穴,为腧穴分类名。以十四经经穴为"常","奇"是相对"常"而言。它是指既有定名,又有定位,临床用之有效,但尚未纳入十四经系统的腧穴。这类腧穴,在《黄帝内经》中已有散在的记载,后《备急千金要方》《外台秘要方》等书记载更多,至《奇效良方》才列"奇穴"一门。奇穴分布比较分散,但与经络仍有密切联系,如印堂与督脉等。其中少数腧穴,后来又补充到十四经穴。如督脉的阳关、中枢、灵台,膀胱经的眉冲、膏肓俞、厥阴俞等。随着针灸学术的发展,现代发现的一些新穴,诸如阑尾穴、球后穴等,也归入奇穴之列。

祁嗣篆

明代医家。字肖虚,丹徒(今江苏镇江)人。原为崇福观道士,精医学针砭之术,治痈疽诸毒立见其效。行医于世,经举荐任太医院院判。事见《丹徒县志》。

綦针

古代生活用针具。《说文解字》:"鈚,綦针也。"《诗经·郑风》有"綦巾",注释为"苍艾色女服";又《仪礼》"綦系于踵",注释为鞋带。此针盖为缝制衣帛的长针。《灵枢·九针论》:"八曰长针,取法于綦针。"即仿自此针。

骑竹马

奇穴名。见《备急灸法》。定位:在第十胸椎棘突下,各旁开0.5寸处。古人取该穴,采用不易伸缩的绳子,以尺泽穴起,拉直到中指尖为止,另以绳比中指同身寸之长度。令患者骑在大竹竿上,再让两人扛抬之,患者足尖离地约半寸许,脊部挺直,即从尺泽穴到中指尖之绳,从骶骨尖沿脊柱上量,绳尽处作一假点。再以量中指同身寸长之绳的中点置于假点,使之水平高,两端尽处是穴。主治:痈、疔、疽等一切恶疮,发背疖毒,瘰疬诸风等。刺灸法:艾炷灸3~7壮。

《中国针灸》1986年第1期肖少芳报道:灯火灸治疗多发性疖肿。主穴:骑竹马。配穴:头面部配角孙、瘈脉;腰以上疖肿配三肩穴(肩井、肩中俞、肩外俞,左右各取3穴);腰以下疖肿配八髎穴。取灯芯草一段,蘸以麻油或茶油,点燃后对准腧穴迅速灼灸。灸后,局部保持清洁,一般5日左右,灸处结痂脱落,每次灸治间隔4~5日。共治50例,痊愈45例。

附:文献记载

《备急灸法》骑竹马灸法:治发背脑疽,肠痈牙痛,四肢下部一切痈疽疔疮,鱼脐鬼箭瘰疬等,或胸腹不测,风痹肿瘤,紧硬赤肿,恶核瘰疬,发奶之属。先令病患凭几曲手,男左女右,看臂腕节中间有一偃孔,令把臂相对者,以朱点定了;次用挺直其臂,如持弓之直,却见先来用朱点定偃孔处,正在臂节横纹上,就以篾自横纹贴肉量至中指肉尖而止,不可过指爪;次用屈中指,侧看中节有两斜横缝,就用篾压定截断,此是一寸,须量横纹各一,则乃各一寸也;次用竹杠一条,两桌子前后阁起……令病人……骑定竹杠,用身壁直,靠尾闾骨坐于竹杠上,两足悬虚,俱不要着地,悬身正直……用初头自臂腕量至中指肉尖竹篾子自尾闾骨量上背脊之心,尽其所压之篾而止,却用前所压横纹二寸,则子横安篾尽处,用朱点定,两头是穴,相去各一寸也。各灸五壮或七壮。

《医经小学》:漏经穴法……骑竹马穴骑竹取,痈疽恶疮风证攻。

《针灸聚英》:依法量穴,在督脉脊中至阳、筋束二穴中外,太阳行背二行膈俞肝俞之内,非正当穴也,疑必后人传讹,以三寸为二寸耳。

《中国针灸学》:此穴取法困难,取第十胸椎之两侧各五分即是。

《经外奇穴图谱》:则定位于筋缩穴两侧各1寸处。

起罐法

又称脱罐,即在治疗完毕,把罐从患者身上脱掉的方法。起罐时手法要轻缓,以一手抵住罐边皮肤,按压一下,使气漏入,罐子即能脱下,不可硬按或旋转,以免损伤皮肤。

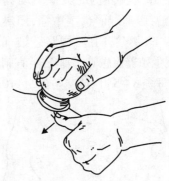

起针

即出针,见该条。

气

形成宇宙万物的最根本的物质。王充《论衡》:"天地气合,万物自生。"张载《正蒙·太和篇》:"太虚不能无气,气不能不聚而为万物,万物不能不散而为太虚。"气分阴阳,提示质与能的统一,以及万物由气所化的原理。反映于人,则生命的维持全赖于气,它是一切组织活动的营养所系,如精气、津气、水谷之气、呼吸之气等。又是一切组织器官的机能活力,如脏腑之气、经络之气等。在生理上,大致可分原气、卫气、营气和宗气等。但一般概念均以气作阳气,强调机能方面,故在病机上,气亢指机能过盛的火热之证;气虚即为机能衰退、阴寒弥漫之证;气的障碍则为气郁、气逆或变生闭厥郁滞诸证。此外气的概念还引申于各个方面,如致病物质的邪气、湿气、疠气等,病机或病证的厥气、肝气、水气等,药物性质的寒热温凉四气和针灸效应的得气等。针刺中"得气",实际是指经络之气的反应。

气冲

一、经穴名。见《针灸甲乙经》,属足阳明胃经。别名:气街。定位:在腹股沟稍上方,当脐中下5寸,距前正中线2寸。局部解剖:布有髂腹股沟神经,有腹外斜肌腱膜,在腹内斜肌和腹横肌下部,并有腹壁浅动、静脉分支及外侧的腹壁下动、静脉通过。主治:腹痛,疝气,茎中痛,阳痿,月经不调,带下,不孕,阴肿;尿路感染,前列腺炎,男女生殖器疾患等。刺灸法:直刺0.5~1寸;艾炷灸3~5壮,或艾条灸5~10min。

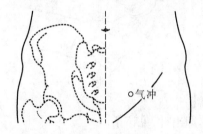
○气冲

现代研究证明:针刺气冲穴可缓解结肠痉挛,可使降结肠远端顽固性迷走神经过敏现象消失。对糖尿病患者针刺气冲配列缺穴,针后毛细血管通透性升高,血糖明显降低,毛细血管及静脉的血糖含量差增大,证明气冲穴对血糖有一定的调节作用。有报道,针刺气冲等穴有避孕作用,这与性腺,尤其与卵巢功能有关。

附一:腧穴定位文献记载

《针灸甲乙经》:在归来下,鼠鼷上一寸,动脉应手。

《备急千金要方》:在归来下一寸,鼠鼷上一寸。

《素问·骨空论篇》王冰注:气街者,穴名也,在毛际两傍鼠鼷上同身寸之一寸也。

《医学入门》:天枢下八寸动脉。

《循经考穴编》广注:横骨两端动脉宛宛中,合脐下六寸,别录云八寸似误。

附二:腧穴主治文献记载

《素问·水热穴论篇》:泻胃中之热。

《灵枢·杂病》:腹痛。

《灵枢·卫气失常》:支胁胃中满,喘呼逆息。

《针灸甲乙经》:腰痛控睾,小腹及股,卒俯不得仰;阴疝瘘,茎中痛,两丸骞痛不可仰卧;妇人无子,及少腹痛;女子月水不利,或暴闭塞,腹胀满癃,淫泺身热,腹中绞痛,癫疝阴肿,及乳难,子上抢心,若胞衣不出,众气尽乱,腹满不得反息,正偃卧,屈一膝,伸一膝;脱肛,下利石水。

《备急千金要方》:腹中大热,不安;淋闭不得尿。

《素问·骨空论篇》王冰注:寒热。

《太平圣惠方》:脐下坚。

《针灸大成》:腹满不得正卧,癫疝,大肠中热,身热腹痛,大气石水,阴瘘茎痛,两丸骞痛,小腹奔豚,腹有逆气上攻心,腹胀满,上抢心,痛不得息,腰痛不得俯仰,淫泺,伤寒胃中热,妇人无子,小腹痛,月水不利,妊娠上冲心,生难胞衣不出。

《灵枢·海论》载:胃为水谷之海,其输在气街。

《难经》载:冲脉起于气冲。

《素问·刺禁论篇》:刺气街中脉,血不出为肿鼠仆。

《针灸甲乙经》:气街禁不可灸(灸之不幸,不得息)。

《圣济总录》:禁不可针。

《铜人腧穴针灸图经》:炷如大麦,禁不可针。

▲注:《素问·痿论篇》载:冲脉者,会于气街。

二、奇穴名。见《医学纲目》。又名气中。定位:脐下1.5寸,再旁开腹正中线1.5寸处。主治:妇人血弱气喘,腹痛肠鸣等。刺灸法:直刺1～2寸;艾炷灸3～5壮,艾条灸5～15min。

三、奇穴名。又名气堂,见《备急千金要方》,见该条。

气端

奇穴名。见《备急千金要方》。定位:在足十趾尖端,距趾甲游离缘一分处。主治:脚气,足趾麻痹,足痛,脚背红肿等。刺灸法:直刺0.1～0.2寸,或三棱针点刺出血;艾炷灸3壮。

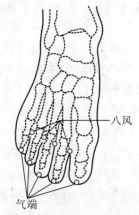

附:文献记载

《备急千金要方》:凡脚气初得脚弱,使速灸……其足十趾端,名曰气端,日灸三壮。

《针灸孔穴及其疗法便览》:气端,奇穴。足趾尖端,左右共十穴。针一至二分(点刺)。灸三壮。主治足趾麻痹,脚气;亦治脑充血,足痛,脚背红肿,并可用于急救。

气反

中医病机术语。见《素问·五常政大论篇》。指人体上下内外的病症与病机相反,其取穴也应与病所相反。《类经》:"气反者,本在此而标在彼也。其病即反,其治亦宜反。故病在上而取之下,谓如阳病者治其阴,上壅者疏其下也;病在下取之上,谓如阴病者治其阳,下滞者宣其上也;病在中傍取之,谓病生于内而经连乎外,则或刺,或灸,或熨,或按而随其所在也。"《素问·集注篇》:"气反者,谓上下内外之病气相反也。如下胜而上反病者,当取之下;上胜而下反病者,当取之上;外胜而内反病者,当取之外傍。"

气府

京门穴别名。见于《针灸甲乙经》,详见该条。

气功次声治疗仪

针灸仪器名。一种模拟气功作用的治疗仪器,利用电子电路和电声换能技术模拟气功师发功时发出的"外气",频谱主峰为10Hz的低频信号以治疗疾病。临床应用表明,该机具有疏通经络、行气活血、镇痛消炎等作用,对肩周炎、小儿气管炎,以及促进术后胃肠功能的恢复等,均有明显的疗效。

气关

一、小儿指纹诊断部位之一。指纹延伸至食指第二节为气关,表示病邪较重。

二、推拿部位名,三关之一。位于食指中段指节的腹面。用推法可行气通窍。

气海

经穴名。见《脉经》。属任脉。别名:脖胦、下肓。定位:在下腹部,前正中线上,当脐中下1.5寸。局部解剖:布有第十一肋间神经前皮支的内侧支;在腹白线上,深部为小肠;有腹壁浅动、静脉分支,腹壁下动、静脉分支。主治:脐周腹痛,水肿鼓胀,泄泻,癃闭,遗尿,遗精,阳痿,疝气,月经不调,赤白带下,崩漏,产后恶露不止,脏气虚惫,形体羸瘦,气喘虚脱;胃炎,胃下垂,盆腔炎,尿潴留,肠麻痹,尿崩症,尿路感染,神经衰弱等。刺灸法:直刺0.5～1寸(孕妇慎用);艾炷灸3～7壮,或艾条灸15～30min。

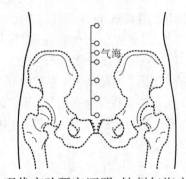

气海

现代实验研究证明:针刺气海穴能提高机体的免疫功能。动物实验观察到,针刺实验性菌痢猴的"气海""关元""足三里",与对照组比较,可使抗体提早产生,凝集效价提高。临床报道,针刺急性菌痢患者的气海、天枢穴,免疫球蛋白(IgG、IgA、IgM)均有不同程度升高,针后3天,增高极显著。对垂体-肾上腺素功能有一定影响,浅刺温针气海、关元穴,可使尿17-羟类固醇含量增加。嗜酸性粒细胞减少。针刺气海穴对肠功能具有良好的调整作用。对肾脏功能的改善较明显,针之可使肾炎患者的泌尿功能增强,酚红排出量较针前增多,尿蛋白减少,高血压下降。这种效应一般可维持2~3h,个别可达数日。隔姜灸气海穴,对精子缺乏症有效。

附一:腧穴定位文献记载

《针灸甲乙经》:在脐下一寸五分。

《铜人腧穴针灸图经》:阴交下五分。

附二:腧穴主治文献记载

《脉经》:尺脉微,厥逆,小腹中拘急,有寒气;尺脉弦,小腹痛,小腹及脚中拘急。

《针灸甲乙经》:少腹疝,卧善惊。

《备急千金要方》:奔豚;遗尿;妇人小泄痢。癥瘕。

《外台秘要方》引甄权云:下热小便赤,气痛状如刀搅。

《太平圣惠方》:冷病面黑,肌体羸瘦,四肢力弱,小腹气积聚,奔豚腹坚,脱阳欲死不知人,五脏气逆上攻也。

《铜人腧穴针灸图经》:脐下冷气上冲,心下气结成块,状如覆杯,小便赤涩。妇人月事不调,带下崩中,因产恶露不止。绕脐疞痛,脏气虚惫,真气不足,一切气疾久不差。

《针灸聚英》:伤寒饮水过多,腹肿胀;七疝;大便不通;赤白带下;闪着腰痛,小儿遗尿。

《医学入门》:阴症痼冷;水肿,心腹臌胀肚痛,诸虚癥瘕,小儿囟不合。

《循经考穴编》:阴疝卵缩,脱阳欲死。

《类经图翼》:下焦虚冷,上冲心腹,或为呕吐不止;阴症伤寒,卵缩,四肢厥冷;白浊。

《针灸大成》:伤寒,饮水过多,腹胀肿,气喘心下痛,冷病面赤,脏虚气惫,真气不足,一切气疾久不瘥,肌体羸瘦,四肢力弱,奔豚七疝,小肠膀胱肾余,癥瘕结块,状如覆杯,腹暴胀,按之不下,脐下冷气痛,中恶脱阳欲死,阴症卵缩,四肢厥冷,大便不通,小便赤,卒心痛,妇人临经行房羸瘦,崩中,赤白带下,月事不调,产后恶露不止,绕脐疞痛,闪着腰疼,小儿遗尿。

《医宗金鉴》:一切气疾,阴证痼冷及风寒暑湿。

▲注:本穴《外台秘要方》云:孕妇不可灸。

《灵枢·九针十二原》:肓之原,出脖胦。

二、四海之一。指膻中。《灵枢·海论》说:"膻中者,为气之海,其输上在柱骨之上下,前在于人迎。"张介宾注:"宗气积于上焦,出于肺,由喉咙而为呼吸出入,故曰气海。"可见膻中是宗气所聚之处。柱骨之上下(哑门穴和大椎穴)和人迎是气海输注出入的重要腧穴。《灵枢·海论》:"气海有余,则气满胸中悗,急息面赤;气海不足,则气少不足以言。"说明气海盛衰会导致胸中气闷和气虚等一系列症状。

气海俞

经穴名。见《太平圣惠方》。属足太阳膀胱经。定位:在腰部,当第三腰椎棘突下,旁开1.5寸。局部解剖:布有第二腰神经后支外侧支,深层为第一腰神经;在腰背筋膜,最长肌和髂肋肌之间;有第二腰动、静脉背侧支的内侧支。主治:腰痛,月经不调,痛经,痔漏;肾炎,膀胱炎,功能性子宫出血,腰肌劳损,腰骶神经根炎,下肢瘫痪等。刺灸法:直刺0.5~1寸;艾炷灸3~7壮,或艾条灸5~15min。

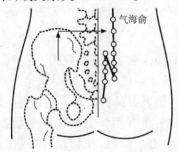

附一:腧穴定位文献记载

《太平圣惠方》:在第十五椎下两傍同身寸相去一寸半。

《医宗金鉴》:从肾俞行十五椎下,去脊中二寸。

附二:腧穴主治文献记载

《太平圣惠方》:腰痛,痔漏,泻血。

《针灸大成》:腰痛,痔漏。

气合

即气舍,为神阙别名。《铜人腧穴针灸图经》"舍"作"合"。详见该条。

气户

经穴名。见《针灸甲乙经》。属足阳明胃经。定位:在胸部,当锁骨中点下缘,距前正中线4寸。或在乳中线直上,锁骨中点之下缘取穴。局部解剖:布有锁骨上神经,胸前神经分支;在胸大肌起始部,深层上方为锁骨下肌,有胸肩峰动、静脉分支及上方的锁骨下静脉通过。主治:气喘咳嗽,胸胁胀满疼痛,呃逆,吐血,膈肌痉挛,肋间神经痛等。刺灸法:直刺0.2~0.4寸;艾炷灸3~5壮,或艾条灸5min。

现代研究证明:针刺气户穴对支气管哮喘有一定疗效,可缓解支气管痉挛。

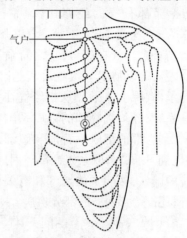

附一:腧穴定位文献记载

《针灸甲乙经》:在巨骨下,输府两旁各二寸陷者中。

《素问·气府论篇》王冰注:在巨骨下,下直膺窗,去膺窗上同身寸之四寸八分。

《医宗金鉴》:从缺盆下行,巨骨下一寸,旁开中行四寸陷中。

附二:腧穴主治文献记载

《针灸甲乙经》:胸胁榰满,喘逆上气,呼吸肩息,不知食味。

《圣济总录》:胸背急不得息。

《百症赋》:胸胁疼痛。

《针灸大成》:咳逆上气,胸背痛,咳不得息,不知味,胸胁支满,喘息。

《循经考穴编》:胸膺痛,吐血。

气会

八会穴之一。《难经·四十五难》:"气会三焦外一筋,直两乳内也。"所指为膻中穴。膻中位于两乳之间,内部为肺,肺主气,诸气皆属于肺,故名。凡属气之为病,皆可酌情取用。

气街

一、气街有四,又称四街、四气街。是

脉气所行的路径,经脉之气汇聚和流通的共同通道。《灵枢·卫气》:"胸气有街,腹气有街,头气有街,胫气有街。"《灵枢·动输》:"四街者,气之径路也。"说明头、胸、腹、胫各部都有气的经路。《灵枢·卫气》:"故气在头者,止之于脑。气在胸者,止之膺与背俞。气在腹者,止之背俞与冲脉于脐左右之动脉者。气在胫者,止之于气街与承山、踝上以下。"意指经气在头部的都联系脑;经气到胸部的都联系胸和背俞;经气到腹部的都联系背俞和腹部的冲脉;经气到下肢的都联系气冲部。因此,这些部位的腧穴,除能主治局部和有关内脏病变外,还能治疗四肢的部分疾病。

二、气冲穴别名。《素问·气府论篇》:"足阳明脉气所发者六十八穴……气街动脉各一。"王冰注:"气街,穴名也。在归来下鼠蹊上同身寸之一寸。"《铜人腧穴针灸图经》作气冲穴别名。

三、指腹股沟动脉搏动处。此处当气冲穴所在。《灵枢·经脉》载:胃足阳明脉……其直者从缺盆下乳内廉,下挟脐入气街中。

气门

奇穴名。见《备急千金要方》。定位:脐下3寸,左右旁开3寸处。局部解剖:在腹直肌及其鞘处;有第十二肋间动、静脉分支,外侧为腹壁下动、静脉;布有第十二肋间神经。主治:不孕,产后恶露不止,崩漏,尿闭,阴挺,淋证,睾丸炎,功能性子宫出血,膀胱炎等。刺灸法:针刺0.5~0.8寸;艾炷灸3~7壮。

附:文献记载

《备急千金要方》:妇人绝嗣不生,灸气门穴,在关元傍三寸。

《卫生宝鉴》:气门二穴……在脐下三寸,两傍各三寸。灸五十壮。主妇人产后恶露不止及诸淋。炷如小麦大。

气纳三焦

子午流注针法用语,与血纳包络相对。是指阳经开过五输穴之后,根据三焦为阳气之父,诸阳气皆归于三焦的原则,再按"他生我"的规律(他指三焦经五输穴,我指值日经),开取三焦经的输穴。以胆经为例,当甲戌(开井金窍阴)、丙子(开荥水前谷)、戊寅(开俞木陷谷)、庚辰(开经火阳溪)、壬午(开合土委中),到甲申时,五输已流过之后,则纳入三焦,根据"他生我"的原则,当开三焦经荥水穴液门,此即为气纳三焦,余皆类推。

气舍

一、经穴名。见《针灸甲乙经》。属足阳明胃经。定位:在颈部,当锁骨内侧端的上缘,胸锁乳突肌的胸骨头与锁骨头之间。局部解剖:布有锁骨上神经前支及舌下神经分支。有颈阔肌,在胸锁乳突肌的胸骨头与锁骨头之间,并有颈前浅静脉,深部有颈总动脉通过。主治:咽喉肿痛,咳嗽喘息,呃逆,瘿瘤,瘰疬,颈项强;咽喉炎,支气管哮喘,百日咳,颈淋巴结结核等。刺灸法:直刺0.3~0.5寸;艾炷灸3~5壮,或艾条灸5~15min。

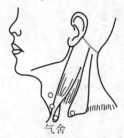

气舍

现代研究证明:针刺气舍,配天突、合谷穴,治疗甲状腺肿,针后颈围缩小,症状减轻或消失,尿中排碘量明显降低,甲状腺对碘吸聚和利用能力都有提高。另有研究证实:与西药相比,针刺气舍穴治疗瘿瘤(甲状腺肿)在吞咽困难,咽喉异物感,胸胁满闷等方面有明显优势。

附一:腧穴定位文献记载

《针灸甲乙经》:在颈,直人迎下,侠天突陷者中。

《类经图翼》:在颈大筋前,直人迎下,夹天突边陷中,贴骨尖上有缺。

《针方六集》:在颈,直人迎下,侠天突陷中一寸五分。

《医宗金鉴》:从水突下直行,颈大筋前结喉下一寸许陷中,贴骨尖上有缺处。

附二:腧穴主治文献记载

《针灸甲乙经》:肩肿不得顾;瘤瘿;咳逆上气;喉痹。

《备急千金要方》:哽噎,咽肿不得消,食饮不下。

《铜人腧穴针灸图经》:颈项强不得回顾。

《针灸大成》:咳逆上气,颈项强不得回顾,喉痹哽噎,咽肿不消,瘿瘤。

二、神阙穴别名。见《针灸甲乙经》。见该条。

气俞

经穴别名。即京门,见《针灸甲乙经》。见该条。

气堂

奇穴名。见《备急千金要方》。又名气冲。定位:在颈部中线,当甲状软骨切迹与胸骨柄颈上切迹连线的中点处。主治:咳嗽,支气管炎,喘息等。刺灸法:直刺0.2~0.3寸;艾炷灸3~7壮。

附:文献记载

《备急千金要方》:失欠频车蹉,灸背第五椎,一日二七壮,满三日未差,灸气冲百壮,胸前喉下骨中是,亦名气堂。

《针灸孔穴及其疗法便览》:气堂,奇穴。天突穴外侧,当锁骨与胸骨之关节部陷中。针二至三分。灸三至七壮。主治沙眼,亦治支气管炎、喘息。

气郄

经穴别名。即长强穴,见《针灸大全》。见该条。

气穴

一、经穴名。见《针灸甲乙经》,属足少阴肾经,为冲脉、足少阴之会。别名:胞门、子户。定位:在下腹部,当脐中下3寸,前正中线旁开0.5寸。局部解剖:布有第十二肋间神经及髂腹下神经;在腹内、外斜肌腱膜,腹横肌腱膜及腹直肌中;有腹壁下动、静脉肌支通过。主治:月经不调,赤白带下,腹胀泄泻,小便不利,不孕,阳痿,腰脊痛;肠炎,尿路感染等。刺灸法:直刺1~1.5寸;艾炷灸3~5壮,或艾条灸5~10min。

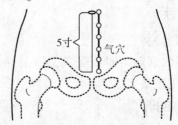

附一:腧穴定位文献记载

《针灸甲乙经》:(本经)自幽门挟巨阙两傍各半寸,循冲脉下行至横骨。在四满下一寸。

《针灸资生经》:在四满下一寸……去腹中行当为寸半。

《针灸大成》:四满下一寸,去腹中行各一寸。

附二:腧穴主治文献记载

《针灸甲乙经》:月水不通,奔豚泄气,上下引腰脊痛。

《铜人腧穴针灸图经》:月经不调,泄利不止,贲气上下引腰脊痛。

《针灸大成》:奔豚,气上下引腰脊痛,泄利不止,目赤痛从内眦始,妇人月事不调。

《循经考穴编》:妇人子宫久冷,不能成孕,赤白淋沥,月事不调,败血逆气攻冲,两胁疼痛。

二、指腧穴。《灵枢·四时气》：灸刺之道，得气穴为定。《素问·气穴论篇》：气穴之处，游针之居。

气原

经穴别名。指中极，见《针灸甲乙经》。详见该条。

气针

一、指毫针，与火针相对而言。《针灸聚英》："若气针微细，一出其针，针孔即闭，风邪不出，故功不及火针。""气针者，有浅有深，有补有泻，候气候邪之难，不可误行，恐虚者反泻，实者不宣，又以为害。"

二、指将消毒过的空气或氧气注入穴位的方法。

气之阴郄

经穴别名。即长强穴，见《针灸甲乙经》。见该条。

气至病所

刺法用语。指针刺感应趋向病痛局部。《金针赋》："以龙虎升腾之法，按之在前，使气在后；按之在后，使气在前，运气走至疼痛之所。"可以加强针刺疗效。

气中

奇穴名。见《医学纲目》。又名气冲。定位：脐下1.5寸，前正中线旁开1.5寸处。局部解剖：在腹直肌及其鞘处；有十一肋间动、静脉分支，外侧为腹壁下动、静脉，布有第十一肋间神经。主治：妇人血弱气喘，腹痛肠鸣等。刺灸法：直刺1～2.5寸；艾炷灸3～5壮。

附：文献记载

《医学纲目》：妇人血弱气喘，气中，在气海旁一寸半。针入二寸半。先补后泻。

掐法

针刺手法名。以指甲进行按压。明代方贤《奇效良方·针灸门》："掐者，凡下针于所部分经络，用手上下掐抹之，使气往来，推之则行，引之则止。"

千金十三穴

又称十三鬼穴，参见"鬼穴"条。

千金十一穴歌

针灸歌诀名。见《针灸大全》。内容列举十个常用效穴，较《天星十二穴歌》少承山、太冲、通里，而多一后溪穴。全文如下："三里内庭穴，肚腹中妙诀；曲池与合谷，头面病可彻；腰背痛相连，委中昆仑穴；胸项如有痛，后溪并列缺；环跳与阳陵，膝前兼腋胁。可补即留久，当泻即疏泄。三百六十名，十一千金穴。"

千金翼方

书名。唐代孙思邈著，30卷。为《备急千金要方》的续编，成书于682年（永淳元年）。本书在《备急千金要方》之外，增补"药录"，载列药物800余种，各科方剂2000余首。卷二十六至二十八，为增补《针灸》上、中、下3篇，载述取孔穴法、诸病的针灸法、论（诀）710余首，以及杂法、针灸禁忌等，其中灸法尤多。内容较为丰富。

前承山

奇穴名。见《小儿推拿方脉活婴秘旨全书》。定位：胫骨前嵴上，外踝上缘上8寸处。主治：小儿角弓反张等。刺灸法：直刺灸3～4壮。

附：文献记载

《小儿推拿方脉活婴秘旨全书》：前承山穴，小儿望后跌，将此穴久掐、久揉，有效。

《腧穴学概论》：前承山，在胠前对承山穴处。主治小儿角弓反张。灸三至四壮。

前顶

经穴名。见《针灸甲乙经》。属督脉。定位：在头部，当前发际正中直上 3.5 寸；或百会前 1.5 寸。局部解剖：当额神经分支和枕大神经分支的会合处，并有左右颞浅动、静脉吻合网。主治：癫痫，头痛，眩晕，颜面浮肿，小儿惊痫，鼻渊，高血压，鼻炎，脑贫血等。刺灸法：平刺 0.5 ~ 0.8 寸；艾炷灸 3 ~ 5 壮，或艾条灸 5 ~ 8min。

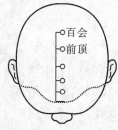

附一：腧穴定位文献记载

《针灸甲乙经》：在囟会后一寸五分骨间陷者中。

《太平圣惠方》：在囟会上一寸五分，骨陷中是穴，据甄权，针经一寸是穴。

《循经考穴编》广注：入发际内合三寸半。

《类经图翼》：在百会前一寸。

《医宗金鉴》：从百会前行一寸五分。

附二：腧穴主治文献记载

《针灸甲乙经》：风眩目瞑，恶风寒，面赤肿。

《备急千金要方》：前顶主目上插，憎风寒。

《外台秘要方》：主风眩目瞑，恶风寒，面赤肿，小儿惊痫。

《太平圣惠方》：头风热痛，头肿，风痫。

《铜人腧穴针灸图经》：风痫瘛疭，发即无时，鼻多清涕，顶肿痛。

《针灸大成》：头风目眩，面赤肿，水肿，小儿惊痫，瘛疭，发即无时，鼻多清涕，顶肿痛。

《针灸聚英》：水肿。

前发际

一、奇穴名。见《太平圣惠方》。定位：在额部正中线直上入前发际处。主治：头痛，眩晕，小儿风痫等。刺灸法：艾炷灸 3 ~ 5 壮。

附：文献记载

《太平圣惠方》：小儿风痫者，发屈手指如数物乃发也，灸鼻柱上发际宛中，三壮。炷如小麦大。

《中国针灸学》：神庭下五分发边际。灸三壮。主治头痛，眩晕久不愈。

二、部位名。指前额的头发边际。

前谷

经穴名。见《灵枢·本输》。属手太阳小肠经。为本经荥穴。定位：在手尺侧，微握拳，当小指本节（第五掌指关节）前的掌指横纹头赤白肉际。局部解剖：布有指背神经，指掌侧固有神经，有指背动、静脉通过。主治：热病汗不出，头痛，耳鸣，目痛，目翳，咽喉肿痛，颊肿，痄腮，癫狂，痫证，产后无乳，乳汁少，肘挛臂痛，疟疾，乳腺炎等。刺灸法：直刺 0.3 ~ 0.5 寸；艾炷灸 3 ~ 5 壮，或艾条灸 3 ~ 5min。

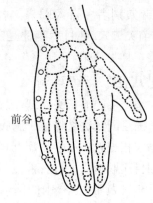

附一：腧穴定位文献记载

《灵枢·本输》：在手外廉本节前陷者

中也。

《针灸甲乙经》：在手小指外侧，本节前陷者中。

《针灸集成》：在手小指外侧第二节纹头。

附二：腧穴主治文献记载

《针灸甲乙经》：咳而胸满；肘臂腕中痛，颈肿不可以顾，头项急痛，眩，淫泺，肩胛小指痛；臂不可举……咽肿不可咽；目中白翳，目痛泣出，甚者如脱。热病汗不出，狂互引癫疾，鼻不利；劳瘅，小便赤难；寒热；瘰疬；喉痹；耳鸣。

《备急千金要方》：颊肿引耳后；腕外侧痛脱如拔。

《外台秘要方》：衄。

《玉龙经》：伤风发热无汗，项急背强，颔肿咽干，口渴目赤，五指热痛。

《针灸大成》：热病汗不出，痎疟，癫疾，耳鸣，颈项肿，喉痹，颊肿引耳后，鼻塞不利，咳嗽吐衄，臂痛不得举，妇人产后无乳。

《循经考穴编》：指痛不能握拳，关节红肿，手指痒麻，手心发热。

前关

一、经穴别名。指瞳子髎穴。《备急千金要方》注称："一名太阳，一名前关。"

二、奇穴别名。指太阳穴。《太平圣惠方》："前关二穴，在目后半寸是穴，亦名太阳之穴。"详见该条。

前后配穴法

配穴法之一。前指头面、胸腹；后指枕项、腰背，前后配穴法是将位于胸腹部与背腰部的腧穴相配。多用于治疗五官及内脏疾病。如目疾取睛明、风池；舌强不语取廉泉、哑门等。《黄帝内经》中的偶刺法及俞募配穴法属此范畴。《灵枢·官针》中的"偶刺"是先以手在胸腹部指明痛点，然后向背腰部划一平行弧线直对痛点，前后各斜刺一针，类似俞募配穴法，但取穴不限于俞穴和募穴，其他经穴也可采用。例如胃病疼痛者，腹部可取梁门，背部可取胃仓等。

前后神聪

即四神聪。见该条。

前头点

手针穴名。见《常用新医疗法手册》。定位：位于食指第一指关节桡侧赤白肉际。主治：胃肠痛，阑尾炎，膝、踝、趾关节痛，前头痛等。刺灸法：针直刺 0.3～0.5 寸；艾炷灸 3～5 壮。

前神聪

奇穴名。为四神聪之一，见《类经图翼》。定位：在头顶正中线，前发际后 4 寸。主治：中风，风痫，小儿癫痫，头痛，眩晕，失眠，多梦等。刺灸法：平刺 0.5～0.8 寸；艾炷灸 3～5 壮。

附：文献记载

《类经图翼》：前神聪，去前顶五分，自神庭至此穴共四寸。主治中风风痫。灸三壮。

《中国针灸学》：主治小儿癫痫。

《针灸孔穴及其疗法便览》：前神聪，奇穴。百会穴前一寸。针二至三分。灸三壮。主治中风，癫痫；亦治脑贫血，头痛，眩晕，神经衰弱。

前阴

器官名，指外生殖器。与后阴（肛门）相对，故名。《素问·厥论篇》："前阴者，宗筋之所聚。"《类经》卷十五张介宾注："前阴者，阴器也。"

乾坤生意

书名。明代朱权撰。参见"朱权"条。

钱镜湖

清代针灸家。里籍不详。于 1819 年

（嘉庆二十四年），绘制成《脏腑正伏侧人明堂图》4幅，遗有刻本。

钱孔

奇穴名。见《备急千金要方》。定位：歧骨下3寸，前正中线旁开2.5寸处。主治：黄疸。刺灸法：艾炷灸3~5壮。

附：文献记载

《备急千金要方》：钱孔穴，度乳至脐中，屈肋头骨定，灸百壮，治黄疸。

钱雷

明代医家，四明（今属宁波）人。受学于杭州王宗泉，1606年（万历三十四年）编写成《人镜经·附录》2卷。参见"人镜经"条。

浅刺

指针刺时，针体进入组织较浅或仅及皮肤的程度。《灵枢·终始》："脉虚者，浅刺之。""痒者，阳也，浅而刺之"。一般在皮肉浅薄之处或重要脏器附近的腧穴，或体质虚弱及感应灵敏患者，适于浅刺。浅刺虽不致引起不良后果，但应该获得适当的针感才能达到预期的目的。

qiang

强刺激

针刺术语。见"刺激强度"条。

强间

经穴名。见《针灸甲乙经》。属督脉。别名：大羽。定位：在头部，当后发际正中直上4寸；或脑户上1.5寸；或风府与百会连线的中点。局部解剖：布有枕大神经分支，左、右枕动、静脉吻合网。主治：头痛项强，目眩，烦心，呕吐，失眠，癫狂；癔症，脑膜炎等。刺灸法：平刺0.5~1寸；艾炷灸3~5壮，或艾条灸5~10min。

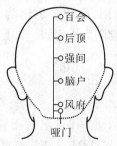

附一：腧穴定位文献记载

《针灸甲乙经》：在后顶后一寸五分。

《医宗金鉴》：从脑户上行一寸五分。

附二：腧穴主治文献记载

《针灸甲乙经》：癫疾狂走，瘛疭摇头，口㖞戾，颈强。

《外台秘要方》：头痛如针刺，不可以动，项如拔，不可以左右摇。

《铜人腧穴针灸图经》：治脑旋目运，头痛不可忍，烦心呕吐涎沫，发即无时，颈项强，左右不得回顾。

《针灸大成》：头痛目眩。脑旋烦心，呕吐涎沫。项强左右不得回顾，狂走不卧。

强阳

络却穴别名。见《针灸甲乙经》。详见该条。

qiao

蹻脉

阴蹻、阳蹻两脉的简称。《灵枢·脉度》："蹻脉安起安止？""蹻脉有阴阳……男子数其阳，女子数其阴，当数者为经，其不当数者为络也。"意指蹻脉有阴蹻、阳蹻的区别，男子以阳蹻为经，阴蹻为络；女子以阴蹻为经，阳蹻为络。

窍穴

即腧穴，见《圣济总录》。参见"腧穴"条。

窍阴

经穴名。有二，一在头，一在足，同属足少阳胆经。为便于区分，《圣济总录》称前者为首窍阴,后者为足窍阴。《针灸资生经》改首窍阴为头窍阴。详见各条。

切法

一、针刺辅助手法名。指针刺时以拇指甲切压腧穴,以使局部气血宣散,便于进针的方法。《针经指南》:"切者,凡欲下针,必先用大指甲左右于穴切之,令气血宣散,然后下针,是不伤荣卫也。"《针灸问对·十四法》:"凡欲下针之时,用两手大指甲于穴旁上下左右四周掐而动之,如刀切割之状。"本法源于《素问·离合真邪论篇》:"切而散之。"

二、推拿手法的一种。有两法:一即掐法;一是治用手掌尺侧小鱼际肌处进行叩击。

切开埋线法

穴位埋线法之一:是用尖头手术刀切开皮肤,将羊肠线埋植在腧穴的皮下组织或肌层内以治疗疾病的方法。在选定的腧穴上用0.5%盐酸普鲁卡因做浸润麻醉,用刀尖刺开皮肤0.5~1cm。先将血管钳探到腧穴深处,经过浅筋膜达肌层探找敏感点按摩数分钟,休息1~2min,然后把0.5~1cm长的羊肠线4~5根植入肌层内。羊肠线不能埋在脂肪层或过浅,以防止不易吸收或感染。切口处用丝线缝合,盖上消毒纱布,5~7日后拆线。每次可埋1~3个腧穴,一般20~30日埋一次。

秦承祖

南北朝时期医家。精方药,尤擅针灸。其医术高明,治病不分贵贱,被称为上手医人,事载《医说》《古今医统》中。著有《偃侧杂针灸经》3卷,《偃侧人经》2卷,并绘有《明堂图》。唐代孙思邈《千金翼方》曾

据《针灸甲乙经》校秦承祖图,指出两者内容有很多不同。

秦鸣鹤

唐代针灸家,里籍不详。任唐高宗侍医(650年后)。高宗苦头风眩,目不能视,秦诊为风毒上攻,为刺百会及脑户出血,豁然眼明。事见《谭宾录》。

秦越人

战国时著名医学家。号扁鹊,又号卢医,渤海郡郑(今河北任丘)人。学医于长桑君,具有丰富的医疗实践经验,传说他是切脉的创始者,善用针灸、汤药、按摩、热熨诸法。治疗内、外、妇、儿、五官等各种病证。周游各地为人治病,对针灸有很高造诣。据《史记·扁鹊仓公列传》载,虢太子患"尸厥",呈现假死状态,祈祷无效。后经扁鹊诊视,使弟子子阳厉针砥石,刺"外三阳五会",又使子豹为五分之熨,服汤二旬而愈。有弟子子阳、子豹、子同、子明、子游、子仪、子越、子术、子客等,在《韩非子》《鹖冠子》《战国策》等书也载有他的事迹。《汉书·艺文志》载有《扁鹊内经》《扁鹊外经》,已佚。现存《难经》一书,题秦越人撰,是汉代人托名之作。

揿针

针具名。皮内针的一种。专供皮内埋针法使用。又称揿钉式皮内针,针身绕成圆圈,露出针尖,状如图钉。使用时用镊子夹住针圈,针尖对准腧穴,稍捻转一下后揿入,再用胶布固定。留针时间长短视具体情况而定。

青光眼电子治疗仪

针灸仪器名。一种专治青光眼的电子针灸仪器。它是根据针灸原理,采用电脉冲刺激腧穴的方法,来达到治疗效果的。使用时,先将仪器的正负电极涂导电膏分

别置于患眼一侧的太阳穴和合谷穴,以形成一个电流回路;然后逐渐增大电脉冲强度,直至患者有明显感觉为度。一般每日治疗1次,每次10~15min即可见效。通过治疗,可使眼压下降,有明显的轻松舒服感。该仪器对开角、闭角型青光眼均有疗效。

青昊

清冷渊穴别名。见《西方子明堂灸经》。详见该条。

青灵

经穴名。见《太平圣惠方》,属手少阴心经。别名:青灵泉。定位:在臂内侧,当少海与极泉连线上,肘横纹上3寸,肱二头肌的内侧沟中。局部解剖:布有前臂内侧皮神经,臂内侧皮神经,尺神经。在肱二头肌内侧沟中,有肱三头肌,肱动脉,贵要静脉,尺侧上副动脉。主治:头痛,目黄,胁痛,瘰疬,肩臂疼痛;肋间神经痛,肩关节周围炎,肘关节炎,腋淋巴结炎等。刺灸法:直刺0.5~1寸;艾炷灸3~5壮,或艾条灸5~10min。

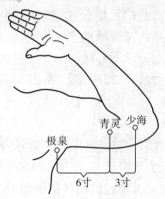

附一:腧穴定位文献记载

《太平圣惠方》:在肘上三寸,伸肘举臂取之。

附二:腧穴主治文献记载

《太平圣惠方》:肩不举,不能带衣。

《铜人腧穴针灸图经》:头痛,振寒,目黄,胁痛。

《针灸大成》:目黄头痛,振寒胁痛,肩臂不举,不能带衣。

《循经考穴编》:肩臂红肿,腋下痛;马刀。

▲注:本穴《医学入门》为禁针。

青灵泉

经穴别名。即青灵,见《医学入门》。详见该条。

青龙摆尾

针刺手法名。见《金针赋》。又称苍龙摆尾。是以针向行气法结合九数为补的方法组成。《针灸问对》:"行针之时,提针至天部,持针摇而按之。"其法进针得气后,斜刺向病所,不进不退,执之不转,一左一右,摆动针尾。用九数或三九二十七数。本法有行气的作用,使气至病所,可用于浅部催气。

附:文献记载

《金针赋》:青龙摆尾,如扶船舵,不进不退,一左一右,慢慢拨动。

《医学入门》:以两指扳倒针头朝病,如扶船舵,执之不转,一左一右,慢慢拨动九数或三九二十七数,其气遍体交流。

清冷泉

经穴别名。即清冷渊,见《备急千金要方》。详见该条。

清冷渊

经穴名。见《针灸甲乙经》。属手少阳三焦经。别名:清冷泉、青昊。定位:在臂外侧,屈肘,当肘尖上2寸,即天井穴上1寸。局部解剖:布有臂背侧皮神经及桡神经肌支;在肱三头肌下部;有中侧副动、静脉末支通过。主治:头痛,目黄,项强,振寒,肘臂肩疼痛;肝炎,肠炎等。刺灸法:直刺0.8~1.2寸;艾炷灸3~7壮,或艾条灸5~15min。

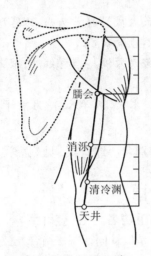

附一:腧穴定位文献记载

《针灸甲乙经》:在肘上一寸。

《备急千金要方》:在肘上三寸;伸肘举臂取之。

《针灸大成》:肘上二寸,伸肘举臂取之。

《循经考穴编》广注:合寸骨尖后上去二寸。

《医宗金鉴》:从天井上行一寸。

《针灸集成》:在肘后寸半,距天井一寸。

附二:腧穴主治文献记载

《针灸甲乙经》:头痛,振寒;肩不可举,不能带衣。

《西方子明堂灸经》:目黄胁痛。

《普济方》:头重颔痛。

《针灸大成》:肩痹痛,臂臑不能举,不能带衣。

《类经图翼》:诸痹痛,肩臂肘臑不能举。

qiong

穷骨

骨骼名。指骶骨和尾骨。穷是尽和极的意思,因其在脊柱的下端,故名。古代骶骨与尾骨常混称。《灵枢·癫狂》:"治癫疾者……灸穷骨二十壮,穷骨者,骶骨也。"

琼瑶发明神书

书名。又名《琼瑶神书》《针灸神书大成》《琼瑶捷径灸疾疗病神书》《琼瑶真人针经》,旧题宋代刘真人(刘党)撰。有2卷本、3卷本、4卷本几种传本,内容繁简不同,多载歌诀,重点论述刮、战、提、按、摄、弹、搓、搜等多种针刺手法以及200多种疾病的针灸治疗。书前有1102年(宋崇宁元年)的序言,而书中有元明时滑伯仁的论说,盖出后人依托。

琼瑶真人八法神针

书名。又称《琼瑶真人八法神针紫芝春谷全书》,题作峨眉山人黄士真序传。见清代《读书敏求记》,2卷。黄士真,元时人,清代钱大昕《补元史艺文志》载。

qiu

丘经历

宋代针灸家。周密《癸辛杂识》载:"刘汉卿郎中患牙槽风,久之颔穿,脓血淋漓,医皆不效。在维阳,有丘经历,益都人,妙针法,与汉卿针委中及女膝穴。是夕脓血即止;旬日后,用此法,颔骨蜕去,别生新者。其后又张师道亦患此证,复用此法针之而愈。殊不可晓。丘尝治消渴者,以酒醇作汤,饮之而愈。皆出于意料之外。"

丘墟

经穴名。见《灵枢·本输》。属足少阳胆经,为本经原穴。定位:在足外踝的前下方,当趾长伸肌腱的外侧凹陷处。局部解剖:布有足背中间皮神经分支及腓浅神经分支;在趾短伸肌起点;有外踝前动、静脉分支通过。主治:颈项强痛,胸胁支满疼痛,腋下肿,下肢痿痹,外踝肿痛,疟疾,脚气,疝气,目翳,目痛;肝炎,胆囊炎,肋间神经痛,坐骨神经痛,踝关节及周围软组织疾患等。刺灸法:直刺0.5～1寸;艾炷灸

1～3壮,或艾条灸5～10min。

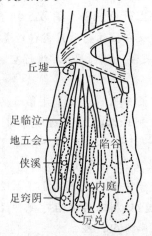

现代研究证明:据报道针刺带胆瘘的狗的"曲泉""丘墟""侠溪"穴组,可使胆汁分泌旋即显著增加。针刺丘墟穴可使胆囊收缩,使胆总管规律性收缩明显加强,对慢性胆囊炎有较好的治疗效果。临床研究证实电针丘墟穴治疗偏头痛有明显疗效。动物实验提示,针刺慢性胆瘘狗的"丘墟""曲泉",发现胆汁分泌明显增加。

附一:腧穴定位文献记载

《灵枢·本输》:外踝之前下陷者中也。

《针灸甲乙经》:在足外廉踝下如前陷者中,去临泣一寸。

《备急千金要方》:在足外踝如前陷者中,去临泣三寸。

《针灸大成》:足外踝下如前陷中骨缝中,去临泣三寸。又侠溪穴中量上外踝骨前五寸。

《循经考穴编》广注:踝骨尖下微前三分骨缝中,穴对商丘。

《医宗金鉴》:从悬钟行外踝下斜前陷中。

附二:腧穴主治文献记载

《针灸甲乙经》:目视不明,振寒,目翳,瞳子不见,腰两胁痛,脚酸转筋;疟振寒,腋下肿;寒热颈肿;大疝腹坚;胸满善太息,胸中膨膨然;痿厥寒,足腕不收,躄,坐不能起,髀枢脚痛。

《备急千金要方》:脚急肿痛战掉不能久立,跗筋足挛。

《太平圣惠方》:胸胁痛;足腕不收,足胫偏细。

《玉龙歌》:脚跗疼。

《针灸大成》:胸胁满痛不得息,久疟振寒,腋下肿,痿厥坐不能起,髀枢中痛,目生翳膜,腿胻酸,转筋,卒疝,小腹坚,寒热颈肿,腰胯痛,太息。

《循经考穴编》:瘫痪痿软,绕跟红肿,草鞋风痛,亦主胸腹坚满。

丘虚

即丘墟穴。见《太平圣惠方》,详见该条。

丘珏

明代针灸家。字廷美,邵武(今属福建)人。郡有人中头风,口亦噤,珏治之以针,不踰刻,吐痰数升而愈。见《邵武县志》。

邱茂良

针灸学家。生活于1913～2002年,浙江省龙游县人。1928年求学于浙江兰溪中医专门学校,并师从张山雷学习内、妇等科,遂得其传。1933年就学于针灸名家承淡安,毕业后,执教于针灸研究社,协助承淡安开办中国针灸学校。1937年前往浙江台州中医学校从事中医内科、妇科、针灸科的教学。1954年应江苏省卫生厅之聘,随承淡安到南京,筹办江苏省中医院和江苏省中医进修学校(南京中医学院前身)。历任主治医师、针灸科主任、主任医师、教授、针灸系主任。并任第六、七届全国政协委员,国家科委中医组成员,卫生部医学科学委员会委员,全国针灸学会副会长,全国高等医药院校中医教材编审委员会副主任委员。

邱氏强调以经络学说为核心,使用现

代医学手段以明确诊断,运用中医辨证论治的方法,根据病者所表现的症状,分别主客标本,结合针灸特点,应用各种不同的治疗法则,同时参考中医内科的治法,指导针灸立法处方,强调理、法、方、穴的完整性。在针刺治疗急性菌痢科研取得成功的基础上,对研究针灸治疗细菌性、病毒性疾病的机制方面的研究取得了较突出的成绩。出版了《针灸与科学》《内科针灸治疗学》《针灸学》《中国针灸荟萃·治疗学分册》《中国针灸治疗学》等专著。

邱时敏

清代针灸家。见"太乙神针"条。

蚯蚓泥

蚯蚓排出的泥土,为灸用垫隔物之一。《普济方》卷四百二十三:"治病,用韭菜畦中蚯蚓粪和水为饼子,量疮大小用之。过疮二三钱地位,贴疮上,外以艾圆灸之。病人觉得疮热或痛,止火休去饼子,上以膏药固定。"《疮疡经验全书》卷三灸初起便毒、脏毒。

球后

奇穴名。见《浙江中医杂志》。定位:当眶下缘的外1/4与内3/4交界处。局部解剖:在眼轮匝肌中,深部为眼肌;浅层有面动、静脉,布有面神经颧支和眶下神经,睫状神经节和视神经,深层为眼神经。主治:白内障,青盲;视神经炎,视神经萎缩,近视,斜视等。刺灸法:沿眶下缘从外下向内上,朝视神经乳头方向刺,可达1~1.5寸。

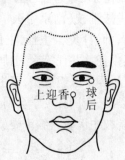
上迎香　球后

附:文献记载

《中国针灸》1983年第5期罗果珍报道:针刺及穴位注药治疗视神经萎缩6例。取穴为球后,睛明,风池,丝竹空。仅1例无变化。

《广西中医药》1981年第3期赵庭富报道:针刺球后穴治疗近视眼210例,12次为1个疗程,1~2个疗程取效,210例394只眼仅15例无效。

《辽宁中级医刊》1980年第2期徐笨人等报道:针刺球后穴治疗视神经萎缩34例,有效率为68.3%。

頄

部位名,指鼻旁及颧突部。《黄帝内经太素》卷十三写作"䪼",杨上善注:"鼻形谓之䪼也"。《类经》卷七张介宾注:"目下曰頄,即颧也"。《医宗金鉴·刺灸心法要诀》:"頄者,颐内鼻旁间,近生门齿之骨也"。《灵枢·经筋》足太阳之筋"下结于頄",足少阳之筋"上结于頄",足阳明之筋"上挟口,合于頄"。

裘沛然

中医教育、针灸学家。生活于1913~2010年,原名维龙,浙江慈溪人。国医大师、上海中医药大学终身教授。幼时在施公处就学两年,其后他在家自学经史百家之书,并随其叔父裘汝根学针灸。1930~1934年入丁甘仁先生所创办的上海中医学院学习,又常请益于谢观、夏应堂、程门雪、秦伯未、章次公诸先生之门。1934~1958年悬壶于慈溪、宁波、上海。1958年进入上海中医学院担任教学工作,历任针灸、内经、中医基础理论,各家学说教研室主任。他重视启发式讲课、形象教学和现场教学。他还创造性地制订了"三基"(基本知识,基本理论,基本技能)训练项目,对中医教学质量的提高发挥了巨大的作用,受到了卫生部的表彰。

裘沛然指出经络包括"点""线""面"三个部分。近代医家所发现的压痛点与过敏带等,也是经络反映的印证和充实。关于十二经病的"是动"与"所生病"的含义,裘氏认为历代诸说虽各言之近理,但《黄帝内经》中"是动"的原意是从经气发生病理变化方面而言,"所生病"是从经脉和腧穴所主治的病证方面来说,两者相互补充和相互印证。裘氏临床方面对于疑难杂症的治疗尤多心得。主持编写《中国医学百科全书》中医卷、《中国大百科全书》传统医学卷、《中医历代各家学说》、《新编中国针灸学》等30余种著作,所撰论文计30余篇。主编《中国医学大成》三编、《壶天散墨》、《剑风楼诗文钞》等。

䪼骨

骨骼部位名。指鼻旁颧突部。《素问·气府论篇》:"面䪼骨空各一。"王冰注:"谓四白穴也。"又"䪼骨下各一"。王冰注:"谓颧䪼二穴也,䪼,頄也;頄,面颧也。"

qu

屈骨

经穴别名。即曲骨穴。见《备急千金要方》。详见该条。

屈骨端

一、经穴别名。即横骨穴。见《备急千金要方》。

二、奇穴名。见《备急千金要方》。又名横骨、尿胞。定位:位于腹正中线,脐下5寸,耻骨联合上缘上方凹陷处。定位同曲骨穴。局部解剖:布有髂腹下神经的分支,腹壁下动脉及闭孔动脉的分支。主治:小腹疼痛,月经不调,遗精,阳痿,疝气,遗尿,尿闭等。刺灸法:直刺0.3~1寸;艾炷灸3~5壮,或艾条灸5~10min。

附:文献记载

《备急千金要方》:失精,五脏虚竭,灸屈骨端五十壮,阴上横骨中央宛曲如却月中央是也。此名横骨。

《备急千金要方》:腹中满小便数数起,灸玉泉(中极)下一寸,名尿胞,一名曲骨端。

屈肘俯掌位

针灸体位名。详见"坐位"条。

屈肘仰掌位

针灸体位名。详见"坐位"条。

曲鬓

经穴名。见《针灸甲乙经》。属足少阳胆经,为足太阳、少阳之会。别名:曲发。定位:在头部,当耳前鬓角发际后缘的垂线与耳尖水平线交点处。局部解剖:布有耳颞神经颞支;在颞肌中,有颞浅动、静脉额支通过。主治:偏头痛,颔颊肿,口噤,暴喑,齿痛,呕吐,目赤肿痛,项强;结膜炎,视神经炎,三叉神经痛等。刺灸法:向后平刺0.5~0.8寸;艾炷灸1~3壮,或艾条灸3~5min。

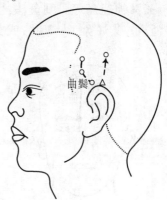

曲鬓

现代研究:临床和实验观察表明,曲鬓穴可以改善脑血液循环,增加脑血流量。对脑血管偏瘫有较好的疗效,可以缓解头痛、头晕症状,恢复肌力,改善血管弹性,降低动脉压。血流动力学显示,细胞聚积状态明显改善,血液黏度降低。脑血流图显示,平均波幅增高,流入时间缩短。实验观察,即刻效应针刺组明显优于低分子右旋糖酐组。

附一:腧穴定位文献记载

《针灸甲乙经》:在耳上入发际,曲隅陷者中,鼓颌有空。

附二:腧穴主治文献记载

《针灸甲乙经》:颈颔楮满,痛引牙齿,口噤不开,急痛不能言。

《铜人腧穴针灸图经》:颊颔肿,引牙车不得开。

《针灸大成》:颔颊肿,引牙车不得开,急痛,口噤不能言,颈项不得回顾,脑两角痛为巅风引目眇。

《循经考穴编》:口眼㖞斜。

曲差

经穴名。见《针灸甲乙经》。属足太阳膀胱经。别名:鼻冲。定位:头部,当前发际正中直上0.5寸,旁开1.5寸,即神庭与头维连线的中1/3与内1/3连接处。局部解剖:布有额神经外侧支;有额肌,当额动、静脉处。主治:头痛,目眩,目痛,鼻塞,衄衄,鼻疮,视物不明;鼻炎,视力减退,视神经炎,三叉神经痛等。刺灸法:沿皮刺0.3~0.5寸;艾炷灸1~3壮,或艾条灸3~5min。

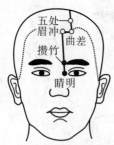

附一:腧穴定位文献记载

《针灸甲乙经》:侠神庭两傍各一寸五分,在发际。

《针灸集成》:在距神庭旁一寸。

附二:腧穴主治文献记载

《针灸甲乙经》:头痛身热,鼻窒,喘息不利,烦满,汗不出。

《备急千金要方》:鼻㖞僻多涕,衄衄有疮。

《太平圣惠方》:头项痛,身热,目视不明。

《铜人腧穴针灸图经》:头顶痛,身体烦热。

《针灸大成》:目不明,衄衄,鼻塞,鼻疮,心烦满,汗不出,头顶痛,项肿,身体烦热。

《医学入门》:目昏。

《循经考穴编》:偏正头风,头疮。

曲池

经穴名。见《灵枢·本输》。属手阳明大肠经,为本经合穴。别名:鬼臣、阳泽。定位:在肘横纹外侧端,屈肘,当尺泽与肱骨外上髁连线中点。局部解剖:布有前臂背侧皮神经,内侧深层为桡神经本干,在肱桡肌的桡侧,并为桡侧腕长伸肌起始部;有桡返动、静脉的分支通过。主治:头痛,目赤齿痛,咽喉肿痛,热病,肘臂酸痛,上肢不遂,瘰疬,疮疥,癫狂,腹痛吐泻;流行性感冒,喉炎,荨麻疹,扁桃体炎,结膜炎,肩、肘关节炎,高血压,麻疹,痢疾,丹毒,月经不调等。刺灸法:直刺0.5~1.5寸,或透少海;艾炷灸3~7壮,或艾条灸5~15min。

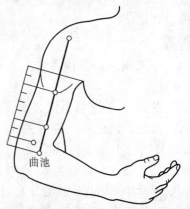

现代研究证明:曲池穴对人体的消化系统、血液循环系统、内分泌系统等均有明显的调整作用。艾灸曲池可使胃蠕动弛缓,针刺曲池又可调节肠道蠕动,空肠、

回肠蠕动弱者可即时性增强,强者可使之减弱。针刺阑尾炎患者的曲池穴,无论在X线观察下或直接手术观察,均可见阑尾的蠕动明显加强,紧张度增加,或阑尾弧度变动、移位,呈卷曲摆动,或见分节气泡移动加快,内容物排出,阑尾血管收缩,原来充血者,变为缺血状态。曲池穴对冠心病、房性早搏、心房颤动等有一定的治疗作用,可增强心肌收缩力,并可减缓心率。

对血管舒缩功能有调节作用,轻刺激可引起血管收缩,重刺激多引起血管扩张。曲池穴的降低血压作用已被证实,且远期疗效较好。观察急性脑血管意外患者的血流动力学及脑血流图发现,针刺曲池等穴,可使脑血流量增加,脑血管阻力降低,起针后脑血流量增加仍可维持 35min,脑血管阻力降低不明显。研究发现,电针曲池穴对高血压病有一定疗效,其即时降收缩压疗效明显,即时降舒张压疗效次之,并可明显改善 24h 收缩压标准差、白天收缩压标准差的变异指数,起到平稳降压的目的,利于保护靶器官。对脾切除术后血小板过多症,针刺曲池等穴,可使血小板数渐趋下降,以致恢复正常。针刺曲池等穴对炎症灶白细胞的游出有一定抑制作用。对血氧饱和度有调整作用。针刺曲池穴可使多数空腹正常人的血糖升高,说明有促进肾上腺髓质分泌功能的作用。对血糖的调节,因手法不同,可产生相反的效果,如烧山火手法,可使血糖上升,用透天凉手法则可使血糖下降。曲池穴还有显著的降低体温作用。研究证实,曲池穴是对慢性荨麻疹具有特异性治疗作用的腧穴,可能与针刺该穴能相应提高患者的补体 C3 水平有关。

附一:腧穴定位文献记载

《灵枢·本输》:在肘外辅骨陷者中,屈臂而得之。

《针灸甲乙经》:在肘外辅骨肘骨之中……以手按胸取之。

《备急千金要方》:在肘后,转屈肘曲骨之中。

《千金翼方》注:一云在肘上横纹中。

《太平圣惠方》:在肘外辅骨,曲肘横纹头宛宛中,陷者是其穴。

《循经考穴编》广注:在肘近辅骨中,以手拱胸曲肘取,约纹尖尽是,下对少海穴。

附二:腧穴主治文献记载

《针灸甲乙经》:伤寒余热不尽;胸中满,耳前痛,齿痛,目赤痛,颈肿,寒热,渴饮辄汗出,不饮则皮干热;肩肘中痛,难屈伸,手不可举,腕重急;目不明,热惊狂,躄痿痹,瘈疭,癫疾吐舌;喉痹不能言。

《备急千金要方》:举体痛痒如虫啮,痒而搔之,皮便脱落作疮;腕外侧痛脱如拔;恶风邪气泣出喜忘;瘿恶气诸瘾疹;耳痛,湿痹。

《太平圣惠方》:偏风半身不遂,投物不得,挽弓不开,肘臂偏细。

《针灸资生经》:伤寒余疾,皮肤干燥。

《扁鹊神应针灸玉龙经》:遍身风痛;两手拘挛红肿;伤寒发过经不除。

《针灸大成》:绕踝风,手臂红肿,肘中痛,偏风半身不遂,恶风邪气,泣出喜忘,风瘾疹,喉痹不能言,胸中烦满,臂膊疼痛,筋缓捉物不得,挽弓不开,屈伸难,风痹,肘细无力,伤寒余热不尽,皮肤干燥,瘈疭癫疾,举体痛痒如虫啮,皮脱作疮,皮肤痂疥,妇人经脉不通。

《普济方》:头痛,项痛。

《外科大成》:上部疔肿发背,浑身疮毒;顽疥,小儿丹毒,并瘫痪,四肢拘挛,历节风。

《医宗金鉴》:疟疾病。

《马丹阳十二穴歌》:善治肘中痛,偏风手不收,挽弓开不得,筋缓莫梳头,喉闭促欲死,发热更无休,遍身风癣癞,针着即时瘳。

曲尺

奇穴名。见《医心方》。定位:足背内侧,内踝前下方,当胫骨前肌腱与踇长伸肌腱之间凹陷处。主治:少腹疼痛,遗精,疝气等。刺灸法:直刺0.3~0.5寸;艾炷灸3~5壮,或温灸5~10min。

附:文献记载

《医心方》引《小品方》:在一脚跌上,胫之下,接腕曲届处,对大指岐,当踝前,两筋中央陷者中,是也。

曲发

即曲鬓穴。见《太平圣惠方》。《针灸聚英》列作别名。详见该条。

曲骨

一、骨骼部位名。指耻骨联合部。

二、经穴名。见《针灸甲乙经》。属任脉,为任脉、足厥阴之会。别名:屈骨。定位:在下腹部,当前正中线上,耻骨联合上缘的中点。局部解剖:布有髂腹下神经分支。在腹白线部,有腹壁下动脉及闭孔动脉的分支。主治:小腹胀满,小便淋沥,遗精,遗尿,阳痿,疝气,阴囊湿痒,月经不调,赤白带下,痛经;膀胱炎,尿道炎,盆腔炎,尿失禁,尿潴留,尿崩症,子宫下垂等。刺灸法:直刺0.5~1寸(孕妇慎用,内有膀胱,排尿后再刺);艾炷灸3~5壮,或艾条灸5~10min。

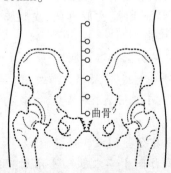

现代研究证明:针刺曲骨穴,对膀胱张力有双向调节作用,并且与手法有关。捻针时可引起膀胱收缩,内压上升;捻针停止时,膀胱变为松弛,内压下降。另据报道,针刺公孙、足三里穴可以有效地抑制宫缩,而针刺曲骨、秩边穴可使宫缩反应迅速上升。

附一:腧穴定位文献记载

《针灸甲乙经》:在横骨上,中极下一寸,毛际陷者中,动脉应手。

《医宗金鉴》:从会阴上行,横骨上,毛际陷中,动脉应手,脐下五寸。

附二:腧穴主治文献记载

《针灸甲乙经》:小便难,水胀满,出少,转胞不得溺;膀胱胀者,少腹满而气癃;妇人下赤白沃后,阴中干痛,恶和阴阳,少腹膜胀,小便闭。

《千金翼方》:妇人遗尿不知时出。

《太平圣惠方》:五淋,小便黄。

《针灸资生经》:小儿水气,四肢尽肿及腹大。

《针灸大成》:失精,五脏虚弱,虚乏冷极,小腹胀满,小便淋涩不通,癀疝,小腹痛,妇人赤白带下。

《循经考穴编》:七疝木肾偏坠,小腹急痛茎缩,阴囊湿痒。

曲骨端

经穴别名。即横骨,见《针灸聚英》。详见该条。

曲颊

部位名。指下颌角部,《刺灸心法要诀》:"曲颊者,颊之骨也,曲如环形,受颊车骨尾之钩者也。"《黄帝内经太素》卷十三杨上善:"曲颊,在颊曲骨端。"《灵枢·经筋》手少阳经筋,"其支者,当曲颊入系舌本"。

曲角

部位名。指鬓发上部向前方突出的部分。又称耳前角,当颔厌、悬颅、悬厘穴所在处。王冰注:"曲角上,颞颥之上为颔厌,下为悬厘,中间为悬颅。"参见"耳前角"条。

曲节

少海穴别名。见《针灸甲乙经》。详见该条。

曲眉

奇穴别名。即印堂穴,见《千金翼方》。见"印堂"条。

曲泉

经穴名。见《灵枢·本输》。属足厥阴肝经,为本经合穴。定位:在膝内侧,屈膝,当膝关节内侧面横纹内侧端,股骨内侧髁的后缘,半腱肌、半膜肌止端的前缘凹陷处。局部解剖:布有隐神经、闭孔神经,深向腘窝可及胫神经;在胫骨内髁后缘,半膜肌、半腱肌止点前上方;有大隐静脉,膝最上动脉通过。主治:月经不调,痛经,阴挺,阴痒,小便不利,遗精,阳痿,疝气,头痛,目眩,泄泻,痢疾,癫狂,下肢痿痹;肾炎、前列腺炎、肠炎、高血压、癔症、膝关节及周围软组织疾患等。刺灸法:直刺1~1.5寸;艾炷灸3~5壮,或艾条灸5~10min。

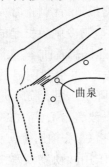

现代研究:❶据动物实验证实,给狗注射垂体后叶素造成垂体性高血压,针刺"曲泉"有明显的降压作用。❷据报道,针刺带胆瘘的狗"曲泉""丘墟""侠溪"穴组,可使胆汁分泌旋即显著增加。❸据临床观察发现,肝病患者常可在曲泉穴出现压痛、酸麻之类感觉过敏反应。

附一:腧穴定位文献记载

《灵枢·本输》:辅骨之下,大筋之上也,屈膝而得之。

《针灸甲乙经》:在膝内辅骨下,大筋上,小筋下陷者中,屈膝得之。

《铜人腧穴针灸图经》:正膝屈内外两筋间宛宛中,又在膝曲横纹头。

《针灸大成》:膝骨上内侧,辅骨下,大筋上,小筋下陷中,屈膝横纹头取之。

《循经考穴编》广注:在阴谷后一寸。

附二:腧穴主治文献记载

《灵枢·厥病》:病注下血。

《针灸甲乙经》:女子疝瘕,按之如以汤沃两股中,少腹肿,阴挺出痛,经水来下,阴中肿或痒,漉青汁若葵羹,血闭无子,不嗜食。

《备急千金要方》:癃疝,阴跳痛引脐中,不尿阴痿;卒疝病引腋下节;筋挛膝不得屈伸,不可以行;目赤肿痛;癃闭;腹肿;男子失精,膝胫疼痛冷。

《千金翼方》:癃闭阴痿;溏泄痢注下血。

《外台秘要方》:发狂,衄血,喘呼,少腹痛引喉咽。

《铜人腧穴针灸图经》:丈夫癀疝阴股痛,小便难;下利脓血。

《扁鹊神应针灸玉龙经》:中风腰脚冷痛,腹痛。

《针灸大成》:癀疝,阴股痛,小便难,腹胁支满,癃闭,少气,泄利,四肢不举,实则身目眩痛,汗不出,目䀮䀮,膝关痛,筋挛不可屈伸,发狂、衄血下血,喘呼,小腹痛引咽喉,房劳失精,身体极痛,泄水下痢脓血,阴肿,阴茎痛,脐肿,膝胫冷疼,女子血瘕,按之如汤浸股内,小腹肿,阴挺出,阴痒。

《普济方》:逆气呕血;心痛不嗜食;虚乏冷极。

《循经考穴编》:身目肿;阴茎痛,下血。

曲牙

一、部位名。指下颌角的上方。《灵枢·经筋》:手少阳经筋"当曲颊入系舌本。其支者，上曲牙，循耳前"。《黄帝内经太素》作"曲耳"。沈彤《释骨》："齿左右势微曲者，曰曲牙。"位在下颌角的上方，与曲颊有别。

二、指颊车穴。《素问·气穴论篇》："曲牙二穴。"王冰注："颊车也。"《针灸聚英》列作颊车别名。详见该条。

曲垣

经穴名。见《针灸甲乙经》。属手太阳小肠经。定位：在肩胛部，冈窝内侧端，当臑俞与第二胸椎棘突连线的中点处。局部解剖：布有第二胸神经后支外侧皮支，副神经，深层为肩胛上神经肌支，在斜方肌和冈上肌中。有颈横动、静脉降支，深层为肩胛上动、静脉肌支。主治：肩膊拘挛疼痛，冈上肌肌腱炎，肩关节周围炎等。刺灸法：直刺或斜刺 0.5~1 寸；艾炷灸 3~5 壮，或艾条灸 5~10min。

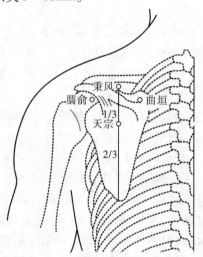

附一：腧穴定位文献记载

《针灸甲乙经》：在肩中央，曲甲陷者中，按之动脉应手。

《循经考穴编》广注：须取肩中高骨下。

《针灸集成》：在下距天宗一寸五分，上距肩井三寸少，在二穴之中微向外些。

附二：腧穴主治文献记载

《针灸甲乙经》：肩胛周痹。

《铜人腧穴针灸图经》：肩膊拘急痛闷。

《针灸大成》：肩痹热痛，气注肩胛，拘急痛闷。

曲泽

经穴名。见《灵枢·本输》。属手厥阴心包经，为本经合穴。定位：在肘横纹中，肱二头肌腱的尺侧缘。局部解剖：布有正中神经的主干；在肱二头肌腱的尺侧；当肱动、静脉通过处。主治：心悸，心痛，善惊烦躁，胸满咳喘，胃痛，呕吐，肘臂挛痛；心绞痛，心肌炎，风湿性心脏病，气管炎，胃肠炎等。刺灸法：直刺 0.5~0.8 寸，或点刺出血；艾炷灸 1~3 壮，或艾条灸 5~10min。

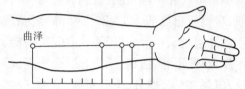

现代研究：据动物实验证实，以霍尔效应原理记录肠管运动为指标，针刺家兔"曲泽"，可使小肠运动出现以减弱为主的明显改变。据报道，针刺正常人和患者曲泽，可明显地抑制冷刺激引起的缩血管反应；针刺高血压病患者曲泽、太阳、百会、人迎、足三里等穴，可引起明显的舒血管反应，有一定的降压作用。临床研究证明，艾灸曲泽穴可以改善冠心病、心绞痛患者的心搏量、心搏指数、心输出量、心脏指数，从而起到治疗作用。动物实验提示，针刺"曲泽""膈俞"，对急性缺血性心肌损伤，有抑制损伤发展的作用，使心电图 ST 段升高受到抑制，并且起针后 ST 段电位有自然下降趋势。表明针刺"曲泽"等可加速动物缺血性心肌损伤的恢复过程，有保护心肌的作用。动物实验，针刺"曲泽"，其神经分布在脊髓，为颈六至胸一与肌皮神经和桡神经传入有关。

附一：腧穴定位文献记载

《灵枢·本输》：肘内廉下陷者之中

也。

《针灸大成》：肘内廉陷中，大筋内侧横纹中动脉是。

《循经考穴编》广注：肘内廉下横纹尽处大筋间，与尺泽相并，约去寸许。

《类经图翼》：在肘内廉横纹陷中，筋内侧动脉。

《针灸集成》：在臂内廉横纹正中，居手太阴尺泽之后。

附二：腧穴主治文献记载

《针灸甲乙经》：心澹澹然善惊，身热，烦心，口干，手清，逆气，呕血，时瘈，善摇头，颜青，汗出不过肩，伤寒温病；心痛卒咳逆。

《备急千金要方》：颊喘；逆气呕涎。

《铜人腧穴针灸图经》：身热烦渴；风疹，臂肘手腕善动摇。

《扁鹊神应针灸玉龙经》：胸满；肘臂筋挛。

《针灸大成》：心痛，善惊，身热，烦渴口干，逆气呕涎血，心下澹澹，身热，风疹，臂肘手腕不时动摇，头溃汗出不过肩，伤寒，逆气呕吐。

《普济方》：舌干胁痛；呕吐。

曲周

部位名。指鬓发上部向前发突出的部分。又名曲角、耳前角。《针灸甲乙经》卷三："悬颅，在曲周颞颥中。"参见"曲角"条。

躯体神经刺激法

电针周围神经刺激法之一。其中主要包括局部刺激法、支配神经刺激法、神经节段分布刺激法、远端刺激法。

取穴法

一、指定取腧穴的方法。如《备急千金要方》载膏肓俞取穴法："令人正坐曲脊……"《标幽赋》："大抵取穴之法，必有分寸；先审自意，次观肉分。或屈伸而得

之，或平直而安定。"

二、指针灸治疗时根据病情选取腧穴的法则。这是在掌握经络学说、腧穴学理论及刺法灸法的基础上，运用辨证论治法则进行针灸临床治疗的重要环节。《医学入门》卷一："取者，左取右，右取左，手取足，足取头，头取手足三阳，胸腹取手足三阴……"即指此。临床上分远道取穴、近道取穴、随症取穴等多种方法。参见各条。

去爪

《黄帝内经》刺法名，五节刺之一。《灵枢·刺节真邪》："去爪者，刺关节之支络也。"指针刺关节及络脉祛除水湿的方法。水湿形之于外，用铍石治疗，即属本法。谓祛除多余之水湿，犹剪除多余之爪甲，故名去爪。

去针

即出针。《素问·针解篇》："刺虚须其实者，阳气隆至，针下热乃去针也。"

quan

拳尖

奇穴名。见《备急千金要方》。《太平圣惠方》列作奇穴，名拳尖。定位：在手背第三掌骨小头高点处，握拳取之。主治：癫风，赘疣，眼球充血，翳膜疼痛，小儿热毒气盛眼睛痛。刺灸法：艾炷灸 3～5 壮。

附：文献记载

《备急千金要方》：风翳，患右目，灸右手中指本节头骨上五壮，如小麦大，左手亦如之。

《针灸孔穴及其疗法便览》：拳尖，奇穴。中指本节前骨尖上，握拳取之。灸三壮。主治眼球充血、翳膜疼痛。

全耳探测法

诊法名。为耳穴初诊时常用的方法，其顺序为：三角窝→耳甲窝→耳轮→轮脚

周围→耳甲腔→对耳屏→屏间切迹→耳屏→耳垂→对耳轮→对耳轮上、下脚→耳舟。

全体百穴歌

书名。明代陈会编。将全身常用百余穴编为歌诀,分别对其位置、功能等加以介绍。清代叶志诜收入《观身集》中。

泉门

奇穴名。见《备急千金要方》。定位:在耻骨联合下缘,女性阴唇前联合上缘处。主治:不孕,月经不调,闭经,漏下赤白等。刺灸法:直刺 0.3 ~ 0.5 寸,艾炷灸 5 ~ 10 壮。

附:文献记载

《备急千金要方》:妇人绝嗣不生,漏赤白,灸泉门十壮,三报之。穴在横骨当阴上际。

泉生足

奇穴名。见《备急千金要方》。《针灸孔穴及其疗法便览》列为奇穴,名泉生足。定位:足跟部跟骨上缘横纹中点处。主治:腰痛,难产,呕吐,吞酸等。刺灸法:直刺 0.2 ~ 0.3 寸;艾炷灸 3 ~ 5 壮,或温灸 5 ~ 10min。

附:文献记载

《备急千金要方》:腰痛,灸足跟上横纹中白肉际,十壮良。

《中国针灸学》:跟骨之后横纹之中。灸三壮。主治难产。

《针灸孔穴及其疗法便览》:泉生足,奇穴。跟骨后横纹中央,一说在足第二趾第二节。针二分,灸三至七壮。主治难产;亦治呕吐、吞酸、脑疾患、食管痉挛。

泉石先生

明代针灸家。明初曾从倪孟仲(洞玄)和彭九思(东隐)先生学习,深得两先生发明窦太师针道之传。此后数年间,用于临床,疗效卓著。晚年,深感年已向暮,恐久失传,便将倪、彭二公所传针法,摄其简要,编撰成《金针赋》,以传不朽。

泉液

经穴别名。即渊腋,见《备急千金要方》。《针灸聚英》列作别名。详见该条。

泉阴

奇穴名。见《备急千金要方》。定位:位于腹股沟部,耻骨联合上缘旁开 3 寸。局部解剖:在腹股沟韧带中点,腹内斜肌下部,有腹外斜肌腱膜;内侧为股动、静脉,正当股神经通过处。主治:偏坠,睾丸炎等。刺灸法:直刺 0.3 ~ 1 寸;艾炷灸 3 ~ 5 壮,或艾条灸 5 ~ 10min。

附:文献记载

《备急千金要方》:男阴卵偏大癫疝,灸泉阴百壮,三报之,在横骨边三寸。

《类经图翼》:泉阴,在横骨旁三寸。

权髎

即颧髎。见《备急千金要方》,详见该条。

颧髎

经穴名。见《针灸甲乙经》。属手太阳小肠经。手少阳、太阳之会。别名:兑骨。定位:在面部,当目外眦直下,颧骨下缘凹陷处。局部解剖:布有面神经及眶下神经;在咬肌的起始部,颧肌中。有面横动、静脉分支。主治:口眼㖞斜,眼睑瞤动,齿痛颊肿,目赤,目黄;三叉神经痛,面神经麻痹等。刺灸法:直刺 0.3 ~ 0.5 寸,斜刺或平刺 0.5 ~ 1 寸;不宜灸。

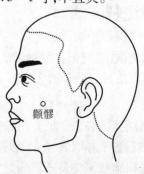

颧髎

现代研究证明:针刺颧髎穴有一定的

镇痛效应。针刺该穴可以见到脑脊髓液中色氨酸,5-羟色胺,5-羟吲哚乙酸含量增高,去甲肾上腺素下降,其变化与临床针麻效果平行。电刺激尾核与电针颧髎等穴,有协同的镇痛作用。

附一:腧穴定位文献记载

《针灸甲乙经》:在面頄骨下廉陷者中。

《外台秘要方》:在面頄骨下廉,兑骨端陷中。广注:法宜上直瞳子窌是。

《针灸集成》:直瞳子髎二寸少,在颧骨下。

附二:腧穴主治文献记载

《针灸甲乙经》:口僻,頄肿唇痛;目赤目黄。

《针灸大成》:口喎,面赤目黄,眼睑动不止,頄肿齿痛。

《循经考穴编》:天吊风,口眼喎斜睑动。

▲注:《素问·刺禁论篇》:刺面中溜脉,不幸为盲。

que

阙俞

经穴别名。即厥阴俞。见《备急千金要方》。详见该条。

阙中

部位名。指两眉之间,为印堂穴所在。《灵枢·五色》:"阙者,眉间也。"又:"阙中者,肺也。"《类经》张介宾注:"阙中,眉心也。中部之最高者,故应肺。"

雀啄法

针刺手法名。进针后做浅而频数的垂直点刺,类似捣法但比捣法轻。

雀啄灸

灸法名。艾条灸法中悬起灸法之一,是用艾条在施灸部位做一远一近上下熏烤的灸治方法。操作时,将艾条燃着的一端在施灸部位做一上一下。忽近忽远的熏烤,直到局部皮肤发红为止。此法犹如麻雀啄食的动作,故名。适用于治疗小儿疾病,急性晕厥,胎位不正,无乳等疾患。

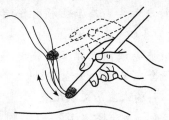

缺盆

一、部位名,指锁骨上窝部。《经穴纂要》引施沛《经穴指掌图》说:"结喉下,巨骨上,缺陷处若盆也。"足阳明胃经、手太阳小肠经、手阳明大肠经、手少阳三焦经、足少阳胆经等均经过此处。

二、经穴名。见《素问·气府论篇》《灵枢·经脉》。属足阳明胃经。别名:天盖。定位:在锁骨上窝中央,距前正中线4寸;或沿乳中线直上,在锁骨上窝正中取穴。局部解剖:布有锁骨上神经中支,深层为臂丛的锁骨上部;有颈阔肌,肩胛舌骨肌之中间腱;下方有颈横动脉,内侧有锁骨下动脉通过。主治:咳嗽气喘,咽喉肿痛,缺盆中痛,瘿气,瘰疬,扁桃腺炎,颈淋巴结结核,上肢麻痹等。刺灸法:直刺0.3~0.5寸;艾炷灸3~5壮,或艾条灸5~15min。

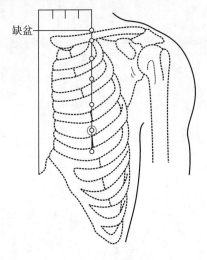

附一:腧穴定位文献记载

《针灸甲乙经》:在肩上横骨陷者中。

《铜人腧穴针灸图经》:肩上横骨陷中。

《针方六集》:在肩上横骨陷者中,侠天突两旁各四寸。

《针灸集成》:在结喉傍横骨陷者中,对乳,气舍在里近喉,缺盆在外。

附二:腧穴主治文献记载

《素问·水热穴论篇》:以泻胸中之热也。

《针灸甲乙经》:寒热;寒热瘰疬,胸中满,有大气,缺盆中满痛者死,外溃不死,肩痛引项,臂不举,缺盆中痛,汗不出,喉痹,咳嗽血;腰痛不可俯仰。

《备急千金要方》:哽咽;胸中热息奔,胁下气上。

《素问·骨空论篇》王冰注:失枕。

《针灸大成》:息奔,胸满,喘急,水肿,瘰疬,喉痹,汗出寒热,缺盆中肿,外溃则生,胸中热满,伤寒,胸热不已。

▲注:《素问》刺缺盆中内陷气泄,令人喘咳。

缺乳灸治法

缺乳治法之一。主穴:少泽、膻中、乳根。配穴:足三里、期门、脾俞、三阴交、合谷、内关、中渚。操作:每次选穴 3～4 个,取艾卷 1 枚点燃,将艾卷燃着的一端,靠近腧穴熏烤(一般距皮肤约 3cm),如患者有温热舒适感觉,就固定不动,灸至皮肤稍红晕即可。每穴每次施灸 10～20min,每日灸 1～2 次,3 日为 1 个疗程。本法有温通经脉、补益气血、解郁行气的作用。现代研究证实:本法可使缺乳妇女脑垂体泌乳素显著升高,促进乳汁分泌。

R

ran

然骨

一、骨骼部位名,指内踝前突起的舟骨粗隆部。《灵枢·经脉》足少阴肾经"出于然骨之下"。杨上善注:"然骨,在内髁下近前起骨是也。"其下方为然谷穴所在。

二、经穴别名。指然谷穴,《针灸甲乙经》:"女子不孕,阴暴出,经水漏,然骨主之。"《类经图翼》作然谷别名。详见该条。

然谷

经穴名。见《灵枢·本输》。属足少阴肾经。为本经荥穴。别名:龙渊、龙泉、然骨。定位:在足内侧缘,是舟骨粗隆下赤白肉际。局部解剖:布有小腿内侧皮神经末支及足底内侧神经;有踇趾外展肌,有跖内侧动脉及跗内侧动脉分支通过。主治:咯血,咳逆,气喘,咽喉肿痛,胸胁胀痛,黄疸,消渴,小便不利,泄泻,足跗肿痛,月经不调,阴挺,阴痒,遗精,阳痿,疝气,小儿脐风,口噤;喉炎,扁桃体炎,心绞痛,肾炎,不孕症,糖尿病等。刺灸法:直刺 0.5～1 寸;艾炷灸 3～5 壮,或艾条灸 5～10min。

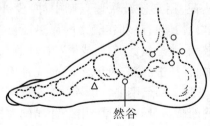

然谷

现代研究证明:针刺然谷穴能提高内分泌系统的功能,对嗜酸性粒细胞有特异性影响,对原发性高血压有降压作用。

附一:腧穴定位文献记载

《灵枢·本输》:然骨之下者也。

《针灸甲乙经》:在足内踝前起大骨下陷者中。

《备急千金要方》:在内踝前直下一寸。

《循经考穴编》:在足踝前大骨下陷中,去照海一寸赤白肉际,与外侧京骨相对,较涌泉当微前些。

《针灸集成》:在公孙后一寸。

附二:腧穴主治文献记载

《素问·痿论篇》:骨痿。

《灵枢·厥病》:脾心痛。

《针灸甲乙经》:热病;痓,互引身热;消渴,黄疸,足一寒一热,舌纵,烦满;女子不孕,阴暴出,经水漏,痿厥癫疾,洞泄;喉痹;小儿惊风,口不开,善惊,心如悬,哀而乱,善恐,嗌内肿,心惕惕恐如人将捕之,多漾出,喘,少气吸吸不足以息;胸中寒,脉代时不至,上重下轻,足不能安地少腹胀,上抢心胸榰满,咳唾有血;瘕疝。

《备急千金要方》:妇人绝子;足不能安,胫酸不能久立;心痛如锥刺,甚者手足寒至节不息;温疟汗出;嗌内肿,气走咽喉而不能言。

《铜人腧穴针灸图经》:寒疝小腹胀,上抢胸胁。

《玉龙经》:寒湿脚气,疮疥癣痛。

《针灸大成》:咽内肿,不能纳唾,时不能出唾,心恐惧如人将捕,涎出喘呼少气,足跗肿不得履地,寒疝,小腹胀,上抢胸胁,咳唾血,喉痹,淋沥白浊,脐酸不能久立,足一寒一热,舌纵,烦满,消渴,自汗,盗汗出,痿厥,洞泄,心痛如锥刺,坠堕恶血留内腹中,男子精泄,妇人无子,阴挺出,月事不调,阴痒,初生小儿脐风口噤。

《类经图翼》:泻肾脏之热;伤寒。

▲注:《素问·刺禁论篇》:刺足下布络中脉,血不出为肿。《针灸甲乙经》:本穴刺之多见血,使人立饥欲食。

然后

奇穴名。见《经外奇穴治疗诀》。定位:位于足胫侧,舟骨粗隆之后下方凹陷中。主治:腹膜炎,消化不良,小儿强直,呕吐,足肿痛等。刺灸法:针直刺 0.3～0.5 寸,得气时局部有酸感觉;艾炷灸 3～7 壮。

附:文献记载

《针灸孔穴及其疗法便览》:然后,奇穴。然骨后约四分处。针三至五分。灸三至七壮。主治腹膜炎,消化不良,亦治小儿强直,呕吐,足肿痛。

re

热病五十九俞

《黄帝内经》记载治疗热病的五十九个穴位。《素问·水热穴论篇》:"治热病五十九俞……头上五行行五者,以越诸阳之热逆也。大杼、膺俞、缺盆、背俞,此八者,以泻胸中之热也。气街、三里、巨虚上下廉,此八者,以泻胃中之热也。云门、髃骨、委中、髓空,此八者,以泻四肢之热也。五脏俞傍五,此十者,以泻五脏之热也。凡此五十九穴者,皆热之左右也。"王冰注:即上星、囟会、前顶、百会、后顶;五处、通天、承光、络却、玉枕;头临泣、目窗、正营、承灵、脑空;大杼、膺俞(中府)、缺盆、背俞(风门);气街(气冲)、足三里、上巨虚、下巨虚;云门、髃骨(肩髃)、委中、髓空(腰俞、风府);魄户、神堂、魂门、意舍、志室等五十九穴。

热府

风门穴别名。见《备急千金要方》。详见该条。

热灸

灸法名。相对冷灸而言,指利用各种热源进行灸治的方法。如艾灸、灯火灸等。

热偶内温多点动态探针仪

仪器名。一种测量生物内温的仪器。它是根据温差电效应和温差电势原理,用直径 0.35mm 的康铜丝与直径 0.11mm 的高强度漆包线制成热偶探针。这两种材料的烧结点为测量端,又称热端;另一端(冷端)置于恒温装置中,通过连接光敏检流计或其他显示仪表了解测量结果。该仪器能测量经络、腧穴的内外温度,可用于针灸经络原理的研究。

热俞五十九穴

即热病五十九俞。见《素问·气穴论篇》。详见该条。

热则疾之

针灸补泻原则之一。见《灵枢·经脉》。"热"指邪热亢盛,或为外感风热,风寒引起的表热证,或为五脏六腑有热的里热证,或为外邪气血壅盛于经络局部的热证;"疾"是快速之意,即疾刺快出针,或点刺出血,以祛其邪热的治疗方法。本条主要阐明热病宜浅刺而疾出。如热邪攻心的里热证,用三棱针快速点刺中冲、少冲出血,以泄其热;热邪在经络的局热证,用毫针散刺,或三棱针点刺,或梅花针叩刺局部出血,以祛散邪热;风热感冒,证见汗出,发热,恶风,鼻干,咽痛,口渴欲饮,头胀痛,舌苔薄而微黄,脉浮数者,用毫针浅刺大椎、曲池、合谷、鱼际等穴,并疾出其针,以宣散风热,清退热邪。

ren

人部

指较表浅的部位，见"三部"条。

人横

经穴别名。即大横穴。见《西方子明堂灸经》。详见该条。

人镜经

书名。全名《脏腑证治图说人镜经》。明代王宗泉原编。初刻于 1606 年（万历三十四年）。共 8 卷，内容按十四经编排，汇集古代文献，兼列有关方药及附图。后钱雷加《附录》，张俊英又增《续录》，提出系络、缠络、孙络等新概念，于医书之外还引用道家学说。

人神

古代针灸宜忌说之一。《黄帝虾蟆经》年神舍九部法第二："神所藏行，不可犯伤。"意指人神按时巡行各部，其所在部位，忌用针灸。有九部旁通人神，十二部人神，行年人神，六十甲子日人神，月内逐日人神，十（天干）日人神，十二（地支）日人神，十二时人神，四季人神，五脏人神等说。见《千金翼方》卷二十八、《普济方》卷四百十一、《针灸大成》卷四。

人体经穴断面解剖针灸模型

一种针灸模具。也称十四经穴断面解剖模型。其将经络腧穴学与人体解剖学结合在一起，外形保持人体全貌，内部各系统清晰，十四经穴层次结构与针刺到达部位一目了然，且有立体感。由于该模型的底图直接来自人体标本，故真实性强，为临床针灸取穴，防止针刺不当所造成的事故，进行针灸教学演示以及经络实质研究提供了实物。

人体自控调节论

该理论认为人体是一个自动控制系统，它可以进行自我调节，而且这种自我调节应该是多级的。近年来有人提出用自动化工程中的控制论原则解释经络现象，从基本原理上，这种比拟是说得通的。控制论中，把经络看作一个"传导道"，经穴看作是"发生器"，针灸刺激相当于"发生源"或"信息源"。经络在控制系统与控制对象之间传递着控制信号与反馈信号等。然而决不能把经络看作唯一的信息通道，这有待于大量的讨论后才能决定，控制论者只是从大的原则上讨论了经络活动之于人体，很像机械自动控制体系中的信息通道，其细节并未涉及。

人迎

经穴名。见《灵枢·本输》。属足阳明胃经。别名：天五会、五会。定位：在颈部，喉结旁，当胸锁乳突肌的前缘，颈总动脉搏动处。局部解剖：布有颈皮神经，面神经颈支，深层是颈动脉球，最深层为交感神经干，外侧有舌下神经降支及迷走神经，在颈阔肌中，胸锁乳突肌前缘与甲状软骨接触部，约当颈内、外动脉分叉处，有甲状腺上动脉，颈前浅动脉外为颈内静脉。主治：胸满喘息，咽喉肿痛，瘰疬，瘿气，头痛，食不下；急、慢性咽喉炎，扁桃体炎，单纯性甲状腺肿，支气管哮喘，高血压等。刺灸法：避开动脉，直刺 0.3～0.5 寸，禁灸。

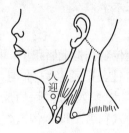

现代研究证明：针刺人迎穴可使肺通气量增加，电针也可使肺功能增强。电针人迎穴对血压的影响十分显著，尤其是收缩压下降最明显。针刺人迎穴对甲状腺功能亢进也有很好的疗效。配刺鸠尾穴，能使唾液 pH 值降低，0.5～1h 复原。针刺人迎穴对脑电图有双向调整作用,原来节律波幅较低者,呈现 α 节律及波幅增强;反之,则使 α 节律减弱。有报道称,针刺人迎穴可使心率减慢。

附一:腧穴定位文献记载

《灵枢·寒热病》:颈侧之动脉人迎。人迎,足阳明也,在婴筋之前。

《针灸甲乙经》:在颈大脉动应手,侠结喉。

《素问·阴阳类论篇》王冰注:人迎,谓结喉两旁同身寸之一寸五分,脉动应手者也。

附二:腧穴主治文献记载

《灵枢·寒热病》:阳迎头痛,胸满不得息。

《灵枢·卫气失常》:支胁胃中满,喘呼逆息者。

《针灸甲乙经》:阳逆霍乱。

《备急千金要方》:一切瘰疬。

《铜人腧穴针灸图经》:项气闷肿,食不下。吐逆霍乱,胸满喘呼不得息。

《针灸资生经》:咽喉痛肿。

《针灸大成》:吐逆,霍乱,胸中满,喘呼不得息,咽喉痛肿,瘰疬。

▲注:《针灸聚英》:足阳明,少阳之会。

《针灸甲乙经》:人迎禁不可灸。刺入四分,过深不幸杀人。

人中

一、部位名。指上唇正中凹陷处,又称人中沟。《针灸甲乙经》“水沟,在鼻柱下人中”;又“水肿,人中尽满,唇反者,死”。

二、经穴别名。即水沟穴,《针灸资生经》列作别名。详见该条。

人中针疗法

是针刺人中沟处腧穴以治疗全身疾病的一种疗法。人中沟为经络气血运行的通路,针刺其穴可调和阴阳气血,通达脏腑,治疗全身多种疾病。对各种脑病及各部位疼痛疾患均有较好疗效。人中沟的腧穴分上、中、下 3 段,每段内有 3 个穴,均在人中沟内,从唇向上顺序命为沟$_1$～沟$_9$。9 个穴按上、中、下 3 段分别主治下、中、上三焦的疾病。病位偏于左侧针刺偏左,病位偏于右侧针刺偏右,偏于下焦上部的取上段偏下之穴,上、中焦以此类推。三部九穴均可治头面疾患,尤以下部 3 个穴有特效。操作时选用 0.5～1 寸毫针,快速进针,先直刺而后依症斜向左、右或上、下。久病邪深,留针时间宜长,反之宜短,或不留针。除中风用穴较多外,一般病症只取 1 个穴,必要时配合体针。因人中沟处于危险三角附近,针前必须严格消毒,防止感染或其他意外。

人中针穴位

指人中针疗法的特定刺激部位。将人中沟平均分为上、中、下 3 段,每段内有 3 个穴,合之共 9 个穴。穴位位于人中沟内,从唇向上依次命名为沟$_1$(兑端)、沟$_2$、沟$_3$、沟$_4$、沟$_5$、沟$_6$、沟$_7$、沟$_8$、沟$_9$。

任脉

奇经八脉之一。其循行路线,起于小腹内(胞中),从会阴部沿腹部正中上行,经咽喉、下颌,络口唇,入两目下。其络脉,于鸠尾下,散布于腹部。任脉主要是“任维诸脉”(杨上善注),特别是承任诸阴经,故称为“阴脉之海”。诸阴经通过阴维会合于任脉,它受阴经交会,也受足阳明、手太阳交会。下部会阴为督脉、冲脉之会。头部又于目下交会于足阳明,都可见其任受诸阴和交通阴阳的作用。任脉的另一功能是作为“生养之本”而“主胞胎”(王冰注),即有关妊养、生殖。杨玄操注:“任者妊也,此是人之生养之本。”生养之本,意指生育、生殖之本和生长之本。《素问·上古天真论篇》说,女子“二七而天癸至,任脉通,太冲脉盛,月事以时下,故有子”;

"七七,任脉虚,太冲脉衰少,天癸竭,地道不通,故形坏而无子也"。杨上善解释"天癸"为"精气",即以肾精与任脉相联系,故称为"生养之本",在成年女子则"主胞胎"。

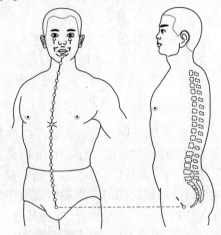

附:文献记载

《素问·骨空论篇》:任脉者,起于中极之下,以上毛际,循腹里上关元,至咽喉,上颐循面入目。

《奇经八脉考》:起于中极之下,少腹之内,会阴之分,上行而外出,循曲骨、上毛际、至中极,同足厥阴、太阴、少阴并行腹里,循关元,历石门,会足少阳、冲脉于阴交,循神阙、水分,会足太阴于下脘,历建里,会手太阳、少阳、足阳明于中脘,上上脘、巨阙、鸠尾、中庭、膻中、玉堂、紫宫、华盖、璇玑,上喉咙,会阴维于天突、廉泉,上颐,循承浆与手足阳明督脉会,环唇上至下龈交,复而分行,循面系两目下之中央,至承泣而终。凡二十七穴。(按:二十七穴,是将"下龈交"也列作一穴。《素问·气府论篇》曾以龈交列入任脉,王冰注称"督脉、任脉之会",其位置在上齿龈,与所说"下龈交"不同。)

任脉病

经脉病候之一。《素问·骨空论篇》:"任脉为病,男子内结七疝,女子带下瘕聚。"《灵枢·经脉》:"任脉之别,名曰尾翳,下鸠尾,散于腹。实则腹皮痛,虚则痒搔,取之所别也。"《脉经》:"苦少腹绕脐,下引横骨,阴中切痛。"可见任脉循行胸腹正中,于小腹部与足三阴交会,如脉气失调,可发生前阴诸病,如疝气、白带、月经不调、不育、小便不利、遗尿、遗精、阴中痛等。据《针灸大全》所载八脉八穴,列缺通任脉,其主治证有痔疾、便泄、痢疾、疟疾、咳嗽、吐血、溺血、牙痛、咽肿、小便不利、腰痛、脐腹寒冷、膈中寒等疾病。

任脉络

十五络脉之一,名尾翳(鸠尾)。从胸前分出后,散络于腹部。其病症:实证,见腹皮痛,虚,则皮肤瘙痒。治疗取鸠尾穴。《灵枢·经脉》:"任脉之别,名曰尾翳,下鸠尾,散于腹。实则腹皮痛,虚则痒搔,取之所别也。"

任脉穴

任脉所有的腧穴。据《针灸甲乙经》记载,分布在会阴、腹、胸、颈、下颌部的正中线上。起于会阴,止于承浆。共24穴,分别为会阴、曲骨、中极、关元、石门、气海、阴交、神阙、水分、下脘、建里、中脘、上脘、巨阙、鸠尾、中庭、膻中、玉堂、紫宫、华盖、璇玑、天突、廉泉、承浆。

任脉之别

即任脉络。见该条。

任作田

近代针灸家。生活于1886～1950年,辽宁辽阳人。从事针灸工作,有丰富的临床经验,"九一八"事变(1931年)后,赴延安参加抗日救国革命工作,在中国共产党的领导下,创设延安针灸疗病所,传授针灸技术,对发展解放区的人民卫生事业起了一定的作用。曾被陕甘宁边区政府评为"中西医合作模范"。著有《针术》一书。

ri

日干重见

子午流注针法用语。即重见时,详见该条。

日光反射耳穴法

耳穴诊断方法之一。孟宪恩等应用日光反射耳穴法诊断脊椎骨质增生。在日光照射下术者用左手拇指与食指夹持耳尖部,用右手拇指指腹从下向上轻压对耳轮,对耳轮会呈现高度强的横的黄白色道,随即出现高度弱的暗红色道,黄色道平行排列或阶梯形。对耳轮出现阶梯形,凹凸不平,皮肤皱纹粗糙,暗红或肾区暗是诊断脊椎骨质增生的主要依据。

日光灸

灸法名。指利用太阳能作为热源以灸治疾病的方法。其法有二:一是将艾绒平铺于腹部,在日光下暴晒。适用于虚寒性疾病。一是利用凸透镜聚集阳光照射腧穴,故又称透镜灸。适用于治疗疟疾、牙痛等。操作时,腧穴皮肤应在透镜的焦点以内,略小于焦距,以防灼伤皮肤。

日月

经穴名。见《脉经》。属足少阳胆经,为胆之募穴,足太阴、少阳之会。别名:神光。定位:在上腹部,当乳头直下,第七肋间隙,前正中线旁开4寸。局部解剖:布有第七或第八肋间神经;有肋间内、外肌,肋下缘有腹外斜肌腱膜,腹内斜肌,腹横肌;有肋间动、静脉通过。主治:胁肋胀痛,黄疸,胃脘痛,呕逆,吞酸;胆囊炎,肝炎,胃炎,肋间神经痛等。刺灸法:斜刺0.5～0.8寸(禁深刺);艾炷灸3～5壮,或艾条灸5～10min。

现代研究证明:据报道,在超声波探及胆囊液平段时,针刺日月、期门等穴,均可引起胆囊不同程度地收缩;针刺日月、期

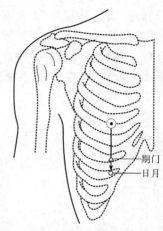

门,且可在X线下见到有右上腹疼痛症状的患者胆囊即时性收缩,但在30min内排空尚欠佳,不能完全替代脂多试验。据胆囊造影显示,针刺日月、期门对胆囊的收缩作用多在起针后60min表现明显;针刺日月、期门穴,且可使胆道术后置T管引流患者奥迪括约肌开放频繁,开放时间稍延长,关闭时间稍缩短,但对胆总管内压无明显影响。

电针或针刺日月穴,可促进胆汁的分泌和胆囊及胆总管的收缩,有利于利胆、排石。

附一:腧穴定位文献记载

《针灸甲乙经》:在期门下一寸五分。

《备急千金要方》:在期门下五分。

《素问·气府论篇》王冰注:在第三肋端,横直心蔽骨旁各同身寸之二寸五分,上直两乳。

《医学入门》:期门下五分,乳下三肋端。

《循经考穴编》:在期门旁一寸五分,直下五分;又:章门下二寸与中脘平。

《针灸集成》:在期门直下八分。

《医宗金鉴》:从辄筋行乳下二肋端缝下五分。

附二:腧穴主治文献记载

《针灸甲乙经》:太息善悲,少腹有热,欲走。

《备急千金要方》:呕吐宿汁,吞酸。

《外台秘要方》:多唾,言语不正,四肢不收。

《针灸大成》:太息善悲,小腹热欲走,多唾,言语不正,四肢不收。

《循经考穴编》:胁肋疼痛,肾气冲心。

▲注:本穴《铜人腧穴针灸图经》作:足太阴、少阳、阳维之会。

rong

容主

即客主,为上关穴别名。见《针灸大全》。详见该条。

荣备回避八法

针刺前须注意的八条事项。明代方贤《奇效良方·针灸门》:"荣备回避八法:风——凡用针刺,天气风盛,令病人避风之处刺之,无伤也。寒——凡用针刺,天气寒冷,令病人向温暖处,先饮汤液醴。暑——凡用针,夏月热盛,血淖而多脱其血,以新水洗其面,于风凉处坐,而然后刺。湿——凡用针刺,令病人至于高原之处,先服辛燥之物,然后刺。阴——凡用针刺,遇阴气重,气血不行,先服温补之药,然后刺。燥——凡用针刺,若遇夏月烦躁,令病人于风凉处,先服宣通气血之药,然后刺之。车——凡用针刺,若病人乘车而来,其人经络解诉,不可便刺,气血定,然后刺之。马——凡用针刺,若病人乘马而来,必血气乱而困于身,候气定,然后刺之。"

荣卫四穴

奇穴名。营卫四穴之异名。见该条。

rou

肉节

解剖部位。指筋肉结节,或肌肉与骨节相连部位。《灵枢·邪气藏府病形》:"刺此者,必中气穴,无中肉节。"张介宾注:"经气所至,是谓气穴,肉有节界,是谓肉节。"

肉䐃

指肌肉之隆起者,又称䐃肉。张介宾注:"䐃,肉之聚处也。"《灵枢·本藏》:"脾应肉,肉䐃坚大者,胃厚……"

肉里之脉

足少阳经在小腿部的支脉。《素问·刺腰痛篇》:"刺肉里之脉为二痏,在太阳之外,少阳绝骨之后。"王冰注:"绝骨之前,足少阳脉所行;绝骨之后,阳维脉所过……"《类经》卷二十二张介宾注"即阳辅穴"。

肉郄

经穴别名。指承扶穴。见《针灸甲乙经》。详见该条。

肉柱

经穴别名。指承山穴。见《针灸甲乙经》。详见该条。

ru

乳根

经穴名。见《针灸甲乙经》。属足阳明胃经。别名:薛息。定位:在胸部,当乳头直下,乳房根部,第五肋间隙,距前正中线4寸。局部解剖:布有第五肋间神经外侧皮支,深层为肋间神经干;在胸大肌下部,深层有第五肋间内、外肌,并有肋间动脉,胸壁浅静脉通过。主治:咳嗽,气喘,呃逆,胸痛,乳汁少,乳痈,噎膈;心绞痛,心动过速,乳腺炎等。刺灸法:向外斜刺0.5~0.8寸;艾炷灸5壮,或温灸5~20min。

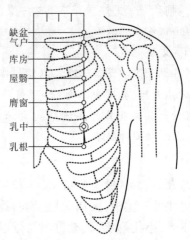

现代研究证明:针刺乳根穴对冠心病有一定的治疗作用,能增强心肌收缩力,减慢心率,心电图也有一定改善。针刺乳根等穴可升高血清垂体泌乳素,促进乳汁分泌。

附一:腧穴定位文献记载

《针灸甲乙经》:在乳下一寸六分陷者中。

《素问·气府论篇》王冰注:乳中穴下同身寸之一寸六分陷者中。

《针灸聚英》:乳中下一寸六分陷中,去中行各四寸,仰而取之。

附二:腧穴主治文献记载

《针灸甲乙经》:胸下满痛,膺肿;乳痛,凄索寒热,痛不可按。

《太平圣惠方》:臂肿及乳痛;食噎。

《肘后备急方》:卒吐逆。

《医心方》:胃反及吐食。

《玉龙歌》:哮喘,嗽痰。

《针灸大成》:胸下满闷,胸痛膈气,不下食,噎病,臂痛肿,乳痈,乳痛,凄惨寒痛,不可按抑,咳逆,霍乱转筋,四厥。

《席弘赋》:妇人难生产。

《医宗金鉴》:小儿龟胸。

乳上

奇穴名。见《类经图翼》。定位:乳头直上1寸处。主治:乳痈,少乳,肋间神经痛等。刺灸法:艾炷灸3~5壮,或温灸5~10min。

附:文献记载

《备急千金要方》:妒乳,以蒲横度口,以度从乳上行,灸度头二七壮。

《针灸孔穴及其疗法便览》:主治一切乳病,亦治肋间神经痛。

乳下

奇穴名。见《针灸集成》。定位:乳头直下1寸处。主治:腰痛腹胀,胸胁疼痛,乳肿少乳,小儿癖疾,久嗽,反胃,干呕,吐

逆,胃脘痛,闭经等。刺灸法:艾炷灸3~5壮,或艾条灸5~10min。

附:文献记载

《肘后备急方》:治卒吐逆方,灸乳下一寸,七壮即愈。

《备急千金要方》:小儿癖,灸两乳下一寸各三壮。

乳腺炎灸治法

乳腺炎治法之一。主穴:乳根、肩井、膻中、阿是穴。配穴:少泽、鱼际、临泣、曲池、行间、足三里、手三里。操作:选取3~5穴,取艾卷1枚点燃后,将燃着的一端靠近腧穴熏烤(一般距皮肤约3cm),如患者有温热舒适感觉,就固定不动,灸至皮肤稍红晕即可,每穴灸10~15min,每日1次。本法有清热解毒的作用。现代研究证实,该法不论病程长短都有止痛、消炎消肿、退热作用,如已成脓者可促其提前排脓,加速愈合。

乳腺炎腕踝针疗法

乳腺炎治法之一。主穴:上2寸(上肢掌侧腕横纹正中上2横指处,治疗时取患侧)。操作:常规消毒后,患者取坐位,患侧上肢仰伸,医者取32号1.5寸毫针与皮肤成30°角刺入,进皮后将针放平(针尖向肘方向),沿皮下进针约1.5寸,用胶布贴盖针柄固定,留针1~3h。如1次针刺收效,而炎症未能完全消除,可于次日再行针刺。本法有清热解毒、消肿止痛作用。现代研究证明,该法具有促进乳汁分泌、促进堵塞物涌出的作用。

乳中

经穴名。见《针灸甲乙经》。属足阳明胃经。定位:在胸部,当第四肋间隙,乳头中央,距前正中线4寸。局部解剖:布有第四肋间神经外侧支及前皮支。有胸大肌,深层为第四肋间内、外肌;并有胸外侧动、静脉支通过。一般不予针灸,只作取穴

定位标志。

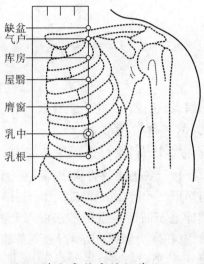

缺盆
气户
库房
屋翳
膺窗
乳中
乳根

附一：腧穴定位文献记载

《素问》：乳上，中乳房。

《肘后备急方》：两乳头。

《针灸甲乙经》：乳中。

《铜人腧穴针灸图经》：当乳中是也。

附二：腧穴主治文献记载

《肘后备急方》：卒癫。

《备急千金要方》：小儿暴痫。

《千金翼方》：热瘑。

▲注：《针灸甲乙经》：禁不可灸，灸刺之，不幸生蚀疮，疮中脓血清汁者可治，疮中有息肉若蚀疮者死。但《肘后备急方》《备急千金要方》《外台秘要方》，用灸。《铜人腧穴针灸图经》则"可微刺三分"。《肘后备急方》治卒癫："可灸3壮。"

rui

锐骨

骨骼名。指掌内小指侧高骨，其后方为神门穴。"锐"通作"兑"。杨上善注："小指掌后尖骨，谓之兑骨也。"《针灸甲乙经》记载神门"在掌后兑骨之端陷者中"。《灵枢·经脉》记载手少阴心经"抵掌后锐骨之端"。

锐针

针具名。指锐利的针，或释作镵针。《灵枢·四时气》："疠风者，素刺其肿上，已刺，以锐针针其处……"杨上善注："兑（锐）头之针"。《灵枢·经筋》："手太阳之筋……其为肿者，复而锐之。"张介宾注："刺而肿不退者，复刺之。当用锐针，即镵针也。"

锐中

神门穴别名。见《针灸聚英》。详见该条。

ruo

弱刺激

见"刺激强度"条。

熭

灸法术语。与焫同。《周礼·春官·菙氏》："凡卜，以明火熭燋。"《备急千金要方》："众蛇毒……灸螫处三七壮，无艾，以火头称疮孔大小熭之。"

S

san

三八结扎埋线疗法

是将结扎和埋线结合起来治疗哮喘的方法。"三"是指大椎、定喘三穴用结扎法,"八"是指第三至第六胸椎旁八穴用埋线法。具体操作方法如下:取大椎、左右两侧定喘3穴。在大椎处作切口,用弯针从切口处穿入,向左右两侧定喘穴外1cm处穿出,改换直针,分别穿入两侧原出口,由皮下回至原切口结扎。在第三至第六胸椎,距正中线1~2cm处为穴,共8穴。各穴均埋线治疗。3穴结扎后1周,再行8穴埋线,此为1个疗程,术后观察1个月。

三百六十五会

全身腧穴的约数。见《灵枢·九针十二原》。其载:"三百六十五会节之交。"即三百六十五节,见该条。

三百六十五节

节,指经络气血流注出入的部位。《灵枢·九针十二原》:"节之交,三百六十五会;所言节者,神气之所游行出入也,非皮肉筋骨也。"《灵枢·小针解》解释说:"节之交三百六十五会者,络脉之渗灌诸节者也。"意指细小的络脉分布到各腧穴,渗灌气血,反映病痛,并接受针灸等治疗刺激以起补虚泻实,防病治病的作用。故《素问·调经论篇》:"夫十二经脉者,皆络三百六十五节,节有病必被经脉,经脉之病皆有虚实。"三百六十五是约数,又略称"三百六十节"。《灵枢·邪客》:"岁有三百六十五日,人有三百六十五节。"《韩非子·解老》也说:"人之身三百六十节。"参见"支节""孙络"条。

三百六十五络

泛指全身细小的络脉。《灵枢·邪气藏府病形》:"十二经脉,三百六十五络,其血气皆上于面而走空窍。"三百六十五为约数,意在表明全身的络脉分布到各腧穴,渗灌气血,联系紧密。

三百六十五穴

全身经穴的约数。《素问·气穴论篇》:"三百六十五穴,针之所由行也。"现《黄帝内经》及《针灸甲乙经》所载之经穴名称不满此数。《类经》卷七张介宾注:"今考之《气穴》之数,则三百四十二;《气府》之数,则三百八十六,共七百二十八穴。内除《气府》重复十二穴,又除《气穴》《气府》相重者二百一十三穴,实存五百零三穴,是为二篇之数。及详考近代所传十四经俞穴图经总数,通共六百六十穴。则古今之数已不能全合矣。"所计穴数是左右侧合算。

三变刺

《黄帝内经》刺法分类名。《灵枢·寿夭刚柔》:"刺有三变……有刺营者,有刺卫者,有刺寒痹之留经者。"《黄帝内经太素》名为三变刺。具体方法为"刺营者出血",放出瘀血;"刺卫者出气",疏泄邪气;"刺寒痹者内热",除针刺外,还可配以火焫或灸或中药熨的方法,使热气入内,祛除寒邪。

三部

指腧穴的浅、中、深分部。浅部称天

部,中部称人部,深部称地部。又总称三才,分称天才、人才、地才。《金针赋》:"初针,刺至皮内,乃曰天才;少停进针,刺入肉内,是曰人才;又停进针,刺至筋骨之间,名曰地才,此为极处。"

三部九候

古代脉诊方法之一。❶全身遍诊法。把人体头部、上肢、下肢分成三部,每部各有上、中、下动脉,在这些部位诊脉,如果那部的脉出现独大、独小、独迟、独数,即表示该经的经气有寒热虚实的变化。头部:上,两额动脉(太阳),候头部病变;中,两侧耳前动脉(耳门),候耳目病变;下,两颊动脉(巨髎),候口齿病变。上肢:上,手太阴肺经动脉(寸口),候肺;中,手少阴经动脉(神门),候心;下,手阳明大肠经动脉(合谷),候胸中。下肢:上,足厥阴肝经动脉(五里或太冲),候肝;中,足太阴脾经动脉(箕门),候脾,候胃气配足阳明胃经动脉(冲阳);下,足少阴肾经动脉(太溪),候肾。即《素问·三部九候论篇》:"上部天,两额之动脉;上部地,两颊之动脉;上部人,耳前之动脉。中部天,手太阴也;中部地,手阳明也;中部人,手少阴也。下部天,足厥阴也;下部地,足少阴也;下部人,足太阴也。"❷寸口诊法。《难经·十八难》以寸口脉分寸、关、尺三部,每部以轻、中、重指力按,分浮、中、沉九候。

三部穴

又名三要穴。上、中、下三部穴由脾经的大包穴,胃经的天枢穴,脾经的地机穴组成。主治:带下,痛经,胃痛,脏燥等。针0.3~0.5寸。灸2~7壮。《标幽赋》:"上中下三部也,大包与天枢地机。"《扁鹊神应针灸玉龙经》:"上中下三部谓之三要,大包在腋下三寸,主脾之大经,一要也。天枢者夹脐旁二寸,谓之关,二要也。地机者脾舍之郄,在膝下五寸,下部之总,三要也。"

三才

原意指天、人、地。《易·系辞》:"有天道焉,有人道焉,有地道焉,兼三才而两之,故六。"针灸中用作上、中、下或浅、中、深分部名称。天在上为阳,地在下为阴,人居天地之间为和,阴阳交泰、上下升降,天、人、地三者间相互影响,互相联系,也即"三才一气"。用于腧穴称为三才穴;用于刺法,划分腧穴深浅称为三部。参见"三才穴""三部"条。

三才解

书名。清代刘润堂撰。据《沧县志·文献志》载:该书"前五册言针法,将《针灸大全》尽行批驳,独辟新说,后一册言砭法,按穴以小石擦磨,有左旋若干遍,嘘气几口者为泄;有右旋若干遍,吸气几口者为补"。

三才穴

天地人三才穴,是由督脉的百会穴,肾经的涌泉穴,任脉的璇玑穴组成。主治癫狂,脏躁,头昏等。针0.1~0.5寸。灸2~5壮。《标幽赋》:"天地人三才也,涌泉同璇玑百会。"《扁鹊神应针灸玉龙经》:"百会在顶,应天,主乎气。涌泉在足,应地,主乎精;璇玑在胸,应人,主乎神。得之者生,失之者亡,应乎三才者也。"

三叉神经痛针刺法

三叉神经痛治法之一。主穴:太阳、鱼腰、头维、下关、四白、阳白、翳风、颊车、合谷、列缺、外关。配穴:迎香、风池、夹承浆、行间、太冲、阳陵泉、丘墟。操作:三叉神经Ⅰ支痛选用28号1~1.5寸毫针,从鱼腰穴斜向前下方刺入0.3~0.5寸左右,有触电样针感传至眼与前额时,提插20~50次。三叉神经Ⅱ支或Ⅲ支痛,主穴为下关,备用穴为四白、夹承浆。下关穴针法:选用26号2寸毫针,从患侧下关穴进针,针尖向对侧的下颌角方向刺入,当触电样针感传至患侧下颌时，提插 20～50 次，以增强针感，一般均刺入 4～4.5cm 深。四白穴针法：当刺下关穴没有取得要求的针感时，可改用此穴，选用 26 号 1～1.5 寸毫针，从患侧四白穴约 45°斜向上方刺入 0.8 寸左右，当出现触电样针感传至上唇与上牙等处时，提插 20～50 次。夹承浆针法：当下关穴治疗Ⅲ支痛疗效不明显时可加用此穴，选用 28 号的 1 寸毫针从夹承浆处约 45°角向前下方刺入 0.5 寸左右。当出现麻胀感传至下唇时，提插 10 余次，以增强针感。每日或隔日 1 次，10 次为 1 个疗程。本方法有疏通经络，活血止痛作用。现代临床实践证明：该法有较好的止痛作用。

三池

奇穴名。见《经外奇穴汇编》。定位：在肘部桡侧，曲池及其上、下各开 1 寸处，共 3 穴。主治：鼻渊，热病，肘臂酸痛，上肢不遂等。刺灸法：艾炷灸 3～5 壮。

附：文献记载

《经外奇穴汇编》：三池，曲池穴及其上下各一寸处共三穴。各灸九壮。治疗鼻渊。

三出三入

针法名。见《金针赋》。指一进三退手法操作，反复操作 3 次，即一度。

三刺

一、《黄帝内经》刺法名。指针刺分浅、中、深三层。《灵枢·终始》："故一刺则阳邪出，再刺则阴邪出，三刺则谷气至。谷气至而止。"《灵枢·官针》："所谓三刺则谷气出者，先浅刺绝皮，以出阳邪；再刺则阴邪出者，少益深，绝皮致肌肉，未入分肉间也；已入分肉之间，则谷气出。故《刺法》曰：始刺浅之，以逐邪气，而来血气；后刺深之，以致阴气之邪；最后刺极深之，以下谷气。此之谓也。"《类经》卷十九张介

宾注："凡刺之浅深，其法有三：先刺绝皮，取卫中之阳邪也；再刺稍深，取营中之阴邪也；三刺最深，及于分肉之间，则谷气始下，下言见也。"后世刺法分为天、人、地三部，与此类似。

二、即齐刺。指正刺 1 针、傍刺 2 针。《灵枢·官针》："三刺者，治痹气小深者。"

三分间

经穴别名。即长强穴，见《针灸经穴图考》。见该条。

三伏

时令名。即初、中、末三伏的总称，或单指末伏。是 1 年中最热的时间，约为公历 7 月中旬至 8 月中旬。从夏至后的第 3 个庚日起为初伏，也即夏至后第 27 日为初伏开始，每伏为期 10 日，故中伏从夏至后第 4 个庚日起，末伏即从立秋后第 1 个庚日（即立秋后第 7 日）起。据刘熙《释名》所释："伏者，金气伏藏之日也。金畏火，故三伏皆庚。"针灸临床常于三伏天治疗慢性病，称伏针、伏灸。

三管

管与脘通。任脉的上脘、中脘、下脘三穴合称三管。《脉经》："关脉细，脾胃虚，腹满，宜服生姜吴萸蜀椒汤，白薇圆，针灸三管。"

三间

经穴名。见《灵枢·本输》。属手阳明大肠经，为本经输穴。别名：少谷。定位：微握拳，在手食指本节（第二掌指关节）后桡侧凹陷处。局部解剖：布有桡神经浅支，有第一骨间背侧肌，深层为拇内收肌横头，并有头静脉起始部的手背静脉网及指掌侧固有动脉通过。主治：目痛，齿痛，咽喉肿痛，发热，鼻衄，腹满肠鸣，泄泻，疟疾，手背红肿，扁桃体炎，三叉神经痛，急性结膜炎，急性腮腺炎等。刺灸法：直刺 0.3～0.5 寸；艾炷灸 3～5 壮，或温灸 5～

10min。

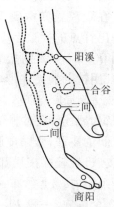

商阳

附一:腧穴定位文献记载

《灵枢·本输》:本节之后。

《针灸甲乙经》:在手大指次指本节后内侧陷者中。

《千金翼方》:在虎口,第二指节根下一寸。

《扁鹊神应针灸玉龙经》:在(手)大指次指第三节后内侧,捻拳横纹头中。

《循经考穴编》:在食指本节后内侧。广注:约去二分许陷中。

附二:腧穴主治文献记载

《针灸甲乙经》:瘖疟;寒热,唇口干,喘息,目急痛,善惊;多卧善睡,胸满肠鸣。

《备急千金要方》:气热身热,喘;目急痛;口热口干,口中烂;吐舌戾颈;头热,鼻鼽衄;凡灸疟,从手臂发者,于未发前予灸三间。

《铜人腧穴针灸图经》:肠鸣洞泄,寒疟。

《循经考穴编》:手指手背肿痛。

《针灸大成》:喉痹咽中如梗,下齿龋痛,嗜卧,胸腹满,肠鸣洞泄,寒热疟,唇焦口干,气喘,目眦急痛,吐舌,戾颈,喜惊,多唾,急食不通,伤寒气热身寒结水。

《席弘赋》:肩背浮风劳。

《外科大成》:蜂窝疽。

三焦

六腑之一,分上、中、下三焦。三焦的某些具体概念不明确,《难经·二十五难》和《难经·三十八难》中提出"有名无形"之说。其作用是主持诸气,通行水道。《素问·灵兰秘典论篇》:"三焦者,决渎之官,水道出焉。"

三焦手少阳之脉

十二正经之一。手少阳三焦经的原名。起始于无名指末端,上行小指与无名指之间,沿着手背,出于前臂伸侧两骨(尺骨、桡骨)之间,向上通过肘尖,沿上臂外侧,向上通过肩部,交出足少阳经的后面,进入缺盆,分布于膻中,散络于心包,通过膈肌,广泛遍属上、中、下三焦。胸中支脉,从膻中上行,出锁骨上窝,上向颈旁,联系身后,直上出耳上方,弯下向面颊,目至眼下。耳后支脉,从耳后进入耳中,出走耳前,经过上关前,交面颊,到外眼角,接足少阳胆经《灵枢·经脉》:"三焦手少阳之脉,起于小指次指之端,上出两指之间,循手表腕,出臂外两骨之间,上贯肘,循臑外上肩,而交出足少阳之后,入缺盆,布膻中,散络心包,下膈,遍属三焦。其支者,从膻中上出缺盆,上项,系耳后直上,出耳上角,以屈下颊至𩠐。其支者,从耳后入耳中,出走耳前,过客主人前,交颊,至目锐眦。"参见"手少阳三焦经"条。

三焦俞

经穴名。见《针灸甲乙经》。属足太阳膀胱经,为三焦之背俞穴。定位:在腰部,当第一腰椎棘突下,旁开1.5寸。局部解剖:布有第十胸神经后支外侧皮支末端,深层为第一腰神经后支外侧支。在腰背筋膜、最长肌和髂肋肌之间;有第一腰动、静脉背侧支的内侧支。主治:腹胀,肠鸣,呕吐,泄泻,痢疾,水肿,小便不利,腰背强痛;胃炎,肠炎,肾炎,糖尿病,黄疸,肝硬化,神经衰弱等。刺灸法:直刺0.5~1寸;艾炷灸3~7壮,或艾条灸10~20min。

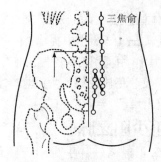

三焦俞

附一:腧穴定位文献记载

《针灸甲乙经》:在第十三椎下两傍各一寸五分。

《类经图翼》:在十三椎下,去脊中二寸。

附二:腧穴主治文献记载

《针灸甲乙经》:头痛,食不下,肠鸣胪胀,欲呕时泄。

《备急千金要方》:胞转小便不得;五脏六腑,心腹满,腰背疼,饮食吐逆,寒热往来,小便不利,羸瘦少气;少腹积聚,坚大如盘,胃胀食饮不消;虚劳尿白浊。

《千金翼方》:胸腹中胀满;妇人癥聚瘦瘠;尿血。

《太平圣惠方》:背痛身热,腰脊急强。

《铜人腧穴针灸图经》:腹中痛欲泄注;肩背拘急。

《圣济总录》:癥痕。

《针灸大成》:脏腑积聚,胀满羸瘦,不能饮食,伤寒头痛,饮食吐逆,肩背急,腰脊强不得俯仰,水谷不化,泄注下利,腹胀肠鸣,目眩头痛。

《循经考穴编》:三焦热壅,气不升降,口苦唇裂,消渴等症;三焦受冷,口吐清涎。

《类经图翼》:伤寒身热,头痛;胀满,膈塞不通。

三角灸

奇穴别名。即疝气穴,见《扁鹊神应针灸玉龙经》。详见该条。

三角针埋线法

穴位埋线法之一。是用三角缝针将羊肠线埋植腧穴皮下组织或肌层内以治疗疾病的方法。在距离腧穴两侧 1~2cm 处,用甲紫作进出针点的标记。皮肤消毒后,在标记处用 0.5%~1% 的盐酸普鲁卡因作皮内麻醉,用持针器夹住带羊肠线的皮肤缝合针,从一侧局麻点刺入,穿过腧穴下方的皮下组织或肌层,从对侧局麻点穿出,捏起两针之间的皮肤,紧贴皮肤剪断两端线头,放松皮肤,轻轻揉按局部,使肠线完全埋入皮下组织内,敷盖纱布 3~5 日。每次可埋 1~3 个腧穴,一般 20~30 日埋线1 次。

三结交

指关元穴。《灵枢·寒热病》:"三结交者,阳明、太阴也,脐下三寸关元也。"《类经》卷二十二张介宾注:"关元,任脉穴,又足阳明、太阴之脉皆结于此,故为三结交也。"《针灸甲乙经》为足三阴、任脉之会。

三进一退

刺法术语。见《针灸大成》。指按浅、中、深次序分次进针,然后一次提至皮下的针刺方法。用于补法的进退针,操作时不论进退,在每层均应根据需要作提插、捻转等手法。如需继续刺激,可以重复操作。该法体现了徐入、疾出,从卫取气的补法原则。杨继洲说:"三进一退热涌涌。"

三棱针

针具名。出自古代的锋针,近代用不锈钢制成,针柄呈圆柱状,针身呈三角形而有刃,针长约 6cm。临床上用以刺破浅表静脉,使放出少量血液来治病,多用于热病、炎症、中暑、昏迷等。《灵枢·九针论》记载锋针主要用于"泻热出血",《古今医统》:"锋针……泻热出血宜此。今之所谓三棱(针)者是也。"

三棱针疗法

疗法名称。也称刺血疗法,刺络法。是用三棱针刺破皮肤浅表部位或小静脉,放出少量血液治疗疾病的方法。由锋针刺血发展而来,具有开窍泄热,宣通络脉,调和营卫,消肿止痛等作用。临床分为点刺法、散刺法、泻血法3种。本法采用的针具一般为三棱针,常选的腧穴有十宣、十二井、四缝、鱼际、尺泽、曲泽、委中、八风、八邪、印堂、太阳、百会等。刺血治疗一般隔2~3天1次,出血较多的可间隔1~2周。凡各种实证、热证、瘀血及经络瘀滞、疼痛等证,均可应用此法。

三里

经穴名。有二:一属大肠经,在前臂;一属胃经,在胫前。为了区分,《圣济总录》称前者为手三里,后者为足三里。一般多指后者而言。

三毛

部位名,指大趾爪甲后方有毛处。又名丛毛。杨上善注:"三毛一名丛毛,在上节后毛中也。"张介宾注:"大指(趾)爪甲后二节间为三毛。"《灵枢·本输》:"大敦者,足大指之端,及三毛之中也。"《灵枢·经脉》:足少阳胆经"还贯爪甲,出三毛"。

三门

即三间穴,见《外科大成》,系字误。详见"三间"条。

三奇六仪针要经

书名。撰人不详。见《隋书·经籍志》,1卷。书佚。

三商

奇穴名。见《针灸集成》,名排刺三针。《江西中医药》(1959年3期)列作奇穴,名三商。即老商、中商、少商。别名:大指甲根。定位:老商位于拇指尺侧,距指甲根角旁约0.1寸,中商位于拇指指背侧正中,距指甲根约0.1寸,少商属手太阴肺经,在拇指桡侧指甲根角旁约0.1寸。主治:流行性感冒,扁桃体炎,腮腺炎,高热,昏迷,咽喉肿痛。刺灸法:三棱针点刺出血。

附:文献记载

《针灸集成》:大指甲根排刺三针,治双蛾。重者一日再刺。

《针灸孔穴及其疗法便览》:大指甲根,奇穴。大指爪甲后约一分处,赤白肉际。排刺三针。主治:双乳蛾;亦治口颊炎,喉头炎,耳下腺炎,脑充血。

三水

一、指三阴,见《素问·示从容论篇》:"夫二火不胜三水,是以脉乱而无常也。"二火指二阳,胃(见"二火"条)。三水,即三阴(脾)。《黄帝内经太素》卷十六杨上善注:"三水者,三阴,即太阴也。"

二、三水指肝、脾、肾。《素问》王冰注:"三水,谓三阴藏……三阴藏者,肝脾肾也,以在膈下故。"二火指心、肺。

三阳

一、经络名。❶太阳、阳明、少阳的总称。❷指太阳。见《素问·阴阳类论篇》《素问·阴阳别论篇》。

二、经穴别名。指百会穴,见《针灸大全》,是将"三阳五会"分为二名。

三阳络

经穴名。见《针灸甲乙经》。属手少阳三焦经。别名:通间。定位:在前臂背侧,腕背横纹上4寸,尺骨与桡骨之间。局部解剖:布有前臂背侧皮神经,深层为前臂骨间背侧神经;在指总伸肌与拇长展肌起端之间;有前臂骨间背侧动、静脉通过。主治:头痛,暴喑,耳聋,手臂痛,龋齿痛;肘关节炎等。刺灸法:直刺0.5~1寸;艾炷灸3~5壮,或艾条灸5~10min。

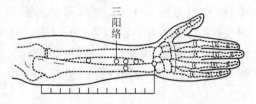

现代研究证明:三阳络穴对胸部手术有显著的镇痛作用,在二尖瓣扩张术中,应用三阳络透郄门,具有良好的针麻效果。镇痛作用的强弱与针刺的刺激量强弱有关,以电脉冲输出强度较大者效果好。在肺切除术中,以三阳络透郄门,其针麻效应统计Ⅰ、Ⅱ级率为85%左右。在健康人体实验中,针刺三阳络穴确实具有明显的镇痛作用。其针感效果好的,重感的出现率低而血中内啡素含量增多,活性高;针麻效果差的,则血中内啡素含量较少,说明血中内啡素含量与镇痛有密切的关系。

附一:腧穴定位文献记载

《针灸甲乙经》:在臂上大交脉,支沟上一寸。

《太平圣惠方》:在肘前三寸,外廉陷者中,支沟上一寸。

《循经考穴编》广注:一云上支沟二寸。

《医宗金鉴》:从会宗内斜上行一寸。

附二:腧穴主治文献记载

《针灸甲乙经》:嗜卧,身体不能动摇;内伤不足。

《铜人腧穴针灸图经》:耳卒聋齿龋;暴瘖不能言。

《针灸大成》:暴喑哑,耳聋,嗜卧,四肢不欲动摇。

《循经考穴编》:臂痹不举;挫闪痛。

▲注:本穴《针灸甲乙经》云:禁不可刺。

三阳五会

见《史记·扁鹊传》。《针灸甲乙经》作百会穴别名。《针灸大全》将"三阳"与"五会"分为二名。

三阴交

经穴名。见《针灸甲乙经》。属足太阴脾经,为足太阴、厥阴、少阴之会。定位:在小腿内侧,当内踝高尖上3寸,胫骨内侧缘后方。局部解剖:布有小腿内侧皮神经,深层后方有胫神经;在胫骨后缘和比目鱼肌之间,深层有屈趾长肌;有大隐静脉,深层有胫后动、静脉通过。主治:腹胀肠鸣,飧泄,饮食停滞,月经不调,崩漏,带下,癥瘕,经闭,不孕,阴挺,难产,产后血晕,恶露不行,阳痿,遗精,疝气,遗尿,足痿,脚气;泌尿、生殖系统疾病,急、慢性胃肠炎,神经衰弱,神经性皮炎,湿疹,荨麻疹,高血压,下肢麻痹等。刺灸法:直刺0.5~1寸;艾炷灸3~7壮,或艾条灸10~30min。

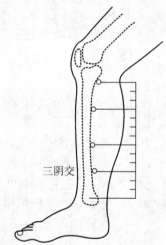

现代研究证明:冷光信息观察表明三阴交穴与三阴经之井穴存在着信息通路,而且足太阴脾经的隐白穴发光度大于大敦、涌泉。从而验证了三阴交穴系足三阴经的交会穴,且归属于足太阴脾经的理论。各种实验及临床观察表明,三阴交对下焦的调节作用明显。首先对人体的生殖功能有明显影响,可促使孕妇子宫收缩,促进卵巢功能,使继发性闭经患者出现激素撤退性出血现象,有避孕的特殊作用。临床研究证明:电针三阴交穴对围绝经期综合征有明显的治疗作用,对烘热汗出、失眠、急躁易怒、手足心热、忧郁、头晕、头痛、心悸、皮肤瘙痒等症状的改善具有一定的效应特异性。此外,电针三阴交可以缓解产时的疼痛,减少产时和产后2h出血,促进乳汁分泌,且对产妇、新生儿无不良影响。可调节膀胱张力,使松弛者紧张,紧张者松弛。对于中、重度急性尿潴留,针刺三阴交穴可以在较短时间内(平均47.41s+44.32s)迅速起效、表现为增大平均量和最大尿流速率、缩短因排尿障碍而延长的排尿时间,从而改善排尿状况,减少膀胱内残留尿量,缓解患者的小腹胀满症状。其对肾功能的影响不仅与机体的功能状态有关,且与手法刺激强弱有关,其中以弱刺激手法为好。动物实验提示,针刺"三阴交"可引起狗的输尿管蠕动加强。对神经体液的影响也很明显,可使末梢血中嗜酸性粒细胞增加,其效应与注射ACTH效应相等。对非胰岛性糖尿病患者,针刺三阴交可使血糖下降,同时用放射免疫法测定血浆胰岛素含量,发现对生理功能正常的胰脏有调节胰岛素分泌的作用。针刺该穴还可提高免疫力,动物实验表明,以轻刺激手法针刺"三阴交",可使淋巴液量和淋巴细胞显著增加,主要以T淋巴细胞增加为主。该穴也是妇科疾病手术中针麻的常用穴,对剖宫产手术的针麻成功率达95%左右,其作用机制与cGMP增加有关。三阴交穴还有调整心率、血压、胃液分泌的作用。

附一:腧穴定位文献记载

《针灸甲乙经》:在内踝上三寸,骨下陷者中。

《肘后备急方》:在内踝尖上三寸。

《备急千金要方》:在内踝上八寸,骨下陷中。

《医学入门》:内踝上三寸,骨后筋前。

附二:腧穴主治文献记载

《针灸甲乙经》:足下热痛,不能久坐,湿痹不能行;惊不得眠。

《肘后备急方》:卒得霍乱……先手足逆冷者。

《备急千金要方》:劳淋,妇人下血泄痢,惊狂走;卵偏大上入腹;梦泄精;髀中痛不得行,足外皮痛;胫寒不得卧;女人漏下赤白及血。

《千金翼方》:产难,月水不禁,横生胎动;牙车失欠蹉跌,脚疼。

《外台秘要方》:脾病者,身重若饥,足痿不欲行,善瘛,脚下痛,虚则腹胀,腹鸣,溏泄,食饮不化。

《铜人腧穴针灸图经》:痃癖腹中寒。

《圣济总录》:小便白浊;呕哕而手足逆冷者。

《扁鹊神应针灸玉龙经》:七疝,小肠气,便毒……五淋。

《针灸大成》:脾胃虚弱,心腹胀满,不思饮食,脾痛,身重,四肢不举,腹胀肠鸣,溏泄食不化,痃癖,腹寒,膝内廉痛,小便不利,阴茎痛,足痿不能行,疝气,小便遗,胆虚,食后吐水,梦遗失精,霍乱,手足逆冷,呵欠,颊车蹉开,张口不合,男子阴茎痛,元脏发动,脐下痛不可忍,小儿客忤,妇人临经行房,羸瘦,癥瘕,漏血不止,月水不止,妊娠胎动,横生,产生恶露不行,去血过多,血崩晕,不省人事。

《循经考穴编》:黄疸水肿,竖痃偏坠,痃癖,霍乱……膝股内廉踝跗肿痛,疮疡瘾疹。

《类经图翼》:主中风卒阙,不省人事,浑身浮肿。

《外科大成》:鹤膝,裆疽。

《针灸则》:臁疮。

《眼科锦囊》:上睑低垂

《杂病穴法歌》:呕噎,死胎。

《胜玉歌》:下胎衣。

▲注:本穴《铜人腧穴针灸图经》云:妊娠不可刺。

三宗骨

奇穴别名。即下腰穴。《针灸集成》："下腰一穴,在八髎正中央脊骨上,名三宗骨。"见该条。

散刺

针刺手法名。在腧穴及其周围进行散在的多点浅刺。《素问·诊要经终论篇》："冬刺俞窍于分理,甚则直下,间者散下。"《类经》张介宾注："间者散下,或左右上下散布其针而稍宜缓也。"

散刺法

三棱针操作法之一。是在病变局部周围进行点刺的一种方法。一般据病变部位大小不同,可刺 10~20 针以上,由病变外缘环形向中心点刺,以促进瘀血或水肿得以排出。达到祛瘀生新、通经活络的目的。此法多用于治疗局部瘀血、血肿或水肿、顽癣等。

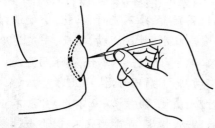

散罐法

拔罐法名。也称星罐法,属多罐法之一种。根据不同的病变种类(同时患数种病证),或虽属同一疾病,但反应点不规则而置罐的方法。如肩关节周围炎,需在肩周围的肩中俞、肩井、肩髃、天宗、肩前等前后左右的腧穴上拔罐。此法临床常用。

散脉

散,分散。指足太阴脾经在小腿部分出的支脉。《素问·刺腰痛篇》："刺散脉,在膝前骨肉分间,络外廉,束脉为三痏。"王冰注为地机穴,张隐庵认为指上下巨虚,是冲脉的下俞。

散俞

散在的腧穴,用以刺血。见《素问·诊要经终论篇》："春刺散俞及与分理,血出而止。"张介宾注："散俞者,即诸经之散穴也。"张隐庵注："散俞,经络之俞穴也……盖春气生升于外,故当于散俞溪谷之间浅而刺之。"

散笑

奇穴名。见《陈修园医书七十二种·刺疔捷法》。定位:迎香穴下方,当鼻唇沟之中点处。主治:鼻塞,口眼㖞斜,颜面疔疮等。刺灸法:沿皮刺 0.3~0.5 寸。

散针法

指在病痛部位选穴针刺的方法。《医学入门》说："散针者,治杂病而散用其穴,因病之所宜而针之,初不拘于流注也。若夫折伤跌扑,损逆走痛,因其病之所在而针之,虽穴亦不顾其得与否也。"

sang

桑木

药物名。灸用材料的一种。为桑科落叶小乔木植物桑树 *Morus alba* L. 的枝木。将桑木条点燃后熏灸患处。《外科正宗》："治诸疮毒,坚而不溃,溃而不腐,新肉不生,疼痛不止,用新桑木长七寸,劈指大。一头燃着向患上灸之,火尽再换,每次灸木五、六条,肉腐为度。"

桑木灸

灸法名。又名桑枝灸。是将桑木点燃后熏灸患处的方法。《外科正宗》："治诸疮毒,坚而不溃,溃而不腐……用新桑木长七寸,劈指大,一头燃着向患上灸之,火尽再换,每次灸木五六条,肉腐为度。"或将桑木炭熏烤患处。《神灸经纶》："以桑木烧作红炭,漏杓盛之,悬患上,自四周烘至疮口,或高或低,总以疮知热为度。"

桑枝灸

灸法名。即桑木灸，见《本草纲目》。参见该条。

桑枝针

灸法名。即桑枝灸。见该条。

颡大

部位名。颡，本义指额。杨上善注："聚于颡，上额颅。颡，额也。"又释为大迎穴部。《灵枢·根结》："阳明根于厉兑，结于颡大。颡大者，钳耳也。"《类经》卷九张介宾注："今曰颡大者，意谓项颡之上，大迎穴也。大迎在颊下两耳之旁，故曰钳耳。"

se

色盲针灸法

色盲治法之一。主穴：肝俞、肾俞、睛明、攒竹、风池、养老、足三里、太冲、复溜。操作：上穴每选3~5个，常规消毒后，以毫针施以补法，留针15~20min。背俞和下肢穴可酌情用艾卷温和灸，隔日1次，20次为1个疗程。本方法有滋肝益肝，调畅气机的作用。

色素带

患者自身出现的一组斑点，呈褐色，或红色等，点状或不规则状，宽窄不一，无痛痒感，大体方向与经络循行路线一致，我们称之为色素带。它主要是由表皮和真皮上部的病理变化造成的，为形态学者研究经络提供了坚实的客观依据。

seng

僧深

又名深师，宋齐间医僧。《备急千金要方·序》称"少以医术鸣，善疗脚软之疾，当时所服，撰录支法存等书诸家旧方30余卷，经用多效"。据《外台秘要方》及《医心方》所载深师之方，可知仲景伤寒之学，内妇骨伤各科无不精通，也善用灸法治疗内伤之病。有《深师方》，载于《外台秘要方》及《医心方》中。

僧坦然

明代针灸家。住太平箬村（今属安徽）。善针灸术，针细如毛，长不过寸许，治多验。长林某妇患瘫，因皮肉厚，乃改用长针，针5寸，一针而愈。见《太平府志》。

shan

山根

部位名，指鼻根部，约与两眼内眦相平。《东医宝鉴》："印堂之下曰山根，即两眼之间。"古代称"頞"，又称"下极"。参见各条。

山眺针灸经

书名。见宋代《崇文总目》，1卷。书佚。

山栀生姜灸

灸法名。见《灸治经验集》。间隔灸法之一。方法：取黄栀子捣碎水煎取浓汁，再加入生姜汁少许，混以面粉、石灰各等份，调成糊状，敷于腧穴上，再放一薄生姜片，用针穿数孔，上置艾炷灸之。

闪罐法

拔罐法之一。罐子拔上后，立即起下，反复吸拔多次，至皮肤潮红为止。多用于局部皮肤麻木或功能减退的虚证病例。

闪火拔罐法

火罐法的一种。用长纸条或用镊子夹酒精棉球点燃后，在罐内绕一圈再抽出，迅速将罐子罩在应拔的部位上，即可吸住。

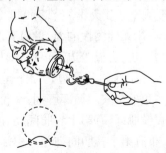

陕西头皮针

也称蓝田头针。是20世纪70年代陕西省西安市的医务工作者在医疗实践中总结出的用大脑皮层功能定位在头部的投影来治疗全身疾病的经验。它具有止痛消炎、镇静、解痉、降压、止痒、急救等功效，并可用来辅助诊断和预防疾病。对运动、神经、血管系统以及内脏和皮肤感觉类疾病疗效显著。基本腧穴有伏象、伏脏、倒象、倒脏、说语、书写、记忆、信号、运平、视觉、平衡、呼循、听觉、嗅味等。一般选用26~28号1~2寸长的毫针，刺激深度一般为0.5cm，原则上进针深度须达骨膜。进针手法可分为快针和慢针。快针一般进针不捻转，慢针即缓慢地捻转刺入腧穴，针刺角度可为直刺或斜刺。留针时间一般为20~30min，也可不留针，刺入后加强捻转，产生效应即起针。蓝田头针也可用于头针麻醉。

疝气灸治法

疝气治法之一。主穴：三阴交（对侧）、归来（同侧）、疝气穴（顶角为脐中的等边三角形，边长为患者两口角之间的长度，底边水平，余两角顶点处即是）。操作：在上述腧穴上置艾炷，大小如麦粒，点燃施灸，患者感到烧灼疼痛时，去除艾灰，另换1炷。每次灸1穴，每穴灸5~7壮。本法有温补元气，疏经通滞的作用。

疝气穴

奇穴名。见《扁鹊神应针灸玉龙经》。《刺灸心法》列作奇穴，名疝气穴；《针灸集成》名脐旁穴，《针灸学》（江苏）则名三角灸。定位：用无伸缩性的绳，量患者两口角的长度为一边，折成等边三角形，嘱患者仰卧，以上角置于脐心，下边在脐下呈水平，下边两底角处是穴。局部解剖：在腹内、外斜肌及腹横肌部，有第十一肋间动、静脉的前分支，布有第十一肋间神经。主治：奔豚气络脐上冲，疝气坠胀，冷气心痛，不孕症等。刺灸法：艾炷灸5~7壮，左取右，右取左。

附：文献记载

《扁鹊神应针灸玉龙经》：疝气偏坠……以小绳量患人口两角为一分，作三折成三角如△样，以一角安脐心，两角在脐下两旁尽处是穴。患左灸右，患右灸左，二七壮立愈。二穴俱灸亦可。

shang

商盖

即高盖，为督俞穴别名。"商"为"高"字之误，见《循经考穴编》。详见该条。

商谷

经穴别名。即商曲穴，见《针灸集成》。其载："商谷二穴，在石关下一寸。"见该条。

商陆

药物名。穴位敷贴和灸法用药。为商陆科多年生草本商陆 *Phytolacca acinosa* Roxb. 的根。《千金翼方》记载："捣生商陆捻作饼子，如钱大，厚三分，贴漏上，以艾灸之。饼干热则易之，可灸三四炷艾。"用于治疗瘰疬、颈漏。《本草纲目》卷十七："方家治肿满、小便不利者，以赤根捣烂，入麝香三分，贴于脐心，以帛束之，得小便利即肿消。"又引《外台秘要方》："瘰疬，喉痹攻痛，生商陆根捣作饼，置病上，以艾炷于上灸三四壮，良。"

商丘

经穴名。见《灵枢·本输》。属足太阴脾经，为本经经穴。定位：在足内踝前下方凹陷中，当舟骨结节与内踝尖连线的中点处。局部解剖：布有隐神经及腓浅神经分支，有跗内侧动脉及大隐静脉通过。主治：腹胀肠鸣，泄泻，便秘，胃痛，舌本强痛，黄疸，身倦嗜卧，癫狂，痔疾，足踝痛；胃肠

炎,踝关节及周围软组织疾患等。刺灸法:
直刺0.5~0.8寸;艾炷灸3~5壮,或艾条
灸5~10min。

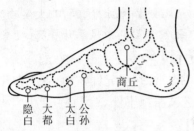

附一:腧穴定位文献记载

《灵枢·本输》:内踝之下陷者之中也。

《针灸甲乙经》:在足内踝下微前陷者
中。

《针灸大成》:足内踝下微前陷中,前
有中封,后有照海,其穴居中。

附二:腧穴主治文献记载

《素问·刺疟篇》:脾疟者,令人寒,腹
中痛,热则肠中鸣,鸣已汗出。

《针灸甲乙经》:寒热善呕;厥头痛,面
肿起;骨痹烦满;癫疾,狂,多食,善笑,不发
于外,烦心渴;小儿咳而泄,不欲食者。小
儿癫痪,手足扰,目昏,口噤,溺黄;善厌梦
者;腹满响响然,不便,心下有寒痛;脾虚令
人病寒不乐,好太息;阴股内痛,气痛,狐疝
走上下,引少腹痛,不可俯仰上下;绝子;喉
痹;管疽;痔骨蚀。

《备急千金要方》:痎疟,热;寒疟腹中
痛;癫疾呕沫,寒热痉互引;癫痪。口噤不
开;腹胀满不得息;血泄后重;脚挛。

《千金翼方》:偏风半身不遂,脚重热
风疼,不得履地。

《外台秘要方》:癫疾,目昏,口噤,溺
黄,筋挛痛。

《圣济总录》:多卧。

《扁鹊神应针灸玉龙经》:身体拘急,
腿脚内廉痛,腹胀肠鸣,身寒,气逆绝子。

《针灸大成》:腹胀,肠中鸣,不便,脾
虚令人不乐,身寒善太息,心悲,骨痹,气
逆,痔疾,骨疽蚀,魇梦,痛瘕,寒热好呕,阴

股内痛。气癃,狐疝走上下,引小腹痛,不
可俯仰,脾积痞气,黄疸,舌本强痛,腹胀寒
疟,溏,瘕,泄水,面黄,善思善味,食不消,
体重节痛,怠惰嗜卧,妇人绝子,小儿慢风。

《百症赋》:商丘痔瘤而最良。

《胜玉歌》:脚背疼。

商曲

经穴名。见《针灸甲乙经》。属足少
阴肾经,为冲脉、足少阴之会。别名:高曲。
定位:在上腹部,当脐中上2寸,前正中线
旁开0.5寸。局部解剖:布有第九肋间神
经;在腹直肌内缘,有腹壁上下动、静脉分
支通过。主治:腹痛,腹胀,泄泻,便秘,腹
中痞块;胃痉挛,胃下垂,胃炎等。刺灸法:
直刺1~1.5寸;艾炷灸5~7壮,或艾条灸
10~15min。

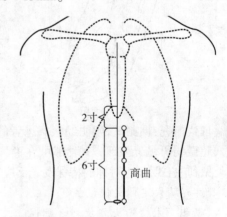

附一:腧穴定位文献记载

《针灸甲乙经》:在石关下一寸。

《针灸大成》:石关下一寸,去腹中行
各一寸五分。

《针灸集成》:在石关下二寸,去中行
五分。

附二:腧穴主治文献记载

《针灸甲乙经》:腹中积聚,时切痛。

《针灸大成》:腹痛,腹中积聚,时切
痛,肠中痛不嗜食,目赤痛从内眦始。

《循经考穴编》:大便或泄或闭,时时
切痛。

商阳

经穴名。见《灵枢·本输》。属手阳明大肠经，为本经井穴。别名：绝阳。定位：在手食指末节桡侧，距指甲角0.1寸（指寸）。局部解剖：有食指固有伸肌腱；有指及掌背动、静脉网；布有正中神经的指掌侧固有神经及桡神经的指背侧神经。主治：咽喉肿痛，齿痛颌肿，耳聋，青盲，热病汗不出，昏厥，中风昏迷，手指麻木；口腔炎，喉炎，扁桃体炎，腮腺炎等。刺灸法：向上斜刺0.2～0.3寸，或点刺出血；艾炷灸1～3壮，艾条灸3～5min。

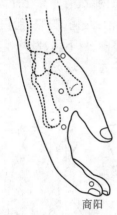

商阳

现代研究：据测试，阳明经疾病患者的经穴超微弱可见光发现，一般都可在商阳穴处见到左右明显不对称的特殊发光反应。

附一：腧穴定位文献记载

《灵枢·本输》：大指次指之端也。

《针灸甲乙经》：在手大指次指内侧，去爪甲如韭叶。

附二：腧穴主治文献记载

《素问·缪刺论篇》：气满胸中，喘息而支胠，胸中热；耳聋时不闻音；耳中生风；齿唇寒痛。

《针灸甲乙经》：热疟口干；口中下齿痛，恶寒颊肿；青盲；喉痹；耳中生风，耳鸣耳聋时不闻。

《备急千金要方》：胸胁支满。

《太平圣惠方》：胸膈气满喘急。

《扁鹊神应针灸玉龙经》：目赤肿。

《针灸大成》：胸中气满，喘咳支肿，热病汗不出，耳鸣聋，寒热痎疟，口干，颐颌肿，齿痛，恶寒，肩背急相引缺盆中痛，目青盲。

《百症赋》：寒疟兮，商阳，太溪验。

《医宗金鉴》：中风暴仆昏沉，痰塞壅。

商元针经

书名。即《殷元针经》。见于宋代《通志·艺文略》，书佚。

伤山

承山穴别名，见《备急千金要方》。"伤(傷)"，《铜人腧穴针灸图经》《针灸大成》等均作"肠(腸)"，盖因腨肠而得名。详见该条。

上病下取（上病取下）

《黄帝内经》取穴法则之一。指上部的病症取用下部腧穴。《灵枢·终始》："病在上者，下取之；病在头者取之足，病在腰者取之腘。"《灵枢·卫气失常》："积于腹中者，下取之。"并举例"积于下者，写三里与气街"。《素问·五常政大论篇》："病在上者，取之下"。后世针灸歌赋中也有体现，如《肘后歌》"头面之疾针至阴"，"心胸有病少府泻"等，均属本治则的运用。

上慈宫

经穴别名。指冲门穴。见《针灸聚英》。详见该条。

上都

奇穴名，八邪之一。见《奇效良方》。定位：在手背第二、三掌骨小头高点之间，握拳取之。局部解剖：当骨间肌处，有手背静脉网，掌背动脉；布有桡神经的手背支。主治：手臂红肿，热病头痛，急性腰扭伤，坐骨神经痛等。刺灸法：斜刺，针尖向腕方向刺入，针0.1～0.3寸；艾炷灸3～7壮。

附：文献记载

《奇效良方》：八邪八穴，在手五指歧骨间，左右手各四穴……其二，上都二穴，在手食指、中指本节歧骨间，握拳取之。

《针灸大成》：在手食指、中指本节歧骨间，握拳取之。治手臂红肿，针一分，可灸五壮。

《经外奇穴纂要》：上都配曲池、合谷治热性病之头痛。

《中国针灸》1986年第2期赵氏报道：针刺上都穴治疗急性腰扭伤400例，取得满意效果。其仅取上都一穴。刺法为让病人采取坐位或立位，被针刺的手要握空拳，拳心向下。针向拳心方向刺入1~1.5寸深，行捻转补泻手法，留针20min。经上法治疗，痊愈357例，占89%；有效34例，占8.7%；无效9例，占2.5%。

上腭

奇穴名。见《备急千金要方》。定位：口腔内上腭齿龈上缘中点。局部解剖：在上腭腭缝际前端，布有上颌动、静脉分支及三叉神经之上颌支。主治：马黄黄疸，四时温病等。刺灸法：针斜刺0.1~0.2寸，微出血。

附：文献记载

《备急千金要方》：上腭穴，入口里边，在上缝赤白脉是，针三锃，治马黄黄疸，四时等病。

上法

上法是为了提升阳气，所用的一种选穴法。人身的气机升降不息，才能使全身阴阳得以调节。凡是因升气无力而造成的降气不利的病症，均可采用此法以升促降。因上为阳，下为阴，阴气只有升提上行变化才能化生阳气，所以在阴气偏盛，阳气不足，气机不得升之时，即可使用此法。所选腧穴一般偏于上部，尤其多在头部，不仅是百会一穴，所有头顶部的腧穴都有不同程度的升发作用。正如《素问·气府论篇》所说"其浮气在皮中者，凡五行行五，五五二十五"穴，都可单独或配合使用。这里要注意的是，阴寒大盛，尤火上炎的时候，

也可据本法选用腧穴，使正阳上升，尤雷之火得灭，故不要被一些表面症状所迷惑，把阳火上冲和阴火上炎相混淆。实火上炎有时也可选用头部腧穴，但不属于上法，或为泻火，或为祛风，总之以泻为主，故应归于他法。

上骨

骨骼名，指桡骨。《灵枢·经脉》，手太阴肺经"循臂内上骨下廉"。杨上善注："臂有二骨，垂手之时，内箱前骨名为上骨；外箱后骨名为下骨。"《铜人腧穴针灸图经》注"为臂之上骨也"。楼英《医学纲目》："臑下掌上名曰臂"。参见"臂骨"条。

上关

经穴名。见《灵枢·本输》。属足少阳胆经。为手足少阳、足阳明三脉之会。别名：客主、客主人。定位：在耳前，下关穴直上，当颧弓上缘的凹陷处。局部解剖：布有面神经的颧眶支及三叉神经小分支；在颞肌中，有颧眶动、静脉通过。主治：头痛，耳鸣，耳聋，聤耳，目眩，青盲，齿痛，面痛，口眼㖞斜，惊痫，瘛疭；神经性耳聋，中耳炎，三叉神经痛，青光眼，视神经炎等。刺灸法：直刺0.5~0.8寸；艾炷灸1~3壮，或艾条灸3~5min。

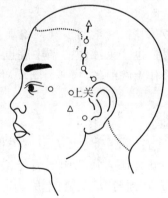

附一：腧穴定位文献记载

《针灸甲乙经》：在耳前上廉起骨端，开口有孔。

《千金翼方》：在听会上一寸动脉宛宛中。又云：侧卧张口取之。

附二:腧穴主治文献记载

《灵枢·口问》:耳鸣。

《针灸甲乙经》:瘛疭口沫出;耳痛聋鸣;上齿龋痛,恶寒者:青盲,瞑目,恶风寒。

《备急千金要方》:痉引骨痛。

《千金翼方》:眛目,偏风,眼㖞通睛,聤耳脓出。

《太平圣惠方》:风牙痛,唇吻强,口眼偏斜,牙齿龋痛。

《铜人腧穴针灸图经》:目眩。

《针灸大成》:唇吻强上,口眼偏邪,青盲,眛目晾晾,恶风寒,牙齿龋,口噤嚼物鸣痛,耳鸣耳聋,瘛疭沫出,寒热,痉引骨痛。

▲注:❶本穴《针灸甲乙经》作:"手少阳、足阳明之会。"《铜人腧穴针灸图经》作:足阳明、少阳之会。❷《素问·刺禁论篇》:刺客主人内陷中脉,为内漏,为聋。《针灸甲乙经》:上关禁不可深刺。《铜人腧穴针灸图经》:若肿必须侧卧,张口取之可得,禁不可深针。《医学入门》:禁针灸。

上管

即上脘。见《脉经》。详见该条。

上纪

经穴别名。《素问·气穴论篇》:"上纪者,胃脘也。"王冰注:"谓中脘也。"《针灸大全》作上脘别名。《类经图翼》作中脘别名。

上巨虚

经穴名。见《千金翼方》。《灵枢·本输》名巨虚上廉。属足阳明胃经,为大肠之下合穴。别名:足上廉、上廉。定位:在小腿前外侧,当犊鼻穴直下6寸,距胫骨前缘一横指。局部解剖:布有腓肠外侧皮神经及隐神经的皮支,深层为腓深神经;在胫骨前肌中,有胫前动、静脉通过。主治:腹痛,肠鸣,痢疾,泄泻,便秘,肠痈,脚气,下肢痿痹;急、慢性胃肠炎,阑尾炎,胆囊炎等。刺灸法:直刺1~1.5寸;艾炷灸3~7壮,或艾条灸5~15min。

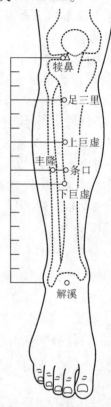

现代研究证明:针刺上巨虚穴可使胃蠕动增强,对大肠蠕动呈双向良性调节。针刺上巨虚穴还可提高机体免疫功能,用墨汁定量比色法测定,针刺上巨虚,可增强巨噬细胞的吞噬能力,1周左右达到高峰。动物实验证明,电针上巨虚后其血浆溶菌酶及调理素含量升高,血浆杀菌活力明显增强,特异性抗体滴度和血清总补体含量增加。针刺急性菌痢患者的上巨虚,配以天枢穴,可使免疫球蛋白 IgG、IgA、IgM 均有不同程度的提高,针后第3日达到高峰。针刺健康人上巨虚穴,连续12日后,血清 IgG、IgA 均有增高,但 IgM 基本无改变。血清 β、γ 球蛋白均有增高趋势。研究还发现针刺双侧上巨虚加口服柳氮磺吡啶对于溃疡性结肠炎患者的症状、体征、结肠黏膜状态以及大便隐血等方面有明显改善作用,且与疗程正相关。

附一:腧穴定位文献记载

《灵枢·本输》:下三里三寸。

《素问·气府论篇》王冰注:在膝侠鼻下胻外廉同身寸之六寸。

《针灸大全》:上巨膝下四寸中。

附二:腧穴主治文献记载

《素问·水热穴论篇》:泻胃中之热。

《痹论》:肠痹者,数饮而出不得,中气喘争,时发飧泄。

《灵枢·邪气藏府病形》:大肠病者,肠中切痛而鸣濯濯,冬日重感于寒即泄,当脐而痛,不能久立,与胃同候。

《灵枢·四时气》:腹中常鸣,气上冲胸,喘不能久立,邪在大肠;着痹不去,久寒不已;肠中不便。

《针灸甲乙经》:风水膝肿,胸胁榰满,恶闻人声与木音;大肠有热,肠鸣腹满,侠脐痛,食不化,喘不能久立,狂妄走,善欠;飧泄大肠痛。

《备急千金要方》:脚气初得脚弱;骨髓冷疼痛。小便难黄。

《太平圣惠方》:大肠气不足,偏风;刺风酸风,脚冷寒痹。

《针灸大成》:脏气不足,偏风脚气,腰腿手足不仁,脚胫酸痛屈伸难,不能久立,风水膝肿,骨髓冷疼,大肠冷,食不化,飧泄,劳瘵,夹脐腹两胁痛,肠中切痛雷鸣,气上冲胸,喘息不能行,伤寒胃中热。

《针灸聚英》引东垣曰:脾胃虚弱,湿瘘,汗泄,妨食。

上昆仑

经穴别名。即昆仑,见《太平圣惠方》。详见该条。

上廉

一、经穴名。见《针灸甲乙经》。属手阳明大肠经。别名:手上廉。定位:在前臂背面桡侧,当阳溪与曲池连线上,肘横纹下

3寸。局部解剖:布有前臂背侧皮神经及桡神经深支;桡侧有腕短伸肌,腕长伸肌,深层为旋后肌,并有桡动脉分支通过。主治:头痛,肩臂酸痛,半身不遂,腹痛肠鸣,泄泻;肩关节周围炎,前臂神经痛,肠炎,膀胱炎,淋病等。刺灸法:直刺0.5~0.8寸;艾炷灸3~5壮,或艾条灸5~15min。

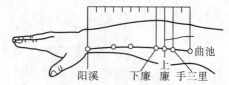

阳溪　下廉　上廉　手三里　曲池

附一:腧穴定位文献记载

《针灸甲乙经》:在三里下一寸。

《医学入门》:在曲池前四寸。

《循经考穴编》广注:曲池下三寸,屈肘取之,若直取合四寸。

《针灸集成》:腕后七寸,曲池下三寸,三里下一寸微外些。

附二:腧穴主治文献记载

《针灸甲乙经》:小便黄,肠鸣相逐。

《铜人腧穴针灸图经》:脑风头痛,小便难,黄赤,肠鸣气走痉痛。

《针灸资生经》:寒疟;偏风,腰腿手足不仁。

《针灸大成》:小便难黄赤,肠鸣,胸痛,偏风,半身不遂,骨髓冷,手足不仁,喘息,大肠气滞,脑风头痛。

《类经图翼》:小便涩,大肠气滞。

《循经考穴编》:肩髆酸痛。

二、经穴别名。指上巨虚穴。见该条。

上髎

经穴名。见《针灸甲乙经》。属足太阳膀胱经,为足太阳、少阳之会。定位:在骶部,当髂后上棘与后正中线之间,适对第一骶后孔定穴。局部解剖:布有第一骶神经后支,在骶棘肌起始部及臀大肌起始部;当骶外侧动、静脉后支处。主治:腰痛,月经不调,带下,阴挺,阴痒,遗精,阳痿,大小便不利;子宫内膜炎,盆腔炎,不孕症,睾丸

炎,肾炎,膀胱炎,坐骨神经痛等。刺灸法:直刺1~1.5寸;艾炷灸3~7壮,或艾条灸5~15min。

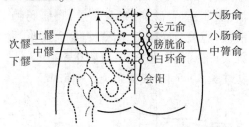

现代研究证明:针刺上髎穴对人体生殖系统有影响。在治疗妇科炎症及各种手术中效果较好,对男性阳痿也有一定疗效。

附一:腧穴定位文献记载

《针灸甲乙经》:在第一空,腰髁下一寸侠脊陷者中。

《针灸集成》:在阳关下五分,去中行一寸,外直小肠俞。

附二:腧穴主治文献记载

《针灸甲乙经》:女人绝子,阴挺出,不禁白沥;热病汗不出;腰足痛而清;瘄疟;寒热。

《备急千金要方》:烦满汗不出;大小便不利。

《外台秘要方》:腰脊痛而清,善呕。

《针灸大成》:大小便不利,呕逆,膝冷痛,鼻衄,寒热疟,阴挺出,妇人白沥,绝嗣。八髎总治腰痛。

《类经图翼》:阴中痒痛;赤白带下。

《循经考穴编》:一云治反胃。

上林

经穴别名。即上巨虚。《圣济总录》:"上林,穴在三里下一夫。""林"系"廉"字之误。

上门

经穴别名。指幽门穴。见《针灸甲乙经》。详见该条。

上气海

经穴别名。指膻中。见《类经图翼》。是与下气海相对而言。参见"气海"条。

上天梯

经穴别名。指长强穴。见《针灸经穴图考》。见该条。

上脘

经穴名。见《灵枢·四时气》。属任脉,为任脉、足阳明、手太阳之会。别名:上管、胃脘。定位:在上腹部,前正中线上,当中脐上5寸。局部解剖:布有第七肋间神经前皮支的内侧支;在腹白线上,深部为肝下缘及胃幽门部,有腹壁上动、静脉分支。主治:胃疼,腹胀,呃逆,呕吐,黄疸,泄泻,虚劳,吐血,癫痫;胃炎,胃痉挛,消化性溃疡,肝炎等。刺灸法:直刺0.5~1寸;艾炷灸3~7壮,或艾条灸5~15min。

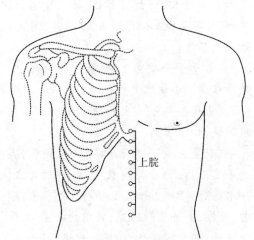

现代研究证明:针刺上脘、中脘、内关等穴,在X线下观察,可解除膈肌痉挛,加速食管蠕动。针刺上脘等穴对胃、十二指肠溃疡有疗效,可使症状减轻,促进溃疡愈合。针刺慢性胃炎患者的上脘、足三里等穴,发现可使胃液分泌增加,酸度增高,如胃酸过高,可使之降低。

附一:腧穴定位文献记载

《针灸甲乙经》:在巨阙下一寸五分,去蔽骨三寸。

《备急千金要方》：在巨阙下一寸，去蔽骨三寸。

《医学入门》：鸠尾下二寸。

《针灸聚英》：去蔽骨三寸，脐上五寸。

附二：腧穴主治文献记载

《灵枢·四时气》：饮食不下，膈塞不通。

《针灸甲乙经》：寒中伤饱，食饮不化，五脏膜满胀，心腹胸胁榰满胀；心下有扁，呕血；心痛有三虫，多漾，不得反侧；头眩病，身热汗不出。

《备急千金要方》：心下坚积聚冷胀；若吐下不禁，两手阴阳脉俱疾数者。

《外台秘要方》引甄权云：心风惊悸；目眩。

《太平圣惠方》：心中热烦，奔豚，气胀满；霍乱，心痛，不可卧，吐利；心中闷，发哕，伏梁气状如覆杯；风痫热痛；腹旁刺痛，痰多吐涎。

《玉龙歌》：九般心痛及脾疼。

《针灸大成》：腹中雷鸣相逐，食不化，腹旁刺痛，霍乱吐利，腹痛，身热，汗不出，反胃呕吐食不下，腹胀气满，心忡惊悸，时呕血，痰多吐涎，奔豚，伏梁，三虫，卒心痛，风痫，热病，马黄黄疸，积聚坚大如盘，虚劳吐血，五毒疰不能食。

上下配穴法

配穴法之一。上，指上肢和腰部以上；下，指下肢和腰部以下。上下配穴法是将上肢、下肢或头面、四肢的腧穴上下相配，用以治疗同一病证的配穴方法。《灵枢·终始》说："病在上者，下取之；病在下者，高取之；病在头者，取之足；病在腰者，取之腘。"上下配穴法在临床上应用广泛，多用于治疗脏腑疾患。可分为本经单侧或双侧上下相配，同名经手足上下相配，阴阳脉上下相配。后两种取法也可以单侧取或双侧取。例如右侧胁痛可以取右侧肝经期门与太冲相配，或取对侧，或取双侧均可，则为

本经上下配穴；若取期门与阳辅相配，则为阴阳经（表里相合）上下配穴。又如胃脘痛可取足三里与曲池相配，牙痛可取合谷与内庭相配，均为手足阳明经上下配穴。另外，还有经验上下配穴，如胃痛取内关与足三里相配，失眠取神门与三阴交相配等等。这些都是《黄帝内经》理论在临床的具体应用。

上星

经穴名。见《针灸甲乙经》。属督脉。别名：神堂、明堂、鬼堂。定位：在头部，当前发际正中直上1寸。局部解剖：布有额神经分支，额动、静脉分支及颞浅动、静脉分支。主治：头痛，目痛，鼻渊，鼻衄，癫狂，热病；前额神经痛，角膜炎，近视，精神分裂症，高血压等。刺灸法：平刺0.3~0.8寸；艾炷灸3~5壮，或艾条灸5~8min。

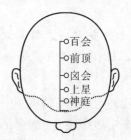

附一：腧穴定位文献记载

《针灸甲乙经》：在颅上，直鼻中央，入发际一寸陷者中。

《十四经发挥》：神庭后入发际一寸，陷者容豆。

《扁鹊神应针灸玉龙经》注：在发际一寸半。取穴以手掌后横文按鼻尖，中指头尽处是穴。

《针灸大全》：（神）庭上五分。

《医宗金鉴》：从囟会又前行一寸。

附二：腧穴主治文献记载

《针灸甲乙经》：热病汗不出；风眩引颔痛；目中痛不能视；面胕肿；鼻塞衄；痓疟；癫疾。

《备急千金要方》：主鼻中息肉；面赤

肿;口鼻出血不止;目泪出,多眵䁾;内眦赤痛痒,生白肤翳。

《太平圣惠方》:头风头肿皮肿,鼻塞,头痛;头风目眩,鼻塞不闻香臭。

《铜人腧穴针灸图经》:主面虚肿;痎疟振寒。

《针灸大成》:面赤肿,头风,头皮肿,面虚,鼻中息肉,鼻塞头痛,痎疟振寒,热病汗不出。目眩,目睛痛,不能远视。口鼻出血不止。不宜多灸。恐拔气上,令人目不明。

《玉龙歌》:鼻流清涕。

上龈里

奇穴名。见《备急千金要方》。定位:位于口腔前庭,上唇黏膜正中,外与水沟相对处。主治:马黄黄疸。刺灸法:针0.1~0.2寸,或三棱针点刺出血。

附:文献记载

《备急千金要方》:上龈里穴,正当人中及唇,针三锃,治马黄黄疸等病。

上迎香

奇穴名。见《银海精微》。《刺疗捷法》《经外奇穴治疗诀》所载鼻通,鼻穿与本穴同位。定位:在面部,当鼻翼软骨与鼻甲的交界处,近鼻唇沟上端处。局部解剖:在上唇方肌中,有面动、静脉分支;布有筛前神经,眶下神经分支及滑车下神经。主治:鼻渊头痛,鼻息肉,烂眼弦,迎风流泪等。刺灸法:沿皮针刺0.3~0.5寸。

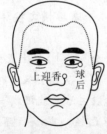

附:文献记载

《银海精微》:久流冷泪,灸上迎香二穴。

《经外奇穴图谱》:主治过敏性鼻炎,鼻息肉,萎缩性鼻炎,鼻窦炎,肥大性鼻炎,烂弦眼,迎风泪出。

上杼

大椎穴别名。见《循经考穴编》。详见该条。

尚骨

肩髃穴别名。见《循经考穴编》。"尚"为"扁"字的传误。详见该条。

shao

烧山火

针刺手法名。见《金针赋》:"烧山火治麻顽冷痹,先浅后深,用九阳而三进三退,慢提紧按,热至,紧闭插针,除寒有准。"其法将预定针刺深度分为浅(天部)、中(人部)、深(地部)三层,操作时,由浅入深,将针先刺至天部,以紧按慢提九次;再将针刺入人部,又紧按慢提九次;最后将针刺入地部,又紧按慢提九次;然后将针一次提至天部,再如前法操作。自浅层到深层三进一退,此为一度。如此反复几遍,至患者自觉全身有温热感时为止。出针时应快速揉闭针孔。也可结合呼吸补泻之补法,即在患者呼气时进针,吸气时退针、出针。有引经通气、益阳补虚的作用。施用于一切顽麻冷痹及虚寒之证。凡经施术5~7日后,仍无热感出现,宜即出针,另换他法。

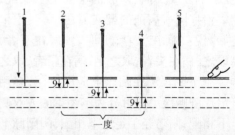

附:文献记载

《医学入门》:"先浅入针,而后渐深入针,俱补老阳数。气行,针下满,其身觉热;

带补慢提,急按老阳数,或三九而二十七数。"《针灸大成》:"凡用针之时,须拈运入五分之中,行九阳之数。其一寸者,即先浅后深也,若得气,便行运针之道。运者男左女右,渐渐运入一寸之内,三出三入,慢提紧按,若觉针头沉紧,其针插之时,热气复生,冷气自除。未效,依前再施也。"《针灸问对》:"针入先浅后深,约入五分,再九阳三进三退,慢提紧按,热至,紧闭针穴,方可插针。令天气入,地气出,寒可除矣。"

烧针

古代针法之一,见汉代张仲景《伤寒论·辨太阳病脉证并治上》。有解释作火针。《针灸聚英》卷三:"丛其灯火烧针,频以麻油沾其针,烧令通红方有功……按烧针法,仲景以前多用之以致祸,故《伤寒》书屡言之。如曰'用烧针必惊''烧针令汗,针处补寒,核起发奔豚''加烧针因胸烦'之类。今世或用以出痛脓为便。"参见"火针"条。

烧灼灸

灸法名。与温和灸相对而言,凡可使患者产生烧灼感觉并使腧穴皮肤发泡或化脓的直接灸法称烧灼灸。如发泡灸、化脓灸等。

少冲

经穴名。见《针灸甲乙经》。属手少阴心经,为本经井穴。别名:经始。定位:在手小指末节桡侧,距指甲角0.1寸(指寸)。局部解剖:布有指掌侧固有神经。有指掌侧固有动、静脉所形成的动、静脉网通过。主治:心悸,心痛,胸胁痛,热病,中风昏迷,癫狂,目赤,舌痛,吐血,小儿惊厥,手挛臂痛;心肌炎,心包炎,阵发性心动过速等。刺灸法:斜刺0.1~0.2寸,或三棱针点刺出血;艾炷灸1~3壮,或艾条灸3~5min。

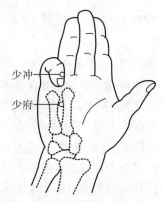

现代研究证明:针刺少冲配少商穴,可使一氧化碳中毒的动物血中一氧化碳含量迅速减少,动物苏醒时间较对照组明显提前。

附一:腧穴定位文献记载

《针灸甲乙经》:在手小指内廉之端,去爪甲如韭叶。

《医宗金鉴》:从少府行小指内,中行去爪甲角如韭叶。

《针灸集成》:在手小指内正端。

附二:腧穴主治文献记载

《备急千金要方》:一切病食症,酸咽;胸痛口热;心痛而寒;太息烦满,少气悲惊;乍寒乍热疟。

《外台秘要方》:热病烦心上气;悲观善惊;肘腋胸中痛;手卷不伸,掌痛引肘腋。

《太平圣惠方》秦丞祖明堂云:兼主惊痫,吐舌沫出也。

《儒门事亲》:诸痛痒疮疡。

《玉龙经·玉龙歌》:心虚胆寒;上焦热涌;五痛,热病胸满气急,手挛臂痛。

《普济方》:眼痛。

《针灸大成》:热病烦满,上气,嗌干渴,目黄,臑臂内后廉痛,胸心痛,痰气,悲惊寒热,肘痛不伸。

《针灸入门》:舌痛,身热如火;怔忡癫狂。

《循经考穴编》:心跳,喜怒不常,心下痞闷。

《类经图翼》:心火炎上,眼赤,血少呕吐血沫。

《外科大成》:喉痹;喉痛,舌疔,舌肿。

少府

经穴名。见《针灸甲乙经》。属手少阴心经,为本经荥穴。定位:在手掌面,第四、五掌骨之间,握拳时,当小指尖处。局部解剖:布有第四掌侧总神经,在四、五掌骨间,有第四蚓状肌,指浅、深屈肌腱,深部为骨间肌,有指掌侧总动、静脉。主治:心悸,胸痛,阴痒,阴挺,小便不利,遗尿,掌中热,小指拘挛,癫痫,皮肤瘙痒症,子宫脱垂,心律不齐,心肌炎,心绞痛,风湿性心脏病,癔症等。刺灸法:直刺0.3~0.5寸;艾炷灸1~3壮,或艾条灸5~10min。

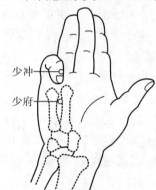

附一:腧穴定位文献记载

《针灸甲乙经》:在小指本节后陷者中直劳宫。

《医宗金鉴》:从神门行手小指本节末,外侧骨缝陷中。

附二:腧穴主治文献记载

《备急千金要方》:阴痛,实则挺长,寒热,阴暴痛,遗尿,偏虚则暴痒气逆,卒疝,小便不利;数噫恐悸,气不足。

《扁鹊神应针灸玉龙经》:虚,悲忧少气,心痛;实,癫痫,谵语,臂疼,背疽初发。

《普济方》:膀胱气。

《针灸大成》:烦满少气,悲恐畏人,掌中热,臂酸,肘腋挛急,胸中痛,手卷不伸,瘠疟久不愈,振寒,阴挺出,阴痒阴痛,遗尿偏坠,小便不利,太息。

《循经考穴编》:舌强;小指拘挛,不能伸屈。

少骨

即三间穴,为少谷之误。见《外科大成》。详见该条。

少谷

三间穴别名。见《针灸甲乙经》。详见该条。

少关

阴交别名。见《针灸甲乙经》。详见该条。

少海

经穴名。见《灵枢·根结》。属手少阴心经,为本经合穴。别名:曲节。定位:屈肘,在肘横纹内侧端与肱骨内上髁连线的中点处。局部解剖:布有前臂内侧皮神经,外前方有正中神经;有旋前圆肌,肱肌,有贵要静脉,尺侧上下副动脉,尺侧返动脉。主治:心痛,头项痛,肘臂挛痛,手颤,胁痛,瘰疬,健忘,癫狂,目眩齿痛;神经衰弱,肋间神经痛,尺神经痛,腋窝淋巴结炎,精神分裂症,肘关节及周围软组织疾患等。刺灸法:直刺0.5~1寸;艾炷灸3~5壮,或艾条灸5~10min。

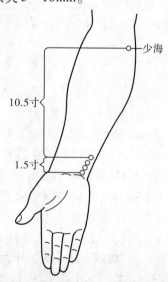

10.5寸

1.5寸

少海

现代研究证明:少海穴有调整心率的作用,动物实验表明,针刺"少海"配"神门",可使注射肾上腺素动物减慢的心率迅速恢复至正常水平。针刺少海,配外陵穴,可缓解结肠痉挛,对痉挛性结肠炎有疗效。针刺少海,配合谷、足三里穴,可调节肾上腺皮质功能,原含量低者,针刺使之增高;原含量高者,针后使之降低。

附一:腧穴定位文献记载

《针灸甲乙经》:在肘内廉节后陷者中,动脉应手。

《外台秘要方》引甄权云:穴在臂侧曲肘内横纹头,屈手向头而取之,陷者中。

《扁鹊神应针灸玉龙经》:在肘内廉节后大骨外,去肘端五分横纹动脉中,屈肘向头取之。

《针灸集成》:在肘下内廉二寸,直青灵。

附二:腧穴主治文献记载

《针灸甲乙经》:风眩头痛;疟,背膂振寒,项痛引肘腋,腰痛引少腹,四肢不举;齿龋痛。

《备急千金要方》:气逆呼吸,噫哕呕。

《千金翼方》:腋下瘰疬漏,臂疼屈伸不得,风痹。

《太平圣惠方》:风痹疼痓病,癫痫吐舌,沫出羊鸣。

《铜人腧穴针灸图经》:目眩发狂,呕吐涎沫,项不得回顾,肘挛腋胁下痛。

《针灸资生经》:脑风;肘腋肿小腹痛。

《玉龙经》:胸满心烦及肩膊手臂麻木难举。

《针灸大成》:寒热齿龋痛,目眩发狂,呕吐涎沫,项不得回顾,肘挛腋胁下痛,四肢不得举,齿寒,脑风头痛,气逆噫哕,瘰疬,心疼,手颤健忘。

《外科大成》:臑疽;齿龈肿烂;腋疽;腋痛。

▲注:本穴《外台秘要方》引甄权云:不宜灸。

少吉

即小吉,为少泽别名。见《外台秘要方》。详见该条。

少商

一、经穴名。见《灵枢·本输》。属手太阴肺经,为本经井穴。别名:鬼信。定位:在手拇指末节桡侧,距指甲角0.1寸(指寸)。局部解剖:有指掌侧固有动、静脉所形成的动、静脉网;布有前臂外侧皮神经和桡神经浅支的吻合支,正中神经的掌侧固有神经的末梢神经网。主治:中风昏迷,咳逆烦心,热病呕吐,喉痹,鼻衄,癫狂,乳蛾,痄腮,小儿惊风;扁桃体炎,咽喉炎,休克,癔症,精神分裂症等。刺灸法:斜刺,深0.1~0.2寸,或点刺出血;艾炷灸3~7壮,或艾条灸5~15min。

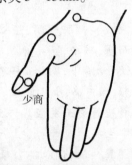

少商

现代研究证明:针刺少商穴有助于一氧化碳中毒所致昏迷患者的苏醒,使血中一氧化碳性血红蛋白解离,血中一氧化碳含量减少。对异常胎孕妇,艾灸少商可使腹部松弛,胎动活跃,具有一定的转胎作用。

附一:腧穴定位文献记载

《灵枢·本输》:手大指端内侧也。

《针灸甲乙经》:在手大指端内侧,去爪甲如韭叶。

《外台秘要方》甄权云:在手大拇指甲外畔,当角一韭叶,白肉际宛宛中。

《扁鹊神应针灸玉龙经》:在大指端内侧去爪甲如韭叶大,与爪甲根齐,白肉际宛宛中。

附二:腧穴主治文献记载

《针灸甲乙经》:症寒厥及热厥,烦心

善哕,心满而汗出;热病象疟,振粟鼓颔,腹胀眇睕,喉中鸣;寒濯濯,寒热,手臂不红,唾沫,唇干引饮,手腕挛,指支痛,肺胀上气,耳中生风,咳喘逆,痹,臂痛,呕吐,饮食不下,膨膨然。

《备急千金要方》:耳前痛。

《太平圣惠方》:不能食,腹中气满,喫食无味;肠胀微喘。

《铜人腧穴针灸图经》:忽颠颔肿大如升,喉中闭塞。

《乾坤生意》:凡初中风,暴卒昏沉,痰涎壅盛,不省人事,牙关紧闭,药水不下,急以三棱针刺此穴及少冲、中冲、关冲、少泽、商阳,使血气流行,以起死回生,急救之妙穴。

《针灸大成》:颔肿喉闭,烦心善哕,心下满,汗出而寒,咳逆,痎疟振寒,腹满,唾沫,唇干引饮,食不下,膨膨,手挛指痛,掌热,寒粟鼓颔,喉中鸣,小儿乳蛾。

《扁鹊神应针灸玉龙经》:双蛾;乳蛾;缠喉风;鼻中生疮。

《类经图翼》:泄诸脏之热;项肿;雀目不明;中风。

《外科证治全生集》:喉中似有物如龙眼大,吞不入,吐不出,名梅核气。男妇皆有此证,针少商穴妙。

《肘后歌》:刚柔二痉最乖张,口噤眼合面红妆,热血流入心肺腑,须要金针刺少商。

▲注:本穴《外台秘要方》甄权云:不宜灸。

《针灸大成》:禁灸。

二、奇穴名。三商(老商、中商、少商)之一。见"三商"条。

少阳脉

早期经脉名称,即足少阳经脉,是足少阳胆经的早期名称。马王堆汉墓帛书,《阴阳十一脉灸经·甲本》载:"少阳脉,系于外踝之前廉,上出鱼股之外,出胁,上出耳前。是动则病,心与胁痛,不可以反稷

(侧),其则无膏,足外反,此为阳厥。是少[阳脉]主治其所产病:□□,[头颈]痛,胁痛,疟,汗出,节尽痛,髀[外]廉[痛],□痛,鱼股痛,膝外廉痛,振寒,足中指踝(痹),为十二病。"参见"足少阳胆经""足少阳胆经病"条。

少阳维

奇穴名。见《外台秘要方》。定位:小腿内侧,内踝后上1寸,太溪与复溜连线的中点。主治:脚气,下肢慢性湿疹,狼疮,麻痹等。刺灸法:直刺0.5～1寸;艾炷灸3～5壮,或温灸5～10min。

附:文献记载

《外台秘要方》:少阳维二穴,在内踝后一寸动筋中是。

少阴脉

早期经脉名,即足少阴经脉,是足少阴肾经最初的名称。马王堆汉墓帛书《阴阳十一脉灸经甲本》:"少阴脉,系于内踝外廉,穿腨出腘(腘)中央,上穿脊,之□廉,系于肾,夹舌。是动则病。喝喝如喘,坐而起则目膜如毋见,心如县(悬),病饥,气不足,善怒,心肠(惕),恐人将捕之,不欲食,面黔若地色,咳则有血,此为骨髓(厥)。是少阴脉主治其所产病:□□□□□□舌柝(坼),嗌干,上气,噎,嗌中痛,瘅,嗜卧,咳,瘄,为十病。少阴之脉,灸则强食生肉,缓带,皮(披)发,大丈(杖)重履而步,(灸)几息则病已矣。"参见"足少阴肾经""足少阴肾经病"条。

少阴俞

经穴别名。指肾俞穴。《素问·通评虚实论篇》:"少阴俞去脊椎三寸,傍五"。王冰注:"少阴俞谓第十四椎下两傍肾之俞也。"详见该条。

少阴郄

经穴别名,即阴郄。见《外台秘要方》。参见"手少阴郄"条。

少泽

经穴名。见《灵枢·本输》。属手太阳小肠经,为本经井穴。别名:小吉、少吉。定位:在手小指末节尺侧,距指甲角0.1寸(指寸)。局部解剖:布有来自尺神经的指背神经和指掌侧固有神经,有指掌侧固有动、静脉及指背动脉形成的动、静脉网。主治:热病,中风昏迷,头痛,项强,目翳,耳鸣耳聋,喉痹,乳汁少,乳痈,疟疾,肩、臂内廉痛,及昏迷急救等。刺灸法:斜刺0.1～0.2寸,或三棱针点刺出血;艾炷灸1～3壮,或艾条灸3～5min。

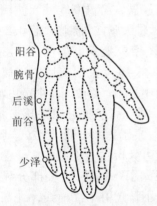

阳谷
腕骨
后溪
前谷
少泽

现代实验研究证明:电针少泽,可使垂体后叶催产素分泌增加。针刺少泽,配膻中穴,可使缺乳妇女血中催乳素含量增加。

附一:腧穴定位文献记载

《灵枢·本输》:小指之端也。

《针灸甲乙经》:在手小指之端去爪甲下一分陷者中。

附二:腧穴主治文献记载

《针灸甲乙经》:振寒,小指不用,寒热汗不出,头痛,喉痹舌卷,小指之间热,口中热,烦心心痛,臂内廉及胁痛,聋,咳,瘈疭,口干,头痛不可顾。

《备急千金要方》:头眩痛,项强急痛,不可以顾;口中烂;癫疾。

《铜人腧穴针灸图经》:舌强;咳嗽;目生肤翳覆瞳子。

《扁鹊神应针灸玉龙经》:舌疮,目赤,

妇人无乳并乳痈。

《玉龙歌》:吐血;乳疽疾疼痛。

《灵光赋》:心下寒。

《针灸大成》:疟寒热,汗不出,喉痹舌强,口干心烦,臂痛,瘈疭,咳嗽,口中涎唾,颈项急不得回顾,目生肤翳复瞳子,头痛。

《循经考穴编》:乳汁不通;胸膈痛闷,鼻衄。

《类经图翼》引《乾坤生意》:中风卒暴昏沉,痰涎壅盛,不省人事。

邵弁

明代医家。字伟元,一字希周,号玄沙。江苏常熟沙头里人。《太仓州志》《沙头里志》等有载。专于经学有师授,兼精医术,每试于人辄奇中。对医经、运气、经络、腧穴等理论颇有研究,尤其发挥十二经络理论多处,颇有益于针灸学术之提高。以高龄八十九岁卒。一生著述五经诸子及医书数十种,如《南华经解》《老庄汇诠》《春秋通义》《春秋尊王发微》《诗序解颐》《十二经发挥》《医学纲目补遗》《重编古本东垣十书》《运气占候补汇》等。

she

蛇头

经穴别名。即温溜穴,见《针灸甲乙经》。《针灸资生经》误作"池头"。详见该条。

舌本

一、指舌根部。《刺灸心法要诀》:"舌本者,舌之根也。"《灵枢·经脉》记载,足太阴脾经"连舌本,散舌下";足少阴肾经"循喉咙,挟舌本";足少阴经别,"直者,系舌本";手少阴络,"系舌本";手少阳之筋"支者,入系舌本";足太阳之筋,"支者别入结于舌本"。

二、经穴别名。❶指风府穴,见《针灸甲乙经》。❷廉泉穴,见《铜人腧穴针灸图经》。见该条。

舌下

奇穴名。见《备急千金要方》。又名舌下两旁。定位:位于舌体侧缘,将舌伸出口外,正对口角处。主治:黄疸,急喉风、喉蛾痧等。刺灸法:直刺0.1~0.2寸。

附:文献记载

《备急千金要方》:舌下穴,侠舌两边针,治黄疸等病。

《针法穴通记》:放痧有十处……舌下两旁,惟急喉风,喉蛾痧可用,急吐恶血不可咽下。

舌穴刺血法

疗法名称。是应用舌穴点刺放血治疗疾病的方法。方法:固定患者舌体,一般采用26号1.5寸长毫针,在所选的腧穴上速刺放血。适用于舌体及肢体运动功能障碍。如舌麻、肢体瘫痪等。舌穴刺血严格掌握针体不宜过粗,刺不宜过深,出血不宜过多。

舌厌　舌横

经穴别名。均指哑门穴。见《针灸甲乙经》。详见该条。

舌针疗法

疗法名称。是针刺舌体腧穴以治疗全身疾病的一种方法。舌针前应让患者清洁口腔,针时患者自然伸舌于口外,针舌底腧穴,患者将舌卷起,舌尖抵住上门齿,将舌固定,或将舌尖向上反卷,用上下门齿夹住舌,使舌固定,也可由医生左手垫纱布敷料,固定舌体于口外。针刺可采用快速点刺进针,进针1寸左右,再应用舌体针刺补泻法或舌穴刺血法,然后出针。适用治疗多种病症,如各种痹证、舌麻、肢瘫、咽痛、胃病、肝胆病、阑尾炎、细菌性痢疾、结膜炎、膈肌痉挛、高血压、神经衰弱、产后缺乳、哮喘等。针刺注意严格消毒,避免口腔感染。

舌针穴位

指舌针疗法所刺激的舌体上的特定部位。共24穴。❶心穴(舌尖部),主治心经相应疾病。❷肺穴(心穴两旁0.3寸处),主治肺经相应疾病。❸胃穴(舌面中央,心穴后1寸),主治胃经相应疾病。❹脾穴(胃穴旁开0.4寸),主治脾经相应疾病。❺胆穴(胃穴旁开0.8寸),主治胆经相应疾病。❻肝穴(胆穴后0.5寸),主治肝经相应疾病。❼小肠穴(胃穴后0.3寸),主治小肠经相应疾病。❽膀胱穴(小肠穴后0.3寸),主治膀胱经相应疾病。❾肾穴(膀胱穴旁开0.5寸),主治肾经相应疾病。❿大肠穴(膀胱穴后0.2寸),主治大肠经相应疾病。⓫阴穴(大肠穴后0.2寸、舌根部),主治前后阴疾病。⓬聚泉(舌面中央,胃穴前0.2寸),主治消渴、舌强等。⓭下肢穴(阴穴旁开1寸、近舌边缘处),主治瘫痪。⓮上肢穴(肺、胆穴之间、舌边缘),主治上肢病痛。⓯三焦穴(从聚泉穴引一横线,舌尖部分统为上焦穴;通过小肠穴引第二横线,一、二横线之间为中焦穴;通过大肠穴引第三横线,小肠穴与大肠穴横线之间为下焦穴),分别主治三焦相应疾病。⓰额穴(将舌向上卷起,舌尖抵上门齿,舌尖正下0.3寸处),主治头痛、眩晕。⓱目穴(额穴斜下0.3寸),主治目赤肿痛。⓲鼻穴(舌边缘与舌下静脉之间,目穴下0.2寸处),主治鼻塞、鼻渊。⓳耳穴(鼻穴斜下0.2寸),主治耳鸣、耳聋。⓴咽喉穴(耳穴正下0.2寸),主治咽喉肿痛。㉑海泉(将舌卷起,舌下中央系带上),主治呃逆、消渴。㉒金津、玉液(舌尖向上反卷,上下门齿夹住舌,使舌固定,舌下系带两侧静脉上,左名金津,右名玉液),主治口疮、舌炎、喉痹、呕吐、漏经。㉓舌柱(舌上举,舌下之筋如柱上),主治重舌、舌肿。㉔中矩(舌上举,舌底与齿龈交界处),主治舌燥、中风舌强不语。

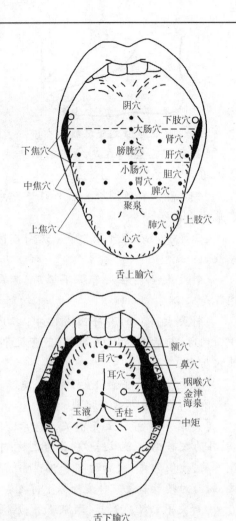

舌上腧穴

舌下腧穴

舌针针刺补泻法

刺法名称。是在舌针针刺治病时所应用的特殊补泻手法。针刺补法是选用 30号 1 寸或 1.5 寸毫针,刺入腧穴后,拇指向前小弧度捻转 3～9 次,稍停,为一度补法,不留针,在捻转时,进针 0.5～1 分许,不可过深。针刺泻法选用 28 号 1 寸或 1.5 寸毫针,在选定腧穴上,进针 1～2 分许,拇指向后大幅度捻转 6 次,稍停,为一度泻法,一般行六度或八度泻法,不留针。由于进针稍深,捻转弧度较大,个别腧穴可能会出血。

舌柱

一、部位名,指舌系带。《类经》卷二十一张介宾注:"舌柱,即舌下之筋如柱者也。"《灵枢·终始》:"重舌,刺舌柱以铍针

也。"

二、奇穴名。见《针灸甲乙经》。定位:位于口腔底部舌系带与舌下襞十字交叉点。主治:重舌。刺灸法:三棱针点刺出血。

附:文献记载

《针灸甲乙经》:重舌,刺舌柱以排针。

《类经》:舌正生小舌,谓之重舌。舌柱即舌下之筋如柱者也,当用第五针曰铍针者刺之。

摄法

针刺辅助手法名。《针经指南》:"摄法,下针时如得气涩滞,随经络上用大指甲上下切,其气自得通行也。"指入针后,以指甲在针刺腧穴、经络上下进行按捏的方法。《针灸问对》:"下针之时,气或涩滞,用大指、食指、中指 3 指甲,于所属经分来往摄之,使气血流行,故曰摄以行气。"本法多用于针刺感应迟钝和发生滞针的患者。

麝粉蒜泥艾炷灸

灸法名,间接灸的一种。将麝香研成粉末,大蒜去皮捣成泥状,混合均匀,然后平铺于脊柱,周围用桑皮纸固定,上置艾炷点燃施灸的方法。先制斑麝粉,用麝香50%,斑蝥粉 20%,丁香粉 15%,肉桂粉5%,混合贮瓶。施灸时,先取大蒜 1 500g,捣烂如泥状。让患者俯卧,从大椎至腰俞穴,沿脊背正中线上敷斑麝粉 1～1.8g,再于斑麝粉上铺 5cm 宽、2.5cm 高的蒜泥,在蒜泥条上铺上 3cm 宽、2.5cm 高,断面呈"△"形的艾炷,用火将艾炷两头与中间点燃,使整条艾炷慢慢燃尽。灸后皮肤潮红,或起水疱。此法主要用于痹证、腰椎、胸椎、颈椎骨质增生,腰肌劳损,哮喘,虚劳诸疾及慢性胃肠疾病。一般于暑夏三伏天施灸,以白天为宜,灸 2～3 壮即可。

麝火灸

灸法名。通过药灸、敷贴药膏及饮食发物从而达到治疗疾病的目的的灸法称为

麝火灸。灸前制备好麝火药块、敷贴药膏和追风药酒。麝火药块:取麝香 12g,明雄、朱砂各 8g,硫黄 210g。将硫黄放入铜锅内,用武火熔化至锅内产生蓝色火焰时,将其余 3 味药研细和匀,一并倒入锅内,迅速搅拌均匀,待锅中再次出现蓝色火焰时,立即起锅并迅速倒在晾干的土砖上摊平,待冷却后分成小块,装瓶密封备用。敷贴药膏:麻油 500mL,黄丹 210g,一并入铁锅中文火熬约 20min,至滴水成珠不粘手即可。用干净竹片取少许,薄摊在 25cm² 的油纸上即成。追风药酒:杜仲、红枣、当归、川芎、熟地、白芍、茯苓、荜拨、桂枝、枸杞、香附、川牛膝、寻骨风、羌活、独活、木瓜、地龙各 15g,水蛭、田三七、红花、土鳖、全虫、蝉蜕、生川乌、生甘草各 9g,乌梢蛇 30g,蜈蚣 16g,马钱子 4.5g,白酒 400mL,诸药浸酒 20 日即可。操作时,取麝火药块如黄豆大,用镊子夹住,点燃后快速放在灸处(取局部阿是穴),使之继续燃烧,并用手轻揉灸部周围,减轻疼痛,灸后敷贴药膏,并同时进食发物(如雄鸡、鲤鱼等),在贴膏药后伤口脓液增多时开始饮药酒,1 次/日,15～20mL/次,直至伤口愈合。本法对于顽痹偏寒者效果显著。

shen

申脉

经穴名。见《针灸甲乙经》。属足太阳膀胱经。为阳跷脉所生,八脉交会穴之一,通于阳跷脉。定位:在足外侧部,外踝直下方凹陷中。局部解剖:布有腓肠神经,在腓骨长、短肌腱上缘,有外踝动脉网通过。主治:头痛,眩晕,失眠,痫证,癫狂,腰痛腿寒,外踝肿痛,脚气,半身不遂,目赤痛,鼻衄;脑脊髓膜炎,内耳眩晕症,面神经麻痹,颈、腋淋巴结炎,坐骨神经痛,精神分裂症等。刺灸法:直刺 0.3～0.5 寸;艾炷灸 3～5 壮,或艾条灸 5～10min。

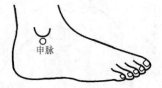

附一:腧穴定位文献记载

《针灸甲乙经》:在足外踝下陷者中,容爪甲许。

《铜人腧穴针灸图经》:在外踝下陷中容爪甲白肉际。

《玉龙歌》:在足外踝骨节下赤白肉际横纹。

《针灸大全》:在足外踝下微前,赤白肉际是穴。

《针灸大成》:外踝下五分陷中,容爪甲白肉际,前后有筋,上有踝骨,下有软骨,其穴居中。

《针灸集成》:在金门直下脚边上。

附二:腧穴主治文献记载

《灵枢·口问》:上气不足,脑为之不满,耳为之苦鸣,头为之苦倾,目为之眩;中气不足,溲便为之变,肠为之苦鸣;下气不足,则乃为痿厥心悗。补足外踝下留之。

《针灸甲乙经》:寒热,颈腋下肿;腰痛不能举足,少坐若下车踬地,胫中矫矫然;癫狂互引僵仆。

《备急千金要方》:劳冷气逆,腰髋冷痹,脚屈伸难;目反上视,目赤痛从内眦始;鼻中衄血不止。

《玉龙歌》:脚跟红肿草鞋风。

《针灸大全》:腰背强不可俯仰;肢节烦痛;中风不省人事;中风不语;半身瘫痪;中风口眼㖞斜,牵连不已;中风角弓反张,眼目盲视;中风口噤不开;言语蹇涩;腰痛头项强,不得回顾;足背生毒;手背生毒。

《针灸大成》:风眩,腰脚痛,脐酸不能久立,如在舟中,劳极,冷气逆气,腰髋冷痹,脚膝屈伸难,妇人血气痛。

《拦江赋》:申脉后溪专治督脉病,癫狂此穴治还轻,能除寒与热,头风偏正及心惊。耳鸣鼻衄胸中满,好把金针此穴寻;但遇痒麻虚即补,如逢疼痛泻而迎。

《循经考穴编》:脚踝红肿。

《八脉八穴治症歌》:腰背屈强腿肿,恶风自汗头疼,雷头目赤痛眉棱,手足麻挛臂冷,吹乳耳聋鼻衄,痫癫肢节烦憎,遍身肿满汗头淋。

胂

人体部位名。指脊椎两侧的肌肉或髂嵴以下的肌肉部分。《黄帝内经太素》卷八:"足太阳之脉……从膊内左右别下贯胂。"(《灵枢·经脉》原作"胛"。《黄帝内经太素》《备急千金要方》《素问·厥论篇》王注及《铜人腧穴针灸图经》等均作"胂"。)《素问·刺腰痛篇》:"腰痛引少腹控䏚,不可以仰,刺腰尻交者,两髁胂上。"

身交

奇穴名。见《备急千金要方》。定位:《中国针灸学》等书定位于腹正中线,脐下3寸处。主治:妇女胞落颓、便秘、尿闭、遗尿、白带、腹水、腹部膨胀、肠雷鸣、肠炎等。刺灸法:直刺0.3～0.5寸;艾炷灸3～15壮,或温灸5～10min。

附:文献记载

《备急千金要方》:妇人胞落颓,灸脐中三百壮,又灸身交五十壮,三报。在脐下横纹中。

《针灸孔穴及其疗法便览》:身交,奇穴。脐下三寸……主治便秘,尿闭,白带;亦治腹水、腹部膨胀、肠炎、肠雷鸣。

身经通考

书名。清代李潆编,共4卷。刊于清康熙年间。主要内容有身经答问和身经脉说。书中用设问的方法,解释了经络学说中的一系列理论问题,绘图说明十二经脉、奇经八脉的循行、主病及八会穴、八溪穴、十二原穴的作用。

身形

指身体之外形。古人认为人之体貌是其内在脏腑功能的表现所在。《灵枢·师传》"以身形支节䐃肉,候五藏六腑之大小";又"身形、支节者,藏府之盖也"。《类经》卷四张介宾注:"此欲以体貌之形察其藏府之候也。"

身柱

经穴名。见《针灸甲乙经》。属督脉。定位:在背部,当后正中线上,第三胸椎棘突下凹陷中。局部解剖:布有第三肋间神经后支内侧支,有第三肋间动脉背侧支及棘突间静脉丛。主治:身热,咳嗽,气喘,癫痫,中风不语,疔疮,衄血,腰脊强痛;瘛症,支气管哮喘,百日咳等。刺灸法:向上斜刺0.5～1寸;艾炷灸3～5壮,或艾条灸10～20min。

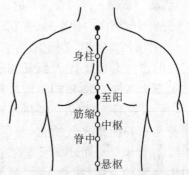

现代研究报道,灸治有失眠症状的精神病患者的身柱、百会24s后,脑电图显示α波出现显著增强,波幅增高,持续时间长。δ波略有减少。

附一:腧穴定位文献记载

《针灸甲乙经》:第三椎节下间。

附二:腧穴主治文献记载

《针灸甲乙经》:身热狂走,谵语见鬼,瘛疭。

《千金翼方》:若不语,灸第三椎五百壮。

《针灸大成》:腰脊痛,癫病狂走,瘛疭,怒欲杀人。身热,妄言见鬼,小儿惊痫。

《类经图翼》:腰脊痛,癫疾狂走,怒欲杀人,瘛疭身热,妄言见鬼,小儿惊痫。

《玉龙歌》:咳嗽腰脊痛。

《西方子明堂灸经》:口干烦渴,喘息,

头痛而汗不出。

深刺

指针刺时,针体进入组织较深的程度。《灵枢·终始》:"脉实者,深刺之。"又:"痛而以手按之不痛者,阴也,深刺之。"一般在肌肉丰厚处的腧穴,或病变部位较深,属于寒实证,或体质较为强壮及感应迟钝者可施行深刺。凡肌肉浅薄处的腧穴,如需深刺者,可采用斜刺或横刺的方法。但深刺必须适度而止,以免发生意外。

神

指整个人体生命活动的外在表现,如整个人体的形象以及面色、眼神、言语、应答、肢体活动姿态等。神又指人身的正气。《灵枢·九针十二原》:"神乎神,客在门。"《灵枢·小针解》:"神者,正气也;客者,邪气也。"神的产生有赖于先天禀赋和后天饮食,《灵枢·本神》"两精相搏谓之神",《灵枢·平人绝谷》"神者,水谷之精气也",指神为水谷精微之气所化,与营卫、血气相结合,会聚于心而升华于头脑,主持全身的生命活动。故《灵枢》称"神气舍心","心藏神","心者,神之舍也"。后人又称脑为"神明之府"。《灵枢》解释腧穴为"神气之所游行出入"之处,"凡刺之法,必先本于神"。即注重治神。

神藏

经穴名。见《针灸甲乙经》。属足少阴肾经。定位:在胸部,当第二肋间隙,前正中线旁开2寸。局部解剖:布有第二肋间神经前皮支,深层正当第二肋间神经;在胸大肌中,有肋间外韧带及肋间内肌;有第二肋间动、静脉通过。主治:咳嗽,气喘,烦满,胸痛,呕吐,不嗜食;胸膜炎,肋间神经痛,食管憩室,胃炎,胃下垂等。刺灸法:斜刺或平刺0.5~0.8寸(不宜深刺);艾炷灸3~5壮,或艾条灸5~10min。

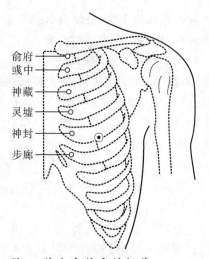

附一:腧穴定位文献记载

《针灸甲乙经》:在彧中下一寸六分陷者中。

《针灸大成》:彧中下一寸六分陷中,去胸中行各二寸,仰而取之。

《针灸集成》:在灵墟上二寸少,去中行二寸。

附二:腧穴主治文献记载

《针灸甲乙经》:胸满咳逆,喘不得息,呕吐,烦满,不得饮食。

《针灸大成》:呕吐,咳逆喘不得息,胸满不嗜食。

神聪

奇穴名。又名四神聪、神聪四穴。见《太平圣惠方》。定位:在头顶部,当百会穴前后左右各1寸,共4穴。局部解剖:在帽状腱膜中;有枕动、静脉,颞浅动、静脉顶支和眶上动、静脉的吻合网;布有枕大神经、耳颞神经及眶上神经分支。主治:偏正头痛,头顶痛,头晕,目眩,癫痫,狂乱,风痫,头风等。刺灸法:直刺0.2~0.3寸,或平刺,或由百会透四神聪。艾炷灸1~3壮。

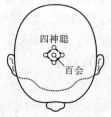

现代临床报道：针此4穴，治梅尼埃综合征，治病毒性脑炎后遗症，治子痫等有较好疗效。临床研究证明电针四神聪治疗失眠有明确的控制失眠症状和改善睡眠质量的作用，不仅具有近期疗效，还具有一定的远期疗效。

附：文献记载

《太平圣惠方》：神聪四穴，在百会四面，各相去同身寸一寸。理头风目眩，狂乱风痫。

《银海精微》：又以百会穴为中，四边各开二寸半，乃神聪穴也……主治患眼疾，偏正头痛。

《针灸资生经》：神聪四穴，在百会四面各相去一寸。理头风目眩，狂乱风痫，左主如花，右主如果，针三分。

神道

经穴名。见《针灸甲乙经》。别名：藏俞、冲道。定位：在背部，当后正中线上，第五胸椎棘突下凹陷中。局部解剖：布有第五胸神经后支内侧支，有第五肋间动脉后支及棘间皮下静脉丛。主治：健忘，惊悸，头痛，心痛，脊背强痛，咳嗽，气喘，失眠；神经衰弱，肋间神经痛，高血压，增生性脊椎炎等。刺灸法：向上斜刺0.5~1寸；艾炷灸3~5壮，或艾条灸5~15min。

现代研究报道，在X线下观察，针刺神道可使食管蠕动减弱，并使黏膜皱襞显影增强。

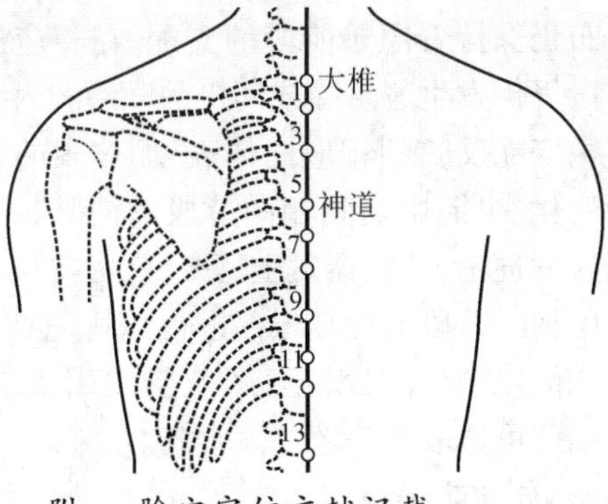

附一：腧穴定位文献记载

《针灸甲乙经》：在第五椎节下间。

附二：腧穴主治文献记载

《素问·刺热论篇》：五椎下间主肝热。

《针灸甲乙经》：身热头痛，进退往来。

《肘后备急方》：治卒得咳嗽。

《千金翼方》：乏气。

《太平圣惠方》：寒热头痛；瘖疟。

《铜人腧穴针灸图经》：健忘惊悸；小儿风痫瘛疭。

《针灸聚英》：伤寒发热。

《针灸大成》：伤寒发热，头痛，进退往来，痎疟，恍惚，悲愁健忘，惊悸。失欠、牙车蹉、张口不合。

《医宗金鉴》：主治背上冷痛，怯怯短气。

▲注：《医学入门》：禁针。

神灯照法

一、又称神灯火。灸法的一种。《神灸经纶》卷四：“用朱砂、雄黄、没药各二钱，麝香四分，共为细末，每用三分，红绵纸裹药，搓捻长七寸，麻油浸透，用火点着，离疮半寸许，自外而内，周围徐徐照之。”用治疮疡初起。《本草纲目》卷六，灯火：用“硫黄、艾叶研匀作捻，浸油点灯，于被中熏之。”用治疥癣，方法类似。

二、现代灸用仪器。一种特定电磁波治疗器。简称TDP。神灯主要部件是辐射器，其中有一块涂有33种元素的金属辐射板，在热、电的作用下，能辐射出一种与生物体辐射波波长相近的特定电磁波。这种电磁波作用于经穴，可调整、改善人体机能，从而达到治疗目的。使用时，将辐射器对准腧穴，距离约30cm，以患者有舒适的温热感为度。神灯照射对多种疾病具有良好的疗效。

神封

经穴名。见《针灸甲乙经》。属足少阴肾经。定位：在胸部，当第四肋间隙，前正中线旁开2寸。局部解剖：布有第四肋间神经前皮支，深部为第四肋间神经；在胸大肌中,有肋间外韧带及肋间内肌;有第四肋间动、静脉通过。主治:咳嗽,气喘,胸胁胀满,肺痛,乳痛,呕吐,不嗜食;支气管炎,肋间神经痛,贲门痉挛,胃下垂,乳腺炎等。刺灸法:斜刺或平刺0.5～0.8寸(不宜深刺);艾炷灸3～5壮,或艾条灸5～10min。

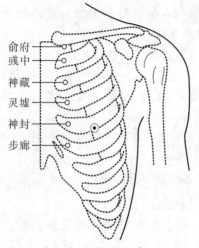

附一:腧穴定位文献记载

《针灸甲乙经》:在灵墟下一寸六分陷者中。

《针灸大成》:灵墟下一寸六分陷中,去胸中行各二寸,仰而取之。

《循经考穴编》广注:合膻中旁开各二寸。

《针灸集成》:在步廊上二寸少,去中行二寸。

附二:腧穴主治文献记载

《针灸甲乙经》:胸胁榰满不得息,咳逆,乳痛,洒淅恶寒。

《针灸大成》:胸满不得息,咳逆,乳痛,呕吐,洒淅恶寒,不嗜食。

《循经考穴编》:肺痛。

《类经图翼》:胸胁满痛。

神府

一、奇穴名。见《备急千金要方》。定位:位于前正中线。中庭穴下0.3寸。主治:心痛。刺灸法:沿皮刺0.3～0.5寸;艾炷灸3～5壮,或温灸5～10min。

附:文献记载

《备急千金要方》:心痛暴绞急绝欲死,灸神府百壮,在鸠尾正心。

《经外奇穴图谱》:神府,位于任脉腹部之循行经路上。中庭穴下三分。

二、经穴别名。即鸠尾穴,见《针灸腧穴索引》。详见该条。

神光

经穴别名。❶指日月穴别名。《备急千金要方》:"吐呕宿汁吞酸,灸神光,一名胆募,百壮,三报。"《针灸甲乙经》:"日月,胆募也。"《类经图翼》列作日月别名。❷指辄筋穴,见《针灸聚英》。见该条。

神经干刺激疗法

疗法名称。即神经针刺疗法,见该条。

神经节段选穴法

是根据疼痛和感觉障碍的部位与神经节段分布选取腧穴的方法。人体胚胎早期,身体由排列均等的体节组成,每个体节分成三部分,即躯体部(形成未来的皮肤、肌肉、骨骼)、内脏部(形成未来的内脏)、神经节段(形成未来的神经系统)。在每个原始节段中,神经节段向其他两个部分发出躯体神经和内脏神经,从而形成一个功能性局部单位。随着胚胎的发育,躯体部向远端伸展为四肢,内脏部变为管状或实质性器官,神经节段逐渐变成保持阶段状的脊髓和留有阶段痕迹的脑干以及超分节的高位神经中枢。在躯体和内脏的神经分布仍保持着原始阶段的支配,在相应的节段里仍发生着直接或间接的联系。内脏有病变能反映到相应的体表,而体表的机能变化,也能影响到相同节段的内脏。根据这种理论,某脏器发生病变,就可在与其相应神经节段的神经根部进行针刺。如上肢桡侧疼痛,可取颈五至八夹脊穴;上肢尺侧疼痛可选取胸一至二夹脊穴。

神经针刺疗法

也称神经干刺激疗法。是用针刺或弹

拨等方法刺激与病变部位有密切联系的神经,从而达到治病目的的一种疗法。实践证明,针刺疗效与针感有密切的关系,针感又是神经受刺激的反应,所以针刺神经不但同样可以治病,而且往往能获得较好的感应,使治病的疗效更为显著。因针刺反应的总渠道是神经干,故在运用时应掌握以干带梢,以干促脑的原则。对刺激点的选择,既可根据脊髓神经的节段性分布规律,也可根据周围神经与病变部位的支配关系,还可根据神经系统的间接联系。临床上有时将针灸腧穴和刺激神经点结合起来,因为许多腧穴就是分布在神经干通过的部位,也能得到针刺神经时的较强感应,具体操作多用弹拨法和针刺法两种。弹拨法用直径 0.5~1mm 不锈钢丝制成弹拨针,快速刺入腧穴后,一边缓慢进针,一边与神经干成垂直方向左右划动,当患者出现强烈的麻电感及肌肉跳动时,表示已刺到神经干,然后根据病情及患者耐受的程度,连续或间断进行弹拨刺激 5~10 次,即可退针。针刺法使用一般毫针,与普通刺法相同,但要求出现较好的针感,如无麻电感则说明未刺到神经干,调整针刺深度和方向后再刺,当刺到神经干时可用震颤手法加强刺激,但不宜作大幅度的提插捻转,以免造成神经损伤。本疗法的适应证很广,临床上最常用的是神经系统疾病和某些内脏疾病。

神经衰弱区

耳穴名,又称利眠。在颈椎与枕顶两穴之间。主治神经衰弱,治疗时常用耳郭前和耳郭背部相对应的神经衰弱区,以加强协同作用。此区呈现条片软骨增生,触及发硬,对神经衰弱有重要诊断价值。

神经性皮炎灸治法

神经性皮炎治疗方法之一。主穴:阿是穴(皮损区)。操作:在皮损区涂以生姜汁或蒜汁,将艾绒掺少许雄黄,制成小米粒大小的小艾炷,将小艾炷放在皮损区处,如星状散布,每炷间距约 1.5cm,所灸艾炷多少视皮损面积而定。点燃艾炷,待艾炷燃尽后,除去艾灰,覆盖消毒纱布,同时在施灸部位轻轻拍打,以减轻灼痛。每隔 10 日施灸 1 次,皮损正常后停灸。灸后不可擦洗患处,以防溃破感染。本法有调和营卫,祛风止痒的作用。现代研究证明:局部艾灸,可使局部毛细血管扩张,改善微循环,在所灸皮肤的病理性组织结构有良性作用。

神经性皮炎穴位注射法

神经性皮炎治疗方法之一。主穴:阿是穴(患部)、肺俞、曲池、血海。操作:药用维生素 B_{12} 200~300μg,加入 0.5% 盐酸普鲁卡因 8~12mL,混合后注入上述肺俞、曲池、血海穴,每穴注入 0.3~0.5mL,双侧腧穴交替使用。阿是穴采取在病变边缘 0.5cm 处,斜刺进针于病变部位之皮下,注射少许药物后退针,再换个方向进针,注射少许药物,如此反复进退 4~8 次,使药液注射成扇形,如患部面积较大,可在注射点的对侧再进 1 针,如上法将药物注射成扇形。每隔 2~3 日注射 1 次,5 次为 1 个疗程,疗程间隔 7 日。本法有调理营血,祛风通络的作用。刺激曲池、血海,对人体免疫功能、内分泌功能有双向调节作用。

神灸经纶

书名。清代吴亦鼎编著。成书于 1851 年(清咸丰元年)。4 卷。书中介绍灸法,重视候脉、辨证为此书主要特点。卷一论述灸疗的方法、禁忌、调养、经络循行;卷二介绍奇经八脉、十二经穴位置与灸法,用艾先以蒜擦穴上使之黏着,继用铁物、冷物抚压以解痛,所述"灸疮候发"和膏药等,都切实可用。卷三、卷四论各种疾病的病候及灸治方法。各部病症的灸治,首列"证治本义",阐述灸理论。这是一部内容较全的灸法专书。

神门

一、经穴名。见《针灸甲乙经》。属手少阴心经,为本经输穴、原穴。别名:兑骨、兑冲、中都、锐中。定位:在腕部,腕掌侧横纹尺侧端,尺侧腕屈肌腱的桡侧凹陷处。局部解剖:布有前臂内侧皮神经,尺侧为尺神经,在尺侧腕屈肌腱与指浅屈肌之间,深层为指深屈肌,有尺动脉通过。主治:心痛,心烦,惊悸,怔忡,健忘失眠,癫狂,痫证,胸满胁痛,喘逆上气,目黄咽干,呕吐,唾血,失喑;神经衰弱,癔症,心绞痛,心律不齐,心肌内、外膜炎,无脉症,高血压,腕关节痛等。刺灸法:直刺0.3~0.5寸;艾炷灸1~3壮,或艾条灸3~5min。

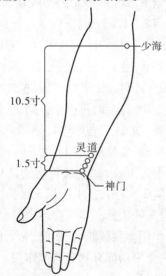

现代研究证明:针刺神门穴对冠心病心绞痛有显著疗效,在心电图上观察,可使P波、R波,P-R间期和Q-T间期的持续时间延长。有实验报告,针刺神门穴可使冠状动脉供血不足患者心冲击图复合波幅度增大。针刺神门,配内关穴,可以纠正心律失常,特别是对激动起源失常者效果显著。动物实验表明,针刺"神门",对神经垂体性高血压有降压作用。针刺神门对大脑皮质功能有一定影响。根据功能状态,针刺强度的不同,引起大脑皮质运动区的

效应也有异,重刺激多引起抑制过程,但对健康人影响较小;轻刺激半数引起兴奋过程,半数引起抑制过程,但健康人多数引起兴奋过程。以脑电图观察,凡原来α节律波幅较低者呈现增高;反之,α节律则减弱。可使部分癫痫患者脑电图趋于规则化。针刺神门穴可增强肺功能,但需连续针刺1周,可使肺通气功能增强。对心源性喘息,针刺神门穴可引出心经感传,抵达胸部后,能立刻降低呼吸频率,效果显著。银川研究还证实电针神门穴可明显改善失眠患者的SPIEGEL量表评分,使睡眠总时间增加,入睡时间缩短,夜醒次数减少,睡眠深度明显加深,做梦情况减少,醒后感觉明显改善。

附一:腧穴定位文献记载

《灵枢》等:在锐骨之端。

《脉经》:在腕当小指后动脉。

《针灸甲乙经》:在掌后兑骨之端陷者中。

附二:腧穴主治文献记载

《针灸甲乙经》:手及臂挛;呕血上气。

《外台秘要方》:寒则欲处热,热中咽干,不嗜食,心痛,气不足,喘逆,身热,狂悲哭,遗溺,手及臂寒。

《铜人腧穴针灸图经》:大小人五痫。

《玉龙歌》:痴呆。

《针灸大成》:疟心烦,甚欲得冷饮,恶寒则欲处温中。咽干不嗜食,心痛数噫,恐悸,少气不足,手臂寒,面赤喜笑,掌中热而哕,目黄胁痛,喘逆身热,狂悲狂笑,呕血吐血,振寒上气,遗溺,失声,心性痴呆,健忘,心积伏梁,大小人五痫。

二、耳穴名。位于三角窝内,对耳轮上、下脚分叉处稍上方,临床常作为止痛要穴。此穴可调节大脑皮层兴奋与抑制过程,有镇静镇痛,抗过敏,消炎功能。常用于治疗疼痛性疾病,神志类疾患,炎症性疾病,过敏性疾病。神门穴呈现阳性反应,多提示机体患有神经衰弱或疼痛性疾病。临床上常用此穴电阻值作为耳郭基础电阻值的标准。

神农经

书名。撰人不详,《类经图翼》中曾引用。书佚。

神农明堂图

书名。撰人不详,见《隋书·经籍志》,1卷。书佚。

神阙

经穴名。见《针灸甲乙经》。属任脉。别名:气舍、维会、气合、环谷、脐中。定位:在腹中部、脐中央。局部解剖:布有第十肋间神经前皮支的内侧支,在脐窝正中,深部为小肠,有腹壁下动、静脉通过。主治:中风脱症,四肢厥冷,水肿膨胀,腹痛泄利,脱肛,便秘,小便失禁,不孕;急、慢性肠炎,细菌性痢疾,肠粘连,膀胱炎,尿道炎,脑溢血等。刺灸法:禁刺,隔盐灸 5～15 壮,或艾条灸 15～30min。

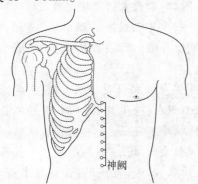

神阙

现代研究:动物实验表明,艾灸"神阙",对小肠内容物的推进速度有抑制作用,这种作用不但出现在一般空腹状态,也出现在用不同的几种药物使小肠运动已经有所改变的状态。隔盐灸"神阙",可提高正常小鼠脾 NK 细胞(自然杀伤细胞)活性水平。针灸神阙穴,可增强机体免疫功能。

附一:腧穴定位文献记载

《针灸甲乙经》:脐中,神阙穴也。

附二:腧穴主治文献记载

《针灸甲乙经》:肠中常鸣,时上冲心;水肿大脐平;绝子。

《肘后备急方》:卒中恶死;卒得霍乱……烦闷凑满。

《备急千金要方》:妇人胞落颓;霍乱已死有暖气者;气淋;寒冷脱肛;落水死。

《外台秘要方》:脐疝绕脐痛,冲胸不得息。

《扁鹊心书》:肠癖下血久不止;老人滑肠困重,乃阳气虚脱,小便不禁;虚劳人与老人、与病后大便不通,难服利药。

《针灸大成》:中风不省人事,腹中虚冷,伤败脏腑,泄利不止,水肿臌胀,肠鸣状如流水声,腹痛绕脐,小儿奶利不绝,脱肛,风痫,角弓反张。

《万病回春》:阴证冷极……手足冰冷,肾囊缩入,牙关紧急,死在须史。

《医学入门》:小便不通。

《循经考穴编》:尸厥。

《医宗金鉴》:治百病,及老人虚人泄泻,又治产后腹胀便不通,小儿脱肛。

▲注:本穴《针灸甲乙经》云:禁不可刺,刺之令人恶疡遗矢者,死不治。

神授

奇穴名。见《经穴汇解》。定位:位于腕背横纹桡侧端直上五寸五分处。主治:牙痛等。刺灸法:针刺 0.5～1 寸;艾炷灸 3～5 壮。

附:文献记载

《经穴汇解》:牙痛,灸神授二七壮,随人大指上,直去骨罅处起,用患人手一跨。

神堂

一、经穴名。见《针灸甲乙经》。属足太阳膀胱经。定位:在背部,当第五胸椎棘突下,旁开 3 寸。局部解剖:布有第四、五胸神经后支外侧支,深层为肩胛背神经,最深层为第五肋间神经干;在肩胛骨脊柱缘,有斜方肌、菱形肌,深层为髂肋肌,有第五肋间动、静脉背侧支及颈横动脉降支。主治:咳嗽,气喘,胸满腹胀,脊背强痛,胸肩疼痛;冠心病,风湿性心脏病,肺气肿,支气管哮喘,肋间神经痛,神经衰弱,精神分裂症等。刺灸法:斜刺0.5~0.8寸(不宜深刺);艾炷灸3~5壮,或艾条灸5~15min。

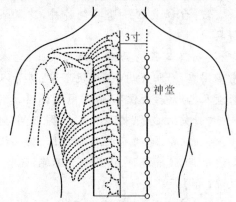

附一:腧穴定位文献记载

《针灸甲乙经》:在第五椎下,两旁各三寸陷者中。

《类经图翼》:在五椎下去脊中各三寸半陷中。

附二:腧穴主治文献记载

《针灸甲乙经》:肩痛,胸腹满,凄厥,脊背急强。

《素问·水热穴论篇》王冰注:泻五藏之热。

《太平圣惠方》:肩背连胸痛不可俯仰,腰脊急强,逆气上攻,时噎。

《针灸大成》:腰背脊强急不可俯仰,洒淅寒热,胸满气逆上攻,时噎。

《循经考穴编》:哮嗽痰涎

二、上星穴别名,见《针灸聚英》。见该条。

神庭

经穴名。见《针灸甲乙经》。属督脉,为督脉、足太阳、足阳明经交会穴。别名:发际。定位:在头部,当前发际正中直上0.5寸。局部解剖:布有额神经分支,额动、静脉分支。主治:前头痛,眩晕,惊悸,失眠,鼻渊,鼻塞,癫痫,角弓反张,目翳;神经症,泪囊炎等。刺灸法:斜向上沿皮刺0.3~0.8寸;艾炷灸3~5壮,或艾条灸5~10min。

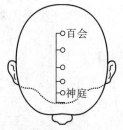

现代研究报道,针刺中风患者的神庭穴,观察发现可使微循环血流速度明显加快,管襻清晰度改善,并且降低患肢的痛阈。

附一:腧穴定位文献记载

《针灸甲乙经》:在发际直鼻。

《外台秘要方》:在入发际五分直鼻。

《铜人腧穴针灸图经》:在鼻直入发际五分。

《类经图翼》:直鼻上入发际五分,发高者发际是穴,发低者加二三分。

附二:腧穴主治文献记载

《针灸甲乙经》:头脑中寒,鼻衄,目泣出;风眩善呕,烦满;寒热头痛,喘喝,目不能视。

《铜人腧穴针灸图经》:癫疾风痫,戴目上不识人,头风目眩,鼻出清涕不止,目泪出,惊悸不得安。

《针灸大成》:登高而歌,弃衣而走。角弓反张,吐舌,癫疾风痫,戴目上视不识人,头风目眩,鼻出清涕不止,目泪出。惊悸不得安寝,呕吐烦满。寒热头痛,喘喝。

《玉龙赋》:神庭理手头风。

神应经

书名。明代陈会撰,刘瑾辑。陈会原著《广爱书》10卷(已佚),其徒刘瑾从中选辑切于实用的部分成《神应经》1卷。成书于1425年(明洪熙元年)。主要论述针灸诸病治法。书中载述548症,211穴,刘瑾复增辑本人经验64症,154穴,又择其中119穴编成歌诀和插图,并附以折量法、补泻直诀、取穴图说、诸病配穴以及针灸禁忌。卷首列席弘(梓桑君)传授针法至刘瑾的派系图。

神应王

指扁鹊。宋仁宗时曾封扁鹊为"神应侯",当时许希编著针灸书,即名《神应针经要诀》。此后,又有称"神应王"。元代王好古于1292年作《祭神应王文》。王国瑞编著《扁鹊神应针灸玉龙经》,刘瑾编著《神应经》,也以"神应"为名,意义相类似。

神应针经要诀

书名。宋代许希撰,书佚。参见"许希"条。

神针火

灸法名。即桃枝灸,见该条。

神宗

脊中穴别名。见《太平圣惠方》,详见该条。

审穴

指针灸时审察腧穴。《席弘赋》:"凡欲行针须审穴。"《刺灸心法要诀》:"凡下针……切勿太忙,须细审经络、穴所在何部分,不可轻施其针,失于经络、穴所也。"

沈绂

清代医家。里籍不详。于1856年(清咸丰六年)撰成《十二经脉络》。收载于汉阳叶氏丛书《观身集》内。

沈好问

元代针灸家。字裕生,别号启明。先世以针灸隶籍太医院,随宗南渡,徙居仁和(今浙江杭州),杭人传为"沈铁针"。事见《仁和县志》。

沈彤

清代医家,字冠云,吴江(今属江苏)人。乾隆时(1736年后)撰有《内经本论》《气穴考略》及《释骨》等书。事见《苏州府志》。

沈子禄

明代文人、医家。字承之,吴江(今属江苏)人。撰有《经脉分野》,1566年(明嘉靖末)由徐师曾删订,补入徐撰《经络枢要》,合编为《经络全书》。

肾

五脏之一,位于腰部,左右各一,《素问·脉要精微论篇》:"腰者,肾之府。"肾主骨主髓,外荣于发,开窍于耳和二阴,在志为恐与惊,在液为唾。其主要功能为藏,主生长发育,生殖和水液代谢。在五行属水,肾所藏精气包括"先天之精"和"后天之精"。肾由于藏有"先天之精",为脏腑阴阳之本,生命之源,故称肾为"先天之本"。

足少阴肾经属于肾,足太阳膀胱经络于肾,又与督、中、任各脉相通。其背俞为肾俞,募穴为京门。

肾肝之部

针刺的分部,指肌肉深层。《难经·七十难》:"初下针,沉之至肾肝之部,得气,引持之,阴也"。以肝肾之部与筋骨相应,故名。参见"心肺之部"条。

肾间动气

指原气所产生的部位。《难经·六十六难》:"脐下肾向动气者,人之生命也,十二经之根本也,故名曰原。"《难经·八难》:"诸十二经脉者,皆系于生气之原。所谓生气之原者,谓十二经之根本也,谓肾间动气也。"杨玄操注:"肾间动气,则丹田也。道士思神,比丘坐禅,皆行心气于脐下者,良为此也。"

肾募

经穴别名。即京门穴,见《针灸聚英》。详见该条。

肾气

大横穴别名。见《医学纲目》。详见该条。

肾上腺穴

耳穴名。位于耳屏外侧面下1/2隆起平面的中点。本穴是调节肾上腺功能的经验穴,具有增强机体应激能力,抗炎,抗过敏,抗休克,退热,调节血管缩舒,兴奋或调节呼吸中枢等功能。主要用于治疗各种细菌性、病毒性炎症,中毒症状,各种过敏性、变态反应性疾病及结缔组织病,血压异常及出血症。

肾俞

经穴名。见《灵枢·背腧》。属足太阳膀胱经,为肾之背俞穴。定位:在腰部,当第二腰椎棘突下,旁开1.5寸,约与肋弓下缘相平。局部解剖:布有第一腰神经后支外侧支,深层为第一腰丛;在腰背筋膜、最长肌和髂肋肌之间,有第二腰动、静脉背侧支的内侧支。主治:腰痛,遗精,阳痿,遗尿,尿频,月经不调,白带,头痛,目昏,耳鸣耳聋,水肿,泄泻,喘咳少气,消渴,小便不利;肾炎,肾绞痛,肾下垂,尿崩症,尿失禁,慢性附件炎,不孕症,神经性耳聋,高血压,青光眼,夜盲症,视神经炎,腰骶部软组织损伤等。刺灸法:直刺0.5~1寸;艾炷灸3~7壮,或艾条灸10~20min。

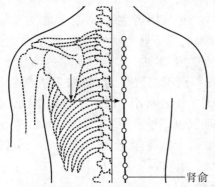

肾俞

现代研究证明:针刺肾俞穴对肾脏功能有调整作用。针刺肾炎患者的肾俞配气海穴,可使患者泌尿功能明显增强,酚红排出量增多,尿蛋白减少,高血压下降。这种效应可维持2~3h,个别可达数日,患者浮肿减轻甚至消失。动物实验提示,给造成输尿管瘘的狗从胃内或直肠内灌入一定量的水,在肾泌尿量增加的基础上,针刺"肾俞"可引起水利尿的抑制,同时伴有肾小球滤过率的降低。针刺肾俞对膀胱张力有调节作用,可使紧张的膀胱松弛,扩张的膀胱收缩,但其作用较轻微。动物实验也证明,针刺"肾俞"后,输尿管的蠕动加强;输尿管平滑肌自发电位的频率加快,幅度增加。针刺该穴对垂体-肾上腺皮质功能有一定的促进作用。动物实验表明,针刺"肾俞""足三里",尿中17-酮类固醇含量明显增高,肾上腺皮质变厚,细胞体积增大,腺体重量增加。组织化学方法观察,可见肾上腺皮质内的抗坏血酸、胆固醇和脂类等含量显著减少,而核酸和糖原增加,碱性磷酸酶与琥珀酸脱氢酶的活力增强。针刺肾俞穴还能提高机体免疫力,兴奋网状内皮系统的吞噬能力,使巨噬细胞功能增强。

附一:腧穴定位文献记载

《灵枢·背腧》:在十四焦之间……挟脊相去三寸所。

《脉经》:在背第十四椎。

《针灸甲乙经》:在第十四椎下两旁各一寸五分。

《备急千金要方》:对脐两边向后,侠脊相去各一寸五分。

《类经图翼》:在十四椎下,与脐平,去脊中二寸。

附二:腧穴主治文献记载

《针灸甲乙经》:寒热,食多身羸瘦,两肋引痛,心下贲痛,心如悬,下引脐,少腹急痛,热,面黑,目晾晾,久喘咳,少气,溺浊赤;肾胀;骨寒热,溲难;热痉。

《备急千金要方》:肾寒;消渴小便数;五藏劳,小腹眩急胀热;虚劳尿白浊;肾风虚寒;肾寒,足寒;寒热痉反折,痉从腰脊发;黄疸;丈夫梦失精,及男子小便浊难;寒中,洞泄不化;风头痛;面赤热;头身热赤,振栗,腰中四肢淫泺,欲呕;虚劳浮肿;目晾晾不明,恶风寒。

《千金翼方》:百病水肿;尿血。

《外台秘要方》:腰痛不可俯仰反侧;

腹鼓大;便难。

《太平圣惠方》:虚劳,耳聋,肾虚及水脏胀,挛急腰痛,小便浊,阴中疼,血精出,五劳七伤,冷呕,脚膝拘急,好独卧,身肿如水。

《扁鹊心书》:中风失声,手足不遂,大风癫疾。

《针灸资生经》:寒热腹痛雷鸣,气逆心痛;胃寒胀。

《针灸大成》:虚劳赢瘦,耳聋肾虚,水脏久冷,心腹膜满胀急,两胁满引小腹急痛,胀热,小便淋,目视𥇀𥇀,少气,溺血,小便浊,出精梦泄,肾中风,踞坐而腰痛,消渴,五劳七伤,虚愈,脚膝拘急,腰寒如冰,头重身热,振慄,食多赢瘦,面黄黑,肠鸣,膝中四肢淫泺,洞泄食不化,身肿如水,女人积冷气成劳,乘经交接,赢瘦,寒热往来。

《类经图翼》:赤白带下,月经不调;泻五脏之热。

《循经考穴编》:女人经病带漏,子宫久冷。

肾俞五十七穴

指治疗水病的 57 穴。又称水俞五十七处。《素问·水热穴论篇》:“肾俞五十七穴,积阴之所聚也,水所从出入也。尻上五行行五……伏兔上各二行行五……踝上各一行行六。”据王冰注,包括腰骶部 25 穴:脊中、悬枢、命门、腰俞、长强;大肠俞、小肠俞、膀胱俞、中膂内俞、白环俞;胃仓、肓门、志室、胞肓、秩边;下腹部 20 穴:中注、四满、气穴、大赫、横骨;外陵,大巨、水道、归来、气街(冲);膝以下 12 穴:大钟、复溜、阴谷;照海、交信、筑宾。在正中者为单穴,两侧者为双穴。《水热穴论》称这些腧穴都与肾有关,以腰骶部各穴为“肾俞”;下腹部各穴为“肾之街”;下肢部各穴为“肾脉之下行”,肾主水,肾脏在人体水液代谢过程中起着重要的作用,因此,这些和肾脏有关的腧穴可以用来治疗水病。

肾系

奇穴名。见《备急千金要方》。定位:位于大腿伸侧,髂前上棘与髌底连线上,股直肌的肌腹中,髌骨中线上 6 寸。主治:消渴,小便数等。刺灸法:艾炷灸 3~7 壮。

附:文献记载

《备急千金要方》:消渴,小便数,……阴市二处在膝上当伏兔上行三寸临膝取之,或三二列灸,相去一寸名曰肾系者(注:黄帝经云伏兔下一寸)。……余者悉七壮,皆五日一报之,满三灸可止也。

肾之府

部位名,指腰部。因其内为肾脏,故名。《素问·脉要精微论篇》:“腰者肾之府,转摇不能,肾将惫矣。”

肾足少阴之脉

十二正经之一。足少阴肾经的原名。见《灵枢·经脉》:“肾足少阴之脉:起于小指之下,邪走足心,出于然谷之下,循内踝之后,别入跟中,上腨内,出腘内廉,上股内后廉,贯脊属肾络膀胱;其直者,从肾上贯肝膈,入肺中,循喉咙,挟舌本。其支者,从肺出络心,注胸中。”参见“足少阴肾经”条。

sheng

声电波电针仪

针灸仪器名。简称声电针。系根据中医学基础理论中的经络学说,利用声电波发生器产生各种声源,然后通过刺入人体腧穴上的针,利用连接导线将声电波导入体内产生刺激,以通调营卫气血,调整经络脏腑,达到治疗疾病的一种针灸电子仪器。主要由声源、输出、测量三大部件组成。经临床观察具有镇痛、消炎等作用,可用于治疗疼痛性疾病,如三叉神经痛、外感头痛、神经性头痛、血管神经性头痛以及偏瘫的早期症状,还可用于针刺麻醉。

声电针

针灸仪器名。即声电波电针仪的简称,详见该条。

声电针疗法

是在毫针疗法的基础上,用声电波电针仪输出的声电流加强刺激的一种治疗方法。声电波即是语言、音乐等声波,通过声电换能器转变为与声音呈一致变化的电波。1972年应用声电针麻醉,证实其镇痛、镇静效果较好,而逐渐应用于临床,主治疼痛性疾病和精神性疾患。应用中医辨证论治方法,选取有关的治疗腧穴,然后将毫针刺入,令其产生针感,再在其1~2对腧穴的毫针体上通入声电流,使原来的针感更加持久。声电针感除令人产生麻电感外,尚可有胀、重等类似手针的感觉。治疗时间一般为20~30min,隔日治疗1次,10次为1个疗程。2个疗程间休息1周。声电波的针感持久,不会出现电适应现象。但由于其针感忽大忽小,时有时无,令人不适。目前声电针临床应用还不及脉冲电针广泛,今后还需在实践中作进一步改进。

生成数

古代《河图》将一、二、三、四、五称作"生数",六、七、八、九、十称作"成数"。其中逢单为奇数,属天;逢双为偶数,属地。配合五行,即构成"天一生水,地六成之;地二生火,天七成之;天三生木,地八成之;地四生金,天九成之;天五生土,地十成之"的关系。金代何若愚将这一理论结合刺法,提出补生泻成学说。

生成息数

即定息寸数,见《针灸聚英》卷三。详见"接气通经"条。

生命信息治疗仪

医疗仪器名。系一种将模拟的生命信息输入人体以治病健身的医疗仪器。由中华生命信息研究所吴度民、顾涵森研究发明。生命信息治疗仪发出的信息是模拟生物健壮发育器发出的生命信息波,转换为有严格数字序列的高频电流脉冲信号。信息输入人体后,对于活化活体生物本身的信息系统,增进健康、防治疾病、抗衰老和祛病延年有明显作用。研究认为其生理效应有:改善微循环,增加冠状动脉血流量,提高动脉氧分压,增强免疫功能,调整体液pH值,调节新陈代谢,增强药物疗效等。治疗时可采用动脉、静脉、腧穴等输入法,治疗仪正负电极置于一定的腧穴或部位上,同时,配合相关腧穴或部位加贴铜片、铜条,信号强度依据病情而定,一般为$10^{-15}\sim10^{-7}$A。

生熟

灸法术语。生,指少灸和火力较小;熟,指多灸和火力较旺,又分大熟和小熟。《备急千金要方·灸例》:"头面、目、咽,灸之最欲生、少;手臂、四肢,灸之须小熟,亦不宜多;胸、背、腹,灸之尤宜大熟;其腰脊欲须少生。"一般情况,凡是初病体质强壮的,或腰背腹部灸之宜熟;久病体质虚弱的,或头面、四肢末端灸之宜生。临床上还需根据具体情况灵活掌握。

生物场、信息、时值假说

经络现象是信息在生物场内外,具有时值意义的一种运动状态。人体经络是已知组织(相对而言)及其功能活动形成的人体生物场信息运动之一。这一假说由姚立丹于1988年提出。人体生物场按组织关系和功能特点,可划分为中枢场、内脏场、体表场,以及这三个大场以下层次的低级生物场。场与场以功能为主体,组织为基础进行相应联系。体表、内脏与中枢互相形成基于相干关系的相对固定的功能区域和轨迹,即各种团核、轴线及其他主体形式的联系,这些空间结构及其功能活动,是经络现象及其治疗作用的基础之一。信息运动受到场的制约,又参与场的形成,是场内组织及功能的依赖,经络现象也是以信息运动形式表现出来的,它由于受到场的制约而在场的功能轴及其附近按密集状态运动,表现为综合信息运动的流成束。在生物场这种多通路、多层次的调制系统作用下,产生了即时的或持续的各种反应,其内就有经络的感传和非感传现象。时值与主体空间组成的"四维空间",是各种运动的真实面貌,宏观生物场与信息的时值变化,包括节律性与非节律性两类。经络感传现象就是经络现象的一种即时反应,也是综合信息在场内外的一种运动状态。感传的发生不但与功能轴方向的场内移动有关,而且与场信息的反馈有关。所以它既不可能等同于单一组织的信息速度,也不可能超越人体神经传导这一最快速度。生物场的消亡也与时值有关,经络现象从属于生物场与其信息运动,它也必然随着生命的终止而解体。离体组织所以可观察到所谓经络现象,是因组织的死亡时值不同,在必要条件和特定时间内,某些局部组织有可能保存部分生物场功能或活动,甚至保留部分功能的形态痕迹。但这并不说明经络存在着特异体系统。

生物电场论

经络实质假说之一。这一假说是在综合生物电,特别是经络皮肤电现象研究成果的基础上提出来的。其观点有二:一为体电对向环流假说,一为生物场力聚集学说。❶体电对向环流假说认为,人体是一个活动的生物带电体,它有自身对立统一的电场。人体的细胞、器官及整体的正负电场之间,存在着稳定的生物电对向环流。内脏新陈代谢所形成的脏器生物电场,是体内外生物电场存在的依据和生物电对向环流最基本的生物电源。内脏的生物电按照容积导体导电原理,将其电场投射于体表各区,尤其是体表皮肤,形成具有阶段性

对应关系的敏感点、良导点、腧穴。针刺的机制则是一种多层次体电对向环流的效应,即针刺时,针尖部产生损伤电位,它既影响皮肤腧穴的电场,也作用于神经血管等各种组织而产生多重效应。故经络是神经-血管等组织-体电环流三者相结合的相对统一体。❷生物场力聚集学说,根据伏尔电针诊断和治疗疾病的原理,认为经络是生物场力的聚集,并把中医的气释为能,每一种能量的生命过程都伴有电现象,可以客观测量,并依从于体内的不稳定平衡。与代谢有关的体内势能,对整体神经系统及其调节功能起着决定性作用。在针刺中,气的变化是第一位的,神经仅起第二位的作用。体内气的电位不均匀分布,经络是场力的聚集和叠加。人体与其邻近环境间的交换主要发生在与能量的储备和释放有关的峰电位放电的部位。针刺腧穴的治疗,在改变局部交换过程的意义上,可以理解为腧穴与环境间相互交换作用,针灸则是交换手段。

圣饼子

灸用垫隔药饼之一。宋代杨倓《杨氏家藏方》卷四:"圣饼子治小便不通,黄连、巴豆各半两,去壳不去油,右件同捣为膏,捻作饼子,大小、厚薄如钱,先以葱汁、盐滴在脐内,次以饼子盖之上,用大艾炷于上灸二七壮,再换重灸,以利为度。"

圣济总录

书名。原名《政和圣济总录》。北宋政和年间由朝廷组织人员编写,共200卷,成书于1117年(北宋政和七年),本书采辑了历代医籍、征集民间验方和医家献方编写而成,分68门,录方20 000余首。书中191~193卷为"针灸门";有骨度统论、骨空穴法、经脉统论,并分述十二经、奇经八脉及腧穴;次为九针统论、刺节统论、灸刺统论、各病灸刺法及灸刺禁忌论。本书

记载了人体 365 骨节的名称和部位,对人体骨骼宏观结构的认识,是其他针灸书所不及的;统一了经穴的排列顺序,对针灸处方学予以较大的发挥;关于刺灸禁忌与误针解救有许多论述,列举出 30 多个腧穴误刺所造成的不良后果及解救方法,具有较大的参考价值。现有 1962 年人民卫生出版社排印本。

胜玉歌

针灸歌赋名。见《针灸大成》。首称:"胜玉歌兮不虚言,此是杨家真秘传。"七言韵语,介绍杨继洲家传针灸治疗各症的经验取穴。名为"胜玉",含有胜过《玉龙歌》之意。

盛则泻之

针灸补泻原则之一。见《灵枢·经脉》。本条主要阐明了实证的治疗原则。"盛"是指邪气亢盛,即指邪气壅盛,正气未衰,属实证者,针刺时可用泻的手法治疗。疾病的发生、发展和转归过程,就是邪正斗争的过程,在邪正斗争过程中,如果邪气亢盛,并为矛盾的主要方面时,其证候表现为实证。针灸治疗实证就应该用泻的方法,或用毫针泻之,或用三棱针点刺出血,或用梅花针重叩出血,或用刺络拔罐法以祛除病邪,使邪去正安。如治疗阳明实证之牙龈肿痛,痛无间断,按之痛甚,大便干结,口干舌燥,脉滑数有力者,可取内庭、合谷、颊车等穴,毫针刺泻法,或用梅花针叩打肿痛部位出血,以泻热祛邪。

shi

施沛

明代医家。字沛然,号笠泽居士。华亭(今上海)人。1621 年(明天启元年)曾任河南廉州通判。长于针灸之术,施氏研究《黄帝内经》《难经》,以及扁鹊、仓公、仲景、叔和诸书 40 余年,对脏腑、经络、腧穴、脉证均有卓见。撰有《经穴指掌图》,已佚。

施术工具与针灸效应

指不同的针灸工具和方法对针灸效应的影响。一般认为针刺偏于清泻,艾灸偏于温补。针和灸的效应有差异,在增强血液对金黄色葡萄球菌的杀菌能力方面,电针和针刺的效应比灸法大。现代研究证明:不同针具在针刺效应、疗效和适应证等方面确有不同。金针、银针和不锈钢针刺入组织后引起的电位变化不同。实验发现金针、银针在影响胆汁分泌、皮肤温度变化的效应中有不同的作用。实验证明细针和粗针的效应也有所不同,如细针补泻可使家兔肛门温度出现有规律的变化,而粗针补泻对肛门温度的影响却出现无规律的变化。有实验证明,电针和毫针在提高巨噬细胞系统的功能和凝集素效价,对动物脑组织中去甲肾上腺素、乙酰胆碱和胆碱酯酶含量的影响和对内脏"痛反应"的抑制效应等方面,电针组大于针刺组。就被刺局部皮肤的组织学和组织化学观察结果来看,电针对组织的损伤程度和组织的反应范围较大,对表皮和横纹肌内糖原变化的影响较为明显。用不同材料制成的艾条或艾炷,或采用不同的施灸方法,在效应方面有差别。如临床上采用化脓灸治疗哮喘和防治高血压,都比一般灸法疗效明显。此外近代发展的各种新的腧穴刺激方法,其所用工具和方法不同,效应相应亦有差异。

十变

一、指十天干隔五配组后的变化关系。出《标幽赋》:"推于十干十变,知孔穴之开阖。"十天干隔五配组所产生的甲己变化为土,乙庚化金,丙辛化水,丁壬化木,戊癸化火。即在择时或日开孔穴时,甲与己同为土,可通用,又称为"夫妻互用"。同理类推,乙与庚通用,丙与辛通用,丁与壬通用,戊与癸通用。参见"五门"条。

二、古代文献名。《难经·六十三难》及《难经·六十四难》均引《十变》言。原书不详。

十二辰

古人用以纪年的名称。《灵枢·经别》："六律建阴阳诸经而合之十二月、十二辰、十二节、十二经水、十二时。"古时人们将黄道附近一周天划分为十二个等分称为十二次，依次由东向西配以子、丑、寅、卯等十二支称为十二辰。

十二刺

《内经》刺法分类名。又称十二节刺。《灵枢·官针》："凡刺有十二节，以应十二经。"指针刺方法可分为十二种，以适应治疗十二经的不同病证。内容包括偶刺、报刺、恢刺、齐刺、扬刺、直针刺、输刺、短刺、浮刺、阴刺、傍针刺、赞刺。

十二节

一、时令名。❶指农历十二节气。即正月立春，二月惊蛰，三月清明，四月立夏，五月芒种，六月小暑，七月立秋，八月白露，九月寒露，十月立冬，十一月大雪，十二月小寒。《灵枢·经别》："六律建阴阳诸经而合之十二月、十二辰、十二节。"❷指立春、春分、立夏、夏至、立秋、秋分、立冬、冬至四时八节。杨上善注："十二节，谓四时八节也。"

二、刺法名。见《灵枢·官针》："凡刺有十二节，以应十二经。"参见"十二刺"条。

三、部位名。指四肢。见《淮南子》："天有四时，以制十二月；人有四肢，以使十二节。"张介宾注："四肢各三节，是为十二节。"

四、指十二经脉。《素问·宝命全形论篇》："天有阴阳，人有十二节。"

十二禁

指针刺前后的一些禁忌，由不同原因引起的"脉乱气散"情况，暂不宜针刺。《灵枢·终始》："凡刺之禁：新内（音纳，行房）勿刺，新刺勿内；已醉勿刺，已刺勿醉；新怒勿刺，已刺勿怒；新劳勿刺，已刺勿劳；已饱勿刺，已刺勿饱；已饥勿刺，已刺勿饥；已渴勿刺，已刺勿渴；大惊、大恐，必定其气乃刺之；乘车来者，卧而休之，如食顷乃刺之；出行来者，坐而休之，如行十里顷乃刺之。凡此十二禁者，其脉乱气散，逆其营卫，经气不次，因而刺之，则阳病入于阴，阴病出阳，则邪气复生，粗工勿察，是谓伐身。"

十二经标本

是对十二经脉空间分布的主次部位及其相互关系的说明。"本"，根本和始发之意，为经气所起，分布在四肢；"标"，末梢和枝节之意，为经气所止，分布在头面或躯干。二者相互影响，密不可分。《灵枢·卫气》："足太阳之本，在跟以上五寸中，标在两络命门，命门者，目也。足少阳之本，在窍阴之间，标在窗笼之前，窗笼者，耳也。足少阴之本，在内踝下上三寸中，标在背腧与舌下两脉也。足厥阴之本，在行间上五寸所，标在背腧也。足阳明之本，在厉兑，标在人迎、颊、挟颃颡也。足太阴之本，在中封前上四寸之中，标在背腧与舌本也。手太阳之本，在外踝之后，标在命门之上一寸也。手少阳之本，在小指次指之间上二寸，标在耳后上角下外眦也。手阳明之本，在肘骨中上至别阳，标在颜下、合钳上也。手太阴之本，在寸口之中，标在腋内动脉也。手少阴之本，在锐骨之端，标在背腧也。手厥阴主之本，在掌后两筋之间二寸中，标在腋下三寸也。"可见十二经脉以四肢肘膝以下的某些腧穴为本，头面、胸背的某些腧穴为标。其分布部位与根结基本相仿，但标本联系范围较为广泛。掌握它对理解腧穴主治、临床取穴均有重要指导意义。详见下表。

十二经标本部位

经名	标部	本部
足太阳	两络命门(目)	跟以上五寸中(跗阳)
足少阳	窗笼(耳)之前	窍阴之间
足阳明	人迎、颊、挟颃颡	厉兑
足少阴	背腧(肾)与舌下两脉	内踝下上三寸中(交信)
足厥阴	背腧(肝)	行间上五寸所(中封)
足太阴	背腧(脾)与舌本	中封前上四寸之中(三阴交)
手太阳	命门(目)之上一寸	外踝之后(养老)
手少阳	耳后上角下外眦	小指次指之间上二寸(中渚)
手阳明	颜下、合钳上	肘骨中(曲池)上至别阳
手太阴	腋内动脉(中府)	寸口之中(太渊)
手少阴	背腧(心)	锐骨之端(神门)
手厥阴	腋下三寸(天池)	掌后两筋之间二寸中(内关)

十二经别

经络分类名。见《灵枢·经别》。指从十二经脉分出,分布于胸腹和头部,沟通表里两经并加强与脏腑的联系的重要支脉。其循行有"离、合、出、入"的关系。从十二经脉分出称"离",进入胸腹腔称"入",于头颈部出来称"出",又与表里经脉会合称"合"。每一对互为表里的经别组成一合,共六对,称"六合",即足太阳、足少阴经别为一合;足少阳、足厥阴经别为二合;足阳明、足太阴经别为三合;手太阳、手少阴经别为四合;手少阳、手厥阴经别为五合;手阳明、手太阴经别为六合。十二经别是十二经脉的重要补充部分,扩大了十二经脉

的循行范围。其分布路线详见各条。

十二经动脉

体表可以触摸到的十二经脉有动脉搏动的经穴。《难经·一难》:"十二经皆有动脉,独取寸口,以决五脏六腑死生吉凶之法,何也?"晋代皇甫谧所著《针灸甲乙经》载:"在动脉应乎处。"具体包括有下列腧穴:手太阴肺经的中府、云门、天府、侠白、尺泽、太渊、经渠;手少阴心经的极泉、少海;手厥阴心包经的劳宫;手阳明大肠经的合谷、阳溪、手五里;手少阳三焦经的和髎;手太阳小肠经的天窗;足阳明胃经的大迎、下关、人迎、气冲、冲阳;足少阳胆经的听会、上关;足太阳膀胱经的委中;足太阴脾经的箕门、冲门;足厥阴肝经的太冲、行间、五里、阴廉;足少阴肾经的太溪和阴谷。

十二经筋

又称经筋。见《灵枢·经筋》。即在十二经脉循行部位上分布的肌肉和筋腱的总称,是经络系统在人体体表的联属部分。全身经筋按十二经脉分布部位,也分成手足三阴三阳。即足太阳之筋,足少阳之筋,足阳明之筋,足太阴之筋,足少阴之筋,足厥阴之筋,手太阳之筋,手少阳之筋,手阳明之筋,手太阴之筋,手厥阴之筋,手少阴之筋。十二经筋的分布特点与十二经脉基本一致,手足三阳之经筋分布在肢体外侧,手足三阴的经筋分布在肢体的内侧,但都从四肢末端起始走向躯干,结聚于关节和骨骼附近,手足三阳之经筋上走头面,手足三阴之经筋入胸腹腔,却不入内脏;十二经筋不属络脏腑,这与经脉不同。十二经筋有连缀关节,主司机关枢利,维系肢体运动协调的作用。其病变主要表现为牵引拘挛、弛缓、转筋、强直和抽搐等。详见各条。

十二经脉

也称十二正经。是人体手足三阴三阳十二条经脉的总称。《灵枢·海论》:"夫

十二经脉者,内属于腑脏,外络于肢节。"是人体运行气血的主要通道,也是经络系统的主体。十二经脉按阴阳属性分布于人体,四肢部阳经在外侧,阴经在内侧;太阴、阳明在前,少阴、太阳在后,厥阴、少阳在中。手足三阳经脉皆会于头部,阳明在前,少阳在侧,太阳在后。胸腹部分布着手足三阴经脉及足阳明经,腰背部为足太阳所过,侧胸腹为足少阳所过。十二经脉的循环规律,《灵枢·逆顺肥瘦》:"手之三阴,从脏(胸)走手;手之三阳,从手走头;足之三阳,从头走足;足之三阴,从足走腹(胸)。"并按五行属性互为表里,阴经属脏络腑,阳经属腑络脏。十二经脉的名称及流注顺序是:手太阴肺经→手阳明大肠经→足阳明胃经→足太阴脾经→手少阴心经→手太阳小肠经→足太阳膀胱经→足少阴肾经→手厥阴心包经→手少阳三焦经→足少阳胆经→足厥阴肝经→手太阴肺经。详见十二经脉各条。

十二经脉表里相合关系

指十二经脉中六组特殊关系。十二经脉内属于脏腑,脏与腑的表里相合关系,通过其相联属的阴经与阳经来实现。手太阴肺经与手阳明大肠经相表里;足阳明胃经与足太阴脾经相表里;手少阴心经与手太阳小肠经相表里;足太阳膀胱经与足少阴肾经相表里;手厥阴心包经与手少阳三焦经相表里;足少阳胆经与足厥阴肝经相表里。

十二经脉脏腑属络关系

指十二经脉中,每一经脉与一定脏腑的特定联系。总的来说阴经属脏络腑,阳经属腑络脏。分而言之,手太阴肺经属肺络大肠,手阳明大肠经属大肠络肺;足阳明胃经属胃络脾,足太阴脾经属脾络胃;手少阴心经属心络小肠,手太阳小肠经属小肠络心;足太阳膀胱经属膀胱络肾,足少阴肾经属肾络膀胱;手厥阴心包经属心包络三焦,手少阳三焦经属三焦络心包;足少阳胆经属胆络肝,足厥阴肝经属肝络胆。

十二经脉证治主客原络歌

针灸歌诀名。载于《针灸大成》。以经络阴阳表里配属关系,分别将各经原络穴相配归属为主客关系,并归纳了原络穴的主治证候,主治全身疾患。

十二经募穴歌

针灸歌诀名。本歌将五脏六腑之募编在一起,加上心包络经,共成十二经募穴歌诀。其内容为:"大肠天枢肺中府,小肠关元心巨阙,膀胱中极肾京门,肝募期门胆日月,胃募中脘脾章门,三焦募在石门穴,膻中气会何经募,心主包络厥阴也。"

十二经水

见《灵枢·经水》。指当时我国版图上的清、渭、海、湖、汝、渑、淮、漯、江、河、济、漳等十二条河流。《管子·水地篇》:"水者,地之血气,如筋脉之流通者也。"是说水之在地,如血气之在人体,水之流于大小河川,犹如人体之血气通流于经脉一样。用以比喻十二经脉气血运行的情况。《灵枢·经水》:"经脉十二者,外合于十二经水,而内属于五脏六腑……夫经水之应经脉也,其远近浅深气血之多少各不同。"

十二经之海

经脉别称。指冲脉。其循行与足少阴肾经联系密切。《灵枢·动输》:"冲脉者,十二经之海也。"冲脉联络广泛,上可渗灌于头面各阳经,下能渗灌于下肢各阴经,有通行十二经气血并渗灌诸经络的功能,所以称之为"十二经脉之海"和"血海"。

十二经子母补泻歌

针灸歌诀名。据《针灸聚英·十二经病井荥输经合补虚泻实篇》改编而成。是选用本经子母穴进行治疗的一种取穴方法,也是"虚则补其母,实则泻其子"的原则在针灸治疗中的具体体现,对于治疗十二经所生病证有一定的指导意义。其内容为："肺泻尺泽补太渊,大肠二间曲池间。胃泻厉兑解溪补,脾在商丘大都边。心先神门后少冲,小肠小海后溪连。膀胱束骨补至阴,肾泻涌泉复溜焉。包络大陵中冲补,三焦天井中渚痊。胆泻阳辅补侠溪,肝泻行间补曲泉。"

十二井穴

一、十二经脉各有 1 个井穴,总称十二井穴。即少商(肺)、商阳(大肠)、厉兑(胃)、隐白(脾)、少冲(心)、少泽(小肠)、至阴(膀胱)、涌泉(肾)、中冲(心包)、关冲(三焦)、足窍阴(胆)、大敦(肝)。

现代研究证明:手十二井穴刺络放血法对中等程度意识障碍患者具有较好的醒神作用,且对于病程在 12h 以内的患者影响最大,早期治疗具有重要意义。

二、指手三阴三阳六经的井穴,左右共 12 个,常用于热病急救。

十二皮部

简称皮部。是十二经脉所联属的皮表部分的总称,十二经脉功能活动反映于相应的皮部。《素问·皮部论篇》:"皮者,脉之部也,邪客于皮则腠理开,开则邪入客于络脉,络脉满则注于经脉,经脉满则入舍于腑脏也。"可见皮部与经络、脏腑关系密切,外感邪气可通过皮部入络传经入里,同时内在的病变可以通过皮部的病理变化而表现出来,这样,从外部的诊察和施治则可治疗和推断内部的疾病。临床上的皮肤针、刺络、敷贴等法,都结合皮部理论运用。十二皮部在诊断和治疗上,手足相通,上下同法,合为六经皮部,各有专名。参见"皮部"条。

十二人图

书名。撰人不详。见于《隋书·经籍志》,1 卷,书佚。唐代王焘《外台秘要方》原绘有十二人图,即分十二经脉绘图,将督脉并入足太阳,任脉并入足少阴。原书已失传。

十二时

古人用以标明一昼夜各时间节段的方法名称。也称"十二时辰"。每一个时辰相当于 2h,故一昼夜共为十二时(辰)。每一时又都命以不同的名称。《左传·昭公五年》中所载十二时分别称:夜半、鸡鸣、平旦、日出、食时、隅中、日中、日昳、日晡、日入、黄昏、人定。《素问》中则将之归纳为四个大的阶段,《素问·金匮真言论篇》说:"平旦至日中,天之阳,阳中之阳也;日中至黄昏,天之阳,阳中之阴也。合夜至鸡鸣,天之阴,阴中之阴也。鸡鸣至平旦,天之阴,阴中之阳也。"《灵枢·营卫生会》载:"夜半为阴陇,夜半后而为阴衰,平旦阴尽而阳受气矣。日中为阳陇,日西而阳衰,日入阳尽而阴受气矣。"又有以十二时应一年四季者,《灵枢·顺气一日分为四时》指出:"以一日分为四时,朝则为春,日中为夏,日入为秋,夜半为冬。"《素问·藏气法时论篇》则以"平旦"应春(木),"日中"应夏(火);"下晡"应秋(金);"夜半"应冬(水),"日昳"应长夏(土)。自汉代以后,渐以十二支称十二时。十二时与 24h 的关系对照见附表。

十二时与 24h 对照表

十二时	24h
子(夜半)	23～1
丑(鸡鸣)	1～3
寅(平旦、昧旦)	3～5
卯(日出)	5～7
辰(食时、早食)	7～9
巳(隅中)	9～11
午(日中)	11～13
未(日昳、日昃)	13～15
申(晡时、晚食)	15～17
酉(日入)	17～19
戌(黄昏)	19～21
亥(人定)	21～23

十二时辰

指一昼夜的 24h,时辰是古人的计时单位。《灵枢·卫气行》:"岁有十二月,日有十二辰。"此处十二辰,也即现今通称的十二时辰。其意与十二时相同,参见该条。

十二手法

《针灸大成》中记载的十二种针刺基本手法。原称十二字分次第手法,即:爪切、指持、口温、进针、指循、爪摄、退针、指搓、指捻、指留、指摇、指拔。其中指持是以手持针,口温是以口温针(已不用),指留是出针前稍作停留,指拔是起针,其余手法均见《金针赋》十四法中。详见各条。

十二原穴

一、指五脏、心包及六腑的原穴,见《灵枢·本输》及《难经·六十六难》,参见"原穴"条。

二、指五脏及膏肓之十二个原穴。见《灵枢·九针十二原》,即肺之原太渊,左右各一;心之原大陵,左右各一;脾之原太白,左右各一;肾之原太溪,左右各一;肝之原太冲,左右各一;膏之原鸠尾;肓之原脖胦(气海)。《灵枢·九针十二原》:"凡此十二原者,主治五脏六腑之有疾者也。"

十二支

即地支,又称十二地支,指子、丑、寅、卯、辰、巳、午、未、申、酉、戌、亥。参见"地支"条。

十干

指天干,即甲、乙、丙、丁、戊、己、庚、辛、壬、癸。参见该条。

十六络脉

十五络脉加上胃之大络,合称"十六络"。出自张介宾《类经》卷五。

十六郄穴

十六郄穴是指十二经脉及阴维脉、阳维脉、阴蹻脉、阳蹻脉的郄穴共 16 个。参见"郄穴"条。

十六郄穴歌

针灸歌诀名。载于《针灸歌赋校释》。十二经脉及阴阳蹻、阴阳维脉各有一郄穴,总为 16 个郄穴。其内容为:"郄是孔隙义,气血深藏聚,病症反应点,临床能救急,阳维系阳交,阴维筑宾居,阳蹻走跗阳,阴蹻交信毕。肺郄孔最温溜,脾郄地机胃梁丘,心郄阴郄小养老,膀胱金门肾水泉,心包郄门焦会宗,胆郄外丘肝中都。"

十七椎

一、奇穴名。见《千金翼方》。《类经图翼》列作奇穴,名十七椎。又名腰孔、十七椎下。定位:位于后正中线,第五腰椎棘突下。局部解剖:在腰背筋膜、棘上韧带及棘间韧带中;有腰动脉后支、棘间皮下静脉丛;布有腰神经后支内侧支。主治:腰痛腿痛,转胞,痛经,遗尿,崩漏;肛门疾患以及坐骨神经痛等。刺灸法:针直刺0.3～0.5寸;灸艾炷5壮。

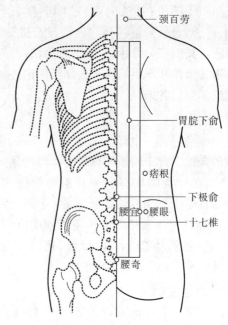

附:文献记载

《千金翼方》灸转胞法:第十七椎灸五

十壮。

二、骨骼名。指第五腰椎。棘突下为十七椎穴。

十七椎下

奇穴别名。即十七椎穴,《针灸孔穴及其疗法便览》:十七椎下,奇穴。第十七椎下陷中。针三至五分,灸三至七壮,主治转胞、腰痛。详见该条。

十三穴

即千金十三穴,参见该条。

十四法

指十四种针刺的基本手法。见《针经指南》。即动、摇、进、退、搓、盘、弹、捻、循、扪、摄、按、爪、切等14种。后世医家继承了窦氏的学说,并各有体会和发挥。如明代徐凤《金针赋》:"爪而切之,下针之法;摇而退之,出针之法;动而进之,催针之法;循而摄之,行气之法;搓则去病,弹则补虚;肚腹盘旋;扪为穴闭;重沉豆许曰按;轻浮豆许曰提。一十四法,针要所备。"略去捻法而增加提法,并指出了各法的用途。又如明代汪机《针灸问对》载"切、摇、退、动、进、循、摄、努、搓、弹、盘、扪、按、提"十四法。其内容大致相仿,又另加努法,并对各法的操作和作用均作了较详细的论述和阐发。参见各条。

十四经

经络名称。也即十二正经与任脉、督脉的合称。此十四条经脉各有本经所属的专穴,在针灸临床有着极其重要的作用。此名首见于元代滑伯仁所著的《十四经发挥》(1341年)一书:"十二经所列次第,并以流注之序为之先后;附以任、督二奇者,以其有专穴也。总之为十四经云。"

十四经发挥

书名。元代滑寿著。成书于1341年(元至正元年),初刊于1364年(至正二十四年)。明代薛己又加校刊,收入《薛氏医

案》中。共3卷,上卷,手足阴阳流注篇(附伏仰人尺寸图);中卷,十四经脉气所发篇;下卷,奇经八脉篇。对十二经脉及任、督两脉的657穴(双侧)详加考证,是阐明经络学说的重要著作。本书以忽泰必烈《金兰循经取穴图解》为基础而有所充实。1956年上海卫生出版社排印出版。

十四经发挥合纂

书名。明代张权撰,16卷。有旧刻本。

十四经经穴起止歌

针灸歌诀名。本歌以《医宗金鉴》为蓝本,将十四经之起穴和止穴编成歌诀,其内容为:"肺起中府止少商,大肠商阳止迎香,胃起承泣终厉兑,脾起隐白大包乡,心起极泉止少冲,小肠少泽至听宫,膀胱睛明止至阴,肾起涌泉俞府终,包络天池中冲止,三焦关冲止竹空,胆瞳子髎止窍阴,肝起大敦止期门,督起长强止龈交,任起会阴承浆终。"

十四经穴

腧穴分类名。指手足三阴三阳经和任、督脉所属的腧穴,简称经穴。腧穴分经,《黄帝内经》中有分散记述,至《针灸甲乙经》已较系统,载有双穴300个,单穴49个,合计349穴。到清代《针灸逢源》经穴的数字已达361穴,现仍以此数。

十四经穴断面解剖模型

针灸仪器名。即人体经穴断面解剖针灸模型,详见该条。

十四络脉

指十二经脉、任脉、督脉的络脉。《素问·气穴论篇》:"孙络之脉别经者,其血盛而当泻者,亦三百六十五脉,并注于络,传注十二络脉,非独十四络脉也,内解泻于中者十脉。"

十宣

奇穴名。见《针灸孔穴及其疗法便览》。定位:位于手十指背侧,沿爪甲正中

点向皮肤部移行约 0.1 寸处。主治:猝死,痧证,昏迷,高热,中暑,霍乱,感冒等。刺灸法:用三棱针或粗针刺出血,针尖微向指关节方向刺入约 0.1 寸。

附:文献记载

《外台秘要方》:备急疗猝死而张目反折者方:灸手足两爪甲后各十四壮,饮以五毒诸膏散,有巴豆者良。

《针灸孔穴及其疗法便览》:十王,奇穴。手十指爪甲后正中赤白肉际。用三棱针或粗针刺出血,针头微向指关节方,刺入约一分。主治痧证、中暑、霍乱。

十五络脉

指十二经脉在四肢肘膝关节以下分出的支络,加上分布于躯干部的任脉络、督脉络及脾之大络,总称为十五络脉,也称"十五别络"。《灵枢·经脉》:"经脉十二,络脉十五。"马莳注:"夫以十二经而谓之有十五络者,以督任有二,脾有大包,故谓之十五络。"《难经·二十六难》中无督脉络、任脉络,而列阴蹻络、阳蹻络及十二络脉、脾之大络合称十五络。十五络脉各有一络穴及所主病证,其循行也有一定的规律:十二经络脉走向与之相表里的经脉,任脉络由本经络穴分出后,下行散于腹部;督脉络由本经分出后上行散于头部,并别走足太阳经,脾之大络则散布于胸胁之间。所以,十二经络脉加强了十二经脉气血的运行,加强了表里经之间的联系,同时,任督两络与脾之大络还加强了躯干前后左右的联系。

十五络穴

十二正经各有一个络穴,加上任、督络穴和脾之大络,合称十五络穴。

十五椎

一、奇穴别名。即下极俞,见《备急千金要方》:"腹疾,腰痛,膀胱寒,澼饮注下,灸下极输。"《千金翼方》:"第十五椎下名下极俞。主腹中疾,腰痛,膀胱寒,澼饮注下,随年壮灸之。"

二、骨骼名。指第三腰椎,其棘突下为奇穴下极俞。

十宣

奇穴名。见《奇效良方》。别名:鬼城、十指头、手十指端。定位:在手十指尖端,距指甲游离缘 0.1 寸(指寸)。局部解剖:有指掌侧固有动、静脉形成的动、静脉网;布有指掌侧固有神经和丰富的痛觉感受器。主治:扁桃体炎,急性病,失神,眩晕,癫狂,乳蛾,高血压,短气不得语等。刺灸法:针刺出血。

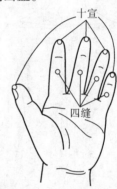

附:文献记载

《备急千金要方》:脾风占候,声不出,或上下手,当灸手十指头,以灸人中,以灸大椎。

《针灸大成》:十宣十穴……治乳蛾。用三棱针出血,大效。

十一脉灸经

书名。见"帛书经脉"条。

十指头

即鬼城(十宣)。《备急千金要方》:"脾风占喉,声不出,或手上下,当灸十指头。"

石藏用

宋代京师名医、针灸家。字用之,其治疗方术依从古法,常灸膏肓穴治病。事见庄绰《灸膏肓穴法》,治病强调人的禀赋今古有异,不能拘泥古方。因喜用热药,故而有"藏用檐头三斗火"之谤。曾与丁德用合绘经穴图。

石关

一、经穴名。见《针灸甲乙经》。属足少阴肾经,为冲脉、足少阴之会。别名:石阙。定位:在上腹部,当脐中上3寸,前正中线旁开0.5寸。局部解剖:布有第九肋间神经,在腹直肌内缘;有腹壁上动、静脉分支通过。主治:呃逆,呕吐,腹痛,便秘,产后腹痛,妇人不孕;贲门痉挛等。刺灸法:直刺1~1.5寸;艾炷灸5~7壮,或艾条灸10~15min。

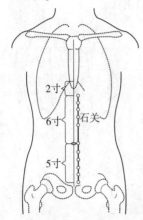

附一:腧穴定位文献记载

《针灸甲乙经》:在阴都下一寸。

《针灸大成》:阴都下一寸,去腹中行各一寸五分。

《针灸集成》:在阴都下二寸少,去中行五分。

附二:腧穴主治文献记载

《针灸甲乙经》:痉,脊强,口不开,多唾,大便难;妇人子脏中有恶血,内逆满痛。

《备急千金要方》:大便闭,寒气结心坚满,哕噫呕逆。

《太平圣惠方》:多唾呕沫;妇人无子,脏有恶血,腹厥痛,绞刺不可忍。

《针灸资生经》:心坚满,积如盘;腹痛不可忍。

《卫生宝鉴》:产后两胁急痛不可忍。

《针灸大成》:哕噫呕逆,腹痛气淋,小便黄,大便不通,心下坚满,脊强不利,多

唾,目赤痛从内眦始,妇人无子,脏有恶血,血上冲腹,痛不可忍。

《循经考穴编》:呕逆气喘,脾胃虚寒,饮食不消,反胃吐食。

二、奇穴名。见《卫生宝鉴》。定位:乳头旁开一寸之线上,平胸堂窝下四寸处。主治:产后两腿急痛。刺灸法:灸五十壮。

附:文献记载

《卫生宝鉴》:石关二穴,在心下二寸,两傍各五寸,灸五十壮。主产后两腿急痛不可忍。

石宫

经穴别名。指阴都穴,见《铜人腧穴针灸图经》。详见该条。

石龙芮

药物名,敷贴发泡法所用药物之一。即毛茛科多年生草本植物毛茛 *Ranunculus japonicus* Thunb. 的鲜叶。《苏沈良方·论龙芮》:"石龙芮,今有两种。水生者叶光而末圆;地生者其叶毛而末锐。入药,用水生者。陆生者亦谓之天灸,取少叶揉臂上,一夜作大泡如火烧是也。"《本草纲目》:"所言陆毛生者,乃是毛。有大毒,不可食。"

石门

经穴名。见《针灸甲乙经》。属任脉,为三焦之募穴。别名:利机、精露、丹田、命门。定位:在下腹部,前正中线上,当脐中下2寸。局部解剖:布有第十一肋间神经前皮支的内侧支,在腹白线上,深部为小肠;有腹壁浅动、静脉分支,腹壁下动、静脉分支。主治:腹胀,泄泻,脐周疼痛,奔豚疝气,尿闭,遗尿,小便不利,遗精,阳痿,经闭,崩漏、带下,产后恶露不止;肠炎,肾炎,高血压等。刺灸法:直刺1~1.5寸(孕妇慎用);艾炷灸3~7壮,或艾条灸10~20min。

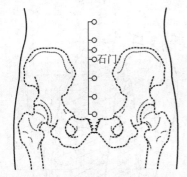

石门

现代研究证明:针刺成年女性的石门穴,有很高的避孕率。动物实验观察到,艾灸"石门",未能受孕的雌性大鼠,其生殖器官的组织结构并无明显变化,因此认为针灸的避孕作用是引起孕激素和雌激素的过剩分泌,并借负反馈作用,抑制垂体促性腺激素的分泌,阻碍卵泡的成熟和排卵而实现的。另有报道,针刺心脏病患者石门、心俞穴,可见心电图 P - P 间期延长,QRS波群变窄,Q - T 间期缩短,T 波增高、加宽。

附一:腧穴定位文献记载

《针灸甲乙经》:在脐下二寸。

附二:腧穴主治文献记载

《针灸甲乙经》:脐疝绕脐痛;奔肫气上,腹膜痛,强不能言,茎肿先引腰,后引小腹,腰髁坚痛,下行阴中,不得小便,两丸骞;水肿腹大,水胀,水气行皮中;心腹中卒痛而汗出;气痛癥,小便黄,先满塞,虚则遗溺,身时寒热,吐逆,溺难,腹满;腹满疝积,乳余疾,绝子,阴痒。

《备急千金要方》:大便闭塞,气急心坚满;泄利不禁,小腹绞痛;不欲食,谷入不化;欬逆上气,涎出多唾;腹大坚,气淋;呕吐血。

《太平圣惠方》:腹痛坚硬,妇人因产恶露不止,遂成结块,崩中断结。

《铜人腧穴针灸图经》:妇人产后恶露不止,逐结成块,崩中漏下。

《扁鹊心书》:妇人脐中及下部出脓

水;洗头风;牙槽风;生产出血过多……虚劳,脉弦而紧,咳嗽发热,四肢厥冷或咯血吐血。

《类经图翼》:腹胀坚鞕,支满,气淋,小便黄赤不利,小腹痛,泄泻不止,身寒热。

《针灸聚英》:伤寒小便不利;血淋;阴证小便不利,阴囊缩,腹痛欲死。

《针灸大成》:伤寒,小便不利,泄利不禁,小腹绞痛,阴囊入小腹,奔豚抢心,腹痛坚硬,卒疝绕脐,气淋血淋,小便黄,呕吐血不食谷,谷不化,水肿,水气行皮肤,小腹皮敦敦然,气满,妇人因产恶露不止,结成块,崩中漏下。

《循经考穴编》:伤寒阴症,肾囊挛缩,小腹绞痛。一切男妇老溺,下元虚冷,气逆攻冲,水气肤肿。

▲注:《针灸甲乙经》:女子禁不可刺,灸中央,不幸使人绝子。

石阙

经穴别名。即石关,见《备急千金要方》。详见该条。

实按灸

灸法名。艾条灸之一。将艾条(通常用药艾条)燃着一端,隔布或绵纸数层,紧按在腧穴上施灸,使热气透入皮肉,待火灭热减后,再重新点火按灸,每穴可按灸几次至几十次。常用于治疗风湿痹证。

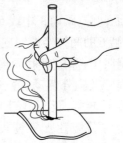

实验针灸成果选穴法

是在辨证论治的基础上结合针灸的临床研究和实验研究成果选取腧穴的方法。如实验证明,内关、素髎具有升压作用,对抢救中毒性、过敏性、心源性休克有显著效果,可用于休克患者的急救;大椎、足三里、合谷可增强机体的抗病能力,增强白细胞的吞噬能力和网状内皮系统的功能,有助于抗体的形成,可用于抗感染、消炎止痛;气海穴能提高机体的免疫功能,因此,对于机体免疫功能下降者可选取气海穴。

食管贲门失弛缓症针刺法

食管贲门失弛缓症治法之一。主穴:膻中、天突、乳根、足三里、内关、攒竹。操作:常规消毒后,膻中穴向下沿皮刺,乳根穴向内斜刺,天突穴向下斜刺,内关、足三里直刺,提插加小幅捻转,使针感向前胸、双侧小腿、前臂有酸胀感,得气后留针30min,间歇运针,每日1~2次,20次为1个疗程。本法有疏胸理气,散结利咽的作用。现代研究证实:针刺上述腧穴,可缓解贲门痉挛,松弛食管下端括约肌。

食仓

一、奇穴名。《医经小学》:"食仓、食关治脾胃,在中脘旁寸半位。"《中国针灸学》定位于中脘旁开3寸,与血门同位。

二、推拿腧穴名,位于两颐下。《幼科推拿秘书》:"食仓穴,在两颐下。"

食窦

一、经穴名。见《针灸甲乙经》。属足太阴脾经。别名:命关。定位:在胸外侧部,当第五肋间隙,距前正中线6寸。局部解剖:布有第五肋间神经外侧皮支,在第五肋间隙前锯肌中,深层有肋间内、外肌;并有胸腹壁静脉及胸外侧动、静脉通过。主治:胸胁胀痛,咳喘,反胃,噎膈,腹胀,水肿;肋间神经痛,慢性支气管炎等。刺灸法:斜刺或向外平刺0.5~0.8寸(禁深刺);艾炷灸3~5壮,或艾条灸5~10min。

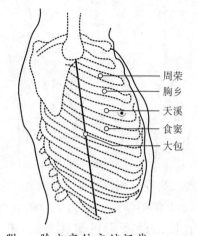

附一:腧穴定位文献记载

《针灸甲乙经》:在天溪下一寸六分陷者中。

《扁鹊心书》:即命关,在中府下六寸。

《针灸大成》:天溪下一寸六分,去胸中行各六寸。

《循经考穴编》广注:一法乳下一寸六分,横过一寸,与中庭平。

《医宗金鉴》:从腹哀上行三寸,或从乳上三肋间动脉应手处往下六寸四分,去胸中行旁开六寸。

《针灸集成》:在天溪下一寸八分,自中庭外横开五寸半微上些,中间有步廊。

附二:腧穴主治文献记载

《备急千金要方》:膈中雷鸣,察察隐隐,常有水声;胸胁支满。

《扁鹊心书》:妇人产后,腹胀水肿;黄疸,眼目及遍身皆黄,小便赤色;反胃,食已即吐;治三十六种脾病;久患脾疟,胁痛不止。

《针灸大成》:胸胁支满,膈间雷鸣,常有水声,膈痛。

《循经考穴编》:痰饮食积,噎膈反胃。

《类经图翼》:咳唾,逆气,饮不下,膈下有水声。

二、奇穴别名。即命关,见《扁鹊心书》,详见该条。

食关

奇穴名。见《医经小学》。定位:脐上

4寸,旁开1.5寸处。一说脐上3寸,旁开1寸处。主治:噎膈反胃,饮食不化;胃炎,肠炎,消化不良等。刺灸法:直刺1~1.5寸;艾炷灸3~5壮,或温灸5~15min。

附:文献记载

《医经小学》:食仓、食关治脾胃,在中脘傍寸半位。

《养生镜》:食关穴,建里旁各开寸半。

《针灸孔穴及其疗法便览》:食关,奇穴。脐上三寸,外开一寸。补五分,灸三壮。主治饮食不化,噎膈反胃;亦治胃痉挛,肠炎,十二指肠炎。

食宫

经穴别名,即阴都。见《针灸甲乙经》。详见该条。

时间与针灸效应

针灸效应的强弱变化和维持时间的长短受多种因素的制约,其中针灸刺激腧穴的时间长短也是一个重要影响因素。针灸时间长短,这里是指一次施术的时间长度和治疗过程中重复施术的次数。从开始施术到显现针灸效应之间,需要有一个刺激量和针灸效应的积累过程,时间太短不足以出现明显的效应。对于不同的针灸效应来说,施术的最佳时间也有所不同。临床治疗中,应根据病情的轻重、急性或慢性情况以及疾病发展的不同阶段,来确定针灸刺激时间的长短,以及次数和疗程。一般来说,急性病变,来势凶猛,症状严重,机体受致病因子的干扰破坏严重,这时需要增加针刺时间和次数。慢性疾患时,机体受致病因子的作用时间较长,产生的病理变化已比较持久,甚至造成陈旧性的损害,这时就需要较长时间的治疗过程,逐步消除损害,积累针灸的调整效应,改善机体偏盛偏衰的状况。当然,也不能因此而错误地认为,治疗慢性病时,针灸的时间越长越好,事实上针灸效应的积累作用也是有一定的限度的。一些慢性病,经过数个疗程治疗后仍无明显起色者,宜更换其他治疗方法。

始光

攒竹穴别名。见《针灸甲乙经》,详见该条。

始素

奇穴名。见《外台秘要方》。定位:腋下二寸,腋中线稍前。主治:胁下支满,腰痛引腹,筋挛,阴气上逆,肋间神经痛等。刺灸法:斜刺或平刺0.5~0.8寸,直刺0.3~0.4寸;艾炷灸3壮。

附:文献记载

《外台秘要方》:在腋胁下廉二寸骨陷者中,主胁下支满,腰痛引腹,筋挛,阴气上缩,举臂取之。

史谋

清代针灸家,徽州(今属安徽)人。善针灸,曾针治鹤膝风,百日得愈。见《徽州府志》。

史源

宋代医家,颍昌(今河南许昌)人。幼时习举子业,后得到名医常器之所传灸背疮法,救治母疾及他人背疮获效。始详细记述灸法之奥,兼采名医所论及师长所教体常治疗,将养避忌之法,著成《治背疮方》1卷。

失眠穴

奇穴名。见《江苏中医》(1959年第12期)。定位:足底部,后跟中点处。主治:失眠,足底痛等。刺灸法:直刺0.3~0.5寸;艾炷灸3~5壮,或温灸5~10min。

失气

刺法用语。❶指针刺不得法损伤了正气。《灵枢·始终》:"其脉乱气散,逆其营卫,经气不次,因而刺之,则阳病入于阴,阴病出为阳,则邪气复生,粗工勿察,是谓伐身,形体淫泺,乃消脑髓,津液不化,脱其五味,是谓失气。"张介宾注:"不知所禁,妄为刺之,则阴阳错乱,真气消亡,是谓失气也。"❷指针刺得气感消失。《灵枢·小针解》:"针以得气,密意守气勿失也。"

视神经萎缩水针疗法

视神经萎缩的治疗方法之一。主穴:承泣、睛明、球后。配穴:风池、大椎。操作:每次轮流选主、配穴各1个。主穴注射维生素B$_{12}$0.5mL,配穴注射醋谷胺1~2mL。用一次性注射器抽取上述药物,在选定的腧穴常规消毒后刺入上穴。刺球后穴时,沿眶下缘从外下向内上,向视神经孔方向刺0.5~1寸;刺睛明穴时,患者闭目,术者左手将眼球推向外侧固定,针沿眼眶边缓缓刺入1~1.5寸,如针下有阻力,应调整角度后再刺,忌提插。上穴得气后,将药物注入。隔日1次,10次为1个疗程。本法有补益气血,调节视力的作用。

视神经萎缩针刺法

视神经萎缩治疗方法之一。主穴:阿是穴(眶下缘外1/4与内1/3交界处)、风池穴。配穴:睛明、丝竹空、足三里、三阴交。操作:医者左手轻推患者眼球,右手持2寸毫针直刺阿是穴0.3寸深,再沿眶下缘向内上方斜刺1.5寸,小幅捻转,得气后留针30min,再行1次手法后去针。用1.5寸毫针垂直进风池穴0.3寸,然后向口方向进入1寸,紧按慢提9次,得气后留针15min,5min行针1次。配穴每次选眼区及下肢各1个,常规操作。本法有补益气血,调节视力的作用。

势头

奇穴别名。即阴茎穴,见《针灸集成》。详见该条。

是动所生病

经脉病候术语。见《灵枢·经脉》。"是动则病"是指此经有异常变动时出现的有关病症。包括本经脉气异常变动导致其所联系的脏腑病症及经脉循行路径上所发生的病症。"所生病"是指此经腧穴能主治某方面所发生的病症。《难经·二十二难》提出:"是动者,气也;所生病者,血也。邪在气,气为是动;邪在血,血为所生病。"以气血先后来解释,后代注家如张介宾、徐灵胎等人都认为不符合原意。

是主骨所生病

见《灵枢·经脉》。指足少阳胆经腧穴主治"骨"方面发生的病症。张介宾注:"胆味苦,苦走骨,故胆主骨所生病。又骨为干,其质刚,胆为中正之官,其气亦刚,胆病则失其刚,故病及于骨。凡惊伤胆者,骨必软,即其明证。"

是主筋所生病

见《灵枢·经脉》。指足太阳膀胱经穴主治有关"筋"方面发生的病证。《素问·生气通天论篇》:"阳气者,精则养神,柔则养筋"。说明阳气化生精微,内可以养神,外可以柔筋。太阳为巨阳,阳气最盛,所以主筋所生的病证。

是主脉所生病

见《灵枢·经脉》。指手厥阴经腧穴主治"脉"方面发生的病证。心主血脉。心包为心主外卫,代心受邪。故主脉所生病。

是主血所生病

见《灵枢·经脉》。指足阳明胃经腧穴主治由"血"之异常变动而导致的病症。胃为水谷之海,化生精微,主生营血,即所谓"营出中焦"。其经多气多血,故主血所生病。

是主液所生病

见《灵枢·经脉》。指手太阳小肠经腧穴主治有关"液"方面发生的病证。小肠受盛胃腑腐熟下传的水谷,经进一步消化和泌别清浊,其精华部分由脾转输营养于全身,糟粕下行于大肠,水液归于膀胱,因此小肠可产生水液,故本经主液所生病症。

释僧匡

隋以前针灸家（宋时为避帝讳，改称释僧康）。撰有《释僧匡针灸经》，见于《隋书·经籍志》，书佚，在《医心方》中有引述。

释僧匡针灸经

书名。释僧匡撰。见《隋书·经籍志》，书已佚，在《医心方》有引述。

释湛池

明代针灸家。号还无，济宁（今属山东）人。针治疽疡，取效神速。见《济宁州志》。

shou

守气

刺法用语。指针刺得气以后医者要细心体会针感的变化，并施用适当的行针手法，不使已得之气消失。《灵枢·小针解》："针以得气，密意守气勿失也。"

手大指甲后

奇穴名。见《针灸集成》。其载："手大指甲后，第一节横纹头白肉际，兼肝俞各灸一壮，治大人小儿雀目。"《中国针灸学》称为鬼当。定位：手拇指尺侧缘，指骨关节横纹头赤白肉际处。主治：结膜炎，雀目，小儿胃肠炎等。刺灸法：直刺0.1～0.2寸，或用三棱针点刺出血；艾炷灸3～5壮。

手踝骨

奇穴名。见《外台秘要方》。《针灸孔穴及其疗法便览》列作奇穴，名手踝。定位：在手腕背侧，桡骨结节之高点处。主治：上下齿痛，十指挛急等。刺灸法：艾炷灸3～7壮。

附：文献记载

《外台秘要方》：十指筋挛急不得屈伸。灸法：灸手踝骨上七壮，良。

《针灸孔穴及其疗法便览》：手踝，奇穴。手背腕上踝骨尖上。灸三至七壮。主治上下齿痛，如不愈再灸七壮神效。

手厥阴标本

十二经标本之一。手厥阴之本在内关，标在天池。《灵枢·卫气》："手心主之本，在掌后两筋之间二寸中，标在腋下三寸也。"

手厥阴经别

十二经别之一。本经别从手厥阴心包经的渊腋穴下三寸处分出，进入胸腔内，分别归属上、中、下三焦，向上循喉咙，浅出耳后，在耳后完骨（颞骨乳突）之下与手少阳三焦经会合。《灵枢·经别》："手心主之正，别下渊腋三寸，入胸中，别属三焦，出循喉咙，出耳后，合少阳完骨之下。"

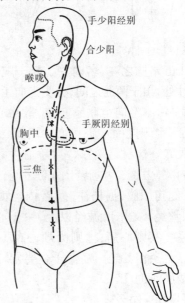

手厥阴经筋

十二经筋之一。见《灵枢·经筋》。起始于中指，与手太阴经筋并行，结于肘部内侧，上经上臂的内侧。结于腋下，分支进入腋内，散布于胸中，结于膈部。本筋发生病变，可见本经筋所循行、结聚的部位支撑不适，制引、转转筋，以及胸痛或成息贲病。《灵枢·经筋》："手心主之筋，起于中指，与太阴之筋并行，结于肘内廉，上臂阴，结腋下，下散前后挟胁；其支者，入腋散胸中，结于贲。其病当所过者支转筋，及胸痛息贲。"

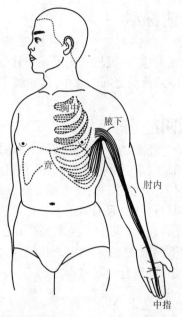

手厥阴络脉

十五络脉之一,名内关。起于腕关节后2寸处,出于两筋之间,分支走向手少阳经脉,并沿本经向上联系心包,散络心系。其病证:实,则心痛;虚,则心中烦乱。治疗取内关穴。《灵枢·经脉》:"手心主之别,名曰内关,去腕二寸,出于两筋之间,别走少阳(此句原脱,据杨注《黄帝内经太素》引《明堂经》文补),循经以上,系于心包,络心系。实则心痛,虚则为烦心(原作头强,据《针灸甲乙经》《备急千金要方》改),取之两筋间也。"

手厥阴心包经

十二经脉之一。本经自胸中起始,出来属于心包络。向下贯穿膈肌,联络上、中、下三焦。它的分支,从胸中出走胁部,在腋下3寸的部位(天池)又向上行至腋窝下面。沿上臂前边,行走在手太阴肺经和手少阴心经之间,进入肘中(曲泽),下行前臂两筋(桡侧腕屈肌腱与掌长肌腱)的中间,进入掌中,沿中指出其端(中冲);它的另一条支脉,从掌中分出,出无名指尺侧端(关冲)。脉气由此与手少阳三焦经相接。本经发生病变,主要表现为手心热,肘臂挛急,腋肿,胸胁胀闷,心痛,心烦,面赤,目黄,嬉笑无常等。《灵枢·经脉》:"心主手厥阴心包络之脉,起于胸中,出属心包络,下膈,历络三焦;其支者,循胸出胁,下腋三寸,上抵腋,下循臑内,行太阴少阴之间,入肘中,下循('循'字据《针灸甲乙经》卷二及《素问·藏气法时论篇》王注补)臂行两筋之间,入掌中,循中指出其端;其支者,别掌中,循小指次指出其端。""是动则病手心热,臂肘挛急,腋肿,甚则胸胁支满,心中澹澹大动,面赤目黄,嬉笑不休。是主脉所生病者,烦心心痛,掌中热。"本经共9穴:天池、天泉、曲泽(合穴)、郄门(郄穴)、间使(经穴)、内关(络穴)、大陵(输、原穴)、劳宫(荥穴)、中冲(井穴)。

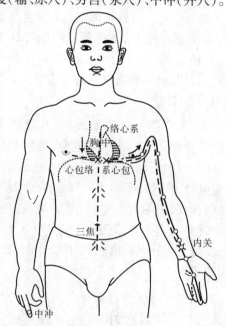

手厥阴心包经病候

经脉病候之一。《灵枢·经脉》:"是动则病手心热,臂肘挛急,腋肿,甚则胸胁支满,心中澹澹大动,面赤目黄,喜笑不休。是主脉所生病者,烦心心痛,掌中热。"即本经有了异常变动就表现为下列的病证:心中热,前臂和肘弯掣强拘急,腋窝部肿胀,甚至胸中满闷,心跳不宁,面赤,眼睛昏黄,嬉笑不止。本经所属腧穴能主治有关

"脉"(心主血脉)方面所发生的病证:心胸烦闷,心痛,掌心发热。

附:文献记载

《灵枢·邪客》:心者五脏六腑之大主也……诸邪之在于心者,皆在于心之包络。包络者,心主之脉也。(按:此为心与包络的关系作解释。)

《灵枢·决气》:壅遏营气,令无所避,是谓脉。(按:此篇分析精、气、津、液、血、脉。)

《素问·厥论篇》:手心主、少阴厥逆,心痛引喉,身热,死不可治。(按:此篇论十二经厥或厥逆。)

手厥阴心包经穴

手厥阴心包经所属的腧穴。分布在乳旁,上肢掌侧面中间及中指末端。起于天池,止于中冲。左右各 9 穴,分别为天池、天泉、曲泽、郄门、间使、内关、大陵、劳宫、中冲,详见各条。

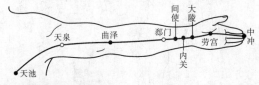

手厥阴之别

即手厥阴络脉。见《灵枢·经脉》。见该条。

手厥阴之正

即手厥阴经别。见《灵枢·经别》。见该条。

手逆注

奇穴名。见《备急千金要方》。别名:臂中。定位:位于前臂屈侧正中线,掌长肌与桡侧腕屈肌之间,腕横纹至肘横纹连线之中点。主治:癔症,前臂痛,痉挛,麻痹等。刺灸法:针直刺 0.5~0.8 寸,得气时酸麻感觉至腕部;艾炷灸 3~7 壮。

附:文献记载

《备急千金要方》:狂痫笑泣,灸手逆注三十壮。穴在左右手腕后六寸。

《中国针灸学》:左手腕后六寸。灸三十壮,主治癔症。

手上廉

经穴别名。即上廉,见《圣济总录》。详见该条。

手少阳标本

十二经标本之一。手少阳之本在中渚,标在耳后上角下外眦(丝竹空)。《灵枢·卫气》:"手少阳之本,在小指次指之间上二寸,标在耳后上角下外眦也。"

手少阳经别

十二经别之一。本经别从头部手少阳三焦经的头巅部分出,向下进入缺盆(锁骨上窝),历经上、中、下三焦,并散布于胸中。《灵枢·经别》:"手少阳之正,指天,别于巅,入缺盆,下走三焦,散于胸中也。"

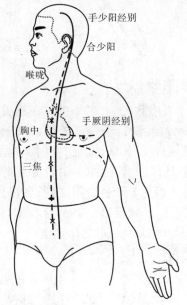

手少阳经筋

十二经筋之一。见《灵枢·经筋》。起始于第四手指端,结于腕背,走向前臂外侧,结于肘尖部,向上绕行于上臂外侧,上循肩部,走到颈部会合手太阳经筋。其分支当下颌角部进入,联系于舌根;一支上下颌处沿耳前,属目外眦,上达颞部,结于额角。《灵枢·经筋》:"手少阳之筋,起于小指次指之端,结于腕;上循臂结于肘,上绕臑外廉,上肩走颈,合手太阳;其支者,当曲颊入系舌本;其支者,上曲牙,循耳前,属目外眦,上乘颌,结于角。其病当所过者即支转筋,舌卷。"本经筋发生病变,可见本经筋循行部位支撑不适,转筋掣引,以及舌卷。

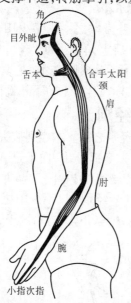

手少阳络脉

十五络脉之一,名外关。在腕关节后2寸处分出,绕行于臂部外侧,流注胸中,会合于心包。其病:实证,则肘部拘挛;虚证,则肘部不能屈曲。治疗取外关穴。《灵枢·经脉》:"手少阳之别,名曰外关,去腕二寸,外绕臂,注胸中,合心主病。实则肘挛,虚则不收,取之所别也。"

手少阳三焦经

十二经脉之一。马王堆汉墓帛书称之为"臂少阳温(脉)"或"耳脉(脉)",《灵枢·经脉》中名为"三焦手少阳之脉"。它起始于无名指尺侧端(关冲穴),沿手背、腕部及前臂外侧桡骨和尺骨之间上行,经过肘尖、上臂外侧达肩部,本经在上肢的循行路线始终位于手阳明大肠经与手太阳小肠经之间,其内行经脉从锁骨上窝进入体内,分布于纵隔之中,联络心包,通过横膈,入属上、中、下三焦。其支脉从锁骨上窝复出,沿颈项上行至耳后,绕于耳上方沿面颊入眼眶内,另一条支脉从耳后进入耳中,至耳前沿面颊终止于外眼角(丝竹空穴),与足少阳胆经相接。《灵枢·经脉》:"三焦手少阳之脉,起于小指次指之端,上出两指之间,循手表腕,出臂外两骨之间,上贯肘,循臑外上肩,而交出足少阳之后,入缺盆,布膻中,散络心包,下膈,遍属三焦;其支者,从膻中上出缺盆,上项,侠耳后直上,出耳上角,以屈下颊至𫘜;其支者从耳后入耳中,出走耳前,过客主人前,交颊,至目锐眦。"手少阳三焦经脉发生病变时,主要有耳鸣,听力下降,耳聋,咽部肿痛,面颊、耳后、头颞侧部病痛及沿本经循行部位的肢体的各种不适之证候,还可出现自汗、腹胀、遗尿、小便不通等。

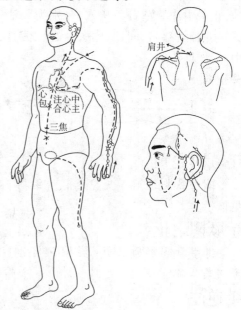

手少阳三焦经病候

经脉病候之一。《灵枢·经脉》:"是动则病:耳聋浑浑焞焞,嗌肿喉痹。是主气所生病者,汗出,目锐眦痛,颊肿,耳后肩臑肘臂外皆痛,小指次指不用。"即本经有了异常变动就表现为下列的病证:耳聋,耳鸣,咽颊肿,喉咙痛。本经所属腧穴能治有关"气"方面所发生的病症:自汗出,眼睛外眦痛,面颊肿,耳后、肩部、上臂、肘弯、前臂外侧均可发生病痛,小指侧的次指(无名指),运用欠灵活。

附:文献记载

《足臂十一脉灸经》:其病:[病]产(生)聋,□痛。诸病此物者,皆灸臂少阳之脉。

《阴阳十一脉灸经》:是动则病。耳聋,浑浑膞膞,嗌肿。是耳脉主治其所产病:目外眦痛,颊痛,耳聋,为三病。

《灵枢·胀论》:三焦胀者,气满于皮肤中,轻轻然而不坚。

《素问·厥论篇》:手阳明、少阳厥逆,发喉痹,嗌肿,痉。治主病者。

《灵枢·邪气藏府病形》:三焦病者,腹胀气满,小腹尤坚,不得小便,窘急,溢则为水,留即为胀,候在足太阳之外大络,大络在太阳、少阳之间,赤见于脉,取委阳。

手少阳三焦经穴

手少阳三焦经所有的腧穴,分布在无名指外侧、手背、上肢外侧面中间,肩部、颞部、耳翼后缘,眉毛外端。起于关冲,止于丝竹空。左右各 23 穴,分别为关冲、液门、中渚、阳池、外关、支沟、会宗、三阳络、四渎、天井、清冷渊、消泺、臑会、肩髎、天髎、天牖、翳风、瘈脉、颅息、角孙、耳门、耳和髎、丝竹空,详见各条。

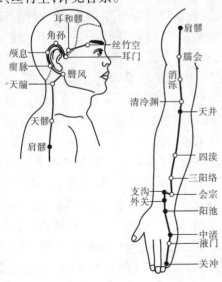

手少阳经别　手厥阴经别

十二经别中的第五对(合)。手少阳经别:在头部由手少阳经分出,向下进入锁骨上窝(缺盆),历经上中下三焦,散布于胸中,联系心包。手厥阴经别:在渊腋下三寸处分出,进入胸腔,归属心包,分别联络上中下三焦,向上沿喉咙,浅出于耳后方的完骨处,与手少阳经会合。《灵枢·经别》载:"手少阳之正,指天,别于巅,入缺盆,下走三焦,散于胸中也。手心主之正,别下渊腋三寸,入胸中,别属三焦,上循喉咙,出耳后,合少阳完骨之下,此为五合也。"

手少阳之别

即手少阳络脉。见《灵枢·经脉》。详见该条。

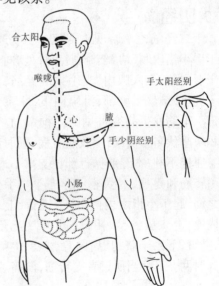

手少阳之正

即手少阳经别。见《灵枢·经别》。详见该条。

手少阴标本

十二经标本之一。手少阴之本在神门,标在心俞。《灵枢·卫气》:"手少阴之本,在锐骨之端,标在背腧也。"

手少阴经别

十二经别之一。本经别从手少阴心经腋窝下的两筋间处分出,进入胸腔,属于心,向上走至喉咙,出于面部,在目内眦处与手太阳小肠经会合。《灵枢·经别》："手少阴之正,别入于渊腋两筋之间,属于心,上走喉咙,出于面,合目内眦。"

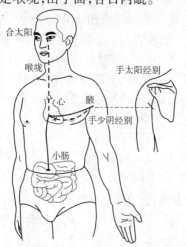

手少阴经筋

十二经筋之一。见《灵枢·经筋》。始于手小指内侧,结聚于腕后豆骨处,向上结于肘内侧,上入腋内,交手太阴经筋,循行于乳里,结聚于胸部,沿膈向下,联系于脐部。本筋发生病变可见胸内拘挛,心下有积块坚伏名为伏梁;上肢筋有病,则肘部牵急屈伸不利;本经筋循行部位支撑不适,掣引转筋和疼痛。《灵枢·经筋》:"手少阴之筋,起于小指之内侧,结于锐骨,上结肘内廉,上入腋,交太阴,伏乳里,结于胸中,循贲,下系于脐,其病内急,心承伏梁,下为肘网。其病当所过者支转筋,筋痛。"

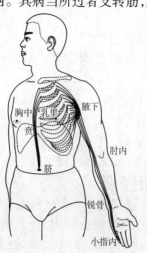

手少阴络脉

十五络脉之一,名通里。起于腕关节后一寸处,沿着本经上行进入心中,向上联系舌根,归属眼后与脑相连的组织。其病证:实证,则胸膈部支撑胀满;虚证,则不能说话。治疗取通里穴。本络走向手太阳小肠经。《灵枢·经脉》:"手少阴之别,名曰通里,去腕一寸,别而上行,循经入于心中,系舌本,属目系。其实则支膈;虚则不能言。取之去腕后一寸。别走太阳也。"

手少阴气绝

指手少阴心经的经气衰竭。主要证候是血脉不通,面色暗黑,唇甲发绀。《灵枢·经脉》:"手少阴气绝,则脉不通,脉不通则血不流,血不流则髦色不泽,故其面黑如漆柴者,血先死。"

手少阴郄

即阴郄穴。见《针灸甲乙经》。又《外台秘要方》作"少阴郄"。《备急千金要方》作"阴郄……手少阴郄也"。疑《针灸甲乙经》有缺漏。详见该条。

手少阴心经

十二经脉之一。本经自心中起始,出来属于心系(心脏周围脉管等组织),向下贯穿膈肌,联络小肠。它的分支,从心系向上,挟着食管上端两旁,连目系(眼球与脑相连的组织);它外行的主干,从心系上肺,斜走出于腋下(极泉),沿上肢前边,行于手太阴肺经和手厥阴心包经内侧,下行肘节(少海),沿前臂尺侧,到手掌后豌豆骨突起处(神门),进入掌中,沿小指桡侧出其末端(少冲)。脉气由此与手太阳小肠经相连。《灵枢·经脉》:"心手少阴之脉,起于心中,出属心系,下膈络小肠;其支者,从心系上挟咽,系目系;其直者,复从心系,却上肺,下出腋下,下循臑内后廉,行太阴心主之后,下肘内,循臂内后廉,抵掌后锐骨之端,入掌内廉,循小指之内,出其端。"本经共9穴：极泉、青灵、少海(合穴)、灵道(经穴)、通里(络穴)、阴郄(郄穴)、神门(输、原穴)、少府(荥穴)、少冲(井穴)。

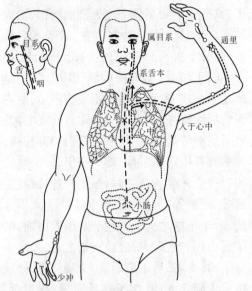

手少阴心经病候

经脉病候之一。《灵枢·经脉》："是动则病：嗌干，心痛，渴而欲饮，是为臂厥。是主心所生病者：目黄，胁痛，臑臂内后廉痛厥，掌中热痛。"即本经有了异常变动就表现为下列的病证：咽喉干燥，心口痛，口渴要喝水；还可发为前臂部的气血阻逆，如厥冷、麻木、酸痛等证。本经所属腧穴能主治有关"心"方面所发生的病证：眼睛发黄，胸胁疼痛，上臂、前臂内侧面尺侧痛或厥冷，手掌心热痛。

附：文献记载

《足臂十一脉灸经》：其病：[病]胁痛。诸病此物者，皆灸臂少阴脉。

《阴阳十一脉灸经》：[是动则病：心]痛，嗌渴欲饮，此为臂蹶(厥)。是臂少阴脉主治其所产[病：胁]痛，为[一病]。

《灵枢·本神》：心藏脉，脉舍神，心气虚则悲，实则笑不休。

《灵枢·五邪》：邪在心，则病心痛，喜悲，时眩仆。视有余不足，而调之其输也。

《灵枢·胀论》：心胀者，烦心，短气，卧不安。

《素问·刺热篇》：心热病者，先不乐，数日乃热。热争则卒心痛，烦闷善呕，头痛面赤无汗……刺手少阴、太阳。

《素问·刺疟篇》：心疟者，令人烦心甚，欲得清水，反寒多，不甚热。

《素问·风论篇》：心风之状，多汗恶风，焦绝善怒吓，赤色，病甚则言不可快。诊在口，其色赤。

《素问·藏气法时论篇》：心病者，胸中痛，胁支满，胁下痛，膺背肩胛间痛，两臂内痛，虚则胸腹大，胁下与腰相引而痛。

《素问·厥论篇》：手心主少阴厥逆，心痛引喉，身热。

《灵枢·经脉》：手少阴气绝，则脉不通，脉不通则血不流，血不流则髦色不泽，故其面如漆柴者，血先死。

手少阴心经穴

手少阴心经所有的腧穴，分布在腋下，上肢掌侧面的尺侧缘和小指的桡侧端。起于极泉，止于少冲。左右各9穴，分别为极泉、青灵、少海、灵道、通里、阴郄、神门、少府、少冲，详见各条。

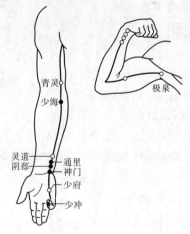

手少阴之别

即手少阴络脉。见《灵枢·经脉》。详见该条。

手少阴之正

即手少阴经别。见《灵枢·经别》。详见该条。

手十二井

指手三阴三阳经的井穴,左右共计12穴。即少商(肺)、商阳(大肠)、少冲(心)、少泽(小肠)、中冲(心包)、关冲(三焦),均为双侧。

手十指端

奇穴别名。即十宣穴,见《备急千金要方》。详见该条。

手髓孔

奇穴名。见《千金翼方》。《奇穴图谱》说即手太阳小肠经阳谷穴。定位:位于手腕部背侧尺侧缘,尺骨小头与三角骨之间的凹陷处。主治:卒中后遗症,半身不遂,头痛眩晕,肢体麻痹,腕关节炎等。刺灸法:针0.3~0.5寸;艾炷灸3~7壮。

附:文献记载

《千金翼方》:灸猥退风半身不遂法:先灸天窗,次大门……次手髓孔,腕后尖骨头宛宛中。

《中国针灸学》:手髓孔,即腕骨孔。足髓孔,即昆仑穴。灸五十至百壮。主治手足肌肉萎缩。

手太阳

一、奇穴名。见《千金翼方》。定位:在手小指尺侧缘,指尖后1寸处。主治:鼻塞。刺法:针0.2~0.3寸。

附:文献记载

《千金翼方》:鼻中壅塞,针手太阳,入三分,在小指外侧后一寸白肉际宛宛中。

二、经穴别名。即前谷穴,见《针灸腧穴索引》,见该条。

手太阳标本

十二经标本之一。手太阳之本在养老,标在命门(目)之上一寸。《灵枢·卫气》:"手太阳之本,在外踝之后,标在命门之上一寸也。"

手太阳经筋

十二经筋之一。见《灵枢·经筋》。起始于手小指的上边,结于腕背,上沿前臂内侧,结于肱骨内上髁后,以手弹该骨处,有感传可及于手小指之上,进入后,结于腋下,其分支走腋后侧。向上绕肩胛部,沿着颈旁出走足太阳经筋的前方,结于耳后乳突部;分支进入耳中;直行的出于耳上,向下结于下颌处,上方的联属于眼外眦。本经筋发生病变,可见手小指支撑不适,肘内锐骨后缘疼痛,沿臂的内侧,上至腋下,及腋下后侧等处均痛,绕肩胛牵引颈部作痛,并感到耳中鸣响且痛,疼痛牵引颌部,眼睛闭合一会才能看清物景,颈筋拘急,可发生筋瘘、颈肿等。《灵枢·经筋》:"手太阳之筋,起于小指之上,结于腕,上循臂内廉,结于肘内锐骨之后,弹之应小指之上,入结于腋下;其支者,后走腋后廉,上绕肩胛,循颈出足太阳之筋前,结于耳后完骨;其支者,入耳中;直者,出耳上,下结于颌,上属目外眦。其病小指支肘内锐骨后廉痛,循臂阴入腋下,腋下痛,腋后廉痛,绕肩胛引颈而痛,应耳中鸣痛,引颌瞑目,良久乃能视,颈筋急则为筋瘘颈肿。"

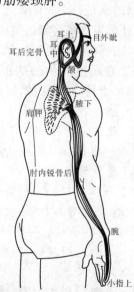

手太阳络脉

十五络脉之一,名支正。起于腕关节后5寸处,向内侧注入手少阴心经;其分支上行经过肘关节，散络于肩髃。其病：实证，肩肘部关节松弛痿废不用；虚证，皮肤生疣，小的如痂疥之状。治疗取支正穴。《灵枢·经脉》："手太阳之别，名曰支正，去腕五寸，内注少阴；其别者，上走肘，络肩髃。实则节弛肘废，虚则生疣，小者如指痂疥，取之所别也。"

手太阳经别　手少阴经别

十二经别中第四对（合）。手太阳经别：从肩关节处分出，向下行入于腋窝部，联络心脏，属于小肠。手少阴经别：从本经分出后进入腋下渊腋穴处两筋之间，属于心脏，向上沿喉咙，浅出于面部，与手太阳经合于目内眦。《灵枢·经脉》："手太阳之正，指地，别于肩解，入腋走心，系小肠也。手少阴之正，别入于渊腋两筋之间，属于心，上走喉咙，出于面，合目内眦，此为四合也。"

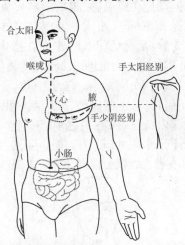

手太阳小肠经

从小指外侧末端开始（少泽），沿手掌尺侧（前谷、后溪），上向腕部（腕骨、阳谷），出尺骨小头部（养老），直上沿尺骨下边（支正），出于肘内侧，当肱骨内上髁和尺骨鹰嘴之间（小海），向上沿上臂外后侧，出肩关节部（肩贞、臑俞），绕肩胛（天宗、秉风、曲垣），交会肩上（肩外俞、肩中俞；会附分、大杼、大椎），进入缺盆（锁骨上窝），络于心，沿食管，通过膈肌，到胃（会上脘、中脘），属于小肠。它的支脉：从锁骨上行沿颈旁（天窗、天容），上向面颊（颧髎），到外眼角（会瞳子髎），弯向后（会和髎），进入耳中（听宫）。它的又一支脉：从面颊部分出，上向颧骨，靠鼻旁到内眼角（会睛明），接足太阳膀胱经。此外，小肠与足阳明胃经的下巨虚脉气相通。《灵枢·经脉》：小肠手太阳之脉，起于小指之端，循手外侧上腕，出踝中，直上循臂骨下廉，出肘内侧两骨之间，上循臑外后廉，出肩解，绕肩胛，交肩上；入缺盆络心，循咽下膈，抵胃属小肠；其支者，从缺盆循颈上颊，至目锐眦，却入耳中；其支者，别颊上䪼抵鼻，至目内眦（斜络于颧）。

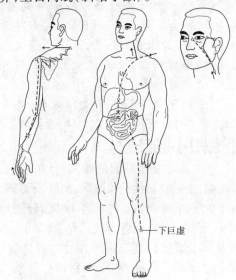

手太阳小肠经病候

经脉病候之一。《灵枢·经脉》："是动则病嗌痛颔肿，不可以顾，肩似拔，臑似折。是主液所生病者，耳聋目黄颊肿，颈颔肩臑肘臂外后廉痛。"即本经有了异常变动就表现为下列病症：咽喉痛，颔下肿不能回顾，肩部痛得像牵引，上臂痛得像折断。本经所属腧穴能主治有关"液"方面所发生的病症：耳聋，眼睛昏黄，面颊肿，颈部、颔下、肩胛、上臂、前臂的外侧后边痛。

附：文献记载

《足臂十一脉灸经》：其病：臂外廉痛。

诸病此物者。皆灸臂泰阳脉。

《阴阳十一脉灸经》:是动则病:嗌痛,颔肿,不可以顾,肩似脱,臑似折。是肩脉主治其所产病:颔痛,喉痹,肩痛,肘外痛,为四病。

《灵枢·决气》:谷入气满,淖泽注于骨,骨属屈伸,泄泽补益脑髓,皮肤润泽,是谓液……液脱者,骨属屈伸不利,色夭,脑髓消,胫酸,耳数鸣。

《灵枢·口问》:目者,宗脉之所聚也,上液之道也。液者,所以灌精濡空窍者也。耳者,宗脉之所聚……脉有所竭者,故耳鸣。

《灵枢·胀论》:小肠胀者,少腹䐜胀,引腰而痛。

《灵枢·邪气藏府病形》:小肠病者,小腹痛,腰脊控睾而痛,时窘之后,当耳前热,若寒甚,若独肩上热甚,及手小指次指之间热,若脉陷者,此其候也。手太阳病也,取之巨虚下廉。

《素问·厥论篇》:手太阳厥逆,耳聋泣出,项不可以顾,腰不可以俯仰,治主病者。

手太阳小肠经穴

手太阳小肠经所有的腧穴,分布在指、掌尺侧,上肢背侧面的尺侧缘、肩胛及面部。起于少泽,止于听宫。左右各19穴,分别为少泽、前谷、后溪、腕骨、阳谷、养老、支正、小海、肩贞、臑俞、天宗、秉风、曲垣、肩外俞、肩中俞、天窗、天容、颧髎、听宫详见各条。

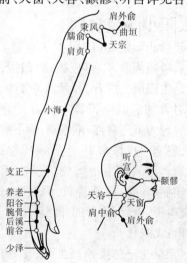

手太阳之别

即手太阳络脉。见《灵枢·经脉》。详见该条。

手太阳之正

即手太阳经别。见《灵枢·经别》。详见该条。

手太阴标本

十二经标本之一。手太阴之本在太渊,标在中府。《灵枢·卫气》:"手太阴之本,在寸口之中,标在腋内动也。"

手太阴肺经

起始于中焦胃部,向下络于大肠,回过来沿着胃上口,穿过膈肌,属于肺脏。从肺系——气管、喉咙部横出腋下(中府、云门),下循上臂内侧,走手少阴、手厥阴经之前(天府、侠白),下向肘中(尺泽),沿前臂内侧桡骨边缘(孔最),进入寸口——桡动脉搏动处(经渠、太渊),上向大鱼际部,沿边际(鱼际),出大指的末端(少商)。它的支脉:从腕后(列缺)走向食指内(桡)侧,出其末端,接手阳明大肠经。《灵枢·经脉》:"肺手太阴之脉,起于中焦,下络大肠,还循胃口,上膈属肺,从肺系横出腋下,下循臑内,行少阴心主之前,下肘中,循臂内上骨下廉,入寸口,上鱼,循鱼际,出大指之端;其支者,从腕后,直出次指内廉,出其端。"

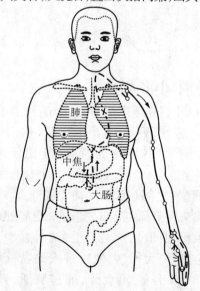

手太阴肺经病候

经脉病候之一。《灵枢·经脉》："是动则病肺胀满，膨膨而喘咳，缺盆中痛，甚则交两手而瞀，此为臂厥。是主肺所生病者，咳上气喘喝，烦心胸满，臑臂内前廉痛厥，掌中热。气盛有余，则肩背痛风，汗出，小便数而欠；气虚则肩背痛寒，少气不足以息，溺色变。"即本经有了异常变动就表现为下列病症：肺部胀满，膨膨气喘，咳嗽，锁骨上窝（包括喉咙部分）疼痛；严重的则交捧两手，感到胸部烦闷，视觉模糊。还可发生前臂部的气血阻逆，如厥冷、麻木、疼痛等。本经所属腧穴能主治有关肺方面所发生的病症，如咳嗽，气上逆而不平，喘息气粗，心烦不安，胸部满闷，上臂、前臂的内侧前边（经脉所过处）酸痛和厥冷，或掌心发热。本经气盛有余的实证，多见肩背疼痛，感冒风寒自汗出，伤风，小便频数，口鼻嘘气；本经气虚不足的虚证，多见肩背疼痛怕冷，气短。呼吸急促，小便的颜色异常。

附：文献记载

《足臂十一脉灸经》：其病，心痛，心烦而噫。诸病此物者，皆灸臂泰阴脉。

《阴阳十一脉灸经》：是动则病，心滂滂如痛，缺盆痛，甚则交两手而战，此为臂蹶（厥）。是臂钜阴脉主治其所产病，胸痛，肩痛，心痛，四末痛，瘕，为五病。

《灵枢·本神》：肺藏气，气舍魄，肺气虚则鼻塞不利少气，实则喘喝，胸盈仰息。

《灵枢·五邪》：邪在肺，则病皮肤痛，寒热，上气喘，汗出，咳动肩背，取之膺中外腧，背三椎之傍，以手疾按之，快然，乃刺之，取之缺盆中以越之。

《灵枢·胀论》：肺胀者，虚满而喘咳。

《素问·刺疟论篇》：肺疟者，令人心寒，寒甚热，热间善惊，如有所见者，刺手太阴阳明。

《素问·刺热篇》：肺热病者，先淅然厥，起毫毛，恶风寒，舌上黄身热。热争则喘咳，痛走胸膺背，不得大息，头痛不堪，汗出而寒……刺手太阴、阳明，出血如大豆，立已。

《素问·风论篇》：肺风之状，多汗恶风，色皏然白，时咳短气……暮则甚。

《素问·咳论篇》：肺咳之状，咳而喘息有音，甚则唾血。

《素问·藏气法时论篇》：肺病者，喘咳逆气，肩背痛，汗出……虚则少气不能报息，耳聋嗌干，取其经，太阴足太阳之外厥阴内血者。

《素问·厥论篇》：手太阴厥逆，虚满而咳，善呕沫，治主病者。

《灵枢·经脉》：手太阴气绝，则皮毛焦，太阴者，行气温于皮毛者也，故气不荣则皮毛焦，皮毛焦则津液去，皮节，津液去则皮节伤，皮节伤则爪枯毛折，毛折者则毛先死。

手太阴肺经穴

手太阴肺经所有的腧穴，分布在胸部的外上方，上肢的掌面桡侧和手掌及拇指的桡侧。起于中府，止于少商。左右各 11 个腧穴，分别为中府、云门、天府、侠白、尺泽、孔最、列缺、经渠、太渊、鱼际、少商，详见各条。

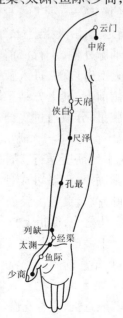

手太阴经别

十二经别之一。该经别从太阴经分出，进入腋下渊腋的部位，行于手少阴经别之前，进入走向肺部，散到大肠，向上浅出于缺盆部，沿着喉咙，由此再合入于手阳明经脉。《灵枢·经别》："手太阴之正，别入渊腋少阴之前，入走肺，散之大肠，上出缺盆，循喉咙，复合阳明。"

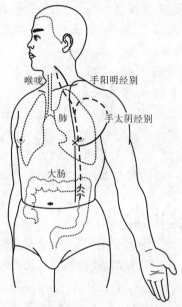

手太阴经筋

十二经筋之一。见《灵枢·经筋》。起始于大指之上，沿大指上行，结于鱼际之后，行寸口动脉外侧，上行沿前臂，结于肘中，向上经过上臂内侧，进入腋下，出缺盆部，结于肩髃前方，其上方结于缺盆，自腋下行，结于胸里，分散通过膈部，与手厥阴经之筋在膈下会合，达于季胁。本筋发生病变多可见本经筋所循行、结聚的部位支撑不适、拘紧制痛，重者可成息贲病，胁肋拘急，上逆吐血。《灵枢·经筋》："手太阴之筋，起于大指之上，循指上行，结于鱼后，行寸口外侧，上循臂，结肘中，上臑内廉，入腋下，出缺盆，结肩前髃，上结缺盆，下结胸里，散贯贲，合贲下，抵季胁。其病当所过者支转筋痛，甚成息贲，胁急吐血。"

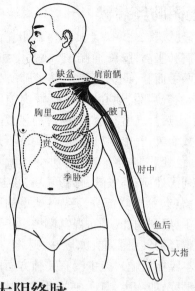

手太阴络脉

十五络脉之一，名列缺。起于腕关节桡骨茎突后的分肉之间，在腕后一寸半处，走向手阳明经脉；另与手太阴经并行，直入掌中，散布于大鱼际。其病症：实证，手掌近腕后高骨处发热；虚证，则呵欠、尿频、尿失禁。治疗取列缺，本络走向手阳明经脉。《灵枢·经脉》："手太阴之别，名曰列缺，起于腕上分间，并太阴之经直入掌中，散入于鱼际。其病实则手锐掌热，虚则欠㰦，小便遗数，取之去腕一寸半，别走阳明也。"

手太阴之别

即手太阴络脉。见《灵枢·经脉》。详见该条。

手太阴之正

即手太阴经别。见《灵枢·经别》。详见该条。

手三里

经穴名。见《针灸甲乙经》。属手阳明大肠经。定位：在前臂背面桡侧，当阳溪与曲池的连线上，肘横纹下 2 寸。局部解剖：布有前臂背侧皮神经及桡神经深支；有桡侧腕短伸肌，桡侧腕长伸肌，深层为旋后肌，并有桡返动、静脉分支通过。主治：腹胀吐泻，齿痛颊肿，上肢不遂，手臂麻痛，失声，瘰疬；胃炎，消化性溃疡，腮腺炎，乳腺炎,肠炎,淋巴结结核,肩、肘关节炎,偏瘫等。刺灸法:直刺 0.5~0.8 寸;艾炷灸 3~5 壮,或艾条灸 5~15min。

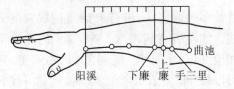

现代研究证明:手三里穴对消化系统有一定的调整作用,X 线钡餐下观察,针刺手三里穴可使胃蠕动增强。用阻断血流方法,针刺手三里穴,可使直肠蠕动增强。针之还能使空肠、回肠的蠕动发生即时性改变,蠕动强者使之减弱,弱者使之增强。动物实验也证实了"手三里"对大肠运动功能有调整作用。针刺手三里穴有明显的镇痛作用,可提高皮肤痛阈,其机制主要与单胺类和脑啡肽类神经介质的释放有关。动物实验表明,针刺"手三里"能提高脑内亮–脑啡肽和甲硫–脑啡肽以及脊髓内甲硫–脑啡肽含量,并且可使脑内 5–羟色胺、5–羟琥珀酸胺和多巴胺升高,从而发挥镇痛作用。电针手三里还可引起纹状体肾上腺素和皮层肾上腺素下降。

附一:腧穴定位文献记载

《针灸甲乙经》:在曲池下二寸,按之肉起兑肉之端。

《针灸资生经》:在曲池下三寸,按之肉起兑肉之端。

《循经考穴编》广注:屈肘取,若直取合三寸。

附二:腧穴主治文献记载

《针灸甲乙经》:肠腹时寒,腰痛不得卧。

《备急千金要方》:霍乱,遗矢,矢气;胸胁柱满;腹膜满。

《外台秘要方》:齿痛,顑颔肿。

《太平圣惠方》:肘臂酸重,屈伸难。

《铜人腧穴针灸图经》:手臂不仁,肘挛不伸,瘰疬。

《针灸大成》:霍乱遗矢,失声气,齿痛,颊颔肿,瘰疬,手臂不仁,肘挛不伸,中风口僻,手足不遂。

《席弘赋》:肩上痛连脐不休。食癖气块。

《杂病穴法歌》:舌风舞。

《循经考穴编》:臂膊疼痛,冷风麻痹。

手五里

经穴名。见《灵枢·本输》。属手阳明大肠经。别名:尺之五里、臂五里。定位:在臂外侧,当曲池与肩髃的连线上,曲池上 3 寸处。局部解剖:布有前臂背侧皮神经,深层内侧为桡神经;在肱骨桡侧,为肱桡肌起点,外侧为肱三头肌前缘,深层为桡侧副动脉。主治:肘臂挛急疼痛,上肢不遂,瘰疬,咳嗽吐血,疟疾;颈淋巴结结核,甲状腺功能亢进,肩、肘关节炎。刺灸法:直刺 0.5~1 寸;艾炷灸 3~5 壮,或艾条灸 5~15min。

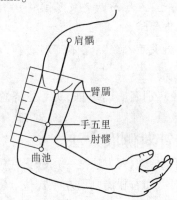

现代研究证明:电针手五里,配曲池等穴,对刺激牙髓、内脏大神经等引起大脑皮层体感区或联合区的诱发电位,均有不同程度的抑制作用。

附一:腧穴定位文献记载

《针灸甲乙经》:在肘上三寸,行向里大脉中央。

《十四经发挥》:在肘上二寸,行向里大脉中央。

《循经考穴编》广注:当肘髎斜上二寸五分。

《针灸逢源》:在天府下五寸。

附二:腧穴主治文献记载

《针灸甲乙经》:痎疟,心下胀满痛,上气;瞤目,目眦眦,少气;嗜卧,四肢不欲动摇,身体黄。

《外台秘要方》:风劳惊恐,久吐血,肘不欲举,风痈。

《铜人腧穴针灸图经》:肘臂痛;瘰疬。

《针灸大成》:风劳惊恐,吐血咳嗽,肘臂痛,嗜卧,四肢不得动,心下胀满,上气,身黄时有微热,瘰疬,目视眦眦,痎疟。

《普济方》:雀目。

《循经考穴编》:一切风湿肿滞,臂膊疼痛不举。

《百症赋》:五里、臂臑、生病疮而能治。

▲注:《灵枢·本输》:阴尺动脉在五里。五腧之禁也。

《灵枢·玉版》:迎之五里,中道而止,五至而已,五往而藏之气尽矣……传之后世,以为刺禁。

《针灸甲乙经》:禁不可刺。

手下廉

经穴别名。即下廉,见《圣济总录》。详见该条。

手象针对侧取穴法

手象针取穴方法之一。❶指在患病对侧取穴。如右腿痛则取左手穴位。❷指在"手脏象"部位的相对病侧上交叉取穴。如右腰痛则取手伏象左腰相应腧穴。

手象针同侧取穴法

手象针取穴方法之一。❶指在患侧的手部取穴。如右侧瘫痪则在右手取穴。❷指在"脏""象"部位的相应病侧取穴。如右侧肢体瘫痪主要取手伏象右下肢相应腧穴。

手象针相应取穴法

手象针取穴方法之一。根据病变发生部位,在手象针"脏""象"缩形区域相同部位进行辨证取穴的方法。相当于"阿是"取穴法。如胃痛取桡侧倒象的相应胃部。

手象针仿体取穴法

在手象针的"脏""象"部位上,模仿体针的多种取穴法,进行灵活辨证取穴的方法。如左肩有病可取"桡倒象"的左肩部相应部位,也可取"桡倒象"的右肩部,还可以取"髋关节"的治疗部位。"象"代表部位有病可取"脏"侧相应部位补泻之;反之,"脏"侧有病,可取"象"侧相应部位针刺。

手心

奇穴名。见《备急千金要方》。定位:位于手掌中央,腕横纹中点至中指指掌横纹中点连线的中点。主治:癫痫,黄疸,百日咳,小儿疳积,口腔炎,高血压等。刺灸法:直刺0.3~0.5寸;艾炷灸3~7壮。

附:文献记载

《备急千金要方》:犬痫之为病,手屈拳挛,灸两手心各一壮。

《针灸孔穴及其疗法便览》:手心,奇穴。手掌正中央。针二至三分。灸三至七壮。主治黄疸、百日咳、小儿疳积;亦治口腔炎、高血压、指端知觉异常。

手心主

即手厥阴心包经。见《灵枢·经水》。详见该条。

手心主标本

即手厥阴标本。详见该条。

手心主之别

即手厥阴络脉。详见该条。

手心主之正

即手厥阴经别。详见该条。

手阳明标本

十二经标本之一。手阳明之本在曲池,标在头维。《灵枢·卫气》:"手阳明之本,在肘骨中,上至别阳,标在颜下合钳上也。"

手阳明大肠经

十二经脉之一。本经自食指桡侧端

（商阳）起始，沿食指桡侧上行，出走于两骨（第一、二掌骨）之间，直入两筋（伸拇长、短肌腱）之中（阳溪），沿着前臂桡侧，向上进入肘弯外侧（曲池），再沿上臂后边外侧上行，至肩部（肩髃），向后与督脉在大椎穴处相会，然后向前进入锁骨上窝，联络肺脏，向下贯穿膈肌，入属大肠。它的支脉，从锁骨上窝走向颈部，通过面颊，进入下齿中，回过来挟着口唇两旁，在人中处左右交叉，上挟鼻孔两旁（迎香）。脉气由此与足阳明胃经相接。《灵枢·经脉》："大肠手阳明之脉，起于大指次指之端，循指上廉，出合谷两骨之间，上入两筋中，循臂上廉，入肘外廉，上臑外前廉，上肩，出髃骨之前廉，上出于柱骨之会上，下入缺盆，络肺，下膈，属大肠；其支者，从缺盆上颈贯颊，入下齿中，还出挟口，交人中，左之右，右之左，上挟鼻孔。"本经共 20 穴：商阳（井穴）、二间（荥穴）、三间（输穴）、合谷（原穴）、阳溪（经穴）、偏历（络穴）、温溜（郄穴）、下廉、上廉、手三里、曲池（合穴）、肘髎、手五里、臂臑、肩髃、巨骨、天鼎、扶突、口禾髎、迎香。

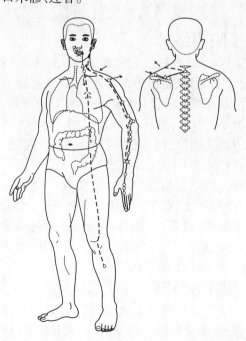

手阳明大肠经病候

经脉病候之一。《灵枢·经脉》："是动则病齿痛颈肿。是主津所生病者，目黄口干，鼽衄，喉痹，肩前臑痛，大指次指痛不用。气有余则当脉所过者热肿，虚则寒栗不复。"即本经有了异常变动就表现为下列病症：牙齿痛，颈部肿胀。本经所属穴能主治有关"津"方面所发生的病症：眼睛昏黄，口干，鼻塞，流清涕或出血，喉咙痛，肩前、上臂部痛，大指侧的次指、食指痛而不好运用。凡属于气盛有余的症状，则当经脉所过的部分发热和肿胀；属于气虚不足的症状，则发冷、战栗而不容易回暖。

附：文献记载

《足臂十一脉灸经》：其病：病齿痛，□□□□。诸病此物者，皆灸臂阳明脉。

《阴阳十一脉灸经》：是动则病：齿痛，朏肿。是齿脉主治其所产病：齿痛，朏肿，目黄，口干，臑痛，为五病。

《灵枢·五癃津液别》：三焦出气，以温肌肉，充皮肤，为其津，其流（留）而不行者为液。

《素问·厥论篇》：手阳明少阳厥逆，发喉痹，嗌肿，痓，治主病者。

《灵枢·胀论》：大肠胀者，肠鸣而痛濯濯，冬日重感于寒，则飧泄不化。

《灵枢·邪气藏府病形》：大肠病者，肠中切痛，而鸣濯濯，冬日重感于寒即泄，当脐而痛，不能久立，与胃同候，取巨虚上廉。

手阳明大肠经穴

手阳明大肠经所有的腧穴，分布在食指桡侧，上肢背面的桡侧及颈、面部。起于商阳，止于迎香。左右各 20 穴，分别为商阳、二间、三间、合谷、阳溪、偏历、温溜、下廉、上廉、手三里、曲池、肘髎、手五里、臂臑、肩髃、巨骨、天鼎、扶突、口禾髎、迎香。详见各条。

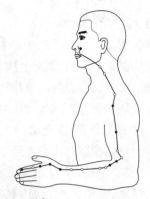

手阳明经别

十二经别之一。本经别从手阳明大肠经的手部分出，沿着腕、臂、肘、臑、肩部，分布在胸膺乳房等部；有一支从肩髃部分出，进入项后柱骨之下（指第七颈椎），前行深入体腔，向下走至大肠，属于肺，向上沿着喉咙，出于缺盆（锁骨上窝），归属于手阳明大肠经。《灵枢·经别》："手阳明之正，从手循膺乳，别于肩髃，入柱骨下，走大肠，属于肺，上循喉咙，出缺盆，合于阳明也。"

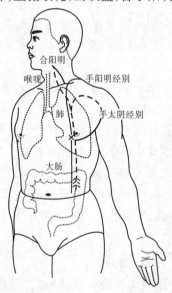

手阳明经筋

十二经筋之一。见《灵枢·经筋》。起始于第二手指桡侧端，结于腕背部，向上沿前臂，结于肘外侧，上经上臂外侧，结于肩髃部；分出支经绕肩胛处，挟脊柱两旁；直行的经筋从肩髃部上走颈；分支走向面颊，结于鼻旁颧部；直上行走手太阳经筋前方，上左侧额角者，结络于头部向下至右侧下颌。《灵枢·经筋》："手阳明之筋，起于大指次指之端，结于腕，上循臂，上结于肘外，上臑，结于髃；其支者，绕肩胛，挟脊；直者，从肩髃上颈；其支者，上颊，结于頄；直者，上出手太阳之前，上左角，络头，下右颔。其病：当所过者支痛及转筋，肩不举，颈不可左右视。"本筋发生病变，可见本经筋循行部位支撑不适、拘挛和疼痛，肩关节不能高举，颈不能向两侧顾视。

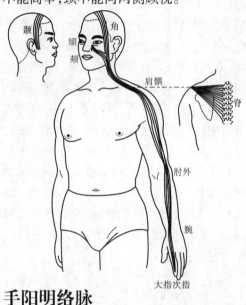

手阳明络脉

十五络脉之一，名偏历。从腕关节后3寸处分出，走向手太阴经脉；其支脉向上沿着臂部，经过肩髃部，上行至下颌角处，散络于牙根；另一支脉进入耳中，与进入耳中的其他经脉（宗脉）会合。其病：实证，则患龋齿、耳聋；虚证，则齿冷，经气痹阻不畅。治疗可取偏历穴。《灵枢·经脉》："手阳明之别，名曰偏历，去腕三寸，别走太阴；其别者，上循臂，乘肩髃，上曲颊偏齿；其别者，入耳合于宗脉。实则龋聋；虚则齿寒痹隔，取之所别也。"

手阳明经别　手太阴经别

十二经别中第六对（合）。手阳明经别，从肩部肩髃穴处分出，从第七颈椎（柱骨)进入胸腔,下行到达大肠,属于肺;上行者沿喉咙,出锁骨上窝(缺盆),与手阳明大肠经相合。手太阴经别:从本经分出后,进入腋下渊腋部位,行于手少阴经别之前,入肺,散于大肠,向上出锁骨上窝,合手阳明经脉。《灵枢·经别》:"手阳明之正,从手循膺乳,别于肩髃,入柱骨下,走大肠,属于肺,上循喉咙,出缺盆,合于阳明也。手太阴之正,别入渊腋少阴之前,入走肺,散之大肠,上出缺盆,循喉咙,复合阳明,此为六合也。"

手阳明之别

即手阳明络脉。见《灵枢·经脉》。详见该条。

手阳明之正

即手阳明经别。见《灵枢·经别》。详见该条。

手鱼

部位名,指拇指肌群所形成的隆起。又单称鱼。《医宗金鉴·刺灸心法要诀》:"鱼者,在掌外侧之上隆起,其形如鱼,故谓之鱼也。"《灵枢·经脉》记载手太阴之筋"结于鱼后"。

手掌后白肉际

奇穴名。见《备急千金要方》。《类经图翼》列作奇穴,名手掌后白肉际。定位:位于手掌后,腕横纹中点稍前白肉际处。主治:霍乱转筋。刺灸法:艾炷灸3~7壮,或温灸5~15min。

附:文献记载

《备急千金要方》:转筋在两臂及胸中者,灸手掌白肉际七壮。

手掌后臂间穴

奇穴名。见《备急千金要方》。《类经图翼》列作奇穴,名手掌后臂间穴。定位:在前臂屈侧正中线,腕横纹上约3.7寸,当掌长肌腱与桡侧腕屈肌腱之间。主治:疔肿,前臂痛等。刺灸法:直刺0.3~0.5寸;

艾炷灸3~7壮,或温灸5~10min。

附:文献记载

《备急千金要方》:疗肿,灸掌后横纹后五指,男左女右,七壮即差,已用得效。

手针腧穴

生物全息诊疗用穴的一种,是手针疗法刺激的手部特定腧穴。❶踝穴:拇指指掌关节桡侧赤白肉际,主治踝关节痛;❷胸穴:拇指指关节桡侧赤白肉际,主治胸痛、吐泻、癫痫;❸眼穴:拇指指关节尺侧赤白肉际,主治眼疾;❹肩穴:食指掌指关节桡侧赤白肉际,主治肩痛;❺前头穴(胃肠穴、阑尾炎穴):食指第一指关节桡侧赤白肉际处,主治胃肠疾、阑尾炎、膝关节痛、踝趾关节痛、前头痛;❻头顶穴:中指第一指关节桡侧赤白肉际,主治神经性头痛、头顶痛;❼偏头穴:无名指第一指关节尺侧赤白肉际,主治偏头痛、胸胁痛、肝痛、胆绞痛、肋间神经痛等;❽会阴穴:小指第一指关节桡侧赤白肉际处,主治会阴部痛;❾后头穴(扁桃体穴):小指第一指关节尺侧赤白肉际处,主治后头痛、扁桃体炎、臂痛、颊痛、呃逆;❿脊柱穴:小指掌指关节尺侧赤白肉际处,主治棘间韧带扭伤、椎间盘脱出、腰痛、尾骨痛、耳鸣、耳塞;⓫坐骨神经穴:第四、五掌指关节间,靠近第四掌指关节处,主治坐骨神经痛、髋关节及臀部疼痛;⓬牙穴(咽喉穴):第三、四掌指关节间,靠近第三掌指关节处,主治急性扁桃体炎、咽喉炎、牙痛、三叉神经痛;⓭颈项穴:手背面,第二掌指关节尺侧缘,主治落枕、颈部扭伤;⓮腰穴:手背横纹前1.5寸,第二伸指肌腱桡侧,第四伸指肌腱尺侧处,一手两点,主治腰痛、腰扭伤;⓯胃肠穴:在劳宫穴与大陵穴连线的中点处,主治胃炎、溃疡病、胆道蛔虫、消化不良;⓰咳喘穴:掌面,食指掌指关节尺侧处,主治咳嗽、哮喘、神经性头痛;⓱夜尿穴:掌面,小指第二指关节横纹中点处,主治夜尿、尿频;⓲足跟痛穴：胃肠穴与大陵连线之中点，主治足跟痛；❶升压穴：手背腕横纹中点，主治各种原因所致之血压下降；❷呃逆穴：手背中指第二指关节横纹中点，主治呃逆；❷退热穴：手背中指桡侧蹼处，主治发热、目疾；❷腹泻穴：手背第三、四掌指关节间上1寸，主治腹泻；❷疟疾穴：第一掌骨与腕关节结合处，大鱼际桡侧缘，主治疟疾；❷扁桃体穴：掌面，第一掌骨尺侧中点，主治扁桃体炎、喉炎；❷急救穴：中指尖距指甲缘0.2寸许，主治昏迷；❷定惊穴：手掌侧，大小鱼际交接处中点，主治高热惊厥；❷脾穴：掌面，拇指指关节横纹中点，主治脾胃病、腹泻、腹痛；❷小肠穴：掌面，食指第一、二指关节横纹中点，主治小肠病；❷大肠穴：掌面，食指第二、三节指骨间横纹中点，主治腹泻、便秘；❸三焦穴：掌面，中指第一、二节指骨间横纹中点，主治胸腹、盆腔疾患；❸心穴：掌面，中指第二、三节指骨间横纹中点，主治心悸、心痛；❸肝穴：掌面，无名指第一、二节指骨间横纹中点，主治胁肋疼痛、胃脘胀满；❸肺穴：掌面，无名指第二、三指骨间横纹中点，主治咳嗽、气喘、胸闷；❸命门穴：掌面，小指第一、二指骨间横纹中点，主治腰痛、遗精、阳痿等；❸肾穴：同夜尿穴；❸哮喘新穴：掌面，第四、五掌指关节间，主治哮喘；❸止痒穴：腕横纹尺侧缘前1寸赤白肉际处，主治皮肤痒痛。

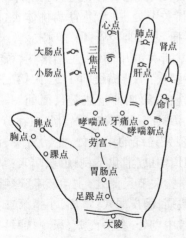

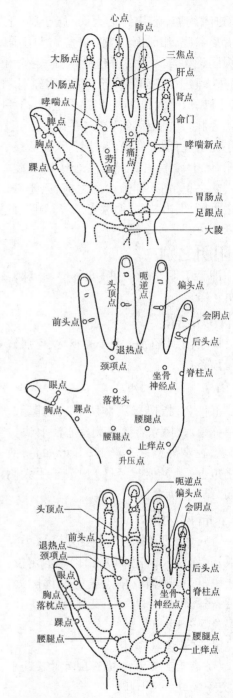

手指补泻法

指针刺操作过程中用以催气、行气、补泻的各种手法。见《针经指南》。《难经·七十八难》中有"补泻之法，非必呼吸出内（纳）针也"的记载，强调左手按压等动作在针刺治疗的重要作用。窦默将有关针刺的各种辅助手法总称为手指补泻法,共 14 条。后在《金针赋》《针灸聚英》《针灸问对》中均有不同的记载,参见"十四法"条。

手中都

奇穴名。见《针灸大成》。定位:位于手背部,第三、四掌骨小头高点之间。主治:手臂红肿,红眼病等。刺灸法:直刺 0.3 ~ 0.5 寸;艾炷灸 3 ~ 5 壮,或温灸 5 ~ 10min。

手足大指(趾)爪甲

奇穴名。见《备急千金要方》。定位:位于手足大指(趾)爪甲根与皮肤之移行部正中点。主治:卒中邪魅。刺灸法:与鼻下人中穴同灸,艾炷半在爪上,半在肉上,灸 7 壮。

附:文献记载

《备急千金要方》:卒中邪魅,恍惚振噤,灸鼻下人中及两手足大指爪甲,本令艾丸半在爪上,半在肉上,各 7 壮,不止 14 壮。炷如矢大。

手足髓孔

为手髓孔与足髓孔的总称。分别见各条。

手足小指(趾)穴

奇穴名。位于手足小指(趾)尖端。主治:食注,消渴,瘤疝等。刺灸法:灸 3 壮或随年壮。

附:文献记载

《类经图翼》:手足小指穴,主治食注,灸手小指尖头,男左女右,随年壮。又治消渴证,初灸两手足小指头及项椎,随年壮……又治瘤疝,灸手小指端 7 壮。

寿上

部位名。又称年寿,参见该条。

寿世医窍

书名。2 卷,撰人不详。刊于 1838 年(清道光十八年)简要论述了十二经脉和奇经八脉的循行、主病及各经所用药物。

寿域神方

书名。明代朱权撰。已佚。参见"朱权"条。

shu

舒张押手

针灸术语。押手法之一,又称撑开押手法。是将左手拇、食二指平放于腧穴上,然后分开两指,使腧穴处皮肤绷紧以便进针的押手方法。主要用于皮肤松弛或皱褶处(如腹部)的腧穴。

枢持

六经皮部之一,少阳皮部名。"枢"有枢纽、枢要之义;"持"有执持之义。阳经中以少阳为枢,故名。指手足少阳经所属的体表部位。《素问·皮部论篇》:"少阳之阳,名曰枢持,上下同法,视其部中有浮络者,皆少阳之络也。"

枢儒

六经皮部之一,少阴皮部名。"枢"有枢纽之义;"儒"有柔顺的意思。阴经中以少阴为枢,故名。指手足少阴经所属的体表部分。《素问·皮部论篇》:"少阴之阴,名曰枢儒,上下同法,视其部中有浮络者,皆少阴之络也。"

输刺

《黄帝内经》刺法名。❶九刺之一。《灵枢·官针》:"输刺者,刺诸经荥输藏输也。"指脏腑有病时,针刺本经的荥穴、输穴及背部的脏腑俞穴进行治疗的方法。❷十二刺之一。《灵枢·官针》:"输刺者,直入直出,稀发针而深之,以治气盛而热者也。"指垂直刺入,垂直提出,取穴宜少,而针入深,以治疗气盛而热的病证。因其输泻热邪,故名输刺。❸五刺之一。《灵枢·官针》:"输刺者,直入直出,深内之至骨,以取骨痹,此肾之应也。"指直刺深入至骨,用以治疗骨痹的方法。因肾主骨,故本法可用于治疗与肾有关的骨痹等疾患。

输脉

又称输之脉,指背部与脏腑相联系的经脉。见《灵枢·百病始生》。杨上善《黄帝内经太素》卷二十七注:"足太阳脉以管五藏六府之输,故曰输脉。"输与俞,早期义通,输脉也即足太阳膀胱经在背部的循行经脉上分布有背俞穴的一段经脉的别称。

输穴

一、泛指全身腧穴。输,古与俞、腧通。故也作俞穴或腧穴。

二、五输穴之一。《灵枢·九针十二原》:"所注为输。"意为脉气至此已较强盛,犹如水流之注输于深处,故名。输穴多分布在腕踝关节附近。其临床应用,《灵枢·顺气一日分为四时》:"病时间时甚者,取之输。"《难经·六十八难》:"俞主体重节痛。"说明输穴适用于病情时轻时重、时作时止和肢体懈惰、骨节酸痛等病证。

鼠粪灸

灸法名。是一种将干燥鼠粪燃着施灸的治疗方法。具有益寿延年的作用。《针灸资生经》卷三:"旧传有人年老而颜如童子者,盖每岁以鼠类灸脐中一壮故也。"

鼠尾

奇穴名。见《疮疡经验全书》。定位:足跟中线,当跟骨上缘处。主治:瘰疬。刺灸法:灸随年壮。

附:文献记载

《疮疡经验全书》:神效灸治瘰疬穴法……鼠尾一穴,用草一茎,男比左手,女比右手,中节横纹,攒量过四肢,纹尽处,比交折断,将至丝螺骨尖中,比至脚后总筋中,是穴。鼠尾,左灸右,右灸左,俱有俱灸。一年五壮,年深多灸。

属累

经穴别名。指命门穴,见《针灸甲乙经》。详见该条。

俞府

经穴名。见《针灸甲乙经》。属足少阴肾经。定位:在胸部,当锁骨下缘,前正中线旁开2寸。局部解剖:布有锁骨上神经前支;在胸大肌中,有胸内动、静脉的前穿支通过。主治:咳嗽,气喘,胸痛,呕吐,不嗜食;支气管炎,支气管哮喘,胸膜炎,肋间神经痛,胃炎,胃下垂等。刺灸法:斜刺或平刺0.5~0.8寸;艾炷灸3~5壮,或艾条灸5~10min。

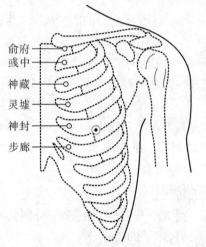

现代研究证明:针刺俞府穴有调整心率的作用,心房颤动常用本穴。

附一:腧穴定位文献记载

《针灸甲乙经》:在巨骨下去璇玑旁各二寸陷者中。

《循经考穴编》:在巨骨下一寸六分陷中。

《针灸集成》:在或中上二寸少,去中行二寸。

附二:腧穴主治文献记载

《针灸甲乙经》:咳逆上气,喘不得息,呕吐胸满,不得饮食。

《针灸大成》:咳逆上气,呕吐,喘嗽,腹胀不下食饮,胸中痛久喘。

《循经考穴编》:久嗽吐痰,亦治骨蒸,及妇人血热妄行。

俞跗

传说中的古代医学家。《说苑·辨物

篇》："俞跗之为医也，搦脑髓，束肓膜，吹灼九窍而定经络。"

俞会

俞即腧穴，会指脏腑经络之气在腧穴上相交会。《素问·调经论篇》："夫阴与阳皆有俞会。"

俞募配穴法

配穴法之一。是指以背部俞穴与腹部募穴相配以治疗本脏或本腑及相关疾病的方法。肺病取肺俞配中府，大肠病取大肠俞配天枢，胃病取胃俞配中脘，脾病取脾俞配章门，心病取心俞配巨阙，小肠病取小肠俞配关元，膀胱病取膀胱俞配中极，肾病取肾俞配京门，心包病取厥阴俞配膻中，三焦病取三焦俞配石门，胆病取胆俞配日月，肝病取肝俞配期门。

俞募郄穴异常现象诊断

指利用俞募郄穴所出现的阳性反应来诊断疾病的方法。在临床诊断上，俞、募、郄穴可以同时有异常反应，也可各自单独出现异常反应，对同一脏腑的俞、募、郄穴来说，其临床诊断意义是一样的。俞、募、郄穴异常现象诊断属于经络诊断的范围。其中俞募用循摸法，以背部俞穴和胸腹部募穴为主，用拇指或食指进行触摸，探索腧穴中的阳性反应物。郄穴触诊，是以推动法循摸四肢部分各经线，自腕踝后上推察至郄穴，以发现反应物。用力应均匀，路线应准确。同时还需观察俞募郄穴的表层外观形态、色泽、肌肤凹凸变化等。

俞窍

指深在筋骨间的腧穴。见《素问·诊要经终论》："冬刺俞窍于分理。"张介宾注："孔穴之深者曰窍，冬气在骨髓中，敬当深取俞窍于分理间也。"

俞穴

一、腧穴之别称，详见"腧穴"条。

二、特指背俞穴，即五脏六腑经气汇聚于背部的部位。

腧穴

腧，通输，有输注的含义；穴，有空隙的意思。其义有三：❶指人体脏腑经络气血输注出入的部位。文献上还有气穴、孔穴、骨穴、穴位、穴道等不同名称。腧穴与经络、脏腑、气血有着密切的关系，也是针灸、推拿及其他一些外治疗法的施术部位。腧穴分为经穴、经外奇穴和阿是穴三类。❷指五输穴中的输穴。《灵枢·九针十二原》："所注为腧。"❸指五脏之背腧穴。《灵枢·背腧》："愿闻五脏之腧。"

腧穴低电阻特性测定

应用探测仪对腧穴处的导电量进行测定，发现其具有低电阻特性。腧穴导电量，低者十几微安，高者可达 100mA 以上。利用经络电阻测定仪测定电阻，并应用于经络腧穴探测疾病的诊断及针刺得气的研究。由于测定的部位和具体条件不同，测定值的波动性很大，呈现向头面部递增的明显趋势，关节部位偏低，腧穴电阻为 100 ~ 794 kΩ，而非腧穴电阻为 1 ~ 2kΩ。各种腧穴电阻测定仪基本结构大体相同，有直流与交流之分，高频与低频之分。直流又有直流电阻式与电桥平衡之分。我国研制的"经穴电参量自动巡回检测系统"，在实验多点快速检测方面已取得进展。根据腧穴电流密度偏高的原理，借用电化学反应法，可观察到腧穴具体图像的位置和大小。依据腧穴低电阻特性去探测腧穴，不论在人体或各种动物，符合率均可达 60% ~ 90%。按五输穴测值作为判断经络虚实或平衡与否，可为诊断提供参考性根据。伏尔电针测定仪应用 1V、8 ~ 10mA 电源，中心刻度以 50 为正常值，低于或高于 50 者分别表示虚和实。根据虚实分别用较小或较大电流给以刺激治疗，可使指针趋向正常值。腧穴电阻大小的测定，受许多因素影响。特别是情绪紧张、疼痛或出汗等交感神经处于兴奋状态时，腧穴电阻可明显降低；而睡眠、麻醉或疲劳等状态时，则明显升高。腧穴药物封闭或有关神经受损则腧穴电阻偏高。当交感神经受到刺激时，腧穴电阻偏低。电刺激迷走神经时，有关部位的低电阻点明显增多。皮肤电阻包括直流欧姆电阻和电容电阻。皮肤的清洁度、湿度、电极大小及与皮肤接触的紧密度均影响皮肤直流欧姆电阻。电极与皮肤间存在电容，因此电极面积影响电容及其充电放电时间，从而测定读取测值时间不同，对结果影响很大。探测电极的机械刺激对上皮细胞活动的影响和外加电压对组织液的电解效应等，也会导致腧穴电阻值发生波动。在测定过程中应注意从受试者、仪器（包括电极）、操作条件三方面控制和完善测定方法，以保证测定的准确性。

腧穴高电位特性测定

指利用仪器对腧穴电位较非腧穴电位高的现象进行测定，并应用于疾病诊断和针刺得气的研究。测定腧穴电位，多采用高输入阻抗的阳极毫伏计，可消除机体本身电阻变化所产生的影响。采用阴极平衡电路装置和负反馈原理，可将检流计的光点控制在零点，并有较高的稳定性。采用差分放大器消除50周交流干扰，配合生理记录仪可探查腧穴电位的动态变化。全身各处腧穴的皮肤电位呈现向头面部逐渐增高的趋势：头面部腧穴最高，躯干次之，四肢较低，下肢最低。但四肢肘膝关节以下的腧穴皮肤电位，则又表现为越近四肢末端越高的趋势，所以五输穴，尤其是井穴、荥穴、原穴的皮肤电位较高。机体生理功能状态不同，经穴电位波动于 $30\mu V$ 至 $30mV$ 之间。针灸等刺激，对皮表腧穴电位也有影响。如刺激井穴仅在背俞和募穴上呈现电位反应，刺激背俞穴则仅在井穴上呈现电位反应。机体处于觉醒、激动、运动、睡眠、练功或进食、排便后，相应经穴皮肤电位会发生改变。正常机体在常态生理情况下，十二经五输穴或左右同名经穴电位值均相接近，而在病理情况下就会出现有关腧穴左右不平衡现象。根据测定的皮肤电位值改变，可帮助诊断疾病，如判断肺结核活动情况，鉴别宫外孕和急性阑尾炎，诊断肾、心、肝、胆等疾病。观察阑尾炎，绝大多数能够和手术结果相符。针刺腧穴时大部分例次出现腧穴皮肤电位的明显上升，仅少数例次下降。刺激性质及手法的不同，对腧穴皮肤电位的影响也不同，故观察腧穴电位的改变，可测定针刺的"得气"情况。

腧穴拮抗现象

指腧穴配伍应用后其作用相互拮抗的现象。多个腧穴同时使用反而减弱其作用，是因为这些腧穴在主治功能上毫无共同之处。针灸不同于药物有某些物质进入体循环，只是通过经络作用于特定的组织器官，进行重点调节。若取穴过于庞杂，不能突出重点，反而会减弱其作用。如内关穴对心脏功能有特殊作用，但在配伍交信穴后则降低内关穴的作用。

腧穴敏感现象

指针刺腧穴后产生治疗效应的敏感程度。一个腧穴每日针刺 1 次，连续 7~10 日，其敏感程度达到最高峰。如果仍继续每日针刺，其敏感程度便逐渐下降，到14~15 日后就基本不敏感了。休息一个时期以后，仍可具有原来的敏感性。所以临床必须轮换选穴，或 1 个疗程后休息数日，再进行第二个疗程。

腧穴特异作用

指腧穴与非腧穴之间或不同腧穴之间在功能作用上所具有的不同特点，即腧穴对其相应的内脏活动所产生的特殊影响。大量实验研究证明，腧穴与非腧穴的结构不同,其治疗效应就有所差异。如针刺足三里、合谷可使白细胞吞噬指数升高,而针刺邻近的非穴点则无明显效应;针刺阳陵泉可促进胆囊的运动与排空,而针刺邻近非穴点则无明显作用。由于每个腧穴所处的部位不同,其结构以及感受器的类别和数量也不同,因此不同的腧穴功能作用也有差别。每个腧穴都有各自的敏感"靶"器官系统,刺激某一腧穴通常只对它的"靶"器官系统发生影响。如针刺内关对冠心病患者的心脏功能有明显的调整作用,而针刺其附近的温溜、外关或远隔部位的足三里等穴则无此作用。针刺镇痛实验和针麻临床观察表明,上肢腧穴如内关、合谷等对颈部、胸部的镇痛效果较好;下肢腧穴如足三里、公孙等对腹部的镇痛作用明显。动物实验提示,针刺"足三里"可使家兔血中刚果红清除率上升,而改刺"环跳"则可见清除率下降;针刺"内关"可使动物心肌电活动增强,而针刺"神门"则使心肌电活动减弱等。

腧穴相对特异性

　　指腧穴在形态结构、空间分布、体表征象、病理反应以及刺激效应等方面,与其周围的非腧穴比较,或与其他腧穴比较,具有的相对的特异性质。在诊断方面,腧穴病理反应的相对特异性,表现在结构或功能上密切联系的脏腑器官常可在一些共同的腧穴出现病理反应。如胃病、肝病和肠道疾病均可在足三里穴出现病理反应;同一内脏的病变也常在不同的腧穴出现病理反应。如肺脏病可在孔最、中府同时出现病理反应。此外,同一脏器疾病的病变性质不同,疾病阶段不同,出现病理反应的腧穴数量和表现形式可有差别。如肾小球肾炎患者,主要在肾俞、太溪有病理反应,而肾结石患者的反应点主要在肾俞和足临泣。在治疗方面,一个腧穴有时可对多个脏腑发生作用,而多个不同的腧穴对某一脏腑也可产生相同的作用。所以对某一个腧穴而言,既可产生特异作用,又会产生普遍或全身性的作用。如内关归属心包经,对心脏功能有特异影响,但还表现出较好的止呕、和胃作用;足三里穴归属胃经,对胃肠功能有特异性调整作用,但有时对血沉、白细胞计数和血压等也可产生显著的影响。动物实验提示,针刺"膀胱俞""次髎""曲骨""中极""三阴交""阴陵泉""阴谷""足三里""合谷""列缺"等不同经脉上的腧穴,均能引起猫的膀胱收缩效应,不过其中以膀胱经穴的作用最明显,任脉经穴次之,四肢经穴作用较差。

腧穴协同现象

　　指腧穴配伍应用后其作用相互增强的现象。两个以上的腧穴同时使用可增强其治疗效果,这主要在于选用的腧穴在主治部位和性质上具有共同之处。如中脘、内关、足三里穴同时使用,其止胃痛的效果比单用其中某一腧穴为好,这是因为这些腧穴在治疗部位方面是共同的。又如大椎、曲池、合谷同时使用,其退热作用比单用一穴为优,因为这些腧穴在治疗疾病性质方面是共同的。

腧穴折衷

　　书名。(日本)安井元越编著。成书于1764年(日明和甲申年),分上、下两卷。按十四经排列,对经穴的位置与别名,引证《黄帝内经》《针灸甲乙经》《备急千金要方》《外台秘要方》《铜人腧穴针灸图经》《针灸资生经》《十四经发挥》《针灸大全》《针灸聚英》等书作了系统的论述,并结合其师传和本人体会加以说明。简明扼要,便于参考。

束骨

　　经穴名。见《灵枢·本输》。属足太阳膀胱经,为本经输穴。定位:在足外侧,足小趾本节(第五跖趾关节)的后方赤白肉际处。局部解剖:布有第四趾跖侧总神经及足背外侧皮神经,在小趾外展肌下方,有第四趾跖侧总动、静脉通过。主治:癫狂,头痛,项强,目眩,腰背疼痛,小腿转筋,泄泻;精神分裂症,结膜炎,肝炎,坐骨神经痛等。刺灸法:直刺0.3~0.5寸;艾炷灸3~5壮,或艾条灸5~10min。

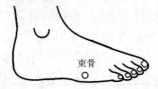

附一:腧穴定位文献记载

《灵枢·本输》:本节之后陷者中。

《针灸甲乙经》:在足小指外侧本节后陷者中。

《素问·气穴论篇》王冰注:在足小趾外侧本节后赤白肉际陷者中。

《针灸集成》:在京骨前二寸,小指外侧,大弧拐后。

附二:腧穴主治文献记载

《针灸甲乙经》:暴病头痛,身热痛,肌肉动,耳聋,恶风,目眦烂赤,项不可以顾,髀枢痛,泄,肠澼;寒热,腰痛如折;身痛,狂善行,癫疾;痉惊互引,脚如结,腨如裂;疟从脐起。

《备急千金要方》:狂易,多言不休。

《太平圣惠方》:惊痫,目眩。

《针灸大成》:腰脊痛如折,髀不可曲,腘如结,腨如裂,耳聋,恶风寒,头囟项痛,目眩身热,目黄泪出,肌肉动,项强不可回顾,目内眦赤烂,肠澼,泄,痔,疟,癫狂,发背,痈疽,背生疔疮。

《循经考穴编》:本节肿疼,足心发热。

shuai

率骨

即率谷,见《银海精微》。详见该条。

率谷

经穴名。见《针灸甲乙经》。属足少阳胆经,为足太阳、少阳之会。别名:耳尖、蟀谷、率骨。定位:在头部,当耳尖直上入发际1.5寸角孙直上方。局部解剖:布有耳颞神经和枕大神经吻合支;在颞肌中,有颞动、静脉顶支通过。主治:偏头痛,眩晕,呕吐,烦满,小儿惊风;结膜炎,角膜炎,面神经麻痹等。刺灸法:平刺0.5~0.8寸;艾炷灸1~3壮,或艾条灸3~5min。

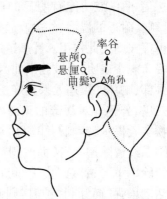

附一:腧穴定位文献记载

《针灸甲乙经》:在耳上入发际一寸五分。

《十四经发挥》:在耳上如前三分,入发际一寸五分陷者宛宛中。

《循经考穴编》:一传,卷耳向前点着处宛宛中。

《针灸集成》:在耳直上入发际一寸,高于曲鬓,相距八分。

附二:腧穴主治文献记载

《针灸甲乙经》:醉酒风热发,两角眩痛,不能饮食,烦满呕吐。

《太平圣惠方》:小儿针灸风病。

《铜人腧穴针灸图经》:膈胃寒痰。

《针灸大成》:痰气膈痛,脑两角强痛,头重,醉后酒风,皮肤肿,胃寒,饮食烦满,呕吐不止。

《循经考穴编》:偏正头风,眼疾。

《类经图翼》引神农经:小儿急慢惊风。

蟀谷

即率谷,见《外台秘要方》。详见该条。

shuan

踹

部位名(又读作 chuai、zhuan)。❶指足跟,《诸病源候论》:"努踹向下,身外扒,一时去势,向心来去二七。"❷同"腨",腿肚子。《灵枢·经脉》载,足太阳膀胱经,"下贯踹内,出外踝之后",足少阴肾经"以上踹内,出腘内廉",足太阴脾经"上踹内,循胫骨后"。

踹肠

即腨肠,为承山别名。见《备急千金要方》。

shui

水道

经穴名。见《针灸甲乙经》。属足阳明胃经。别名:胞门。定位:在下腹部,当脐中下 3 寸,距前正中线 2 寸。局部解剖:布有第十二肋间神经,在腹直肌及其鞘处,有第十二肋间动、静脉分支,外侧为腹壁下动、静脉。主治:小腹胀满,小便不利,疝气,痛经,不孕;尿路感染,肾炎,膀胱炎,子宫内膜炎,附件炎,睾丸炎,腹水等。刺灸法:直刺 1~1.5 寸;艾炷灸 5~7 壮,或艾条灸 10~20min。

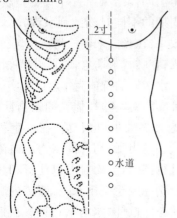

现代研究及动物实验证明:针刺"水道",能引起动物输尿管蠕动加强。临床观察,针刺水道,配肾俞、次髎,对泌尿系结石症有止痛作用。

附一:腧穴定位文献记载

《针灸甲乙经》:在大巨下三寸。

《备急千金要方》:穴在侠屈骨相去五寸,屈骨在脐下五寸屈骨端,水道侠两边各二寸半。

《针灸聚英》:大巨下二寸。

《循经考穴编》:在大巨下一寸。

附二:腧穴主治文献记载

《针灸甲乙经》:三焦约,大小便不通;小腹胀满,痛引阴中,月水至则腰脊痛,胞中瘕,子门有寒,引髋髀。

《备急千金要方》:三焦,膀胱,肾中热气。肩背痛。

《千金翼方》:堕胎腹痛,漏胞见赤;子藏闭塞不受精;胞衣不出,或腹中积聚;子死腹中及难产。

《针灸大成》:腰背强急,膀胱有寒,三焦结热,妇人小腹胀满,痛引阴中,胞中瘕,子门寒,大小便不通。

《循经考穴编》:七疝冲心。

水拔筒法

拔罐法名。是利用沸水的热力,把拔罐用的筒中空气排净,然后迅速吸拔于患处的一种方法。为彝医常用的拔罐方法,其用具是竹筒、木筒等。主要用于治疗风湿麻木、风寒感冒等病。

水分

一、经穴名。见《针灸甲乙经》。属任脉。别名:中守。定位:在上腹部,前正中线上,当脐中上一寸。局部解剖:布有第八、九肋间神经前皮支的内侧支。在腹白线上,深部为小肠,有腹壁下动、静脉。主治:腹痛,腹胀,肠鸣,泄泻,水肿,反胃吐食,腰脊强痛;胃肠炎,膀胱炎,肾炎,腹膜炎等。刺灸法:直刺 1 ~ 1.5 寸(孕妇慎用);艾炷灸 3 ~ 7 壮,或艾条灸 5 ~ 15min。

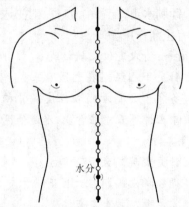

水分

附一:腧穴定位文献记载

《针灸甲乙经》:在下脘下一寸,脐上一寸。

《医学入门》:鸠尾下六寸。

附二:腧穴主治文献记载

《针灸甲乙经》:痉,脊强里紧,腹中拘痛。

《备急千金要方》:反胃,食即吐出,上气;腹胀满绕脐结痛,坚不能食,胀转筋。

《外台秘要方》引甄权云:水病腹肿。

《太平圣惠方》:肠坚腹痛,胃胀不调,坚硬;绕脐痛冲胸中,不得息;小儿水气,四肢尽肿及腹大。

《铜人腧穴针灸图经》:胃虚胀不嗜食。

《针灸大成》:水病,腹坚肿如鼓,转筋,不嗜食,肠胃虚胀,绕脐痛冲心,腰脊急强,肠鸣状如雷声,上冲心,鬼击,鼻出血,小儿陷囟。

《针灸聚英》:鼻出血;小儿陷囟。

▲注:本穴《外台秘要方》:孕妇不可灸。

《太平圣惠方》:水病灸之大良。

《铜人腧穴针灸图经》:禁不可针,针,水尽即毙。

二、奇穴名。定位:脐上1寸,左右旁开各1.5寸处。主治:身重,气喘,单蛊胀

等。刺灸法:针入 1 寸;灸百壮。

附:文献记载

《千金翼方》:身重,灸水分百壮。针入一寸补之。

《医学纲目》:在水分旁各一寸半,针二寸半。灸五十壮。主治单蛊胀,气喘。

水沟

经穴名。见《针灸甲乙经》。属督脉,为督脉、手足阳明经交会穴。别名:人中、鬼市、鬼宫、鬼客厅。定位:在面部,当人中沟的上 1/3 与中 1/3 交点处。局部解剖:布有面神经颊支,眶下神经分支,有上唇动、静脉。主治:中风昏迷,急惊风,牙关紧闭,口眼㖞斜;中暑,心绞痛,休克窒息,精神分裂症,癫症,晕车,口眼肌肉痉挛,急性腰扭伤等。刺灸法:向上斜刺 0.3 ~ 0.5寸;艾炷灸 3 ~ 5 壮,或艾条灸 3 ~ 5min。

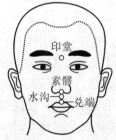

印堂
素髎
水沟 兑端

实验研究和临床观察证明,水沟穴对呼吸功能有特异性调整作用。对各种原因造成的呼吸暂停,针之均可使呼吸恢复,对呼吸中枢衰竭者有很好的疗效。动物实验中可得出同样结果。另外有实验表明,在呼吸周期的不同时刻针刺水沟穴,可产生不同效果:在吸气末期急刺,引起吸气动作的加强;在呼气末期急刺,则引起呼气动作加强。水沟穴的抗休克作用已被实验和临床所证实。对实验性休克的动物针刺"水沟",绝大多数可以恢复。在一定程度上可使低心输出量,高外周阻力的血流动力学紊乱得到纠正,而且可以使肾和小肠血流量分别稳定于基础水平,改善内脏严重缺血状态。电针"水沟",可使失血性休克

的动物血压上升,红细胞压积下降,白细胞增多,血浆皮质酮下降。还可以使休克动物体内的琥珀酸脱氢酶和乳酸脱氢酶的活性增强,从而加强休克动物心肌有氧和无氧的混合代谢,为缺血、缺氧的心肌提供更多的能量,减少休克所致受损心肌细胞数及受损面积,减轻受损程度。应用组化方法观察证实,针刺"水沟"可以阻止休克动物肾上腺髓质儿茶酚胺的减少,增强或改善休克动物肾上腺皮质细胞的代谢活动,促进皮质细胞分泌及合成功能的恢复,从而提高休克动物的抗损伤能力,延缓休克发展,降低死亡率。这即是针刺水沟抗休克的内分泌机制。针刺水沟穴对循环系统也有广泛影响,针后颈总动脉血流量明显增加,迅速改善昏迷、低血压以及失血性休克患者的全身血量分布。心电图观察,针刺"水沟"可提高动物心电 R 波电位。用氧分压微电极通过微小的颅孔插入大鼠的大脑皮质内,连续观察针刺前、中及后期的脑组织氧分压变化,结果表明,针"水沟"并捻针时额皮层氧分压立即增加,0.5～3min 后恢复正常。这主要是针刺"水沟"兴奋了交感神经纤维和脑动脉壁上的 β 受体,导致血管舒张,因而使脑内循环增强而提高了氧分压。临床研究针刺水沟治疗急性腰扭伤效果肯定,且病程越短治疗效果越好,见效越快。动物实验提示,针刺"水沟"对胃收缩频率和振幅均有明显抑制作用。

附一:腧穴定位文献记载

《针灸甲乙经》:在鼻柱下人中。

《铜人腧穴针灸图经》:在鼻柱下,一名人中。

《扁鹊神应针灸玉龙经》:在鼻下三分,衔水突起处是穴。

《针灸大成》:鼻柱下,沟中央,近鼻孔陷中。

《循经考穴编》广注:一法,口含水,突上处是穴。

附二:腧穴主治文献记载

《针灸甲乙经》:口不能水,喎僻;水肿;鼻鼽不得息,不收洟,不知香臭及衄不止。

《肘后备急方》:令人心腹胀满,气冲心胸,不即治亦杀人;主卒死尸厥。

《太平圣惠方》:主消渴,饮水无多少,水气遍身肿;失笑无时节;癫痫,语不识尊卑,乍喜乍哭,牙关不开;面肿唇动,叶叶肺风,状如虫行。

《玉龙歌》:脊背强痛泻人中,挫闪腰酸亦可攻。

《针灸大成》:消渴、饮水无度,水气遍身肿。失笑无时,癫痫语不识尊卑,乍兴乍喜,中风口噤,牙关不开。面肿唇动,状如虫行。卒中恶,鬼击,喘渴,目不可视,马黄黄疸,瘟疫,通身黄,口喎僻。灸不及针,艾炷小雀粪大。水面肿,针此一穴,出水尽即愈。

水谷之海

四海之一,指胃。《灵枢·海论》:"胃者,水谷之海,其输上在气街,下至三里。"《灵枢·五味》:"胃者,五脏六腑之海也,水谷皆入于胃,五脏六腑皆禀气于胃。"杨上善注:"胃盛水谷,故名水谷之海。"张介宾注:"人受气于谷,水谷入口藏于胃,以养五藏气,故五藏六府之气味皆出于胃,而胃为水谷之海也。"可见胃为水谷之海,其气血输注出入的重要腧穴上在气街(气冲),下在足三里。《灵枢·海论》:"水谷之海有余,则腹满;水谷之海不足,则饥不受谷食。"说明水谷之海的盛衰可出现一系列病症:如腹满、纳呆等。

水罐法

拔罐法的一种。利用水蒸气的热力排去空气,使罐内形成负压,以吸着在皮肤上。一般多应用竹罐,先放在清水或药液中煮沸 3～5min，然后用镊子钳出，倒去水液，迅速用毛巾擦去罐口沸水，立即罩在选定部位上即能吸住。《外台秘要方》："取三指大青竹筒，长寸半，一头留节。无节头削令薄似剑，煮此筒数沸，及热出筒，笼墨点处按之。"

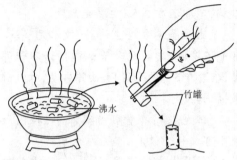

沸水

竹罐

水灸

指用大蒜涂擦体表治病的方法。《理瀹骈文》："瘰疬用大蒜擦脊梁，名水灸。"

水门

水突穴别名。见《针灸甲乙经》。详见该条。

水泉

一、经穴名。见《针灸甲乙经》。属足少阴肾经，为本经郄穴。定位：在足内侧，内踝后下方，当太溪直下 1 寸（指寸），跟骨结节的内侧凹陷处。局部解剖：布有小腿内侧皮神经及胫神经的跟骨内侧支，有胫后动脉的跟骨内侧支通过。主治：目昏花，月经不调，经闭，痛经，阴挺，不孕，腹痛，小便不利，足踝痛；近视，附件炎，子宫脱垂，膀胱炎，前列腺炎等。刺灸法：直刺 0.3～0.5 寸；艾炷灸 5 壮，或艾条灸 5～10min。

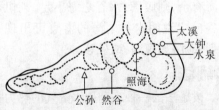

太溪
大钟
水泉
照海
公孙　然谷

现代研究有实验报道，以嗜酸性粒细胞的变化为指标，针刺水泉与注射 ACTH

的效应相等。

附一：腧穴定位文献记载

《针灸甲乙经》：去太溪下一寸，在足内踝下。

《扁鹊神应针灸玉龙经》：在足内踝附骨横量一寸，直下一寸。

《循经考穴编》广注：居内踝贴骨下，就足跟两骨陷中。

《针灸集成》：在内踝下微后，直太溪下。

附二：腧穴主治文献记载

《针灸甲乙经》：月水不来而多闭，心下痛，目晾晾不可远视。

《外台秘要》：月经不来，来而多。

《针灸大成》：目晾晾不能远视，女子月事不来，来即心下多闷痛，阴挺出，小便淋沥，腹中痛。

《普济方》：胸满叫呼膺痛；妬乳。

《循经考穴编》：踝骨痛；偏坠。

二、大敦穴别名。《备急千金要方》："石淋小便不得，灸水泉三十壮，足大敦是也。"见该条。

水俞五十七处

即肾俞五十七穴。见《素问·水热穴论篇》。参见该条。

水俞五十七穴

即肾俞五十七穴。见《素问·气穴论篇》。参见该条。

水突

经穴名。见《针灸甲乙经》。属足阳明胃经。别名：水门。定位：在颈部，胸锁乳突肌的前缘，当人迎与气舍连线的中点。局部解剖：布有颈皮神经，深层为交感神经发出的心上神经及交感干。经颈阔肌，达胸锁乳突肌与肩胛舌骨肌上腹的交叉处；并有颈总动脉从外侧通过。主治：咳嗽，气喘，咽喉肿痛，呃逆；支气管炎，支气管哮喘，百日咳，单纯性甲状腺肿，咽喉炎，膈肌痉挛等。刺灸法:直刺0.3～0.4寸;艾炷灸3壮,或艾条灸5～10min。

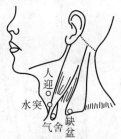

现代研究证明:针刺水突穴对甲状腺功能有显著影响,动物实验证明,针后可使甲状腺对碘的摄取量明显降低。针刺动物的水突、大椎,不同刺激方法对甲状腺功能会产生不同的影响,如用载波射流法,甲状腺功能呈促进作用,而电针同样的腧穴,则呈抑制作用。

附一:腧穴定位文献记载

《针灸甲乙经》:在颈大筋前,直人迎下,气舍上。

《医学入门》:直人迎下,气舍上,二穴之中。

附二:腧穴主治文献记载

《针灸甲乙经》:咳逆上气,咽喉壅肿,呼吸短气,喘息不通。

《针灸大成》:咳逆上气,咽喉痛肿,呼吸短气,喘息不得卧。

水穴

扶突穴别名。见《外台秘要方》。详见该条。

水原

即水泉穴。见《备急千金要方》。详见该条。

水针

针灸疗法名。即穴位注射法,指将药液注入腧穴治疗疾病的方法。一般选用低浓度的葡萄糖注射液、注射用水或适宜于做肌肉注射的药液。常用的中草药制剂有复方当归注射液、丹参注射液、板蓝根注射液、威灵仙注射液、徐长卿注射液、鱼腥草注射液等。用注射器配以较细长针头(如5号牙科针头)缓缓注入腧穴,不可伤及神经干或将药液误入血管等。注射量根据药液品种和所选腧穴而定,头部0.1～0.5mL,耳穴0.1～0.2mL,四肢部0.5～2mL,腰臀肌肉丰厚处2～15mL。如做小剂量穴位注射,剂量为常规剂量的1/10～1/2。有些药物应先做过敏试验,如盐酸普鲁卡因等,油剂及刺激性过强的药物不宜采用。

水煮拔罐法

拔罐法的一种。即水罐法,见该条。

睡圣散

古代麻醉药方。《扁鹊心书》:"如颠狂人不可灸,及膏粱人怕痛者,可先服睡圣散,然后灸之。一服止可灸五十壮,醒后再服再灸。""人难忍艾火灸痛,服此即昏睡不知痛,亦不伤人。"其药物组成为:"山茄花八月收,火麻花八月收,采后共为末,每服三钱,小儿只一钱,茶酒任下。"据清代胡珏注,山茄花即曼陀罗花,头麻花即大麻花。

si

丝络

络脉名。见《针经指南》。参见"络脉"条。

丝竹

即丝竹空。见《太平圣惠方》。详见该条。

丝竹空

经穴名。见《针灸甲乙经》。属手少阳三焦经。别名:巨窌、目窌。定位:在面部,当眉梢凹陷处。局部解剖:布有面神经颧眶支及耳颞神经分支;有眼轮匝肌;并有颞浅动、静脉额支通过。主治:头痛,眼睑瞤动,目眩,目赤痛,齿痛;癫痫,结膜炎,角膜炎,面神经麻痹等。刺灸法:沿皮刺0.5～1寸。禁灸。

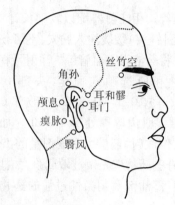

附一：腧穴定位文献记载

《针灸甲乙经》：在眉后陷者中。

《针方六集》：在眉后入发际陷中。

《循经考穴编》广注：眉梢后去眉二分陷中。

附二：腧穴主治文献记载

《针灸甲乙经》：痉及目憎风；眩，头痛；小儿脐风，目上插。

《备急千金要方》：目眽眽不明，急风寒；风痛癫疾涎沫，狂烦满。

《外台秘要方》：目中赤眽眽。

《针灸大成》：目眩头痛目赤，视物眽眽不明，恶风寒，风痛，目戴上不识人，眼睫毛倒，发狂吐涎沫，发即无时，偏正头痛。

《循经考穴编》：目疾；一切头面眉目或肿赤或痒麻；头风；头晕面瘳眉跳；目内红痛。

▲注：本穴《针灸甲乙经》云：不宜灸，灸之不幸，令人目小及盲。

四白

经穴名。见《针灸甲乙经》。属足阳明胃经。定位：在面部，瞳孔直下，当眶下孔凹陷。局部解剖：布有眶下神经及面神经颧支，在眼轮匝肌与上唇方肌之间，眶下孔内有面动、静脉及眶下动、静脉支通过。主治：目赤痛痒，目翳，眼睑瞤动，口眼㖞斜，头痛眩晕；视力减弱，结膜炎，三叉神经痛，面神经麻痹，鼻炎，鼻窦炎等。为眼科针麻常用穴。刺灸法：直刺 0.2～0.3 寸，

不宜灸。

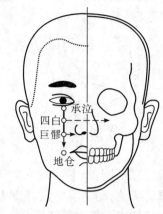

附一：腧穴定位文献记载

《针灸甲乙经》：在目下一寸，向頄骨颧空。

《十四经发挥》：在目下一寸，直瞳子。

《医宗金鉴》：从承泣直下三分，颧空骨内，亦直瞳子。

附二：腧穴主治文献记载

《针灸甲乙经》：目痛，口僻，戾目不明。

《备急千金要方》：目泪出，多眵䁾，内眦赤痛痒，生白肤翳；耳痛鸣聋。

《太平圣惠方》：头痛目眩；目眴不止。

《针灸大成》：头痛目眩，目赤痛，僻泪不明，目痒，目肤翳，口眼㖞僻不能言。

▲注：《铜人腧穴针灸图经》：凡用针稳审方得下针，若针深即令人目乌色。针刺以三分为宜。

《素问·气府论篇》王冰注：刺穴入四分，不可灸。

四渎

经穴名。见《针灸甲乙经》。属手少阳三焦经。定位：在前臂背侧，当阳池与肘尖的连线上，肘尖下 5 寸，尺骨与桡骨之间。局部解剖：布有前臂背侧皮神经，深层有前臂骨间背侧神经；在指总伸肌和尺侧腕伸肌之间；深层有前臂骨间背侧动、静脉通过。主治：暴暗，耳聋，齿痛，咽肿，疟腮，前臂痛；扁桃体炎等。刺灸法：直刺 0.5～1 寸；艾炷灸 3～5 壮，或艾条灸 5～10min。

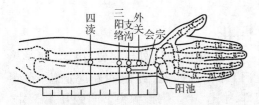

现代研究:据报道,电针实验性失血性低血压家兔"内关""四渎"穴组,可阻断血压下降趋势。

附一:腧穴定位文献记载

《针灸甲乙经》:在肘前五寸外廉陷者中。

《循经考穴编》:广注:合肘尖骨来前五寸筋骨陷间。

《针灸集成》:在三阳络前五分,上一寸四分。

附二:腧穴主治文献记载

《针灸甲乙经》:卒气聋;齿痛。

《备急千金要方》:下牙齿痛;呼吸短气,咽中如息肉状。

《针灸大成》:暴气耳聋,下齿龋痛。

《循经考穴编》:臂膊疼痛。

《外科大成》:颊疡;鱼腮。

四缝

奇穴名。见《奇效良方》。定位:位于第二、三、四、五指掌侧面,近端指关节横纹中点。局部解剖:有指纤维鞘,指滑液鞘,屈指深肌腱,深部为关节腔。有指掌侧固有神经和动、静脉分支。主治:小儿疳积,小儿百日咳,蛔虫症,小儿消化不良,手指关节炎等。刺灸法:点刺出血或点刺后挤出黄白色透明液。

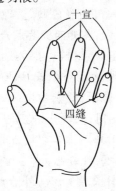

现代研究证明,针刺四缝穴治疗小儿营养不良合并佝偻病,可使患儿血清钙、磷升高,碱性磷酸酶活性降低,钙、磷乘积增加,从而促进骨骼的发育成长。另有报道,以四缝针治小儿蛔虫病,可使患儿小肠分泌功能增强,肠中胰蛋白酶、胰淀粉酶和胰脂肪酶含量升高。临床研究证实针刺四缝能显改善病证和暴食症症状,使患儿的食欲、体重、皮下、脂肪厚度显著提高,并使患儿的精神状态,睡眠状况、头发光泽度、抗感染能力及消化吸收功能得到明显的改善。

附:文献记载

《奇效良方》:四缝四穴,在手四指内中节是穴。用三棱针出血。治小儿猢狲痨等证。

《针灸大成》:四缝四穴,在手四指内中节是穴。三棱针出血。治小儿猢狲痨等。

《针灸孔穴及其疗法便览》:四缝,奇穴。手食、中、无名、小指掌侧的第一节与第二节关节部横纹中间;……主治小儿消耗症,轻症点刺挤出血液,重症挤出黄白色透明黏液。据称针后二三天即有显著效果。

四根三结

指四肢与头身之间经脉、腧穴的相互联系。四根,即经脉以四肢为根;三结,即指经脉以头、胸、腹三部为结。出窦汉卿《标幽赋》:"更穷四根三结,依标本而刺无不痊。"临床上取四肢部位的腧穴治疗头、胸和腹的疾病,即根据根结的关系。

四关

一、部位名。❶指两肘和两膝。《灵枢·九针十二原》:"十二原出于四关,四关主治五脏。"《类经》卷八张介宾注:"四关者即两肘两膝,乃周身骨节之大关也。故凡井、荥、输、原、经、合穴,皆手不过肘,足不过膝,而此十二原者,故可以治五藏疾也。"❷指两肘,两腋,两髀,两腘。张志聪注:"四关者,两肘,两腋,两髀,两腘。"参见"八虚"条。

二、组穴名。指合谷和太冲。《标幽赋》:"寒热痛痹,开四关而已之。"注:"四关者……十二原出于四关,太冲、合谷是也。"

四海

水谷之海、气海、血海和髓海的总称,是人体水谷、气、血和髓汇聚之处。《灵枢·海论》:"人有髓海,有血海,有气海,有水谷之海,凡此四者,以应四海也。"四海包括脑为髓之海,膻中为气之海,胃为水谷之海,冲脉为血之海。这是以比类取象的方法来说明十二经脉在人体之中如同大地的河流,最后都汇聚到四海。四海又各有腧穴相通。《灵枢·海论》:"胃者,水谷之海,其输上在气街,下至三里;冲脉者,为十二经之海,其输上在于大杼,下出于巨虚之上下廉;膻中者,为气之海,其输上在柱骨之上下,前在于人迎;脑为髓之海,其输上在于其盖,下在风府。"通过腧穴作为输转经气的途径,又把十二经脉与脑、髓等四海紧密地联系到一起,使十二经脉内联脏腑、外络肢节的生理功能更臻完善,就某种意义来讲,四海理论是对经络体系的补充和发展。

四横纹

奇穴名。见《小儿推拿方脉活婴秘旨全书》。定位:位于手掌指侧缘,二、三、四、五指指根与掌相接之横纹中央。左右两手计8穴。与"指根"同位。主治:手生痛疔,五指尽痛,发热,腹痛呕吐等。刺灸法:针刺出血;艾炷灸3~7壮。

附:文献记载

《小儿推拿方脉活婴秘旨全书》:运四横纹,和上下不足之气,气急、气喘、腹吐疼痛。

四花

奇穴名。见《外台秘要方》。《医学入门》称崔氏四花,经门四花。定位:在背部,第七、第十胸椎棘突下间旁开1.5寸,亦即膈俞、胆俞4穴。主治:支气管炎,哮喘,肺气肿,肺结核等。刺灸法:艾炷灸3~7壮;或温灸10~20min。

附:文献记载

《外台秘要方》引《崔氏别录》:使患人平身正坐,稍缩膊,取一绳绕其项,向前双垂,共鸠尾齐即截断……翻绳向后,取中屈处恰当喉骨,其绳两头还双垂,当脊骨向下尽绳头点着;又别取一小绳,令患人合口,横度两吻便割断,还于脊上所点处,横分点如前,其小绳两头是灸处。长绳头非灸处……又取度两吻,小绳子当前双垂,绳头所点处,逐脊骨上下中分点两头,如横点法,谓之四花。

《针灸资生经》:凡取四花穴,以稻秆心量口缝如何阔,断其长多少,以如此长栽纸四方,当中剪小口,别用长稻秆踏脚下,前取足大指为止,后取脚曲䐐横文中为止,断了,却环在结喉下垂向背后,看秆止处,即以前小孔纸当中安分为四花,盖灸纸四角也。又一医传一法,先横量口吻取长短,以所量草就背上三椎骨下,直量至草尽处,两头用笔点了,再量中指长短为准,却将量中指草横直量两头,用笔圈四角,其圈者是穴。

《医学入门》:经门四花,即崔氏四花,不灸脊上二穴,各开两旁共成六穴;上二穴共阔二寸,下四穴相等,俱吊线比之。

《针灸聚英》:今依此法点穴,果合太阳行背二行膈俞,胆俞四穴……然人口有大小,阔狭不同,故四花亦不准。

《类经图翼》:上二穴近五椎,心俞也;下二穴近九椎,肝俞也。

《中国针灸学》:以《外台秘要方》所

定之脊背中间一点,在其点之上、下、左、右旁开由鼻柱底至口角之长度处为穴,称四华。

四街

即四气街。《灵枢·动输》:"四街者,气之径路也。"详见该条。

四经

指肝、心、肺、肾四条经脉,因其与四时相应,故而得名。《素问·阴阳别论篇》:"四经应对。"王冰从脉,杨上善从脏分别给予注释均认为四经是指与春、夏、秋、冬四季相应的肝、心、肺、肾四经。杨上善注:"肝、心、肺、肾四脉应四时之气。"《类经》卷六张介宾注:"肝木应春,必火应夏,肺金应秋,肾水应冬,不言脾者,脾主四经,而土王(旺)四季也。"

四灵

穴组名。四灵由足阳明胃经的滑肉门穴和大巨穴组成,左右计四穴。主治:腹胀,绕脐痛,泄泻等。针1~2寸;艾炷灸3~5壮。

附:文献记载

《针灸真髓》:四灵之灸,滑肉门与大巨左右四穴,称为四灵,是重要的经穴。

四脉

手足太阳、阳明经脉的合称。《素问·经脉别论篇》:"阳并于上,四脉争张,气归于肾,宜治其经络,泻阳补阴。"张志聪注:"太阳之小肠膀胱,阳明之胃与大肠,即四形脏之脉也。"

四满

一、经穴名。见《针灸甲乙经》。属足少阴肾经,为冲脉,足少阴之会。别名:髓府。定位:在下腹部,当脐中下2寸,前正中线旁开0.5寸。局部解剖:布有第十一肋间神经;在腹内、外斜肌腱膜及腹横肌腱膜和腹直肌中;有腹壁下动、静脉的肌支通

过。主治:月经不调,崩漏,带下,产后恶露不净,小腹痛,不孕,遗精、遗尿,疝气,腹胀,泄泻,便秘,水肿;功能性子宫出血,膀胱炎,前列腺炎,肝硬化腹水,胃肠神经症等。刺灸法:直刺1~1.5寸;艾炷灸3~5壮,或艾条灸5~10min。

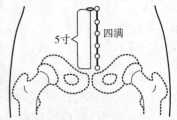

附一:腧穴定位文献记载

《针灸甲乙经》:在中注下一寸。

《十四经发挥》:在中注下一寸,气海旁一寸。

《针灸大成》:中注下一寸,去腹中行各一寸。

附二:腧穴主治文献记载

《针灸甲乙经》:肠澼泄切痛;脐下积聚疝瘕,胞中有血;振寒,大腹石水。

《备急千金要方》:子藏中有恶血,内逆满痛,疝;月水不利,奔豚上下并无子。

《外台秘要方》:肾痛。

《针灸资生经》:妇人血藏积冷。

《针灸大成》:积聚,疝瘕,肠澼,大肠有水,脐下切痛,振寒,目内眦赤痛,妇人月水不调,恶血疝痛,奔豚上下,无子。

《循经考穴编》:男子遗精白浊,妇人血崩月病,恶血疝痛,及小便不禁,气攻两胁疼痛。

二、奇穴名。《备急千金要方》:"月水水利,奔豚上下,并无子,灸四满三十壮。穴在丹田两边相去各一寸半,丹田在脐下二寸是也。"定位:穴在脐下2寸旁开各1.5寸处。主治:奔豚不孕,月经不调等。刺灸法:艾炷灸3~7壮。

四末

指四肢的末梢部位。《灵枢·九针十

二原》:"治之者,反取四末。"

四气街

即气街,见该条。

四神聪

奇穴名。即神聪,见该条。

四周取穴

即邻近取穴。见该条。

四总穴

明代以前针灸医家在临床实践中总结出来的4个经验穴,即足三里、委中、列缺、合谷。《四总穴歌》:"肚腹三里留,腰背委中求,头项寻列缺,面口合谷收。"说明头项、面口、肚腹、腰背部的病症,不论是虚实寒热,发病的急暴缓慢,都可以据情选用,或再配其他腧穴治疗。后人在此基础上,更增"胸胁内关应,急救水沟谋"两句,也属经验之谈,名称六总穴。

song

宋彦举

宋代医家。精针术,《辛癸识续集》载其针法神通,又能运气。谓初用针即时觉热,自此流入经络,顷刻至患处。用补泻之法治之,则病愈而气血流行矣。

su

苏沈良方

书名。八卷,宋代沈括撰,后人又以苏轼之说附之。原书已佚,今存世者是从《永乐大典》中录出书中第一卷介绍了灸二十二种骨蒸法,取穴法、艾炷大小法,取艾法,用火法等,可作研究灸法之参考。现有人民卫生出版社1956年据六醴斋十书影印本。

苏元篯

清末医家。字石铭,中水(今四川中江县)人。精针灸术,曾记其友张希纯所述之针灸验方,整理而成《针灸便用》一书,并著《针灸便用图考》以说明之。

素髎

经穴名。见《针灸甲乙经》。属督脉。别名:面王。定位:在面部,当鼻尖的正中央。局部解剖:布有筛前神经的鼻外支,有面动、静脉鼻背支。主治:昏迷,惊厥,鼻塞,鼻衄,鼻息肉,酒糟鼻,小儿惊风,窒息;休克,低血压,心动过缓等。刺灸法:向上斜刺0.3~0.5寸,或点刺出血;禁灸。

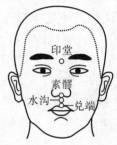

现代研究证实,素髎穴有明显的抗休克作用,针刺素髎穴可增强脑垂体后叶的功能,使休克患者血压回升。针刺正常人素髎穴,对其血糖并无明显的影响,但在抢救休克患者时,可使血糖升高。另据报道,针刺动物的"素髎""水沟""会阴"点时,可引起呼吸即时性的加强,而针刺"素髎""水沟"时,在呼吸功能增强的程度上和阳性率上,都较针刺会阴为高。针刺素髎穴对呼吸频率、呼吸节律、各种异常呼吸均有改善,对呼吸衰竭有较好的疗效。对休克患者有较强的升压作用。对实验性失血的动物,针刺"素髎",灸"百会",可使嗜酸性粒细胞锐减2/3以上,并使血液稀释,组织对氧的利用率增加。针刺素髎穴对血糖有调节作用,休克患者针后20min血糖上升,糖尿病患者针后血糖水平下降。在纤维胃镜检查中,针刺素髎穴能解除胃肠平滑肌痉挛,同时胃蠕动明显减弱,幽门呈较长时间开放,患者由频繁恶心、躁动不安转入安静。

附一:腧穴定位文献记载

《针灸甲乙经》：在鼻柱上端。

《针灸大成》：鼻柱上端准头。

《医宗金鉴》：鼻端准头。

附二：腧穴主治文献记载

《针灸甲乙经》：鼻鼽清出，中有悬痈宿肉，窒洞不通，不知香臭。

《明堂经》：主鼻鼽涕出，中有悬痈宿肉，窒洞不通，不知香臭。

《针灸大成》：鼻中息肉不消，多涕，生疮鼻窒，喘息不利，鼻㖞僻，衄鼽。

《循经考穴编》：酒风鼻赤，鼻痔鼻疽，鼻衄不止，亦主眼丹。

《类经图翼》：酒醋风。

《经验良方》：治眼生挑针，在鼻尖上爆一灯火，屡经实验神效。

《医学衷中参西录》：凡吐泻交作，心中撩乱者，刺之皆效。

素问

书名。与《灵枢》合称《黄帝内经》，为中医学的最早著作。原书九卷，第七卷早已遗失。唐代王冰根据其师"张公秘本"，补入《天元记》《五运行》《六微旨》《气交变》《五常政》《六元正纪》《至真要》等七篇大论，宋代林亿等疑此属《阳阳大论》之文。王冰注《素问》分八十一篇，二十四卷。其书阐述阴阳、藏象、经络、病因、病机、诊法、治则等丰富的医学理论，与《灵枢》相呼应，内有多篇论述针灸治病、用穴禁忌等，为研究针灸的重要参考书。

速刺法

三棱针操作法之一。又称点刺法，详见该条。

速效自动止痛仪

针灸仪器名。一种耳穴电子治疗仪，由仪器和电子耳膜电极组成。仪器是一小型音乐电疗仪，由音乐集成电路产生音乐信号，经变压器升压，再经调节电路输出。电子耳膜电极是用导电橡胶制成的耳郭形状的电极，使用时将两只电子耳膜电极分别放入患者的左右耳窝内。由于耳郭表面分布有代表人体各组织器官的众多腧穴，当人体某部位有病变时，相应的耳穴阻抗就会下降，这样仪器输出的音乐电流就会通过与耳郭紧贴的电子耳膜电极自动地选择阻抗下降的腧穴，使之产生刺激感，从而达到治疗目的。该机的主要特点是用电子耳膜电极自动选穴、自动治疗，对一些痛证、慢性疾病有一定的疗效。

suan

蒜泥

敷贴用药之一，将大蒜头捣烂为泥，敷于腧穴。如敷于鱼际治喉痹，敷于足心治噤口痢，外敷1.5～2h后会使皮肤起泡，若不需发泡可先涂一层凡士林保护皮肤。参见"大蒜"条。

蒜泥艾炷长蛇灸

间接灸法之一。又称铺灸。用大蒜适量，去皮捣泥，平铺在脊柱（自大椎至腰俞）上，宽厚各约6mm，周围用桑皮纸封固，然后用黄豆大的艾炷分别放在大椎穴及腰俞穴上施灸，至患者口鼻内自觉有蒜味为止。民间常用于治疗虚劳。

蒜泥灸

灸法名，天灸之一。是用蒜泥作灸治材料，直接涂敷患处或腧穴治病的方法。古代称此法为水灸。如《理瀹骈文·续增略言》："治瘰病人未全虚者，水灸法：用白鸽粪、净灵脂，白芥末各五钱，生甘草二钱，研末。加大蒜五钱同捣，入醋化麝一分，摊脊上，皮纸盖一炷香。七日一灸。"今用此法又与古代略同。其一是单纯用蒜泥的方法，将紫皮蒜（生用）去皮捣成泥，敷贴施灸部位1～3h，以局部起泡，患者感觉灼痛，即取下。适用于虚劳证。贴合谷、鱼际穴可治喉痹；敷涌泉穴治咯血、衄血。其二是以蒜泥为主,随病情需要加配其他药物研末和调,敷贴于施灸部位,以起泡为度。如果配以斑蝥、白矾、冰片等,敷贴小儿高热惊风、取太阳穴,其效佳。

蒜钱灸

灸法名。即隔蒜灸。将大蒜切片如钱,上置艾炷施灸。参见"隔蒜灸"条。

sui

随变而调气

针灸治疗原则之一。见《灵枢·卫气失常》。指根据病变部位的深浅和病情的轻重等情况,分别采用适当的针灸治法以达到调气。这一指导思想,后人又有所阐发。如杨继洲《穴有奇正策》说:"变通随乎症,不随乎法。"汪机《针灸问对》说:"夫病变无穷,灸刺之法亦无穷。或在上,下取之,或在下,上取之;或正取之,或直取之,审经与络,分血与气,病随经所在。穴随经而取,庶得随机应变之理。"

随而济之

刺法用语。为迎随补泻的原则。意指补法要顺着经气,以补益其不足。《难经·七十九难》:"随而济之,安得无虚?"《灵枢·九针十二原》本作"追而济之,恶得无实?"义同。《灵枢·小针解》:"追而济之者,补也。"本条与"迎而夺之"相对,参见"迎而夺之"条。

随年壮

灸法术语。指治疗某些疾病,艾灸壮数与患者年龄大小有关,即年几岁,灸几壮。《素问·骨空论篇》:"灸寒热之法,先灸项大椎,以年为壮数;次灸橛骨,以年为壮数。"王冰注:"如患人之年数。"《备急千金要方》:"狂走易骂,灸八会,随年壮。"

随症取穴

即对症取穴。见该条。

髓府

经穴别名。即四满,见《针灸甲乙经》。详见该条。

髓海

四海之一,指脑。《灵枢·海论》:"脑为髓之海,其输上在于其盖,下在风府。"杨上善注:"胃流津液渗入骨空,变而为髓,头中最多,故为海也。是肾所生,其气上输脑盖百会之穴,下输风府也。"张介宾说:"凡骨之有髓,惟脑为最巨。故诸髓皆属于脑,而脑为髓之海。"《灵枢·海论》:"髓海不足,则轻劲多力,自过其度;髓海不足,则脑转耳鸣,胫酸眩冒,目无所见,懈怠安卧。"说明髓海盛衰会出现耳鸣、眩晕、视力模糊、乏力等症状。

髓会

八会穴之一。《难经·四十五难》:"髓会绝骨。"绝骨即悬钟穴。说明本穴与"髓"有密切关系。凡髓病可酌情取用。但此说也有异议者,《针灸素难要旨》引四明陈氏曰:"脑为髓海,脑也枕骨穴,则当会于枕骨,绝骨误也。"

髓空　髓俞

均为腰俞别名。髓空见《针灸甲乙经》;髓俞见《针灸大全》。见"腰俞"条。

髓孔

经穴别名。❶大迎穴,见《针灸甲乙经》,详见该条。❷即髓空,为腰俞穴别名。见《外台秘要方》,详见"腰俞"条。

髓中

即髓府。为四满穴别名。"府",《针灸聚英》误作"中"。详见该条。

隧穴

即腧穴。参见该条。

邃穴

同腧穴。参见该条。

sun

孙鼎宜

清代医学家,曾据《针灸甲乙经》所载补辑《明堂孔穴针灸治要》。参见该条。

孙络

指细小的络脉,又称孙脉及孙络之脉。《灵枢·脉度》:"经脉为里,支而横者为络,络之别者为孙。"孙络从络脉分出,数目很多,主传注气血,通向大的络脉,而络脉又与经脉相通。《素问·气穴论篇》:"孙络之脉别经者,其血盛而泻者,亦三百六十五脉,并注于络……"《素问·调经论篇》:"络之与孙脉,俱输于经。"

孙脉

又称孙络。是细小的络脉,皆与经脉相通。《灵枢·脉度》:"经脉为里,支而横者为络,络之别者为孙。"《素问·调经论篇》:"络之与孙脉,俱输于经。"

孙思邈

唐代著名医学家。生活于 581 ～ 682 年,京兆华原(今陕西耀州区)人。《旧唐书》《新唐书》均有传。少时因病学医,精研医学,通百家说及佛典。善言老庄,又好释典,兼通阴阳之学,人称"孙真人",多次拒绝唐太宗等的聘请。他总结了唐以前的临床经验和医学理论,收集国内外方药及针灸等内容,著《备急千金要方》和《千金翼方》,两书均列有针灸专篇。强调针药并用,补充了大量的经外奇穴,辑录了大量针灸处方,记载了许多隔物灸法,绘制了《明堂三人图》。

孙思邈针经

书名。唐代孙思邈撰,见于《宋史·艺文志》,书佚。

孙卓三

明代针灸家。浮梁北乡(今属江西)人。新安有男子淋沥不止,药治无效,孙氏取脑后一穴,灸 3 壮,立愈。事见《饶州府志》。

suo

所生病

经脉病候用语。《灵枢·经脉》在论述每条经脉的循行路线后接叙"是主某所生病者……"意指这一经脉的腧穴能主治这方面所发生的病症。《类经》卷十四张介宾注:"凡在五脏,则言各脏所生病;凡在六腑,或言气,或言血,或脉,或筋,或骨,或津液,其所生病本各有所生,非以血气二字就言十二经者也。"

T

他经取穴

即异经取穴。见该条。

胎儿、新生儿尸体经络现象研究

1986 年祝总骧等对 13 例因各种原因死亡的新生儿在保证机体组织完整的条件下测试了 28 条经脉，其中包括胃、大肠、胆、肝、脾、三焦、小肠、膀胱、心包和任脉等十条经脉。结果表明经络的低阻抗和高振动声都和经典的循行线有极高的吻合率，且同一经的不同日次所测出的低阻抗和高振动声线基本不变；不同个体的经脉线的相对位置基本相同，和成人的循行路线基本一致。胎儿尸体的经络，也可以用同样方法予以测定，在 10 例胎儿（4～6 个月）的胃、大肠、脾、肾、膀胱、胆经和任脉 7 条经脉上，经 20 条经次的测定，没有例外地证明在胎儿成长期间经脉已经形成，其循行路线和成人基本相同。

太白

经穴名。见《灵枢·本输》。属足太阴脾经，为本经输穴、原穴。定位：在足内侧缘，当足大趾本节（第一跖趾关节）后下方赤白肉际凹陷处。局部解剖：布有隐神经及腓浅神经的吻合支，在踇趾展肌中，有足背静脉网，足底内侧动脉及跗内侧动脉分支通过。主治：胃痛，腹胀，肠鸣，呕吐，泄泻，痢疾，便秘，痔漏，脚气；消化不良，肠胃炎等。刺灸法：直刺 0.3～0.5 寸；艾炷灸 3～5 壮，或艾条灸 5～10min。

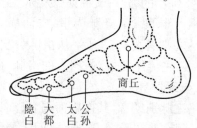

隐白　大都　太白公孙　商丘

现代研究证明：针刺太白穴对血糖有调节作用，针刺手法不同，能产生不同的效应。用烧山火手法可见血糖上升，用透天凉手法可见血糖下降。针刺太白穴可使奥迪括约肌舒张，胆管压力下降。

附一：腧穴定位文献记载

《灵枢·本输》：腕（《针灸甲乙经》《黄帝内经太素》《备急千金要方》《外台秘要方》《素问·气穴论篇》王冰注均作核）骨之下也。

《神应经》：在足大指内侧，大都后一寸，下一寸。

《针灸聚英》：足大趾内侧，内踝前核骨下陷中。

《循经考穴编》广注：当足大趾本节骨后，内侧贴骨陷中，赤白肉际。

《针灸集成》：（足）大趾后孤拐正中赤白肉际陷中。

附二：腧穴主治文献记载

《灵枢·厥病》：厥心痛，腹胀胸满，心尤痛甚，胃心痛也。

《针灸甲乙经》：身重骨酸不相知；痿不相知；胸胁胀，肠鸣切痛；脾胀者，苦哕，四肢闷，体重不能衣；霍乱逆气，大便难；热病满闷不得卧；热病先头重额痛，烦闷身热，热争则腰痛不可以俯仰，胸满，两颔痛甚,善泄,饥不欲食,善噫,热中足清,腹胀食不化,善呕泄有脓血,若呕无所出。

《备急千金要方》:腹胀食不化,喜呕,泻有脓血,热病先头重,颜痛,心热,身烦闷;霍乱;头痛寒热,汗出不恶寒;膝股肿,骱酸转筋。

《扁鹊神应针灸玉龙经》:热病无汗,脾胃虚弱……霍乱不思饮食。身热,腿疼,手足冷,腰尻痛。

《针灸大成》:身热烦满,腹胀食不化,呕吐,泄泻脓血,腰痛,大便难,气逆霍乱,腹中切痛,肠鸣,膝股胻酸,转筋,身重骨痛,胃心痛,腹胀胸满,心痛脉缓。

《循经考穴编》:脚气红肿。

太仓

一、指胃部。《灵枢·胀论》:"胃者,太仓也。"《灵枢·根结》:"太阴根于隐白,结于太仓。"

二、中脘别名。见《针灸甲乙经》。《脉经》:"俞在背第十二椎,募在太仓。"

太冲

经穴名。见《灵枢·本输》。属足厥阴肝经,为本经输穴、原穴。定位:在足背侧,当第一跖骨间隙的后方凹陷处。局部解剖:布有腓深神经的跖背侧神经,深层为胫神经足底内侧神经;在蹞长伸肌腱外缘;有足背静脉及第一跖背侧动脉通过。主治:头痛,眩晕,目赤肿痛,耳鸣聋,疝气,癃闭,遗尿,月经不调,崩漏,闭经,癫狂,痛证,胁痛,黄疸;肝炎,乳腺炎,肋间神经痛,高血压,神经衰弱,功能性子宫出血,跖趾关节痛等。刺灸法:直刺0.5~0.8寸;艾炷灸3~5壮,或艾条灸5~10min。

现代研究:据对"蓝点法"标记的人体太冲针感点组腧穴中观察显示,穴区肥大细胞数量明显高于非穴区。第一,据报道,对施行胆囊切除术和胆总管探查术的急性胆道疾病患者皮下注射吗啡,单针太冲即

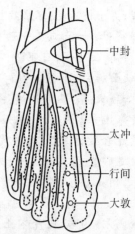

可使胆道内压不仅停止上升,且可迅速下降,该效应优于针刺足三里、阳陵泉。第二,据报道,以太冲、足三里穴组针治急、慢性及中毒性肝炎和胆系感染,凡经超声波探及胆囊液平段者,针后均有不同程度的缩小;针刺太冲、足三里穴组,且可使大多数胆道造瘘患者胆汁流量明显增加,多在针后30min左右达到高峰。第三,据临床观察发现,肝病严重时可在太冲出现以结节为主的反应物。

临床观察,针刺太冲穴有较好的降血压作用。对青少年近视也有较好的治疗效果。

附一:腧穴定位文献记载

《灵枢·本输》:行间上二寸陷者之中。

《针灸甲乙经》:在足大指本节后二寸,或曰一寸五分陷者中。

《外台秘要方》:在足大趾本节后二寸半,或一寸半陷者中。

《针灸大成》:足大指本节后二寸。或云一寸半内间动脉应手陷中。

《针灸集成》:在行间后半寸,横距陷谷一寸少。

附二:腧穴主治文献记载

《灵枢·厥病》:厥心痛,色苍苍如死状,终日不得太息,肝心痛也。

《针灸甲乙经》:痉互引善惊;呕厥寒,有微热,胁下支满,喉痛,嗌干,膝外廉痛,淫泺胫酸,腋下肿,马刀瘘,肩肿,吻伤痛;

狐疝;飧泄;男子精不足;环脐痛,阴骞两丸缩,坚痛不得卧;女子疝及少腹肿,溏泄,瘕,遗溺,阴痛,面尘黑,目下眦(眦)痛;足寒,大便难,面唇白,时呕血;腰痛少腹满,小便不利如癃状;羸瘦,意恐惧,气不足,腹中怏怏;黄瘅热中善渴;女子漏血。

《备急千金要方》:上气冷发,腹中雷鸣转叫,呕逆不食;膝内踝前痛;痢泄下血;淋,不得尿,阴上痛;马黄瘟疫等病;目急痛,嗌干。

《千金翼方》:产后出汗不止;不得尿;虚劳浮肿。

《外台秘要方》:乳难。

《太平圣惠方》:卒疝小腹痛,小便不利如淋状,及月水不通。

《铜人腧穴针灸图经》:呕逆发寒;肘肿。

《标幽赋》:心胀咽痛。

《流注通玄指要赋》:步行难移。

《扁鹊神应针灸玉龙经》:恶心发热;遗精,五淋;阴挺出;足膝冷痛。

《马丹阳天星十二穴并治杂病歌》:七疝偏坠肿,眼目似云朦。

《针灸大成》:心痛脉弦,马黄,瘟疫,肩肿吻伤,虚劳浮肿,腰引小腹痛,两丸骞缩,溏泄,遗溺,阴痛,面目苍色,胸胁支满,足寒、肝心痛,苍然如死灰状,终日不得太息,大便难,便血,小便淋,小肠疝气痛,癀疝,小便不利,呕血,呕逆,发寒,嗌干善渴,肘肿,内踝前痛,淫泺,脐酸,腋下马太刀疡瘘,唇肿,女子漏下不止,小儿卒疝。

《循经考穴编》:脚气红肿;脚软无力,五指拘挛。

《类经图翼》:虚劳呕血。

《医宗金鉴》:肿满,霍乱吐泻,手足转筋。

▲注:本穴《循经考穴编》云:禁灸。

太冲脉

指冲脉。《素问·上古天真论篇》载,女子"二七而天癸至,任脉通,太冲脉盛,月事以时下";"七七任脉虚,太冲脉衰

少……"《针灸甲乙经》《黄帝内经太素》作伏冲脉,其意相同。参见"伏冲之脉""冲脉"条。

太刺

即大泻刺。见《针灸甲乙经》注。详见该条。

太陵

即大陵穴。见《针灸甲乙经》。详见该条。

太平圣惠方

书名。宋代王怀隐等编纂。共 100 卷。成书于 992 年(淳化三年),此书是一部大型的临床实用方书,分 1 670 门,辑方 16 834 首。其中第九十九卷为针经十二人形图,介绍 290 个腧穴定位、主治等。第一百卷载《明堂灸经》及《小儿明堂灸经》。此书自宋代刊行以后,明清两代未予重刊,据各家书录记载,所存多为实刊残本,或抄本,多无完书。1959 年人民卫生出版社据现存的 4 种抄本,互校增补,重以全书形式出版,是最完整的版本。

太泉

经穴别名。即太渊,见《千金翼方》。因避唐高祖李渊名讳改。详见该条。

太溪

经穴名。见《灵枢·本输》。属足少阴肾经,为本经输穴、原穴。别名:吕细、内昆仑。定位:在足内侧,内踝后方,当足内踝尖与跟腱之间的凹陷处。局部解剖:布有小腿内侧皮神经,当胫神经之经过处,有胫后动、静脉通过。主治:头痛目眩,咽肿,齿痛,耳聋,耳鸣,咳喘,咯血,胸痛,消渴,失眠,遗精,阳痿,月经不调,小便频数,腰脊酸痛,足踝肿痛,脚气;不孕症,先兆流产,习惯性流产,尿路感染,肥大性脊椎炎,再生障碍性贫血,耳源性眩晕,支气管哮喘,神经衰弱等。刺灸法:直刺 0.5 ~ 0.8 寸;艾炷灸 3 ~ 5 壮,或艾条灸 5 ~ 10min。

现代研究证明:针刺太溪穴对肾功能有调整作用。临床实验表明,针刺肾炎患者的太溪,配列缺穴,可使肾泌尿功能增强,酚红排出量增多,尿蛋白减少,高血压下降,浮肿减轻或消失。针刺太溪穴可以改善肺呼吸功能。针刺太溪穴能使嗜酸性粒细胞下降。

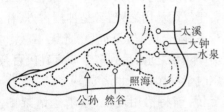

附一:腧穴定位文献记载

《灵枢·本输》:内踝之后,跟骨之上陷中者也。

《针灸甲乙经》:在足内踝后,跟骨上动脉陷者中。

《医学入门》:内踝后五分,跟骨间动脉陷中。

《循经考穴编》广注:踝骨尖平,过后跟去约一寸动脉中,与昆仑对。

附二:腧穴主治文献记载

《灵枢·厥病》:厥心痛,痛如以锥针刺其心。

《针灸甲乙经》:热病汗不出,默默嗜卧,溺黄,少腹热,嗌中痛,腹胀内肿,涎下,心痛如锥针刺;消瘅,善喘,气走喉咽而不能言,手足清溺黄,大便难,嗌中肿痛,唾血,口中热,唾如胶;疟,咳逆心闷,不得卧,呕甚,热多寒少,欲闭户牖而处,寒厥,足热。

《备急千金要方》:手足寒至节;黄疸;腹中相引痛。

《外台秘要方》:久疟;善噫;胸中满痛,乳肿溃。

《太平圣惠方》:痃疟;小便黄,足胫寒,唾血及鼻衄不止。

《针灸资生经》:腹胁痛连脊。

《通玄指要赋》:牙齿痛。

《针灸大成》:久疟咳逆,心痛如锥刺,

心脉沉,手足寒至节,喘息,呕吐,痰实,口中如胶,善噫,寒疝,太阴热病汗不出,默默嗜卧,溺黄,消瘅,大便难,咽肿唾血,疣癣寒热,咳嗽不嗜食,腹胁痛,瘦脊,伤寒手足厥冷。

《针灸聚英》:小便自利,手中不冷,反发热,脉不至。

《类经图翼》:牙痛红肿;阴股内湿痒生疮,便毒。

《医宗金鉴》:消渴,房劳;妇人水盅,胸胁胀满。

太阳

一、奇穴名。见《银海精微》。别名:前关、当阳。定位:在颞部,当眉梢与目外眦之间,向后约一横指的凹陷中。局部解剖:在颞筋膜及颞肌中;有颞浅动、静脉,布有三叉神经第二、三支分支,面神经颞支。主治:偏正头痛,烂眼弦,口眼㖞斜,头风,目眩晕,目涩,针眼;三叉神经痛,面神经麻痹,急性结膜炎,视网膜炎等。刺灸法:针0.3～0.5寸,或刺静脉微出血。禁灸。

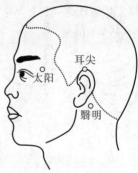

附:文献记载

《银海精微》:风牵㖞斜:可灸颊车、耳门穴,开口取之,太阳、人中、承浆,㖞左灸右,㖞右灸左。太阳穴,在外眦五分是。

《圣济总录》:眼小眦后一寸,太阳穴,不可伤,伤即令人目枯,不可治也。

《奇效良方》:太阳二穴,在眉后陷中太阳紫脉上是穴,治眼红及头痛,宜用三棱针出血……刺见血立愈。

二、经穴别名。即瞳子髎。见《备急千金要方》。参见该条。

三、经络名。三阳之一。分手、足太阳。详见各条。

太阳阴

一、奇穴别名。即掖门。见《备急千金要方》，其载："掖门在腋下毛中一寸，名太阳阴，一名掖间。灸五十壮，主风。"

二、经穴别名。即液门。见《备急千金要方》。

太一

经穴别名。即太乙。见《备急千金要方》。详见该条。

太乙

经穴名。见《针灸甲乙经》。属足阳明胃经，别名：太一。定位：在上腹部，当脐中上2寸，距前正中线2寸。局部解剖：布有第八肋间神经分支，在腹直肌及其鞘处，有第八肋间动、静脉分支及其腹壁下动、静脉通过。主治：癫狂，心烦不宁，胃痛，腹胀腹泻，脚气；急性肠胃炎，消化不良，肠粘连等。刺灸法：直刺0.8~1.2寸；艾炷灸5壮，或艾条灸5~10min。

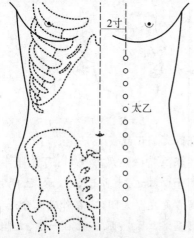

附一：腧穴定位文献记载

《针灸甲乙经》：在关门下一寸。

《针灸聚英》：关门下一寸，去中行各三寸。

附二：腧穴主治文献记载

《针灸甲乙经》：狂癫疾，吐舌。

《针灸大成》：癫疾狂走，心烦吐舌。

太乙离火感应神针

书名。清代虚白子、七宝生校，刊于1886年。此书自序云："此太乙离火感应神针，治用精当，功效奇速，自宋仁宗二年刊石于汉阴丛山之壁，云是神授古方，补泻兼行，迎随合度，虽至危急，针无不救。备载历朝治病之验，后列守令职官姓氏百余，乃尔时奉摩崖以济世者也。""爰是方药未可妄传，谨将治用之说，条晰登诸梨枣。"书中主要介绍太乙神针的用法，并附有治病图说。

太乙神针

一、艾条实按灸的一种。见《太乙神针心法》。是在雷火神针的基础上进一步改变药物处方，使其成为应用范围更为广泛的一种灸治法。今通用的药物处方有两种：一种是用艾绒100g，硫黄6g，麝香、乳香、没药、松香、桂枝、杜仲、枳壳、皂角、细辛、川芎、独活、穿山甲、雄黄、白芷、全蝎各3g。另一种是人参120g，三七240g，山羊血60g，千年健500g，钻地风500g，肉桂500g，川椒500g，乳香500g，没药500g，穿山甲（土炮）240g，小茴香500g，苍术500g，蕲艾2 000g，甘草1 000g，麝香120g，防风2 000g。两种处方的制法与雷火神针相同，治疗范围也同于雷火神针。

二、书名。清代邱时敏编。成书于1878年（清光绪四年）。

太乙神针方

书名。❶清代冯卓怀订正。成书于1862~1874年（同治年间）。❷清代陈惠畴编。参见"陈惠畴"条。

太乙神针集解

书名，清代孔广培撰，刊于1872年（同治十一年）。

太乙神针心法

书名。清代韩贻丰撰,成书于 1717 年(康熙五十六年),书分 2 卷。上卷为证治法,下卷有针治医案,书后附太乙神针传授渊源诚文。

太乙针

即太乙神针。见该条。

太阴

奇穴名。见《外台秘要方》。定位:内踝尖直上 8 寸,胫骨内侧面后缘。主治:脚气。刺灸法:艾炷灸 3~7 壮。

附:文献记载

《外台秘要方》:太阴二穴,在内踝上八寸骨下陷中是。

太阴络

经穴别名。即漏谷,见《备急千金要方》。《针灸甲乙经》作"足太阴络"。详见该条。

太阴蹻

即阴蹻,指照海。《外台秘要方》:"太阴蹻二穴,在内踝下向宛宛中是。"详见该条。

太阴阳

一、奇穴别名。即掖门,见《备急千金要方》。详见该条。

二、经穴别名。即液门,见《备急千金要方》。详见该条。

太渊

经穴名。见《灵枢·本输》。属手太阴肺经,本经输穴、原穴,为八会穴之脉会。别名:鬼心、太泉。定位:在腕掌侧横纹桡侧,桡动脉搏动处。局部解剖:在桡侧腕屈肌腱的外侧,拇长展肌腱内侧;有桡动、静脉通过;布有前臂外侧皮神经和桡神经浅支混合支。主治:咳嗽,气喘,咯血,胸满痛,掌中热,喉痹,心悸,手腕痛;支气管炎,支气管哮喘,肺气肿,肺结核,胸膜炎,肋间

神经痛,无脉症等。刺灸法:直刺 0.3~0.5 寸;艾炷灸 1~3 壮,或艾条灸 3~5min。

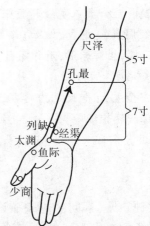

现代研究证明:针刺太渊穴可降低气道阻力,改善肺通气量,使肺的呼吸机能加强。临床观察,针刺太渊穴对咯血及脑出血均有显著效应。对血压有一定的调整作用,对三期高血压有降压作用。

附一:腧穴定位文献记载

《灵枢·本输》:鱼后一寸陷者中。

《针灸甲乙经》:在掌后陷者中。

《难经集注》虞庶注:在手鱼际间,应手动脉。

《针灸大成》:掌后内侧横纹头,动脉中。

附二:腧穴主治文献记载

《针灸甲乙经》:咳逆烦闷不得卧,胸中满,喘不得息,背痛;痹逆气,寒厥急,烦心,善唾哕噫,胸满嗷呼,胃气上逆,心痛;病温身热,五日以上,汗不出,刺太渊留针一时取之。若未满五日,禁不可刺也;臂厥,肩膺胸痛,目中白翳眼青,转筋,掌中热,乍寒乍热,缺盆中相引痛,数欠喘不得息,臂内廉痛,上鬲,饮已烦满;口澼;狂言;妬乳;唾血,振寒,嗌干。

《针灸大成》:胸痹逆气,善哕呕,饮食咳嗽,烦闷不得眠,肺胀膨,臂内廉痛,目生白翳,眼痛赤,乍寒乍热,缺盆中引痛,掌中热,数欠,肩背痛寒,喘不得息,噫气上逆,

心痛脉涩,咳血呕血,振寒,咽干,狂言,口
噼,溺色变,卒遗矢无度。

《席弘赋》:气刺两乳求太渊。

《扁鹊神应针灸玉龙经》:腹胀;眼疾。

《类经图翼》:噫气,咳血;烦躁狂言,
不得卧,目痛,生翳赤筋;肩背痛引臂臑;溺
色变,遗矢无度。

《医宗金鉴》:手腕无力疼痛,及咳嗽
风痰,偏正头疼等证。

《循经考穴编》引别录云:头目面肿
痛,牙疼。

太钟

即大钟。见《素问·刺腰痛论篇》王
冰注、《针灸学》(江苏)。详见该条。

太祖

奇穴别名。即崇骨,详见该条。

tan

弹法

一、针刺辅助手法名。❶是指在针刺
之后,用手指弹动针柄,以促使得气的方
法。窦汉卿《针经指南》:"弹者,凡补时可
用大指甲轻弹针,使气疾行也。"《针灸问
对》:"如气不行,将针轻轻弹之,使气速
行,用大指弹之,像左,补也;用次指弹之,
像右,泻也,每穴各弹七下,故曰弹以催
气。"❷指针刺前用手指弹动皮肤,促使气
至。《素问·离合真邪论篇》:"弹而怒之。"

二、推拿手法名。是指用拇指或中指
指腹压住食指指甲,将食指迅速弹出,弹打
治疗部位。见《灵枢·刺节真邪论》。

弹丸探针寻找法

针挑点的寻找法之一。是利用圆头的
金属弹头(如果没有探针,可用大头针的
顶部或点眼玻璃棒、火柴头等代替探查),
在所选的一定经穴上,或针挑点的部位上,
以适当的压力轻按,患者感到最疼痛点即
为针挑施术的中心点。注意所给的压力强

弱和按压时间必须一致。一般除有疼痛感
觉之外,尚可出现蹙眉、眨眼的反应。

谭志光

近代针灸家,生活于 1852 ~ 1930 年。
字容国,湖南长沙人。早年从上海刘云阶
专研针灸。1923 年回湘创办针灸讲习所,
传授针灸术。著有《针灸问答》一书。

探穴测温仪

针灸仪器名。该仪器主要用于探找人
体腧穴和测量腧穴的温度,适用于腧穴诊
断疾病和经络腧穴的研究。测温精度高,
而且测得温度或温差可自动打印。经有关
单位使用,在诊断和普查肿瘤、溃疡等疾病
方面,有明显效果。现有 T - 02 型针测温
仪,可用于动物实验及检查人体表面肿瘤
测温,测度范围为 0 ~ 50℃,精度 ±0.1℃。

tang

唐大烈

清末医家,字烈三,又字笠三。江苏苏
州人。曾任典狱官,并为狱中犯人诊病。
视分经络为治病之先,前人虽有言及每一
经脉起止之歌诀,但人之身体"每一处有
两三经或四五经错综循及者,皆散见于各
经之下,临证仓卒,未免或遗"。因此汇辑
经脉循行之所,编为韵语以便记诵。撰有
《吴医汇讲》《周身经络总诀》等。

tao

桃树皮

药物名,灸用垫隔物的一种。《普济
方》卷四百二十三:"治卒患瘰疬子不痛
方:取桃树皮贴上,灸二七壮。"

桃枝灸

灸法名。又称神灸火。是用桃枝作施
灸材料蘸麻油点火后,吹灭乘热垫绵纸熨
灸患处的灸治法。《本草纲目》称之为"神
针火"。操作方法类似雷火针,"取桃枝削

为木针,如鸡子大,长五六寸,干之。用时,以绵纸三五层衬于患处,将针蘸麻油点着,吹灭,乘热针之"。用于治疗心腹冷痛,风寒湿痹,附骨阴疽等。

桃叶

药物名。灸用垫隔物之一。蔷薇科落叶小乔木桃或山桃的叶。《医心方》卷十四引《集验方》治疟疾,"桃叶二七枚安心上,艾灸叶上十四壮"。

陶瓷针

针具名。明代万密斋《片玉心书·丹毒门》:"用磁、瓦片打成尖锋,以筷子夹定扎住速刺,令出恶血。"清代鲍相璈《验方新编》称陶瓷针。参见"陶针"条。

陶道

经穴名。见《针灸甲乙经》。属督脉,为督脉、足太阳经交会穴。定位:在背部,当后正中线上,第一胸椎棘突下凹陷中。局部解剖:布有第一胸神经后支内侧支,有第一肋间动脉后支及棘间皮下静脉丛。主治:头项强痛,脊背寒冷;疟疾、癫痫、癔症,肺结核,类风湿性关节炎,脊髓炎等。刺灸法:向上斜刺0.5~1寸;艾炷灸3~7壮,或艾条灸5~10min。

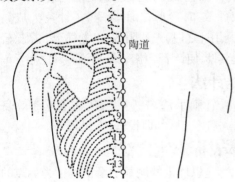

临床研究证明,电针陶道、大椎穴治疗慢性气管炎不但能迅速减轻临床症状,而且对肺功能、心电图、免疫功能也有显著改善。针刺陶道穴为主,治疗间日疟有显著疗效。经过pHA皮内实验,血清免疫球蛋白测定,淋巴细胞和T细胞亚群的测定,说明针刺该穴能调整机体的免疫功能,使血清补体效价普遍升高,并且可使嗜酸性粒细胞数增多。还有报道,针刺陶道可以提高网状内皮系统的吞噬功能。

附一:腧穴定位文献记载

《针灸甲乙经》:在大椎节下间。

《针灸大成》:一椎下。

《针方六集》:在第二椎下间。

附二:腧穴主治文献记载

《针灸甲乙经》:头重目瞑,凄厥寒冷,汗不出。

《肘后备急方》:不能语。

《千金翼方》:治诸风。

《太平圣惠方》:痎疟,寒热洒淅。

《针灸大成》:痎疟寒热,洒淅脊强,烦满,汗不出,头重,目瞑,瘛疭,恍惚不乐。

《类经图翼》:一传此穴善退骨蒸之热。

《乾坤生意》:治虚损,五劳七伤。

陶钦臣

明代针灸家。彭泽(今属江西)人。善"八法针"。见《彭泽县志》。

陶针

古针具名。以陶瓷碎片代针称陶针,或称瓷针。明代《本草纲目》:"以瓷针治病,亦砭之遗义也。"万密斋《片玉心书》中记有"用磁、瓦片打成尖锋,以筷子夹定扎住速刺,令出恶血"的记载。清代鲍相璈《验方新编》称"陶瓷针"。现在我国壮族民间还有陶针的应用。

陶针疗法

疗法名称。指用陶针在体表特定部位浅刺以治疗疾病的方法。本法起源很古,现在尚流传于广西壮族地区。临床操作时,一般均选用中锋陶针,慢性虚寒病症用轻刺激,急性实热疾患用重刺激。

套管进针法

进针法之一,用金属管或特制的进针器代替押手,选用平柄或管柄的毫针,从管中拍入或弹入腧穴内,进针后将套管或进针器退出。

套管式皮肤针

皮肤针的一种。呈圆柱状,上端有弹簧装置,按压时有细针数枚从底面的小孔中伸出,浅刺皮肤以治病。适用于小儿及畏针患者。

te

特殊诊断腧穴

指在经络穴位测定诊断中,对某脏腑、组织器官具有特异性的诊断腧穴。临床上配合特殊诊断腧穴,往往可以做出明确的定性和定位诊断。例如肺俞或中府穴出现压痛,提示呼吸系统病变,配合库房穴压痛则可诊断为气管炎;配合五里穴压痛,就能诊断为肺炎,哪一侧五里穴压痛明显,病变就在哪一侧。

ti

提插补泻

针刺补泻手法名。指针刺得气后,以针上下进退的快慢和用力的轻重来分别补泻的方法。《难经·七十八难》:"得气,因推而内之,是谓补,动而伸之,是谓泻。"意指插针为补,提针为泻。后世医家在此基础上发展为提插补泻手法。即以先浅后深,重插轻提(紧按慢提),提插幅度小,频率慢为补法;以先深后浅,轻插重提(紧提慢按),提插幅度大,频率快为泻法。

提插法

针刺基本手法之一。指针刺时,针体在腧穴内上提下插的手法。提插的幅度一般为2~3分,不宜过大,但轻重快慢则应根据病情虚实而有所区别。补法以插为主,重插轻提(紧按慢提);泻法以提为主,重提轻插(紧提慢按)。大幅度的反复紧按称捣针法,轻微的有节律的捣动称为雀啄法。

提插行气

行气法之一。指用提插手法来控制针感传导方向的方法。《针灸大成》:"徐推其针气自往,微引其针气自来。"又:"推之则前,引之则止。"盖推指插针,引指提针。意指提插可以加强针感和促使它扩散传导的作用。

提法

针刺手法名。出自明代徐凤《金针赋》,是在《针经指南》十四法基础上加入"提"与"按"对举。"轻浮豆许曰提。"补泻法中以按属补,以提属泻,《针灸问对》:"欲泻之时,以手捻针,慢慢伸提豆许,无得转动再出,每次提之,令细细吸气五口……故曰提以抽气。"指针刺入腧穴后,向上抽提的方法。

提气法

针刺手法名。施术时先用提插法,若因邪实壅滞,荣卫不行而致者,应先慢按紧提行六阴之数泻去邪气;如因经气不足,荣卫失调而致者,应先紧按慢提行九阳之数,补充其原气,待邪实已去,真气大至,手下感觉沉满之时,即一面微微捻针使经气行运加速,一面轻轻将针上提,荣卫之气聚集针下,荣行卫布,冷麻之症自痊。《针灸大成》:"凡用针之时,先从阴数,以觉气至。微捻轻提其针,使针下经络气聚,可治冷麻之症。"

提针法

针刺手法名。见明代方贤《奇效良方·针灸门》。即提气法,见该条。

体表标志定穴法

是以体表的明显的解剖特征为标志的定穴方法,是定穴的基本方法之一。筋肉骨节构成体表的主要标志,其他如五官、毛发、爪甲、乳头、脐窝等,都属于固定的体表标志;各关节的皮肤皱纹,经活动而出现的筋肉凹陷,则属于活动的体表标志,这些都是腧穴厘定的基准。例如,大椎穴在第七颈椎棘突下,鹤顶穴在髌骨上缘中点稍上方的凹陷处,印堂穴在两眉之间中点处,委中穴在腘横纹中点处等。

体骨

奇穴名。即髋骨穴,见《奇效良方》:"体骨四穴,在梁丘两傍各开一寸五分,两足共四穴,治腿疼,可灸二七壮。"见"髋骨"条。

体位定穴法

是以某些特定的体位或姿势为标志来量取腧穴的方法。例如,手五指并拢,搭于对侧肩上,拇指靠近颈根时,中指尖到达处为肩井穴;两手拇、食指张开、虎口交叉,食指尖到达处为列缺穴;手掌握于膝盖内侧,拇指尽端处为血海穴;卷耳取耳尖穴;身体直立,两臂下垂,手中指尖到达处取风市穴等。体位定穴法属于一种经验定穴法,实际运用中,应与骨度分寸法等定穴法互相参照。

体针

针灸疗法名。指选取经穴或奇穴等来治病的针法,以区别于一些局限性取穴的针法,如耳针、头针等。临床上有体针取穴,耳针取穴;体针麻醉,耳针麻醉等称法。

体针麻醉

针刺麻醉法之一。是相对于耳针麻醉、面针麻醉等法而言。指以针刺经穴或经外奇穴为主的一种针麻方法。其法根据不同手术,按循经取穴、辨证取穴、神经节段取穴等原则,选配适当腧穴。术前按针麻常规给予辅助用药,针麻诱导。手法以提插、捻转为主,频率每分钟120次左右,或用针麻仪以电脉冲刺激,刺激强度均以达到手术要求且患者所耐受为度。体针麻醉广泛应用于针麻临床。

替灸膏

敷贴用方药之一。宋代杨倓《杨氏家藏方》卷九:"替灸膏治下焦虚冷,真气衰弱,泄利腹痛,气短……附子一两,吴茱萸、马蔺花、蛇床子三味各一分,木香一钱,肉桂去粗皮二钱,右件为细末,每用一大匙,先以生姜汁……作糊,方调药摊纸上,贴脐并脐下,须臾觉脐热为度。"

tian

天白

经穴别名。即通天穴,见《针灸甲乙经》。见该条。

天伯

经穴别名。即通天穴,见《铜人腧穴针灸图经》。见该条。

天部

腧穴深浅分部名,指浅层,当皮下部分。又称天才。《金针赋》:"初针,刺至皮内,乃曰天才。"

天池

一、经穴名。见《灵枢·本输》。属手厥阴心包经,为手厥阴、足少阳之会。别名:天会。定位:在胸部,当第四肋间隙,乳头外1寸,前正中线旁开5寸。局部解剖:布有胸前神经肌支及第四肋间神经,在胸大肌外下部,胸小肌下部起端,深层为第四肋间内、外肌;并有胸腹壁静脉,胸外侧动、静脉分支通过。主治:胸膈满闷,胁肋疼痛,咳嗽,气喘,腋下肿痛,瘰疬;心绞痛、肋间神经痛,心肌炎,乳腺炎,颈淋巴结结核等。刺灸法:针尖向外斜刺0.3~0.5寸;艾炷灸1~3壮,或艾条炎3~5min。

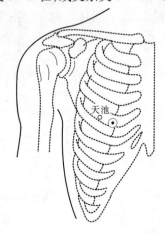

附一:腧穴定位文献记载

《灵枢·本输》:腋下三寸。

《针灸甲乙经》:在乳后一寸,腋下三寸。

《素问·气府论篇》王冰注:在孔后同身寸之二寸。

《医宗金鉴》:在乳旁一二寸许,直腋下行三寸,胁之撅起肋骨间。

《针灸集成》:在乳后一寸,下五分。

附二:腧穴主治文献记载

《针灸甲乙经》:寒热,胸满,头痛,四肢不举,腋下肿,上气,胸中有声,喉中鸣。

《备急千金要方》:颈痛。

《太平圣惠方》:瘤疟,热病汗不出;上气咳嗽。

《针灸大成》:胸中有声,胸膈烦满,热病汗不出,头痛,四肢不举,腋下肿,上气,寒热痎疟,臂痛,目眈眈不明。

《铜人腧穴针灸图经》:胸膈烦满。

《循经考穴编》:胁肋疼痛,马刀瘰疬。

《类经图翼》:目眈眈不明。

二、承浆别名,见《针灸甲乙经》。见该条。

天冲

经穴名。见《针灸甲乙经》。属足少阳胆经,为足太阳、少阳之会。别名:天衢。定位:在头部,当耳根后缘直上入发际2寸,率谷后0.5寸。局部解剖:布有耳大神经支;有耳后动、静脉通过。主治:头痛,耳鸣,齿龈肿痛,惊悸,癫疾,瘿气;瘰疬,齿龈炎等。刺灸法:平刺0.5~0.8寸;艾炷灸1~3壮,或艾条灸3~5min。

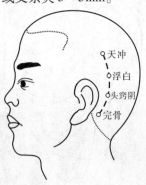

附一:腧穴定位文献记载

《针灸甲乙经》:在耳上如前三分。

《十四经发挥》:在耳后发际二寸耳上,如前三分。

《医学入门》:在耳上如前三分。

《循经考穴编》:在耳平后三分,入发际二寸。

《医宗金鉴》:从率谷后行耳后三分许,入发际二寸。

附二:腧穴主治文献记载

《针灸甲乙经》:头痛。

《备急千金要方》:瘿;癫疾互引,数惊悸。

《外台秘要方》:痉互引,善惊。

《铜人腧穴针灸图经》:牙龈肿。

《针灸大成》:癫疾风痉,牙龈肿,善惊恐,头痛。

《循经考穴编》:偏正头疼,耳虚鸣湿痒。

天聪

奇穴名。见《备急千金要方》。定位:位于头顶正中线,入前发际2.7寸处。主治:伤寒。刺灸法:沿皮刺0.3~0.5寸,艾炷灸1~3壮。

附:文献记载

《备急千金要方》:"伤寒……若病者三、四日以上,宜先灸胸上二十壮。以绳度鼻正上尽发际,中屈绳断去半,便从发际入发中,灸绳头,名曰天聪。又灸两颞颥,又灸两风池,又灸肝输百壮,余处各二十壮。又灸太冲三十壮,神验。"

天窗

经穴名。见《灵枢·本输》。属手太阳小肠经。别名:窗笼、天笼。定位:在颈外侧部,胸锁乳突肌后缘,扶突后,与喉结相平。局部解剖:布有颈皮神经,正当耳大神经丛的发出部及枕小神经处,在斜方肌前缘,肩胛提肌后缘,深层为头夹肌;有耳后动、静脉及枕动、静脉分支。主治:耳鸣耳聋,头痛,颊肿,暴喑,咽喉肿痛,颈项强痛,中风口噤瘿肿,癫狂等。刺灸法:直刺0.5~1寸;艾炷灸3壮,或艾条灸5~10min。

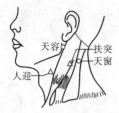

附一:腧穴定位文献记载

《针灸甲乙经》:在曲颊下,扶突后,动脉应手陷者中。

《医学入门》:完骨下,发际上,颈上大筋处动脉陷中。

《循经考穴编》广注:盖此穴在风池、翳风之间。

《针灸集成》:在直耳下二寸。

附二:腧穴主治文献记载

《针灸甲乙经》:颊肿痛;耳聋无闻;耳鸣;瘿。

《备急千金要方》:狂邪鬼语;喉嗌痛;漏颈痛;耳聋鸣聋;面皮热。

《千金翼方》:癫狂;头痛隐疹。

《普济方》:咽冷声破。

《针灸大成》:痔瘘,颈痛,肩痛引颈不得回顾,耳聋颊肿,喉中痛,暴喑不能言,齿噤中风。

《循经考穴编》:鼠瘘。

天顶

经穴别名。即天鼎,见《太平圣惠方》。详见该条。

天鼎

经穴名。见《针灸甲乙经》。属手阳明大肠经。别名:天顶。定位:在颈外侧部,胸锁乳突肌后缘,当喉结旁,扶突穴与缺盆连线中点。局部解剖:为副神经、颈皮神经在胸锁乳突肌后缘穿出处;深层为膈神经的起点;在胸锁乳突肌下部后缘,浅层为颈阔肌,深层为中斜角肌起点;浅部有颈外浅静脉及深层内侧有颈升动脉通过。主治:暴喑,气梗,咽喉肿痛,瘰疬,瘿气,舌骨肌麻痹,咽喉炎,扁桃体炎,颈淋巴结结核,甲状腺功能亢进等。刺灸法:直刺0.3~0.5寸;艾炷灸3~5壮,或艾条灸3~10min。

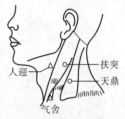

附一:腧穴定位文献记载

《针灸甲乙经》:在缺盆上,直扶突,气舍后一寸五分。

《备急千金要方》:在颈缺盆直扶突,曲颊下一寸,人迎后。

《素问·气府论篇》王冰注:在颈缺盆上,直扶突,气舍后同身寸之半(寸)。

《太平圣惠方》:在颈缺盆,直扶突,气舍后一寸陷者中。

《铜人腧穴针灸图经》:在颈缺盆,直扶突后一寸。

《循经考穴编》广注:扶突后寸半,合人迎后三寸。一法迳取结喉旁开四寸五分。

《医宗金鉴》:缺盆上,直行扶突下一寸。

《针灸集成》:颈筋下,肩井内一寸四分。

附二:腧穴主治文献记载

《针灸甲乙经》:暴瘖气哽,喉痹咽痛,不得息,食饮不下。

《太平圣惠方》:喉中鸣。

《针灸大成》:暴瘖气哽,喉痹嗌肿,不得息,饮食不下,喉中鸣。

天府

经穴名。见《灵枢·本输》。属手太阴肺经。定位:在臂内侧面,腋前纹头下3寸处。简便取法,臂向前平举,俯头鼻尖接触上臂内侧处是穴。局部解剖:在肱二头肌桡侧,有头静脉及肱动、静脉分支通过;分布有肌皮神经及臂外侧皮神经。主治:

咳嗽,气喘,鼻衄,瘿气,臑痛,紫、白癜风;支气管炎,支气管哮喘,扁桃体炎等。刺灸法:直刺0.5~1寸;艾炷灸3~5壮,或艾条灸5~10min。

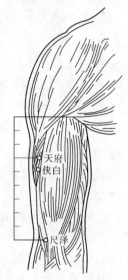

附一:腧穴定位文献记载

《针灸甲乙经》:在腋下三寸,臂臑内廉动脉中。

《铜人腧穴针灸图经》:在腋下三寸中,以鼻取之。

《循经考穴编》广注:宜直手合掌,眼视中指,取鼻尖点到处是。一法,与乳相平取之亦可。

《针灸集成》:距腋下三寸,在臂上前廉直对尺泽,相距七寸半。

附二:腧穴主治文献记载

《灵枢·寒热病》:暴瘅内逆,肝肺相搏,血溢鼻口。

《针灸甲乙经》:咳上气,喘不得息……身胀,逆息不得卧;风汗出,身肿,喘喝,多睡,恍惚,善忘,嗜卧不觉。

《备急千金要方》:卒中恶风邪气,飞尸恶疰,鬼语遁尸;疟病;瘿恶气。

《针灸大成》:暴痹,口鼻衄血,中风邪,泣出,喜忘,飞尸恶疰,鬼语,喘息,寒热疟,目眩,远视肮肮,瘿气。

《循经考穴编》:紫、白癜风;臑病。

▲注:本穴《针灸甲乙经》云:禁不可灸,灸之令人逆气。

天盖

缺盆穴别名。见《针灸甲乙经》。详见该条。

天干

又称十干。《汉书·食货志》颜师古注:"干,犹个也。"即甲、乙、丙、丁、戊、己、庚、辛、壬、癸,古人记载日时的名称。《灵枢·邪客》中"天有十日"即为此意。与十二地支相合,简称干支。参见"干支"条。

天会

天池穴别名。见《针灸甲乙经》。详见该条。

天泾

天温之误,为天泉别名。见《东医宝鉴》。详见该条。

天井

经穴名。见《灵枢·本输》。属手少阳三焦经,为本经合穴。定位:臂外侧,屈肘时,当肘尖(尺骨鹰嘴)直上1寸凹陷处。局部解剖:布有臂背侧皮神经和桡神经肌支;在肱骨下端后面鹰嘴窝中,有肱三头肌腱;并有肘关节动、静脉网通过。主治:偏头痛,目赤,耳聋,胁肋、颈项、肩臂痛,瘰疬,疮肿,痫证;气管炎,扁桃体炎,心绞痛,荨麻疹,神经性皮炎等。刺灸法:直刺0.5~1寸;艾炷灸3~5壮,或艾条灸5~10min。

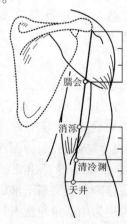

附一:腧穴定位文献记载

《灵枢·本输》:在肘外大骨之上陷者中也。

《针灸甲乙经》:在肘外大骨之后一寸两筋间陷者中。

《备急千金要方》:在肘后外大骨后一寸两筋间陷者中。

《针灸大成》:肘外大骨后,肘上一寸,辅骨上两筋叉骨罅中,屈肘拱胸取之。

《循经考穴编》:一法:宜叉手腰间,取肘外大骨尖上去一寸,两筋叉骨罅间。

《针灸集成》:在肘微后些正中陷中。

附二:腧穴主治文献记载

《素问·咳论篇》:咳而腹满,不欲食饮。

《针灸甲乙经》:肘痛引肩,不可屈伸,振寒热,颈项肩背痛,臂瘘痹不仁,疟食时发,心痛,悲伤不乐;大风,默默不知所痛,嗜卧,善惊,瘛疭;癫疾吐血(舌)沫出,羊鸣戾颈;胸痹心痛,肩肉麻木。

《备急千金要方》:短气不得语。

《扁鹊神应针灸玉龙经》:五噎十膈,反胃吐食;风痹筋挛骨痛;小腹胀疼;瘰疬。

《针灸大成》:心胸痛,咳嗽上气,短气不得语,唾脓,不嗜食,寒热悽悽不得卧,惊悸瘛疭,癫疾,五痫,风痹,耳聋嗌肿,喉痹汗出,目锐眦痛,颊肿痛,耳后,臑臂肘痛,捉物不得,嗜卧,扑伤腰髋疼,振寒颈项痛,大风默默不知所痛,悲伤不乐,脚气上攻。

《循经考穴编》:锐眦赤,偏头痛。

《类经图翼》:瘰疬,疮肿,瘾疹。

《外科大成》:石榴疽,疽毒,疟腮,五痔。

天臼

通天穴别名。见《针灸甲乙经》,"臼",《外台秘要》误作"白",《铜人腧穴针灸图经》误作"伯"。详见"通天"条。

天灸

灸法名。是不用艾,不用火,将某种药物涂在施灸部位,以收到灸治效果的方法。此法即药物外敷法。一般是涂敷较强刺激性的药物,涂后往往皮肤起泡,与烧灼灸法的作用非常相似。现称发泡疗法,或称发泡灸,也称自灸、天灸,最早见于南北朝宗懔所撰《荆楚岁时记》:"八月十四日,民并以朱水点儿头额,名为天灸。"《本草纲目》卷五露水条:"八月朔日,收取摩墨,点太阳穴止头痛,点膏肓穴治痨瘵,谓之天灸。"这种点灸或涂墨的天灸法,在其他书中也有记载。它是古代的民间习俗,意在消灾祛病。也有用一般药物贴敷患处或腧穴,并不引起发泡而治病的方法。如外伤红肿用栀子研碎,酒调外敷,或用栀子、红花、连翘等分研碎,酒调外敷,均有消肿止痛之效。引起皮肤发泡的天灸,古书记载也很多。如《针灸资生经》第三记载:"乡居人用旱莲草推碎,置于手掌上一夫,当两筋中,以古文钱压之,系之以故帛,未灸即起小泡,谓之天灸,尚能愈疟。"今用者有毛茛灸、斑蝥灸、旱莲灸、蒜泥灸、白芥子灸等。

天瞿

天突别名。见《备急千金要方》。详见该条。

天瞿旁穴

奇穴名。见《千金翼方》。定位:位于颈前部,胸骨柄颈上切迹凹陷中点旁开1.5寸处。主治:瘿病。刺灸法:艾炷灸3壮。

附:文献记载

《千金翼方》:瘿,灸天瞿三百壮,横三间寸灸之。

天髎

经穴名。见《针灸甲乙经》。属手少阳三焦经,为手少阳、阳维之会。定位:在肩胛部,肩井与曲垣的中间,当肩胛骨上角外。局部解剖:布有第一胸神经后支外侧皮支,副神经,深层为肩胛上神经肌支;有斜方肌、冈上肌;有颈横动脉降支及深层的肩胛上动脉肌支通过。主治:肩臂痛,颈项强痛,身热汗不出,胸中烦满;肩关节周围炎,鼻炎等。刺灸法:直刺 0.5 ~ 0.8 寸;艾炷灸 3 ~ 7 壮,或艾条灸 5 ~ 15min。

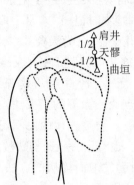

附一:腧穴定位文献记载

《针灸甲乙经》:在肩缺盆中,毖骨之间陷者中。

《针灸聚英》:肩缺盆中,上毖骨际陷中央,须缺盆陷处,上有空,起肉上是穴。

《循经考穴编》广注:须取缺盆上毖骨际,肩雍肉上与大杼附约间寸许。

《类经图翼》:一曰直肩井后一寸。

附二:腧穴主治文献记载

《针灸甲乙经》:身热汗不出,胸中热满。

《备急千金要方》:肩重痛不举;热病,烦心,心闷而汗不出。

《铜人腧穴针灸图经》:肩肘中痛引颈项急,寒热,缺盆中痛,汗不出,胸中烦满。

《针灸大成》:胸中烦闷,肩臂酸疼,缺盆中痛,汗不出,胸中烦满,颈项急,寒热。

《循经考穴编》:项肿大。

▲注:本穴《素问·气府论篇》王冰注作:手足少阳、阳维之会。《外台秘要方》载为足少阳、阳维之会。

天笼

天窗穴别名。见《循经考穴编》。详见该条。

天满

百会穴别名。见《针灸资生经》注。详见该条。

天南星

敷贴用药之一。为天南星科多年生草本植物天南星 Arisaema erubescens (Wall.) Schott. 的干燥块茎。《本草纲目》卷十七:"性紧而毒,故能攻积拔肿,而治口喎、舌糜。"所载外敷法:"口眼喎斜,天南星生研末,自然姜汁调之,左贴右,右贴左。""小儿口疮,白屑如鹅口,不须服药,以生天南星,去皮脐,研末,醋调,涂足心。"《针灸资生经》:"大智禅师云:皮肤头面生瘤,大如拳,小如粟;或软或硬,不痛,不可辄针灸。天南星滴少醋研膏,先将小针刺病处令气透,以膏药摊纸上贴。"

天衢

即天冲穴,见《备急千金要方》。因"郁(冲)"与"衢"形近而误。详见该条。

天泉

经穴名。见《针灸甲乙经》。属手厥阴心包经。别名:天温。定位:在臂内侧,当腋前纹头下 2 寸,肱二头肌的长、短头之间。局部解剖:布有臂内侧皮神经及肌皮神经;在肱二头肌的长、短头之间;有肱动、静脉肌支通过。主治:心痛,胸胁胀满,咳逆,胸背及上臂内侧痛;心绞痛等。刺灸法:直刺 0.5 ~ 1 寸;艾炷灸 3 ~ 5 壮,或艾条灸 5 ~ 10min。

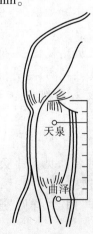

附一:腧穴定位文献记载

《针灸甲乙经》:在曲腋下去臂二寸。

《备急千金要方》:在腋下二寸。

《针灸大全》:腋下三寸。

《医宗金鉴》:从天池穴斜上,绕腋循臂内廉下行二寸。

《针灸集成》:在臂内廉,极泉直下一寸大些。

附二:腧穴主治文献记载

《针灸甲乙经》:石水;足不收,痛不可以行。

《铜人腧穴针灸图经》:心病,胸胁支满,欬逆。

《普济方》:水病。

《针灸大成》:目䀮䀮不明,恶风寒,心病,胸胁支满,咳逆,膺背髀间、臂内廉痛。

《针方六集》:咳逆心胸烦满,胁下支满;肘中挛急。

天容

经穴名。见《灵枢·本输》。属手太阳小肠经。定位:在颈外侧部,当下颌角的后方,胸锁乳突肌的前缘凹陷中。局部解剖:布有耳大神经的前支,面神经的颈支,副神经;深层为交感神经干的颈上神经节;在胸锁乳突肌上部前缘,二腹肌后腹的下缘,前为颈外浅静脉,有颈内动、静脉。主治:耳聋,耳鸣,咽喉肿痛,咽梗,颊肿,颈项肿痛,瘿气,咳逆喘息,胸痛,肩疼等。刺灸法:直刺0.5~0.8寸;艾炷灸3~5壮,或艾条灸5~10min。

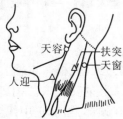

现代研究证明:电针天容穴对脑膜血管舒缩有一定影响,其变化与电针参数有关。弱电流可引起软脑膜小动脉明显扩张,强电流可引起软脑膜血管收缩。针刺天容穴对奥迪括约肌有明显解痉作用,且能促进胆总管的收缩和胆汁分泌,并有良好的镇痛作用。

附一:腧穴定位文献记载

《针灸甲乙经》:在耳下曲颊后。

《医学入门》:耳下颊车后陷中。

《针灸集成》:在颊车向后二寸大些。

附二:腧穴主治文献记载

《灵枢·刺节真邪》:阳气大逆,上满于胸中,愤瞋肩息,大气逆上,喘喝坐伏,病恶埃烟,饲不得息。

《针灸甲乙经》:疝积,胸中痛,不得息;咳逆上气唾沫;肩痛不可举;颈项痛肿不能言;耳聋,聭聭无所闻;喉痹;寒热。

《备急千金要方》:咳逆上气喘息,呕沫齿噤;哽咽。

《针灸资生经》:气逆喘鸣。

《针灸大成》:喉痹寒热,咽中如梗,瘿颈,项痛,不可回顾,不能言,胸痛,胸满不得息,呕逆吐沫,齿噤,耳聋耳鸣。

《循经考穴编》:颈项瘰疬。

▲注:本穴原属足少阳胆经,《针灸甲乙经》归属手少阳三焦经,《外台秘要方》《铜人腧穴针灸图经》归为手太阳小肠经。

天湿

即天温,见《外台秘要方》。天泉穴别名。

天枢

经穴名。见《灵枢·骨度》。属足阳明胃经,为大肠之募穴。别名:循际、长溪、谷门、循元、补元。定位:在腹中部,距脐中2寸。局部解剖:布有第十肋间神经分支,在腹直肌及其鞘处,有第十肋间动、静脉分支及腹壁下动、静脉通过。主治:腹痛绕脐,肠鸣腹胀,呕吐,便秘,泄泻,痢疾,水肿,月经不调,癥瘕;急、慢性胃肠炎,急性胰腺炎,肠道蛔虫症,肠梗阻,阑尾炎,肠粘连,肠麻痹,子宫内膜炎等。刺灸法:直刺

0.8~1.2 寸;艾炷灸 7~15 壮,或艾条灸 10~20min。

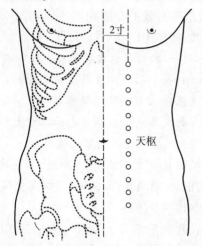

现代研究证明:针刺天枢穴可使肠功能趋向正常化。电针急性菌痢患者的天枢穴,3min 后肠鸣音就有明显变化,有的减弱,有的增强,但于 15~30min 后,肠鸣音明显降低,停针后又恢复到针前水平。针刺天枢穴对急、慢性肠炎,菌痢,泄泻,便秘等疾病有显著疗效,可使症状明显减轻,加快康复。深刺天枢穴治疗结肠慢传输型便秘近期疗效确切,并有一定的中期疗效,且无不良反应。针刺天枢对肺功能有影响,针后安静肺通气量、耗气量、最大通气量都呈下降趋势。以针刺天枢穴为主治疗泌尿系结石,排石率达 50% 左右。天枢穴可提高机体免疫功能。动物实验表明,对实验性菌痢的动物针刺"天枢""内关""足三里",发现动物体中抗体产生速度较对照组提前 4 日,其凝集效价较对照组提高 2 倍,抗体维持时间也较长。血浆溶菌酶及调理素含量升高,针刺正常人体的天枢,配足三里穴,发现针后补体效价提高。在菌痢患者身上针刺天枢,配上巨虚穴,能使血清补体结合含量均有不同程度的提高,免疫球蛋白也有不同的升高。针后 3 日,增高极显著。

附一:腧穴定位文献记载

《针灸甲乙经》:去肓俞一寸五分,侠脐两旁各二寸陷者中。

《备急千金要方》:穴在脐旁相对,横去脐两旁各二寸。

《素问·气府论篇》王冰注:在滑肉门下同身寸之一寸,正当平脐。

《医学入门》:平脐旁三寸。

附二:腧穴主治文献记载

《脉经》:尺脉紧,脐下痛。

《针灸甲乙经》:疟振寒,热甚狂言;气疝烦呕,面肿,奔豚;腹胀肠鸣,气上冲胸,不能久立,腹中痛濯濯;冬日重感于寒则泄;当脐而痛,肠胃间游气切痛;食不化,不嗜食,身肿,侠脐急;脐疝绕脐而痛,时上冲心;女子胞中痛,月水不以时休止;阴疝。

《备急千金要方》:久冷及妇人癥瘕,肠鸣泄利,绕脐绞痛,唾血吐血,面浮肿;狂言恍惚,小便不利;大便注泄;胀满、肾冷瘕聚泄利;腹中尽痛。

《千金翼方》:体重四肢不举;吐血,腹痛雷鸣。

《外台秘要方》:脾胀;身重。

《太平圣惠方》:女子漏下赤白,及腹大坚,食不化,面色苍苍。

《针灸大成》:奔豚,泄泻,肠疝,赤白痢,水利不止,食不下,水肿,腹胀肠鸣,上气冲胸,不能久立,久积冷气,绕脐切痛,时上冲心,烦满呕吐,霍乱,冬月感寒泄利,疟寒热狂言,伤寒饮水过多,腹胀气喘,妇人女子癥瘕,血结成块,漏下赤白,月事不时。

《扁鹊神应针灸玉龙经》:脾泻。

《循经考穴编》:一切下元虚冷;痢后手挛足挛。

天突

经穴名。见《灵枢·本输》。属任脉,为任脉、阴维脉的交会穴。别名:玉户、天瞿。定位:在颈部,当前正中线上,胸骨上窝正中。局部解剖:布有锁骨上神经前支,皮下有颈静脉弓,甲状腺下动脉分支,深部为气管,胸骨柄后方为无名静脉及主动脉弓。主治:咳嗽,哮喘,咯血,梅核气,失声,呃逆,噎膈,瘿瘤;支气管哮喘,支气管炎,咽喉炎等。刺灸法:直刺 0.1 ~ 0.5 寸;艾炷灸 3 ~5 壮,或艾条灸 5 ~ 10min。

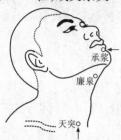

临床观察,对甲状腺功能亢进患者有较好的治疗效果,可使甲状腺缩小,症状消失,基础代谢率明显降低。对地方性甲状腺肿的治疗有明显效果,可使尿中排碘量明显降低,甲状腺对碘的吸聚和利用能力提高。电针天突穴对呼吸衰竭有一定疗效,特别是对外周性呼吸衰竭疗效明显。对支气管平滑肌有调整作用,可以治疗支气管哮喘。针刺天突、肺俞等穴,无论吸气或呼气阶段的气道阻力,都从增高状态明显下降,特别是呼气时的气道阻力下降最为明显。X 线观察,针刺天突、膻中穴,可使健康人食管蠕动增加,内径增宽,也可使食管癌肿瘤部的上、下段食管蠕动呈相同改变。针刺天突穴对免疫细胞功能有调整作用,可以看到淋巴母细胞转化率明显提高;而对于某些淋巴母细胞较高的针麻患者,针刺后反见下降。针刺天突穴还能增加血中嗜酸性粒细胞。

附一:腧穴定位文献记载

《针灸甲乙经》:在颈结喉下二寸中央宛宛中。

《太平圣惠方》:在结喉下一夫陷者宛宛中。

《医宗金鉴》:从璇玑上行一寸,天突穴也。

附二:腧穴主治文献记载

《针灸甲乙经》:咳上气,喘,暴瘖不能言,及舌下侠缝青脉,颈有大气,喉痹,咽中干急,不得息,喉中鸣,翕翕寒热,颈肿肩痛,胸满腹皮热衄,气哽,心痛,隐疹,头痛,面皮赤热,身肉尽不仁。

《铜人腧穴针灸图经》:咳嗽上气,胸中气噎,喉中状如水鸡声,肺痈咯血,气咽干,舌下急,喉中生疮,不得下食。

《针灸大成》:面皮热,上气咳逆,气暴喘,咽肿咽冷,声破,喉中生疮,喉猜猜喀脓血,喑不能言,身寒热,颈肿,哮喘,喉中翕翕如水鸡声,胸中气梗梗,侠舌缝青脉,舌下急,心与背相控而痛,五噎,黄疸,醋心,多唾,呕吐,瘿瘤。

天温

经穴别名。即天泉穴,见《针灸甲乙经》。详见该条。

天五会

人迎穴别名。见《针灸甲乙经》。《铜人腧穴针灸图经》缺"天"字。详见该条。

天溪

经穴名。见《针灸甲乙经》。属足太阴脾经。定位:在胸外侧部,当第四肋间隙,距前正中线 6 寸。局部解剖:在胸大肌外下缘,下层为前锯肌,再深层有肋间内、外肌;分布有第四肋间神经外侧皮支;有胸外侧动、静脉分支,胸腹壁动、静脉,第四肋间动、静脉。主治:胸胁满痛,咳嗽气喘,呃逆,乳痈;产后乳汁分泌不足,乳腺炎等。刺灸法:斜刺或向外平刺 0.5 ~ 0.8 寸(禁深刺);艾炷灸 3 ~5 壮,或艾条灸 5 ~10min。

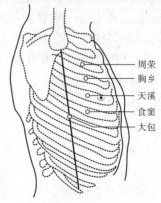

附一：腧穴定位文献记载

《针灸甲乙经》：在胸乡下一寸六分陷者中，仰而取之。

《针灸大成》：胸乡下一寸六分陷中，去胸中行各六寸。

《循经考穴编》广注：一法璇玑旁开六寸，直下五寸八分，与膻中平。

《针灸集成》：直乳头后二寸。

附二：腧穴主治文献记载

《针灸甲乙经》：胸中满痛，乳肿，溃痛，咳逆上气，咽喉喝有声。

《备急千金要方》：喉鸣暴瘖气哽。

《外台秘要方》：胸中满痛，乳肿，咳逆上气，喉鸣有声。

《医学入门》：喘气。

《循经考穴编》：膺胁疼痛上气。

《针灸大成》：胸中满痛，贲膺，咳逆上气，喉中作声，妇人乳肿瘭痛。

天心

奇穴名。见《活婴秘旨》。定位：位于手掌部，第四掌骨基底前方即"劳宫"穴尺侧稍右方。主治：天吊惊风，口眼㖞斜等。刺灸法：针 0.1 ~ 0.2 寸，艾炷灸 3 ~ 4 壮。

附：文献记载

《活婴秘旨》：天心穴，针入寸许，止天吊惊风，口眼㖞斜，运之，效。

《经穴汇解》：在劳宫内傍。

天星十二穴

由天星十一穴加上太冲组成，见《马丹阳天星十二穴主治杂病歌》，歌曰："三里内庭穴，曲池合谷接，委中配承山，太冲昆仑穴，环跳与阳陵，通里并列缺，合担用法担，合截用法截，三百六十穴，不出十二诀。"

天星十一穴

十一个经验效穴。《扁鹊神应针灸玉龙经》载《天星十一歌诀》："三里内庭穴，曲池合谷彻，委中配承山，下至昆仑绝，环

跳与阳陵，通里与列缺，合担用法担，合截用法截。专心常记此，莫与闲人说，三百六十法，不如十一穴。"后《针灸大全》所载，又增太冲穴，文字略异，名《马丹阳天星十二穴》，参见该条。

天医

古代针灸宜忌说之一。见《黄帝虾蟆经》第七。按日时的干支推算天医所在，为治病吉利日时，有"行年天送""月天医""日天医"等。

天应穴

即阿是穴。《扁鹊神应针灸玉龙经》："不定穴，又名天应穴，但疼痛便针。"参见"阿是穴"条。

天牖

经穴名。见《灵枢·本输》。属手少阳三焦经。定位：在颈侧部，当乳突的后方直下，平下颌角胸锁乳突肌的后缘。或于天容与天柱穴之间定位。局部解剖：布有枕小神经本干，深层为副神经、颈神经；在胸锁乳突肌后缘，有枕动脉的肌支，耳后动、静脉及颈后浅静脉通过。主治：头痛，头晕，目眩面肿，项强耳聋，喉痹，鼻衄，瘰疬；结膜炎，鼻炎，乳腺炎等。刺灸法：直刺 0.5 ~ 1 寸；艾炷灸 1 ~ 3 壮，或艾条灸 3 ~ 5min。

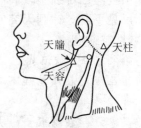

附一：腧穴定位文献记载

《针灸甲乙经》：在颈筋间，缺盆上，天容后，天柱前，完骨后，发际上。

《备急千金要方》：在颈筋缺盆上，天容后、天柱前，完骨下，发际上一寸。

《千金翼方》：一云在风池上一寸。

《太平圣惠方》：在完骨穴下发际宛宛中。

《循经考穴编》：约上发际寸许，居翳风下，颔骨尽处壅肉上为是。又法：约结喉旁开七寸五分。

《针灸集成》：在风池下一寸微外些。

附二：腧穴主治文献记载

《灵枢·寒热病》：暴聋气蒙，耳目不明。

《针灸甲乙经》：肩背痛，寒热，瘰疬，绕颈有大气，暴聋气蒙瞀，耳目不明，头颔痛，泪出，鼻衄不得息，不知香臭，风眩，喉痹。

《备急千金要方》：目泪出，目不明，耳不聪；乳肿，缺盆中肿；颈项肿不可俯仰，颊肿引耳后。

《铜人腧穴针灸图经》：头风面肿，项强不得回顾。

《太平圣惠方》：夜梦颠倒，面青黄无颜色；鼻塞不闻香臭。

《针灸大成》：暴聋气，目不明，耳不聪，夜梦颠倒，面青黄无颜色，头风面肿，项强不得回顾，目中痛。

▲注：本穴《医学入门》云：禁用针灸。

天元太乙歌

针灸歌赋名。见《扁鹊神应针灸神应经》。七言韵语，内容取自《席弘赋》。《针灸聚英》载此，称"瞿仙所撰"。瞿仙为明代宁献王朱权的别号，刘瑾《扁鹊神应针灸神应经》，即受朱命而作。

天柱

经穴名。见《素问·气府论篇》。属足太阳膀胱经。定位：在项部，大筋(斜方肌)外缘之后发际凹陷中，约当后发际正中旁开1.3寸。局部解剖：布有枕大神经干；在斜方肌起始部，深层为头半棘肌；有枕动、静脉干。主治：头痛，项强，眩晕，鼻塞，衄衄，目赤肿痛，咽喉肿痛，肩背痛，癫狂；扁桃体炎，咽炎，喉炎，视网膜出血等。

刺灸法：直刺或斜刺0.5~0.8寸(不宜向内上方深刺)；艾炷灸1~3壮，或艾条灸3~5min。

现代研究：有实验以表面电极刺激尺神经诱发小鱼际肌肌电，观察脑血栓形成恢复期患者的肌电幅度，结果表明，针刺患侧天柱，配扶突穴，可使肌电幅度升高，从针后5min开始，持续45min。

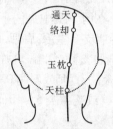

附一：腧穴定位文献记载

《针灸甲乙经》：在侠项后发际，大筋外廉陷者中。

《扁鹊心书》：在一椎下两旁齐肩。

《循经考穴编》广注：脑后发际当中，各开寸半，大筋外廉陷中，合居风池下寸半。又法当结喉旁各开九寸，风府之前，天牖之后。

《针灸集成》：在玉枕后二寸少，去中行风府七分，去风池六分。

附二：腧穴主治文献记载

《灵枢·寒热病》：暴挛痫眩，足不任身体。《厥病》：厥头痛，项先痛，腰脊为应。《口问》：泣出。

《针灸甲乙经》：眩，头痛重，目如脱，项似拔，狂见鬼，目上反，项直不可以顾；热病汗不出，癫疾互引；小儿惊痫；痉，咽肿难言；目䀮䀮赤痛。

《备急千金要方》：肩痛；风眩；狂易多言不休；癫疾呕沫，寒热痉互引；烦满汗不出。

《外台秘要方》：足不仁，身痛欲折。

《针灸大成》：足不任身体，肩背痛欲折，目䀮视，头旋脑痛，头风，鼻不知香臭，脑重如脱，项如拔，项强不可回顾。

《西方子明堂灸经》：目泪出。

天柱骨

骨骼名。指颈椎。《类经》卷七张介宾注："肩背之上,颈项之根,为天柱骨。"参见"柱骨"条。

天宗

经穴名。见《针灸甲乙经》。属手太阳小肠经。定位:在肩胛部,当冈下窝中央凹陷处,与第四胸椎相平。局部解剖:布有肩胛上神经;在冈下窝中央冈下肌中,有旋肩胛动、静脉肌支。主治:肩胛、肘、臂酸痛,颊颔肿痛,胸胁支满,气喘,乳痈,肩关节周围炎等。刺灸法:直刺或斜刺0.5~1寸;艾炷灸3~5壮,或艾条灸5~10min。

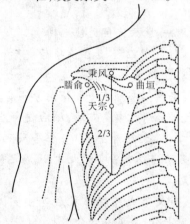

现代研究证明:用皮内针刺入天宗穴内,X线检查可见胆囊阴影缩小,即胆囊收缩增强。针刺天宗配肩井,对乳腺增生有很好的疗效。

附一:腧穴定位文献记载

《针灸甲乙经》:在秉风后大骨下陷者中。

《循经考穴编》广注:当是肩板骨下陷中。

《医宗金鉴》:肩骨下陷中。

《针灸集成》:在肩贞上一寸七分,横往内开一寸。

附二:腧穴主治文献记载

《针灸甲乙经》:肩重,肘臂痛不可举。

《外台秘要方》:胸胁支满,抢心欬逆。

《针灸大成》:肩臂酸痛,肘外后廉痛,颊颔肿。

《外科大成》:顶疽。

tiao

条口

经穴名。见《针灸甲乙经》。属足阳明胃经。定位:在小腿前外侧,当犊鼻下8寸,距胫骨前缘一横指(中指)。局部解剖:布有腓肠外侧皮神经及隐神经的皮支,深层为腓深神经;在胫骨前肌中,有胫前动、静脉通过。主治:膝胫冷痛麻痹,跗肿,小腿转筋,脘腹疼痛,肩臂痛;急、慢性肠炎,肩、膝关节炎,下肢瘫痪,坐骨神经痛等。刺灸法:直刺1~1.5寸;艾炷灸3~5壮,或艾条灸5~10min。

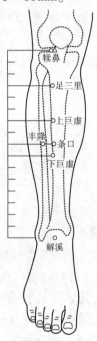

现代研究证明:电针条口穴能减轻患者肩疼痛和改善肩关节功能。

附一:腧穴定位文献记载

《针灸甲乙经》:在下廉上一寸。

《太平圣惠方》:在上廉下一寸。

《针灸大全》:条口膝下五寸许。

《医学入门》:三里下五寸。

《医宗金鉴》:从上巨虚下行二寸。

附二:腧穴主治文献记载

《针灸甲乙经》:胫痛,足缓失履,湿

痹,足下热不能久立。

《备急千金要方》:胫寒不得卧;膝股肿,胻酸转筋。

《针灸大成》:足麻木,风气,足下热,不能久立,足寒膝痛,胫寒湿痹,脚痛胻肿,转筋,足缓不收。

调和法

针刺手法名。即《针灸大成》中所称的平补平泻,见该条。

调气

刺法用语,指针刺具有调整经气的作用。《灵枢·刺节真邪》:"用针之类,在于调气。"调气可说是在取得针感的基础上适当调节其感应,以起到调整机体功能,增强人体抗病能力的作用。《灵枢·终始》:"凡刺之道,气调而止。"

调气法

指调节针感的各种方法。包括捻转、提插、呼吸配合、手指循按、龙虎升腾、纳气、青龙摆尾、白虎摇头、苍龟探穴、赤风迎源等法。《金针赋》:"及夫调气之法……气不至者,以手循摄,以爪切掐,以针摇动,进捻搓弹,直至气至……气不过者,以龙、虎、龟、凤通经接气大段之法驱而运之,仍以循摄爪切,无不应矣。"

挑摆法

挑针法的一种。选点消毒后,用巾钳(固定消毒布巾的固巾钳)或粗针一次多穿一些皮,挑起来做有节奏的不断摇摆,每分钟 40～80 次,好像扯着皮肤按摩一样。摇摆幅度视身体各部皮肤的松紧程度而定,皮肤松的摇摆幅度可大些,反之要小些。每次摇摆 10～30min 不等。摆力分强、中、弱三种,视患者病情而施。挑完出针后,按常规处理针口。

挑草子

针灸疗法名。即挑治法。宋代范成大《桂海虞衡志》:"寒热时疫,南中吏卒小民

使人以小锥刺……谓之挑草子。"

挑刺

刺法名。指用三棱针等刺入腧穴皮肤,再将其浅层组织挑断的方法。又分别称挑破而出血的为"破";挑破创口较大而放血的为"决";挑刺较深的为"掘"。

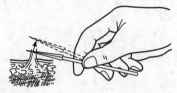

挑点法

挑针法的一种。挑点法纯粹用"挑"的动作进行。对准患者身体一个挑点的中心,作快速进针,并快速挑破皮肤,不加摇摆牵拉动作。这是用以破皮开口的常用挑法。

挑罐法

挑针法的一种。按病情需要先作某一种挑法,挑后以针口为中心,加拔一火罐(火罐的大小,吸拔时间长短,视病情和部位而定)。起罐后,把血迹抹净,常规消毒皮肤和针口。

挑筋法

挑针法的一种。选好针挑点并消毒后,持细长而有足够硬度的针(缝衣针或特制挑针均可),将针具放在挑点中心处,以慢进针法进针。当针穿过皮肤后,可放松左手食指的压力,右手同时把针尖翘高一些,提高针体作左右摇摆动作,把挑起的表皮拉断。挑开口后,便可挑出一些稍具黏性的皮内纤维(不是皮下纤维),挑一条拨出一条,直至把针口周围的纤维挑完为止。

挑筋灸癖法

针灸疗法名。挑治法的一种。明代龚信《古今医鉴》卷十三:"挑筋灸癖法:令患人低坐弯腰,医以右手大指、中指横掐住两胯骨尖上相平,横过中间脊骨陷处是穴……用药制过纸擦之,使皮肉麻木,用艾灸一

炷;将大布针穿丝线一条,将针放斜,横刺入皮如艾炷大,穿到线,慢慢勒破皮;然后用针斜入横挑过线,勒断白筋四五条。出鲜血易治,出紫血难愈。用真三七末少许掺上,血即止。再用艾灸三壮,用前膏药贴之。"

挑痧法

针灸疗法名。即对中暑、痧症的挑治。多于项背部选取敏感点进行挑治。

挑湿法

疗法名称。即挑脂法。见该条。

挑血法

挑针法的一种。本法挑的部位是体表的动、静脉和毛细血管。以"挑"为主,以"摆"为辅。开始第一针穿皮要稍多一些,摇摆一定时间(约1min)之后,用力把皮肤挑断。再用碎针挑法挑到一定深度,让血管渗出或流出血液。此法多用于实证、热性疾患及经脉淤滞、恶血内留者。

挑羊毛疗法

针挑疗法之一。对羊毛疗(毛孔凹陷,周边有一红圈,红圈多有一缺口,压之褪色,点中毫毛竖立挺直,有如钉子钉在皮孔上;如果把毛轻轻拔起,毛的根部常有一条黏性似羊毛状的细丝,同时被拔引出来)局部消毒后,用中、小号缝衣针作针具,用针尖横斜刺入挑点的毛囊根部(注意不要过浅过深),用柔力挑起毛根。这时,便会有一条带黏性的线状物随毛根而出。如果一次未成功,可如法再施之。如无毛丝样物,则须在毛根下作破坏性挑刺,挤出毒血,方能奏效。

挑针

又称挑治或针挑。是用三棱针等针具于腧穴或特殊疹点上,挑出皮下的白色纤维样物,或挤出一些液体以治病的方法。临床挑治多用于背部找疹点或选穴,如麦粒肿于肩胛部,食管静脉曲张于胸背两侧,

痔疾于腰骶部寻找疹点。疹点稍突起于皮面,颜色可为灰白、棕褐或淡红色不等,压之不褪色(须与毛囊炎、色素斑等相区别),每次挑1~2点,又可根据病情选取有关腧穴挑治。须注意消毒,挑治后局部以灭菌纱布封护。

挑治疗法

见"挑针"条。

挑脂法

挑针法的一种。首先选好挑点,消毒。然后左手两个手指固定在挑点旁边,向两侧压着不动。右手持针对准挑点中心,用"挑点法"的动作迅速挑开皮层,进入皮下。这时,皮下的脂肪小体由于受到两个指头旁边的压力,很快会向针口冒出来,再用针尖边挑边刮。把分布在脂肪团上的稀疏纤维挑断,尽量挤出脂肪小体,最后用针体把针口残留的脂肪刮干净,待取出脂肪小体后,针口涂上红汞,用纱布垫封压住针口,再用绷带包扎,加压3~5min,以防出血。一般5日后即可拆封。

挑痔法

针灸疗法名,指用针挑刺腰骶部的特殊疹点(痔点)或腧穴以治痔疾的方法,参见"挑针"条。

tie

铁离子普鲁士蓝反应法

也称蓝点法,是我国形态学工作者创造的用来研究针感点结构、探明腧穴中产生得气感的确切部位,判断和鉴定其形态结构或生理特征而采用的标记腧穴得气的方法之一。根据普鲁士蓝反应原理,铁离子遇到亚铁氰根会产生蓝色的亚铁氰化铁沉淀。此法系在将要截除的肢体上麻醉前进行针刺,由患者主诉并确定针感性质后,用颜色将产生针感的组织加以标记,待肢体截下后,找出被标记的针感组织,并用组

织学方法对针感点的形态结构进行鉴定，以判断针感性质与有关形态结构之间的关系。在以蓝点为中心的一定范围内，所见结构因腧穴而异，不同研究者的报道也不完全一致。总的结论认为针感的形态学基础并非某一特定的结构，而是多种神经结构。包括腧穴深部的各类感受器、神经干或支、游离神经末梢和血管壁神经装置。施加在这些神经成分上的针刺刺激形成各种不同的针感信息，借一定途径传到中枢，并经各级中枢的综合调制而产生各种性质的针感。

铁针

针具名。指以钢铁为原料制成的医用针具。《汉书·广川王传》："以铁针针之。"《针灸聚英》卷三铁针条："武按《本草》柔铁即熟铁，有毒；故用马啣铁则无毒……故用以作针。"参见"马啣铁针"条。

ting

听宫

经穴名。见《灵枢·刺节真邪》，属手太阳小肠经。为手足少阳、手太阳之会。别名：多所闻。定位：在面部，耳屏前，下颌骨髁状突的后方，张口时呈凹陷处。局部解剖：布有面神经及三叉神经第三支的耳颞神经；有颞浅动、静脉的耳前支。主治：耳鸣、耳聋、聤耳、齿痛、失声、癫狂、痫证、聋哑；中耳炎，外耳道炎，耳源性眩晕，面神经麻痹，下颌关节炎等。刺灸法：张口取穴，直刺 0.5~1 寸；艾炷灸 1~3 壮，或艾条灸 3~5min。

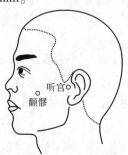

现代研究证明，针刺"听宫""涌泉"，可使正常豚鼠皮层听中枢引起以兴奋为主的即时性改变，但对耳蜗微音电位无影响。

以强噪声造成豚鼠听力下降时，连续针刺"听宫"，8 周后杀死，取全耳蜗铺片观察统计，结果表明在第二回时耳蜗毛细胞平均损伤曲线比对照组明显减轻。

对"听宫"施予弱刺激针刺，可使噪声性耳聋动物皮层听中枢诱发电位波幅增高，耳蜗血流量增加，损伤耳蜗毛细胞逐趋复原。而施予强刺激针刺的结果恰恰相反，即皮层听中枢诱发电位振幅降低，耳蜗血流量减少。

电针听宫或鼓岬，均可使部分感觉神经性耳聋患者耳蜗电位的波幅增加；凡耳蜗电位波幅加大者，临床效果均比较好。

附一：腧穴定位文献记载

《针灸甲乙经》：在耳中，珠子大，明如赤小豆。

《难经》丁注：在耳内珠子上是也。

《针灸集成》：耳前肉峰内面。

附二：腧穴主治文献记载

《灵枢·刺节真邪》：耳无所闻，目无所见。

《针灸甲乙经》：惊狂，瘛疭，眩仆，癫疾，瘖不能言，羊鸣沫出；耳聋填填如无闻，耿耿聤聤若蝉鸣。

《外台秘要方》：惊狂。

《太平圣惠方》：心腹满，臂痛失色。

《针灸大成》：失声，癫疾，心腹满，聤耳，耳聋如物填塞无闻，耳中嘈嘈懆懆蝉鸣。

《循经考穴编》：耳虚鸣痒，或闭塞无闻，或耳出清汁。

听呵(听河)

听会别名。见《针灸资生经》。"呵"《针灸大全》误作"河"。详见该条。

听会

经穴名。见《针灸甲乙经》。属足少

阳胆经。别名:听呵、后关、耳门。定位:在面部,当耳屏间切迹的前方,下颌骨髁状突的后缘,张口有凹陷处。局部解剖:布有耳大神经,皮下为面神经;有颞浅动脉耳前支和深部的颈外动脉及面后静脉通过。主治:耳鸣、耳聋、聤耳、流脓、腮肿、口眼㖞斜、齿痛、面痛、头痛、癫疾、外耳道炎、中耳炎、聋哑、流行性腮腺炎、面神经麻痹、下颌关节炎等。刺灸法:张口直刺0.5~1寸;艾条灸3~5min。

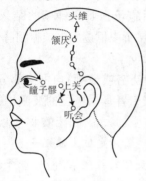

附一:腧穴定位文献记载

《针灸甲乙经》:在耳前陷者中,张口得之,动脉应手。

《针灸大成》:耳微前陷中,上关下一寸,动脉宛宛中,张口得之。

附二:腧穴主治文献记载

《针灸甲乙经》:寒热头痛,喘喝,目不能视,目泣出;聋,耳中癫飕若风。

《外台秘要方》:齿龋痛。

《扁鹊神应针灸玉龙经》:耳痛痒;耳红肿生疮。

《针灸大成》:耳鸣耳聋,牙车臼脱,相离一、二寸,牙车急不得嚼物,齿痛恶寒物,狂走瘛疭,恍惚不乐,中风口㖞斜,手足不随。

廷孔

指阴户。张志聪注:"廷孔,阴户也。"《医学原始》记载:"前阴亦一而有两窍者,廷孔与溺孔也。溺孔在前,廷孔在后,一道而两用,在出之户也。"此指女子阴户。

《素问·骨空论篇》记载:"督脉者,起于少腹以下骨中央,女子入系廷孔,其孔,溺孔之端也。"《黄帝内经太素》写作"庭孔"。

庭孔

部位名,指阴户。又作廷孔,参见该条。

亭头

奇穴名。见《经外奇穴汇编》。定位:脐中下4.5寸,再旁开腹正中线一横指处。局部解剖:在腹内、外斜肌腱膜,腹横肌腱膜及腹直肌中;有腹壁下动、静脉肌支,第十二肋间神经及髂腹下神经分支。主治:子宫脱垂,遗尿,癃闭等。刺灸法:直刺0.5~1寸。

葶苈饼灸

灸法名。隔饼灸的一种,见《备急千金要方》,其载:"葶苈子二合,豉一升,右二味和捣令极熟,作饼如大钱,厚二分许。取一枚当疮孔上,作艾炷如小指大,灸饼上。三炷易,三饼九炷,隔三日复一灸之。"用于治疗瘰疬成瘘者。《普济方》用此法治痔疮。

tong

通冲针

临泣、目窗、正营、承灵四穴为一组针穴。左右各一针穴组。四穴均属足少阳胆经。主治:脑梗死,脑出血,蛛网膜下腔出血,脑炎,脑膜炎,多发性神经炎,小儿麻痹后遗症,眼疾等。针刺时从临泣进针,沿皮刺,过承灵穴约二分止针,一针透四穴,针感局部胀、痛。

通谷

经穴名。有二:一属肾经,在腹;一属膀胱经,在足。为便于区分,《针灸大全》称前者为腹通谷,后者为足通谷。详见各条。

通关

阴都穴别名。见《针经摘英集》。详

见该条。

通关开窍法

选用具有通关开窍作用的腧穴治疗类中风,突然仆倒,不省人事,口噤不开等(但无口眼㖞斜,半身不遂)的方法。可取人中、中冲、合谷、百会、行间组成"通关开窍方"。取人中、中冲以开窍醒神,清心宁神;取百会、行间、合谷以平肝熄风,通关开窍。诸穴同用,共奏通关开窍之功。若因气中,见口噤不开,手足厥冷者,加颊车、下关;若因食中,见胸闷腹胀,四肢无力者,加天枢、中脘、足三里;若因火中,见心神昏冒,筋骨不用者,加内关、涌泉、阳陵泉;若因湿中,见头痛昏晕,身体沉重,肌肤浮肿者,加足三里、阴陵泉、三阴交。

通间

三阳络穴别名。《素问·骨空论篇》王冰注:"在支沟上同身寸之一寸,是谓通间。"新校正:"按《甲乙经》支沟上一寸名三阳络,通间岂其别名欤?"

通经接气

针刺手法名。❶指针刺各经的呼吸次数,见"接气通经"条。❷指催行经气的一些针刺手法,见"飞经走气"条。

通经接气配穴法

是将本经脉相连腧穴相配,以使气衔接的配穴方法。在针刺得气后,气行未达病所,即循经感传较近时,则在本经相连腧穴依序而刺,使经气运行得以互相衔接,使感传循经继续传导。在临床实际应用时,为了增强治疗作用,可随病情需要沿经脉循行方向,选取本经相连腧穴,或紧连,或隔连,配伍依序而刺。应用时或单侧取,或双侧取均可。本法主要用于四肢痹痛、冷痛之病证,也可用于卒中后遗症的治疗。如上肢痹痛可取手少阳三焦经中渚、外关、四渎、臑会、肩髎。卒中后遗症之下肢瘫痪可取足阳明胃经解溪、丰隆、足三里、梁丘、伏兔、髀关,上肢瘫痪可取手阳明大肠经合谷、曲池、臂臑、肩髎等,均属此法。

通里

经穴名。见《灵枢·经脉》,属手少阴心经,为本经络穴。定位:在前臂掌侧,当尺侧腕屈肌腱的桡侧缘,腕横纹上1寸。局部解剖:布有前臂内侧皮神经,尺侧为尺神经,在尺侧腕屈肌腱与指浅屈肌之间,深层为指深屈肌,有尺动脉通过。主治:暴喑,舌强不语,心悸怔忡,头晕目眩,咽喉肿痛,崩漏,腕臂疼痛;神经衰弱,癔症性失语,急性舌骨肌麻痹,精神分裂症,心绞痛,心律不齐,心动过缓,尺神经痛等。刺灸法:直刺0.3~0.5寸;艾炷灸1~3壮,或艾条灸3~5min。

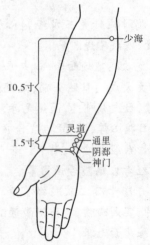

现代研究证明:针刺正常人通里穴,能使绝大多数受试者心电图各波出现不同的改变。如无P波者出现P波,原有P波者P波升高或降低,QRS波也发生双相性改变,以胸前导联为明显。通里穴对大脑皮质功能能有调整作用,通过脑电图观察,原来α节律的波幅较低者,呈现α节律及其波幅增强,反之,α节律减弱,针刺通里穴可使部分癫痫大发作患者的脑电图趋于规则化。

附一:腧穴定位文献记载

《灵枢·经脉》:掌后一寸。

《针灸甲乙经》:在腕后一寸。

《循经考穴编》:一法,兑骨直下一寸,子骨之内,大筋之外。又法:居神门后一寸,沿子骨内直刺下是,当与列缺相对,微前些。

《类经图翼》:在腕后一寸陷中。

附二:腧穴主治文献记载

《灵枢·经脉》:实则支膈,虚则不能言。

《备急千金要方》:热病先不乐,头痛面热无汗;卒痛烦心,心中懊憹,数欠频伸,心下悸,头眩痛。

《外台秘要方》:热病,卒心中懊憹,悲恐,癫,少气,遗溺;臂臑肘痛,苦呕,喉痹,少气。

《太平圣惠方》:肘腕酸重及暴瘖不能言。

《扁鹊神应针灸玉龙经》:心悸怔忡,腹胀减食;四肢不遂酸痛。

《玉龙歌》:虚烦面赤,心中惊悸。

《针灸大成》:目眩头痛,热病先不乐,数日懊憹,数欠频呻悲,面热无汗,头风,暴喑不言,目痛心悸,肘臂臑痛,苦呕喉痹,少气遗溺,妇人经血过多,崩中。

《循经考穴编》:舌强指挛。

《马丹阳十二穴歌》:欲言声不出,懊恼及怔忡,实则四肢重,头腮面颊红。虚则不能食,暴瘖面无容。

▲注:本穴《备急千金要方》作手少阴心经原穴。

通理

奇穴名。见《针灸集成》。定位:位于足小趾直上方,跖趾关节上2寸。主治:妇人崩中,月经过多等。刺灸法:针0.2寸。艾炷灸14壮。

附:文献记载

《针灸集成》:通里,在足小趾上二寸,主妇人崩中及经血过多。针入二分,灸二七壮。

《针灸腧穴索引》:通理,在足小趾上二寸。针三分,灸二七壮。

通门

通间之误,为三阳络别名。见《针灸聚英》。详见该条。

通天

经穴名。见《针灸甲乙经》。属足太阳膀胱经。别名:天臼,天伯。定位:在头部,当前发际正中直上4寸,旁开1.5寸处,或于承光穴后1.5寸定穴。局部解剖:布有枕大神经分支,在帽状腱膜部,有颞浅动、静脉和枕动、静脉的吻合网。主治:头痛,头重,眩晕,鼻塞,多清涕,鼻衄,鼻疮,口眼㖞斜,项强,尸厥,瘿气;面肌痉挛,面神经麻痹,三叉神经痛,枕神经痛等。刺灸法:平刺0.3~0.5寸;艾炷灸1~3壮,或艾条灸3~5min。

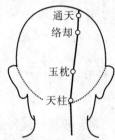

现代研究证明:针刺通天穴,可使部分癫痫大发作患者的脑电图趋于规则化。

附一:腧穴定位文献记载

《针灸甲乙经》:在承光后一寸五分。

《类经图翼》:一日横直百会旁一寸五分。

《针灸集成》:在承光后一寸八分。

附二:腧穴主治文献记载

《针灸甲乙经》:头项痛重,暂起僵仆,鼻窒䶃衄,喘息不得通。

《备急千金要方》:瘿气面肿;项如拔不可左右顾;鼻喎僻多涕,䶃衄有疮。

《铜人腧穴针灸图经》:颈项转侧难,鼻塞闷。

《针灸大成》:颈项转侧难,瘿气,鼻衄,鼻疮,鼻窒,鼻多清涕,头旋,尸厥,口喝,喘息,头重,暂起僵仆,瘿瘤。

《医学入门》:鼻痔。

《循经考穴编》:一切头旋头痛;中风天吊,口眼喝斜,颈项强庝。

《类经图翼》:耳鸣,狂走瘛疭,恍惚,青盲内障。

通天针

由神庭、上星、囟会、前顶、百会五穴相配为一组穴。主治:感冒、头痛、头晕、内耳性眩晕症、癔症、癫痫、精神病、神经衰弱、神经官能症、脑出血、脑血栓形成、脑炎、多发性神经炎、面神经痉挛、心动过速、心律不齐、心力衰竭、高血压、低血压、休克、虚脱、晕厥、眼病、耳病、鼻病、皮肤病、妇科病、生殖系统疾病、脱肛、子宫下垂、便秘等。刺灸法:针刺时从神庭穴进针,沿皮刺,过百会穴约二分止针,一针五穴,针感整个头顶发胀。留针期间可捻转数次,起针时边捻边退,出针后两手挤压针孔放血少量。针感留针期间整个头顶发胀,出针后有头部清爽,眼睛发亮感觉。有镇静镇痛,解痉解热,止吐,定喘等作用。

通玄指要赋

针灸歌赋名,即《流注指要赋》,窦默于1232年(金开兴元年)作。初载于罗天益《卫生宝鉴》。内容讲刺法、配穴。据题词所述,内容多出自其师李氏的经验:"授穴之秘者四十有三,疗疾而弗瘳者万千无一。"窦氏因"辄裁八韵,赋就一篇",以"共传于同志"。《针灸聚英》等书均转载。

通阳截疟法

选用具有通阳截疟作用的腧穴,治疗疟疾的方法。本病多由感受风寒暑湿疫疠之邪,乘虚入客于半表半里,营卫违和,正邪交争而发病。故可取大椎、间使、后溪组成"通阳截疟方"。大椎是手足三阳经与督脉之会,可宣通诸阳之气而祛邪,为治疟之要穴;后溪是手太阳的输穴,能激发太阳与督脉之气,驱邪外出;间使属于手厥阴经,为治疟的经验效穴。三穴合用,共奏通阳截疟之功。《膏肓灸法》说:"百劳穴在大椎上针主疟。"《肘后歌》说:"疟疾寒热真可畏,须知虚实可用意,间使宜透支沟中,大椎七壮如圣治。"《玉龙歌》说:"时行疟疾最难禁,穴法由来未审明,若把后溪穴寻得,多加艾火即时轻。"

通阳退黄法

选用具有通阳退黄作用的腧穴治疗阴黄的方法。可取至阳、脾俞、胆俞、中脘、足三里、三阴交组成"通阳退黄方"。阴黄偏于寒湿,故以健运中阳为主,兼利小便。至阳是督脉经气所注,有疏通阳气的作用;中脘为六腑之会,配足三里、脾俞以健运中阳,则停留之湿自化;取胆俞以促进胆腑功能正常;三阴交导湿下行。诸穴同用,共奏通阳退黄之功。《玉龙歌》说:"至阳亦治黄疸病。"《针灸甲乙经》记载脾俞主:"黄瘅善欠,胁下满欲吐。"《百症赋》说:"目黄兮,阳纲、胆俞。"《玉龙歌》说:"脾家之症有多般,致成反胃吐食难,黄疸亦须寻腕骨,金针必定夺中脘。"《针灸甲乙经》说:"五脏六腑之胀,皆取三里。"《针灸聚英》说:"三阴交主脾胃虚弱,心腹胀满,不思饮食,脾痛身重,四肢不举,腹胀肠鸣溏泻,食不化。"

同经相应选穴法

是选取手足经脉名称相同、部位相应、功能相近的腧穴治疗疾病的一种选穴方法。其原理是手足同名的经络相互衔接,相互贯通,具有协同作用。本法包括手与足、左与右、上与下、相应经络、相应腧穴等5项内容。取穴的特点是上肢和下肢左右交叉取穴,如上肢右肘关节病变,可取下肢左膝关节同名经脉相应腧穴治疗;左肩关节病变,可取右髋关节同名经脉相应腧穴治疗。以左侧手太阴经和右侧足太阴经为例，少商与隐白，鱼际与太白，太渊与商丘，列缺与三阴交，孔最与地机，尺泽与阴陵泉，侠白与箕门等穴相对应。又如手阳明经与足阳明在鼻部相衔接，若手阳明经因外邪侵袭致气血壅盛，局部肿痛时，可针刺足阳明经内庭穴，通过经络的调整作用，使气血调和，肿痛消失。

同名经配穴法

配穴法之一。指手足同名称的经脉所属穴配合同用。如手、足太阳，手、足阳明等，其原理是名称相同的经络相互沟通、相互衔接，治疗上有协同作用。例如手足阳明经在面部交接，齿痛可取手阳明经的合谷和足阳明经的内庭。《百症赋》中有"热病汗不出，大都更接于经渠"；"倦言嗜卧，往通里、大钟而明"等，均属此范围。本法与接经取穴同出手足同名经相接的原理。接经取穴是指同名经穴可以相互为用，即足经病取手经穴，手经病取足经穴；本法系指手足同名经穴可上下配合应用。

同身寸

量取腧穴的长度单位。见《千金要方》。是指以患者本人体表的某些部位制定分寸，作为量取腧穴的长度单位。包括骨度分寸和指寸法两种。《古今医统》："古人所以特谓同身寸法者，盖必同其身体随在而折之，固无肥瘦、长短之差讹也。"参见各条。

同心环定位法

虹膜定位方法之一。是在虹膜诊断中，把虹膜作为一个射击靶子，分成几个环带来进行对应诊断的定位方法。从中心到周边，也就是从瞳孔到睫状部虹膜外缘，由6条圆线分成7个虹膜功能环带（两眼相同）。瞳孔区域：第一，代谢环，红褐色，饰以略暗花边而形成瞳孔缘，预示代谢性疾病和副交感神经疾病。第二，消化区域——胃功能环。第三，消化区域——肠功能环。这两个消化环位于瞳孔区域的代谢环和卷缩轮二者之间的地带。内侧预示胃功能情况，靠近卷缩轮部分预示大肠和小肠功能变化。第四，虹膜卷缩轮——交感神经系统环，其结构的变化表示神经系统和几种代谢性功能病症的发生、发展和预后。第五，体循环及淋巴系统环——卷缩轮被虹膜体循环围衬出一个饰状环，此环原属睫状虹膜之一部，也是淋巴投射区。第六，器官投影节段（某些消化结构除外），显示相应器官的病变。第七，周边血管结构和皮肤投影环。睫状部虹膜分为两个环：内环占本部分的内2/3，与各部不同器官节段的投影区相对应；外环占外1/3，显示周边血管的病症变化。

同阴之脉

指足少阳经在小腿部的别络。《素问·刺腰痛篇》："刺同阴之脉，在外踝上绝骨之端，为三痏。"王冰注："足少阳之别络也，并少阳经上行，去足外踝上同身寸之五寸，乃别起厥阴，并经下络足跗，故曰同阴脉也。"因与足厥阴经以络脉相连，故名同阴。

铜人

指铜质针灸经穴模型。1026年王惟一奉诏创制。夏竦《铜人腧穴针灸图经·序》载："……王惟一，素授禁方，尤工厉石；竭心奉诏，精意参神；定偃侧于人形，正分寸于腧募……传心岂如会目，著辞不若案形，复令创铸铜人为式。内分脏腑，旁注溪谷、井荥所会，孔穴所安。窍而达中，刻题于侧。使观者烂然而有第，疑者涣然而冰释。"于1027年冬铸成二座，一置医官院，一置相国寺仁寿殿。铜人内列脏腑，外标经穴，有孔通于内，其旁以错金注出穴名，专供针灸教学观摩用。1265年（元至元二年）曾修理过铜人；1443年（明正统八年）又重新铸造；清代及近代又制造过大小铜人多座。宋代铜人早于战乱中散失。

铜人腧穴针灸图经

书名。又称"天圣针经"。宋代王惟一编撰。成书于 1026 年（北宋天圣四年）。次年铸成"铜人"二座，与书配合。故全称《新铸铜人腧穴针灸图经》。刊行之外，又刻石流传。图经残石五块，于 1965～1971 年陆续在北京发掘出土。本书主要内容是以十四经为纲，354 穴为目，论述各穴的部位、主治、针刺深度、艾灸壮数等。并参考诸家学说予以考订。

铜人针经密语

书名。元代窦汉卿撰，已佚。

铜人穴经

书名。明代李中梓撰。约成书于 1642 年，已佚。

铜人针灸方

书名。撰人不详，1 卷。见于明《绿竹堂书目》，书佚。

铜人指要赋

针灸歌赋名。见《针灸聚英》。高武加按语说："右《铜人指要赋》多取《内经》词语，末后'权衡以平'，文不相属。"此赋又见于写本《凌门传授铜人指穴》，可能为凌汉章所编。赋内没有提到"铜人"，则"铜人"似指书中的经穴部分，而赋是指出行针的要领，文多采自《素问》。其中"权衡以平"以下讲脉象，与前文不相连贯。

童玄

列缺别名。见《古今医统》。详见该条。

瞳子髎

经穴名。见《针灸甲乙经》。属足少阳胆经，为手太阳、手足少阳之会。别名：太阳、后曲、前关、鱼尾。定位：在面部，目外眦旁，当眶骨外侧缘处。局部解剖：布有颧面神经和颧颞神经，面神经的额颞支；有眼轮匝肌，深层为颞肌；并有颧眶动、静脉分布通过。主治：头痛，目痛，目赤，羞明，迎风流泪，青盲，目翳，视力减退，口眼㖞斜；结膜炎，角膜炎，青光眼，视网膜炎，近视，夜盲，三叉神经痛，喉炎等。刺灸法：沿皮刺 0.3～0.5 寸，或点刺出血；艾条灸 3～5min。

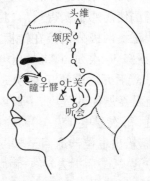

附一：腧穴定位文献记载

《针灸甲乙经》：在目外去眦五分。

附二：腧穴主治文献记载

《备急千金要方》：目泪出，多眵䁾，内眦赤痛痒，生白肤翳。

《铜人腧穴针灸图经》：头痛，目外眦赤痛。

《针灸大成》：目痒，翳膜白，青盲无见，远视䀮䀮，赤痛泪出多眵䁾，内眦痒，头痛，喉闭。

《循经考穴编》：眉棱骨痛如破，目疼如裂，努肉攀睛，翳膜眵䁾，眦痒泪出，天吊抽搐。

▲注：❶本穴《外台秘要方》作"手、足少阳之会"。❷本穴《医学入门》云：禁用针灸。

筒灸

灸法名。用细竹管或苇管塞入耳中，在另一端施灸。《备急千金要方》："可治耳聋，其法截箭竿二寸，内（纳）耳中，以麵拥四畔，勿令泄气，灸筒上七壮。""以苇筒长五寸，以一头刺耳孔中。四畔以麵密塞之，勿令气泄，一头内大豆一颗，并艾烧之令燃,灸七壮。"用于治口眼㖞斜、耳病等。

痛经电针疗法

痛经治法之一。主穴:关元、三阴交、气海、合谷、中极、肾俞。配穴:归来、曲骨、腹结、次髎、内关、太冲。操作:每次选 2～3 穴,常规消毒后,取毫针刺入腧穴,采用平补平泻法使局部腧穴得气后,将电针器的输出线正负两极分别接在针柄上,采用疏密波,频率 30 次/min,将输出电位器调至"0"位,然后开启电源开关,并逐渐调高输出电流量至所需的程度,一般以中等度刺激为宜,每次通电 15～30min。治疗完毕后,先将输出电位器退回至"0"位,然后关闭电源开关,最后拆去导线,稍微捻针后即可轻轻将针起出。每日治疗 1 次,于每次月经来潮前 2～3 日开始治疗至不痛为止。本方法具有活血化瘀,通经止痛作用。现代研究证明:此法能缓解子宫痉挛收缩而达镇痛作用。

痛阈测量仪

针灸仪器名。一种用于测量痛感的电子仪器。主要由电源、方波发生器、阶梯发生器、调制器、恒流输出器和测量电路组成。该仪器可输出恒定的直流电流或单极性的方波群,以刺激皮肤产生疼痛,根据疼痛时产生电流值的大小,以表示痛阈或耐痛阈的高低。痛阈测量仪主要用于针刺麻醉和经络腧穴的研究。

tou

头冲

奇穴名。见《备急千金要方》。定位:位于上臂屈侧桡侧线,与腋前皱襞平齐向下 3 寸,肱二头肌外侧沟处。伸手直向前,侧头靠臂时,鼻尖所触之处是穴。《针灸资生经》作臂臑别名。《经外奇穴图谱》说即天府穴。主治:瘿病。刺灸法:灸随年壮。

附:文献记载

《备急千金要方》:诸瘿……灸头冲。头冲在伸两手直向前令臂着头对鼻所注处灸之。

头第二侧线

经穴定位线。为头临泣至风池间连线,足少阳胆经经过处。分布有头临泣、目窗、正营、承灵、脑空、风池各穴。

头第一侧线

经穴定位线。为曲差至天柱间连线,足太阳膀胱经经过处。分布有曲差、五处、承光、通天、络却、玉枕、天柱各穴。

头顶点

手针穴名。见《常用新医疗法手册》。定位:位于中指第一指关节桡侧赤白肉际。主治:神经性头痛,头顶痛等。刺灸法:直刺 0.3～0.5 寸;艾炷灸 3～5 壮。

头风

奇穴名。见《神应经》。《经外奇穴图谱》列作奇穴。定位:位于大腿外侧,直立垂手贴股,当拇、食指之间指蹼缘中点下际是处。主治:眩晕等。刺灸法:直刺 1～1.5 寸;艾炷灸 3～7 壮,或温灸 5～15min。

附:文献记载

《神应经》:头风眩晕,……垂手着两腿,灸虎口内。

头缝

经穴别名。即头维穴。《针灸大全》:"头目昏沉,太阳痛。合谷二穴,太阳紫脉,头缝二穴(在额角发尖处)。"所指位置与头维相同。

头横骨

骨骼名。即枕骨。《素问·骨空论篇》:"头横骨为枕。"《黄帝内经太素》卷十一写作"项横骨",杨上善注:"项上头后玉枕也。"张介宾注:"脑后横骨为枕骨。"

头角

解剖部位名。即头上两旁隆起处,指额骨结节(额角),也有指顶骨结节。杨上善注:"头角,谓顶两箱额角后高骨角也。"沈彤《释骨》:"颠之旁崭然起者,曰头角,亦曰角。左曰左角,右曰右角。"《灵枢·经脉》载足少阳胆经,"上抵头角"。

头临泣

经穴名。见《针灸资生经》。《针灸甲乙经》名临泣,《圣济总录》名目临泣,《针灸资生经》改为头临泣。属足少阳胆经,为足太阳、少阳、阳维之会。定位:在头部,瞳孔直上入前发际 0.5 寸处,神庭与头维连线的中点处。局部解剖:布有额神经内、外支吻合支;在额肌中,有额动、静脉通过。主治:头痛,目眩,目赤痛,目翳,鼻塞,鼻渊,小儿惊痫,热病;角膜炎,结膜炎,眶上神经痛,鼻炎等。刺灸法:平刺 0.5 ~ 0.8 寸;艾炷灸 1 ~ 3 壮,或艾条灸 3 ~ 5min。

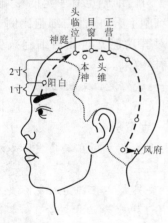

附一:腧穴定位文献记载

《针灸甲乙经》:当目上眦,直入发际五分陷者中。

《针灸集成》:在目上直入发际五分,距曲差一寸少。

附二:腧穴主治文献记载

《针灸甲乙经》:颊清不得视,口沫泣出,两目眉头痛。

《铜人腧穴针灸图经》:卒中风不识人,目眩鼻塞,目生白翳,多泪。

《针灸资生经》:目眩,枕骨合颅痛,恶寒。

《针灸大成》:目眩,目生白翳,目泪,枕骨合颅痛,恶寒鼻塞,惊痫反视,大风,目外眦痛,卒中风不识人。

▲注:本穴《外台秘要方》作:足少阳、太阳之会。本穴《医学入门》云:禁灸。

头面正中线

经穴定位线,当督脉、任脉走行处。头正中线(发际内)分布有神庭、上星、囟会、前顶、百会、后顶、强间、脑户、风府、哑门;面正中线,分布有素髎、水沟、兑端、龈交、承浆各穴。

头皮针

针法名。即头针,见该条。

头窍阴

经穴名。见《针灸资生经》。《针灸甲乙经》原名窍阴,《圣济总录》称首窍阴,《针灸资生经》改为头窍阴。属足少阳胆经,为足太阳、少阳之会。别名:枕骨。定位:在头部,当耳后乳突的后上方,天冲与完骨连线的中 1/3 与下 1/3 交点处。局部解剖:布有枕大神经和枕小神经吻合支;有耳后动、静脉之支通过。主治:头痛,眩晕,颈项强痛,耳鸣,耳聋,耳疼,胸胁痛,口苦心烦;中耳炎,扁桃体炎,甲状腺肿等。刺灸法:平刺 0.5 ~ 0.8 寸;艾炷灸 1 ~ 3 壮,或艾条灸 3 ~ 5min。

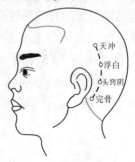

附一:腧穴定位文献记载

《针灸甲乙经》:在完骨上,枕骨下,摇

动应手。

《针灸集成》:在浮白下一寸,瘈脉后八分微上处,发际下。

附二:腧穴主治文献记载

《针灸甲乙经》:头痛引颈;管疽,发疠。

《备急千金要方》:鼻管疽,发为疠鼻。

《铜人腧穴针灸图经》:劳疟发疠项痛,引头目痛。

《针灸大成》:四肢转筋,目痛,头项颌痛引耳嘈嘈,耳鸣无所闻,舌本出血,骨劳,痈、疽、发、疬,手足烦热,汗不出,舌强胁痛,咳逆喉痹,口中恶苦。

▲注:本穴《外台秘要方》作"手足太阳、少阳之会";《针灸大成》作"足太阳,手足少阳之会"。

头痛电针疗法

头痛治法之一。主穴:❶风寒头痛:风池、风门、外关;❷风热头痛:风门、曲池、列缺;❸风湿头痛:风府、足三里、阴陵泉;❹肝阳头痛:风池、行间、太阳、太冲;❺痰浊头痛:列缺、中脘、丰隆;❻瘀血头痛:血海、地机、三阴交;❼气虚血虚头痛:气海、关元、足三里;❽肾虚头痛:肾俞、命门、关元。加配合谷。操作:取28号针,根据辨证分型分别取上述腧穴,常规进针,提插捻转,得气后通电,用疏密波,电流强度以患者耐受为度,通电30min。每日1次,10次为1个疗程。本法有缓急止痛的作用。现代研究证实:针刺太冲有降压作用;针刺太阳、风池等穴有双向调节血管紧张度的作用;针刺合谷可提高人体痛阈和耐痛阈。另外,腧穴针刺,促使中枢神经系统的许多部位释放不同的递质,这些递质有加强镇痛的作用。

头维

经穴名。见《针灸甲乙经》。属足阳明胃经,为足少阳、阳明之会。定位:在头侧部,当额发际上0.5寸,头正中线4.5寸。局部解剖:布有耳颞神经支,上颌神经,颧颞神经及面神经颞支,在颞肌上缘,帽状腱膜中,有颞浅动、静脉额支通过。主治:头痛,目眩,目痛,迎风流泪,眼睑瞤动,视物不明;血管神经性头痛,面神经麻痹,精神分裂症等。刺灸法:沿皮刺0.5~1寸;温和灸5~10min。

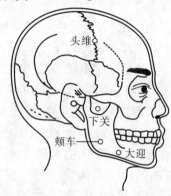

现代研究证明:针刺胃溃疡、十二指肠溃疡者的头维穴,对胃电抑制效应为36.7%。对白细胞也有一定的影响,针后可使白细胞上升,中性白细胞比例也相应上升。对脾功能亢进而白细胞减少的患者,有同样效果。

附一:腧穴定位文献记载

《针灸甲乙经》:在额角发际,侠本神两傍各一寸五分。

《太平圣惠方》:在额角发际本神旁一寸。

《针灸集成》:在额角入发际夹本神旁一寸五分,神庭旁四寸五分,直率谷微高些。

附二:腧穴主治文献记载

《针灸甲乙经》:寒热,头痛如破,目痛如脱,喘逆烦满,呕吐,流汗,难言。

《铜人腧穴针灸图经》:头偏痛,目视物不明;微风眼睑瞤动不止,风泪出。

《扁鹊神应针灸玉龙经》:目疼痛,眩晕。

《针灸大成》:头痛如破,目痛如脱,目瞤,目风泪出,偏风,视物不明。

▲注：《针灸甲乙经》载本穴为足少阳，阳维之会。《铜人腧穴针灸图经》则为足少阳、阳明之会。《针灸甲乙经》：禁不可灸。

《素问·气府论篇》：王冰注本穴为足少阳、阳明之会。

头穴标定线

为确定头针刺激区的位置而规定的两条标准线。一是前后正中线，即从两眉中间至枕外粗隆下缘的头部正中线；另一是眉枕线，即从眉上缘中点至枕外粗隆尖端的头侧面连线。根据这两条标定线，在头皮上划分出其他相应的皮层定位头针刺激区。

头穴伏像

是蓝田头针刺激区之一。其像人体缩在头部的冠状缝、矢状缝、人字缝上。冠矢点为颈、胸椎之交界处，人字缝尖相当于尾骨尖处；冠矢点前为颈、头部，冠状缝为左右上肢，矢状缝为躯干，人字缝为左右下肢。伏像支配着全身的运动神经，针刺伏像可治疗全身疾病，特别对运动系统、血管系统、神经系统等疾病效果显著。

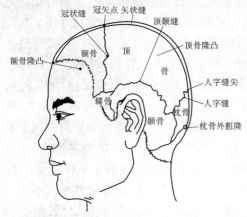

头穴伏脏

蓝田头针刺激区之一。伏脏位置从颜正中线，沿发际向两侧至左右额角，分为上、中、下三焦，长为6.5cm。上焦长3cm，中焦占伏脏1.5cm，下焦占2cm。伏脏是全身感觉神经的集中反映区，临床主要用于治疗内脏疾患。特别对全身皮肤的痛、触、冷、热、酸困麻痒等感觉之疗效尤为显著。

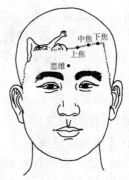

头针

针法名。又称头针疗法、颅针疗法，是以针刺头皮上的特定区、线治疗疾病的方法。据经络理论，头为诸阳之会，足太阳膀胱经、足阳明胃经、足少阳胆经、足厥阴肝经、手少阳三焦经及督脉、阳维脉、阳蹻脉都循行至头皮部位，十二经别的脉气也上达头面。古人早就认识到头通过经脉循行与全身各部位密切关联，针刺头上的腧穴，可以治疗全身的疾病。头针作为一种针法问世，是在20世纪50年代初至70年代，浙江、陕西、山西、上海等地的一些针灸工作者对头皮某些腧穴和穴区进行探索，发现针刺头皮某些特定部位，对脑及身体其他部位的疾病有治疗作用，尤其是对脑源性疾病具有特殊的疗效。其中，陕西方云鹏提出伏像与伏脏学说，即沿前额部、冠状缝、矢状缝、人字缝为一个对应人体的头部、上肢、躯干、下肢的伏像；自前额正中向额角方向延伸，为一个依次代表上焦、中焦、下焦的伏脏投影。山西焦顺发根据大脑皮层功能定位与头皮的空间对应关系，在头皮上确定16个刺激区，即运动区（包括言语1区）、感觉区、舞蹈震颤控制区、血管舒缩区、晕听区、言语2区、言语3区、运用区、足运感区、视区、平衡区、胃区、肝胆区、胸腔区、生殖区、肠区。上海汤颂延则根据中医基础理论和经络学说，将额顶、顶枕发际头皮，分成前、后二部分，前属阴，后属阳，并分别确立点、线、面（区）等治疗穴区。如三角区、血线等。

头皮针疗法问世以后，很快就在国内推广应用，并且传播到国外。在传播过程中，又有所发展。如南京张鸣九以头皮针治疗精神病取得较好效果，但他不采用刺激区，而是以传统的头部腧穴作为针刺部位。中国中医研究院陈克彦自1971年开始研究头皮针，她将头皮针疗法纳入中医理论体系之中，使刺激区与传统的经络腧穴相结合，并且把徐疾补泻、提插补泻等手法运用到头皮针施术中去。陈克彦在担任全国头皮针科研协作组组长期间，在中国针灸学会的领导下，率协作组经过反复研究讨论，集诸家之长，制订了《中国头皮针施术部位标准化方案》，确定14条线，于1984年被世界卫生组织西太平洋地区的穴名工作会议所采纳。北京针灸骨伤学院朱明清在标准化方案的基础上又补充了5条治疗线。针刺时，一般用2寸长、26号粗的毫针，沿皮刺，并进行较长时间的快速捻针。多用于中风偏瘫、脑动脉硬化、失语、震颤麻痹等。

头针肠区

焦氏头针刺激区之一。位于生殖区下缘向下引2cm与前后正中线平行的线。对下腹部疼痛有一定疗效。左侧疼痛选右侧肠区，右侧疼痛选左侧肠区。如右腹股沟斜疝选左侧肠区，配感觉区上2/5，针刺进后，右阴囊上部往往有抽动感。

头针感觉区

焦氏头针刺激区之一。相当于大脑皮质中央后回在头皮上的投影，自运动区后移1.5cm的平行线即为感觉区。上1/5是下肢、头、躯干感觉区，主治对侧腰腿痛、麻木、感觉异常及头项疼痛、耳鸣；中2/5是上肢感觉区，主治对侧上肢疼痛、麻木、感觉异常；下2/5是面感觉区，主治对侧面部麻木、偏头痛、三叉神经痛、牙痛、颞下颌关节炎等。感觉区配合相应的内脏区（胸腔区、胃区、生殖区）可用于有关部位手术的头针麻醉。针刺法平刺，针尖刺至帽状腱膜下方，每分钟捻转200次左右，以局部酸胀，或向对侧相应区域放散为佳。

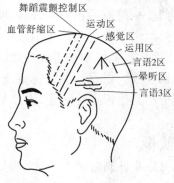

头针麻醉

针刺麻醉方法之一。头皮针麻醉是在总结头皮针治疗脑源性疾病的基础上，运用针刺大脑皮层的功能定位在头皮上的投射区，通过一定方式的刺激，调整人体的整体功能并能产生针麻效果。头皮针的特点是取穴少，透穴多，刺激强。头皮针按区进针，针刺范围大，有较好的镇痛作用。头皮针麻醉的选穴原则，首选基本穴，如感觉刺激区的上1/3有较好的镇痛效果，腹部手术为防止肌肉紧张和牵拉反应，可选运动刺激区的上1/3，躯干手术常双侧取穴，四肢手术也可交叉取穴。同时还可根据手术切口部位和手术所涉及的脏器选区，如胸内手术取胸腔区，上腹部手术取肝胆区，眼科手术取视区等。另外也可按临床经验选取头皮刺激区。头皮针刺激方法，沿皮斜刺快速捻转进针达到头皮下，针体放平再沿头皮下或肌层斜向捻转至要求的区域长度，手法捻转要求固定快速，甚至每分钟达到200转以上，也可采用脉冲电刺激，每分钟频率为200次左右。一般经过3~5min

的诱导后除局部有酸、麻、胀等感觉外,相应的肢体往往有发热的感觉。

头针平衡区

焦氏头针刺激区之一。相当于小脑半球在头皮上的投影,从枕外粗隆顶端旁开3.5cm处,向后引平行于前后正中线4cm长的直线。主治小脑性平衡障碍。针刺法:平刺,针尖从上向下刺至皮下帽状腱膜下方,每分钟捻转200次左右,以局部发热为宜。

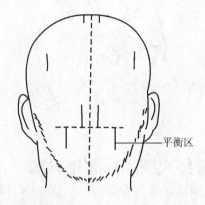

平衡区

头针生殖区

焦氏头针刺激区之一。相当于额叶在头皮上的投影,从额角处向上引平行于前后正中线的2cm长的直线。主治功能性子宫出血,盆腔炎,白带等。如配双侧足运感区,可治疗子宫脱垂和非器质性男性性机能障碍、腹泻、糖尿病、急性膀胱炎。针刺法:平刺,针尖刺至皮下帽状腱膜下方,每分钟捻转200次以上,以局部胀麻为宜。

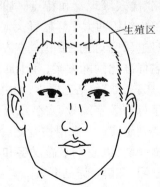

生殖区

头针视区

焦氏头针刺激区之一。相当于枕叶在头皮上的投影。从枕外粗隆顶端旁开1cm,向上引平行于前后正中线4cm长的直线。治疗皮质性视力障碍,视网膜炎以及脑炎后遗症,内耳眩晕症,重症肌无力等。针刺法:平刺,针尖刺至皮下帽状腱膜下方,每分钟捻转200次左右,以局部或眼区有热胀感为度。

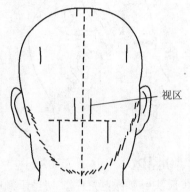

视区

头针胃区

焦氏头针刺激区之一。相当于颞叶在头皮上的投影,从瞳孔直上的发际处为起点,向上引平行于前后正中线的2cm长的直线。治疗胃痛、上腹部不适、呃逆等。针刺法:平刺,针尖从上向下刺至皮下帽状腱膜下方,每分钟捻200次以上,以局部胀麻为度。

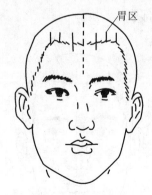

胃区

头针舞蹈震颤控制区

焦氏头针刺激区之一。相当于大脑皮层中央前回在头皮上的投影,自运动区前移 1.5cm 的平行线。治疗舞蹈病,震颤麻痹综合征。一侧病变针对侧,两侧病变针双侧,平刺,针尖沿穴区从上向下斜行刺于皮下帽状腱膜层下方,每分钟捻转 200 次左右。以局部胀麻为度,有时对侧或双侧肢体会出现热感。

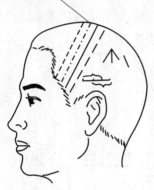

舞蹈震颤控制区

头针胸腔区

焦氏头针刺激区之一。相当于额叶在头皮上的投影,在胃区与前后正中线之间,从发际向上下各引 2cm 的平行于前后正中线的直线。主治胸部疼痛、胸闷气短、冠状动脉供血不足,室上性心动过速、心绞痛、慢性支气管炎、支气管哮喘、呃逆等。若配双侧足运感区,可治疗风湿性心脏病伴全身浮肿及尿少等。针刺法:平刺,针尖刺至帽状腱膜下方,每分钟捻转 200 次左右,以局部胀麻为度。

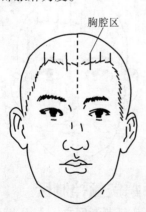

胸腔区

头针血管舒缩区

焦氏头针刺激区之一。相当于大脑皮层中央前回在头皮上的投影,自舞蹈震颤控制区间前移 1.5cm 的平行线。主治原发性高血压及皮层性浮肿。如治疗高血压病、头晕、失眠,针刺双侧血管舒缩区上 1/2,进针后不捻针,留针 30min,即可达到降血压的作用。

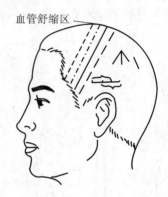

血管舒缩区

头针经穴国际标准化方案

国际标准化方案之一。自 1970 年以来,头针疗法迅速被介绍到了许多国家,成为临床医生常用的治病方法之一。为了适应国际的学术交流,促进头针疗法的发展,统一各国、各地区对头针腧穴的不同认识,由中国针灸学会按照分区定经、经上选穴,并结合古代透刺腧穴方法的原则,制定这一标准化方案。由于头针是在传统针灸学基础上发展起来的,其所用的穴区和经络、腧穴、脏腑有密切联系,因此其穴名也应反映出经络、腧穴等理论和特点。1984 年 5 月世界卫生组织西太平洋区针灸穴名标准化会议经过研究讨论,通过了本方案。头皮针穴名标准化国际方案,和十四经穴名标准化方案一样,包括三要素,即由头穴名的英文字母与数字编号、穴名汉语拼音和汉字三要素组成。在汉语拼音之后附以相应的英文译文,以便于不懂汉字和汉语拼音的人学习、理解(详见下表)。

头针穴名定位及主治表

头穴线	部 位	主 治
额中线	在头前部,从督脉神庭穴向前引一直线,长1寸	癫痫,精神失常,鼻病等
额旁1线	在头前部,从膀胱经眉冲穴向前引一直线,长1寸	冠心病,心绞痛,支气管哮喘,支气管炎,失眠等
额旁2线	在头前部,从胆经头临泣穴向前引一直线,长1寸	急慢性胃炎,胃和十二指肠溃疡,肝胆疾病等
额旁3线	在头前部,从胃经头维穴内侧0.75寸起向下引一直线,长1寸	功能性子宫出血,阳痿,遗精,子宫脱垂,尿频,尿急等
顶中线	在头顶部,即从督脉百会穴至前顶穴段	腰腿足病,如瘫痪、麻木、疼痛,以及皮层性多尿、脱肛、小儿夜尿、高血压、头顶痛等
顶颞前斜线	在头顶部,头侧部,从头部经外奇穴前神聪(百会前1寸)至颞部胆经悬厘引一斜线	全线分5等份,上1/5治疗对侧下肢和躯干瘫痪,中2/5治疗上肢瘫痪,下2/5治疗中枢性面瘫、运动性失语、流涎、脑动脉粥样硬化等
顶颞后斜线	在头顶部,头侧部,顶颞前斜线之后1寸,与其平行的线。从督脉百会至颞部胆经曲鬓穴引一斜线	全线分5等份,上1/5治疗对侧下肢和躯干感觉异常,中2/5治疗上肢感觉异常,下2/5治疗头面部感觉异常
顶旁1线	在头顶部,督脉旁1.5寸,从膀胱经通天穴,向后引一直线,长1.5寸	腰腿病证,如瘫痪、麻木、疼痛等
顶旁2线	在头顶部,督脉旁开2.25寸,从胆经正营穴向后引一直线,长1.5寸到承灵穴	肩、臂、手等痛证,如瘫痪、麻木、疼痛等
颞前线	在头的颞部,从胆经颔厌穴至悬厘连一直线	偏头痛,运动性失语,周围性面神经麻痹和口腔疾病
颞后线	在头的颞部,从胆经率谷穴向下至曲鬓穴连一直线	偏头痛,耳鸣,耳聋,眩晕
枕上正中线	在后头部,即督脉强间穴至脑户穴一段,长1.5寸	眼病,足癣等
枕上旁线	在后头部,由枕外粗隆督脉脑户穴旁开0.5寸起,向上引一直线,长1.5寸	皮层性视力障碍,白内障,视区近视等
枕下旁线	在后头部,从膀胱经至枕穴向下引一直线,长2寸	小脑疾病引起的平衡障碍,后头痛等

头针言语2区

焦氏头针刺激区之一。相当于顶叶的角回部在头皮上的投影。以顶骨结节后下方2cm处为起点,向后引平行于前后正中线的3cm长的直线为该区。主治命名性失语。针刺法:平刺,针尖刺至皮下帽状腱膜下方,每分钟捻转200次左右,以局部发热麻胀为适。

头针言语3区

焦氏头针刺激区之一。相当于颞叶在头皮上的投影,于晕听区中点向后引4cm长的平行线。主治感觉性失语。针刺法:平刺,针尖至皮下帽状腱膜下方,每分钟捻转200次左右,以局部胀麻为度。

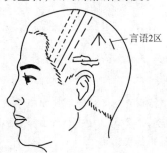

言语2区

头针运动区

焦氏头针刺激区之一。相当于大脑皮层中央前回在头皮上的投影。上点在前后正中线的中点向后移动0.5cm处,下点在眉枕线和鬓角发际前缘相交处(若鬓角不明显者,可从颧弓中点向上引一垂直线,将此线与眉枕线交点前0.5cm处作为下点),上下两点之间的连线即为运动区。将运动区划分为5等份:上1/5为下肢、躯干运动区,主治对侧下肢瘫痪;中2/5是上肢运动区,主治对侧上肢瘫痪;下2/5是面部运动区,主治对侧中枢性面瘫、运动性失语、流涎、发音障碍。用平刺法,针尖刺至帽状腱膜下方,每分钟捻转200次左右,以头皮局部出现热、麻、抽等感觉,或向肢体放散为宜。

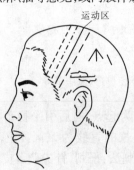

运动区

头针运用区

焦氏头针刺激区之一。相当于顶叶在头皮上的投影,从顶骨结节起向下引一垂直线,同时引与线成夹角为40°的前后两线,3条线的长度均为3cm。主治失用症。针刺平刺,每分钟捻转200次左右,以局部酸胀为佳,有时对侧肢体有发热感。

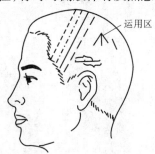

运用区

头针晕听区

焦氏头针刺激区之一。相当于颞叶在头皮上的投影,耳尖直上1.5cm处,向前后各引2cm长水平线。主治内耳眩晕症、耳鸣、听力减退、神经性耳聋、精神分裂症等。针刺法:针刺时平刺,针尖刺至皮下帽状腱膜下方,每分钟捻转200次左右,以局部胀麻为好,有时也可在肢体或头部出现热感。

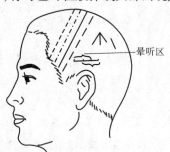

晕听区

头针足运感区

焦氏头针刺激区之一。相当于顶叶在头皮上的投影,在感觉区上点后1cm处旁开前后正中线1cm,向前引长3cm的平行线。治疗对侧腰腿痛、麻木、瘫痪。针刺双侧治疗小儿夜尿、皮层性尿频、皮层性排尿困难、皮层性尿失禁、脱肛。针刺双侧配双侧生殖区治疗急性膀胱炎引起的尿频尿急;糖尿病引起的烦渴、多饮、多尿;阳痿、遗精、子宫脱垂。针刺双侧配双侧肠区治疗过敏性结肠炎，或一些疾病引起的腹泻。针刺双侧配双侧胸腔区，对风湿性心脏病引起尿少也有一定效果。针刺双侧配双侧感觉区上 2/5，对颈椎、腰椎增生综合征，接触性皮炎，神经性皮炎等均有一定疗效。针刺法：平刺，针尖刺至皮下帽状腱膜下方，每分钟捻转 200 次左右，以局部酸胀为度。

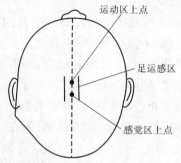

投火拔罐法

拔罐法的一种。用小纸条点燃后，投入罐内，不等纸条烧完，迅速将罐罩在应拔的部位上，这样纸条未燃的一端向下，可避免烫伤皮肤。

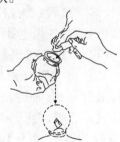

透刺

针刺手法名。将针按一定方向透达某穴或某部。在四肢内外侧或前后侧相对腧穴间可直透，各部上下或前后相邻腧穴间可斜透或沿皮透。《玉龙歌》："偏正头风痛难医，丝竹金针亦可施，沿皮向后透率谷，一针两穴世间稀。"即指沿皮浅透法。如内关、外关相透，阳陵泉、阴陵泉相透等，则是直向深透刺。

透骨草灸

灸法名。取鲜透骨草适量，捣烂如泥膏状，敷于患处，油纸敷盖，胶布固定。每次敷灸 1～2h，如果起泡者，效果较佳，避免感染。适用于治疗风湿性关节炎。

透天凉

针刺手法名。见《金针赋》："透天凉治肌热骨蒸，先深后浅，用六阴而三出三入，紧提慢按，徐徐举针，退热之可凭。"其法将预定针刺深度分为浅（天部）、中（人部）、深（地部）三层，操作时，由深至浅，将针先直刺至地部，以紧提慢按六次；再将针退至人部，又紧提慢按六次；最后将针退至天部，又紧提慢按六次；然后将针一次插至地部，再如前法操作。自深层到浅层三退一进，此为一度。如此反复几遍，至患者自觉针下或全身有寒凉感时为止。出针时摇大针孔，不揉闭针孔。也可结合呼吸补泻之泻法，即在患者吸气时进针，呼气时退针、出针。有泻阳退热的作用。适用于肝阳上亢、瘟疟、骨蒸劳热等。凡经施术五度后，仍无凉感出现，即出针，另换他法。

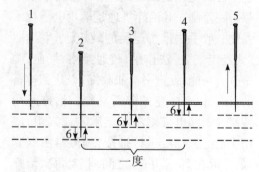

透穴法

针刺法名。指透穴而刺，即一针多穴的刺法。又称透针法、透刺法。其法为刺入某穴后，将针尖刺抵相邻近的腧穴，但不可穿透皮肤，如地仓透颊车，条口透承山，外关透内关，合谷透后溪等。本法为窦汉卿所创。在王国瑞撰的《扁鹊神应针灸玉龙经》及吴崑的《针方六集》中均有记载，对后世针灸临床有很大的影响。今仍常用。

tu

土瓜根

药物名。灸用垫隔物之一。葫芦科多年生攀缘性草本植物土瓜的根。《串雅外编》卷二灸耳聋："湿土瓜根削半寸，塞耳内，以艾灸七壮，每旬一灸。"

tuan

团岗

奇穴名。见《备急千金要方》。《针灸集成》作环岗。定位：位于骶部，当小肠俞直下 2 寸处。主治：大小便不通，腰痛等。可用艾炷灸 3～5 壮。

tui

推按运经仪

针灸仪器名。是一种将按摩与电子技术结合起来治疗结石疾病的仪器。由北京宏波自动化控制设备厂生产，由北京积水潭医院监制。其治疗机理是运用电子技术强化一般手法推按运经的效应，产生类似"飞经走气"手法作用，疏通经络、气血，调整脏腑功能，促进平滑肌收缩，以达到排石的目的，也有一定的碎石功能。治疗时用特制的铜网电极刺激特定腧穴或穴组，或用手柄电极循经进行推按，刺激量由弱到强，一般在 50～70mA 之间调节，每次治疗 30min 左右。主要用来治疗胆结石，对胆囊炎、慢性肝炎并发胆结石、输尿管结石也有很好的疗效。

推而纳之

针刺术语。为针刺补法操作的要领，与"动而伸之"相对。《难经·七十八难》："得气，因推而内（纳）之，是谓补。"意指取得针感后，将针推进并向下按纳（插）称为补。《灵枢·官能》补法用"微旋而徐推之"为《难经》所本。其理与《难经·七十六难》"当补之时，从卫取气"一致，后世所称的"紧按慢提"的补法操作，即以此为根据。

推罐法

拔罐法名。又称走罐法，见该条。

推引

针刺手法名。推，指进；引，指退。《素问·离合真邪论篇》："推之则前，引之则止。"王冰注："言邪之新客，未有定居，推针补之，则随补而前进；若引针致之，则随引而留止也。"《类经》卷十九张介宾注："邪之新客于人者，其浅在络，未在定处，故推之则可前，引之则可止，言取甚易也。"后人又用于说明对针感传导的控制。《针灸大成》卷四："徐推其针气自往，微因引其针气自来。所谓推之则前，引之则止。"

退法

针刺手法名。窦默《针经指南》："退者，为补泻欲出针时，各先退针一豆许，然后却留针，方可出之。"指退针的方法。《针灸问对》又掺以呼吸分别补泻，提出"凡施补泻，出针豆许，补时出针宜泻三吸，泻时出针宜补三呼，再停少时，方可出针"。目前退针的方法，宜从深部缓缓退至皮下，留置片刻以待气缓，当针下不觉沉紧时随即拔出。

退针

一、即出针。见该条。

二、指针在腧穴内由深处向浅部抽提。可单纯外抽，也可与捻转结合进行，退针快慢可根据病情而定。一般急退为泻，缓退为补。

W

wai

外府

指六腑,与中府(五脏)对举。杨上善注:"六府贮于水谷,以为外府;五藏藏于精神,故为中府。"

外辅

骨骼部位名,指腓骨小头部。与内辅相对,统称辅骨。《灵枢·经脉》,足少阳胆经"出膝外廉,下外辅骨之前",《灵枢·经筋》,足少阳之筋"别起外辅骨",足阳明之筋"支者结于外辅骨"。参见"辅骨"条。

外勾

伏兔穴别名。见《针灸大全》。详见该条。

外关

经穴名。见《灵枢·经脉》,属手少阳三焦经,本经络穴,八脉交会穴之一,通阳维脉。定位:在前臂背侧,当阳池与肘尖的连线上,腕背横纹上 2 寸,尺骨与桡骨之间。局部解剖:布有前臂背侧皮神经,深层有前臂骨间背侧及掌侧神经;在桡骨与尺骨之间,指总伸肌与拇长伸肌之间,屈肘俯掌时则在指总伸肌的桡侧;深层有前臂骨间背侧动脉和掌侧动、静脉通过。主治:热病,头痛,耳鸣,耳聋,目赤颊痛,胸胁痛,肘臂屈伸不利,手颤,手痛;感冒,肺炎,角膜炎,腮腺炎等。刺灸法:直刺 0.5~1 寸或透内关穴;艾炷灸 3~5 壮,或艾条灸 5~10min。

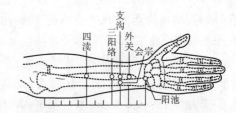

现代研究:第一,据"蓝点法"标记的人体外关针感点组织学观察显示,穴区肥大细胞数量明显地高于非穴区。第二,据报道,电针家兔"外关"可引起耳部温度化,腧穴局麻可取消该效应,切断臂丛神经则使该效应明显减弱或消失,说明外关与耳确存在联系,并是通过神经系统有关结构实现的。第三,据报道,针刺合谷、外关、少泽穴组,可使缺乳妇血中生乳激素的含量升高,详见"合谷"条。第四,针刺外关穴有一定的镇痛作用。动物实验中用钾离子透入法测痛,发现电针"外关""合谷",施以强、弱二种刺激法,针刺 20min 的痛阈提高率分别为 140% 和 150%。弱刺激易被纳洛酮所对抗,但强刺激不被纳洛酮对抗,而且血浆皮质醇、去甲肾上腺素、环磷酸腺苷都显著升高。第五,临床观察针刺外关、光明穴,对治疗青少年近视有效,能够提高视力,改善屈光度。

附一:腧穴定位文献记载

《灵枢·经脉》:去腕二寸。

《针灸甲乙经》:在腕后二寸陷者中。

《扁鹊神应针灸玉龙经》:在腕后二寸前,踝骨尖后两筋中。

《针灸大成》:腕后二寸两骨间,与内关相对。

附二:腧穴主治文献记载

《灵枢·经脉》:实则肘挛,虚则不收。

《针灸甲乙经》:口僻噤;肘中濯濯,臂内廉痛,不可及头;耳焞焞浑浑聋无所闻。

《备急千金要方》:臂痿不仁。

《太平圣惠方》:肘腕酸重,屈伸难,手十指尽痛不得握。

《扁鹊神应针灸玉龙经》:发热恶风,百节酸疼,胸满拘急,中风半身不遂,腰脚拘挛,手足顽麻冷痛,偏正头风,眼中冷痛冷泪。

《针灸大全》:臂膊红肿,肢节疼痛;手指节痛,不能伸屈;足内踝骨红肿痛,足指节痛;鼻衄不止;吐血昏晕,不省人事;舌强难言;口内生疮;唇吻破裂;项生瘰疬;耳根红肿痛;颈项红肿不消;目生翳膜;风沿烂眼,迎风冷泪;目风肿痛,努肉攀睛;牙齿两颔肿痛;耳聋,气痞疼痛;耳内或鸣或痒或痛;雷头风晕,嘴吐痰涎;肾虚头痛;痰厥头晕;头顶痛;目赤暴肿及疼痛。

《针灸大成》:耳聋,浑浑焞焞无闻,五指尽痛不能握物。实则肘挛,泻之;虚则不收,补之。

《医宗金鉴》:面红目赤,好笑不休,心中动悸,内热手心热,胸胁与臂手疼痛。五脏六腑结热,鼻衄吐血不止。肘臂胁肋、手指节痛,瘰疬结核,绕颈连胸,肿痛不消。肢节肿疼与膝冷,四肢不遂合头风,背胯内外筋骨痛,头项眉棱病不宁,手足热麻夜盗汗,破伤跟肿目睛红,伤寒自汗烘烧热。

外踝

骨骼部位名,❶指腓骨下端向外突起处,《类经图翼》:"足跗后两旁圆骨,内曰内踝,外曰外踝。"足太阳膀胱经"出外踝之后",足少阳胆经"出外踝之前"。❷指尺骨茎突高处。《灵枢·卫气》:"手太阳之本,在外踝之后。"杨上善:"手腕之处,当大指者为内踝,当小指者为外踝也。"

外踝尖

奇穴名。见《备急千金要方》。定位:外踝的凸起处。局部解剖:有小腿十字韧带,距腓前韧带,腓骨长、短肌腱,布有腓肠神经。主治:卒淋,脚气,转筋,十趾拘挛,牙痛,小儿重舌,乳蛾,白虎历节风痛等。刺灸法:针刺出血;艾炷灸 3 ~ 7 壮。

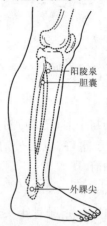

附:文献记载

《备急千金要方》:卒淋,灸外踝尖七壮。

《针灸大成》:外踝尖二穴,在足外踝骨尖上是穴。可灸七壮。治脚外廉转筋,及治寒热脚气,宜三棱针出血。

外踝前交脉

奇穴名。见《备急千金要方》,《针灸孔穴及其疗法便览》列作奇穴。定位:足背内、外踝高点连线的中外 1/4 交点处。主治:牙痛,足红肿痛等。刺灸法:艾炷灸 3 ~ 7 壮。

附:文献记载

《备急千金要方》:风齿疼痛,灸外踝上高骨前交脉三壮。

《类经图翼》:又治齿痛,灸外踝上高骨前交脉七壮。

外踝上

奇穴名。见《备急千金要方》。定位:小腿腓侧,外踝上缘上 2.5 寸处。主治:脚气,下肢疼痛,下肢瘫痪等。刺灸法:直刺或斜刺 1 ~ 1.5 寸;艾炷灸 3 ~ 7 壮,或温灸 5 ~ 15min。

附:文献记载

《备急千金要方》:诸风,若筋急不能

行者,内踝筋急,灸内踝上四十壮;外踝筋急,灸外踝上三十壮,立愈。

外金津玉液

奇穴名。见《芒针疗法》。定位:颌下部,喉结上 1 寸,旁开 0.3 寸处。左名外金津,右名外玉液。主治:中风不语,舌肌麻痹,舌炎,流涎,口腔炎等。刺灸法:向舌根方向斜刺 0.5 ~ 1.5 寸。

外经

指经脉的外行部分。与内行脏腑的经脉(内经)相对而言。《灵枢·邪气藏府病形》:"荥输治外经,合治内府。"杨上善注:"十二经脉入府藏者以为内经,行于四肢及皮肤者以为外经也。"

外灸膏

敷贴用方药之一。宋代杨倓《杨氏家藏方》卷九:"外灸膏:治一切虚寒,下利赤白,或时腹痛,肠滑不禁,木香、附子(炮去皮脐)、蛇床子、吴茱萸、胡椒、川乌头,以上六味各二钱,右件为细末,每用药末三钱、白面二钱,生姜自然汁打作糊,摊在纸上,当脐上贴之,衣物盖定,用熨斗盛之武火熨之。"

外科灸法论粹新书

书名。宋代徐梦符撰。见《宋史·艺文志》,书佚。

外劳宫

奇穴名。见《小儿推拿方脉活婴秘旨全书》。近称项强穴。定位:在手背正中央,当腕背横纹至第三掌骨小头连线之中点,与劳宫相对处。主治:小儿消化不良,落枕,掌指麻痹等。刺灸法:直刺 0.5 ~ 0.8 寸;艾炷灸 1 ~ 3 壮,或温灸 3 ~ 5min。

附:文献记载

《针灸孔穴及其疗法便览》:外劳宫,奇穴。手背中央。针二至三分。灸三壮。主治掌指麻痹,五指不能伸屈,小儿脐风;亦治手背红肿发痛。

外陵

经穴名。见《针灸甲乙经》。属足阳明胃经。定位:在下腹部,当脐中下 1 寸,距前正中线 2 寸。局部解剖:布有第十肋间神经分支,在腹直肌及其鞘处,有第十肋间动、静脉分支及腹壁下动、静脉分支通过。主治:腹痛,腹胀,疝气,痛经,痢疾,阑尾炎,输尿管结石,肠疝痛等。刺灸法:直刺 1 ~ 1.5 寸;艾炷灸 5 ~ 7 壮,或艾条灸 10 ~ 20min。

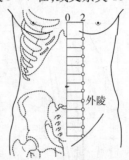

现代研究证明:针刺外陵,配少海穴,可缓解结肠痉挛,对痉挛性结肠炎有效。对急性细菌性痢疾患者针刺外陵,配阴陵泉,与电针组和中药组比较,其凝集素平均效价最高,且增长最快。

附一:腧穴定位文献记载

《针灸甲乙经》:在天枢下,大巨上。

《备急千金要方》:在天枢下半寸,大巨上。

《素问·气府论篇》王冰注:在天枢下同身寸之一寸。

附二:腧穴主治文献记载

《针灸甲乙经》:腹中尽痛。

《针灸大成》:腹痛,心下如悬,下引脐痛。

《循经考穴编》:腹胀如鼓,气不得息。

《景岳全书》:疝。

外命

经穴别名。即复溜穴,见《外台秘要》。见该条。

外丘

经穴名。见《针灸甲乙经》,属足少阳胆经,为本经郄穴。定位:在小腿外侧,当外踝尖上 7 寸,腓骨前缘,平阳交。局部解剖:布有腓浅神经;在腓骨长肌和趾总伸肌之间,深层为腓骨短肌;有胫前动、静脉肌支通过。主治:颈项强痛,胸胁痛,下肢痿痹,惊狂,癫疾,呕沫,脚气;肝炎,胆囊炎,胸膜炎,肋间神经痛,坐骨神经痛等。刺灸法:直刺 0.8 ~ 1.2 寸;艾炷灸 3 ~ 5 壮,或艾条灸 5 ~ 10min。

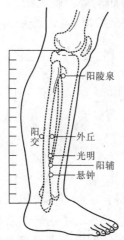

附一:腧穴定位文献记载

《针灸甲乙经》:在外踝上七寸。

《循经考穴编》:在外踝上六寸。广注:须令脚跟转向外,取斜缝中。

《针灸集成》:在外踝上七寸,与阳交在一处,外丘在前,阳交在后,外丘高三分。

附二:腧穴主治文献记载

《针灸甲乙经》:胸胁榰满,头痛,项内寒;肤痛痿痹。

《铜人腧穴针灸图经》:颈项痛恶风寒;猘犬所伤,毒不出,发寒热。

《针灸大成》:胸胀满,腹痛痿痹,颈项痛,恶风寒,猘犬伤毒不出,发寒热,速以三壮艾,可灸所啮处,及足少阳络。癫疾,小儿龟胸。

《循经考穴编》:寒湿脚气。

外伤性截瘫针刺法

外伤性截瘫治疗方法之一。主穴:损伤平面上、下 1 ~ 2 个棘突间的督脉穴或夹脊穴、肾俞、关元、八髎。操作:针刺督脉穴腧穴上下两个棘突间的皮肤,使针尖垂直刺入,提插均匀缓慢。如外伤引起棘突间隙改变时,可按照平面上下选取督脉的原则,改用其他督脉穴。当针尖刺到黄韧带时,患者可出现酸、重、胀针感,术者可感到一种弹力性阻力,仍可继续下刺,至针尖刺到硬膜外腔时,患者会出现电麻感,术者可有空虚的突破感,此时即停止进针;夹脊穴刺法按上操作,使患者相应部位的体腔出现紧束感为度。余穴常规操作,用提插和捻转相结合的手法。本法有通经活络的作用。现代研究证明:本法可改善微循环,使局部血供得到改善来营养神经。

外枢

维道穴别名。见《针灸甲乙经》。详见该条。

外台秘要

书名。又名《外台秘要方》,唐代王焘编著。成书于 752 年(天宝十一载)。全书 40 卷,以载述各病方药为主,共分 1 104 门,载方 6 000 余首。其中第三十九卷,为《明堂灸法》,载述灸法和经穴,原有附图,已不传。惟偏重灸法,内容引述《针灸甲乙经》《备急千金要方》、甄权、杨玄操等诸家。其他各卷,如疟、霍乱、胀满、奔豚、骨蒸、脚气、瘿、瘰疬、痔、疝、遗尿、疮等,均列有灸法。

外维

指维系目外眦之筋,此筋收缩可左右盼视。杨上善注:"外维,太阳为目上纲,阳明为目下纲,少阳为目外维。"张介宾注:"此支者,从颧上斜趋,结于目外眦,而为目之外维,凡人能左右盼视者,正以此筋为之伸缩也。"

外膝眼

奇穴名。与内膝眼相对,合称膝眼。外膝眼与犊鼻同位。参见各条。

外阳

经穴别名。即跗阳,《扁鹊神应针灸玉龙经》:"外阳,在外踝上三寸。"详见该条。

wan

弯针

指针刺时由于某种原因而致针身在肌体内发生弯曲的现象。此多由于进针过快,刺激太强引起局部痉挛收缩,或针体触及坚硬组织,或患者体位改变,或某种外力碰撞而引起。轻度弯曲可缓慢退出,针体弯曲角度较大时,应轻微摇动,顺着针柄倾斜方向出针。如针体发生多个弯曲,则应仔细观察,顺着针柄倾斜方向分段逐步退出。若因患者体位移动造成,则需先矫正体位,再行起针。切忌急速猛抽,使患者增加痛苦,甚至发生折针。

完骨

一、骨骼部位名,指耳后隆起的颞骨乳突。《灵枢·骨度》:"耳后当完骨者广九寸。"又手厥阴经别"合少阳完骨之下"。均指此。完是圆的意思,其骨圆形突起,故名。

二、经穴名。见《素问·气穴论篇》。属足少阳胆经,为足太阳、少阳之会。定位:在头部,当耳后乳突的后下方凹陷处。局部解剖:布有枕小神经本干;在胸锁乳突肌附着部上方;有耳后动、静脉支通过。主治:头痛,颈项强痛,颊肿,齿痛,喉痹,癫痫,口眼㖞斜,失眠,疟疾;扁桃体炎,流行性腮腺炎,面神经麻痹等。刺灸法:向下斜刺0.5~0.8寸;艾炷灸1~3壮,或艾条灸3~5min。

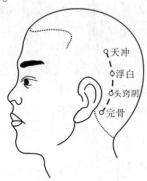

附一:腧穴定位文献记载
《针灸甲乙经》:在耳后入发际四分。

《针灸集成》:在窍阴下七分发际中。

附二:腧穴主治文献记载
《针灸甲乙经》:风头,耳后痛,烦心及足痛不收,失履,口㖞僻,头项摇瘈,牙车急;小便黄赤;项肿不可俯仰,颊肿引耳。

《备急千金要方》:头面气俯肿;癫疾僵仆狂疟;汗出不恶寒。

《铜人腧穴针灸图经》:头痛烦心……头面虚肿,齿龋偏风,口眼㖞斜,颈项痛,不得回顾,小便赤觉,喉痹。

《针灸大成》:足痿失履不收,牙车急,颊肿,头面肿,颈项痛,头风耳后痛,烦心,小便赤黄,喉痹,齿龋,口眼㖞斜,癫疾。

《循经考穴编》:中风不遂,手足挛瘈。

碗灸

灸法名。属间接灸之一。《外科正宗》卷三:"治乳肿妙方,灸乳肿痛方来异,恼怒劳伤气不调,将碗覆于患上灸,诸般肿疼寂然消。治气恼劳伤,或寒热不调,乳内忽生肿痛。用碗一只,内用粗灯草四根,十字排匀,碗内灯草头各露寸许,再用平山粗纸裁成一寸五分阔纸条,用水湿纸贴盖碗内灯草上,纸与碗口相齐;将碗覆于肿乳上,留灯草头在外,将艾大圆放在碗足底内,点火灸之;艾尽再添,灸至碗口留出水气,内痛觉止方住,甚者日再灸。"

腕骨

经穴名。见《灵枢·本输》。属手太阳小肠经,为本经原穴。定位:在手掌尺侧,当第五掌骨基底与钩骨之间的凹陷处,赤白肉际。局部解剖:布有尺神经手背支,在手小指展肌起点外下缘,有腕背侧动脉(尺动脉分支)及手背静脉网通过。主治:头痛,项强,耳鸣,目翳,黄疸,胁痛,热病汗不出,疟疾,指挛臂痛;腮腺炎,胃炎,胆囊炎,糖尿病,精神分裂症等。刺灸法:直刺0.3~0.5寸;艾炷灸1~3壮,或艾条灸5~10min。

现代研究证明：针刺腕骨穴可使不蠕动或蠕动很弱的降结肠下部及直肠的蠕动增强并有便意。实验表明，刺激腕骨穴，可引出皮层诱发电位，与非腧穴区有显著差异。

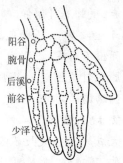

附录一：腧穴定位文献记载

《灵枢·本输》：在手外侧腕骨之前。

《针灸甲乙经》：在手外侧腕前起骨下陷者中。

《扁鹊神应针灸玉龙经·玉龙歌》注：在手腕起骨前陷中，翻手得穴。

《医学入门》：掌后外侧高骨下陷中。

《循经考穴编》广注：后溪后二寸，掌锐骨前下角腕侧缝中。

《针灸集成》：在手掌后横纹头。

附录二：腧穴主治文献记载

《针灸甲乙经》：痓，互引；偏枯，臂腕发痛，肘屈不得伸，风头痛，涕出，肩臂颈痛，项急，烦满惊，五指掣不可屈伸，战怵；衄，消渴。

《备急千金要方》：热病汗不出；胁痛不得息；颔痛引耳嘈嘈，耳鸣无所闻；颈肿项痛不可顾；臂腕急，腕外侧痛；目眩眩不明，恶风寒；目泣出。

《铜人腧穴针灸图经》：目冷泪生翳；头角烦闷，惊风瘛疭。

《扁鹊神应针灸玉龙经·玉龙歌》：失饥伤饱，浑身黄肿，饮食无味。

《针灸大成》：热病汗不出，胁下痛不得息，颈颔肿，寒热，耳鸣，目冷泪生翳，狂惕，偏枯，肘不得屈伸，痎疟头痛，烦闷，惊风，瘛疭，五指掣，头痛。

《针灸聚英》：脾虚黄疸。

《杂病穴法歌》：腰连腿疼。

《类经图翼》：心与小肠火盛；浑身热盛；肩背冷痛。

《外科大成》：鼻疔。

《医宗金鉴》：臂腕五指疼痛。

腕踝针

针灸疗法名。针刺腕关节或踝关节上方六个特定点以治病的方法。于1976年见报道，其穴（点）距腕上或踝上两横指处，分别适应全身各部的病症。针刺时沿皮下向上方刺入1.4寸左右，不需出现感应，留针0.5h以上。可用于功能性疾病和神经性疼痛。

腕踝针腧穴

也称腕踝针进针点。即腕踝针疗法的刺激腧穴。腕、踝部各有6个进针点，每一进针点与身体上下6个分区相一致。腕部腧穴，约在腕横纹上2横指环绕腕部一周处，从掌面尺侧起至桡侧，再从背面桡侧至尺侧，依次为上$_1$（小指侧尺骨缘与尺侧腕屈肌腱之间），上$_2$（腕掌侧面中央，掌长肌腱与桡侧腕屈肌腱之间），上$_3$（靠桡动脉外侧），上$_4$（手掌向内，拇指的桡骨缘上），上$_5$（腕背面中央），上$_6$（小指侧尺骨缘背）；踝部穴位，约在内外踝最高点上$_3$横指一周处，从跟腱内侧起向前转到外侧跟腱，依次为下$_1$（靠跟腱内缘），下$_2$（内侧面中央，靠胫骨后缘），下$_3$（胫骨前缘向内1cm处），下$_4$（胫骨前缘与腓骨前缘的中点），下$_5$（外侧面中央，靠腓骨后缘），下$_6$（靠跟腱外缘）。腕踝针腧穴对神经性疼痛及某些功能性疾患效果较好，如头痛，牙痛，关节痛，腰腿痛，痛经，带下，遗尿，神经衰弱，哮喘，失眠，过敏性肠炎，皮肤瘙痒症等。

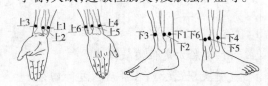

wang

汪昂

清代著名医家。字讱庵。安徽休宁人。早年业儒,为邑诸生,三十余岁时弃举子业而潜心医学。前后四十余年,遍览诸子经史及各家医籍,颇多撰述。学术上主要遵《内经》等古典医籍,采取各家之长,凡医经、方书、本草、经络、腧穴,无不精晓。其撰述也多较简明扼要,浅显易懂,或歌或赋,对医学普及有一定贡献。所著《经络歌诀》《经络穴道歌》,为后世针灸家所称道。还著有《素灵类纂约注》《内经素灵类纂讲义》《本草备要》《本草易读》《医方集解》《方症联珠》《汤头歌诀》《新增汤头歌诀》及《勿药元诠》等。

汪机

明代医学家。生活于 1463 ~ 1539 年。字省之,号石山,祁门补墅(今属安徽)人。《明史》有传。机父汪谓(公望)为当地名医,随父行医几十年。于内、外、针灸、痘疹诸科皆有见解。1519 年(正德十四年)补辑滑寿《读素问钞》成《续素问钞》。有医学著作多种,其《针灸问对》一书,以问答形式论述针灸基础和具体方法,别具见解。

亡名氏灸经

书名。作者不详。见于《隋书·经籍志》,五卷;见于《旧唐书·经籍志》,1 卷。均佚。

王冰

唐代医学家。自号启玄子。据《古今医统》载,762 ~ 763 年(宝应年间)任太仆令,故后人也称"王太仆"。他平素钻研医学,积十二年时间,编次、注释《黄帝内经素问》九卷。因原书第七卷早佚,乃以其所藏《天元纪大论》等七篇补入,改编成二十四卷,成书于 762 年(宝应元年),即今通行本。书中注释腧穴,除参考《针灸甲乙经》外,还引用《经脉流注孔穴图经》、《中诰孔穴图经》等书。

王处明

宋代针灸家。据《宋史》载,精于针灸明堂之学。著有《玄秘会要针经》。书佚。

王国瑞

元代针灸家。一名瑞庵。元代医家王开之子,又精于针术。受业于其父,得之于心,应之于手。撰《扁鹊神应针灸玉龙经》。书末有门人周仲良 1329 年(天历二年)写的后序,称"婺源王先生"。据《金华府志》载,国瑞为兰溪人。兰溪古属婺州(金华),故序文称作婺源。参见"王开"条。

王好古

元代医家,字进之,号海藏。赵州(今河北赵县)人,生活于 1200 ~ 1264 年。性明敏,通经史,好医方。与东垣同师张洁古,后从学于李东垣(杲),承张、李二家之长,对阴证有独特见解。著有《此事难知》《阴证略例》《医垒元戎》《汤液本草》等书。发挥经络学说、方药之外,兼重针法。注重原穴的应用,称"拔原法"。

王宏翰

清初医家。字惠源,号浩然子。华亭(今上海市松江区)人。少业儒,博通天文,地理,后因母病而访教问业,明达医理。王氏对经络研究颇为重视,认为"医不知经络,犹夜行无烛。"因此著《医学原始》一书,在脏腑之下,详论经络脉穴起止,并分列病源。对每经之正侧细图,奇经八脉之奥秘,周身腧穴及针灸主病补泻之法,也一一详加描绘与论述。其他还著有《古今医史》《性原广嗣》等。

王怀隐

北宋医学家。睢阳(今属河南)人。982 年(太平兴国七年),主纂官修《太平圣惠方》,成书百卷,收录了唐以前的医方和部分有关针灸资料。

王开

元代针灸家。字启元,号镜泽(一作镜潭),兰溪(属浙江)人。从师窦汉卿20余年,悉传其针术。擅九针补泻之法及太乙飞腾针法。遇人有疾,辄施针砭,无不应愈。至元初(1271年左右),领扬州(属江苏)教授。撰有《重注标幽赋》《增注针经密语》及《针灸全书》。其子国瑞、孙廷玉、曾孙宗泽等,皆绍其业。事见《金华府志》。

王克明

南宋医家。生活于1069～1135年,字彦昭,饶州乐平(属江西)人。后徙湖州乌程(属浙江)。克明初生时,母缺乳,饵以粥,遂得脾胃疾,长益甚,医以为不可治。克明研读《素问》《难经》以示其治法,刻意处药,其病乃愈。绍兴、乾道间(1131～1173年),以医术行江、淮,入苏、湖,针灸尤精。"魏安行妻病风瘘,十年不起,克明施针而步履如初。"应试中选,屡任医官。曾救治军中大疫,活数万人。事见《宋史》。

王乐亭

当代针灸学家。生活于1895～1984年。名金辉,河北省香河县人。早年从师北京针灸名医陈肃卿先生。1929年悬壶应诊,从事针灸临床五十余年,人称"金针王乐亭"。曾任北京市第二中医门诊部顾问,北京市中医医院针灸科主任、教授,北京第二医学院(现首都医科大学)教授,北京中医学会委员、针灸委员会理事。

王氏在临证时主张"论其本,以胃为先","治瘫首取督脉","治风先治气,气行风自熄"。王氏提出了"五脏俞加膈俞","王氏夹脊方","督脉十三针方","老十针方"等经验处方,以及用六寸金针刺曲池透臂臑为主治疗瘰疬、治中风十三法(牵正刺法、牵正透法、手足十二针、纠偏法、十二透刺法、开闭醒神法、回阳固脱法、督脉十三针法、治背俞法、老二针法、治任脉法、治六腑俞法、刺募法),治瘫(瘫痪)十一法(治督法、治夹脊法、治脊俞法、治膀胱法、治任脉法、治脾胃法、治肝胆法、治足三阴法、治手三阴法、治手三阳法、调理阴阳法)等治疗方法。

王叔和

魏晋时期医家。名熙。高平(今山东邹县与微山县之间)人。性沉静,博好经方,洞识摄养之道,深晓疗病之源。曾任太医令,对脉学有较深刻的研究,并整理仲景之书,对保存中医古代文献做出了贡献。王氏对针灸学理论颇为精通,在经穴、刺灸法等方面,多有发挥。其针灸学术思想的突出特点,是阐发了经络学说和脉诊在辨证论治中的重要作用。著有《脉经》等传世。

王焘

唐代医学家。约生活于670～755年。郿(今陕西眉县)人。《唐书》有传。自幼多病,长好医术,因母病更多接触名医。曾任徐州司马、给事中、邺郡太守。长期任职弘文馆(国家图书馆),博览图籍及方书,广收晋唐之前医学书籍及唐代以前医学名家散佚之方,于天宝十一载(752年)著成《外台秘要》四十卷,其中有《明堂灸法》一卷,专论用灸。书中收录灸疗处方达数百首。对十二经穴有专门论述,但王氏认为"针能杀生人,不能起死人",否定针法,是不正确的。

王惟一

北宋针灸学家。约生活于987～1067年。又名王惟德,里籍不详,1023～1063年(仁宗时),曾任大医局翰林医官殿中省尚药奉御。1026年(天圣四年)奉诏主纂官修《新铸铜人腧穴针灸图经》,并刻文于石。次年又设计并主持铸造铜人针灸孔穴模型两座，"使观者烂然而有弟，疑者焕然而冰释"，是针灸发展史上的创举。参见"铜人""铜人腧穴针灸图经"条。

王锡鑫

清代医家。字文选，号席珍子，又号亚拙山人。万邑（今四川万县）人。有感于清廷禁针以来，世人不讲针灸之学，一遇急症，群医束手。而"劫病之速，莫先于针。"因此，将《铜人腧穴针灸图经》《针灸大成》诸书，集其便览，另访得铜人图式四张及经络分寸歌诀等，按其次序，分类合编，成《针灸便览》一书，以便习针者临证时随时查阅。该书收在其所著《存存汇集医学易读》内。此外，王氏还著有《医学切要全集》六集。

王诵愚

近代针灸学家。江苏人。王氏以针灸、疯科著称。诵愚承家学，尽得父传，除擅长针灸外，兼通内、外科。在针刺手法上，对阴刺、输刺、阴中隐阳、阳中隐阴有卓见。并善配用火罐，以增强疗效。有子水田、雨田等传其业。

王禹

汉代医家。师事淳于意，通针灸之学。见《史记·扁鹊仓公列传》。详"淳于意"条。

王执中

南宋针灸学家。字叔权，瑞安（属浙江）人。1169 年（乾道五年）进士，官从政郎，澧州（今湖南澧县）教授。著有《针灸资生经》一书。治疗多用灸法，取穴以按三酸痛为准。对针灸日时禁忌，持不同见解。事见《温州府志》。参见《针灸资生经》条。

王宗诰

明代医家。四川营山县人。《营山县志》载：宗诰通医术，尤精于针灸，治病效良。著有《针法要览》一书。

王宗泉

明代医家，杭州人。曾编集《脏腑证治图说人镜经》。其徒钱雷又作"附录"。参见"人镜经"条。

王纂

南朝刘宋针灸家。海陵（今江苏泰州）人。据《古今医统》《流注指微赋》记载王氏少习经方，尤精针石。《异苑》载有他的针灸治例，后世针灸歌赋多称述。

王相死囚休

五行学说用词。载于《普济方》卷四百十一，是将生克关系与时令相合运用于五脏的一种方法，以此得出与时令有关的五脏补养及宣泄等规律。以五脏配五行，各有所合时令，当令者为王，生王者为相，克王者为死，被克者为囚，过令者为休（又称废）。逢王月有疾可宣泄，相月不宜补养，死月宜补，囚月与休月均宜补忌泻。例如春季肝木为王，肝有病可以疏泄，夏季肝木为休，长夏肝木为囚，此期间肝有病则宜补忌泻，秋季肝木为死，该季宜补肝，而冬季肝木为相，不宜补养。其余各脏见下表。

五脏 ＼ 五时	春	夏	长夏	秋	冬
肝	王	休	囚	死	相
心	相	王	休	囚	死
脾	死	相	王	休	囚
肺	囚	死	相	王	休
肾	休	囚	死	相	王

wei

煨针

即火针。《针灸聚英》卷三："川僧多用煨针，其针大于鞋针。"又："火针，即煨针也。"

微电脑经络辨证仪

针灸仪器名。是一种针灸诊断仪器，根据人体某一脏腑经络的机能状态发生病变或变化时,体表某些腧穴（如井穴、原穴、五输穴等）的导电量出现明显差异这一原理,通过检测这些腧穴的导电量,并结合针灸辨证论治的规律,从而判断相应脏腑经络的"虚""实"和虚实程度,最后打印出针灸处方和相应的针刺手法。

微电脑经穴显示仪

针灸教具名。是采用电子计算机技术,通过发出声音和在立体模型及平面挂图上的光电显示装置,帮助学生学习、掌握经络循行部位及各穴的腧穴,使传统的静态模型教学变为动态模型教学,具有直观、醒目的特点。

微波鍉针仪

针灸仪器名。是在我国古代九针之一的鍉针,现代微波理疗和低频电脉冲等单一疗法的基础上,利用信息迭加原理,使三者效应同时作用于经穴而治疗疾病的一种新的针灸治疗仪器。主要由电源、磁控管、脉冲发生器、控制部分、功率均衡器、鍉照射器、照射器活动支架等部分组成。其工作原理是在鍉针上通以低频电脉冲,然后将微波内导体接上鍉针的针体而发生热和电效应。经临床试用,初步证实对于治疗高血压、冠心病、风湿性关节炎等有较好疗效。本仪器具有操作简便,无痛,效果好,易于被患者接受等优点。

微波针灸仪

针灸仪器名。是用一种特殊结构的、包括毫针在内的不同轴小天线,向人体经络腧穴进行定量、定向辐射微波束配量,使其既具有微波的热效应、非热效应、电磁场效应,又具有中医针灸的作用。具有疏通经络、舒筋活血、消肿镇痛、消炎、散风寒、解痉挛等功能。对冠心病、心绞痛、三叉神经痛、面神经麻痹、面神经损伤、肩周炎、腰痛、坐骨神经痛、风湿痛、扭伤、各种关节炎、脑血栓后遗症、痛经等20多种常见病和疑难症均有较好的疗效。现有 DBJ-1、DBJ-2、DBJ-3、DBJ-5 型微波针灸仪,类似产品有 CHJ-2 型微波针灸仪,性能、作用与本仪器基本相同。

微针

针具名。又称小针,意指细小的针具,泛指九针,与砭石相对而言。《灵枢·九针十二原》:"余欲勿使被毒药,无用砭石,欲以微针通其经脉,调其血气……"《黄帝内经太素》卷二十一杨上善注:"可九种微针,通经调气。"《类经》卷十九张介宾注:"小针,即上文微针之谓。"九针之中则以毫针为最细小。

韦勤甫

明末医家。一作韦编。里籍不详。1636 年（崇祯九年）,作《经络笺注》,现存明抄本。

维胞

奇穴名。见《经外奇穴汇编》。定位:位于髂前上棘内下方凹陷处,或于维道穴向内斜下 1 寸处取之。主治:子宫下垂,肠疝痛等。刺灸法:直刺 0.5~1 寸;艾炷灸 3~5 壮,或艾条灸 5~10min。

维道

经穴名。见《针灸甲乙经》,属足少阳胆经,为足少阳、带脉之会。别名:外枢。定位:在侧腹部,当髂前上棘的前下方,五枢穴前下 0.5 寸。局部解剖:布有髂腹股沟神经;在髂前上棘前内方,有腹内、外斜肌及腹横肌;有旋髂浅、深动、静脉通过。主治:腰胯痛,少腹痛,疝气,阴挺,带下,水肿,月经不调;子宫脱垂,盆腔炎,肠功能紊乱,肠炎,肾炎等。刺灸法:直刺 0.5~1.5 寸;艾炷灸 3~5 壮,或艾条灸 5~15min。

现代研究证明:针刺维道穴对下腹部手术有良好的针麻效果。如腹股沟疝修补术中,针刺维道穴,具有阻断髂腹股沟神经的疼痛冲动作用,减轻患者切皮时的疼痛反应。

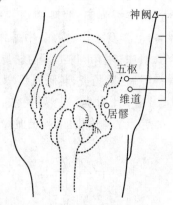

附一：腧穴定位文献记载

《针灸甲乙经》：在章门下五寸三分。

《循经考穴编》广注，又法，居髎上二寸五分。

《类经图翼》：一曰在中极傍八寸五分。

《针灸集成》：对章门直下七寸。

附二：腧穴主治文献记载

《针灸甲乙经》：咳逆不止，三焦有水气，不能食。

《铜人腧穴针灸图经》：三焦不调，水肿不嗜食。

《针灸大成》：呕逆不止，水肿，三焦不调，不嗜食。

《循经考穴编》：腰腿一切痛。

维宫

奇穴名。见《经外奇穴汇编》。定位：髂前上棘内下方维道穴下1寸处，或于维通向内斜下2寸处取穴。主治：子宫下垂。刺灸法：直刺0.5~1寸；艾炷灸3~5壮，或艾条灸5~10min。

维会

指百会，或指神阙穴。《标幽赋》："太子暴死为厥，越人针维会而复醒。"《针方六集·开蒙集》注："史称虢太子病尸厥，扁鹊为之针三阳五会，有间，太子苏，则百会穴也。此云维会，则非百会。《针经》云：脐中一名维会。谓扁鹊当时取此穴耳。

盖人之生，尝以此穴受母之气，刺家能取穴，调其厥逆，使之冲和，亦何嫌于刺哉！"注文所称《针经》，不知何指。《循经考穴编》载："神阙一名维会。"

维筋相交

指足少阳经筋分行人体两侧，于头部左右两筋交会于巅顶，然后分别下行于对侧的目眦，与蹻脉相连而言。《灵枢·经筋》："足少阳之筋……其病……上引缺盆膺乳颈，维筋急，从左之右，右目不开，上过右角，并蹻脉而行，左络于右，故伤左角，右足不用，命曰维筋相交。"《黄帝内经太素》经筋注："蹻脉至于目眦，故此筋交巅，左右下于目眦，与之并行也。筋即交于左右，故伤左额角，右足不用，伤右额角，左足不用。以此维筋相交故也。"

围剿针法

在患处四面进针以治疗局部病变的一种针法。多用于乳痈、肠痈、腱鞘囊肿等病症。用2~2.5寸毫针4支，在患处中心上下左右各旁开2~3寸处取穴，针体与皮肤呈30°~45°角，向患处中心刺1~2寸，针尖达患处，或少许进肿痛硬结内，留针20min，并用捻转提插泻法运针2~3次。每日施治1~2次，连续针刺数日，配合中药效果更好。

委阳

经穴名。见《灵枢·本输》，属足太阳膀胱经。为三焦之下合穴，足太阳之别络。定位：在腘横纹外侧端，当股二头肌腱的内侧。局部解剖：布有股后皮神经，正当腓总神经处，在股二头肌腱内侧，有膝上外侧动、静脉。主治：小腹胀满，小便不利，腰脊强痛，下肢痿痹；急性胃肠炎，膀胱炎，坐骨神经痛，痔疮等。刺灸法：直刺0.5~1寸。

现代研究：据报道，斜刺正常人委阳，可使阑尾和结肠蠕动增强，肠鸣音亢进。

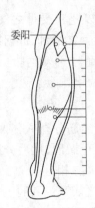

附一:腧穴定位文献记载

《灵枢·本输》:腘中外廉。

《针灸甲乙经》:腘中外廉两筋间,承扶下六寸。

《针灸聚英》:承扶下一尺六寸。

《循经考穴编》:一法合在委中上一寸五分,略斜向后,与殷门相并。

《针灸集成》:在浮郄下一寸七分。

附二:腧穴主治文献记载

《灵枢·邪气藏府病形》:腹胀气满,小腹尤坚,不得小便,窘急,溢则为水,留即为胀。

《针灸甲乙经》:胸满膨膨然,实则癃闭,腋下肿,虚则遗溺,脚急兢兢然,筋急痛,不得大小便,腰痛引腹,不得俯仰。

《备急千金要方》:阴跳遗,小便难;小腹坚痛引阴中,不得小便;脊强反折,瘈疭癫疾,头痛。

《千金翼方》:痔。

《针灸资生经》:失志。

《针灸聚英》:伤寒热甚。

《针灸大成》:腋下肿痛,胸满膨膨,筋急身热,飞尸遁疰,瘈厥不仁,小便淋沥。

委中

经穴名。见《灵枢·本输》,属足太阳膀胱经。为膀胱合穴。别名:郄中、血郄。定位:在腘横纹中央,当股二头肌腱与半腱肌腱的中间。局部解剖:有股后皮神经,正当胫神经处,在腘窝正中,有腘筋膜;皮下

有浅静脉,深层内侧为腘静脉,最深层为腘动脉。主治:腰脊强痛,股膝挛痛,下肢痿痹,中风昏迷,半身不遂,癫痫,中暑,衄血,腹痛吐泻,遗尿,疮疖,丹毒,湿疹,腰扭挫伤;坐骨神经痛,胃肠炎,腓肠肌痉挛,下肢麻痹,脑出血,乳腺炎等。刺灸法:直刺0.5~1寸;或于浅静脉上点刺出血。

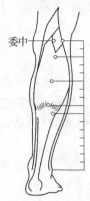

现代研究证明:针刺委中穴对膀胱功能有调整作用。对处于高度紧张状态的膀胱,针刺能使其松弛,内压下降;对松弛状态的膀胱或尿潴留者,针之可引起膀胱收缩,内压升高。委中穴对体温的调节作用,已被动物实验所证实。动物实验还证明,针刺该穴,可使上升的白细胞数下降,对实验性细菌性腹膜炎有效。

附一:腧穴定位文献记载

《灵枢·本输》:腘中央。

《针灸甲乙经》:在腘中央约文中动脉。

附二:腧穴主治文献记载

《灵枢·邪气藏府病形》:膀胱病者,小腹偏肿而痛,以手按之,即欲小便而不得,肩上热若脉陷,及足小趾外廉及胫踝后皆热,若脉陷,取委中央。

《灵枢·杂病》:厥挟脊而痛至顶,头沉沉然,目䀮䀮然,腰脊强,取足太阳腘中血络。

《灵枢·热病》:风痉身反折,先取足太阳及腘中及血络出血。

《素问·刺疟篇》:足太阳之疟,令人

腰痛头重,寒从背起,先寒后热,熇熇暍暍然,热止汗去,难已,刺郄中出血。

《素问·刺腰痛篇》:足太阳脉令人腰痛,引项脊尻背如重状,刺其郄中,太阳正经出血。腰痛侠脊而痛至头几几然,目䀮䀮欲僵仆刺太阳郄中出血。

《素问·水热穴论篇》:云门、髃骨、委中、髓空,此八者,以泻四肢之热也。

《素问·痹论篇》:胞痹者,少腹膀胱按之内痛,若沃以汤,涩于小便,上为清涕。

《素问·咳论》:膀胱咳状,咳而遗溺。

《针灸甲乙经》:热病侠脊痛;筋急身热,少腹坚肿时满,小便难,尻股寒,髀枢痛,外引季胁,内控八髎;癫疾反折;疟头重,寒从背起,先寒后热,渴不止,汗乃出;衄血不止;痔,篡痛。

《备急千金要方》:腰脚重痛,久痼宿疹;目䀮䀮不明,恶风寒;少腹热而偏痛;阴跳遗;尿黄难;脊强反折,瘈疭;头痛;腋下肿。

《太平圣惠方》:脚弱无力,风湿痹筋急,半身不遂;腰尻重,曲蹉中筋急。

《铜人腧穴针灸图经》:热病汗不出,足热厥逆满,膝不得屈伸。

《针灸大成》:膝痛,痛及拇指,腰侠脊沉沉然,遗溺,腰重不能举体,小腹坚满,风痹,髀枢痛,可出血,痼疹皆愈。伤寒四肢热,热病汗不出,取其经血立愈。委中者,血郄也。大风发眉堕落,刺之出血。

《循经考穴编》:背疽流注,浑身疮癞。

《四总穴歌》:腰背委中求。

委中央

经穴别名。即委中穴,见《灵枢·邪气藏府病形》。详见该条。

苇管灸

灸法名。属于温灸器灸的一种,目前应用的苇管灸器有两种:一种是节形苇管灸器,其苇管口直径 0.4～0.6cm,长 5～6cm,苇管的一端做成半个鸭嘴形放艾绒,

另一端用胶布封闭,以备插入耳道中施灸。另一种是两节形苇管灸器,放艾绒段,口径较粗,直径 0.8～1cm,做成鸭嘴形,长4cm;插入耳道段,口径较细,直径 0.5～0.6cm,长3cm,该段插入放艾绒段,连接成灸器,故称两节形苇管灸器。插入耳道段用胶布封闭,以备插入耳道中施灸。施灸时取适量艾绒放在苇管器鸭嘴形处点燃,用胶布封闭苇管器内端,插入耳道中施灸。施灸时耳部有温热感。每次灸 3～9 壮,10次为 1 个疗程。适用于治疗面瘫。

尾翠

奇穴名。见《太平圣惠方》,《经穴治疗学》列作奇穴,名小儿疳瘦,《腧穴学概论》名小儿疳痢,《经穴汇解》名尾翠。定位:尾骨尖端直上 3 寸。局部解剖:在棘上韧带上,有骶尾间动、静脉后支,棘间静脉丛,布有尾神经分支。主治:小儿疳痨羸瘦,消化不良,腹痛,下痢,脱肛等。刺灸法:沿皮刺 0.5～1 寸;艾炷灸 3～7 壮,或温灸 5～15min。

附:文献记载

《太平圣惠方》:黄帝疗小儿疳痢,脱肛体瘦,渴饮,形容瘦瘁,诸般医治不差者,灸尾翠骨上三寸骨陷间,三壮,炷如小麦大。

尾翠骨

一、骨骼名,指尾骨。《礼记·内则》:"舒雁翠。"郑玄注:"翠,尾肉也。"

二、长强穴别名。见《针灸经穴图考》。

尾闾

一、骨骼名。即尾骨。《刺灸心法要诀》:"尻骨……上宽下窄,末节更小,如人参芦形。名尾闾,一名骶端,一名撅骨,一名穷骨。"

二、经穴别名。指长强穴,见《古今医统》。详见该条。

三、推拿腧穴名。即龟尾。

尾穷骨

一、骨骼名。指尾骨，《针灸集成》："尾穷骨上一寸，左右各一寸，有三穴，治腰痛不能屈伸。"此处尾骨即尾穷骨。

二、奇穴名。见《备急千金要方》，《针灸集成》列作奇穴，名尾穷骨。定位：在臀裂下端，尾骨尖上1寸，及其左右旁开各1寸处，共计3穴。局部解剖：下有棘上韧带，第二、三骶神经后支，第二、三骶动、静脉。主治：腰卒痛，腰痛不能俯仰，骶骨神经痛，肛门诸肌痉挛，淋病，便秘，尿闭，痔疮等。刺灸法：艾炷灸3~7壮。

附：文献记载

《备急千金要方》：腰卒痛，灸穷骨上一寸七壮，左右一寸各七壮。

《针灸孔穴及其疗法便览》：尾穷骨，奇穴。尾间骨上一寸处及其左右旁开各一寸处，一排共三穴。灸三至七壮。主治腰痛不能俯仰；亦治骶骨神经痛，肛门诸肌痉挛，淋病，便秘，尿闭，痔疮。

尾蛆

经穴别名。指长强穴，见《人镜经》。详见该条。

尾翳

鸠尾别名。见《针灸甲乙经》。又会阴穴一名"屏翳"，与此易混。《灵枢·经脉》："任脉之别，名曰尾翳。"张介宾误释作会阴穴。参见该条。

瘢

一、指瘢痕，针灸中指针刺后的针眼。《灵枢·终始》："一方实，深取之，稀按其瘢，以极出其邪气；一方虚，浅刺之，以养其脉，疾按其瘢，无使邪气得入。"《类经》卷张介宾注："瘢，针瘢也。"《灵枢·邪气藏府病形》："已发针，疾按其瘢，无令其出血。"引申指打人成创而有瘢者。《说文通训定声》："凡殴伤皮肤青黑无创曰痕，有创瘢曰瘢。"又指针刺的次数，《素问·刺腰痛论篇》："以月生死为瘢数，发针立已。"如《素问·缪刺论篇》："刺外踝之下半寸所，各二瘢；刺足下中央之脉，各三瘢"等是。针一次即称一瘢。也指腧穴。《灵枢·热病》："两手外内侧各三，凡十二瘢。"

二、疮。《吕氏春秋·关忠》："齐王疾瘢。"

卫气

由水谷精气化生的运行于脉外的慓疾滑利之气。其生理功能有三方面：第一，护卫肌表，防御外邪入侵；第二，温养脏腑、肌肉、皮毛等；第三，维持体温相对恒定。《灵枢·本藏》："卫气者，所以温分肉，充皮肤，肥腠理，司开合者也。"《灵枢·邪客》："卫气者，出其悍气之慓疾，而先行于四末分肉皮肤之间而不休者也。"《类经》卷四张介宾注："卫行脉外，故主表而司皮毛之关阖。"卫气的运行，随着营气循经传注之外，昼则散布到手足三阳，夜则周行于五脏。《灵枢·卫气行》："故卫气之行，一日一夜五十周于身，昼日行于阳二十五周，夜行于阴二十五周，周于五藏。"病邪侵犯时则与邪气相抗，针灸治疗须审察卫气的虚实情况。《灵枢·禁服》："审察卫气，为百病母。"

卫生宝鉴

书名。元代罗天益撰。成书于1281年（至元十八年）。共二十四卷，附补遗一卷。内容以方药为主，其中"名方类集"和"针法门"，着重论述针灸法，并辑录窦汉卿《流注指要赋》（即《通玄指要赋》）等。

卫生针灸玄机秘要

书名。明代杨继洲家传著作。详见"针灸大成"条。

卫世杰

宋代针灸家。嘉定时（1220年）徐正卿刻印《针灸资生经》，曾经其订正。序称"俾医卫世杰订正不传见者十有八条。"参见"针灸资生经"条。

胃

六腑之一。又称"水谷之海"和"五藏六腑之海"。主要功能是受纳与腐熟水谷,胃以降为和。《灵枢·本输》:"脾合胃,胃者,五谷之腑";又"大肠,小肠,皆属于胃。"《灵枢·经脉》记载足阳明胃经"属胃",足太阳脾经"络胃",手太阴肺经"还循胃口",手太阳小肠经"下膈,抵胃",足厥阴肝经"抵小腹挟胃",其背俞为胃俞,募穴为中脘,合穴为足三里。

胃病六之灸

奇穴名,即六之灸,见《腧穴学概论》,参见该条。

胃仓

经穴名。见《针灸甲乙经》,属足太阳膀胱经。定位:在背部,当第十二胸椎棘突下,旁开3寸。局部解剖:布有第十二、十三胸神经后支外侧支,深层为第十二肋间神经本干;有背阔肌、髂肋肌;有肋下动、静脉背侧支。主治:胃脘痛,腹胀,水肿,便秘,痢疾,小儿食积,脊背痛;胃痉挛,贲门痉挛,肾盂肾炎,腰肌劳损等。刺灸法:斜刺0.5~0.8寸;艾炷灸5~7壮,或艾条灸10~20min。

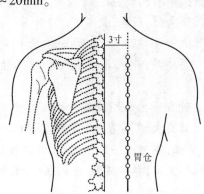

附一:腧穴定位文献记载

《针灸甲乙经》:在第十二椎下两傍各三寸陷者中。

《类经图翼》:在十二椎下,去脊中三寸半。

附二:腧穴主治文献记载

《针灸甲乙经》:胪胀水肿,食饮不下,多寒。

《素问·通评虚实论》王冰注:霍乱。

《太平圣惠方》:腹内虚胀,水食不消,恶寒,不能俯仰。

《针灸大成》:腹满虚胀,水肿,食饮不下,恶寒,背脊痛不得俯仰。

《循经考穴编》:脊痛,气攻腰胁。

胃肠点

手针穴名。见《常用新医疗法手册》。定位:位于劳宫与大陵穴连线的中点。主治:慢性胃炎,胃、十二指肠溃疡,消化不良,胆道蛔虫症等。刺灸法:直刺0.3~0.5寸;艾炷灸3~5壮。

胃管

指中脘。《备急千金要方》:"积聚坚大如盘,冷胀,灸胃管二百壮,三报之,穴在巨阙下二寸。"参见"胃脘"条。

胃管下俞

奇穴名。见《备急千金要方》。又名胃管下俞三穴、胃脘下俞、八俞、胃下俞、胰俞、膵俞。定位:在背部,当第八胸椎棘突下方1穴,左右旁开1.5半各1穴,计3穴。主治:消渴,咽喉干等。刺灸法:直刺0.3~0.8寸;艾炷灸5~7壮。

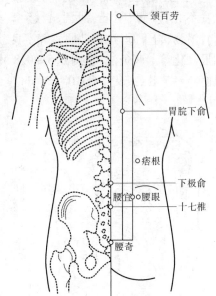

附:文献记载

《备急千金要方》:消渴,咽喉干,灸胃管下俞三穴各百壮。穴在背第八椎下,横三间寸灸之。

胃管下俞三穴

即胃管下俞。见该条。

胃痉挛针刺法

胃痉挛治疗方法之一。主穴:足三里、行间、内关、阳陵泉。操作:取 1.5 寸毫针快速捻转进入消毒后的腧穴,针尖朝向痛处,进针 1~1.5 寸,施行中、强刺激,捻转 3min 后,患者可感胃中有一股暖气缓缓转动,继续捻针 1 次后,留针 30min,并间歇行针。本法有缓急止痛的作用。

现代研究证明:刺激小鼠足三里、行间等穴,可缓解胃肠平滑肌痉挛。

胃俞

经穴名。见《脉经》,属足太阳膀胱经,为胃之背俞穴。定位:在背部,当第十二胸椎棘突下,旁开 1.5 寸。局部解剖:布有第十二胸神经后支内侧皮支,深层为第十二胸神经后支外侧支;在腰背筋膜,最长肌和髂肋肌之间;有肋下动、静脉背侧支的内侧支。主治:胸胁痛,胃脘痛,腹胀,肠鸣,食不化,反胃,呕吐,泄泻;胃痉挛,胃炎,胃溃疡,胃下垂,进行性肌营养不良,肝炎,肝硬化等。刺灸法:直刺 0.5~0.8 寸;艾炷灸 3~7 壮,或艾条灸 10~20min。

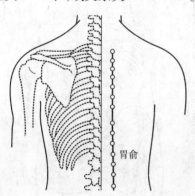

胃俞

现代研究证明:针刺胃俞穴对胃肠蠕动有较好的调整作用。实验表明,对胃溃疡和十二指肠溃疡患者针刺胃俞穴多数使胃电发生抑制作用,并可明显促进溃疡愈合。动物实验提示,用重刺激手法针刺"胃俞""脾俞"对肉粉或组胺引起的胃液分泌有抑制作用。对实验性急性心肌损伤的动物针刺"胃俞",可促进其恢复,心电图也有明显好转。胃俞穴对内脏有较好的镇痛作用,用氯醛糖麻醉动物,在丘脑腹后外侧核或丘脑下后部记录电刺激内脏大神经中枢端引起的诱发电位,结果针刺"胃俞"皮质诱发电位抑制最好,具有一定特异性。证明该穴对腹部疾患有较强的镇痛作用。

附一:腧穴定位文献记载

《脉经》:在背第十二椎。

《针灸甲乙经》:在十二椎下两旁各一寸五分。

《类经图翼》:在十二椎下,去脊中二寸。

附二:腧穴主治文献记载

《针灸甲乙经》:胃中寒胀,食多身体羸瘦,腹中满而鸣,腹䐜,风厥,胸胁榰满,呕吐,脊急痛,筋挛,食不下。

《太平圣惠方》:烦满吐食;背中气上下行,腰脊痛;小儿羸瘦,食饮少,不生肌肤。

《针灸资生经》:腹痛。

《针灸大成》:霍乱,胃寒,腹胀而鸣,反胃呕吐,不嗜食,多食羸瘦,目不明,腹痛,胸胁支满,脊痛筋挛,小儿羸瘦,不生肌肤。

《循经考穴编》:胃弱胃寒,口吐清水。

《类经图翼》:小儿痢下赤白,秋末脱肛,肚疼不可忍;一传治水肿鼓胀,气膈不食,泄泻年久不止,多年积块。

胃脘

一、脏器部位名。义同胃管。杨上善注："脘，胃府也，脘音管也。"《说文》："读若患。"《集韵》"读如碗"，近人多从此读音。

二、经穴别名。《针灸聚英》列作上脘别名;《类经图翼》列作中脘别名。《备急千金要方》："灸胃管二百壮，三报之，穴在巨阙下二寸"。则以中脘为是。参见"胃管"条。

胃脘痛灸治法

胃脘痛治疗方法之一。主穴：膏肓（双）、厥阴俞（双）、膻中、中脘、肾俞（双）、足三里（左）。操作：每次任取 5 穴，灸炷如半粒枣核大，置于以上选腧穴，点燃施灸，待灸火接近皮肤时，以手缓缓揉拍皮肤，以减轻灼痛，灸火自灭后再续灸第二、三炷，灸法同前。每穴灸 3 炷，第二天灸剩余腧穴。灸时顺序自上而下，先背侧后腹侧。灸后两日，灸处可发疮，1 月后结痂。每日可用薄荷、红皮葱各 3g，黄连 1.5g 煎汤洗涤灸疮，以促进结痂。本法有健脾和胃，理气止痛的作用。现代研究证实刺激足三里、中脘穴，可缓解胃平滑肌痉挛，双向调节胃酸分泌。

胃脘下俞

即胃管下俞。见该条。

胃维

地仓穴别名。见《外台秘要》。"胃"《针灸甲乙经》作"会"。详见"地仓"条。

胃系

指食管。《难经·四十二难》杨玄操："咽为胃之系也。"

胃下垂透刺法

胃下垂治疗方法之一。主穴：阿是穴$_1$（剑突下压痛点或结节）、阿是穴$_2$（脐上反应点）。操作：患者取平卧位，取 6～7 寸毫针进行针刺，当针尖处出现酸胀及下腹部紧缩感时，术者即停止进针，随时激发针感，保持 40min 后，即可出针。针后患者平卧 2h。每周治疗 1 次，6 次为 1 个疗程。本法有健脾和胃，疏经通络的作用。

胃下垂穴位埋线法

胃下垂的治疗方法之一。主穴：胃俞、脾俞、中脘、上脘。操作：常规消毒后，局部浸润麻醉，将酒精中浸泡消毒过的长 3cm 左右的铬制肠线，穿入 18 号腰椎穿刺针内，然后迅速刺入腧穴，缓慢进入深处并细细探寻，得气后，将肠线轻轻推出。出针后，局部针眼用消毒纱布覆盖，防止感染。胃俞透脾俞，中脘透上脘。隔 7 天埋线 1 次。本法有补虚健胃之功。现代研究证实羊肠埋线刺激经络后，肌肉合成代谢升高，分解代谢降低，从而提高了肌肉、神经的营养。

胃下俞

奇穴别名。即胃管下俞，见《千金翼方》。见该条。

胃之大络

络脉名，见"虚里"条。

胃足阳明之脉

十二正经之一。足阳明胃经的原名。见《灵枢·经脉》："胃足阳明之脉，起于鼻，交頞中，旁约太阳之脉，下循鼻外，入上齿中，还出挟口环唇，下交承浆，却循颐后下廉，出大迎，循颊车，上耳前，过客主人，循发际，至额颅;其支者，从大迎前下人迎，循喉咙，入缺盆，下膈属胃络脾;其直者，从缺盆下乳内廉，下挟脐，入气街中;其支者，起于胃口，下循腹里，下至气街中而合——以下髀关，抵伏兔，下入膝膑中，下循胫外廉，下足跗，入中指内间;其支者，下膝三寸而别，下入中指外间;其支者，别跗上，入大指间，出其端。"参见"足阳明胃经"条。

wen

温杯灸

灸法名，温灸器灸的一种。将艾绒放在杯子内点燃，使其热烟熏灸一定部位而达到治疗作用的灸法。适用于治疗风寒湿痹、痿症等疾病。

温和灸

灸法名。艾条悬起灸法之一。操作时，将艾条一端燃着，在距离施灸部位的皮肤 1.5～2cm 处，连续熏烤 5～7min，或根据病情需要调节熏烤时间，一般达到局部皮肤红晕为止，此法适用于一切灸治适应证。有温通经脉、祛散风寒邪气的作用。

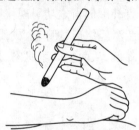

温盒灸

灸法名。属于温灸器灸的一种。温盒是由金属和玻璃纤维组成的一种盒式灸具，其外层为金属片，上有数孔。盒内放入玻璃纤维，把无烟艾条点燃后，放入盒内玻璃纤维上，关闭温盒，放入膨体纱袋内，即可使用。适用于治疗关节炎、肩周炎、扭伤、腰腿痛、消化不良、胃痛、月经不调、冻疮、高血压等。

温灸

灸法名。即温和灸。见该条。

温灸器

灸用器具名。又称灸疗器。用一种特制的金属圆筒，外形分筒体和持柄两部分。筒体上下各有多数小孔，上孔可以通风出烟，下孔用以传导温热。内另有小筒一个，可置艾或药物燃烧。使用时，先将艾或药物点燃，置灸器于应灸之处，或来回温熨，使温热传至体内，有调和气血，温散寒邪的作用。

温灸器灸

灸法名。是将艾绒放在温灸器内点燃后施灸的方法。

温留

即温溜穴。见《针灸甲乙经》。详见该条。

温流

即温溜穴。见《医学入门》。详见该条。

温溜

经穴名。见《针灸甲乙经》，属手阳明大肠经，为本经郄穴。别名：逆注、蛇头、池头。定位：曲肘，在前臂背面桡侧，当阳溪与曲池穴连线上，腕横纹上 5 寸。局部解剖：布有前臂背侧皮神经及桡神经深支，在桡侧腕伸肌肌腱与拇长展肌之间，有桡动脉分支及头静脉通过。主治：头痛，面肿，喉痹，口舌生疮，疔腮，齿痛，肠鸣腹痛，癫狂吐舌；口腔炎，腮腺炎，扁桃体炎，面神经麻痹，前臂神经痛，肠炎等。刺灸法：直刺 0.5～0.8 寸；艾炷灸 3～5 壮，艾条灸 5～15min。

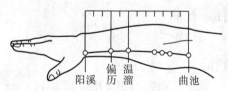

附一：腧穴定位文献记载

《针灸甲乙经》：在腕后，少士五寸，大士六寸；在腕后五寸。

《太平圣惠方》：在腕后五寸六寸间动脉中。

《循经考穴编》：一法偏历后二寸。

附二：腧穴主治文献记载

《针灸甲乙经》：疟，面赤肿；肠鸣而痛；癫疾，吐舌鼓颌，狂言见鬼；狂仆；口齿痛。

《备急千金要方》：伤寒，寒热头痛，哕，衄，肩不举；主疟。

《千金翼方》：狂癫哭泣。

《铜人腧穴针灸图经》：口喎。

《针灸资生经》：伤寒哕逆噫哕。

《针灸聚英》：风逆四肢肿；口舌痛。

《针灸大成》：肠鸣腹痛，伤寒哕逆噫，膈中气闭。寒热头痛，喜笑狂言见鬼，吐涎沫，风逆四肢肿，吐舌，口舌痛，喉痹。

温脐法

灸法名。间接灸的一种。《医学入门》卷二载温脐种子方："五灵脂、白芷、青盐各二钱，麝香一分为末，另用荞麦粉水和成条圈放脐上，以前药实于脐中，用艾灸之。妇人尤宜。但觉脐中温暖即止，过数日再灸。"

温筒灸

灸法名。属于温灸器灸的一种。温筒多为金属制品，其结构分内外两层，内层装艾绒，外层有小孔。温筒分平面式、圆锥式两种，平面式用于面积较小的施灸部位，圆锥式用于面积较大的施灸部位。操作时，点燃筒内艾绒，将温筒平放在施灸部位，或在施灸部位来回温熨，使局部有红晕为止。一般灸 15～30min。适用于治疗风寒湿痹、腹痛、腹泻、腹胀、痿症等，特别适用于妇人、小儿及惧怕艾灸者。

温箱灸

灸法名，属于温灸器的一种灸法。是以一种特制的小木箱为灸具，内装艾绒或艾条固定在一个部位施灸。一般可分为大、中、小三种（大号：箱长 20cm、宽 14cm、高 8cm。中号：箱长 15cm、宽 10cm、高 8cm。小号：箱长 11cm、宽 9cm、高 8cm）。操作时把温箱置于患部中央，把艾绒或艾条放在铁纱网上点燃。每次施灸 15～30min。适用于治疗面积较大的部位，如腰痛，背痛等。

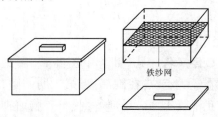

铁纱网

闻人耆年

南宋针灸家。生活于 12 世纪下半叶。槜李（今浙江嘉兴西南）人。自幼业医，凡古人一方一技，悉讲求其要，行医近四、五十年，力倡针灸之术，他认为"惠而不费者，莫如针灸之术"，又谓"针不易传，凡仓卒救人者，惟艾灼为第一"。因将所集之方，于 1226 年（宝庆二年）撰成《备急灸法》。他继承了葛洪用灸治疗急症的学术特点，并且发展了其施用方法与主治范围。

weng

翁藻

清代医学家。字稼江，武宁（今属江西）人。于 1830 年（道光十年），辑成《医钞类编》24 卷，其中第一卷载有所撰《经穴图考》及《奇经八脉》。

wo

卧位

针灸体位之一。又分仰卧位（针灸头、面、颈、胸、腹及上、下肢前面穴）、侧卧位（针灸一侧的面、颞、项部及背、臀部和下肢后、外侧面穴）及俯卧位（针灸腰、背、臀及下肢后面穴）三种。

卧针

针刺术语。❶指针刺时，将针体横卧进针。《难经·七十一难》："针阳者，卧针而刺之。"❷指留针。《针灸大全·金针赋》："进气之诀……刺九分，行九补，卧针五七吸。"

WU

屋翳

经穴名。见《针灸甲乙经》。属足阳明胃经。定位:在胸部,当第二肋间隙,距前正中线4寸。局部解剖:布有胸前神经的胸大肌肌支;有胸大肌,胸小肌,深层为第二肋间内、外肌;有胸肩峰动、静脉及胸外侧动、静脉分支通过。主治:咳嗽气喘,唾脓血痰,胸胁胀痛,乳痈,支气管扩张,支气管哮喘,胸膜炎,乳腺炎,肋间神经痛等。刺灸法:直刺0.2～0.3寸,或向外斜刺0.5～0.8寸;艾炷灸3～5壮,或艾条灸5～10min。

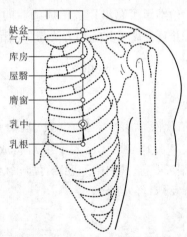

缺盆
气户
库房
屋翳
膺窗
乳中
乳根

现代研究证明:针刺屋翳穴,对乳腺增生有显著疗效,通过与西药组对照观察,针刺组疗效明显($P < 0.01$)。通过细胞免疫功能实验观察,具有提高机体免疫功能的作用。

附一:腧穴定位文献记载

《针灸甲乙经》:在库房下一寸六分。

《素问·气府论篇》王冰注:在气户下同身寸之三寸二分。

《针灸聚英》:库房下一寸六分陷中,气户下三寸二分,去中行各四寸,巨骨下四寸八分。

附二:腧穴主治文献记载

《针灸甲乙经》:身肿皮痛,不可近衣,淫泺苛获,久则不仁。

《外台秘要》:身体重;胸胁支满,咳逆上气,呼吸多,唾浊沫,脓血,淫泺,瘛疭不仁。

《循经考穴编》:气逆噎塞,乳中疼痛。

《针灸大成》:咳逆上气,唾血多浊沫,脓血,痰饮,身体肿,皮肤痛不可近衣,淫泺,瘛疭不仁。

无瘢痕灸

灸法名。即非化脓灸,见该条。

无创伤性穴位面积测定法

指在对人体无创伤的情况下,用毫针探测穴区的"感觉圈"的大小,确定腧穴面积的方法。用毫针点刺腧穴表面,或稍刺入皮肤,让受检者主动反映"感觉圈"的大小,用笔描划在皮肤上,然后采用不同的客观指标来检验"感觉圈"的属性。实验结果表明,针刺腧穴可以激发"感觉圈"的现象,因腧穴的不同,探测出"感觉圈"的大小也有不同。初步探测内关穴、太渊穴和三阴交等穴的"感觉圈"直径均为2cm;足三里穴、昆仑穴和孔最穴均为2.5cm;曲池穴和期门穴均为3cm,而委中穴为3.5cm。在深入探测和检验的过程中,观察到针刺腧穴表面"感觉圈"内的任何一点,都可诱发酸、胀、麻等"得气"针感;都有针刺镇痛的效应和针刺治疗的效果;都可激发出循经感传,其路线与本穴的循经感传路线相符合。惟针刺部位愈近"感觉圈"的中心区,其所产生的针感愈强,镇痛效果也愈好。探测结果表明,腧穴表面产生的"感觉圈"恰恰相当于腧穴的有效面积,并且每个腧穴都有一定范围和有效区限,研究证明:一般腧穴面积直径约3cm大小,而四肢常用穴酸胀、麻的扩散面积直径为3.5cm左右。

无名

奇穴别名。即二椎下,见《针灸孔穴

及其疗法便览》。详见该条。

无热灸

灸法名。即敷药发泡灸,见该条。

吴复珪

北宋医家。精本草、针灸。据《宋史》《古今医统》记载,973 年(开宝六年)奉诏与刘翰、马志、陈昭遇等编修《开宝新详定本草》。982 年(太平兴国七年)又参加编写《太平圣惠方》,990 ~ 994 年(淳化年间)为宋太宗侍御医,与刘翰齐名。著有《小儿明堂针灸经》一卷,书佚。

吴嘉言

明代针灸家,约生活于 1507 ~ 1585 年。分水(今属浙江)人。世以医名,精针灸,曾任职太医院。于伤寒、运气、针灸、药饵无不精晓。治疾针药并用。1573 年(万历)前后,撰《针灸原枢》,书未传。见《严州府志》。

吴崐

明代医学家。生活于 1552 ~ 1620 年。字山甫,别号鹤皋山人,歙县澄塘(属安徽)人。家中多方书,自幼留心医学,先从师于余午亭,曾负笈万里,从学多师,对针灸学有较深研究。撰有《针方六集》,为针灸文献的分类考证之作。还撰有《砭焫考》,已佚。在治疗上主张针药并用。

吴人知聪

见“知聪”条。

吴谦

清代医学家。生卒年不详。字六吉,歙县(今属安徽)人。曾任太医院院判。与刘裕铎主持编纂《医宗金鉴》。此书注重临床实际,内容较完备,便于诵记,为当时太医院教科书。专列《刺灸心法要诀》介绍针灸知识,详见该条。

吴尚先

清代医学家。生卒年不详。名樽,又名安业,字师机,钱塘(今浙江杭州)人。注重外治法的研究,主张“外治要求其本”“外治可与内治并行,而能补内治之不及”,著有《理瀹骈文》,详见该条。

吴文炳

明代医家。字绍轩,号光甫。建武(今湖北)人。精于医经、本草之学,临证擅长针灸。博采《针经》《针灸甲乙经》《铜人腧穴针灸图经》诸家之说,撰成《神医秘诀遵经奥旨针灸大成》一书。见《中国医籍考》。

吴宣

元代医家。字泰然,浙江嘉兴人。《嘉善县志》载,宣幼聪敏嗜学,精于医,遇名师授以子午流注针法,遂以针法济世。著有《子午流注通论》存世。子宏道,传其术。

吴延龄

明代医家。字介石,双林(今浙江)人。长医术,通针灸,重视针灸医籍、经络腧穴及刺法原理,据《双林镇志》载,吴氏居乡好施钱粮、药饵于人,常为民疗危疾起沉疴,里籍赖以济者不可枚举。撰有《经络俞穴》,佚。见《浙江通志》。

吴亦鼎

清代针灸家。字砚丞,歙县(今属安徽)人。于 1851 年(咸丰元年),汇集历代各家灸法,著成《神灸经纶》四卷,对灸法理论有所发挥。

吴棹仙

当代针灸学家,生活于 1892 ~ 1976 年,名显宗,重庆巴县人。光绪三十一年(1905 年)入巴县医学堂,后在重庆官立医学校师范班、重庆存仁医学校学习。1918 年与人合伙在重庆开设双桂堂药店,得针灸大师许直礽秘传,使许多患者针到病除,享有“神针”之誉。1932 年,与人共同创办巴县国学学舍(后改名重庆市国医传习所),从事中医药学的教育工作,1935 年重庆国医药馆成立,任馆长。1939 年创办重庆中医院和巴县国医学校。还创办苏生国医院、中华医药科学讲习所,任董事长兼所长。1954 年后,先后任重庆中医进修学校教师,重庆市第一、第二中医院院长,成都中医学院医经教研室兼针灸教研室主任。1956 年 2 月,以特邀代表参加全国政协二届二次全会,将其珍藏多年的《子午流注环周围》献给毛泽东主席。1963 年,作为特邀顾问参加了全国中医教材审编会议。曾当选为四川省人大代表、四川省政协委员、重庆市政协委员。著有《灵枢经浅注》《子午流注说难》《温病方歌》《时方总括》《内经·金匮质疑》等,合著有《灵枢语释》。

吴之英

清代医家。对针灸经络曾进行考释,与罗绍骧合编《经脉分图》,于 1900 年(光绪二十六年)印行。参见"经脉分图"条。

吴茱萸

药物名。敷贴用药之一。芸香科常绿灌木或小乔木吴茱萸 *Evodia rutaecarpa* (Juss.) Benth. 的未成熟果实。清代叶桂《种福堂公选良方》治鼻衄:"用生吴茱萸研末,津调,涂足心涌泉穴上。"本法还可以用于治疗小儿水肿,高血压等病。

五倍子

药物名。腧穴敷贴用药,漆树科植物盐肤木、青麸杨或红麸杨的叶上虫瘿。《万病回春》:"小儿泻不止,五倍子、陈醋稀熬成膏,贴脐上。"《串雅》还用治盗汗。取五倍子、何首乌各等分,共研细末,用醋调和如糊膏状,每晚临睡前将药敷于脐部,第二天早晨取下,用于治疗遗尿症。

五变

指五脏与色、时、音、味、日的对应关系,并根据这种关系(五变)来选取五输穴。《灵枢·顺气一日分为四时》:"人有五藏,五藏有五变,五变有五输,故五五二十五输,以应五时。"张志聪注:"五脏有五变者,有五时、五行、五音、五色之变异;五变有五输者,一藏之中,有春刺荥、夏刺输、长夏刺经、秋刺合、冬刺井之五输,故五五有二十五输,以应五时也。"

五变刺

《内经》刺法分类名。《灵枢·顺气一日分为四时》:"余闻刺有五变,以主五输。"有二义:指四时变化的五输穴相配合进行针刺,即冬刺井,春刺荥,夏刺输,长夏刺经,秋刺合,"是谓五变,以主五输。"二指五类疾病与五输穴配合进行针刺,即"病在藏者,取之井;病变于色者,取之荥;病时间时甚者,取之输;病变于音者,取之经;经满而血者,病在胃,及饮食不节得病者,取之于合……是谓五变也。"

五处

经穴名。见《针灸甲乙经》。属足太阳膀胱经。定位:在头部,当前发际正中直上 1 寸,旁开 1.5 寸。局部解剖:布有额神经外侧支,在额肌中,当额动、静脉处。主治:头痛目眩,目视不明,衄衄,痫证,小儿惊风;三叉神经痛,青光眼,结膜炎等。刺灸法:平刺 0.3 ～ 0.5 寸;艾炷灸 1 ～ 3 壮,或艾条灸 3 ～ 5min。

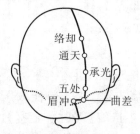

附一:腧穴定位文献记载

《针灸甲乙经》:在督脉旁,去上星一寸五分。

附二:腧穴主治文献记载

《针灸甲乙经》:痓,脊强反折,瘛疭,

癫疾,头重;寒热。

《备急千金要方》:风头热;汗出寒热;时时嚏不已。

《太平圣惠方》:目不明,头眩风闷。

《针灸大成》:脊强反折,瘛疭,癫疾,头风热,目眩,目不明,目上戴不识人。

《类经图翼》:眩晕。

▲注:本穴《针灸甲乙经》载:不可灸。

五刺

《内经》刺法分类名。又称五脏刺。《灵枢·官针》:"凡刺有五,以应五脏。"指按皮、脉、筋、肉、骨分五种刺法,适宜与五脏相关疾病的治疗。其内容有半刺、豹文刺、关刺、合谷刺、输刺五种。见各条。

五大

人体部位。也称五体,指头和两手、两足。《标幽赋》:"二陵、二蹻、二交,似续而交五大。"注:"五大者,五体也。言此六穴,递相交接于两手,两足并头也。"

五夺

针灸术语。古代针刺禁忌中有关禁用泻法的五种情况,谓之五夺。"夺"是耗损之意,是指人体内气血津液严重消耗而出现的元气不支,所以不能用泻法针治。《灵枢·五禁》说:"形肉已夺,是一夺也。大夺血之后,是二夺也。大汗出之后,是三夺也。大泄之后,是四夺也。新产及大血之后,是五夺也。此皆不可泻。"

五过

一、指医生诊治过程中的五种过失。见《素问·疏五过论篇》。即不细心问诊;不注意患者生活环境和思想情绪;不了解疾病的起因和经过;不详细分析脉症;不进行比较分析,粗枝大叶,诊断不明,盲目治疗,引致不良后果。

二、指针刺使用补泻手法不可过度,见《灵枢·五禁》。张介宾注:"补之过度,资其邪气,写之过度,竭其正气,是五过也。"

五虎

奇穴名。见《奇效良方》。定位:在手背二、四掌骨小头高点。左右计4穴。主治:五指拘挛等。灸法:艾炷灸3~5壮。

附:文献记载

《奇效良方》:五虎四穴,在手食指及无名指第二节骨尖,握拳得之。治五指拘挛,可灸五壮。两手共四穴。

《类经图翼》:五虎,在手食指、无名指背间,本节前骨尖上各一穴,握拳取之。主治手指拘挛。

《医经小学》:五虎四穴次指背,二节尖上七壮宜。

《针灸孔穴及其疗法便览》:五虎,奇穴。位于食指及无名指的第一节与第二节关节部中央,握拳取之。灸三壮,主治手指痉挛。

五会

一、人迎穴别名。见《铜人腧穴针灸图经》。《针灸甲乙经》原作"天五会"。详见该条。

二、百会穴别名。见《针灸大全》。参见"三阳五会"条。

五节刺

《内经》刺法分类名。《灵枢·刺节真邪》:"刺有五节……一曰振埃,二曰发蒙,三曰去爪,四曰彻衣,五曰解惑。"指五种重要的刺法。《黄帝内经太素》名为五节刺。

五禁

针灸术语。古代针灸避忌之一。见《灵枢·五禁》。即甲乙日,无刺头;丙丁日,无刺肩喉;戊己日,无刺腹;庚辛日,无刺关节于股膝;壬癸日,无刺足胫。

五经

即指五脏的经脉,包括足厥阴肝经、手少阴心经、足太阴脾经、手太阴肺经和足少阴肾经五条。《素问·经脉别论篇》:"水精四布,五行并行。"《类经》卷三张介宾注:"五经,五藏之经络也。"

五经纹

奇穴名。位于手五指掌侧近侧指节横纹中点。主治:五脏六腑气不和。针刺法:针刺0.1寸,刺出黄白色液体。

附:文献记载

《活婴秘旨》:运五经纹,治五脏六腑气不和。

《经外奇穴图谱》:五经纹,位于手五指掌侧,拇指之指节横纹一穴。食、中、无名、小指之近侧指节横纹四穴。左右计十穴。

五决

指肝、心、脾、肺、肾五脉对诊病起着决定作用。五脏之五脉按表里相合分为十条经脉,即足厥阴与足少阳,手少阴与手太阳,足太阴与足阳明,手太阴与手阳明,足少阴与足太阳。《素问·五藏生成篇》:"诊病之始,五决为纪,欲知其始,先建其母,所谓五决者,五脉也。"张介宾《类经》卷十四注:"五决者,谓察五藏之疾以决死生,乃为诊病之纲纪也。"

五里

一、经穴名。有二:一属大肠经,在上臂;一属肝经,在股内侧。为便于区分,《圣济总录》称前者为臂五里,后者为足五里;《针灸资生经》则以手、足区分,分别称手五里和足五里。详见各条。

二、劳宫穴别名。见《针灸甲乙经》。详见该条。

五门

指十天干隔五相合的组配方法。即甲己、乙庚、丙辛、丁壬、戊癸五组。见《标幽赋》:"但用八法、五门,分主客而针无不效。"杨继洲《针灸大成》卷二:"五门者,天干配合,分于五也。甲与己合,乙与庚合之类是也。"

五门十变

子午流注针法用语。五门十变主要是由阴阳相合刚柔相配的原则发展而来,即合而为五,分之为十,将十天干演变为隔五相合的形式,称为夫妻配合法。五门,指十天干隔五相合,即甲与己合,乙与庚合,丙与辛合,丁与壬合,戊与癸合;十变,指十天干相合后的变化,即甲己化土,乙庚化金,丙辛化水,丁壬化木,戊癸化火,又称五运。子午流注针法根据这种五门夫妻相配化生五运的理论,当阳日逢阴时或阴日逢阳时而无开穴时,可以"夫妻互用"。即甲日与己日通用,乙日与庚日通用等。

五逆

古代医家将疾病发展过程中出现病势恶化,不宜运用针刺治疗的五组证候称为五逆。《内经》中多处记载了五逆之证,但内容并不一致。如《灵枢·玉版》:"以为伤者,其白眼青黑,眼小,是一逆也;内药而呕,是二逆也;腹痛、渴甚,是三逆也;肩项中不便,是四逆也;音嘶色脱,是五逆也。"这是痈疽外证之五逆。该篇中还提到:"诸病皆有逆顺……腹胀,身热,脉大,是一逆也。腹鸣而满,四肢清,泄,其脉大,是二逆也;衄而不止,脉大,是三逆也;咳且溲血脱形,其脉小劲,是四逆也;咳,脱形身热,脉小以疾,是谓五逆也,如是者,不过十五日而死矣。其腹大胀,四末清,脱形,泄甚,是一逆也;腹胀便血,其脉大,时绝,是二逆也;咳,溲血,形肉脱,脉搏,是三逆也;呕血,胸满引背,脉小而疾,是四逆也;咳呕腹胀,且飧泄,其脉绝,是五逆也。如是者,不及一时而死矣。工不察此者而刺之,是谓逆治。"这是指两种内证危重之五逆证,均不宜针刺。《灵枢·五禁》中还记载着另一五逆证:"病与脉相逆,命曰五逆。""热病脉静,汗已出,脉盛躁,是一逆也;病泄,脉洪大,是二逆也;著痹不移,䐃肉破,身热,脉偏绝,是三逆也;淫而夺形身热,色夭然白,及后下血衃,血衃笃重,是谓四逆也;寒热夺形,脉坚搏,是五逆也。"

五胠俞

噫嘻穴别名。《素问·刺疟篇》王冰注:"五胠俞谓噫嘻。"详见该条。

五十九刺

指针治热病的五十九个主要腧穴。《灵枢·热病》:"所谓五十九刺者,两手外内侧各三,凡十二痏;五指间各一,凡八痏,足亦如是;头入发一寸傍三,各三,凡六痏;更入发三寸边五,凡十痏;耳前后口下者各一,项中一,凡六痏;巅上一,囟会一,发际一,廉泉一,风池二,天柱二。"张景岳等注:即少泽、关冲、商阳;少商、中冲、少冲;后溪、中渚、三间、少府;束骨、足临泣、陷谷、太白;五处、承光、通天;头临泣、目窗、正营、承灵、脑空;听会、完骨、承浆、哑门;百会、囟会、神庭、风府;廉泉,风池,天柱等五十九穴。所列腧穴与热病五十九俞多有不同。本节偏重在四肢,可作泻热治本之用;后者偏重于病邪所在的部位,可作泻热治标之用。参见该条。

五十九痏

指治疗热病的五十九个主要腧穴。《灵枢·四时气》:"温疟汗不出,为五十九痏。"

五十七痏

指治疗水病的五十七个主要腧穴。《灵枢·四时气》:"风痎肤胀,为五十七痏。"

五枢

经穴名。见《针灸甲乙经》。属足少阳胆经,为足少阳、带脉之会。定位:在侧腹部,当髂前上棘的前方,横平脐下 3 寸处。局部解剖:布有髂腹下神经;有腹内、外斜肌及腹横肌;有旋髂浅、深动、静脉通过。主治:阴挺,小腹痛,月经不调,赤白带下,疝气,腰胯痛,便秘;子宫脱垂,睾丸炎,

子宫内膜炎,肠炎等。刺灸法:直刺 1~1.5 寸;艾炷灸 3~5 壮,或艾条灸 5~10min。

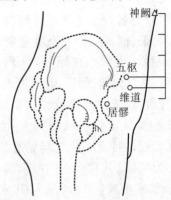

现代研究证明:五枢穴对下腹部手术针麻效果较好,如阑尾切除术、子宫全切术,均可取得明显的针麻效果。实验观察,针刺五枢穴可促进唾液淀粉酶活性增强。

附一:腧穴定位文献记载

《针灸甲乙经》:在带脉三寸。一曰在水道傍一寸五分。

《太平圣惠方》:在带脉下二寸,水道傍一寸陷者中。

《针灸大成》:带脉下三寸,水道旁五寸五分。

《循经考穴编》广注:一法云水道旁开一寸五分腰胯蹲中。

《针灸集成》:在带脉直下二寸。

附二:腧穴主治文献记载

《针灸甲乙经》:男子阴疝,两丸上下,小腹痛;妇人下赤白,里急瘛疭。

《铜人腧穴针灸图经》:男子寒疝,阴卵上入小腹痛。

《扁鹊神应针灸玉龙经》:腰间痛。

《针灸大成》:痃癖,大肠膀胱肾余,男子寒疝,阴卵上入小腹痛,妇人赤白带下,里急瘛疭。

五输配穴法

配穴法之一。是根据十二经脉中井、荥、输、经、合五类穴的特性进行配穴的方法。包括五输穴主症配穴、子母补泻、泻南

补北、大接经法、子午流注等。详见各条。

五输穴

经穴分类名。指十二经脉肘、膝关节以下的井、荥、输、经、合五个特定腧穴(见表)。《灵枢·九针十二原》:"所出为井,所溜为荥,所注为输,所行为经,所入为合,二十七气所行,皆在五输也。"这是以水之源流,比喻脉气流行有从小到大,由浅入深,自远而近的特点。脉气起始有如泉水初出,称为"井",其穴多在四肢末端;脉气稍大,像水成小流,称为"荥",其穴在指(趾)掌(跖)附近;脉气较盛,像水流由浅向较深处灌注,称为"输",其穴靠近腕、踝关节;脉气流注,像水之长流,称为"经",其穴多在前臂或小腿部;脉气汇集如水流汇入江河,称为"合",其穴在肘、膝关节附近。其临床应用,《灵枢·顺气一日分为四时》:"病在脏者,取之井;病变于色者,取之荥;病时间时甚者,取之输;病变于音者,取之经;经满而血者,病在胃及以饮食不节得病者,取之合。"《难经·六十八难》:"井主心下满,荥主身热,输主体重节痛,经主喘咳寒热,合主逆气而泄。"说明五输穴在主治上各有特点,不仅能主治局部病变,而且能治疗远隔部位和有关脏腑的疾病。

五输穴表

所在经	井	荥	输	经	合
肺	少商	鱼际	太渊	经渠	尺泽
心包	中冲	劳宫	大陵	间使	曲泽
心	少冲	少府	神门	灵道	少海
脾	隐白	大都	太白	商丘	阴陵泉
肝	大敦	行间	太冲	中封	曲泉
肾	涌泉	然谷	太溪	复溜	阴谷
大肠	商阳	二间	三间	阳溪	曲池
三焦	关冲	液门	中渚	支沟	天井
小肠	少泽	前谷	后溪	阳谷	小海
胃	厉兑	内庭	陷谷	解溪	足三里
胆	足窍阴	侠溪	足临泣	阳辅	阳陵泉
膀胱	至阴	足通谷	束骨	昆仑	委中

五输主症配穴法

配穴法之一。是按照五输穴主治病症进行选穴的方法。如《难经·六十八难》:"井主心下满,荥主身热,输主体重节痛,经主喘咳寒热,合主逆气而泄。"此外,《灵枢·顺气一日分为四时》记载:"病在脏者,取之井;病变于色者,取之荥;病时间时甚者,取之输;病变于音者,取之经;经满而血者,病在胃及以饮食不节得病者,取之合。"

五态之人

指五种不同体质的人。古人根据人的不同形态、筋骨的强弱及气血的衰盛等差异将其分为五类。见《灵枢·通天》:"有太阴之人,少阴之人,太阳之人,少阳之人,阴阳和平之人,凡五人者,其态不同,其筋骨气血各不等。"并指出:"古之善用针艾者,视人五态乃治之。盛者泻之,虚者补之。"五态之人的分型、特征以及治疗原则参见下表:

五态人特征表

分型	特征	治法
太阴之人	多阴无阳,阴血浊,卫气涩	疾泻
少阴之人	多阴少阳,血易脱,气易败	必审调之
太阳之人	多阳少阴,阳重脱者易狂,阴阳皆脱者暴死,不知人	必谨调之
少阳之人	多阳少阴,血在中而气在外	泻其络脉则强,气脱,病不起
阴阳和平之人	阴阳气和,血脉调	盛则泻,虚则补,不盛不虚以经取之

五体

一、指两手、两足及头,语出佛家。参见"五大"条。

二、指皮、肉、脉、筋、骨。五体与五脏相应。见《素问·阴阳应象大论篇》，参见"五主"条。

五邪刺

《内经》刺法理论。见《灵枢·刺节真邪》："刺有五邪。"指对五类病邪分别采用不同的针具给予针刺的方法。《黄帝内经太素》名为五邪刺。五邪为痈邪（疮疡）、大邪（病邪实盛）、小邪（正气亏虚）、热邪及寒邪。此"五者之病，皆在皮肤肌肉之气分。"其治法"刺痈者用铍针"，使"肿聚散亡"，消痈破结；"刺大者用锋针"，"泄夺其有余"，使实邪得除；"刺小者用圆利针"，"补其不足"，使正气恢复；"刺热者用镵针"，使病邪"越而苍（沧），出游不归"，热除病却；"刺寒者用毫针"，"徐往徐来"，温益阳气。

五行

指水、火、木、金、土五类自然界最基本的物质。见《尚书·洪范》。后人将五者之间的相互关系及生克规律用于归纳、分析自然界各种事物现象。在五者之间，木、火、土、金、水，依次相生，隔一为相克（乘），反克为侮。中医基础理论中以五行配合脏腑和经脉，从生克乘侮说明其间互相依存、互相制约的关系，解释生理、病理和治法的变化。《灵枢·五乱》："经脉十二者，别为五行，分为四时。"《灵枢·顺气一日分为四时》："人有五藏，五藏有五变，五变有五输……"即按五行归类。参见下表：

五行归类素

五行	脏	腑	形	窍	志	色	方	时	腧	音	味	天干
木	肝	胆	筋	目	怒	青	东	春	荥	角	酸	甲乙
火	心	小肠	脉	舌	喜	赤	南	夏	输	徵	苦	丙丁
土	脾	胃	肉	口	思	黄	中	长夏	经	宫	甘	戊己
金	肺	大肠	皮毛	鼻	悲	白	西	秋	合	商	辛	庚辛
水	肾	膀胱	骨	耳	恐	黑	北	冬	井	羽	咸	壬癸

五脏

肝、心、脾、肺、肾的总称。脏是指胸腹腔内组织充实，并能贮存、化生精气的器官，其作用主藏一身之精气，联系有关精神意识活动。《素问·五脏别论篇》："所谓五脏者，藏精气而不泻也。"《灵枢·本藏》："五藏者，所以藏精神血气魂魄者也"。《九针论》分别解释为："心藏神，肺藏魄，肝藏魂，脾藏意，肾藏精志。"《素问·调经论篇》说："夫心藏神，肺藏气，肝藏血，脾藏肉，肾藏志，而此成形。志意通，内连骨髓，而成身形五藏。五藏之道，皆出于经隧，以行血气。"说明五脏为经脉所属络，是人体生命活动的中心，精神意识活动分属于五脏，加上六腑的配合，把人体表里的组织器官联成有机结合的整体。

五脏刺

❶即五刺，见该条。❷指《灵枢·五邪》所述的五脏有病的各种治疗方法。《黄帝内经太素》称五脏刺。

五脏六腑之海

一、指胃。因其受纳水谷，为各脏腑营养之源，故名。《灵枢·五味》："胃者，五脏六腑之海也；水谷皆入于胃，五脏六腑皆禀气于胃。"

二、指冲脉。因其总领诸经气血，调节五脏六腑的灌注，故名。《灵枢·逆顺肥瘦》："夫冲脉者，五脏六腑之海也，五脏六腑皆禀焉。"

胃与冲脉均称为"五脏六腑之海",这与气血有很大的关系。因胃受纳水谷,化生气血,所以称之为"水谷之海","五脏六腑之海";冲脉贯穿于人体上下内外,通行全身,可渗灌、贮藏全身气血,所以称为"血海""五脏六腑之海"。

五脏之俞

指五脏之气注于背部的五个背俞穴。《灵枢·背腧》:"愿闻五脏之腧。"所指即肺俞、心俞、肝俞、脾俞和肾俞五穴。因这些腧穴与五脏之气相通,故名。临床上具有诊察和治疗本脏疾患的作用。

五主

即五脏所主。指肺、脾、心、肝、肾五脏与皮、肉、脉、筋、骨五体的相应关系。《灵枢·九针论》:"五主:心主脉,肺主皮,肝主筋,脾主肌,肾主骨。"《素问·宣明五气篇》《素问·痿论篇》均有相同或类似记载。

午前卯后

时辰代用名称。主要指辰、巳二时,约当上午 7~11 时。《标幽赋》:"由是午前卯后,太阴生而疾温。"

X

xi

膝髌

指髌骨。俗称膝盖骨。《灵枢·经脉》记载足阳明经"下膝膑中"。杨上善注:"膝,胫头也;膑,膝之端骨也。"王惟一注:"膑,谓膝之盖骨也。"滑寿注:"挟膝解中为膑"。膝解,指膝关节。

膝关

经穴名。出自《针灸甲乙经》,属足厥阴肝经。定位:在小腿内侧,当胫骨内髁后下方,阴陵泉穴后1寸,腓肠肌内侧头的上部。局部解剖:布有腓肠内侧皮神经,深层为胫神经;在胫骨内侧后下方,腓肠肌内侧头的上部,深部有胫后动脉通过。主治:膝髌肿痛,寒湿走注,历节痛风,下肢痿痹,咽喉肿痛;咽炎,风湿性关节炎,痛风,膝关节周围疾患等。刺灸法:直刺1~1.5寸;艾炷灸3~5壮,或艾条灸5~10min。

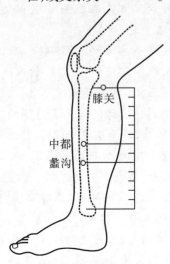

膝关

中都
蠡沟

附一:腧穴定位文献记载

《针灸甲乙经》:在犊鼻下二寸陷者中。

《备急千金要方》:在犊鼻下三寸陷者中。

《针灸大成》:犊鼻下二寸旁陷中。

《循经考穴编》:在犊鼻内廉陷中。

《针灸集成》:在犊鼻下一寸二分,向里横开寸半,下直中都,相距五寸。

附二:腧穴主治文献记载

《针灸甲乙经》:膝内廉痛引髌不可屈伸,引咽喉痛。

《铜人腧穴针灸图经》:风痹。

《针灸大成》:风痹,膝内廉痛引膑,不可屈伸,咽喉肿痛。

《循经考穴编》:鹤膝风痹,腰脚不能动履。

《类经图翼》:寒湿走注,白虎历节风痛,不能举动。

《外科大成》:透脑疽。

膝解

指膝关节。《素问·骨空论篇》:"膝解为骸关。"《说文》:"骸,胫骨也。"指胫骨与股骨相连关节处。

膝目

奇穴别名。即膝眼,出自《外台秘要》。见该条。

膝旁

奇穴名。见《太平圣惠方》,《针灸集成》列作奇穴,名膝旁。定位:腘横纹内、外两纹头端。主治:腰痛,膝痛,足软等。刺灸法:直刺0.5~1寸;艾炷灸3~5壮,或温灸5~10min。

附:文献记载

《太平圣惠方》:张文仲传神仙灸法,疗

腰重痛,不可转侧,起坐难,及冷痹,脚筋挛急不可屈伸,灸曲瞅两纹头,左右脚四处各三壮。

膝三针

由内膝眼、外膝眼、阳陵泉三穴组成。主治:膝关节痛,膝扭伤。针法:膝眼穴斜刺1~2寸,或二穴透刺;针感:膝部酸、胀。阳陵泉穴针1~3寸,针感:局部麻胀并放射传导至足。

膝上

奇穴名。见《中国针灸学》。定位:膝关节平髌骨基底部,股直肌腱两侧凹陷中。主治:膝关节炎等。刺灸法:直刺0.5~0.8寸;艾炷灸3~5壮。

附:文献记载

《中国针灸学》:膝上二穴,膝盖骨上部之两外侧凹陷中,伸足取之。针五分。灸七壮。主治膝关节炎,膝部疼痛。

膝外

奇穴名。见《千金翼方》,《经外奇穴图谱》列作奇穴,名膝外。定位:腘横纹外侧端,股二头肌腱前缘。主治:膝痛,下肢溃疡等。刺灸法:直刺1~1.5寸;艾炷灸3~5壮,或温灸5~15min。

附:文献记载

《千金翼方》:五月五日午时,灸膝外屈脚当文头,随年壮,两处灸一时下火,不得转动。

《针灸腧穴索引》:膝外屈脚,当文头两处。灸随年壮。主治瘰疬。

膝下

奇穴名。见《备急千金要方》,《经外奇穴图谱》列作奇穴,名膝下。定位:髌骨尖下缘髌韧带处。主治:转筋,胫骨痛等。刺灸法:直刺1~1.5寸;艾炷灸1~3壮,或温灸5~10min。

附:文献记载

《备急千金要方》:治转筋,胫骨痛不可忍,灸屈膝下廉横筋上三壮。

膝眼

奇穴名。见《备急千金要方》。又名膝目(见《千金翼方》)。定位:屈膝,在髌韧带两侧凹陷处,在内侧的叫内膝眼,在外侧的叫外膝眼。外侧"膝眼"与"犊鼻"同位。局部解剖:在髌韧带两侧;有膝关节动静脉网;布有隐神经分支,股外侧皮神经分支,深层有胫腓总神经分支。主治:膝痹痛,下肢麻痹,鹤膝风,脚气等。刺灸法:针0.5~1寸,得气时局部有胀酸感觉。艾炷灸3~7壮。

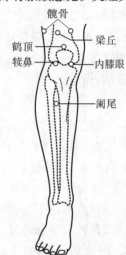

附:文献记载

《备急千金要方》:在膝骨下两旁陷者宛宛中是。

《外台秘方》:在膝头骨下相接处,在筋之外陷中是。

《太平圣惠方》:膝眼四穴,在膝头骨下两傍,陷者宛宛中,是穴。针入五分,留三呼,泻五吸。主膝冷疼痛不已。禁灸。

《扁鹊神应针灸玉龙经》:腿痛。髌骨能医两腿痛,膝头红肿一般同,膝关膝眼皆须刺,针灸堪称劫病功。膝眼,在膝下是穴,针三分,禁灸。

《类经图翼》:膝眼,在膝头骨下两旁陷中。刺五分。禁灸。主治膝冷痛不已,昔有人膝痛灸此,遂致不起,以禁灸也。

《外科大成》:膝眼穴,治鹤膝风。穴在膝关节下两旁陷中。

膝阳关

经穴名。见《针灸甲乙经》，属足少阳胆经。原名阳关，《针灸大全》称足阳关。别名：寒府、阳陵、关阳、关陵。定位：在膝外侧，当阳陵泉上3寸，股骨外上髁上方的凹陷处。局部解剖：布有股外侧皮神经末支；在髂胫束后方，股二头肌腱前方；有膝上外侧动、静脉通过。主治：膝髌肿痛，腘筋挛急，小腿麻木，鹤膝风；坐骨神经痛，下肢麻痹，或瘫痪，膝关节及周围软组织疾患等。刺灸法：直刺1~1.5寸；艾条灸5~15min。

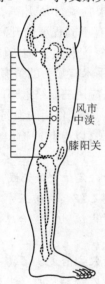

风市
中渎
膝阳关

附一：腧穴定位文献记载

《针灸甲乙经》：在阳陵泉上三寸，犊鼻外陷者中。

《针灸资生经》：在阳陵泉上二寸，犊鼻外陷者中。

《医宗金鉴》：从中渎下行膝上二寸，犊鼻外陷中。

《针灸集成》：在膝眼傍一寸。

附二：腧穴主治文献记载

《针灸甲乙经》：膝外廉痛，不可屈伸，胫痹不仁。

《备急千金要方》：呕不止多涎；筋挛，膝不得屈伸，不可以行。

《循经考穴编》：膝头红肿，不能屈伸，鹤膝风毒等。

《针灸大成》：风痹不仁，膝痛不可屈伸。

▲注：本穴《针灸甲乙经》云：禁不可灸。《医学入门》云：禁用针灸。

西方子明堂灸经

书名。作者姓、字不详。书分八卷，初刊于1368年（元至正末年）。清代收入《四库全书》中，清末有校刊本。主要论述全身腧穴的灸法主治，并绘有图。卷一，列正人面图、胸膺图、腹肚图；卷二、卷三，正人手图、足图；卷四，伏人头图；卷五、卷六，伏人手图、足图；卷七，侧人头颈图、胁图、手图；卷八，足图。各于其穴处，论可灸与不可灸。

析骨分经

书名。明代宁一玉撰。本书共10页，无序言。内容按解剖部位叙述其属何经络，文中夹杂有各部器官及五脏六腑解剖形态的描述。其后引《内经》原文加以解释。按部分经络系以十二经为基础，前后正中线各部系以任、督二脉说明之。

吸门

指会厌，为七冲门之一。会厌是食管和气管的相会处，既是食物下达食管的必经之处，又是呼吸气体的门户，故称吸门。《难经·四十四难》："会厌为吸门。"丁德用注："会厌为吸门者，咽喉为水谷下时厌（压）按呼吸也。"滑寿注："会厌，谓咽嗌会合也。厌，犹掩也。谓当咽物时合掩喉咙，不使食物误入，以阻其气之嘘吸出入也。"

吸筒

竹制火罐。可用于蒸煮拔罐。元·沙图穆苏《瑞竹堂验方》疮科："吸筒：以慈竹为之，削去青。五倍子（多用）、白矾（少用些子）。右药和筒煮了收起。同时，再于沸汤煮令热，以箸箝筒，乘热安于患处。"

溪谷

部位名。谷，指肌肉间呈现大的凹陷处；溪，指肌肉间呈现小的凹陷处。《素问·气穴论篇》:"肉之大会为谷,肉之小会为溪。"一些腧穴,如合谷,阳溪,均因此得名。参见"小溪""大谷"条。

溪穴

经穴别名,❶即瞲穴,承泣别名。见《外台秘要》。见"承泣"条。❷归来别名。出自《针灸甲乙经》。详见该条。

瞲穴

承泣穴别名。见《针灸甲乙经》。"瞲"《外台秘要》作"谿"。见该条。

郄门

经穴名。见《针灸甲乙经》。属手厥阴心包经,为本经郄穴。定位:在前臂掌侧,当曲泽穴与大陵穴的连线上,腕横纹上5寸。局部解剖:布有前臂内侧皮神经,其下为正中神经,深层有前臂掌侧骨间神经;在桡侧腕屈肌腱与掌长肌腱之间,有指浅屈肌,深部为指深屈肌;有前臂正中动、静脉和深部的前臂掌侧骨间动、静脉通过。主治:心悸,心痛,胸痛,五心烦热,咯血,呕血,衄血,疔疮,痔疮;心肌炎,心绞痛,风湿性心脏病,心动过速,胸膜炎,癔症,膈肌痉挛等。刺灸法:直刺0.5~1寸;艾炷灸3~5壮,或艾条灸5~15min。

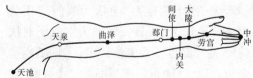

现代研究:❶据报道,在针灸家兔"曲池""郄门"可使造成实验性气胸后60min时的血氧饱和度比对照组明显升高,详见"曲池"条。❷据报道,以多点式心外膜电极记录狗急性心肌梗死的心电图变化为指标,观察电针"郄门"的影响作用,结果表明可明显降低 ST 段升高总和($\Sigma-ST$),显著减少 ST 段升高超过 2mV 的点数($N-ST$)。❸针刺郄门穴对心脏功能有调整作用。动物实验表明,针刺"郄门""胃

俞",能促进急性缺血性心肌损伤的恢复,心电图的 ST 段升高不显著,起针后 ST 段恢复亦较快。临床观察,针刺冠心病心绞痛患者的郄门穴,用传统针刺手法激发循经感传,有时过肘,有时达胸前区。此时观察心动阻抗微分图,结果表明,感传达胸前区者,心血管功能即时疗效显著提高。针之也可使冠心病、心绞痛患者心率减慢,心肌收缩力增强。针刺郄门穴也有调整肺功能的作用。在开胸手术中,针刺郄门穴看到手术侧虽有开放性气胸存在,肺脏萎缩;但动脉血氧分压升高,不致缺氧。仅二氧化碳有不同程度的升高,即郄门穴可以调整血氧饱和度。临床研究证明:郄门穴对胸部手术有显著的镇痛作用。在二尖瓣扩张中,应用三阳络透郄门,具有良好的针麻效果。镇痛作用的强弱与针刺的刺激量强弱有关,以电脉冲输出强度较大者效果好。

附一:腧穴定位文献记载

《针灸甲乙经》:去腕五寸。

《循经考穴编》广注:合掌横纹上去五寸两筋间。

附二:腧穴主治文献记载

《针灸甲乙经》:心痛,衄,哕,呕血,惊恐畏人,神气不足。

《普济方》:呕吐。

《循经考穴编》:久疟不瘥,心胸疼痛,五心烦热。

《针灸大成》:呕血,衄血,心痛呕哕,惊恐畏人,神气不足。

《类经图翼》:久痔。

《外科大成》:胸疽。

郄下

解剖部位名。指委中穴直下。《素问·刺腰痛篇》:"蹻上、郄下五寸横居,视其盛者出血。"王冰注:"郄下,则腘下也。言刺此处,在腘下同身寸之五寸,上承郄中之穴,下当申脉之位,是谓承筋穴……"

郄穴

经穴分类名。见《针灸甲乙经》。郄，有间隙的意思。经脉之气深聚之处的腧穴称郄穴。十二经及阴跷、阳跷、阴维、阳维各有一郄穴。大多分布于四肢肘、膝以下，临床多用于治疗急性病症。如胃痛取梁丘，咯血取孔最等。十六郄穴即肺经：孔最；心包经：郄门；心经：阴郄；大肠经：温溜；三焦经：会宗；小肠经：养老；脾经：地机，肝经：中都；肾经：水泉；胃经：梁丘；胆经：外丘；膀胱经：金门；阴跷脉：交信；阳跷脉：跗阳；阴维脉：筑宾；阳维脉：阳交。

郄阳

即委阳穴。《素问·刺腰痛篇》王冰注："郄阳，谓浮郄穴上侧委阳穴也。"宋代林亿等新校正："按《针灸甲乙经》委阳在浮郄穴下一寸，不得言上侧也。"

郄中

经穴别名。指委中穴，《素问·刺腰痛篇》王冰注："郄中，委中也。"

席弘

宋代针灸家。弘或作宏，字弘远，号梓桑君，江西人。先世为明堂之官，至席弘，随宋高宗南渡，徙居江西临川。家世以针灸相传。明代刘瑾《神应经》所列针灸派系图，首举梓桑君席弘远，十传至席信卿，十一传至陈会，十二传至刘瑾。《针灸大全》所载《席弘赋》，盖出自席弘传授。

席弘赋

针灸歌赋名。撰人不详。见《针灸大全》。内容叙述席弘一派的针灸经验，七言韵语，主要讲针灸配穴及补泻手法。区分左右捻转是其特点。详见"席弘"条。

席延赏

宋代针灸家。里籍不详。著《针经音义》，又名《黄帝针经音义》，已佚。

系络

络脉名。见翟良《经络汇编》。指由十五络脉分出的分支。参见"络脉"条。

细胞间信息传递说

1986年冯杰和许红分别提出用细胞间缝隙连接和动作电位的作用来解释循经感传现象及其实质。他们认为，在循经线的表皮或肌肉间隙的疏松结缔组织中，排列着一种特化的细胞群，它们彼此之间存在广泛的缝隙连接结构。这种特化细胞又和神经纤维发生联系，每当经络线上的神经纤维受到刺激，发生冲动后，冲动就能够使一个特化的细胞发生兴奋，而这个细胞兴奋后发生的冲动可以沿着缝隙连接微细的水溶性的低阻通道传导到另一个细胞，使之兴奋。这种特化细胞之间的不断传导，就是循经感传现象发生的原因。利用这种细胞之间的信息传递方式，也可以解释许多循经感传现象的特性，如双向性、缓慢性、阻滞性等。

xia

虾蟆

奇穴别名。即夺命，见《医学纲目》。详见该条。

虾蟆肉

解剖部位名，指肱二头肌部，《医学入门》卷一："凡针晕者……针手膊上侧筋骨陷中，即虾蟆肉上惺惺穴。"

侠白

经穴名。见《针灸甲乙经》。属手太阴肺经。定位：在臂内侧面，肱二头肌桡侧缘，腋横纹头下4寸或肘横纹上5寸处。局部解剖：在肱二头肌桡侧，有头静脉及肱动、静脉肌支通过，布有臂外侧皮神经及肌皮神经。主治：咳嗽，气喘，烦满，短气，心痛，臑痛，紫、白癜风，鼻衄；支气管炎，支气管哮喘，心动过速，胃炎等。刺灸法：直刺0.5～

1寸;艾炷灸3~5壮,或温灸5~10min。

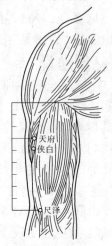

附一:腧穴定位文献记载

《针灸甲乙经》:在天府下,去肘五寸。

《针灸集成》:在尺泽上五寸大些。

《寿世保元》:于乳头上涂墨,分两手伸直夹之,染墨处是穴。

附二:腧穴主治文献记载

《针灸甲乙经》:咳,干呕,烦满;心痛。

《循经考穴编》:心痛,短气;紫、白癜风。

《寿世保元》:治赤白汗斑神法,或以针刺之出血亦已。

《针灸大成》:心痛,短气,干呕逆,烦满。

▲注:《针灸甲乙经》载,本穴为手太阴之别。

《循经考穴编》称,本穴为手太阴之别。

侠承浆

奇穴名。见《备急千金要方》。别名:刻髎、下地仓。定位:位于颏部,颏唇沟中点两旁约1寸处。局部解剖:在口轮匝肌中,有面动脉分支;布有三叉神经第三分支。主治:马黄,急疫,齿龈溃烂,口角㖞斜,唇口疗疽,面颊浮肿等。刺灸法:针0.3~0.5寸;艾炷灸3壮。

附:文献记载

《备急千金要方》:侠承浆穴,去承浆两边各一寸,治马黄、急疫等病。

《中国针灸学》:侠承浆,承浆穴两旁各一寸。主治齿龈溃烂,唇口疗疮,面颊浮肿等。针二分,不灸。

侠上星

奇穴名。又名伴星。见《备急千金要方》。定位:在额部正中线入发际一寸先取上星穴,再由上星穴向两旁各开3寸。主治:头痛,偏头痛,头晕,鼻中息肉等。刺灸法:直刺0.5~1寸,针尖可向四周任何方向;艾炷灸3~7壮,或温灸5~15min。

附:文献记载

《备急千金要方》:治鼻中息肉,灸上星三百壮,穴在直鼻入发际一寸;又灸侠上星两旁相去三寸,各一百壮。

《针灸孔穴及其疗法便览》:伴星,奇穴。上星穴外开三寸。针二至五分。灸三至七壮。主治偏头痛,息肉,癫痫,眩晕。

侠溪

经穴名。见《灵枢·本输》。属足少阳胆经,为本经荥穴。定位:在足背外侧,当第四、五趾间,趾蹼缘后上方赤白肉际处。局部解剖:布有足背中间皮神经的趾背神经;有趾背侧动、静脉通过。主治:头痛,眩晕,耳鸣,耳聋,目赤颊肿,惊悸,胸胁痛,膝股足跗肿痛,疟疾;心绞痛,胸膜炎,角膜炎,高血压,乳腺炎,肋间神经痛等。刺灸法:直刺0.3~0.5寸;艾炷灸1~3壮,或艾条灸3~5min。

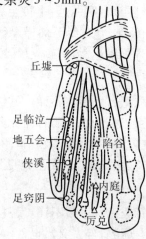

现代研究:据报道,针刺带胆瘘的狗"曲泉、丘墟、侠溪"穴组,可使胆汁分泌旋即显著增加。

附一:腧穴定位文献记载

《灵枢·本输》:足小趾次趾之间也。

《针灸甲乙经》:在足小趾次趾二歧骨间,本节前陷者中。

《针灸集成》:在足小趾次趾间合缝纹头歧骨间。

附二:腧穴主治文献记载

《针灸甲乙经》:膝外廉痛,热病汗不出,目外眦赤痛,头眩,两颔痛,寒逆泣出,耳鸣耳聋,多汗,目痒,胸中痛,不可反侧,痛无常处;胸胁楮满,寒如吹风状。

《备急千金要方》:少腹坚痛,月水不通;胃中寒如风状。

《针灸大成》:胸胁支满,寒热伤寒,热病汗不出,目外眦赤,目眩,颊颔肿,耳聋,胸中痛不可转侧,痛无常处。

《循经考穴编》:足背红肿,五趾拳挛,趾缝湿烂,足心发热,四肢浮肿,胁肋疼痛。

下病取上　下病上取

《内经》取穴法则之一。指下部的病症取用上部的腧穴。《灵枢·终始》:"病在下者,高取之";《灵枢·卫气失常》:"气积于胸中者,上取之。"并举例"积于上,写大迎、天突、喉中。"《素问·五常政大论篇》:"病在下,取之上"。脱肛、子宫脱垂取百会;遗尿取素髎;急性腰痛取人中等均属下病上取的运用。本法当以谨守病机为前提,结合病因、脏腑经络辨证,注意整体联系以及上下升降的调节。

下地仓

奇穴别名。即侠承浆。见该条。

下都

奇穴名,八邪之一。《奇效良方》:"八邪八穴,在手五指歧骨间,左右手各四穴……其四下都二穴,在手无名指、小指本

节歧骨间,一名中渚也。中渚之穴,本在液门下五分,治手臂红肿,针入一分,可灸五壮。"

下渎

经穴别名。即中渎,见《医学入门》。详见该条。

下风池

奇穴名。见《新医疗法手册》。又名新设、池下。定位:项部风池穴下0.5寸处。主治:后头痛,青光眼,视网膜色素变性等。刺灸法:向第一颈椎方向直刺1.5~2寸。

附:文献记载

《新医疗法手册》:下风池,风池下五分。主治:后头痛,青光眼,视网膜色素变性。针法:向第一颈椎方向刺1.5~2寸。

下关

经穴名。出自《灵枢·本输》,属足阳明胃经,为足阳明、少阳之会。定位:在面部耳前方,当颧弓与下颌切迹所形成的凹陷中。局部解剖:布有面神经颧支及耳颞神经分支,最深层为下颌神经,皮下有腮腺,深层为咬肌起始部,有面横动、静脉及最深层的上颌动、静脉通过。主治:齿痛,耳聋,耳鸣,聤耳,口噤,口眼歪斜;下颌关节炎,三叉神经痛,腮腺炎,面神经麻痹,中耳炎等。刺灸法:直刺0.3~1寸;艾炷灸1~3壮,或艾条灸5~10min。

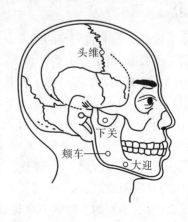

现代研究证明:针刺下关穴对大脑皮层运动区有影响,重刺激多引起运动从属值增大,即引起大脑皮层运动区抑制过程;轻刺激,半数在大脑皮层引起兴奋过程,半数引起抑制过程。说明因刺激强度不同会引起不同的效应。

附一:腧穴定位文献记载

《针灸甲乙经》:在客主人下,耳前动脉下空下廉,合口有孔,张口即闭。

《医宗金鉴》:从颊车上行,耳前动脉,侧卧合口有空。

《针灸集成》:在客主人下,听会上,耳前动脉。

附二:腧穴主治文献记载

《针灸甲乙经》:失欠,下齿龋,下牙痛,颔肿;耳聋鸣;口僻。

《备急千金要方》:牙齿龋痛;耳痛。

《外台秘要》:聤耳有脓。

《铜人腧穴针灸图经》:偏风,口目㖞,牙车脱臼。

《针灸大成》:聤耳有脓汁出,偏风,口目㖞,牙车脱臼,牙龈肿处,张口以三棱针出脓血,多含盐汤,即不畏风。

《针灸聚英》:目眩。

▲注:《针灸甲乙经》:下关……耳中有干糙,禁不可灸。

下管

即下脘。见《脉经》,详见该条。

下合穴

指六腑相合于下肢阳经的腧穴。这是因六腑居于腹部,与足经关系密切,所以在足三阳经上各有其合穴。《灵枢·邪气藏府病形》:"胃合于三里,大肠合入于巨虚上廉,小肠合入于巨虚下廉,三焦合入于委阳,膀胱合入于委中央,胆合入于阳陵泉。"其中,胃的合穴足三里,膀胱的合穴委中,胆的合穴阳陵泉,都在本经。大肠的下合穴上巨虚,小肠的下合穴下巨虚,都在足三里的下方。《灵枢·本输》说:"大肠、小肠皆属于胃",所以二合穴均在胃经上。《灵枢·本输》:"三焦者,中渎之腑也,水道出焉,属膀胱",故其下合穴在膀胱经。

下合穴是六腑气血汇聚于下肢三阳经的部位,六腑下合穴是脉气从足三阳经上分出注入六腑的部位,所以和六腑的关系密切。下合穴的异常感觉可以反映六腑病变,如小肠的下合穴在胃经的下巨虚穴,如有疼痛或其他异常感觉,可以推知小肠病、阑尾炎等。

下横

横骨穴别名。见《神灸经纶》。详见该条。

下肓

气海别名。见《针灸甲乙经》,详见该条。

下极

一、部位名。指鼻根部。《灵枢·五色》:"阙中者,肺也;下极者,心也。"张介宾注:"阙中,眉心也。中部之最高者,故应肺。""下极者,两目之间,相家谓之山根。心居肺之下,故下极应心。"

二、经穴别名。❶指横骨穴。出《针灸甲乙经》。❷指会阴穴。《医宗金鉴》:"前后两阴之间,名下极穴,又名屏翳穴,会阴穴。"详见该条。

下极俞

奇穴名。见《备急千金要方》。又名下极之俞、十五椎。定位:后正中线上,第3腰椎棘突下。局部解剖:在腰背筋膜、棘上韧带及棘间韧带中;有腰动脉后支、棘间皮下静脉丛;布有腰神经后支内侧支。主治:泄泻,五淋,腰痛,肠疝痛等。刺灸法:针直刺0.3~0.5寸;艾炷灸3~7壮。

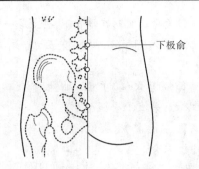

附：文献记载

《备急千金要方》：腹疾，腰痛，膀胱寒，澼饮注下，灸下极俞，随年壮。

下极之俞

一、经穴别名。指长强或会阴穴，《难经·二十八难》："督脉者，起于下极之俞。"杨玄操注："下极者，长强也"；《类经图翼》："两阴之间，屏翳处也，即会阴穴。"详见该条。

二、指下极俞，详见该条。

三、人体部位名。指会阴部。

下纪

关元别名。《素问·气穴论篇》："下纪者，关元也。"《普济本事方》列作关元别名。

下巨虚

经穴名。见《备急千金要方》。属足阳明胃经，为小肠之下合穴。《灵枢·本输》名巨虚下廉，别名：足下廉、下林。定位：在小腿前外侧，当犊鼻下9寸，距胫骨前缘一横指（中指）。局部解剖：布有腓浅神经分支，深层为腓深神经。在胫骨前肌与趾长伸肌之间，深层为蹞长伸肌，有胫前动、静脉通过。主治：小腹痛，泄泻，大便脓血，腰脊痛引睾丸，乳痈，下肢痿痹，下肢瘫痪，癫狂；急慢性肠炎，细菌性痢疾，睾丸炎等。刺灸法：直刺1～1.5寸；艾炷灸5～7壮，或艾条灸5～15min。

现代研究证明：针刺胃炎、溃疡病、胃癌患者的下巨虚穴，可见胃电波幅增强，并且使胃癌不规则的波形变得规则。在 X 线下观察，针刺下巨虚穴，可使胃的蠕动增强。

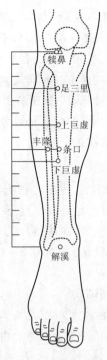

附一：腧穴定位文献记载

《灵枢·本输》：下上廉三寸。

《黄帝内经太素》：在三里下三寸，足跗外独陷大虚中。

《外台秘要》：在上廉下二寸。

《针灸大全》：膝下八寸。

《医宗金鉴》：从条口下行一寸，两筋骨陷中。

附二：腧穴主治文献记载

《素问·水热穴论篇》：泻胃中之热。

《灵枢·邪气藏府病形》：小肠病者，小腹痛，腰脊控睾而痛，时窘之后，当耳前热，若寒甚，若独肩上热甚，及手小指次指之间热，若脉陷者，此其候也，手太阳病也。

《针灸甲乙经》：少腹痛，飧泄出糜，次指间热。若脉陷寒热身痛，唇渴不干，不得汗出，毛发焦，脱肉少气，内有热，不欲动摇，泄脓血，腰引少腹痛，暴惊，狂言非常；乳痛，惊痹，胫重，足跗不收，跟痛。

《备急千金要方》：脚气初得，脚弱；腰脚不遂，不能跪起；小便难黄。

《针灸大成》：小肠气不足，面无颜色，

偏风腿瘘,足不履地,热风冷痹不遂,风湿痹,喉痹,脚气不足,沉重,唇干,涎出不觉,不得汗出,毛发焦,肉脱,伤寒胃中热,不嗜食,泄脓血,胸胁小腹控睾而痛,时窘之后,当耳前热。若寒甚,若独肩上热甚及小指次指间热痛,暴惊狂,言语非常,女子乳痛,足跗不收,跟痛。

下昆仑

一、奇穴名。见《太平圣惠方》,又名内昆仑。定位:足外踝高点下1寸,跟腱前缘凹陷中。主治:冷痹,腰痛,半身不遂,脚重痛等。刺灸法:直刺0.3~0.5寸;艾炷灸5~7壮。

附:文献记载

《太平圣惠方》:下昆仑二穴,一名内昆仑,在外踝下一寸,大筋后内陷者宛宛中是穴。主刺风,胙风,热风,冷痹,腰痛,偏风,半身不遂,脚重痛不得履地。针入四分,留三呼,得气即泻,速出针,出后灸之良,日灸七壮。

二、经穴别名。即昆仑穴,出自《针灸大全》。见该条。

下廉

一、经穴名。见《针灸甲乙经》,属手阳明大肠经。别名:手下廉。定位:在前臂背面桡侧,当阳溪与曲池穴连线上,肘横纹下4寸。局部解剖:布有前臂背侧皮神经及桡神经深支;桡侧有腕短伸肌及腕长伸肌,深层为旋后肌,并有桡动脉分支通过。主治:头痛,眩晕,目痛,肘臂痛,腹胀腹痛,食物不化,乳痛;肠炎,乳腺炎,膀胱炎,以及前臂神经痛等。刺灸法:直刺0.5~0.8寸;艾炷灸3~5壮,或艾条灸5~15min。

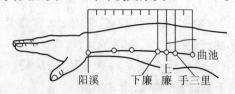

附一:腧穴定位文献记载

《针灸甲乙经》:在辅骨下,去上廉一寸。

《医学入门》:在曲池前五寸,兑肉分外斜。

《循经考穴编》广注:曲池前来四寸,屈肘取之;若直取合五寸。

《医宗金鉴》:从温溜穴上行二寸五分,辅锐肉分。

附二:腧穴主治文献记载

《针灸甲乙经》:溺黄,眼痛。

《铜人腧穴针灸图经》:头风,臂肘痛。

《针灸资生经》:胸胁小腹痛;偏风,热风,冷痹不遂,风湿痹。

《针灸大成》:飧泄,劳瘵,小腹满,小便黄,便血,狂言,偏风,热风,冷痹不遂,风湿痹,小肠气不足,面无颜色,痃癖,腹痛若刀刺不可忍,腹胁痛满,狂走,侠脐痛,食不化,喘息,不能行,唇干涎出,乳痛。

《循经考穴编》:肘臂肿疼,发热无时;脑风眩晕,腹痛如刺,狂言狂走。

二、指下巨虚穴。见该条。

下髎

经穴名。见《针灸甲乙经》。属足太阳膀胱经。定位:在骶部,当中髎下内方,适对第四骶后孔处。局部解剖:布有第四骶神经后支;在臀大肌起始部;有臀下动、静脉分支。主治:腹痛,肠鸣,泄泻,便秘,小便不利,月经不调,带下,阴痒,腰痛;前列腺炎,睾丸炎,附件炎,子宫内膜炎,盆腔炎,不孕症等。刺灸法:直刺1~1.5寸;艾炷灸5~7壮,或艾条灸5~15min。

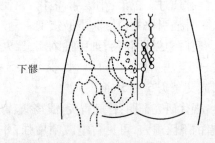

附一:腧穴定位文献记载

《针灸甲乙经》:在第四空侠脊陷者

中。

《针灸集成》：在中窌下一寸二分。

附二：腧穴主治文献记载

《针灸甲乙经》：肠鸣澼泄；腰痛，少腹痛；女子下苍汁不禁，赤沥，阴中痒。

《外台秘要》：腰痛引少腹痛；女子阴中痒，痛引少腹，控眇不可以俯仰。

《针灸大成》：大小便不利，肠鸣注泄，寒湿内伤，大便下血，腰不得转，痛引卵。女子下苍汁不禁，中痛引小腹急痛。

《类经图翼》：女子淋浊不禁。

▲注：本穴《素问·缪刺论篇》王冰注：足太阴、厥阴、少阳所结。

《铜人腧穴针灸图经》：足太阳、厥阴所结。

下林

经穴别名。即下巨虚。《圣济总录》："下林，穴在上林下一夫。"详见该条。

下陵

即足三里。《灵枢·本输》："胃……入于下陵。下陵，膝下三寸，胻骨外三里也，为合。"又称"下陵三里"。《灵枢·九针十二原》："阴有阳疾者，取之下陵三里。"

下气海

与上气海相对而言，指气海穴。《类经》卷八张介宾注："脖胦即下气海，一名下肓，在脐下一寸半，任脉穴。"

下三里

经穴别名，即足三里。见《针灸集成》。详见该条。

下手八法

指八种针刺的基本手法。明代杨继洲将《针经指南》中的十四法结合个人体会，整理归纳为"十二字分次第手法"，以后又在十二法的基础上精简为"下手八法"，即揣、爪、搓、弹、摇、扪、循、捻。《针灸大成》："揣：揣而寻之。凡点穴，以手揣摸其处，在阳部筋骨之侧，陷者为真。在阴部郄

腘之间，动脉相应。其肉厚薄，或伸或屈，或平或直，以法取之，按而正之，以大指爪切掐其穴，于中庶得进退，方有准也。《难经》曰：刺荣毋伤卫，刺卫毋伤荣。"又曰："刺荣无伤卫者，乃掐按其穴，令气散，以针而刺，是不伤其卫气也。刺卫无伤荣者，乃撮起其穴，以针卧而刺之，是不伤其荣血也。此乃阴阳补泻之大法也。爪：爪而下之。此则《针赋》曰：左手重而切按，欲令气血得以宣散，是不伤于荣卫也。右手轻而徐入，欲不痛之因，此乃下针秘法也。搓：搓而转者，如搓线之貌，勿转太紧，转者左补右泻，以大指次指相合，大指往上，进为之左，大指往下，退为之右，此则迎随之法也。故经曰：迎夺右而泻凉，随济左而补暖。此则左右补泻之大法也。弹：弹而努之。此则先弹针头，待气至，却退一豆许，先浅而后深，自外推内，补针之法也。摇：摇而伸之，此乃先摇动针头，待气至，却退一豆许，乃先深而后浅，自内引外，泻针之法也。故曰：针头补泻。扪：扪而闭之。经曰：凡补必扪而出之，故补欲出针时，就扪闭其穴，不令气出，使血气不泄，乃为真补。循：循而通之。经曰：凡泻针，必以手指于穴上四傍循之，使令气血宣散，方可下针，故出针时，不闭其穴，乃为真泻。此提按补泻之法，男女补泻，左右反用。捻：捻者，治上大指向外捻，治下大指向内捻。外捻者令气向上而治病，内捻者令气向下而治病。如出针，内捻者令气行至病所，外捻者令邪气至针下而出也。此下手八法口诀也。"

下四缝

奇穴名。见《针灸孔穴及其疗法便览》。定位：位于手第二、三、四、五指掌面，第一、二指关节横纹中点。左右计八穴。主治：小儿疳积，小儿百日咳，小儿消化不良等。刺灸法：点刺后挤出黄白色透明液。

下脘

经穴名。见《灵枢·四时气》。属任脉,为足太阴、任脉之会。别名:下管。定位:在上腹部,前正中线上,当脐中上2寸。局部解剖:布有第八肋间神经前皮支的内侧支,在腹白线上,深部为横结肠;有腹壁上、下动、静脉。主治:脘痛,腹胀,呃逆,呕吐,肠鸣,泄泻,虚肿;胃炎,胃溃疡,腹膜炎,肠炎,消化不良,胃下垂等。刺灸法:直刺0.5~1寸(孕妇慎用);艾炷灸3~7壮,或艾条灸5~15min。

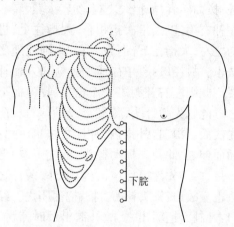

下脘

现代实验研究证明:针刺下脘穴对肠、胃功能有调整作用,使肠功能障碍患者恢复正常。可促进胃、十二指肠溃疡的愈合,胃液分泌虽保持高分泌状态,但胃的总酸度和自由酸度多趋于正常化。针刺下脘等穴,可提高机体免疫功能,据报道,以"下脘""天枢""气海""关元""足三里"为主穴,针灸治疗猴细菌性痢疾,可使白细胞总数和血浆中游离组胺含量均趋正常化;抗体可比对照组提早4日左右产生,抗体效价比对照组高出2倍以上,白细胞吞噬指数显著增加,细菌毒性、毒力显著降低乃至消失;针治48h后,2/3猴的粪便细菌培养即可转阴,第4日可全部转阴,而对照组在感染后的第12日仍为阳性。

附一:腧穴定位文献记载

《针灸甲乙经》:在建里下一寸。

《医学入门》:鸠尾下五寸。

附二:腧穴主治文献记载

《灵枢·四时气》:饮食不下,膈塞不通。

《针灸甲乙经》:食饮不化,入腹还出。

《太平圣惠方》:腹胃不调,腹内痛,不能食;腹坚硬癖块,脉厥厥动。

《针灸大成》:脐下厥气动,腹坚硬,胃胀,羸瘦,腹痛,六腑气寒,谷不转化,不嗜食,小便赤,痞块连脐上厥气动,日渐瘦,脉厥动,反胃。

《循经考穴编》:呕逆鼓肿,胃胀腹痛。

《类经图翼》:虚肿。

▲注:本穴《外台秘要》引甄权云:孕妇不可灸。

下腰

奇穴名。见《备急千金要方》。又名三宗骨。定位:在骶部正中线上,第二、三骶椎棘突之间。另一说法为在八髎穴正中央脊骨上。局部解剖:当棘上韧带处,有第二、第三骶动、静脉,布有第二、第三骶神经后支。主治:久泻,久痢,难产等。刺灸法:艾炷灸3~7壮,或温灸5~15min。

附:文献记载

《备急千金要方》:泄痢久下,失气劳冷,灸下腰百壮,三报。穴在八髎正中央脊骨上,灸多益善也。三宗骨是忌针。

《针灸集成》:下腰一穴在八魁正中央脊骨上,名三宗骨。主治泻痢下脓血,灸五十壮。

《针灸孔穴及其疗法便览》:下腰,奇穴……灸三至七壮,主治肠炎,久泄痢不愈;亦治难产。

《针灸腧穴索引》:下腰,异名三宗。位于第二、第三骶骨假棘之间。

《经外奇穴图谱》:在第二、三骶椎棘突之间点近上方。

下阴别

经穴别名。指会阴。见《素问·气府论篇》,其载:"下阴别一。"王冰注:"谓会阴一穴也。"详见该条。

下针

即进针。《难经·七十难》:"初下针沉之,至肝肾之部,得气引持之。"

下针八法

指八种针刺的基本手法。即下手八法。详见该条。

下针十二法

明代杨继洲在《针灸大成》中记载的十二种针刺的手法。继徐凤下针十四法之后,杨继洲又提出了下针十二种手法,即:爪切、指持、口温、进针、指循、爪摄、针退、指搓、指捻、指留、针摇、指拔。其内容为爪切:"凡下针,用左手大指爪甲,重切其针之穴,令气血宣散,然后下针",以宣散气血,免伤荣卫。指持:"凡下针,以右手持针,于穴上着力旋插,直至膝理","手如握虎,势若擒龙",以持针着力,施术专心。口温,今已不用:"凡下针,入口中必须温热,方可与刺",进针:"凡下针,要病人神气定,息数匀,医者亦如之",取穴既准,"以爪重切经络,少待方可下手",按补泻分部而进。补法三进,泻法一进。指循:"凡下针,若气不至,用指于所属部分经络之路,上下左右循之,使气血往来,上下均匀,针下自然气至沉紧",以调和气血。爪摄:"凡下针,如针下邪气滞涩不行者,随经络上下,用大指爪甲切之"。针退:凡下针,欲退之时,必须按补泻分部而退,补法一退,泻法三退。指搓:"凡转针如搓线之状,勿转太紧,随其气而用之,若转太紧,令人肉缠针,则有大痛之患",指捻:"凡下针之际,治上大指向外捻,治下大指向内捻。"指留:"如出针至于天部之际,须在皮肤之间留一豆许,少时方出针也。"针摇:"凡出针三部,欲泻之际,每一部摇一次,计六摇而已。"指拔:"凡持针欲出之时,待针下气缓不沉紧,便觉轻滑用指捻针。"

夏英

明代针灸家。字时彦,仁和(今浙江杭州)人。出身世医而兼业儒,对经络之学尤为重视,1497年(弘治十年),以《十四经发挥》注释《灵枢·经脉》原文。撰成《灵枢经脉翼》,现存稿本。

xian

先天脱毛针刺法

先天脱毛治法之一。主穴:百会、风池、足三里、太冲、头维、经验穴(风池与风府连线中点,在太阳膀胱经上,取双穴)。操作:常规进针,得气后留针20min,每日1次或隔日1次,10次为1个疗程。本法有补益气血、疏肝解郁的作用。现代研究发现,针刺百会等穴,对人体内分泌有影响。

陷骨

即陷谷。见《普济方》。"骨"为"谷"之误。详见该条。

陷谷

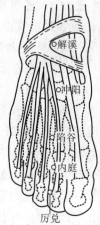

经穴名。见《灵枢·本输》。属足阳明胃经,为本经输穴。别名:陷骨。定位:在足背,当第二、三跖骨结合部前方凹陷处。局部解剖:布有来自腓浅神经的足背内侧皮神经,在第二趾骨间肌中,有足背静脉网,深层为第二跖背动脉。主治:面浮身肿,肠鸣腹痛,胸胁支满,腹水,水肿,目赤肿痛,热病,足背肿痛;结膜炎,疝气,癫症等。刺灸法:直刺0.5~1寸;艾炷灸3~7壮,或艾条灸5~10min。

附一:腧穴定位文献记载

《灵枢·本输》:上中指内间上行二寸陷者中。

《针灸甲乙经》:在足大趾次趾外间,本节后陷者中,去内庭二寸。

附二:腧穴主治文献记载

《针灸甲乙经》:水肿留饮,胸胁支满,面肿目痛。

《备急千金要方》:热病;身痹洗淅振寒,季肋支满痛;肠鸣而痛;腹大满,喜噫;咳逆;痎疟。

《外台秘要方》:热痫;善啮唇;热病汗不出。

《太平圣惠方》:辛疝小腹痛。

《铜人腧穴针灸图经》:水病。

《针灸大成》:面目浮肿及水病,善噫,肠鸣腹痛,热病无度,汗不出,振寒疟疾。

陷下则灸之

针灸治则之一。见《灵枢·经脉》。"陷下"含义有二:一是指气虚,失于固摄;一是指脉象沉下,沉脉无力者多属气虚证、阳虚证。可用艾灸的方法进行治疗。如气虚下陷,不能固摄所致的子宫下垂、脱肛等,可用艾炷或艾条灸百会、气海、足三里等穴,以回阳益气固脱。对阳气暴脱,汗出不止,气息奄奄,面白肢冷,脉微欲绝者,可用大艾炷重灸神阙、气海、关元等穴,以回阳固脱。《灵枢·禁服》说:"陷下者,脉血结于中,中有著(着)血,血寒,故宜灸之。"指虚寒病证,脉陷下不起者,属气虚血滞,宜用灸法以温经散寒。《灵枢·官能》中的"经陷下者,火则当之"与此意相同。

线香灸

灸法名。指用线香点燃后,快速按在腧穴上焠烫的方法,也可按艾条的温和灸操作。适用于治疗哮喘、肝硬化腹水、毛囊炎等。

xiang

香附饼

灸用药饼的一种。清代许克昌《外科证治全书》卷五:"生香附为末,生姜自然汁和,量患处大小作饼,覆患处,以艾灸之。"用治"瘰疬痰毒或风寒袭于经络红肿"。

香硫饼

灸用材料的一种。见《种福堂公选良方》卷二"治寒湿气。麝香二钱、辰砂四钱、硼砂二钱、细辛四钱,俱为细末;角刺二钱,川乌尖,二味俱用黄酒半斤煮干为末;硫磺六两四钱。先用硫磺、角刺、川乌入铜杓内,火上化开,再入前四味末搅匀,候冷打碎成黄豆大,用时以干面捏成钱大,比钱薄些,先放在患处,置药一块在上,以香火点着,连灸三火。"

香砂灸

灸法名。即硫朱灸,见该条。

香烟灸法

灸法名。即烟草灸,见该条。

响罐法

拔罐法名。即在用走罐法时,如需要加大刺激量,则采用稍推拉旋转就用力将罐取下重拔,并反复多次操作的方法。因取罐时常伴有响声,故名为响罐法。

项强

奇穴别名。即外劳宫,出自《经外奇穴汇编》。定位:位于手背部第二、三掌骨小头后方之凹陷处。主治:项强。刺灸法:针0.5寸。

附:文献记载

《针灸经外奇穴图谱》:项强,位于手背第二、三掌骨小头后方之凹陷处。

项世贤

明代医家。名嗣宗,乐平(今江西)

人。其幼聪颖敏悟,师事于德兴彭宗伯,洞明《内经》之旨,又遇名医授以子午流注、八法用针之奥,遂不以丸散施惠于民,惟事针灸。凡沉疴宿疾,往往应针而起,人以为神技。事见《江西通志》。

相关选穴法

取穴法之一。是以患病器官或组织所属的交感神经的脊髓节段为准则选取与其相似节段腧穴的方法。本法是根据交感神经节段的规律,如中脘与足三里排在同一相似节段内,即胸六至胸十二,因此都可以调节胃肠功能,对于胃肠功能紊乱所致的病症可以选此两穴治疗;又如颊车与合谷排在同一相似节段内,即胸一至三或胸四,故治疗牙痛可以选此两穴。

xiao

萧福安

清代针灸家,号学正道人,里籍不详。撰有《针灸全生》。记述经络、腧穴及多种病症的针灸用穴经验。

消疬

奇穴名。见《针灸集成》,《经外奇穴治疗诀》列作奇穴,名消疬。位于背部,以平结喉之颈项周长,自大椎穴直下尽处左右旁开0.5寸处。定位:在腰部,第二腰椎棘突的下缘,左右旁各1寸处。主治:瘰疬。刺灸法:艾炷灸3～7壮。

附:文献记载

《针灸集成》:瘰疬……以绳子周回病人项,还至起端处截断,此绳一头从椎上垂下脊骨,绳头尽处点记,又量患人口吻如一字样,中擢黑记横布脊点上,两端尽处,灸百壮大效。

消泺

经穴名。出自《针灸甲乙经》,属手少阳三焦经。定位:在臂外侧,当臑会与清冷渊连线的中点处。局部解剖:布有臂背侧皮神经及桡神经;在肱三头肌肌腹的中间;

有中侧副动、静脉通过。主治:头痛,颈项强痛,齿痛,肩臂痛,癫疾;枕神经痛等。刺灸法:直刺0.8～1.2寸;艾炷灸3～7壮,或艾条灸5～15min。

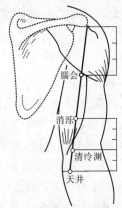

附一:腧穴定位文献记载

《针灸甲乙经》:在肩下臂外开腋斜肘分下行。

《循经考穴编》广注:肩下三寸,肘尖约去六寸,臂外骨内肘斜分间。

《针灸集成》:在臂臑上二寸,后开一寸少。

附二:腧穴主治文献记载

《针灸甲乙经》:头痛,颈背急;寒热。

《备急千金要方》:项如拔不可左右顾;颈有大气。

《铜人腧穴针灸图经》:寒热风痹。

《针灸大成》:风痹,颈项强急,肿痛寒热,头痛,癫疾。

《循经考穴编》:臂外廉肿痛,或麻风冷痹,及睛花头晕;臂疽。

《类经图翼》:牙疼。

消癖神火针

艾卷灸的一种。见《种福堂公选良方》卷二"用蜈蚣一条,木鳖、五灵脂、雄黄、乳香、没药、阿魏、三棱、蓬术、甘草、皮硝各一钱,闹羊花、硫磺、山甲、牙皂各二钱,麝香三钱,甘遂五分,艾绒二两,制作如雷火针,以灸治癖块。"

小肠

六腑之一。是一个相当长的器官,位

于腹中。其上口在幽门处与胃之下口相接,其下口在阑门处与大肠之上口相连。其主要功能是受盛,化物和泌别清浊。

手太阳小肠经属小肠,手少阴心经络小肠,足太阳之络"入络肠胃"。其背俞为小肠俞,募穴为关元,下合穴为下巨虚。

小肠手太阳之脉

十二正经之一。手太阳小肠经的原名。《灵枢·经脉》:"小肠手太阳之脉,起于小指之端,循手外侧上腕,出踝中,直上循臂骨下廉,出肘内侧两骨之间,上循臑外后廉,出肩解,绕肩胛,交肩上,入缺盆络心,循咽下膈,抵胃属小肠;其支者,从缺盆循颈上颊,至目锐眦,却入耳中;其支者,别颊上顿抵鼻,至目内眦。斜络于颧。"参见"手太阳小肠经"条。

小肠俞

经穴名。见《脉经》。属足太阳膀胱经,为小肠之背俞穴。定位:在骶部,当骶正中嵴旁开 1.5 寸,平第一骶后孔。局部解剖:布有第一骶神经后支外侧支,第五腰神经后支;在骶髂肌起始部和臀大肌起始部之间;有骶外侧动、静脉后支的外侧支。主治:遗精,遗尿,尿血,小腹胀痛,泄泻,痢疾,痔疾,疝气,腰痛,妇人带下;肠炎,盆腔炎,功能性子宫出血,宫颈糜烂,腰骶神经痛等。刺灸法:直刺或斜刺 0.8~1.2 寸;艾炷灸 3~7 壮,或艾条灸 10~20min。

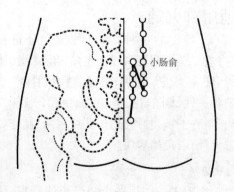

小肠俞

附一:腧穴定位文献记载

《脉经》:在背第十八椎。

《针灸甲乙经》:在第十八椎下两傍各一寸五分。

《类经图翼》:在十八椎下,去脊中二寸。

附二:腧穴主治文献记载

《针灸甲乙经》:少腹痛,控睾引腰脊,疝痛,上冲心,腰脊强,溺黄赤,口干。

《备急千金要方》:小腹胀满,虚乏;消渴口干不可忍者;寒热,赤白泄痢及腰脊痛,小便不利,妇人带下;大小便难,淋癃;泄注五痢,便脓血;重下,腹痛,肠鸣胪胀欲泄注。

《千金翼方》:心烦短气。

《太平圣惠方》:大便赤涩,小便紧急,脚肿,短气不食,烦热疬痛,大便脓血出,血痔疼痛。

《针灸资生经》:不嗜食。

《针灸大成》:膀胱、三焦津液少,大、小肠寒热,小便赤不利,淋沥遗溺,小腹胀满,疬痛,泄利脓血。五色赤痢下重,肿痛,脚肿,五痔,头痛,虚乏消渴,口干不可忍,妇人带下。

《针灸聚英》引东垣云:中暑。

《循经考穴编》:遗精,遗溺,尿血,便血。

小儿蒂丁指压疗法

疗法名称。是用指压"蒂丁"以治疗婴幼儿疾病的一种外治方法。蒂丁是小儿患病后的一种病理反应点,常可引起患儿频频吐乳,或呕吐不止。常规消毒后,左手持压舌板压住患儿舌面,右手食指沾少许冰硼散后迅速伸入患儿口腔,用力按压舌根部的蒂丁后立即退出口腔。一般指压结束即可止呕,1h 后可进乳食。如果呕吐未止,可于第 2 日再指压治疗。3 次为 1 疗程。此法不仅对新产儿功能性吐乳有显著疗效,对外感病或消化不良引起的顽固性呕吐也有一定效果。

小儿疳瘦穴

奇穴名。出自《太平圣惠方》。近代《经穴治疗学》列作奇穴,名小儿疳瘦;《腧穴学概论》称小儿疳痫;《经穴汇解》名尾翠。定位:位于尾骨尖端直上 3 寸处。主治:小儿疳积羸瘦,消化不良,腹痛下痢,脱肛等。刺灸法:沿皮刺 0.5 ~ 1 寸;艾炷灸 3 ~ 7 壮;或艾条灸 5 ~ 15min。

附:文献记载

《太平圣惠方》:黄帝疗小儿疳痫,脱肛体瘦,渴饮,形容瘦瘁,诸般医治不差者,灸尾翠骨上三寸骨陷间,三壮,炷如小麦大。

小儿割掌疗法

疗法名称。是用小眉刀等手术器械在患儿手掌掌面等部位进行切割,摘取少量皮下脂肪以治疗疾病的一种方法。本法是在古代砭刺疗法及后世挑脂(液)法的基础上发展起来的。具体操作:清洗患儿手掌,将小眉刀消毒,左手捏住患儿拇指,向掌背轻按,使大鱼际部暴露舒展,用 2% 碘酊涂擦患儿大鱼际部,稍干后再用 75% 酒精从鱼际中心向四周拭擦脱碘消毒,在大鱼际的割治部位重压 2 ~ 3min 后,立即用刀作一纵形切口,长约 0.5cm,深约 0.4cm,术者随即用力挤压创口两侧皮肤,使切口皮下脂肪充分暴露,挤出黄白色脂状物如黄豆大,将其剪去或摘除干净,然后敷以消炎止血粉,覆盖消毒纱布,绷带加压包扎止血。3 日后解除包扎,6 ~ 7 日创口愈合,再割治患儿另一侧手掌。割掌对患儿是一种慢性、良性刺激,可以使机体产生一系列相应的回复反应,从而改善小儿的营养状况,增强小儿的免疫功能和抗病能力,达到保健治病的目的。主要用于重症疳积和哮喘。

小儿龟胸穴

奇穴名。见《太平圣惠方》。《针灸学》列作奇穴,名小儿鸡胸穴。定位:位于前胸第二、三、四肋间隙,距前正中线 2.5寸处。主治:小儿鸡胸。刺灸法:艾炷灸 3壮。

附:文献记载

《太平圣惠方》:小儿龟胸……灸两乳前各一寸半上两行,三骨蟀间六处,各三壮。

小儿鸡胸穴

奇穴别名。即小儿龟胸穴。见《腧穴学概论》。详见该条。

小儿口腔挑刺疗法

疗法名称。是用针在口腔内挑出白色颗粒,或刺之出血,或挑刺舌下系带,用以治疗新生儿口腔疾病的一种外治疗法。挑刺前要严格消毒,挑刺白点时,用针尖对准患处白点,快速进针,挑破黏膜,拨出白色颗粒即可,不加摇摆牵拉动作,挑出白色细点后迅速退针;挑刺红肿时,用针对准红肿坚硬处,快速轻刺,如鸡啄米状,使之出血为度;对于"连舌"挑刺,用针对准舌下系带牵连处"连舌"轻轻挑断即可。挑时宜轻,但挑其筋,挑准后轻轻捏起,横挑筋断为度。挑刺后用消毒干棉球轻拭,外敷冰硼散。本疗法方法简便,收效迅速,一般挑刺 1 ~ 2 次即愈。

小儿麻痹后遗症穴位注射法

小儿麻痹治法之一。主穴:根据麻痹神经和肌肉的分布,以局部取穴为主,结合运动点取阿是穴。操作:取 5mL 注射器 1支,齿科 5 号针头 1 支,常规消毒后抽取 4% 的硝酸一叶萩碱 5mL 放置备用。然后每次选 3 ~ 4 穴,对腧穴进行常规消毒后即可注射,每穴每次注射 0.2 ~ 1mL,每次总量为 0.2 ~ 0.4mg/kg,每日或隔日 1 次,连续 15 次为 1 个疗程。本方法有通经活络、濡养经筋的作用。

小儿明堂针灸经

书名。宋代吴复珪撰,一卷。书佚。见《宋史·艺文志》。

小儿食痫

奇穴名。见《太平圣惠方》,《经外奇穴图谱》列作奇穴,名小儿食痫。定位:在腹正中线上,脐上7.5寸。主治:癫痫。刺灸法:向下斜刺或平刺0.5~1寸;艾炷灸3~7壮。

附:文献记载

《太平圣惠方》:小儿食痫者,先寒热洒淅乃发也。灸鸠尾上五分三壮。

《经外奇穴图谱》:小儿食痫,位于腹正中线,胸腔窝下一分处是穴。

小儿睡惊

奇穴名。见《太平圣惠方》,《经外奇穴图谱》列作奇穴,名小儿睡惊。定位:位于肘横纹桡侧端直上0.3寸,微屈肘取之。主治:小儿睡中惊,目不合,肘臂疼痛等。刺灸法:艾炷灸1~3壮,或温灸3~5min。

附:文献记载

《太平圣惠方》:小儿睡中惊,目不合,灸屈肘横纹上三分,各一壮,炷如小麦。

小儿腹泻灸治法

小儿腹泻治法之一。主穴:天枢、关元、神阙、中脘、足三里。配穴:止泻穴、水分、气海、上巨虚、三阴交、脾俞、肾俞、涌泉等。操作:取艾卷一根,点燃一端后,靠近腧穴熏烤(一般距皮肤3cm),每次选穴2~4个,每穴每次施灸10~30min,重症患者也可施灸50~60min,每日灸治1~2次,3次为1个疗程,局部谨防烫伤。本方法有清热健脾、消食止泻作用。

小儿腹泻针刺法

小儿腹泻治法之一。主穴:四缝、天枢、合谷、足三里。配穴:关元、气海、中脘、三阴交、内关。操作:选取3~5穴,取毫针刺,用捻转进针,或以雀啄、震颤等手法。有针感后,再捻10~20s,即出针,或在气海、天枢、足三里等穴留针5~10min,每日1次。本方法有健脾利湿,止泻作用。现代研究证实本法对小肠内容物的推进速度有抑制作用。

小儿药罐疗法

疗法名称。是将竹罐投入药汤内加热,排除罐内空气,使竹罐吸附在患儿体表腧穴上以治疗疾病的一种方法。取麻黄、前胡、黄芩、防风、半夏、杏仁、威灵仙、鱼腥草、大青叶、板蓝根等药物,装入布袋扎紧,以文火煎煮,把竹罐口朝下放入药汤内同煮沸2min,当罐内充满沸腾的热药水气时,用镊子迅速取出竹罐,甩净或用干毛巾吸附沸水滴,随即紧扣在患儿背部裸露的双侧肺俞穴上,然后覆盖衣服保温,留罐10min。婴幼儿可留罐8min,较大的患儿可留12min。本法能使肺脏气血通畅,促进肺脏的宣发肃降功能,主要用于治疗小儿风寒、风热咳喘。

小儿药物敷涂疗法

疗法名称。是将中草药制成散剂、油剂或膏剂等,敷涂于患儿体表病变部位或相应腧穴,以治疗小儿疾病的一种外治疗法。在辨证论治的基础上,根据病变情况选方用药,选择合适的部位,清洗干净,若敷涂部位在头部,须先将该处毛发剃净,以利药物渗透。病变部位表浅、局限,仅发于皮肤、肌肉等组织的病变,可直接敷于病变部位;内在脏腑的病变,可循经取穴,或上病下治,或下病上治,选择附近或远端的相应腧穴,使药性透过皮肤,直达经脉,从而调节经络功能,协调阴阳,扶正祛邪。为防止药物脱落或干燥,需用纱布等包扎固定,长期敷药应密切观察,一旦发现敷贴处皮肤红赤、起泡等,应立即去药,必要时涂以甲紫收干。

小儿针

针具名。即皮肤针,因其刺激轻微,适用于小儿患者,故名。

小骨空

奇穴名。见《扁鹊神应针灸玉龙经》。定位：位于手小指背侧，第一、二指骨关节横纹的中点，屈指取之。左右计二穴。主治：眼病，耳聋，喉痛，指节痛等。刺灸法：艾炷灸 3~5 壮，或温灸 5~10min。

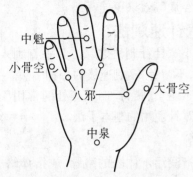

附：文献记载

《扁鹊神应针灸玉龙经》：目烂。风眩烂眼可怜人，泪出汪汪实苦辛，大小骨空真妙穴，灸之七壮病除根。

《针灸大成》：小骨空二穴。在手小指第二节尖是穴。灸七壮。治手节疼、目痛。

小海

经穴名。见《灵枢·本输》。属手太阳小肠经，为本经合穴。定位：在肘内侧，当尺骨鹰嘴与肱骨内上髁之间的凹陷处。局部解剖：布有前臂内侧皮神经及尺神经本干，在尺神经沟中，为尺侧腕屈肌的起始部，有尺侧上、下副动、静脉及尺侧返动、静脉通过。主治：颊肿，颈、项、肩、臂、肘疼痛，上肢不举，头痛目眩，耳聋耳鸣，癫狂，痫证、瘰疬；精神分裂症，高血压病，齿龈炎，过敏性结肠炎等。刺灸法：直刺 0.3~0.5 寸；艾炷灸 3~5 壮，或艾条灸 5~10min。

现代研究证明：针刺小海穴，可以治疗过敏性结肠炎，可使降结肠远端的顽固性迷走神经过敏现象好转。

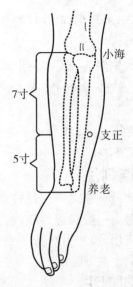

附一：腧穴定位文献记载

《灵枢·本输》：在肘内大骨之外，去端半寸陷者中也。

《针灸甲乙经》：在肘内大骨外，去肘端五分陷者中，屈肘乃得之。

《循经考穴编》：一法：叉手于腰，四指向前，大指向后，于肘尖量上去一寸，中取天井，天井外旁五分，乃取小海。

《针灸集成》：在肘后横去肘寸半。

附二：腧穴主治文献记载

《针灸甲乙经》：疟，背脊振寒，项痛引肘腋，腰痛引少腹中，四肢不举，齿龋痛；风眩头痛。

《备急千金要方》：风疟；头痛寒热，汗出不恶寒；项强急痛不可以顾；癫疾，羊痫吐舌，羊鸣戾项；痫发瘈疭，狂走不得卧，心中烦，四肢不举。

《外台秘要》：寒热齿龋痛，风眩头痛，狂易。项痛引肘腋，腰痛引少腹中。

《扁鹊神应针灸玉龙经》：手臂外廉肿痛，小肠气，妇人经脉不行。

《针灸大成》：颈颔，肩臑，肘臂外后廉痛，寒热齿龈肿，风眩颈项痛，疡肿振寒，肘腋痛肿，小腹痛，痫发羊鸣，戾颈，瘈疭狂走，颔肿不可回顾，肩似拔，臑似折，耳聋，目黄，颊肿。

《循经考穴编》：肩项瘰疬。

《医宗金鉴》：咽喉、牙龈肿痛。

小吉

少泽穴别名。见《针灸甲乙经》。详见该条。

小结

经穴别名。即少泽穴，见《类经图翼》。见该条。

小宽针点刺法

小宽针针刺法之一。是轻点叩，迅速出针的手法。一般在进针较浅，且宜拔火罐的部位应用，如针刺前顶、百会、四神聪、四缝、八邪、十宣等腧穴。

小宽针划割法

小宽针针刺法之一。是速刺进针后，针尖在一定范围内划动的手法。划动度为1.5cm左右。主要适用于局限性突起物和增生性病症，如腱鞘囊肿，肱骨外上髁炎，跟骨骨刺等。

小宽针两步进针法

小宽针针刺方法之一。第一步持针右手速刺进针1寸左右；第二步按压腧穴的左手迅速变换，以拇指、食指和中指轻柔地对捏住腧穴两侧的肌肉、皮肤，连续一捏一松，一收一放，同时缓慢进针，达预定深度后出针。主要适用于肌肉组织丰满、进针较深的穴（部）位，如针刺臑上、环跳、委中等腧穴。

小宽针疗法

疗法名称。是以小宽针针刺为主，以拔罐，推拿为辅的综合疗法。是在刺血疗法基础上将针刺、火罐、推拿综合应用以治疗疾病的新方法。操作时调整好患者体位，选准施针部位，常规消毒后，医生左手拇指按压腧穴，右手持合适小宽针，用腕力进针，垂直刺入，直入直出，猛刺迅拔。再选择适宜火罐，用闪火法叩于针刺部位，每次留罐2min后起罐，出血量约3～5mL。起罐后用消毒纱布压在腧穴上按摩，先轻后重，先慢后快，往复数分钟，碘酊棉球消毒腧穴，贴上胶布，24h后取下。此法具有调整阴阳，扶正祛邪，疏通经络，调和气血，消肿止痛的功效。又有取穴少，见效快，无副作用，疗效巩固的优点。适用于一些疼痛性疾病，如头、项、肩、腰腿痛，颈椎病，腰椎骨质增生，跟骨刺等，尤其对肩周炎，坐骨神经痛等效果更佳。

小宽针速刺法

小宽针针刺法之一。是垂直刺入，不捻转，不留针，猛刺速拔的一种手法。主要运用于躯干、腰背、四肢等处的常用腧穴，是小宽针使用的基本手法。

小络

指浅浮于体表的络脉，或指孙络。与大经对举。见《素问·调经论篇》。

小眉刀

针具名。用于割治、挑刺、泻血，又称痧刀。以钢质制成，柄长1～2寸，刀口倾斜似眉，故名。

小天心

推拿用穴名。见《小儿按摩经》。定位：位于手掌根部大、小鱼际交接处，距大陵0.5寸。主治：惊风，抽搐，高热神昏等。刺灸法：用中指尖端揉、掐3～5次。

附：文献记载

《针灸大成》：小天心，大陵后五分；掐小天心，天吊惊风，眼翻白，偏左右及肾水不通用之。

《针灸经外奇穴图谱》：小天心，位于手掌侧，大小鱼际交接处之中点处……主治惊风握拳、抽搐、目视不正、高热神昏。用中指尖端揉，掐三至五次。

小溪

部位名，指肌肉间呈现小的凹陷处。其部位多为腧穴所在。《素问·五藏生成篇》："小溪三百五十四名"，据王冰注："四"应作"三"字，加大谷十二，总数正合三百六十五。参见"溪谷"条。

小针

针具名。又称微针。见《灵枢·九针十二原》和《灵枢·小针解》。详见该条。

小指次指

骨骼名。指第四指或第四趾，古代"趾"通作"指"。《灵枢·经脉》篇，手少阳三焦经，"起于小指次指之端"足少阳胆经，"入小指次指之间。"张介宾注："小指之次指，即无名指也。足同。"

小指尖

奇穴名。见《备急千金要方》。《针灸孔穴及其疗法便览》《针灸腧穴索引》定为奇穴，名小指尖。别名：小指头、手太阳穴、盐哮。定位：在手指尖端。主治：黄疸，癫疝，消渴，百日咳等。刺灸法：针0.1~0.2寸；艾炷灸3~7壮。

附：文献记载

《备急千金要方》：手太阳穴，手小指端，灸随年壮，治黄疸；消渴，小便数，灸两手小指头，及足两小指头，并灸项椎佳。

《类经图翼》：癫疝，灸手小指端七壮，左灸右，右灸左。

《针灸腧穴索引》：小指尖，异名盐哮。手小指尖端，男子取左，女子取右。针一至二分。灸三至七壮。治消渴、癫疝、百日咳。

小趾尖

奇穴名。见《备急千金要方》。原意均指足太阳经井穴至阴，《针灸孔穴及其疗法便览》作奇穴，名小趾尖。定位：位于足小趾尖端。主治：难产，头痛，眩晕，消渴等。刺灸法：直刺0.1~0.2寸；艾炷灸3~7壮。

附：文献记载

《备急千金要方》：消渴小便数，灸两手小指头，及足两小指头，并灸项椎佳。

《太平圣惠方》张文仲救妇人横产，先手出，诸般符药不捷，灸妇人右脚小指尖头三壮，炷如小麦大，下火立产。

《针灸聚英》：横生死胎，治太冲，合谷、三阴交穴同，假如横生手先出，右足小指尖上攻，三壮五壮为灸数，炷如小麦大有功。

《针灸孔穴及其疗法便览》：主治催产，亦治头痛眩晕。

小指爪纹

奇穴名。见《备急千金要方》。《经外奇穴图谱》列作奇穴，名小指爪纹。定位：位于手小指背侧，爪甲根部中点处。主治：喉痹。刺灸法：刺出血3滴。

附：文献记载

《备急千金要方》：喉痹，刺小手指爪文中，出三大豆许血，逐左右刺，皆须慎酒面毒物。

小竹

眉冲穴别名。见《太平圣惠方》。详见该条。

小炷灸

灸法名。指用较小的艾炷施灸。《备急千金要方·灸例》："小弱，炷乃小作之。"

小壮灸

灸法名。即小炷灸，见该条。

哮喘穴位贴敷法

哮喘病治疗方法之一。主穴：大椎、风门、肺俞、阿是穴（与双涌泉相对的足背处）。操作：选取桃仁60g，杏仁6g，栀子20g，胡椒3g，糯米2g。共研细末，用鸡蛋清调成糊状。将药糊贴敷于腧穴上，用油纸覆盖，再以纱布固定，贴12h后去药洗净，然后隔12h再贴，共贴3次。本法有肃肺化痰，益气定喘的作用。现代研究证明贴药后可增强细胞和体液的免疫功能，使血中嗜酸性细胞明显减少，降低机体的过敏状态。

xie

斜刺

刺法名。指针体与腧穴皮肤面成30°~60°角刺入。对肌肉较薄和邻近重要脏器的胸胁、上背等处的腧穴,均可采用斜刺以防止伤及内脏,某些针刺法,为了掌握针感也须应用斜刺。

胁髎

章门别名。见《针灸甲乙经》,详见该条。

胁堂

奇穴名。见《千金翼方》《外台秘要》。定位:位于腋中线上,腋窝下2寸处。局部解剖:有前锯肌和肋间内外肌;胸腹壁静脉,胸外侧动、静脉;第二肋间神经外侧皮神经。主治:胸胁支满,噫哕,喘促,目黄等。刺灸法:斜刺0.3~0.4寸;艾炷灸3壮。

附:文献记载

《外台秘要》:在腋阴下二骨陷者中。主胸胁支满,腹胀贲独,噫哕,喘逆,瞎视目黄。举腋取之。

胁痛针刺法

胁痛治法之一。主穴:阳陵泉、支沟、太冲、内关。配穴:❶风热阻络:风池、曲池、外关;❷气滞血瘀:蠡沟、期门、行间;❸痰饮内停:阴陵泉、丰隆、章门。操作:阳陵泉直刺2~2.5寸,透阴陵泉,行提插捻转的同时,令患者做深呼吸;余穴常规操作。留针20~30min,中强刺激,间歇运针。本法有缓急止痛的作用。现代研究证实,上法可抑制皮质内脏痛;针刺期门,还可双向调节胆囊舒缩,对慢性胆囊炎引起的胁痛有较好效果。

鞋带

奇穴名。见《活婴秘旨》。定位:位于内外踝高点连线与胫骨前肌外侧缘的交点下0.3寸处。主治:小儿角弓反张。刺灸法:针0.2~0.5寸;艾炷灸3~7壮。

附:文献记载

《活婴秘旨》:鞋带穴,小儿望后仰,掐此效。

《经穴汇解》:按秘旨无穴注,而所图在跗上。

《腧穴学概论》:鞋带,在足跗下横纹中央。主治小儿角弓反张。灸三至七壮。

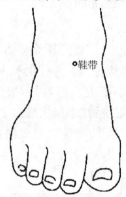

泻方补圆

针刺术语。与泻圆补方不同,是指针刺必须候气血的盛衰。《素问·八正神明论篇》:"泻必用方,方者,以气方盛也,以月方满也,以日方温也,以身方定也,以息方吸而内(纳)针,乃复候其方吸而转针,乃复候其方呼而徐引针,故曰泻必用方,其气乃行焉。补必用员(圆):员者行也,行者移也,刺必中其荣,复以吸排针也。"《类经》卷十九张介宾注:"方,正也,当其正盛正满之谓也。""圆,圆活也。行者行其气,移者导其滞。凡正气不足,则营卫不行,血气留滞,故必用圆以行之补之。"意指针刺必须等候气血盛衰之时而施补泻。

泻南补北法

配穴法之一。见《难经》。此法根据五行生克关系,提出对肝实肺虚而脾土无恙的病症,要用泻心火、补肾水的方法治疗。《难经·七十五难》:"东方(肝)实,西方(肺)虚,泻南方(心),补北方(肾)。"因为火（心）是木（肝）之子，泻火能抑木，又能减去克金（肺）的作用；水（肾）是木（肝）之母，金（肺）之子，补水能加强克火（心），又能济金（肺）抑木（肝）。所谓"子能令母实，母能令子虚。"这种治法是对"虚者补其母，实者泻其子"的补充，说明五脏之间相互影响，治疗方法不能局限于补母泻子。

泻圆补方

针刺术语。为补泻法的要领。《灵枢·官能》："泻必用员（圆），切而转之，其气乃行，疾（入）而徐出，邪气乃出，伸而迎之，摇大其穴，气出乃疾。补必用方，外引其皮，令当其门，左引其枢，右推其肤，微旋而徐推之，必端以正，安以静，坚心无解（懈），欲微以留，气下而疾出之，推其皮，盖其外门，真气乃存。"《黄帝内经太素》卷十九杨上善注："员谓之规，法天而动，写气者也；方谓之矩，法地而静，补气者也。"意指泻法有如圆规，多用旋转，有利于祛邪；补法有如角尺，端端正正，不多转动，有利于扶正。

谢李卿

唐代医家。精针灸明堂之学，贞观中（627～649年）曾协助甄权修明堂，校定图经以献呈御览，使之得以流传。官太医令。

谢氏针经

书名。见《隋书·经籍志》一卷。书佚。

xin

心

五脏之一，居于胸腔，膈之上，圆而尖长，形似倒垂的未开莲蕊，有心包卫护于外。为脏腑的主宰，其功能是主血脉和主神志两方面。心为神之居，血之主，脉之宗，在五行属火，起着主宰生命活动的作用，《素问·灵兰秘典论篇》称之为"君主之官"。心开窍于舌，其华在面，在志为喜，在液为汗。

手少阴经"出属心系"，手太阳小肠经"络心"，手厥阴络脉"络心系"，足三阴、三阳经均通于心。其背俞为心俞，募穴为巨阙。

心包

指心脏的外膜。《黄帝内经太素》卷八杨上善："心外有脂包裹其心，名曰心包。脉起胸中，入此包中，名手厥阴。"手厥阴经"属心包"，手少阳经"散络心包"。

心包络

简称心包，又可称"膻中"。包在心脏外面的包膜称心包，所附络脉称包络，具有保护心脏的作用。《医学正传》说："心包络，实乃裹心之包膜也，包于心外，故曰心包络也。"心居包络之中，膻中在心之外，所以《内经》喻为心之宫城。《灵枢·胀论》："膻中者，心主之宫城也。"在经络学说中，手厥阴经属于心包络，与手少阳三焦经相为表里，故心包络亦称为脏。临床对高热出现神昏、谵语等，称为邪入心包。因此治疗心疾（指神智方面），以调护心包络为主。温病学尤其重视固护心包络，以免病邪侵犯，引起神明错乱的危险症状。

心肺之部

针刺的分部，指皮肉浅层。《难经·七十难》："初内针，浅而浮之，至心肺之部，得气推内之，阳也。"以浅部为皮肤、血脉，与心肺相应；深部为筋骨，与肾肝相应。意义与肺主皮毛、心主血脉、肝主筋、肾主骨的说法相通。《针灸大成》卷四，问答："刺阳部者，从其浅也，系属心肺之分；刺阴部者，从其深也，系属肾肝之分。"意义相同，参见"肾肝之部"条。

心理因素与针灸效应

指在临床和实验研究中受试者的心理因素(暗示、注意力不集中、情绪)对针灸效应的影响。在针灸治疗和针刺麻醉作用中暗示都有一定作用。例如,采用进安慰针加言语引导,并结合示波器显示针刺刺激波形的暗示方法,将暗示因素引入针刺镇痛实验中,比较对照针刺、暗示及针刺结合暗示的镇痛效果,结果表明,针刺结合暗示组镇痛效果最好,针刺组次之,暗示组最差。采用信号侦察方法将痛知觉分为两项相互独立的指标:感觉辨别力和极痛标准,结果表明针刺后感觉辨别力明显降低,极痛标准也有所提高,而佯针则无影响。有人用预告"痛将来临"的暗示方法,观察到暗示可明显降低针刺镇痛效果,但降低后仍较针前显著升高。由此可见,在针刺镇痛和针刺麻醉中,暗示虽然可以提高或降低痛阈,但不是决定针刺镇痛或针刺麻醉的主要因素。"分心"对针灸效应也有一定的影响。在针刺诱导后,让患者用耳机听音乐,可看到痛阈、耐痛阈升高;如果要求被试者迅速计算两位数的方法,也可提高针刺镇痛的效果。由此可见分心和不同的转移注意力的方法对痛觉感受性和针刺镇痛均产生影响。情绪对针灸效应影响的研究结果表明,情绪稳定时,感传显著程度提高,耐针、耐痛性增强,自主神经活动比较稳定,因而针灸效应明显提高;情绪紧张时,针感、感传、耐针、耐痛较差,针灸效应相应减弱。总之,情绪状态可能有其物质基础,并与人的高级认识活动和神经系统不同水平的机能状态及应激的内分泌水平有关。针灸效应中不可忽视心理因素的作用,其效应是一个生理过程并与心理因素有密切关系。

心律失常穴位注射法

心律失常治疗方法之一。主穴:内关、心俞。操作:常规消毒后,药用维生素 B_1,每穴注射 0.5~1.0mg,也可用 2% 普鲁卡因,注射 2mL,每日 1 次,10 次为 1 个疗程,间隔休息 5~7 日。本法有健脾益气,调补心肾的作用。现代研究证明:刺激心俞,可使 P-P 间期延长,QRS 波群变窄,Q-T 间期缩短;刺激内关,可对异常心律有明显的调整作用。

心手少阴之脉

十二正经之一。手少阴心经的原名。见《灵枢·经脉》篇:"心手少阴之脉,起于心中,出属心系,下膈络小肠;其支者,从心系上挟咽,系目系;其直者,复从心系却上肺,出腋下,下循臑内后廉,行太阴心主之后,下肘内,循臂内后廉,抵掌后锐骨之端,入掌内廉,循小指之内出其端。"参见"手少阴心经"条。

心俞

经穴名。见《灵枢·背俞》。属足太阳膀胱经,为心之背俞穴。定位:在背部,当第五胸椎棘突下,神道旁开 1.5 寸。局部解剖:布有第五或第六胸神经后支内侧皮支,深层为第五胸神经后支外侧支;有斜方肌、菱形肌,深层为最长肌,有第五肋间动、静脉背侧支的内侧支。主治:癫狂,痫证,心胸烦闷,惊悸怔忡,健忘,失眠,心痛,咳嗽吐血,遗精,盗汗;心肌炎,心包炎,风湿性心脏病,冠心病,神经衰弱,精神分裂症,肋间神经痛等。刺灸法:斜刺 0.5~0.8 寸(不宜深刺);艾炷灸 3~5 壮,或艾条灸 5~10min。

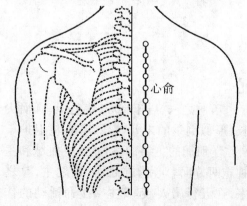

心俞

现代研究证明:针刺心俞穴对心房颤动有良好的疗效,有控制心率的作用。针刺心俞,配膻中穴,可使左室壁振幅和心搏量明显增加,心肌收缩力增强。心电图观察,针刺心俞穴可使胸前导联发生变化,心脏病患者表现更明显。针刺心俞,配石门穴,可使 P－P 间期延长,QRS 波群变窄,Q－T间期缩短,T 波增高和加宽。动物实验提示,针刺"心俞",可使蛙心跳动减慢,心脏收缩振幅增强。针刺心俞可抑制冠状动脉粥样斑块的形成。可缓解支气管平滑肌痉挛,使支气管哮喘发作显著减轻。电针动物"心俞",对牵拉胃肠所引起的痛反应具有一定的抑制效应,可以有效地治疗胃肠疼痛。关于心俞穴的镇痛机理,有报道,用电针刺激猫内脏神经的中枢端,可在中脑中央灰质记录到多相诱发电位,包括快、慢反应两部分。电针"心俞"能抑制慢负成分,但对快成分无明显影响,用小剂量纳洛酮能完全对抗吗啡及电针"心俞"对此慢负电位的抑制作用。因此,电针"心俞"的这种抑制作用,是由于内源性阿片样物质传递的。

附一:腧穴定位文献记载

《灵枢·背腧》:在五椎之傍……挟脊相去三寸许。

《脉经》:在背第五椎(或云第七椎)。

《针灸甲乙经》:在第五椎下两傍各一寸五分。

《备急千金要方》:在第五节,一云第七节,对心横三间寸。

附二:腧穴主治文献记载

《针灸甲乙经》:寒热心痛,循循然与背相引而痛;胸中悒悒不得息,咳唾血;多涎,烦中善馈,饮食不下,咳逆,汗不出,如疟状,目眗眗,泪出悲伤;心胀;痎疟。

《备急千金要方》:心风腹胀满,食不消化,吐血酸削;四肢羸露;肩头胁下痛;不能食,胸中满,膈上逆气闷热;悲愁恍惚,悲伤

不乐;心懊微痛烦逆;心中风者,其人但得偃卧,不得倾侧,闷乱冒绝汗出;心风寒;黄疸。

《千金翼方》:心病;心里懊懔微背痛。

《太平圣惠方》:心中风,狂痫,心气乱语,悲泣,心腹烦满,汗不出,结积寒疝,呕逆不食,食即吐血,目痛;胸中满闷,咳嗽不得息,烦心多涎;小儿五六岁不语者;心气不足,舌本无力,发转难;忧噎;小儿龟背。

《铜人腧穴针灸图经》:心胸闷乱。

《针灸大成》:偏风半身不遂,心气乱恍惚,心中风,偃卧不得倾侧,汗出唇赤,狂走发痫,语悲泣,心胸闷乱咳吐血,黄疸,鼻衄,目䀮目昏,呕吐不下食,健忘,小心心气不足,数岁不语。

《针灸聚英》:遗精白浊健忘;丹毒。

《循经考穴编》:心虚惊惕,癫痫;心家一切邪热,唇口破裂,心血不能入肝,在上妄行,在下便血。

《类经图翼》:写五脏之热;一传主疗心虚遗精,盗汗;痖;噎隔。

《外科大成》:发背。

▲注:本穴《针灸甲乙经》云:禁灸。

心系

指心与他脏相连的系带。《灵枢·经脉》记载,手少阴心经"起于心中,出属心系",《黄帝内经太素》卷八杨上善解释作"肺下悬心之系"。《类经》:"其系有五,上系连肺,肺下系心,心下三系,连脾、肝、肾。"《十四经发挥》:"心系有二:一则上与肺相通,而入肺两大叶间;一则由肺叶而下,曲折向后,并脊膂细络相连,贯脊髓,正当七节之间。盖五脏系皆通于心,而心通五脏系也。"

心主

一、指手厥阴心包经。《内经》各篇称手厥阴经为"手心主"或"心主"。如《灵枢·经脉》:"心主手厥阴心包络之脉,起于胸中……别掌中,循小指次指出其端"。

又:"手心主之别,名曰内关。"《灵枢·经别》:"手心主之正别下渊腋三寸……合少阳完骨之下。"《灵枢·经筋》:"手心主之筋,起于中指……结于贲。"《灵枢·邪客》:"心者五脏六腑之大主也……诸邪之在心者,皆在于心之包络,包络者,心主之脉也。"杨上善在《黄帝内经太素》卷八中对"心主手厥阴心包之脉"注释为:"心神为五藏六府之主,故曰心主……心外有脂包裹其心,名曰心包。脉起胸中,入此包中,名手厥阴。"参见"手厥阴心包经"条。

二、指手厥阴心包经之原穴大陵。在《脉经》卷二中有:"刺手心主经,治阴。心主在掌后横理中"。据原注其意为心主即为大陵穴。

心主手厥阴之脉

十二正经之一。手厥阴心包经的原名。见《灵枢·经脉》:"心主手厥阴心包络之脉,起于胸中,出属心包络,下膈,历络三焦;其支者,循胸出胁,下腋三寸,上抵腋,下循臑内,行太阴少阴之间,入肘中,下循臂行两筋之间,入掌中,循中指出其端;其支者,别掌中,循小指次指出其端。"参见"手厥阴心包经"条。

新编针灸学

书名。鲁之俊编著。1950~1952年西南卫生书报出版社出版,1950~1956年重庆出版社出版。书中简要介绍针灸的效能、技术操作、主要腧穴、几种常见病的治法等,对推广针灸曾起积极作用。

新集明堂灸法

书名。撰人不详。见于宋代《崇文总目》三卷。书佚。

新建

奇穴名。见《新针灸学》。定位:位于髋部,股骨大转子高点与髂骨前上棘连线之中点处。在阔筋膜张肌中。主治:感冒,发热,股部疼痛,股外侧皮神经炎,股神经痛等。刺灸法:针直刺0.3~0.7寸;艾炷灸3~15壮。

附:文献记载

《新针灸学》:新建……在股骨大粗隆与髂前上棘之间,阔肌膜张肌中……针三至七分深,灸五至十二分钟,治疗感冒、发热、股外侧皮神经痛,股关节炎。

《中国针灸学》:针一寸五分。灸十五壮。主治股神经痛。

新肋头

奇穴名。见《千金翼方》。定位:位于胸骨两侧,第一肋下、第二肋下两处,左右计四穴。主治:瘰疬,两胁痛,胸痛,咳嗽,喘息,呃逆等。刺灸法:针3分或沿肋间隙平刺,深则伤肺;艾炷灸3~7壮。

附:文献记载

《千金翼方》:治瘰疬,患左灸左,患右灸右。第一屈肋头近第二肋下即是灸处。第二肋头近第三肋下向肉翅前亦是灸处。初日灸三,次日五,后七,周而复始至十止。惟忌大蒜,余不忌。

《针灸孔穴及其疗法便览》:新肋头,奇穴。胸正中线两旁起肋处,约距中线一寸,在第一、二肋及第二、三肋之缝间,左右计四穴。灸三至七壮。……主治瘰疬;也治肋间神经痛、胸膜炎、支气管炎、喘息、呃逆、呼吸困难。

新设

奇穴名。见《新针灸学》。又名下风池、新识。定位:在第三、四颈椎之间(斜方肌外缘),旁开1.5寸,直对风池。局部解剖:在斜方肌外缘;有颈横动脉分支;布有第四颈神经后支。主治:咳嗽,喘息;项肌痉挛及扭伤,项部及肩胛部疼痛,枕神经痛,淋巴结肿大。刺灸法:直刺0.5~0.8寸,艾炷灸3~7壮;温和灸5~15min。

附:文献记载

《新针灸学》:针3~5分深。灸5~

15min。治疗枕神经痛、项肌痉挛及扭伤、颈部及肩背部疼痛。

新识

奇穴别名。即新设,见《针灸学》,见该条。

新针灸学

书名。朱琏著。1951年、1954年分别由人民出版社和人民卫生出版社出版,1980年修订后由广西人民出版社出版。本书用现代医学的观点论述针灸知识,包括针灸方法、孔穴和疾病治疗。提出针灸治病作用原理主要是调整激发神经系统,尤其是高级部分——大脑皮层功能的论点,并相应地将针刺手法分为兴奋与抑制两类。修订后的版本增加了简易取穴法和医案两篇。

新铸铜人腧穴针灸图经

书名。即《铜人腧穴针灸图经》,详见该条。

新撰针灸穴

书名。撰人不详。见于《隋书·经籍志》一卷。书佚。

囟会

经穴名。见《灵枢·热病》。属督脉。别名:顶门。定位:在头部,当前发际正中直上2寸(百会前3寸)。局部解剖:布有额神经分支,颞浅动、静脉与额动、静脉的吻合网。主治:头痛,眩晕,鼻塞,鼻衄,小儿惊风;高血压,神经官能症,嗜眠症等。刺灸法:平刺0.3~0.8寸;艾炷灸3~5壮,或艾条灸5~10min。

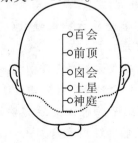

附一:腧穴定位文献记载

《针灸甲乙经》:在上星后一寸,骨间陷者中。

《循经考穴编》广注:合入前发际内二寸。

《医宗金鉴》:从前顶前行一寸五分。

附二:腧穴主治文献记载

《针灸甲乙经》:癫疾,呕沫,暂起僵仆,恶见风寒,面赤肿;小儿惊痫,不得息。

《太平圣惠方》:鼻塞不闻香臭;头风痛,多睡;头目眩,头皮肿,生白屑,兼主面赤暴肿;小儿多涕。

《铜人腧穴针灸图经》:目眩面肿,鼻塞不闻香臭,惊痫,戴目上不识人。

《类经图翼》:头风生白屑,多睡,针之弥佳。

《针灸大成》:脑虚冷,或饮酒过多,脑疼如破,衄血,面赤暴肿,头皮肿。生白屑风,头眩,颜青目眩,鼻塞不闻香臭,惊悸,目戴上不识人。

▲注:《圣济总录》:若八岁以下,即不得针,盖缘囟门未合,刺之不幸令人夭。

囟门不合

奇穴别名。即脐上下。见《经穴治疗学》。详见该条。

囟中

奇穴名。见《备急千金要方》。定位:位于头额部正中线入发际一寸五分处。主治:小儿暴痫。刺灸法:艾炷灸3~7壮。

附:文献记载

《备急千金要方》:小儿暴痫,若目反上视,眸子动,当灸囟中。取之法,横度口尽两吻际,又横度鼻下也尽两边,折去鼻度半,都合口为度,从额上发际上行度之,灸度头一处,正在囟上未合骨中,随手动者是,此最要处也。

xing

兴隆

　　奇穴名。见《凌氏汉章针灸全书》。定位:脐上1寸,再旁开1寸处。主治:腹中气结,心中冷惫等。刺灸法:直刺0.5~0.8寸;艾炷灸3~5壮,或温灸5~10min。

　　附:文献记载

　　《凌氏汉章针灸全书》:兴隆二穴,小肠为腑,主心中,冷惫年深气上攻,或结双痃或痞块,兴隆二穴与针通。其穴在脐角斜上一寸,以指按痃跳是穴。令人仰卧之,取草一根作三寸三折,一角按神阙中,二角尽处是穴也。

星罐法

　　拔罐法名。即散罐法,见该条。

惺惺穴

　　一、夺命穴别名。《医学入门》:"针晕者,神气虚也……甚者针手膊上侧筋骨陷中,即虾蟆肉上惺惺穴。"详见"虾蟆肉"条。

　　二、指风府穴。宋代张舜民《画墁录》载:宋仁宗病,药未验,召草泽医,始用针自脑后刺入,针方出,开眼曰:"好惺!"次日病大减。后因称此为惺惺穴。即风府穴。

行间

　　经穴名。见《灵枢·本输》。属足厥阴肝经,为本经荥穴。定位:在足背侧,当第一、二趾间,趾蹼缘后方赤白肉际处。局部解剖:正当腓深神经的跖背神经分为趾背神经的分歧处;有足背静脉网,第一趾背侧动、静脉通过。主治:头痛,目眩,目赤肿痛,月经不调,崩漏,疝气,癫痫,瘕疝,失眠,遗尿,淋疾,胸胁满痛,消渴;青光眼,扁桃体炎,高血压,面神经麻痹,肋间神经痛,睾丸炎,功能性子宫出血等。刺灸法:斜刺0.5~0.8寸;艾炷灸3~5壮,或艾条灸5~10min。

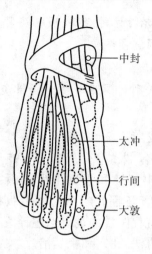

　　附一:腧穴定位文献记载

　　《灵枢·本输》:足大指间也。

　　《针灸甲乙经》:在足大指间动脉陷者中。

　　《扁鹊神应针灸玉龙经》注:在足大指次指虎口两歧骨间。

　　《针灸大成》:足大指缝间,动脉应手陷中。

　　《类经图翼》:一云在足大指次指歧首间,上下有筋,前后有小骨尖,其穴正居陷中,有动脉应手。

　　《针灸集成》:大指次指合缝后五分。

　　附二:腧穴主治文献记载

　　《灵枢·五邪》:邪在肝,则两胁中痛,寒中,恶血在内,胻善掣,节时肿。

　　《针灸甲乙经》:善惊,悲不乐,厥,腿足下热,面尽热,渴;癫疾,短气,呕血,胸背痛;溺难、痛,白浊,卒疝,少腹肿;咳热呕吐,卒阴跳,腰痛不可以俯仰;面黑,热,腹中膜满,身热,厥痛;腹痛上抢心,心下满,癃,茎中痛,怒膜不欲视,泣出,长太息;喉痹气逆,口㖞,喉咽如扼状;月事不利,见血而有身反败,阴寒。

　　《备急千金要方》:心痛数惊,心悲不乐;小儿重舌。

　　《外台秘要方》:嗌干渴。

　　《铜人腧穴针灸图经》:四肢逆冷,嗌干烦渴,瞑不欲视,目中泪出,太息癫疾,短气。

　　《针灸资生经》:惊痫。

《扁鹊神应针灸玉龙经》：水蛊胀满；脚气红肿。

《针灸大成》：呕逆，洞泄，遗溺癃闭，消渴嗜饮，善怒，四肢满，转筋，胸胁痛，小腹肿，咳逆呕血，茎中痛，腰痛不可俯仰，腹中胀，小肠气，肝心痛，色苍苍如死状，终日不得息，口喝，癫疾，短气，四肢逆冷，嗌干烦渴，瞑不欲视，目中泪出，太息，便溺难，七疝寒疝，中风，肝积肥气，发痎疟，妇人小腹肿，面尘脱色，经血过多不止，崩中，小儿急惊风。

《医学入门》：目盲；赤白带下。

《循经考穴编》：目疾红肿泪出，膝头红肿疼痛，干湿脚气，指缝肿烂。

《类经图翼》：崩漏；一曰主便赤，溺难，白浊。

《医宗金鉴·刺灸心法要诀》：小儿急慢惊风，及妇人血蛊癥瘕，浑身肿，单腹胀等。

行气法

针刺手法名。指能使针刺感应向一定方向扩散传导的一类针刺方法，也称引气法、通气法和导气法。《灵枢·官能》："切而转之，其气乃行。"是采用捻转等法促使针感的传导。《针灸大成》："有病道远者，必先使气直到病所。"说明本法在临床上的重要意义。主要包括提插行气、呼吸行气、捻转行气、按压行气、针向行气、接经行气等法。见各条。

附：文献记载

《针灸大成》：转针向上气自上，转针向下气自下，转针向左气自左，转针向右气自右，徐推其针气自往，微引其针气自来。所谓推之则前，引之则止。

《金针赋》：欲气上行，将针右捻，欲气下行，将针左捻；按之在前，使气在后，按之在后，使气在前。

行针

针刺手法名。❶指施行和运用针刺疗法。《灵枢·官能》："语徐而安静，手巧而心审谛者，可使行针艾，理血气而调诸逆顺，察阴阳而兼诸方。"《席弘赋》："凡欲行针须审穴。"❷指针刺后运用手法，亦称运针。

行针候气法

该法是进针后刺手在针上施以各种行针手法，以促使气至和等候气至的方法。此法是针刺治疗过程中的重要手段，是保证疗效的主要操作方法之一。进针以后，为了达到治疗疾病的目的，必须使患者于针下产生感应（针感），为此则施以各种操作手法，即行针，也叫运针。行针的目的是为了促使针刺感应的产生，古称"气至"，即经气到来的意思。此法包括行针手法、得气、催气法、候气法等。

行针手法

进针后，用刺手在针上进行各种操作手法叫行针手法。又称运针手法。行针的作用有二，其一是为促使患者针下产生感应（得气）；其二是为了提高针刺治疗效果而进行调气，即是调和气血之意。古代对行针手法就十分重视，《灵枢·官能》说："用针之理，必知形气之所在，左右上下，阴阳表里，气血多少，行之逆顺，出入之合，谋伐有过……审于调气，明于经隧。"关于调气的手法，该篇也有载述，如"寒与热争，能合而调之；虚与实邻，知决而通之；左右不调，把而行之"，"知其气所在，先得其道，稀而疏之，稍深以留，故能徐入之。大热在上，推而下之；大寒在外，留而补之；……上气不足，推而扬之；下气不足，积而从之，……阴络所过，得之留止。寒入于中，推而行之"。"伸而迎之，摇大其穴，气乃出矣。"以上引文就已提出了行针手法多种多样，有决通、把行、稀疏、深留、徐入、推下、留补、推扬、积从、推行、伸迎及摇大其穴之法。后世医家经过长期实践进行了补充修订,行针手法,归纳起来有进(推、插)、退(扬、提)、捻(拈)、捣(提插或提按)、搓、飞、弹、摇、盘、刮、雀啄(震颤)、留等法。

行针指要歌

针灸歌诀名。见《针灸聚英》。歌中列举一些常见证候的用穴。《针灸大成》载此,略有修改。全文如下:"或针风,先向风府、百会中。或针水,水分侠脐上边取。或针结,针着大肠泄水穴。或针劳,须向膏肓及百劳。或针虚,气海、丹田、委中奇。或针气,膻中一穴分明记。或针嗽,肺俞、风门须用灸。或针痰,先针中脘、三里间。或针吐,中脘、气海、膻中补;番胃、吐食一般医,针中有妙少人知。"

行针总要歌

针灸歌诀名。见《针灸大成》。内容概括针法的一些要点。如说:"定穴行针须细认,瘦肥短小岂同群。肥人针入三分半,瘦体须当用二分;不肥不瘦不相同,如此之人但着中。只在二、三分内取,用之无失且收功。""寸寸人身皆是穴,但开筋骨莫狐疑;有筋有骨傍针去,无骨无筋须透之。"均通俗易晓。其后仅举头面及颈部正中各穴,而未及其他腧穴,有欠全面。

荥输治外经

《内经》取穴法则之一。意指各经的荥穴和输穴主治外行经脉所过处的病症。《灵枢·邪气藏府病形》:"荥输治外经,合治内府。"《黄帝内经太素》卷十一杨上善注:"五藏六府荥输未至于内,故但疗外经之病";《类经》卷二十张介宾注:"荥输气脉浮浅,故可治外经之病。"

荥穴

五输穴之一。《灵枢·九针十二原》:"所溜为荥。"意为脉气至此渐大,犹如泉水已成小流。杨上善注:"水溢为荥,谓十二经脉从指出已流溢此处故名为荥。"荥穴多分布在指(趾)、掌(跖)关节附近;其

临床应用,《灵枢·顺气一日分为四时》:"病变于色者,取之荥。"《难经·六十八难》:"荥主身热。"

胸第二侧线

经穴定位线,距离胸正中线4寸,当足阳明胃经走行处。自上而下分布有缺盆、气户、库房、屋翳、膺窗、乳中、乳根各穴。

胸第三侧线

经穴定位线,距离胸正中线6寸,当手太阴肺经和足太阴脾经经过处。自上而下分布有云门、中府、周荣、胸乡、天溪、食窦各穴。

胸第一侧线

经穴定位线,距离胸正中线2寸,当足少阴肾经走行处,分布有俞府、彧中、神藏、灵墟、神封、步廊各穴。

胸点

手针穴名。见《常用新医疗法手册》。定位:位于拇指指关节桡侧赤白肉际。主治:胸痛,吐泻,癫痫等。刺灸法:直刺0.3~0.5寸;艾炷灸3~5壮。

胸三针

由乳根(双侧)、膻中3个穴组成。主治:缺乳症,乳汁分泌过少。针乳根时斜刺五分,针感局部胀;针膻中向上或向下斜刺五分,针感局部胀。

胸俞

指胸部第一侧线穴。《素问·气穴论篇》:"胸俞十二穴。"王冰注:"谓俞府、彧中、神藏、灵墟、神封、步廊,左右则十二穴也。"

胸堂

一、奇穴名。见《备急千金要方》,其载:"穴在两乳间。"原指膻中,《针灸孔穴及其疗法便览》定位在两乳之间,胸骨体之两侧缘。定位:两乳头连线上,前正中线旁开1寸处。主治:咯血,上气逆厥,咳嗽

上气,胸痹,消渴,咽干,喘息,食管痉挛,咯血,乳腺炎,心悸,乳少等。刺灸法:斜刺或平刺0.5~0.8寸;艾炷灸3~7壮。

附:文献记载

《备急千金要方》:吐血、唾血,灸胸堂百壮;吐变不得下食,灸胸堂百壮;上气咳逆,胸痹背痛,灸胸堂百壮。消渴咽喉干,灸胸堂五十壮。

二、经穴别名。即膻中,见《针灸腧穴索引》。详见该条。

胸通谷

奇穴名。见《小品方》。定位:在左右乳头直下2寸处。局部解剖:周围有肋间肌,肋间动、静脉,布有第五、六肋间神经。主治:心痛,肋痛,肋间神经痛,胸膜炎,乳腺炎等。刺灸法:艾炷灸50壮,或温灸5~10min。

附:文献记载

《备急千金要方》:心痛,恶气上胁急痛,灸通各五十壮,在乳下二寸。

胸乡

经穴名。见《针灸甲乙经》。属足太阴脾经。定位:在胸外侧部,第三肋间隙,距前正中线6寸。局部解剖:布有第三肋间神经,在胸大肌、胸小肌外缘,前锯肌中,深层为肋间内、外肌;有胸外侧动、静脉及第三肋间动、静脉通过。主治:胸胁胀痛,胸疼引背不得卧;支气管炎,胸膜炎,肋间

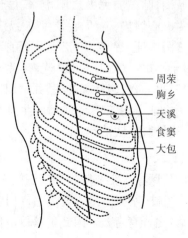

神经痛等。刺灸法:斜刺或向外平刺0.5~0.8寸(不可深刺);艾炷灸3~5壮,或艾条灸5~10min。

附一:腧穴定位文献记载

《针灸甲乙经》:在周荣下一寸六分陷者中,仰而取之。

《针灸大成》:周荣下一寸六分,去胸中行各六寸。

《循经考穴编》广注:一法,璇玑旁六寸,直下四寸二分。

附二:腧穴主治文献记载

《针灸甲乙经》:胸胁榰满,却引背痛,卧不得转侧。

《针灸大成》:胸胁支满,引胸背痛不得卧,转侧难。

胸薜

奇穴别名。即薜息,见《经外奇穴汇编》。详见该条。

胸穴持续指压法

是适用于轻症、慢性病及胸穴敏感者的胸穴指压方法。此法以中等强度的压力持续抵压胸穴,不滑动手指。

胸穴滑动指压法

是适用于急症、重症及胸穴不太敏感者的指压胸穴方法。此法用较强的压力抵紧胸穴,以腧穴处的结节或条索状物为中心,顺着肋骨下缘或骨的表面来回滑动手指,使患者有较强的刺痛感。在治疗软组织疾患时,可在局部反应压痛点上用大幅度较强滑动,其滑动方向与患处的肌肉走向呈十字交叉。对于反应不敏感者,可将手指深压入反应压痛点内,着力于深部反复滑动。

胸穴指压疗法

是以手指按压胸部腧穴治疗疾病的方法。主要适用于一些常见病痛,软组织扭伤及肩关节周围炎等。也可用于指压麻醉和作为某些疾病的辅助诊断。本疗法有其

特殊的刺激腧穴。一般在患侧取病变局部穴,并采用远近相配法选取腧穴,用滑动及持续指压等方法。一般每次指压 7 ~ 15min。急性病每日 2 ~ 3 次,慢性病每日 1 ~ 2 次,7 日为 1 个疗程。休息 2 ~ 3 日,再进行下一个疗程。为保持较强的反应,可用手指抵紧腧穴做持续颤抖的动作。腰肢穴及肌肉厚处的胸穴必要时可利用短棒压迫代替指压。指压胸穴宜先轻后重,切忌用力过猛。手法可视病情及体质不同而采用轻重不同的刺激。

胸正中线

经穴定位线,又称胸骨中线。当任脉走行处,分布天突、璇玑、华盖、紫宫、玉堂、膻中、中庭各穴。

胸之阴俞

经穴别名即长强穴。见《西方子明堂灸经》。详见该条。

胸中之府

部位名,指背部。因其与胸中内脏心肺相通,故名。《素问·脉要精微论篇》:"背者胸中之府,背曲肩随,府将坏矣。"杨上善注:"心肺二输在上,当背太阳,故背为胸府。"

熊宗立

明代医学家。字道轩,号勿听子。建阳(今属福建)人。1446 年(正统十一年)撰成《勿听子俗解八十一难经》,并撰有《八十一难经经络解》。

xu

虚里

胃之大络名,位于左乳下,心尖冲动处。胃之大络从胃出,向上贯膈肌,散络于肺,从左乳下虚里穴而出。以手触之,可测知搏动,因虚里为众脉之所聚,故称宗气。其病症:如虚里跳动频繁中间有停顿,因中气不守,称病在中;搏动大而坚且无常数,

时有停顿,是胃中有积聚;搏动停止则死;搏动剧烈,心跳过甚为宗气失藏外泄。《素问·平人气象论篇》:"胃之大络,名曰虚里,贯膈络肺,出于左乳下,其动应衣,脉宗气也。盛喘数绝者,则病在中;结而横,有积矣;绝不至,曰死。乳之下,其动应衣,宗气泄也。"《类经》卷五张介宾注:"其脉从胃贯膈,上络于肺,而出左乳之下,其动应于衣,是为十二经之宗,故曰脉宗气也。"又注:"虚里跳动,最为虚损病本。故凡患阴虚、劳怯,则心下多跳动,及为惊悸、慌张者,是即此证。"吴崑《针方六集》注:"宗气宜藏不宜泄,乳下虚里之脉,其动应衣,是宗气失藏而外泄也。"表明虚里诊法,通过察虚里的搏动以候宗气的盛衰,对某些疾病的预后判断具有一定的价值。

虚则补之

针灸补泻原则之一。见《灵枢·经脉》。本条主要阐明了虚证的治疗原则。"虚"是指正气不足,"补"是指治疗原则,即指正气虚弱,体质较差者,针刺时可用补的手法治疗。疾病的过程就是邪正斗争的过程,所谓正,就是正气,也就是人体的抗病能力;所谓邪,就是致病因素。在邪正斗争过程中,如果正气不足,其证候表现为虚证,可见面色苍白、萎黄,精神萎靡,身疲乏力,心悸气短,自汗,大便滑脱,小便失禁,形寒肢冷,脉虚弱无力之阳虚、气虚证;或表现为五心烦热,盗汗,舌质嫩红、无苔,脉细数之阴虚证。针灸治疗上要采用补的方法,对于阳虚、气虚证,可取气海、关元、肾俞、足三里等穴,毫针刺补法,并可用灸法;对于阴虚证可用三阴交、照海、曲泉、涌泉等穴,毫针刺补法治疗。

徐宝谦

清代医家。字亚陶。湖南石门人。于1860 年(咸丰庚申)得一灸法书,以其灸治脾泄,试之皆有奇效。因此付梓以济世,名

曰《灸法心传》。

徐春甫

明代医学家。生活于 1520～1596 年。字汝元,祁门(今属安徽)人。曾任太医院医官。从师汪宦,博览医书,兼通针灸。1556 年(嘉靖三十五年),辑成《古今医统》(一名《古今医统大全》)百卷,是一部医学丛书。书内有其自撰《经穴发明》和《针灸直指》两卷,属针灸简明之作。

徐道度

南朝刘宋医家,为秋夫之子,文伯之父。精医术,有脚疾不能行,宋文帝令乘小舆入殿治病。封兰陵太守。事见《南史·张邵传》。

徐而疾则实

针刺补泻中的补法,与泻法"疾而徐则虚"对举,语出《灵枢·九针十二原》。《灵枢·小针解》:"徐而疾则实者,言徐内而疾出也。"指缓慢地进针至一定深度,行针完毕后迅速退至皮下而出针的操作方法。能使正气实,即为补。后世刺法中补法用三进一退或二进一退即出于此。而《素问·针解篇》中则是指出针的方法,"徐而疾则实者,徐出针而疾按之。"意指补法要缓慢地出针,并迅速按住针孔。参见开阖补泻。

徐凤

明代针灸学家。字廷瑞,号泉石。弋阳石塘(今属江西)人。1400 年(建文二年)学针法于倪孟仲,次年又学于彭九思,传习窦汉卿针法及"梓岐风谷飞经走气补泻法"。晚年编著《针灸大全》,收集前人针灸著作及《金针赋》《子午流注逐日按时定穴歌》等,对推广针灸学术有较大影响。

徐疾补泻

针刺手法名。指以进出针的快慢来分别补泻的方法。《灵枢·小针解》:"徐而疾则实者,言徐内而疾出也。疾而徐则虚者,言疾内而徐出也。"即进针慢,少捻转,出针快为补法;进针快,多捻转,出针慢为泻法。进慢出快的方法,在于扶助正气由浅入深,由表达里,能起补虚的作用;而进快出慢的方法,在于祛除病邪,由深出浅,由里达表,能起泻实的作用。

徐梦符

宋代医家。著《外科灸法论粹新书》一卷。书佚。见于《宋史·艺文志》。

徐秋夫

南朝刘宋医家。传其父徐熙之学,尤精针灸,事见于《南史·张邵传》。《齐谐记》还载有秋夫给鬼治腰痛的传说。《标幽赋》:"秋夫针腰俞而鬼免沉疴",即指此。参见"徐熙"条。

徐师曾

明代文人、医家。字伯鲁(一作师鲁),吴江(今属江苏)人。师曾早年习儒,后从父学医,得亲授《内经》诸家之论。对经络支别、奇正,腧穴流注、布散,独有见地。曾删订沈子禄《经脉分野》,又自补写《经络枢要》,于 1576 年(万历四年)将两书合编为《经络全书》。书经传抄,至清代由尤乘重辑刊行。

徐叔响

南朝刘宋医家。徐秋夫之子,精研针灸。著《针灸要钞》一卷,已佚。参见"徐熙"条。

徐嗣伯

南北朝时南齐医家。字叔绍,丹阳(今江苏镇江)人。为徐叔响之子。官正员外郎诸府佐。承其家技,善针药,治病不限贵贱,多获奇效。曾著《风眩方》《落年方》《杂病论》《药方》等。

徐文伯

南朝刘宋医家。字德秀,徐道度之子,世医出身,官至东莞、太山、兰陵郡太守,精针灸。在 454～477 年(宋孝武帝至后废帝时期)供职内廷。某次随宋后废帝出游,为一孕妇针治难产,泻足太阴(三阴交),补手阳明(合谷)而下死胎。《标幽赋》称"文伯泻死胎于阴交,应针而陨",即指此。事见《南史·张邵传》。

徐文中

元代针灸家。字用和,善针术。1314年后(延祐初),镇南王妃,苦风患瘰,文中按手合谷、曲池,暗以针刺入,移时手足并举,次日起坐。事见《宣城县志》。

徐熙

晋代医家。字仲融。早年隐居秦望山(在浙江),有道士传以《扁鹊镜经》一卷(书佚),因精心学之,医名大振。子孙传其术,以世医称。子秋夫,工医善针。秋夫子道度、叔响,以叔响得针灸之秘。道度子文伯,均为南朝著名针灸家。事见《南史·张邵传》。

徐悦

南北朝以前针灸家。《隋书·经籍志》载,与龙衔素合著《针经并孔穴虾蟆图》三卷,已佚。

许澄

隋代医生,高阳(今河北高阳)人。南朝名医高阳许氏道幼之后,祖辈以医显于世。父许御任梁太常丞中军长史,梁之名医,后仕北周与姚僧垣齐名。澄有学识,传父业尤尽其妙,历任尚药奉御、谏议大夫等官。治病常针药并施,尤精于灸术。父子并以医术显于周、隋二代。著《备急单要方》。详见《隋书》。

许叔微

宋代医家。生活于1079～1154年,字知可,真州白沙(今江苏仪征)人。幼年家贫,父母相继病故。再加屡试不举,遂弃儒习医。"刻意方书,誓欲以极物为心",终成一代名医。"建炎初(1127年),真州疾疫大作。知可遍历里门,十活八九。"1132

年(绍兴二年)再出应试,中进士,历官徽州、杭州教官及翰林学士,因此被尊称为许学士。许氏乃宋代研究《伤寒论》的大家之一,于辨证论治理论多有阐述和补充。其学术特点重在温补肾阳。在针灸学方面多宗仲景刺法理论,灸法施于阴证,也为针灸史上温补法的先驱者之一。最早以歌赋形式记述了"可灸不可灸""可针不可针""可火不可火"等证,为针灸歌赋之滥觞。一生著述颇丰,计有《本事方》(又名《普济本事方》)、《伤寒百证歌》《伤寒发微论》《伤寒九十论》《治法》《辨证》《翼伤寒论》《仲景脉法卅六图》等。详见《武进县志》《仪真县志》等。

许希

北宋针灸家,开封(今属河南)人。《宋史》有传。许氏聪颖好学,博览群书,赴举未第,遂弃儒业,潜心医道。1034年(景祐元年),仁宗患病,侍医数进药无效,希得荐而入诊仁宗病,为针"心下包络之间",病获愈,遂命为翰林医官,赐绯衣银鱼及器币等。希崇拜扁鹊,许以仁宗所赐之金为扁鹊立庙,又立太医局于庙旁。后为殿中省尚药奉御。希著有《神应针经要诀》一书,佚。

许裕卿

清代针灸家。徽州(今属安徽)人。生活于1736～1820年,常往来于歙县、休宁(今均属安徽)之间,善以手指代针,治病有奇验。撰有《遯气符医纪》。

絮针

针具名。古代生活用针具。絮,指棉絮,盖以此针粗大,用于缝制被服,故名。《灵枢·九针论》中的圆针、锋针,均"取法于絮针",二针形状粗大,都是"箭其身",即模仿此针。

畜门

部位名,指鼻后孔。又作"蓄门"。

《黄帝内经太素》卷十二杨上善:"畜门,鼻孔也。"《类经》卷八张介宾注:"畜门即喉屋上通鼻之窍门也。"《灵枢·营气》记载,足厥阴肝经,"上循喉咙,入颃颡之窍,究于门。"

蓄门

部位名,指鼻后孔。又称畜门。《素问·评热病论篇》王冰注:"咳者,从咽而上出于口;暴卒咳者,气冲突于蓄门而出于鼻。"

xuan

旋机

即璇玑。见《备急千金要方》。详见该条。

旋玑

即璇玑。见《太平圣惠方》。详见该条。

旋转磁疗机

针灸仪器名。一种电动磁疗器具。其构造是在微型电动机轴上安装一个不导磁的圆盘,圆盘上对称地固定 2~8 块大小、重量相同的永磁体,磁场强度在静止时 $2500 \times 10^{-4} \sim 3000 \times 10^{-4}$ T,转动时 $600 \times 10^{-4} \sim 1200 \times 10^{-4}$ T。永磁体的极归配置可采用同极(即 S 极或 N 极均朝一面),转动时产生磁场;也可采用异极,转动时产生交变磁场。电机转速在 1500~4000r/min。磁体外有一保护罩,转动时不与皮肤直接接触。使用时,通过磁体转动产生的脉动磁场或交变磁场作用于经穴而起到治疗作用。

璇玑

经穴名。见《针灸甲乙经》。属任脉。定位:在胸部,当前正中线上,天突下一寸。局部解剖:布有锁骨上神经前支及第一肋间神经前皮支,并有乳房内动、静脉的前穿支通过。主治:咳嗽,喘逆,胸痛,咽痛,喉痹,噎膈,反胃;肋间神经痛,喉炎,支气管哮喘,支气管炎,食管痉挛等。刺灸法:平刺 0.3~0.5 寸;艾炷灸 3~5 壮,或艾条灸 5~10min。

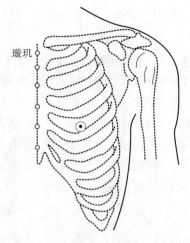

附一:腧穴定位文献记载

《针灸甲乙经》:在天突下一寸中央陷者中。

《医宗金鉴》:从华盖上行一寸陷中。

《针灸大成》:天突下一寸六分陷中。

附二:腧穴主治文献记载

《针灸甲乙经》:喉痹咽肿,水浆不下;胸满痛。

《太平圣惠方》:胸胁支满,咳逆上喘,喉中鸣。

《针灸大成》:胸胁支满痛,咳逆上气,喉鸣喘不能言,喉痹咽痛,水浆不下,胃中有积。

《医学纲目》:小儿喉中鸣,咽乳不利。

玄悟会要针经

书名。宋代王处明撰。见《宋史·艺文志》五卷,书佚。

玄悟四神针法

书名。撰人不详。见《崇文总目》一卷。书佚。

悬极俞

经穴别名。即悬枢,见《医心方》。详见该条。

悬浆

承浆别名。见《铜人腧穴针灸图经》,详见该条。

悬厘

经穴名。见《针灸甲乙经》。属足少阳胆经,为手足少阳、阳明之会。定位:在头部鬓发上,当头维与曲鬓弧形连线的下 1/4 与上 3/4 交点处。局部解剖:布有耳颞神经颞支;在颞肌中;有颞浅动、静脉额支通过。主治:偏头痛,目外眦痛,面肿,耳鸣,上齿痛,癫疾;结膜炎,鼻炎,三叉神经痛,胃炎,神经衰弱等。刺灸法:向后平刺 0.5 ~ 0.8 寸;艾炷灸 1 ~ 3 壮,或艾条灸 3 ~ 5min。

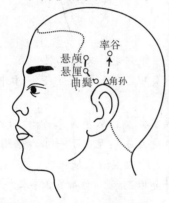

附一:腧穴定位文献记载

《针灸甲乙经》:在曲周颞颥下廉。

《医学入门》:从额斜上头角下。

《医宗金鉴》:从悬颅后行耳前曲角上,两太阳下廉。

附二:腧穴主治文献记载

《针灸甲乙经》:热病头痛,引目外眦而急,烦满汗不出,引颌齿,面赤皮痛。

《备急千金要方》:癫疾互引,善惊耳鸣。

《外台秘要》:耳鸣善嚏。

《铜人腧穴针灸图经》:头偏痛,烦心不欲食,目锐眦赤痛。

《针灸大成》:面皮赤肿,头偏痛,烦心不欲食,中焦容热,热病汗不出,目锐眦赤痛。

悬颅

经穴名。见《灵枢·寒热病》。属足少阳胆经。定位:在头部鬓发上,当头维与曲鬓弧形连线的中点处。局部解剖:布有耳颞神经颞支;在颞肌中,有颞浅动、静脉

额支通过。主治:偏头痛,目外眦痛,面肿,齿痛;三叉神经痛等。刺灸法:向后平刺 0.5 ~ 0.8 寸;艾炷灸 1 ~ 3 壮,或艾条灸 3 ~ 5min。

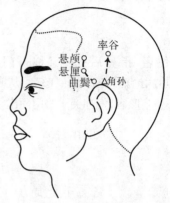

现代研究证明:针刺悬颅穴可使正常人肌电上升。从针后 5min 开始,持续 35min。对脑血栓形成的患者针刺悬颅穴,也可使肌电幅度升高,一般 5min 即可表现出来。

附一:腧穴定位文献记载

《针灸甲乙经》:在曲周颞颥中。

《针灸大成》:曲周上,颞颥中廉。

《医学入门》:斜上额角中,在悬厘间。

《医宗金鉴》:从颌厌后行耳前曲角上,两太阳之中。

附二:腧穴主治文献记载

《针灸甲乙经》:热病头痛身重。

《铜人腧穴针灸图经》:热病烦满汗不出。偏头痛引目眦赤,身热齿痛,面肤赤痛。

《针灸大成》:头痛,牙齿痛,面肤赤肿,热病烦满,汗不出,头偏痛引目外眦赤,身热,鼻洞浊下不止,传为衄,懵瞑目。

▲注:❶本穴《灵枢·寒热病》属足阳明;《针灸甲乙经》属足少阳。❷本穴《针灸大成》作:"手足少阳、阳明之会";《类经图翼》作"足少阳、阳明之会"。

悬命

奇穴名。见《肘后备急方》。又名鬼

禄。定位:口腔前庭,上唇之内侧,唇系带中央。局部解剖:在口轮匝肌中;有上唇动、静脉;布有三叉神经上颌支。主治:神识错乱,妄言妄语,卒中恶,小儿惊痫,癫狂等。刺灸法:针 0.1 ~ 0.2 寸。

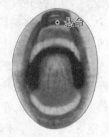

附:文献记载

《肘后备急方》:救卒中恶死方:视其上唇里弦弦者,有白如黍米大小,以针决去之。

《备急千金要方》:邪鬼妄语,灸悬命十四壮。在唇口里中央弦弦者,一名鬼禄。一法以钢刀决断弦弦乃佳。

悬起灸

灸法名。艾条灸法之一。是将点燃的艾条悬起,距体表有一定的距离的灸治法。悬起灸根据操作方法的不同可分为温和灸、回旋灸、雀啄灸等。见各条。

悬泉

经穴别名,即中封穴。见《备急千金要方》。详见该条。

悬枢

经穴名。见《针灸甲乙经》。属督脉。别名:悬柱、悬极俞。定位:在腰部,当后正中线上,第一腰椎棘突下凹陷中。局部解

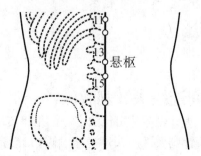

剖:布有腰神经后支之内侧支,有腰动脉后支及棘间皮下静脉丛。主治:腰脊强痛,泄泻,腹胀,脾胃虚弱,胃下垂,增生性脊椎炎,腰背肌肉风湿症等。刺灸法:直刺0.5 ~ 1 寸;艾炷灸 5 ~ 10 壮,或艾条灸15 ~ 20min。

附一:腧穴定位文献记载

《针灸甲乙经》:在第十三椎节下间。

附二:腧穴主治文献记载

《针灸甲乙经》:腹中积上下行。

《外台秘要》:主水谷不化,下利,腰脊痛。

《铜人腧穴针灸图经》:腹中留积。

《针灸大成》:腰脊强不得屈伸,积气上下行,水谷不化,下利,腹中留积。

《类经图翼》:腹中积气,上下疼痛,水谷不化,泻痢不止。

悬阳

部位名,指鼻部。《灵枢·九针十二原》:"方刺之时,必在悬阳,及与两卫。"杨上善注:"悬阳,鼻也,悬于衡下也。鼻为明堂,五藏六府气色皆见明堂及眉上两衡之中。"

悬钟

经穴名。见《针灸甲乙经》。属足少阳胆经。八会穴之髓会。别名:绝骨。定位:在小腿外侧,当外踝尖上3 寸,腓骨前。局部解剖:布有腓浅神经;在腓骨短肌与趾长伸肌分歧处;有胫前动、静脉分支通过。主治:半身不遂,颈项强痛,落枕,胸胁胀满疼痛,腹腿痛,下肢痿痹,脚气;胸膜炎,肋间神经痛,气管炎,颈淋巴结核,坐骨神经

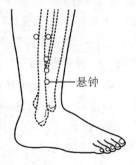

痛等。刺灸法:直刺 1~1.5 寸;艾炷灸3~5 壮,或艾条灸 5~10min。

现代研究:据心缩间期(STI)测定表明,针刺绝骨 15min 后,可使冠心病患者射血前期(PEP)、等容收缩期(ICT)均明显缩短,射血间期(ET)明显延长,PEP/ET 明显变小,ET/ICT 明显增大。

实验研究证明,针刺悬钟穴可促进红细胞的生成,是治疗贫血的常用穴。对嗜酸性粒细胞具有特异性,是其敏感穴。悬钟穴有一定的降压作用,尤其对Ⅲ期高血压效果较好。针刺悬钟穴,可使患者肌电幅度升高,并且可使孕妇子宫收缩加强。

附一:腧穴定位文献记载

《针灸甲乙经》:在足外踝上三寸动者脉中。

《针灸大成》:足外踝上三寸动脉中,寻摸尖骨者是。

《循经考穴编》广注:须细揣摸绝骨尖,如前三分而高寸许是阳辅,绝骨尖间筋骨缝中是悬钟,与三阴交对。

附二:腧穴主治文献记载

《针灸甲乙经》:腹满,胃中有热,不嗜食;淫泺胫酸,热病汗不出;小儿腹满不能食饮。

《备急千金要方》:湿痹流肿,髀筋急瘈,胫痛;逆气虚劳,寒损忧恚,筋骨挛痛,心中咳逆,泄注腹满,喉痹颈项强,肠痔逆气,痔血阴急,鼻衄,骨痛,大小便涩,鼻中干,烦满,狂走易气;髀枢痛,膝胫骨摇酸痹不仁,筋缩,诸节酸折;风劳身重;五淋;病热欲呕;瘘,马刀挟肿;脚气。

《针灸资生经》:手足沉重,日觉羸瘦。

《针灸大成》:心腹胀满,胃中热,不嗜食,脚气,膝胻痛,筋骨挛痛,足不收,逆气,虚劳寒损,忧恚,心中咳逆,泄注,喉痹,颈项强,肠痔瘀血,阴急,鼻衄,脑疽,大小便涩,鼻中干,烦满狂易,中风手足不随。

《外科大成》:附骨疽。

悬柱

经穴别名,即悬枢。见《医学入门》。详见该条。

选穴法

选穴法是根据病情选取治疗腧穴的法则,又称取穴法。这是在掌握经络学说、腧穴学理论及刺法灸法的基础上,运用辨证论治法则进行针灸临床治疗的重要环节。针灸临床以分经辨证来确定病位,因此其论治原则是根据经络"内属于府藏,外络于肢节"(《灵枢·海论》),体表内脏相关的理论而选穴的。所以,循经选穴是基本选穴方法,如胃腹痛取足三里,胁痛取期门,无论是近部取穴,远部取穴,邻近选穴,还是对症选穴,都遵循辨证循经基本规律。

xue

薛己

明代医学家。生活于 1488~1558 年。字新甫,号立斋,吴县(今属江苏)人。世业医,父薛铠是当时名医,任职太医院。己承家学,初为疡医,后以内科驰名。正德嘉靖间(1558 年前)为御医及太医院使。其医学见解重视脾肾。针法多用于外科,尤以针刺放血术为长,常用于疗丹毒等外科急症。著有《口齿类要》等 10 余种著作。

穴

即腧穴。《素问·气穴论篇》:"三百六十五穴,针之所由也。"

穴会

即腧穴。详见该条。

穴道

即腧穴,见《太平圣惠方》。参见"腧穴"条。

穴间连线头针刺激区

头针刺激区定位法之一。是将皮层定位头针刺激区与头部经络、腧穴结合起来重新确定的头针刺激区。如原来的视区在枕部正中线两旁。而据古文献记载,枕部正中线上的强间、脑户穴皆主治眼病,所以将该刺激区的部位改在枕部正中线,定名为枕上线。这种头针刺激部位的划分方法是在颅部划区,区内布穴,穴间连线,各线都是头针的刺激部位,每条线都有同位置相应的名称,共分为 4 区 15 线。即额区(额中线、额旁 1 线、额旁 2 线、额旁 3 线);顶区(顶中线、顶颞前斜线、顶颞后斜线、顶旁 1 线、顶旁 2 线);颞区(颞前线、颞后线);枕区(枕上正中线、枕上旁线、枕下旁线)。

穴空

空,古与"孔"通。即孔穴。《素问·气府论篇》:"分之所在穴空。"见"腧穴"条。

穴名

腧穴的名称。或类自然,或类物象,或类人体,腧穴的名称皆有其不同含义。《素问·阴阳应象大论篇》:"气穴所发,各有处名"。《备急千金要方》:"凡诸孔穴,名不徒设,皆有深意"。

穴名代号

1985 年世界卫生组织通过针灸穴名标准化方案。其中规定腧穴由穴名代号表述。穴名代号是由经脉名的缩写和腧穴序号组成的,附于汉语拼音穴名之后,以便于对汉语拼音穴名之推广和应用。即一个腧穴国际通用表述由汉语、汉语拼音和穴名代号组成,如合谷穴表述为,合谷 Hé Gǔ,LI$_{11}$;鱼际穴为鱼际 Yú jì,L$_{10}$;关元穴为关元 Guān yuán,RM$_4$。

穴俞

即腧穴。《类经》卷八张介宾注:"神气之所游行出入者,以穴俞为言也"。参见"腧穴"条。

穴位

即腧穴,指腧穴所在的部位。

穴位超声疗法

亦称超声针灸。是利用超声波对腧穴进行刺激以治疗疾病的一种方法。超声波在人体内产生的热效应及空化效应均有治疗作用,具有很强穿透力,将它通过腧穴——经络系统与针灸疗法结合,可以起到新奇的针灸效应。临床上可以用来治疗梅尼埃病,胆道及泌尿道结石等多种疾病。

穴位充氧疗法

在一定腧穴注入氧气而治疗疾病的一种方法。它通过体内腧穴的充氧占位,延长针感,使针刺的作用增强,从而可以提高疗效。按照循经和局部选穴的原则,每次取用腧穴一般不超过 3 个。取连接针头的 5mL 注射器,在无菌情况下,刺入连接氧气袋的橡皮管,抽取所需氧气,选好腧穴进行注射。应快速进针至皮下,然后按照腧穴的要求方向,徐徐进针至欲达深度,有针感后,将针回抽一下,若无回血再开始注氧。充氧量要根据取穴部位而定,面部和肢端的腧穴可注射 1～2mL,躯干四肢和肌肉丰厚处则以 5mL 为宜。目前此法主要用于治疗皮肤瘙痒症、湿疹、荨麻疹等皮肤疾患。

穴位磁疗法

疗法名称。也称磁穴疗法。利用磁性物体作用于腧穴以治病的方法。金·刘完素《素问玄机原病式》有"含浸针砂酒,以磁石附耳"治疗耳聋;宋代严用和《济生方》有用鸣聋散(磁石、穿山甲)塞耳,口含生铁,治疗突发性耳聋和耳鸣等记载。我国从 1962 年开始试用磁性较强的铁氧体磁块,敷贴在腧穴上治疗疾病。1975 年始用旋转磁疗机、电磁疗机等方法治疗疾病。现临床所用主要有静磁法、动磁法、电磁法等。静磁法磁场恒定以贴敷为主,动磁法为磁场强度和方向随时变化,须旋动。电磁法主要应用电磁治疗机所产生的低频交变磁场进行治疗。所用磁体材料有铈钴铜合金、钐钴合金、钡铁氧体、锶铁氧体、铝镍钴磁钢等。一般所用磁场强度为 $100 \times 10^{-4} \sim 4000 \times 10^{-4}$ T。贴敷法即将磁体贴敷或固定于腧穴上,多用于高血压、扭伤、腱鞘囊肿等。旋转法即将旋磁机对准腧穴进行治疗或将磁体置于腧穴表面摩擦转动,多用于头痛、带状疱疹等。电磁法即选择合适的磁头置于腧穴上,多用于支气管炎、肺炎、腰肌劳损、关节炎等。穴位磁疗具有镇痛、镇静、消炎、消肿、降压、调节经络平衡的作用。不良反应如磁疗过敏、头晕、恶心、乏力、嗜睡、失眠等严重者,停用。孕妇下腹部、婴幼儿及严重心脏病患者的心前区均禁用。

穴位刺激结扎疗法

采用简单手术,以羊肠线结扎腧穴处的组织,达到持久刺激腧穴而治疗疾病的方法。主要用于治疗小儿麻痹等瘫痪性疾病。应用时根据肌肉麻痹的部位选穴,从上到下,以主带次,进行重复施治。如上肢麻痹,以三角肌、肱二头肌等为主;下肢麻痹,以臀大肌、股前外侧肌群为主。用 $0.5\% \sim 1\%$ 普鲁卡因局麻后,在选择的腧穴旁与经络走行呈垂直约 1.5cm 处作小切口,用血管钳由切口插入至腧穴处进行按摩,使产生酸胀感觉,刺激强度以患者能耐受为度。取出血管钳后,以持针器夹住带有羊肠线的大号缝皮三角针由切口处刺入,由腧穴下方穿过,于腧穴对侧 1.5cm 处穿出皮肤,然后回过来再由出针孔刺入,经腧穴上方穿过,于原入口处出针,将两缝线拉紧打结,剪去线头后把线埋于切口深处。切口不缝合,局部消毒包扎。结扎腧穴要抓住重点,分次进行,一次结扎腧穴不宜太多。一般 10 ~ 20 日治疗 1 次,7 次为 1 个疗程。患者同时应坚持长期功能锻炼,为恢复健康创造一定条件。

穴位电测定

近代有从皮肤电现象方面研究腧穴的特性。一种是在有外加电流情况下测定皮肤电阻变化;一种是在没有外加电流情况下从皮肤导出电流,测定电位变化。皮肤电阻测定多采用经穴测定仪进行,将一些电阻低而导电量较高的点称"良导点",其位置多数与腧穴相符。皮肤电位测定,发现一些电位比较高的点与内脏功能有一定关系,被称为"皮肤活动点",其数量较腧穴多,有的与腧穴相符。

穴位电兴奋疗法

利用直流感应电疗机输出的电流刺激腧穴,调节神经肌肉与大脑皮层的兴奋性以治疗疾病的方法。一般使用的是蜂鸣式感应直流电疗机,由直流、感应两部分组成。直流输出电压 0 ~ 30V,电流 0 ~ 50mA;感应输出平均值 0 ~ 10V,分三挡选择,频率在 150Hz 以下。所输出的感应电具有波峰高低不齐,脉冲波的持续时间、周期与波距不等的特点。应用时将电极用 3 ~ 5 层纱布包好,用水浸润后固定在腧穴处或者上下移动,以出现刺麻感、肌肉收缩为度。电兴奋是一种较强的刺激,可以使神经肌肉高度兴奋,产生调整作用,用来治疗急性软组织闪挫伤、周围性神经瘫痪、腰腿痛、坐骨神经痛、胆道蛔虫症等。也可以利用电流刺激作用提高大脑皮层的兴奋性,治疗神经官能症。

穴位分布全息律诊断法

指利用腧穴分布全息律在全息元上对应诊断整体各个部位的疾病的方法。张颖清发现全身的任一节肢(短的指骨、长的股骨)都存在着与第二掌骨侧同样的腧穴分布规律,并且每两个相连节肢的结合处总是对立的两极,因主体可以划分为无数的横断面,从而每一节肢都可以有无数的对应点。因为每一节肢都含着整体的全部信息,所以这一腧穴分布规律为腧穴分布的全息律。由此学说引导出的人体任一节肢或任一相对独立部分的新穴,如果以整体上相关部位或器官(即能反映和治疗的部位或器官)的名称来命名,则新穴的排列,恰像是整体在这一部分的成比例缩小。在整个人体,每两个节肢(或相对独立的部位)相连部位的新穴总是对应整体上相距最远的两极,如头穴和足穴。由此原理可以进行桡尺骨节肢、肱骨节肢、胫腓节肢、股骨节肢、指骨节肢等的快速诊断法,其应用和诊察方法与第二掌骨侧诊断法相同。

穴位封闭疗法

是将麻醉剂或镇静止痛剂注入人体腧穴的一种治疗方法。本法所用的主要药物是 0.25% ~1% 普鲁卡因注射液。封闭的具体方法很多,如骨膜周围封闭、腱鞘内封闭、肾囊封闭等。骨膜周围封闭是将普鲁卡因溶液注射至骨膜周围的肌膜腔内,其中在腿部施行的称“股封”。腱鞘内封闭是将药液注射入鞘管内进行治疗。肾囊封闭简称“肾封”,也称“腰封”,是将普鲁卡因溶液注射至肾周围的脂肪囊中。腧穴封闭主要是缓解疼痛,加强腧穴功能,现主要用来治疗各种软组织损伤所致的急性疼痛以及神经痛,也可用于治疗哮喘、慢性支气管炎、高血压、肠胃病等。

穴位激光照射疗法

也称激光针、光针。是利用激光束照射体表腧穴或局部以治疗疾病的方法。激光是 20 世纪 60 年代初发展起来的一门新兴科学技术,于 20 世纪 70 年代开始应用于针灸领域。此法无痛、无菌、无损伤,快速安全,患者没有任何痛苦,年老体弱及儿童患者更易于接受。目前多应用小功率氦氖激光照射腧穴治疗(功率一般为 1 ~30mW),也可用光导纤维对准腧穴照射治疗,穿透组织深度为 10 ~15mm。照射距离一般为 20 ~30mm。每日照射 1 次,每次 2 ~4 穴,每穴照射 2 ~3min,10 次为 1 个疗程。根据现代研究,小能量激光照射腧穴有激发兴奋作用,可使代谢活动增强,起到疏通经脉、通调气血的治疗作用。它能够使深组织的血管扩张,血流加快,吞噬细胞活力加强,并能抑制细菌生长,促使炎症吸收。此外,它还具有促进红细胞合成,加强肠绒毛活动,促进毛发生长,加速伤口、溃疡、烧伤及骨折愈合及受损神经的再生,增强肾上腺代谢和蛋白活性等。现在,激光腧穴照射已广泛应用于临床各科疾病的治疗,并在一些外科手术中作为麻醉方法应用。

穴位冷刺激法

疗法名称。在腧穴上给予寒冷刺激以治疗疾病的方法。《本草纲目》卷十一矾石:“二便不通:白矾末填满脐中,以新汲水滴之,觉冷透腹内,即自然通。脐平者,以纸围环之。”近有用氯乙烷或二氧化碳等物在腧穴上进行适量喷射者。

穴位埋藏疗法

亦称埋植疗法。是将动物的脏器组织等埋藏在腧穴内治疗疾病的方法。埋藏物品包括各种动物组织,如兔脑垂体,狗的脾脏,猪、羊、马、鸡的肾上腺以及各种药物等均可(埋入羊肠线者,称埋线疗法)。选好腧穴后,用 0.5% ~1% 普鲁卡因作皮下局麻,切开皮肤 0.5 ~1cm,用血管钳分离皮下组织并按摩腧穴数次,然后把所需的物品埋放在腧穴处,缝合后包扎固定,术后5 ~7 日拆线。如局部出现红肿、瘙痒、发热等反应,应作适当抗过敏处理。疗程应根据埋藏物品的吸收情况决定。

穴位埋线法

穴位埋藏疗法的一种。将羊肠线埋入腧穴皮下组织或深层,利用它对腧穴的持续刺激作用而治疗疾病的一种方法。常用的有穿刺针埋线法、三角针埋线法、切开埋线法三种。埋线多选择肌肉比较丰厚的部位,以背腰部及腹部最常用,每次选1~3穴,一般20~30日1次。经实验研究,羊肠线刺激经络腧穴后,肌肉合成代谢升高,分解代谢降低,肌蛋白、糖类合成升高,乳酸、肌酸分解降低,从而提高了肌肉的营养和代谢,故对面瘫、癫痫、哮喘、小儿麻痹、消化性溃疡、慢性胃肠炎、慢性支气管炎、神经官能症等有较好的疗效。

穴位埋线术后异常反应

是由于损伤刺激及羊肠线(异性蛋白)刺激,在术后3~4出现的局部红肿剧痛、脂肪液化、出血、皮肤感觉障碍和肌群瘫痪等病理性反应。如局部红肿剧痛并伴有发烧者,为伤口感染,应予局部热敷及抗感染处理;如切口处有脂肪液化,羊肠线溢出,应做抗过敏处理;如刺激过重或缝针刺破血管而致出血,一般加压包扎即可止血;如出现有关神经分布区皮肤感觉障碍和肌群瘫痪,为神经损伤,原因是操作不当,刺激过重,或扎住神经血管所致,应将羊肠线抽出,并给予适当处理。

穴位埋线术后正常反应

是由于损伤刺激及羊肠线(异性蛋白)刺激,在术后1~5日内,局部出现的红、肿、热、痛等无菌性炎症反应。个别反应较重者可有少量渗出液。若渗出液较多,凸出于皮肤表面时,可将此液挤出,用75%酒精棉球擦去,覆盖消毒纱布。术后患肢局部体温也可升高,可持续3~7日。少数有全身反应者,治疗后24h内体温上升(约38℃),持续2~4日即恢复正常。有上述反映者疗效较佳,反之则差。

穴位敏感度

指压经穴产生的酸、麻、胀、痛的敏感程度。以压力的轻、中、重三级标准来划分。轻压即疼痛难忍者为"+++",中压疼痛可忍者为"++",重压而微痛为"+"。操作方法:被检查者采取仰卧位和坐位两种体位,医者用右手拇指或食指指腹按照先外后里,自上而下,从左到右,先背后腹的顺序逐次点压。也可根据患者主诉,初步分析,确定要测的部位。先测定主症的本经或有关腧穴,其次测定与之相关的邻经或其他腧穴。点压时用力要均匀,所产生的腧穴处的感觉,要由被检者自诉。

穴位皮肤温度变化

指机体患病时相应的腧穴皮肤温度出现的异常变化。如对60例肝实证患者双侧肝俞、太冲穴的皮温进行测试,其结果表明:患者腧穴皮温测值的平均数都较健康人对照组高。其中肝俞穴增高0.38℃,太冲穴增高0.39℃。而在重症患者中,肝俞、太冲穴皮温较健康人组分别高0.7℃或1.55℃。说明病情的轻重与皮温变化成正比关系,同时也提示原穴和背俞穴皮温变化可作为反映相应内脏病变的客观指标。腧穴皮温的这种变化可用红外热像图和液晶热像图加以显示,并可协助诊断疾病。

穴位强刺激疗法

亦称弹拨疗法。是一种切开皮肤按摩经络腧穴,并直接刺激神经干的治疗方法。它是在采用强刺激能够使长期处于睡眠状态的神经组织重新兴奋起来的假说启示下创造出来的,主要用于治疗小儿麻痹后遗症和脑炎后遗症引起的肌群瘫痪患者。施术前用0.5%~1%普鲁卡因于腧穴切口部位进行浅层麻痹,按外科小手术要求切开皮下,暴露神经干,先以血管钳在切口内作腧穴按摩,至患者出现酸胀感时,再用血管钳尖端轻轻弹拨神经干约1min,休息片刻,反复弹拨3~5次。操作完毕后缝合伤口,6~7日拆线。由于本法施术时有强烈的感应,因此施术要轻巧,并密切观察患者的反应。术后应让患者尽早开始功能锻炼，必要时辅以按摩及其他治疗。

穴位实质与躯体神经

指躯体性神经与腧穴实质有密切关系，并有重要作用。在腧穴皮下组织内，人们发现存在于其他区域的许多感受器，如各种游离神经末梢、露菲尼小体、麦氏小体、克氏小体、环层小体、高尔基—马楚尼小体等。可以把它们分为浅部感受器和深部感受器，并认为腧穴不同其感受器的类别，数量也不同。在针刺过程中涉及的结构有肌组织，皮下组织中的结缔组织纤维，肌纤维以及有关的血管、神经等。结缔组织是将针的机械力传递给其牵拉的相邻组织的最初结构。针灸临床和实验说明，在许多情况下直接刺激躯体神经干，可以获得相当的疗效，如刺激腧穴皮肤为主的毛刺、半刺、梅花针、七星针等方法实际上是以皮肤神经及其感受器为刺激目标，揭示腧穴的实质与肌肉浅部的躯体性神经相关。可以说针刺刺激与浅部、深部的感受器及其躯体性神经有密切关系。因此躯体性神经及其各种末梢感受器，在腧穴实质中的作用是相当重要的。

穴位特异性与针灸效应

指不同腧穴功能作用上的不同特点对针灸效应的影响。针灸效应常因施治的腧穴不同而有差异，这是由于腧穴主治功能的特异性决定的。腧穴主治功能的特异性主要表现在：第一，腧穴与非腧穴功能作用的差异。如针刺健康人足三里可使白细胞的吞噬指数上升，吞噬能力增强，而针刺非穴点白细胞吞噬指数和吞噬能力变化极小，几无针刺效应，可见腧穴的针灸效应要比非腧穴显著。第二，本经腧穴与异经腧穴在主治功能上的差异。腧穴的针灸效应和他所属经脉的络属规律有明显的对应关系，本经腧穴对所属脏腑器官的影响较异

经腧穴明显。如比较针刺膀胱经的膀胱俞、次髎和任脉的中极和针刺足太阴脾经的三阴交、阴陵泉，足少阴肾经的阴谷，用超声波测定尿量的变化，可以看到前组腧穴远较后组腧穴有效。又如针刺健康人足少阴肾经的照海和复溜等穴有明显促进泌尿作用，针刺肾经俞穴（肾俞）、募穴（京门）则出现抑制作用。再如针刺足少阳胆经的阳陵泉可增加胆囊的运动和排泄能力，而针刺非胆经腧穴如侠白、尺泽、太渊或非腧穴则无显著影响。第三，同经的不同腧穴在主治功能上的差异。根据经络学说，同经的腧穴能够治疗本经的病症，但同经的不同腧穴，其主治病症的范围也有所差异，如肺经的经穴一般都对胸部、咽喉、气管、鼻部的功能有一定的作用，但是肺经的各个腧穴其主治部位又各有偏重。少商、鱼际对治疗咽喉疼痛较好，太渊、列缺主治偏重于鼻塞、咳嗽等；孔最常用于主治喘咳，尺泽、天府则较多用于咳呛、咯血等。第四，腧穴配伍中的协同作用与拮抗作用。如针刺神门对实验性高血压有明显的降压作用，配合针刺大敦则有加强降压效应的作用，如加用肾经腧穴则无此作用。又如电针膻中可引起大鼠催乳素分泌，膻中与足三里配伍，有协同作用，而膻中与足临泣配伍则有拮抗作用。综上所述，腧穴的特异性是影响针灸效应的重要因素。

穴位贴敷疗法

在一定的体表腧穴上贴敷某些药物的治疗方法。本法既有腧穴刺激的作用，又可发挥药物的药理作用，而且药物不经消化道吸收，直接接触病灶，或通过经络气血的传导以治疗疾病。本法的应用范围相当广泛，既可治体表病证，又可治某些急性病证，如外感风寒、上焦火盛、气滞积聚、咳嗽痰喘、疮疡肿毒等都可随证应用。若用鲜品药物，自身含有汁液，只需要捣烂外敷即可。若药物为干品，则须研为细末，加入适

量的赋形剂,如醋、酒、油、鸡蛋清、蜜糖等,调成糊状敷用。醋调取其散淤解毒,酒调取其助行药力,葱、姜、韭、蒜捣汁调取其辛香散邪,菊花汁、银花露调取其清凉解毒,鸡蛋清、蜂蜜调取其缓和刺激、润泽肌肤等。敷药前将腧穴处清洗干净,以便药物吸收。敷后应注意很好的固定,以免药物移动或脱落。

穴位吸引器

针灸仪器名。抽气拔罐用具的一种。由带有阀门的橡皮球和底部有管口的特制玻璃罐组成,两者用橡皮管接通。手捏橡皮球抽吸罐内空气,造成负压(可高达240mmHg 左右)以作抽气拔罐法之用。

穴位相对特异性研究

腧穴的相对特异性,是指这一腧穴本身所具有的,与其他腧穴相比所不同的特殊作用。吴定宗等观察到,针刺膀胱俞与下丘脑后部和延髓网状结构的单位放电,以及膀胱收缩之间有恒定的联系,而针刺对照点则不引起变化。针刺膀胱俞,可使兴奋型单位放电增加,抑制型单位放电减少,引起膀胱收缩。针刺膀胱俞1011 次,升压(膀胱内压)有效率97.82%,针刺对照点1011 次,升压有效率1.5%,针刺肾俞631 次,升压有效率17.91%,降压有效率34.86%。针刺次髎、曲骨、中极、关元、三阴交、阴陵泉、阴谷、足三里、列缺所引起膀胱的收缩效应依次递减。其中前四个腧穴升压有效率在80% 以上,而后四个腧穴则差得多。通过解剖观察表明,膀胱俞邻近的神经进入骶髓($S_{1\sim2}$),次髎邻近的神经也进入骶髓(S_2),这与盆神经的节段($S_{2\sim4}$)相同,肾俞邻近的神经进入腰髓(L_1),这与腹下神经的节段($T_{12} \sim L_3$)相同,因此,膀胱俞、肾俞作用的差异,可能是由于它们所属的神经节段不同所致。陈映超等对47 例50 次用针刺代替腹部加压进

行静脉肾盂造影,发现针刺对肾脏机能的影响不仅与肾脏本身的机能状态有关,也与腧穴有关。针刺双侧三阴交、昆仑对尿路(肾盂、输尿管)的蠕动有一定的调节作用。许冠荪等观察到,针刺不同腧穴,对家兔胃运动的抑制效果殊不相同,如足三里、脾俞、胃俞、中脘、梁门等穴比对照点、阳陵泉、头维等效果好。针刺足三里、脾俞、中脘、梁门等穴时,大多数进针后即可产生效应,起针后还持续一定时间(甚至超过半小时)。针刺对照点和阳陵泉穴时多数在进针15s 以上甚至2min 才产生效应,起针后就渐行消失。在全喉摘除术的针刺麻醉临床研究中,王宗学等先后观察了四组腧穴,以合谷加扶突组效果最佳,其次为合谷加内关组,而下翳风加合谷组和单纯扶突组的针麻优良率较小,认为腧穴有相对特异性,腧穴组合对针麻效果有一定影响。

穴位消毒

指针刺施术之前,对腧穴皮肤进行无菌消毒的方法。在患者需要针刺的腧穴皮肤上,用75% 的酒精棉球以腧穴部位的中心点向外绕圈擦拭。或先用2.5% 的碘酊棉球涂擦,待稍干后再用75% 的酒精棉球涂擦脱碘。腧穴皮肤消毒后,必须保持清洁,防止再污染。

穴位形态

指腧穴局部组织的形态结构。近代学者通过尸体解剖,并联系针感与机能进行综合性观察,从经络学说、神经学说、神经–体液学说等多种途径,运用实验形态学、组织化学、电子显微镜等新的技术手段,从宏观和微观两方面对腧穴的形态结构进行深入的研究和探索。现代解剖学初步证实腧穴与神经、血管、淋巴、肌肉、肌腱之间存在有一定的关系。尸体层次解剖发现所有腧穴的穴区内都有周围神经分布。主要腧穴同神经及血管周围的自主性神经丛、神

经支都有密切的关系,经穴的分布形式在很大程度上同神经节段性支配相一致,并具有一定的规律性。腧穴处的神经分布与相关脏器的神经支配同属于相同的脊髓节段,或在该内脏所属的神经支配的节段范围内。阴阳表里两经的神经分布基本上都属于脊髓的相同节段,并通过相应的神经侧支吻合来沟通表里两经的联系。腧穴与血管、淋巴管也有较密切的关系,占经穴总数 62.5% 的腧穴又在肌肉分界处,其余的则位于肌肉、肌腱之中或起、止点上,即腧穴与肌肉、肌腱关系也很密切。应用组织学、组织化学或形态结构与机能相结合的方法,从微观上对腧穴形态进行研究,结果表明,穴区的表皮、真皮、浅筋膜、肌层及血管组织中都有丰富而多样的神经末梢、神经束、神经丛和各种特殊感受器(麦氏小体、克氏小体、巴西尼小体等)。说明腧穴的特殊之处就在于它比非穴区组织内存在着更为密集的血管、神经及神经感受器等。其中腧穴与神经系统关系最为密切,血管次之,与其他组织也有一定的关系。此外,腧穴形态结构可能还包括目前科学水平下尚未发现和人们尚未认识的一些未知结构。

穴位药物注射疗法

又称水针疗法。是将药物注入腧穴内产生治疗效应的一种方法。它通过针刺和药物的双重作用,激发经络腧穴的功能,调整和改善人体机能和病变组织的病理状态,达到治愈疾病的目的。由于腧穴注射后,药物在腧穴处存留时间较长,既可增强和延续腧穴的刺激作用,又能减少用药剂量和副作用。常用于腧穴注射的药物种类很多,如各种中草药制剂、维生素类、葡萄糖注射液、生理盐水、注射用水、盐酸普鲁卡因、三磷腺苷、辅酶 A、硫酸阿托品及某些抗生素类等。腧穴注射的药物用量,一般均小于常规的肌肉注射用量。运用时根据所取腧穴及用药剂量选择合适的注射器与针头,局部皮肤常规消毒后,用快速进针法将针刺入皮下组织,然后缓慢推进或上下提插,探得酸、胀等得气感应后,回抽一下,如无回血,即可将药物推入。一般疾病用中等速度推入药液;慢性病、体弱者用轻刺激,将药液缓慢推入;急性病、体壮者用强刺激,将药液快速推入。如需注入较多药液时,可将注射针由深部逐渐提到浅部肌层,边退针边推药,或将注射针更换几个方向注射药液。本疗法可用于治疗内、外、妇、儿、皮肤、五官、精神等临床各科病症。

穴位照射法

疗法名称。利用光辐射能作用于腧穴以治病的方法。《黄帝虾蟆经》中曾有以阳燧来点艾施灸的记载。南宋洪迈《夷坚志》丁卷,记有在腹部铺艾于日光下照射的灸法。近代有以红外线、紫外线、激光等照射腧穴以治病。参见各条。

穴位针感点部位

指腧穴针感产生的部位。针刺进机体组织后产生的针感,临床实践表明,单纯直刺的针感多来自针尖的刺激,且只有当针刺入一定深度才能产生针感,动物实验也表明针尖进到一定深度后,Ⅳ类神经纤维发放频率才会增加。应用实验定位方法对腧穴针感点的深度进行测量发现,它与腧穴所在部位关系密切。一般肌肉浅薄之处(如肢端及关节附近)的腧穴产生针感的部位较浅,而肌肉丰厚处的较深。如对足三里、公孙、三阴交、悬钟、阳陵泉、上巨虚、下巨虚、内关等针感点的测量结果为:最深的为 3.5cm,最浅的为 0.7cm,平均为 1.79cm;对合谷、内关、曲池、太冲、涌泉、太溪、三阴交 7 穴 33 次针感点的测量结果为:大多数都在 1.0～3.0cm;对商阳等 5 穴针感点的测量结果又分别为:商阳

0.18cm ± 0.053cm，合谷 2.3cm ± 0.473cm，内关 2.05cm ± 0.461cm，外关 1.41cm ± 4.44cm，曲池 2.53cm ± 0.562cm。可知除商阳外，其余各穴的针感点深度均超过皮下组织，而皮下组织的深度为0.3～0.5cm，说明针感点基本上分布在深部组织，但针感点也偶见于皮下结缔组织中。有实验统计，针刺腧穴深部均可获得针感，而针刺腧穴浅部仅19%有针感。然而，从针刺麻醉过程中，仅仅刺入皮肤的切口，针反有助于提高镇痛效果的事实来看，穴区浅层也应当同样可以产生针感。所以可以认为，针感点可分布于穴区的皮下至骨膜的各层组织之中，只不过以深层组织为主。通过对针感点产生的深度范围内的组织结构的观察，发现腧穴针感点可分布于穴区的各层组织中，包括皮下结缔组织、肌肉、腱和腱周结缔组织、神经干支、血管壁和骨膜等，其中以深部组织较为多见。

什么结构才能引起针感，以及哪种结构在哪类针感的形成中起主要作用？针刺人体腧穴时，受针者主诉的针感以酸胀为最多，产生这些感觉的话，可分布于腧穴的皮下至骨膜的各层组织中，以肌肉、腱和腱周结缔组织等深部组织最多见。从组织学观察，可见到多数的针感点都有一定的神经、血管供给，而无针感的点多数无神经供给，但多有血管分布。在针感点内见到的神经结构有小神经束、游离神经末梢、神经干支、环层小体、肌梭和血管壁上的神经装置。其中小神经束和游离神经末梢在多种组织的针感点中出现率显著高于其他结构，可能在多数腧穴中是主要的针感感受装置。另有研究证明：以酸胀为主的针感点其小神经束内的神经纤维多为有髓的细纤维或是无髓的细纤维，而以痛为主的针感点多为神经干支或是大于 $6\mu m$ 的粗纤维组成的小神经束。动物实验亦提示细小动脉旁的游离神经末梢是主要针感感受器，针感传入纤维主要是无髓细纤维。

穴位注射法

疗法名称。又称穴位药物注射疗法、水针，见该条。

穴位作用与大脑皮层代表区相关性研究

研究腧穴调整脏器机能而治愈疾病的形态联系与神经节段和病理反射的关系。腧穴作用的强弱、治病范围的大小，与其在大脑皮层的代表区大小有着明显的相关规律性。身体的各个部位，在大脑皮层上都有其代表区，代表区的大小不是与人体该局部的体积大小成正比，而是与该局部器官的功能繁简成正比的。因此针灸四肢肘膝以下的腧穴，面、口唇、舌上的腧穴和颈部、腰腹部、肩部、髋部的腧穴，不仅刺激的神经元多，而且影响大脑皮层的范围也广，所以作用力也强，从而能较有力地调整由疾病引起的大脑皮质机能紊乱，使之趋向正常。相反胸部、上臂和大腿上的腧穴，由于所在部位或器官的功能不复杂，在大脑皮层的代表区小，故治病范围小，作用也弱。应用肘膝以下腧穴治病时，越接近指、趾端的，越靠近拇指（趾）的腧穴，越偏于治疗急性病、重症；越靠近肘膝的腧穴，越偏于治疗慢性病、轻症。口唇在大脑皮层的代表区比面部的其他部位大，故口唇上的腧穴，如地仓、迎香、人中、兑端的治疗范围和疗效比面部其他部位的腧穴疗效好，作用强。经验表明，在口唇上的腧穴愈靠近上、下唇中部的腧穴愈偏于治疗急性病、重症。

血崩针刺法

血崩治法之一。主穴：气海、三阴交、合谷、太冲、隐白。配穴：足三里、大敦、阴陵泉、然谷、血海、百会。操作：常规消毒后，选取3～5穴，用毫针刺以平补平泻法，留针20～30min,每日1次,6次为1个疗程,隐白穴针上加灸或单用温和灸。本方法有固摄冲任作用。现代研究证实刺激气海穴可使溶血空斑形成,细胞增加,免疫反应增强。

血愁

奇穴名。见《针灸孔穴及其疗法便览》。定位:在腰部正中线上,第二腰椎棘突上方凹陷处。主治:便血、衄血、吐血等血症。刺灸法:直刺1～1.5寸;艾炷灸3～7壮,或温灸5～15min。

附:文献记载

《针灸孔穴及其疗法便览》:血愁,奇穴。第十四椎骨上。灸三至七壮。主治便血、衄血、吐血及一切血症。

血府

奇穴别名。即积聚痞块穴,见《针灸学》。参见该条。

血海

一、经穴名。见《针灸甲乙经》。属足太阴脾经。别名:百虫窠。定位:屈膝,在大腿内侧,髌底内侧端上2寸,当股四头肌内侧头的隆起处。简便取穴:屈膝,医者以左手掌心按于患者右膝髌骨上缘,二至五指向上伸直,拇指约成45°斜角,拇指尖下是穴。局部解剖:布有股前皮神经及股神经肌支,在股骨内上髁上缘,股内侧肌中间,有股动、静脉肌支通过。主治:月经不调,经闭,崩漏,带下,痛经,腹胀气逆,小便淋沥,贫血,功能性子宫出血,湿疹,隐疹,带状疱疹,荨麻疹,丹毒,皮肤瘙痒症,神经性皮炎等。刺灸法:直刺1～1.5寸;艾炷灸3～5壮,或艾条灸5～20min。

研究证明:针刺血海穴对垂体—性腺功能有影响,尤其是与卵巢功能有关,可使黄体生成素增加,促使排卵,黄体、孕酮分泌增多。

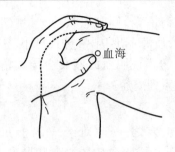

附一:腧穴定位文献记载

《针灸甲乙经》:在膝髌上内廉白肉际二寸半。

《铜人腧穴针灸图经》:在膝髌上内廉白肉际二寸。

《医学入门》:膝髌上三寸内廉骨后筋前白肉际。

《循经考穴编》广注:以虎口按挟膑骨,取中指点即是。

《类经图翼》:在膝髌上一寸内廉白肉际陷中。一云在膝内辅骨上,横入五分。

附二:腧穴主治文献记载

《针灸甲乙经》:妇人漏下,若血闭不通,逆气胀。

《针灸大成》:气逆腹胀,女子漏下恶血,月事不调。

《针灸聚英》:妇人产后血气俱虚。

《类经图翼》:带下,气逆腹胀。

《杂病穴法歌》:妇人血崩,血闭不通,但不便耳;气淋、血淋最效;兼治偏坠疮疥;五淋。

《循经考穴编》:浑身疥癞,腿内廉血风诸疮,及肾脏风疮瘙痛。

《胜玉歌》:热疮。

《医宗金鉴》:男子肾脏风,两腿疮瘙湿痛。

二、四海之一。指冲脉。又称为十二经之海。《灵枢·海论》:“冲脉者,为十二经之海,其输上在于大杼,下出于巨虚之上下廉。”《素问·上古天真论》王冰注:冲为血海。其气血输注出入的重要腧穴,上在大杼,下出于上下巨虚。《灵枢·海论》

载:"血海有余,则常想其身大,怫然不知其所病;血海不足,则常想其身小,狭然不知其所病。"说明血海盛衰会导致精神异常等一系列病症。

血会

八会穴之一。《难经·四十五难》:"血会膈俞。"膈俞位居心俞和肝俞之间。心主血,肝藏血,本穴居中,血液聚会,故名。凡血之为病,皆可酌情取用。

血络

指浅表可见的络脉。相当于体表的细小血管。《素问·调经论篇》:"视其血络,刺出其血。"《灵枢·血络论》:"愿闻其奇邪而不在经者,岐伯曰:血络是也。"还论述了刺络放血所出现的各种情况,有"刺血络而仆者",有"血出而射者",有"血出黑而浊者"等。还说:"血脉盛者,坚横以赤,上下无常处,小者如针,大者如筋",说明血络形状有粗细,临床上放血疗法,一般称泻络。

血脉

即血络,或指经脉。见《灵枢·五邪》。《黄帝内经太素》杨注:"人之血脉上下纵者为经,支而横者为纬……在肤肉之里,皆上下行,名曰经脉。"

血门

一、奇穴名。见《医经小学》。定位:位于脐上4寸,腹正中线3寸处。局部解剖:在腹内,内斜肌及腹横肌肌部;布有第八肋间动、静脉及肋间神经。主治:妇人腹中血块,胃痛,消化不良,胃痉挛,急性胃炎等。刺灸法:直刺0.5~1寸;艾炷灸5~7壮,或艾条灸10~15min。

附:文献记载

《医经小学》:漏经穴法……血门中脘傍三寸。

二、奇穴别名。即食仓,见该条。

血纳包络

子午流注针法用语。是指凡阴经开过五输穴之后,根据包络为阴血之母,诸阴血皆调于包络的原则,再按"我生他"的规律("我"指值日经,"他"指包络经的五输穴),开取心包经的腧穴。明代徐凤《针灸大全》说:"阴干注脏,乙、丁、己、辛、癸而重见者,血纳包络"。以肝经为例,当乙酉(开井木大敦),丁亥(开荥火少府),乙丑(开输土太白),辛卯(开经金经渠),癸巳(开合水阴谷),到乙未时,五输各穴流过之后,则纳入包络,根据"我生他"的原则,当开心包经的荥火穴劳宫,此即为血归包络,余皆类推。

血郄

一、奇穴别名。即百虫窠。见《针灸集成》。定位:位于大腿胫侧,股骨内髁上方,腘窝横纹上3寸处。主治:肾脏风疮。刺灸法:直刺1.5~2.5寸,得气时酸麻感觉至膝部;艾炷灸3~14壮。

附:文献记载

《针灸集成》:血郄(即百虫窝,在膝内廉上膝三寸陷中),主肾脏风疮。针入二寸半。灸二七壮止。

二、经穴别名。指委中穴,《铜人腧穴针灸图经》:"委中者,血郄也。"详见该条。

血小板减少症灸治法

血小板减少症治疗方法之一。主穴:八髎、气海、足三里、腰阳关。操作:将艾炷制成大如枣核样,再把鲜姜切成约0.25cm厚,把硬纸剪成3cm×3cm大纸片若干块。为防止烫伤,在上穴皮肤表面涂以凡士林或液状石蜡少许,将姜片放在纸片上,再把艾炷置于姜片上,点燃艾炷,将盛有姜片、艾炷的纸片放在上述腧穴上,保持施灸处有明显的温热感(无疼感),若患者热感不明显,则酌情撤去下面的纸片。每日灸治1次,每次约45min,10次为1个疗程。本方法有补益气血的作用。现代研究证明，本法能促进丘脑下部——腺垂体对激素释放的调节作用，加速血小板的生成。

血中生物活性物质测定

针麻镇痛效果术前预测方法之一。针刺后人体产生一系列复杂的机能调整作用，血液中生物活性物质总的变化趋向是，致痛物质（如激肽、5－羟色胺、前列腺素等）相对减少，镇痛物质相对增加（如内啡肽类物质、缓激肽酶等）。在针麻镇痛效果术前预测中，血中生物活性物质的测定指标较为复杂，近年来应用放射免疫方法测定血清生物活性物质的变化作为预测针麻镇痛效果的指标。如全子宫切除针麻效果预测，测定血清中雌二醇和孕酮值，前者含量和针麻效果有平行关系，血清中含量增加，针麻效果好，后者与针麻效果的关系不如前者显著，含量亦较低，但术前用过孕激素者，针麻效果亦佳。胃部分切除术患者，针刺前后血清胃泌素变化观察，发现升高者，辅助用药多，镇痛效果差，如血清胃泌素的变化趋向降低时，镇痛效果大多较好。应用生物活性物质作为针麻镇痛效果术前预测的指标，不仅在临床应用上有实用价值，而且对机理研究也具有重要的意义。

xun

熏脐法

灸法名。隔物灸之一。是将药末敷在脐部，再于其上施灸的方法。又称蒸脐法，或称炼脐法。所有药物处方因病而异。

熏灸

灸法名。用水煮艾或其他药物以其热气熏蒸患处，或用火燃点后以其烟熏患处的方法。

循法

针刺辅助手法名。见金代窦默《针经指南》："循者，凡下针于属部分经络之处，用手上下循之，使气血往来而已。"指入针后，用手指于针刺腧穴所在之经络上下推循以促使得气的方法。《针灸问对》："下针后，气不至，用手上下循之，假如针手阳明合谷穴，气若不至，将指面于针边至曲池，上行往来抚摩，使气血循经而来。"是对《素问·离合真邪论篇》中"扪而循之"的具体发挥。《针灸大成》列为下手八法之一。

循脊

天枢穴别名。见《针灸集成》。详见该条。

循际

天枢穴别名。见《备急千金要方》。详见该条。

循经病理反应

又叫作循经病理现象，是指自发出现的或者经针刺后产生的沿古代记载的经络路线的一系列的病理变化，包括可见的和感觉性的两种。可见性循经病理反应分三类：第一，属表皮真皮上部的病理变化，如疣状痣、色素痣、皮肤萎缩、湿疹、神经性皮炎等；第二，属真皮血管扩张、出血或胶原纤维变性等，如鲜红斑痣、贫血痣和紫癜等；第三，为皮肤附属性器官的病理变化，如皮脂腺痣及汗孔角化症等。感觉性循经病理反应为观察不到而仅能由受试者或患者本身口述而得出，如循经出现的麻木感、蚁行状的痒感、疼痛感、热感、寒感、痹痛感等。循经病理反应的发现，为证实经络循行路线提供了可靠的客观依据，是活的经络图，对经络基本理论的研究有重要价值。

循经出汗现象

循经出汗现象是指针刺经络敏感人的某些腧穴或经络激发点时产生的沿经络循行路线出现一条宽约 1～3cm 的出汗带。

如针刺右侧阳池穴，经络敏感人产生三焦经的全程传导，在传导过程中窜通手之阳经、对侧手之阳经、对侧胆经，并在针感出现的路线均出汗，范围 1～3cm 宽。刺激后出汗，是自主神经调节汗腺分泌功能的表现。循经出汗现象的产生机制不完全清楚，可能是经络的结构与功能之一，是自主神经末梢结构上的一种特殊联系。

循经传导声信息

是指经络能传导声信息。声信息开始是作为循经感传的一个客观指标而应用于经络研究的。后来，在不敏感的及隐性感传者的经脉线上也检测到声信息。方法是在远离激发点同一经脉（或线）上安置声电换能器拾音记录，或者叩击激发点，在检测点上放置听诊器监听记录。研究发现经络激发感传后可记录到的声信息与主观感觉基本一致；本经声信息阳性率远较异经的阳性率为高；敏感人组和对照组经络的声信息并无差别。而且同一经络线上的腧穴远近不同，出现声信息的顺序有先后之别。另外，在绵羊、猫、兔等动物身上也获得了循经的声信息。根据在检测声信息同时也检测多种生物电指标比较的结果，声信号和脑电、肌电、血管容积脉搏波、皮肤电、胃电、呼吸波等都不相同，从循经声信息和肌电的对比，以及声信息的频谱分析，认为它是与肌缩声不同的信号。声信息可循经脉传导，不但腧穴激发后产生的声信息如此，向人体输入声信号也能循经传导。据此推测，人体中可能存在具有低频响声的声波传导组织结构。

循经低阻说

也称经络低阻抗。是指沿经络走行出现电阻偏低，导电量增高的现象。当电流通过经络时，沿线测定的电阻明显低于周围皮表的电阻，且导电量较周围皮表增高。循经低阻抗主要表现在循经的腹穴上，腹穴区的电阻可比非腹穴区电阻低 56% 以上。循经低阻抗的原因目前还不十分明确。有人认为是由于脏腑与其相应体表部位处于同一神经节段或相邻节段的脊髓中枢支配，当脏腑功能改变时，可通过同一或相邻节段的反射引起相应体表神经兴奋点的改变，从而使该处血管、汗腺、皮脂腺以及细胞组织活动也发生改变，引起低电阻现象。也有人认为循经低阻抗的形成是由于体内生物电彼此相互作用和机体导电按集肤效应或容积导体导电原理，在体表构成电轴形式的投影，从而形成等效电路和电阻的特殊活动线，其电阻值随脏腑病理、生理过程改变而改变。

循经感传方向

指刺激腧穴时产生的得气感觉扩散传导的方向。刺激井穴，感传向躯干、头面部传导；刺激头面部或躯干部的腧穴，感传向四肢传导。刺激经脉中途的腧穴，感传呈离中性和向中性传导。

循经感传分型标准

指刺激经穴时，依循经感传线的出现多少和感传通达部位的远近，对循经感传现象的显现程度进行的分类标准。Ⅰ型（显著型），刺激井穴（或原穴）时，有 6 条以上的经脉感传能通达经脉全程，其余经脉感传能超过肩、髋关节，但不能抵达经脉终点者。Ⅱ型（较显型），有 2 条以上的经脉感传能通达全程，或 3 条以上的经脉感传能超过肩、髋关节者。Ⅲ型（稍显型），有 1 条以上的经脉感传能通过肩、髋关节，或 2 条以上的经脉感传（刺激井穴）能过腕、踝关节，或（刺激原穴）能通过肘膝关节者。Ⅳ型（不显型），所测各经感传均不能超过腕、踝关节，或仅 1 条经脉感传能超过腕、踝关节者。

循经感传感觉特征

循经感传的感觉特征是多种多样的，

以酸、麻、重、胀等感觉多见,也有像冷热感、虫爬感、流水感、跳动感,个体不同,刺激部位和方法不同,感觉的性质可有不同。第一,刺激部位,针尖到达皮内时,常引起痛感,且定位明确,无放散现象。针尖深入皮下及肌肉层时,常出现胀感,针刺深部时,则出现酸、麻、重、胀等感觉,并可出现感觉的传导。第二,刺激的性质,毫针刺激引起的感觉常呈多样性,电针或穴位注射多出现酸、胀、沉感、冷热感。电脉冲刺激常出现麻感、触电感、虫爬感或蠕动感。艾灸则有温热感。按摩、指压常有麻胀感或热感。

循经感传激发时间研究

在有关腧穴上施加刺激,不管是哪一种类型的,都必须经过一定时间之后感传才出现。循经感传存在一定的激发时间,表明感传的形成有一个启动过程,这一过程至少包括两部分:一是从刺激腧穴到"得气"需一定时间,一是从"得气"到感传出现也需要一定时间,上述两部分时间即构成了感传的激发时间。循经感传激发时间受不同刺激方法的影响,其中艾灸激发感传所需时间最长,针刺者最短。感传的激发时间与刺激强度有一定关系,刺激强度必须达到或超过一定阈值,感传才出现,在一定强度范围内,强度增加,激发时间减少。在强度一定时,低频刺激激发时间少,高频时间长。激发时间与激发的腧穴有关。不同部位的腧穴激发感传所需的时间不同,肢体远端的穴较近端的穴激发时间短,故治疗中应重视肢体远端腧穴的应用。

循经感传机制

关于循经感传现象的形成机理,目前主要的观点有体表说和中枢说。第一,体表说认为循经感传现象形成的根本环节在体表,由于体表的神经感受装置被针刺时沿传导着的某种动因(还只是一种设想)所依次兴奋,冲动相继传入中枢神经系统,从而产生主观感觉到的循经感传。传在体表,感在中枢。形成和支持这一观点的主要事实,感传具有循经性。感传线一般都具有高度的机械敏感、电敏感和高导电的特性,感传可被阻滞。手术切口可使感传改道、受阻或消失,切口愈合后,感传复通。在有些受试者,还看到感传线上一些可见的经络现象(皮肤病、皮肤显痕等)。气至病所时,可看到相应脏器机能的变化。第二,中枢说认为感传的形成不像在外周,而像是在中枢。根据现代神经生理学知识,大脑皮层躯体感觉区(Ⅰ区),对于感受躯体各个部位传来的神经信号,存在着明确的空间对应关系。因此设想,循经感传是由于针刺腧穴时产生的兴奋在中枢神经系统,特别是在大脑皮层内定向扩散所致,这就是中枢说。但形成和支持体表说的那些事实,用中枢说难以解释。某些跨越身体多个部位的经脉,如足三阳经、任脉、督脉,中枢说也难以恰当地说明。脑电图也未能显示循经感传时有异常改变,皮层体感区的诱发电位也未显示出特殊变化。这两种观点均有一定的实验事实为依据,但又都不能对全部事实做出合理的解释,需要深入探索。

循经感传疗法

循经感传疗法是诱发经络感传现象并促使循经感传至患病部位,以提高针灸疗效的一种方法。典型的循经感传仅占少数,要应用感传现象于临床治疗,必须采用特定的诱发疗法,以使患者较普遍地出现感传现象。近年来应用的各种诱发感传的方法,主要有传统针刺手法,循经加温,多穴接力刺激,入静诱发与药物循经导入等。针刺导气是在毫针刺入腧穴后,在得气的基础上,边震颤边捻转,捻转的角度要小,震颤的频率在 80 ~ 120 次/min,同时询问患者的针感变化情况,可在操作的同时,仔细探寻不同层次中有否易感点存在,每当触及此点时,便可很快出现感传现象。当感传已经出现,但传程较短,可在感传终止点加刺一针。再催气诱发感传,直至病所,或在感传线上加用艾灸,也可延长感传线。一般须反复进行多次,方能诱导出稳定的感传线。本法应用以慢性病为宜。

循经感传路线

实验表明循经感传的路线与古典经脉循行路线大体相符,但也有一定差异,表现为不及、超过、窜行或不循经等。有人观察了 3494 条循经感传路线,并绘制了 26 幅单经感传的路线图,其特点是:在四肢感传线较为集中,在躯干和头颈部则较分散。与古典经络图谱比较,四肢基本一致,躯干常有偏离,头部差异较大。几条路线同时进行时,彼此之间互不干扰。总之,目前观察到的感传路线远较古典经络图复杂多样。因此有人推想,古典经络图可能是古人综合大量资料后提出的一种模式图。

循经感传现象

又称经络现象,经络敏感现象,经络感传现象或针灸感应现象。指感觉沿经络循行路线传导或循经出现的各种皮肤病症。这种现象在某些人身上可因针刺、艾灸、通电、按压等刺激腧穴或在气功练功的过程中产生。经络感传的性质,因刺激原和个体之不同而有所不同。如针刺多感酸、胀、重、麻;艾灸则现热气感;低频脉冲电可有电麻感;按压可有胀、麻等,一般呈带状,线状或放射状,其感传路线与经络主干的分布基本相符,有的还出现表里经之间,手足同名经之间的互传现象。感传速度一般缓慢,能为受试者清楚描述,而且可呈双向性传导。这种传导可被机械压迫或局部注射麻醉剂所阻断。刺激一旦停止,感传也就逐渐减弱乃至消失。经络感传现象还可以表现为沿经抽痛,皮疹,脱毛和引起皮肤出现红线、白线、皮丘带、过敏带、麻木带等特异现象。经络感传现象对于研究经络实质有重要意义。

探讨中枢神经系统和外周体表的某些特殊物质结构在循经感传发生过程中的作用。主要有中枢兴奋扩散论和外周动因激发论。中枢兴奋扩散论者认为循经感传现象发生的主要原因在于中枢神经系统,即在中枢神经系统中有一定的,按着体表的十四经的路线发生定向性兴奋传导,结果在敏感人的大脑中产生循经感觉传导现象。其主要实验依据有三点:第一,幻经络感传现象,是指在已经截肢的患者伤口愈合后,每当针刺失去的肢体以上的残端部位的某经某穴而发生循经感传时,这种线性的传导既可以循该经的路线向上,向完整的躯体传导;同时也可以向失去肢体的部位传导,甚至这条幻经络的传导线可以达到失去的手足的末端,其位置与该经的经典路线相符合。第二,条件反射性循经感传现象的形成。当一个无关刺激,例如声和光的刺激与针刺引起循经感传现象相结合,经过多次重复强化实验,则这一个声和光的刺激出现时,往往也可引起条件性的循经感传现象。表明没有直接刺激皮肤,通过高级神经系统的作用,也可以引出循经感传现象,揭示大脑皮层在这一现象的发生所起的重要作用。第三,在麻醉区域内循经感传现象的出现。中国中医研究院庄鼎等人的工作表明,当刺激腰麻患者的麻醉平面以上正常区域的腧穴,如胃经的气户穴,则多数受试者出现的循经感传线,可以从正常感觉的区域沿着胃经的路线,向下进入麻醉区的大腿、小腿,直达胃经的井穴。其循行宽度、速度和感觉性质与麻醉以前比较,没有多大差别。外周动因激发论者,并不否认中枢神经系统,特别是大脑皮层的感觉区在产生循经感传现象时感觉的特殊作用,而只是主张在体表的十四经线上可能有某些特殊的物质结构在隐性感传线上或显性感传的循经传导过程中起着重要的作用。其主要依据有四点：第一，隐性感传线的客观存在及其生物物理学特性。如高振动声、低阻抗、高发光以及针刺时的温度变化和微小搏动等的发生，说明这种特殊的感觉现象不可能在没有外周条件的激发动因下产生条件反射。第二，截肢后经络循行线某些生物物理学特性继续存在。第三，循经感传线受机械压迫而发生受阻滞现象。说明在体表可能有某些物质结构，具有因受压迫而阻滞外周动因的继续激发的作用。第四，模拟感传现象的发生与脑诱发电位的一致性。吴宝华等人采用柔软的毛刷，以类似感传的速度沿着经络的路径刷动，使无感传者产生模拟感传，此时测试皮层体觉诱发电位，发现这时其 $P_{12}N_{33}P_{102}$ 的复合波较正常值降低 $1.61\mu V$。这个下降幅度恰好是循经感传显著者和一般无感传者相差的幅度。提示循经感传发生时，可能有某些动因循经前进；正是这种动因，不断刺激沿经的神经感受装置，导致脑诱发电位振幅的降低。

循经感传效应性反应

当感传沿经脉到达所属络的脏腑器官时，相应脏腑的机能便发生明显的变化，可能为良性，也可能为劣性，多数与针刺疗效一致，有人称为循经感传的效应性反应。此反应可为受试者的主观体验，客观也可显示。第一，感传沿肺经到达胸部时，受试者有胸闷、气喘、咳嗽、呼吸困难、心悸等感觉。第二，感传沿心经或心包经到达胸部时，每搏心输出量增加，冠心病患者的胸闷消失或出现心慌、心悸，或心率加快、减慢，感传过后，心率又可恢复原来水平。针刺心经神门穴，感传至心前区时，心电图的十二个导联均有变化。第三，感传沿胃经到达上腹部时，可出现腹胀、呃逆、恶心、胃部烧灼或饥饿感，或出现节律性膈肌痉挛、肠

鸣音和胃蠕动明显增强。阻滞感传时，肠胃运动功能减弱、消失或膈肌痉挛的消失。第四，针刺颞颌关节功能紊乱患者的足三里，感传到达患区后，可见开口度立即增大，咬肌重收缩的发放频率增加，感传阻滞后，上述效应消失。第五，感传沿足少阴肾经到达外生殖器时，出现尿急。沿足太阳膀胱经到达枕外粗隆时，有头晕、面色苍白的现象。针刺膀胱经与肾经，五名受试者中有四名尿量和尿中肌酐明显增高，有三名尿中 cAMP 也同时增高。第六，感传沿胆经到达耳区后，出现热感、耳鸣，到达咽喉部时，感到吞咽或说话困难。第七，感传到达各感觉器官部位时，则引起感觉的变化。感觉到达耳部，可出现听力提高。到达眼部，主观色觉改变，眼明、视物清晰或眼睛发黑、视物模糊。到达鼻部，出现鼻塞。4 例感传显著者在脾经三阴交等穴分别注入 4 种不同性味药液（50% 黄连液、维生素 B_1、等渗糖精钠、蒸馏水），感传到达舌下时，受试者感到有药味从口内出现，并能分辨出所注药液的味道。

循经感传与脑电

1979 年以前的研究证明，循经感传现象发生时脑电图没有发生特异性的改变，说明循经感传只属于正常的感觉过程。最近学者又进一步研究针刺腧穴引起的皮层体觉诱发电位（SEP），发现循经感传现象显著的 SEP 各成分均较无感传者为低，其中 $P_{12}N_{33}P_{102}$ 尤为显著。这使经络的研究从感觉的观察转向客观的记录，从而证明经络的存在。

循经考穴编

书名。著者佚名，大约成书于明朝末年。分上、下两册。下册署有"严振（漫翁氏）识"，有人认为是严振所编。本书无序文，引用书籍多属 1620 年以前的资料。本书内容按十四经顺序，随经插入穴名，并加

注解,每个腧穴下也论各家刺灸法,治疗适应证,较《十四经发挥》详细,后附奇经八脉的内容及脏腑图。现有 1959 年上海科学技术出版社校点排印本。

循经取穴法

取穴法之一。有广义和狭义之分。广义指按经络辨证而选取相关经脉腧穴,《灵枢·四时气》:"按其所过之经以调之。"狭义指依本经本脏腑之病而选取本经腧穴,《针灸问对》:"病随经所在,穴随经而取,庶得随机应变之理。"《医学入门》:"因各经之病,而取各经之穴者,最为要诀。"目前临床上常说的循经取穴即指后者而言,又有近取和远取之不同。如鼻塞取迎香,胁痛取期门,此为近取;肺病取太渊、鱼际,齿痛取合谷,脾病取太白、三阴交,此为远取。

循经痛阈

经络现象之一。指循经络走行出现的痛阈改变的现象。感传出现后,感传路线所过之处,痛阈普遍提高。感传受到阻滞之后,这种镇痛效应则不再出现。循经痛阈也是经络的特性之一。

循经性皮肤病

是指针刺后或未经针刺而自发出现的沿古代记载的循经路线的红线,白线,皮丘带,皮下出血带(线),线状竖毛,线状出汗,带状脱毛,皮下条索状物,等等,它们沿经分布、长短不一,或仅出现于经脉的一部分,或通达经脉的全程。根据目前的现象,以肾经上出现率为最高,其次是大肠经、肺经、心包经;有时,多种皮肤病在同一经上出现。线状皮肤病持续时间长,可达数天至几十年,甚至终生。循经皮肤病可分为三类:一类属表皮及真皮上部的病理变化,如疣状痣,色素痣,皮肤萎缩,皮肤色素沉着,白癜风,神经性皮炎等;二类属真皮血管扩张,出血及胶原纤维变性等,如鲜红斑

痣、贫血痣、紫癜等;三类属皮肤附属性器官的变化,如皮脂腺痣及汗孔角化症。

循元

天枢穴别名。见《医学纲目》。详见该条。

寻常疣火针法

寻常疣治法之一。取穴:阿是穴(疣痣局部)。操作:对疣痣进行常规消毒后,用装有木柄的火针在酒精灯上烧红后,对准局部速刺,根据病变范围大小来决定针数之多少及掌握针刺深浅度。用针要细,轻轻点刺。本方法有消疣软坚作用。现代研究证实:火针刺激后,可使局部组织坏死脱落。

寻常疣灸治法

寻常疣治法之一。主穴:病变局部阿是穴。操作:患部常规消毒,以 1% 普鲁卡因局麻 2～3min 后,置小艾炷(同疣体大小相等)于疣的顶端点,点燃施灸。待艾炷燃尽,除去艾灰用镊子钳住疣体,稍用力钳动几次即可剥离,再以小刀轻刮疣的基底将其除尽,使成一甚浅之凹陷,最后在创口涂擦 2% 甲紫或 5% 氧化氨基汞软膏,敷以纱布包扎。一般灸 1 壮即可。如疣较大较深,必要时可灸 2 壮,创口多在 3 天左右愈合,除个别较深的损害外,愈后多无疤痕。本方法有活血化瘀,祛风除疣的作用。

荨麻疹拔罐法

荨麻疹治疗方法之一。主穴:神阙穴。操作:仰卧位,闪火法将罐拔于神阙穴上,5min 后取罐,每次治疗连拔 3 次。每天治疗 1 次,3 次为 1 个疗程。本法有疏风清热,通导胃肠的作用。现代研究证明,刺激神阙穴,可增强机体免疫功能。

荨麻疹点

耳穴名,即风溪穴,详见该条。

荨麻疹耳针疗法

荨麻疹治法之一。主穴:荨麻疹区、肾

上腺、交感、肺、神门。操作：每次选 2～3 穴，常规消毒后，用左手固定耳郭，食指托住耳穴部位的耳背上，用毫针采用捻转进针法，进针深度以不刺穿软骨为度，然后采用重刺激 2～3min，留针 30～60min，每间隔 10min 左右捻动 1 次，以加强刺激，退针后换穴。然后将揿针用镊子或止血钳夹住针体刺入穴内，并用胶布固定，埋针 1～2 日。本方法有祛风止痒的作用。

荨麻疹灸治法

荨麻疹治法之一。主穴：曲池、血海、合谷、三阴交、足三里。配穴：百会、膈俞、阳池、解溪、行间、长强等。操作：取新鲜生姜 1 块，切成厚约 0.3cm 的姜片，用细针于中间穿刺数孔，放在施灸的腧穴上，上置艾炷点燃施灸。每次选用 2～4 个腧穴，每穴每次施灸 3～5 壮，每日灸治 1～2 次，3 日为 1 个疗程。现代研究证实灸法治疗荨麻疹有疏风活血、止痒、消疹的作用。

荨麻疹泻血法

荨麻疹治疗方法之一。主穴：耳背静脉、大椎、血海。操作：腧穴按摩，使其红润充血，消毒后用三棱针点刺放血，速用闪火法将火罐吸附腧穴上，左右旋转，使出血量增加，15min 后取罐。根据疹发部位加用配穴。隔日治疗 1 次，7 次为 1 个疗程。本法有清热解毒，宣通脉络的作用。现代研究证明，刺激大椎穴能提高机体免疫功能，刺激耳穴具有抗过敏、止痒作用。

Y

ya

压痛点

以拇指或食指末节指腹触压皮肤时，在呈现阳性病理反应的部位出现以疼痛为主要感觉的点。其反应的程度因病情的轻重、缓急而定，一般分为三级。轻压即有不可忍受的疼痛为"＋＋＋"，中压则疼痛但可忍受为"＋＋"，重压才觉轻痛为"＋"。压痛点常在急性病中出现，慢性病中也可见到。

押手

针灸术语。指针刺时用来按压腧穴配合进针的手。一般习惯用左手。押手具有固定腧穴，防止针体弯曲，减轻进针疼痛而使进针顺利等作用。《难经·七十八难》："知为针者信其左。"就是对押手作用的重视，临床常用的有指切押手法、撮捏押手法、舒张押手法、骈指押手法等。见各条。

牙痛灸治法

牙痛治法之一。主穴：内庭、合谷、太溪、颊车、下关。配穴：耳门、听宫、二间、鱼际、列缺、阳溪、外关、行间等。操作：操正体位，选好腧穴，并在腧穴上涂敷蒜汁，将艾炷立即贴上，用线香点燃施灸，直至艾炷全部烧尽，艾火自熄，除去艾灰，再涂蒜汁1次，将艾炷立即贴上，每穴每次施灸3~5壮，每次选1~3个腧穴。多于牙痛发作时施灸。本方法有疏风泄热、滋阴降火作用。现代研究证实灸法治疗牙痛止痛效果显著。

牙痛穴位封闭疗法

牙痛治法之一。主穴：合谷、下关。操作：常规消毒后，用0.5%~1%盐酸普鲁卡因溶液注入合谷或患侧下关穴，每穴0.5~1mL。本方法有疏风清热、解毒止痛作用。

牙痛针刺法

牙痛治法之一。主穴：合谷、内庭、下关、颊车、牙痛穴。配穴：风火牙痛加外关、风池，虚火牙痛加太溪、行间。操作：取上穴3~5个，常规消毒后，风火者，取毫针刺以泻法，留针20min，间歇行针，或通以脉冲电流，每日1次或数次；虚火者，取毫针刺以补法，留针30min，每日或间日1次。本方法有疏风清热，解毒消肿，滋阴补肾作用。

哑门

经穴名。见《素问·气穴论篇》。属督脉，为督脉、阳维脉交会穴。原名瘖门，《千金翼方》作瘖门，别名：舌横、舌厌。定位：在项部，当后发际正中直上0.5寸，第一颈椎下。局部解剖：布有第三颈神经和枕大神经，有枕动、静脉分支及棘间静脉丛。主治：聋哑，癫痫，中风，头痛，精神分裂症，癔症，大脑发育不全，脑性瘫痪等。刺灸法：直刺0.5~1寸，不宜提插、捻转，不可向上斜刺或深刺，免伤延髓；不可灸。

现代研究证明，针刺哑门、华盖穴对血液系统有影响，可促进骨髓造血功能，使白细胞总数及中性白细胞百分比增加，尤哑门作用突出。针脑户则呈相反效应。针刺哑门穴可使淋巴细胞减少，此作用与机体的机能状态有关。针刺哑门、风府穴可以治疗脑血管疾患，使血液凝固程度显著降低（$P < 0.01$），血浆纤溶系统活性增强，使

纤维蛋白原含量减少,有利于脑出血部位的血块溶解,吸收。CT 检查结果与此相符。

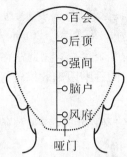

附一:腧穴定位文献记载

《针灸甲乙经》:在项后发际宛宛中。

《铜人腧穴针灸图经》:在项中央,入发际五分宛宛中。

《十四经发挥》:在风府后,入发际五分。

附二:腧穴主治文献记载

《针灸甲乙经》:项强;舌缓,瘖不能言。

《外台秘要》:泻诸阳气热。衄,善嚏,风头痛,汗不出,寒热,痉,脊强反折,瘛疭癫疾,头重。

《太平圣惠方》:舌重。

《铜人腧穴针灸图经》:治颈项强,诸阳热气盛,鼻衄血不止,头痛风汗不出,寒热风痉,脊强反折,瘛疭,癫痫头重。

《类经图翼》:中风尸厥,暴死不省人事。

《针灸大成》:舌急不语,重舌,诸阳热气盛,衄血不止,寒热风哑,脊强反折,瘛疭癫疾,头重风汗不出。

《医宗金鉴》:中风舌缓,暴瘖不语,伤风伤寒,头痛项急,不得回顾及抽搐。

▲注:❶本穴不宜大幅度行针。《类经图翼》:刺亦不宜深。❷《针灸甲乙经》:哑门禁不可灸;灸之令人瘖。

yan

咽喉点

手针穴名。见《常用新医疗法手册》。

定位:位于第三、四掌指关节间,近第三掌指关节处。主治:急性扁桃体炎,咽喉炎,三叉神经痛,牙痛等。刺灸法:针直刺 0.3 ~ 0.5 寸;艾炷灸 3 ~ 5 壮。

咽喉

器官名。❶"咽"为食管的通称,后人又称作"胃系"。喉为气管的通称又称"肺系"。《灵枢·忧恚无言》:"咽喉者,水谷之道也。喉咙者,气之所以上下也。"《类经》卷二十一张介宾:"人有二喉,一软一硬。软者居后,是谓咽喉,乃水谷之道,通于六府者也。硬者居前,是谓喉咙,为宗气出入之道,所以行呼吸,通于五藏者也。"❷咽门和喉管的总称。《素问·太阴阳明论篇》:"喉主天气,咽主地气。"《类经》:"喉为肺系,所以受气,故上通于天;咽为胃系,所以受水谷,故下通于地。"

《灵枢》记载任脉,"至咽喉";督脉,"入喉";冲脉、任脉,"会于咽喉";手太阳经,"循咽";手少阴经,支者:"上挟咽";足少阳经别,"上挟咽";足阳明经别,"上循咽";足太阴经别,"上结于咽"。

咽喉磁疗器

一种腧穴磁疗器具。系在一条布带内安放 2 块磁片,磁片的表面磁场强度在 $800 \times 10^{-4} \sim 1500 \times 10^{-4}$T。使用时将咽喉磁疗器围在颈部,使磁片与人迎等穴紧密接触,可用来治疗咽炎、喉炎、甲状腺囊肿等疾病。

烟草灸

灸法名。指用香烟代替艾条施灸的方法。其操作方法同艾条灸。本法有温经散寒的作用,用于治疗风湿寒痹等。

严振

明代针灸学家,号漫翁。写本《循经考穴编》书末有"严振(漫翁氏)识"字样,疑即此书的编者。参见"循经考穴编"条。

研子

两手研子骨的简称。见该条。

研子骨

奇穴名。见《备急千金要方》。《类经图翼》列作奇穴，名两手研子骨。《针灸孔穴及其疗法便览》则名研子。定位：位于尺骨茎突之高点处。主治：热病后发豌豆疮。刺灸法：不针，艾炷灸 1～2 壮，或艾条灸 3～5min。

附：文献记载

《备急千金要方》：热病后发豌豆疮，灸两手腕研子骨尖上三壮，男左女右。

阎明广

金代医家。详针灸之学。注何若愚《流注指微赋》，并入其所著《流注经络井荥图歌诀》中，易名为《子午流注针经》。

沿皮刺

刺法名。又称横刺。见该条。

偃侧人经

书名。南朝宋·秦承祖撰。见《隋书·经籍志》，三卷。书佚。

偃侧图

书名。撰人不详。《隋书·经籍志》记有二卷本、八卷本两种。均佚。

偃侧杂针灸经

书名。南朝宋·秦承祖撰。见于《隋书·经籍志》，三卷。书佚。

延髓刺激法

电针中枢部刺激方法之一。在枕骨与颈椎之间针刺，当针尖抵达延髓小脑池部的硬脊膜时，患者出现突然的震颤感觉或霎时昏晕，此时绝不可再深刺，以防发生意外。多用于精神病特别是狂躁性精神病。

延髓神经麻痹颈针疗法

用毫针刺激颈部特定腧穴治疗延髓神经麻痹的方法。以 2～3 寸毫针，在枕骨大孔后缘相当于风池穴处进针，垂直于针刺哑门穴的方向，横穿透至对侧皮下，进行大幅度捻转，频率在 200 次/min 左右。开始患者无任何感觉，捻转几分钟后感觉满头发热，头痛。捻转快，幅度大，患者反应较大，效果较好。每次治疗 20min 左右，每日 1 次，2 周为 1 个疗程。用此法治疗延髓神经麻痹引起的吞咽困难效果较好。

延庭

部位名，又称年寿，参见该条。

眼点

手针穴名。见《常用新医疗法手册》。定位：拇指指关节尺侧赤白肉际。主治：眼病。刺灸法：针直刺 0.3～0.5 寸；艾炷灸 3～5 壮。

眼系

又称目系，指眼后与脑相连接的组织。《灵枢·寒热病》："足太阳有通项入于脑者，正属目本，名曰眼系。"《灵枢·动输》："足之阳明……循咽，上走空窍，循眼系，入络脑。"参见"目系"条。

眼穴皮肤电阻测定法

腧穴测定方法名。是应用经络测定仪在眼区周围眼眶皮肤上测定其电阻来寻找针刺反应点的方法，仪表指针读数最高处即是反应点。

眼穴诊断

是通过对患者眼区形态观察进行诊断疾病的方法。彭静山教授根据东汉华佗"看眼察病"的方法，通过对临床患者观察治疗，分析总结而创立的。该法将眼球分为 8 个经区。两眼向前平视，经瞳孔中心做一垂直线，并延伸过上下眼睑，将眼区分为 4 个象限，再将每一个象限划分为 2 个相等区，其 8 个相等区即是 8 个经区，其中左眼 8 区的排列顺序是顺时针方向，右眼是逆时针方向。各经区所代表的脏腑，左右相同，依次为：肺、大肠—肾、膀胱—上焦—肝、胆—中焦—心、小肠—脾、胃—下焦。左眼一区由 10 时 30 分至 12 时，成顺时针排列；右眼一区 7 时 30 分至 6 时，成逆时针排列。通过观察眼区的变化可以判定相应经区所主脏腑经络病变。眼针的腧穴不另起名称，根据"看眼察病"经络分布的 8 个经区，腧穴在眼眶外一周，距离眼球 1 横指，眶上在眉头的下 1/3，下离眼眶边缘 0.2 寸许，叫作"眼周眼区穴"，每个腧穴分别主治所代表的脏腑经络所发生的病症。正常人球结膜上的血管细而不明显，发生疾病以后血管的形状、颜色均有变化，临床上可根据这些变化诊察疾病，并结合眼区的腧穴进行诊断。若血管根部变得粗大，血管曲张，血管变长，从某一经区延到邻近经区，血管分杈，血管在球结膜上隆起，常见于六腑病变时；凝血凝集成片状，见于肝胆、下焦区，多属郁症；延长的血管末端像悬垂的露水珠，多见于虫积或瘀血患者。血管颜色的变化为：色紫红属热盛；颜色浅淡，属虚证或寒证；颜色红中带黑，为新病转热；鲜红色，为新得的实热证；暗灰色，为陈旧性病灶；深红色，为病热加重；淡黄色，为疾病将愈；红中带黄，为病势减轻。目前眼诊主要用于神经系统、心血管系统、生殖泌尿系统的大多数疾病。还有腰腿疼痛，头面五官疾患也可选用眼诊。

眼针按压探穴法

腧穴探查方法。是用按压的方法找到敏感反应点，以此为针刺眼穴的腧穴探查法，用玻璃点眼棒或三棱针柄等圆头器械在所选的眼周眶区穴内，用轻、慢、均匀一致的压力寻找敏感点，当找到敏感点时，患者多有酸、麻、重、胀或发热、发凉、微痛、舒服等感觉，可挑感觉最明显处加重压力，停留数秒，使局部皮肤出现凹陷痕迹，作为针刺标志。如反复按压操作仍查不到敏感点，可按选好的经区针刺。

眼针疗法

疗法名称。是指针刺眼球周围、眼眶边缘的腧穴以治疗全身疾病的方法。它在传统的看眼察病的基础上将眼球、眼眶分成八区十三穴，各代表不同脏腑、经脉，而用以治疗不同脏腑、经脉的病症。应用循经取穴、看眼取穴、三焦取穴等取穴规律和用按压探穴方法，找到针刺反应点，采用直刺法，以达到骨膜为度，不可过深。若反应点不明显，可按照经区进行横刺，由经区边缘进针，其深度不能超越所刺的经区界限。眼针的操作绝不可用捻转提插手法，刺入后得气即可，留针一般为 5～10min。其独特之处在于取穴时必须查看眼球结膜上血管形色的微妙变化，然后辨证取穴施治。具有操作简便，疗效迅速，无痛安全的特点。对急性腰扭伤、中风半身不遂早期，各种疼痛病证有较好的疗效。针刺时必须注意保护眼球，对眼睑肥厚或眼睑上青色静脉很明显者，均不宜施行眼针。

眼针三焦取穴法

取穴法。即按病位取穴，是按三焦分布的部位对症取穴的方法。为眼针取穴规律之一。如头面、上肢、胸部疾患取上焦区；腰背部和上腹部及膈肌以下，脐水平线以上脏器取中焦区；腰骶部、盆腔、臀部、泌尿生殖系统及下肢等取下焦区。

眼针腧穴

指眼针疗法所刺激的眼球周围和眼眶边缘的特定部位。将眼球分成 8 个经区：两眼向前平视，经瞳孔中心作一水平线并延伸过内外眦再经瞳孔中心作一垂直线并延伸过上下眼眶，从而将眼区划分为 4 个象限，再将每一个象限划分为 2 个相等区，此即 8 个相等区。左眼 8 区是顺时针排列，右眼 8 区是逆时针排列，各经区所代表的脏腑，左右相同。1 区：肺，大肠；2 区：肾，膀胱；3 区：上焦；4 区：肝、胆；5 区：中焦;6 区:心,小肠;7 区:脾,胃;8 区:下焦。统称八区十三穴。定位分布在眼眶外一周,距眼球一横指之外,距眼眶边缘 0.2 寸许。凡属针灸治疗适应证均可试用眼针治疗。尤其对脑血管意外、脑外伤所致偏瘫疗效甚佳。对多种疾病所致疼痛,也具有较好效果。

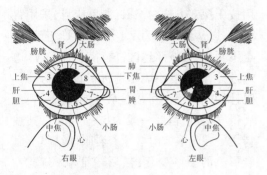

眼针循经取穴法

取穴方法。是根据眼睛各经区与病症相符的,有明显的血管形色变化的对应区来决定取穴的方法。为眼针取穴规律之一。如腰痛可在左眼或右眼下焦区、肾区、膀胱区看到形态、颜色均有改变的血管。

眼针针刺法

针刺手法名。指用眼针治疗疾病的操作方法。以 30~32 号 0.5 寸长不锈钢针,先以左手指压住眼球,并使眼眶的皮肤绷紧,右手持针,在离眼眶边缘 0.2 寸处轻轻刺入,有针刺反应点的可以直刺 0.1~0.2 寸,达骨膜即可。按经区取穴的沿皮横刺 0.2~0.4 寸,横刺时沿皮刺入皮内,由经区边缘进针,不可超越所刺经区。眼针一般不用手法,刺入后得气即可,如针后未得气,可以持针稍提出,调整针刺方向重新刺入。当需补泻时,沿皮横刺,按左、右眼腧穴定向,顺着序列进针为补,逆其序列进针为泻。上、中、下三焦区可针到全区,其他 5 个经区,每经区只有一半属于某经,应刺一半,不可超越。留针 5~30min,以症状消失为度。

燕口

奇穴名。见《备急千金要方》。《类经图翼》列作奇穴,名燕口。定位:位于面部,两口角之外方,皮肤与黏膜移行处。局部解剖:在口轮匝肌内缘中,深层为颊肌;有面神经颊支,眶下神经分支,深层为颊神经的末支。主治:狂乱叫骂,小儿痉挛,便闭,尿闭,口唇部肌肉痉挛;面神经麻痹,三叉神经痛等。刺灸法:直刺 0.1~0.3 寸;艾炷灸 3~7 壮。

附:文献记载

《备急千金要方》:狂风骂詈挝斫人,名为热阳风,灸口两吻边燕口处赤白肉际各一壮。

《针灸孔穴及其疗法便览》:燕口,奇穴。口吻两旁赤白肉际,地仓穴微内些……亦治口裂诸肌痉挛、颜面神经麻痹、三叉神经痛。

yang

羊矢

一、解剖部位名。指股上内侧,腹股沟下方的淋巴结处。《针灸甲乙经》:"阴廉,在羊矢下。"《针方六集·神照集》:"羊矢者,肤中有核如羊矢也。"

二、奇穴名。见《备急千金要方》。《类经图翼》列作奇穴。位于股内横纹中,按皮肉间有核如羊矢处。主治:瘰疬,气攻两胁,小腹胀急,疝气偏坠等。刺灸法:斜刺,深 0.3~0.5 寸;艾炷灸 3~5 壮,或温灸 5~10min。

附:文献记载

《备急千金要方》:瘰疬……羊矢灸一百壮。

阳白

经穴名。见《针灸甲乙经》。属足少阳胆经,为足少阳、阳维之会。定位:在前额部,当瞳孔直上,眉上 1 寸。局部解剖:布有额神经外侧支;在额肌中,有额动、静脉外侧支通过。主治:头痛,目痛,目眩,眼睑瞤动,迎风流泪,外眦疼痛,雀目;近视,夜盲,结膜炎,面神经麻痹,三叉神经痛等。刺灸法:平刺 0.5～0.8 寸;艾炷灸 1～3 壮,或艾条灸 3～5min。

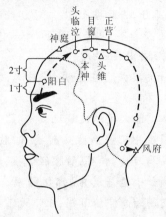

附一:腧穴定位文献记载

《针灸甲乙经》:在眉上一寸,直瞳子。

《循经考穴编》广注:当眉正中量上一寸也。

《针灸集成》:在眉上七分,直瞳子。

附二:腧穴主治文献记载

《针灸甲乙经》:头目瞳子痛,不可以视,挟项强急、不可以顾。

《备急千金要方》:目瞳子痛痒,远视䀮䀮,昏夜无所见。

《铜人腧穴针灸图经》:目眩,背膝寒慄,重衣不得温。

《扁鹊神应针灸玉龙经》:头风如破,眉目间痛。

《针灸大成》:瞳子痒痛,目上视,远视䀮䀮,昏夜无见,日痛目眩,背膝寒慄,重衣不得温。

《循经考穴编》:赤脉贯睛,努肉攀珠,或赤肿,或冷眵,及风寒头痛。

▲注:本穴《针灸大成》作"手足阳明、少阳、阳维五脉之会"。

阳池

经穴名。见《灵枢·本输》。属手少阳三焦经。为本经原穴。别名:别阳。定位:在腕背横纹中,当指伸肌腱的尺侧缘凹陷处。局部解剖:布有尺神经的手背支及前臂背侧皮神经末支;在皮下有手背静脉网和第四掌背动脉通过。主治:腕痛,肩臂痛,疟疾,头痛,目赤,耳聋,喉痹,项强,消渴;感冒,扁桃体炎,腕关节及周围软组织疾患,糖尿病,角膜炎,结膜炎等。刺灸法:直刺 0.3～0.5寸;艾炷灸 3～5 壮,或艾条灸 5～10min。

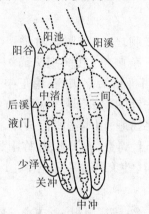

现代研究证明:针刺阳池穴可使不蠕动或蠕动很弱的降结肠下部及直肠的蠕动增强。对垂体—性腺功能也有影响,特别是对性腺、卵巢的影响比较明显,有避孕作用。动物实验提示,在"阳池"注射乙酰胆碱,可引起心率加快。

附一:腧穴定位文献记载

《灵枢·本输》:在腕上陷者之中也。

《针灸甲乙经》:在手表上腕上陷者中。

《针灸大成》:手表腕上陷中,从指本节直摸下至腕中心。

《医学入门》:手掌背横纹陷中。

《循经考穴编》广注:指本节直下至腕背中心两筋间。

附二:腧穴主治文献记载

《针灸甲乙经》:肩痛不能自举,汗不出,颈痛;痎疟;寒热。

《备急千金要方》:热病汗不出。

《千金翼方》:消渴口干烦闷。

《外台秘要》:颈肿;寒热瘰疬。

《扁鹊神应针灸玉龙经》:心痛,胸满,臂疼,身沉步难,腕劳。

《针灸大成》:消渴,口干烦闷,寒热疟,或因折伤,手腕捉物不得,肩臂痛不得举。

《循经考穴编》:腕痛无力,或红肿不可屈伸。

▲注:本穴《铜人腧穴针灸图经》云:不可灸。

阳刺

十二刺之一,与阴刺对举。《黄帝内经太素·杂刺》:"在头疾头痛……阳刺,入一旁四。"指治疗头痛,用正中一针,四旁各刺一针的刺法,即《灵枢·官针》所述十二刺之扬刺,因本法用治头痛,头为阳,且刺入五针奇数,亦属阳,故称阳刺。林亿新校正引《针灸甲乙经》作阳刺。

阳辅

经穴名。见《灵枢·本输》。属足少阳胆经,为本经经穴。别名:分肉、绝骨。定位:在小腿外侧,当外踝尖上4寸,腓骨前缘稍前方。局部解剖:布有腓浅神经;在趾长伸肌和腓骨短肌之间;有胫前动、静脉分支通过。主治:偏头痛,目外眦痛,胸胁、下肢外侧痛,喉痹,腋下肿痛,瘰疬,脚气,半身不遂,疟疾;颈淋巴结炎,青光眼,扁桃体炎,坐骨神经痛等。刺灸法:直刺1～1.5寸;艾炷灸3～5壮,或艾条灸5～10min。

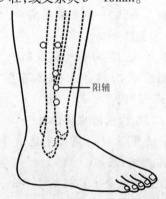

附一:腧穴定位文献记载

《灵枢·本输》:外踝之上,辅骨之前,及绝骨之端。

《针灸甲乙经》:在足外踝上四寸,辅骨前,绝骨端,如前三分,去丘墟七寸。

《针灸大成》:足外踝上四寸,辅骨前,绝骨端三分,去丘墟七寸。

《医宗金鉴》:从光明下行一寸,辅骨前,绝骨端,内斜三分。

《针灸集成》:在光明、悬钟二穴之中,微向外。

附二:腧穴主治文献记载

《针灸甲乙经》:寒热酸痛,四肢不举,腋下肿,马刀瘘,喉痹,髀膝胫骨摇,酸痹不仁;腰痛如小锤居其中,怫然肿痛,不可以咳,咳则筋缩急。诸节痛,上下无常,寒热。

《备急千金要方》:诸风;胸胁痛。

《铜人腧穴针灸图经》:腰溶溶如坐水中,膝下肤肿,筋挛。

《针灸大成》:腰溶溶如坐水中,膝下浮肿,筋挛。百节酸痛,实无所知。诸节尽痛,痛无常处。腋下肿瘘,喉痹,马刀挟瘿,膝胻酸,风痹不仁,厥逆,口苦太息,心胁痛,面尘,头角颌痛,目锐眦痛,缺盆中肿痛,汗出振寒,疟,胸中、胁、肋、髀、膝外至绝骨外踝前痛,善洁面青。

《循经考穴编》:瘫痪痿痹;瘿疬。

阳纲

经穴名。见《针灸甲乙经》。属足太阳膀胱经。定位:在背部,当第十胸椎棘突下,旁开3寸。局部解剖:布有第九、十胸神经后支外侧支,深层为第十肋间神经干;有背阔肌、髂肋肌;有第十肋间动、静脉背侧支。主治:肠鸣,泄泻,腹胀腹痛,黄疸,消渴,食不下;肝炎,胆囊炎,胆道蛔虫症,胃炎,糖尿病等。刺灸法:斜刺0.5～0.8寸(不宜深刺);艾炷灸3～5壮,或艾条灸5～15min。

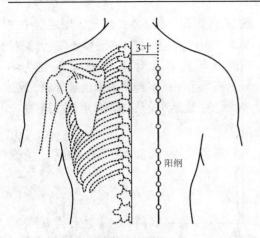

附一:腧穴定位文献记载

《针灸甲乙经》:在第十椎下两傍各三寸陷者中。

《类经图翼》:在十椎下,去脊中三寸半陷中。

附二:腧穴主治文献记载

《针灸甲乙经》:食饮不下,腹中雷鸣,大便不节,小便赤黄。

《备急千金要方》:肠鸣泄注;肠鸣而痛。

《太平圣惠方》:腹满胪胀;消渴,身热,面目黄,不嗜食,怠惰;小儿饮水不歇,面目黄者。

《针灸大成》:肠鸣腹痛,饮食不下,小便赤涩,腹胀身热,大便不节,泄痢赤黄,不嗜食,怠惰。

阳刚

一、经穴别名。即阳纲穴,见《太平圣惠方》。详见该条。

二、奇穴名。《古今医统》:"小儿饮水不歇,面目黄者,灸阳刚二穴各一壮,在十四椎下两傍各开一寸陷中。"位即命门旁开1寸。主治:消渴,黄疸,肠风下血,痔疮,腰痛,遗尿,遗精等。直刺0.5~1寸;艾炷灸3~7壮,或温灸5~15min。

阳谷

经穴名。见《灵枢·本输》。属手太阳小肠经,为本经经穴。定位:在手腕尺侧,当尺骨茎突与三角骨之间的凹陷处。

局部解剖:布有尺神经的手背支,在尺侧腕伸肌腱的尺侧缘,有腕背侧动脉。主治:颈颔肿痛,臂腕疼痛,头痛,目眩目赤,耳鸣耳聋,癫狂妄言,舌强口噤,齿痛,胁痛,腕、指关节痛;肋间神经痛,流行性腮腺炎,球结膜炎,癫痫等。刺灸法:直刺0.3~0.5寸;艾炷灸3壮,或艾条灸5~10min。

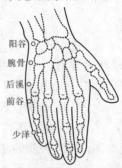

附一:腧穴定位文献记载

《灵枢·本输》:在锐骨之下陷者中也。

《针灸甲乙经》:在手外侧腕中,兑骨下陷者中。

《外台秘要方》:一云在腕上侧两筋间陷者中。

《循经考穴编》广注:当是锐骨之下大筋下。

《针灸集成》:去腕骨一寸二分,踝骨下微后些。

附二:腧穴主治文献记载

《针灸甲乙经》:泄风汗出至腰,项急,不可以左右顾及俯仰,肩弛肘废,目痛,痂疥,生疣,瘛疭,头眩目痛;风眩惊,手腕痛;肩痛不可自带衣,臂腕外侧痛不举;热病汗不出,胸痛不可息;颔肿寒热,耳鸣,聋无所闻;狂,癫疾;上牙龋痛。

《备急千金要方》:热病振栗鼓颔,腹满阴痿色不变;笑若狂,吐舌戾颈,妄言;自啮唇;目急痛赤肿;上牙齿痛,下牙齿痛;痔痛,腋下肿。

《扁鹊神应针灸玉龙经》:内障。

《针灸大成》:癫疾狂走,热病汗不出,胁痛,颈颔肿,寒热,耳聋耳鸣,齿龋痛,臂外侧痛不举,吐舌,戾颈,妄言,左右顾,目眩,小儿瘈疭,舌强不嗍乳。

《刺灸心法要诀》:头面项肿;痔漏。

阳关

经穴名。有二:一属督脉,在腰;一属胆经,在膝。《针灸大全》称前者为背阳关,后者为足阳关。近代多称腰阳关和膝阳关。详见各条。

阳交

经穴名。见《针灸甲乙经》。属足少阳胆经,为阳维脉之郄穴。别名:别阳、足骱。定位:在小腿外侧,当外踝尖上7寸,腓骨后缘。局部解剖:布有腓肠外侧皮神经;在腓骨长肌附着部。主治:胸胁胀满疼痛,下肢痿痹,惊狂,癫疾,喑不能言,面肿,脚气,癔症,肋间神经痛,胆囊炎,下肢脉管炎,腓肠肌痉挛,坐骨神经痛等。刺灸法:直刺1~1.5寸;艾炷灸3~5壮,或艾条灸5~10min。

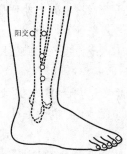

阳交

附一:腧穴定位文献记载

《针灸甲乙经》:在外踝上七寸,斜属三阳分肉间。

《循经考穴编》广注:在外丘里许,上对阳陵泉。

附二:腧穴主治文献记载

《针灸甲乙经》:寒热痹,髀胫不收;寒厥癫疾,喋龁、癔疾、惊狂。

《备急千金要方》:胸满肿。

《针灸大成》:胸满肿,膝痛足不收,寒厥,惊狂,喉痹,面肿,寒痹,膝胻不收。

《循经考穴编》:霍乱转筋。

阳厥

病名。指足少阳胆经阳气厥逆所致的病证。《灵枢·经脉》:“胆足少阳之脉……是动则病口苦,善太息,心胁痛不能转侧,甚则面微有尘,体无膏泽,足外反热,是为阳厥。”张景岳注:“本经循髀阳出膝外廉,下出外踝之前,故足外反热,本病从火,故为阳厥。”

阳窟

肠窟之误,为腹结别名。见《针灸聚英》。详见该条。

阳陵

一、阳陵泉穴简称。《通玄指要赋》:“胁下肋边者,刺阳陵而即止。”详见该条。

二、膝阳关穴别名。见《针灸大全》。详见该条。

阳陵泉

经穴名。见《灵枢·邪气藏府病形》。属足少阳胆经,为本经合穴,八会穴之筋会。定位:在小腿外侧,当腓骨小头前下方凹陷处。局部解剖:当腓总神经分为腓浅神经及腓深神经处;在腓骨长、短肌中;有膝下外侧动、静脉通过。主治:半身不遂,下肢痿痹、麻木,膝股肿痛,胁肋痛,口苦,呕吐,黄疸,脚气,便秘,小儿惊风;肝炎,胆囊炎,胆道蛔虫症,肋间神经痛,坐骨神经痛,膝关节及周围软组织疾患,破伤风等。刺灸法:直刺1~1.5寸;艾炷灸3~5壮,或艾条灸5~10min。

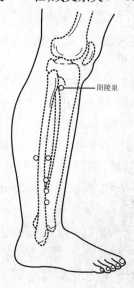

阳陵泉

现代研究:第一,据报道,针刺家兔和大白鼠"足三里""阳陵泉",可使正常血管和炎灶部位血管通透性降低,加强炎灶屏障作用,阻止炎性渗出,有抗损伤和抗坏死作用。第二,据报道,针刺无胆囊疾患的正常人阳陵泉,在胆囊造影中可见大多数人的胆囊明显缩小,排空加快,在起针后10min时表现更为明显。第三,据报道,对给胆道术患者皮下注射吗啡引起胆道内压升高,针刺足三里、阳陵泉,不仅使之停止上升,且可引起迅速下降。详见"足三里"条。第四,据报道,当皮下注射吗啡引起胆道括约肌痉挛时,针刺巨阙、不容、阳陵泉、足三里穴组,有明显的解痉作用。详见"巨阙"条。第五,临床研究证明,针刺阳陵泉穴可使胆囊收缩,胆总管规律性收缩,排出胆道造影剂而进入十二指肠,并可促进胆汁分泌,对奥狄括约肌有明显的解痉作用和良好的镇痛作用。第六,针刺阳陵泉穴对脑血流量有一定影响,可使脑血流量增加,脑血管阻力降低。低频电针阳陵泉、足三里穴,能够促进胃液分泌。另有临床研究显示电针阳陵泉穴对于缓解腓肠肌痉挛状态有明显疗效。

附一:腧穴定位文献记载

《灵枢·本输》:在膝外陷者中也。

《针灸甲乙经》:在膝下一寸,胻外廉陷者中。

《备急千金要方》:在膝下外尖骨前陷者中是。

《针灸集成》:在三里上六分,横开二寸。

附二:腧穴主治文献记载

《灵枢·九针十二原》:人不欲行,疾高而外者。

《灵枢·邪气藏府病形》:胆病者,善太息,口苦,呕宿汁,心下澹澹,恐人将捕之,嗌中吤吤然,数唾……其寒热者。

《针灸甲乙经》:胆胀者;髀痹引膝,股外廉痛,不仁,筋急;胁下榰满,呕吐逆。

《备急千金要方》:头痛寒热,汗出,不恶寒。

《铜人腧穴针灸图经》:膝伸不得屈,冷痹脚不仁,偏风半身不遂,脚冷无血色。

《太平圣惠方》:喉中鸣。

《玉龙歌》:膝盖红肿鹤膝风,阳陵二穴亦堪攻,阴陵针透尤收效,红肿全消见异功。

《针灸大成》:膝伸不得屈,髀枢膝骨冷痹,脚气,膝股内外廉不仁,偏风半身不遂,脚冷无血色,苦嗌中介然,头面肿,足筋挛。

阳络

一、指位于体表或上行的络脉。《灵枢·百病始生》:"阳络伤则血外溢,血外溢则衄血。"《素问·经络论篇》:"阳络之色变无常。"张景岳注:"浅而在外者是为阳络,阳络浮显,色不应经,故随四时之气以为进退,而变无常也。"意指阳络表浅外显,颜色随四季变化而深浅不同。

二、指足阳明经的络脉。《素问·调经篇》:"形有余,则泻其阳经;不足,则补其阳络。"高士宗注:"阳络,阳明之络也。"

阳脉

指属于六腑的经脉,即手、足三阳经。《灵枢·脉度》:"故阴脉荣其藏,阳脉荣其腑,如环之无端。"说明阴脉主要是营运五脏的精气,阳脉主要是营运六腑的精气。表里内外,互相贯通,如圆环一样,终而复始地循环,维持机体正常的功能活动。

阳脉之海

指督脉。在十二经脉中,手、足三阳经脉均会于督脉,督脉有统率阳经和调节一身阳气的作用,因称阳脉之海。《十四经发挥》:"督脉者,起于下极之腧……属阳脉之海也。"

阳明脉

早期经脉名。即指足阳明经脉,是足

阳明胃经最初的名称。见马王堆汉墓帛书《阴阳十一脉灸经》:"阳明脉:系于骬骨外廉,循骬而上,穿膑,出鱼股□□□□穿乳,穿颊,出目外廉,环颜□。是动则病:洒洒病寒,喜龙(申)数吹(欠),颜黑,病肿,病至则恶人与火,闻木音则惕然惊,心肠(惕),欲独闭户牖而处,病甚则欲登高而歌,弃衣而走,此为骬蹷(厥)。是阳明脉主治其所产病:颜痛,鼻衄(衄),颔颈痛,乳痛,心与胠痛,腹外肿,阳(肠)痛,膝跳,跗□□,为十病。"参见"足阳明胃经""足阳明胃经病候"条。

阳蹻

一、指阳蹻脉,见该条。

二、指申脉穴。《素问·气穴论篇》:"阴阳蹻四穴"。王冰注:"阳蹻穴是谓申脉,阳蹻所生,在外踝下陷者中。"《针灸大全》作申脉别名。

阳蹻病

经脉病候之一。关系人的清醒或睡眠及肢体活动。《灵枢·寒热病》:"阳气盛则瞋目"。《难经·二十九难》:"阳蹻为病,阴缓而阳急。"说明阳蹻脉气失调,会出现肢体内侧肌肉弛缓而外侧拘急的病症。据《针灸大全》所载八脉八穴,申脉通于阳蹻,其主治症有腰背强直,腿肿,恶风,自汗,头痛,雷头风,目赤痛,手足麻痹,拘挛厥逆,耳聋,鼻衄,癫痫,骨节疼痛,遍身肿,满头出汗等。

阳蹻脉

奇经八脉之一。见《灵枢·寒热病》《难经·二十八难》等。其循行路线,从足太阳经分出,起于足跟中,从外踝上行,经髋部、肩部、面部至目内眦,上行入风池,在项中两筋间入脑。与阴蹻脉共同具有交通一身阴阳之气,调节肢体运动的作用,男子多动以阳蹻为主,卫气行于阳则阳蹻盛主目张,与人的活动及睡眠有密切的联系。

参见"阳蹻""阳蹻病"条。

阳蹻脉穴

阳蹻脉循行线上没有腧穴分布,阳蹻脉穴是指阳蹻脉与十二正经,任脉,督脉的交会腧穴,用之可治阳蹻脉病变。交会腧穴有申脉、仆参、跗阳(足太阳膀胱经),居髎(足少阳胆经)、臑俞(手太阳小肠经)、肩髃、巨骨(手阳明大肠经)、天髎(手少阳三焦经)、地仓、巨髎、承泣(足阳明胃经),睛明(足太阳膀胱经),详见各条。

阳燧

灸用器具名。指古时用铜质制成的凹面镜,用以聚集日光,点燃艾炷施灸。《本草纲目》:"阳燧,火镜也。以铜铸成,其面凹,摩热向日,以艾承之则得火。"

阳燧锭灸

灸法名。药锭灸之一。由硫黄加其他药物混合制成药锭,放在腧穴上点燃施灸。《医宗金鉴》治痈疽用阳燧锭灸,"蟾酥(末)、朱砂(末)、川乌(末)、草乌(末)各五分,白僵蚕(末)一条。以上共和匀,用硫黄一两五钱,置杓内,微火炖化;次入前蟾酥等末,搅匀;再入当门子麝香二分,冰片一分,搅匀;即倾入湿磁盘内,速荡转成片,俟冷,取收磁罐内。用时取甜瓜子大一块,要上尖下平,先用红枣肉擦灸处,粘药于上。用灯草蘸油,拈火焠药锭上,灸五壮或七壮、九壮毕,即饮米醋半酒盅。候起小泡,用线针串破,出黄水些须,贴万应膏,其毒即消。"

阳维

一、指阳维脉。

二、奇穴名。见《千金翼方》。定位:颞部耳郭背侧之根部,前与耳屏间切迹相平。主治:耳鸣,耳聋,耳流脓,小儿惊痫等。刺灸法:直刺0.1~0.2寸;艾炷灸5~7壮。

附:文献记载

《千金翼方》:耳风聋雷鸣,灸阳维五十壮。在耳后,引耳令前,弦弦筋上是。

《经外奇穴治疗诀》:阳维,在耳后发际边,与听宫穴平行相对取之。主治耳聋,耳鸣,流脓。针二分,灸三壮。

阳维病

经脉病候之一。《难经·二十九难》:"阳维为病苦寒热。"张洁古解释说:"卫为阳,主表,阳维受邪为病在表,故苦寒热。"说明阳维发病,可出现发冷、发热,外感热病等表证。此外在《素问·刺腰痛篇》还有"阳维之脉令人腰痛,痛上怫然肿,刺阳维之脉"的记载。据《针灸大全》所载八脉八穴,外关通于阳维,其主治症有肢节肿疼,膝部有冷感,四肢不遂,头风,背胯内外骨筋疼痛,头项疼痛,眉棱骨痛,手足热,发麻,盗汗,破伤风,目眼赤痛,表热不解等。

阳维脉

奇经八脉之一。联络各阳经,起"溢蓄"作用。《素问·刺腰痛篇》:"阳维之脉,脉与太阳合腨下间,去地一尺所。"《难经·二十八难》:"阳维起于诸阳会也。"即指该脉与足太阳膀胱经相合,取穴在腿肚下际,距离地面一尺许的部位——当为阳交穴。《难经》认为阳维脉起于与各阳经交会之处,从交会穴的分布看,其脉多在头项与肩部。阳维脉病则出现发冷、发热,外感热病等。参见"阳维穴""阳维病"条。

阳维穴

一、阳维脉交会穴,据《针灸甲乙经》等书记载,下肢部交会足太阳经的金门、足少阳经的阳交(郄);肩部交会手太阳经的臑俞、手少阳经的天髎、足少阳经的肩井;头部交会足少阳经的风池、脑空、承灵、正营、目窗、临泣、阳白、本神,督脉的哑门、风府。《素问·刺腰痛论篇》:"刺阳维之脉,

脉与太阳合腨下间,去地一尺所。"当是指其郄穴阳交所在。

二、指外关穴。《针经指南》载:"外关通阳维,"为八脉交会穴之一。

阳溪

经穴名。见《灵枢·本输》。属手阳明大肠经,为本经经穴。别名:中魁。定位:在腕背横纹桡侧,手拇指向上翘起时,当拇长伸肌腱与拇短伸肌腱之间的凹陷中。局部解剖:布有桡神经浅支,前臂外侧皮神经,在拇短伸肌腱与拇长伸肌腱之间,并有头静脉、桡动脉本干及腕背支通过。主治:头痛,目赤目翳,耳聋耳鸣,齿痛,喉痹,臂腕疼痛,小儿消化不良,结膜炎,扁桃体炎,面神经麻痹,腕关节炎等。刺灸法:直刺0.3~0.5寸;艾炷灸3壮,艾条灸5~15min。

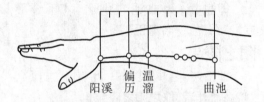

附一:腧穴定位文献记载

《灵枢·本输》:在(手大指次指本节后)两筋间陷者中。

《针灸甲乙经》:在腕中上侧两筋间陷者中。

《千金翼方》注:一云在合谷上三寸。

《循经考穴编》广注:在虎口后腕侧上两筋罅间,与太渊相并,直对食指本节,骨尖有动脉。

《医宗金鉴》:从合谷穴循行手腕中,上侧两筋间陷中,张大指次指取之。

附二:腧穴主治文献记载

《针灸甲乙经》:鼻鼽衄,热病汗不出;瞤目,目痛瞑,头痛,龋齿痛,泣出,厥逆头痛,胸满不得息;寒热;喉痹;耳聋鸣;疟寒甚;狂言善笑见鬼;痂疥。

《备急千金要方》:热病烦心,心闷而

汗不出,掌中热,心痛,身热如火,浸淫烦满,舌本痛;惊痪;主疟;吐舌,庆颈妄言;寒咳呕沫;臂腕外侧痛不举;耳痛;目痛赤。

《外台秘要方》:热病肠澼,臑肘臂痛。

《针灸资生经》:牙痛。

《铜人腧穴针灸图经》:目风赤野,有翳。

《针灸大成》:狂言喜笑见鬼,热病烦心,目风赤烂有翳,厥逆头痛,胸满不得息,寒热疟疾,寒嗽呕沫,喉痹,耳鸣耳聋,惊掣,肘臂不举,疬疥。

《循经考穴编》:手腕疼肿;五指拘挛,腕疼彻肘。

《医宗金鉴》:瘾疹。

阳泽

即鬼臣,为曲池穴别名。《千金翼方》:"阳泽,一名鬼臣。"

阳之陵泉

即阳陵泉。《灵枢·九针十二原》:"疾高而外者,取之阳之陵泉也"。

阳中隐阴

针刺手法名。为先补后泻法。操作方法是先针至浅部(半寸左右),行紧按慢提九数,觉微热,再进针至深部(1 寸左右),行慢按紧提六数,此为一度。必要时可反复施术。适用于先寒后热,虚中夹实之症。本法以补为主,补中有泻,故名阳中隐阴。《针灸大全》:"先寒后热浅而深,以九六之法,则先补后泻也。"《针灸大成》:"凡用针之时,先运入五分,乃行九阳之数,如觉微热,便运一寸之内,却行六阴之数,以得气,此乃阳中隐阴,可治先寒后热之症,先补后泻也。"

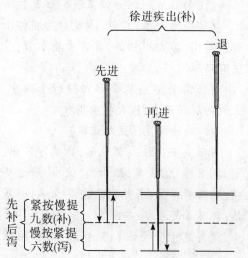

扬刺

古刺法名。十二刺之一。《灵枢·官针》:"扬刺者,正内一,傍内四,而浮之,以治寒气之博大者也。"指正入一针,旁入四针而浅,可以治疗寒气稽留而积较大而浅的病症。这种刺法扬散浮浅,故名扬刺。近代所用之梅花针,即衍于此法。

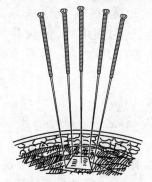

杨白

即阳白穴,见《医学入门》,详见该条。

杨继洲

明代针灸学家,约生活于 1522～1620 年,名济时,衢州(今浙江衢江区)人。其祖父曾任太医,家富医籍,继洲究心研习,后任职太医院。于 1601 年(万历二十九年),出其家传《卫生针灸玄机秘要》,融贯自己的经验和医案,复选录各家针灸文献,由晋阳(今山西太原)靳贤增选校补,成为《针灸大成》。书中收有杨氏应太医院考试的"策"四篇,表达其学术思想。认为"病以人殊,治以疾异","治法因乎人,不因乎数;变通随乎症,不随乎法"。书中载述针灸方法较多,对针刺得气、手法、透针法、疗程、晕针等问题有不少发挥，取材广泛，内容丰富，还记载了许多奇穴，并强调针灸药物按摩并重，对针灸学的发展做出了重要贡献。

杨甲三

当代针灸学家，生活于 1919～2001 年，江苏武进区人。早年受业于名医吴秉森门下，满师后，又师从于承淡安先生，专修中医针灸，1936 年毕业于无锡针灸讲习班，即在江苏悬壶济世。1950 年至 1957 年，担任南京中医学校（南京中医药大学前身）针灸教学工作及江苏省各市、县的针灸巡回普及工作。1957 年调入北京，参加北京中医学院的筹建，担任针灸学院基础及临床教学工作。1982 年北京中医学院针灸推拿系成立时，担任第一任主任。1990 年获国务院特殊津贴。曾任北京中医学院院务委员会委员、学术委员会副主任委员、中国针灸学会常务委员、卫生部医学科委员会委员等职。

杨氏主张将五输穴的主治作用与五脏病机统一起来，加以辨证运用，提出井穴应肝、荣穴应心、输穴应脾、经穴应肺、合穴应肾的学说。提出了本经外经病和内脏病证不同取穴方法，总结出四种毫针单手进针法，即悬空下压式、角度转变下压式、捻转下压式和连续下压式。注重运针、得气，应用头穴治疗多种病症，从而扩大了头穴的治疗范围。杨氏主编有《针灸临床取穴图解》《杨甲三取穴经验》《针灸取学法》《腧穴学》《针灸学》等。

杨介

北宋医学家。字吉老，泗州（今江苏）人。早年曾举孝廉不就，遂专心习医。曾以理中丸加冰糖煎服治徽宗脾胃病。于1113 年（政和三年）绘编《存真环中图》，原图已佚。据《郡斋读书后志》载，此图乃根据崇宁年间（1102～1106 年）刑场所见绘成。"存真"，指脏腑图。"环中"，指十二经图。对人体五脏六腑做了详细描述，对研究明堂针灸，解剖学有学术价值。其图为《针灸聚英》《针灸大成》所引用。

杨介宾

当代针灸学家，生活于 1929～2007 年，笔名水竹林，四川省金堂县人。出身于中医名门世家，幼承庭训，儒而兼医，早年随父杨术全临证习医，精研医典，深得中医要旨。1947 年即悬壶桑梓。1950 年参加金堂县卫生工作者协会，并在联合诊所工作，后被聘为金堂县人民医院中医师。1956 年选送到成都中医进修学校学习，1958 年考入成都中医学院师资班学习，1959 年毕业，留校执教。拜蜀中名医吴棹仙、蒲湘澄门下，系统学习了中医经典理论和历代名家著述，精研针灸、子午流注和灵龟八法等。1978 年，奉命援外去莫桑比克，以其神奇的针术被外国朋友誉为"神针杨"，曾任成都中医学院针灸临床教研室主任、教授，四川省第六届人大代表。1991 年被国家中医药管理局、人事部遴选为继承老中医药专家学术经验指导教师。享受政府特殊津贴。曾任全国自然科学基金委员会评审委员、全国高等医药院校教材编审委员会委员、全国时间生物医学会理事、四川省时间生物医学会副理事长、省针灸学会理事、四川省教委高级职称评审委员、四川省人体科学研究会理事，成都市中医学会常务理事、针灸学会主任委员、《四川中医》杂志编委等职。

杨氏擅长刺血疗法，操作方法有点刺术、散刺术、划刺术和锥刺术四种，应用于中风、高血压、流感、黄疸性肝炎等二十多种疾病的治疗。杨氏善用特定穴，交经八穴和天星十二，用担截配穴法、同名经配穴法选取腧穴。擅长艾灸疗法，在前人经验的基础上，研制了火棉灸、药锭灸、点按灸和药线灸等方法；熟谙针灸时间治疗法，常将子午流注、灵龟八法和飞腾八法用于临床。杨氏著有《经络学》《针灸学题解》《子午流注概述》等著作及论文三十余篇。

杨敬斋针灸全书

书名。又名《秘传常山敬斋杨先生针灸全书》。原题明代陈言著。刊于1591年（明万历十九年）。共二卷。本书的内容与徐凤《针灸大全》基本相同，唯编次先后有异，以歌赋和104幅插图为主。上卷有周身经穴歌、金针赋、流注指要赋、灵光赋、席弘赋、标幽赋等，下卷有十二经脉歌、经穴起止歌、十五脉络歌、经脉气血多少歌、禁针灸歌、十三鬼穴歌、天星秘诀歌、马丹阳天星十二穴并杂病歌、四总穴歌、千金十一穴歌、治病十一穴歌、子午流注逐日按时定穴歌等。现有1955年群联出版社影印本。杨敬斋，常山人，事迹不详。

杨上善

隋唐时代医学家。其里籍、时代正史无考。李濂、林亿称他"在大业中（605～617年）为太医侍御。"唐显庆中（656～660年）任职太子文学。高宗乾封年间（666～667年）编注《黄帝内经太素》和《黄帝内经明堂类成》。

杨体仁

清代医家。字生庵，四川渠县人。晓针灸、养生之术。著《针灸心法》，并辑《一壶天》等书。

杨玄操

唐代医学家。曾任歙州（今安徽歙县）县尉。注《难经》《黄帝明堂经》，对针灸学术的阐释有一定贡献。撰《黄帝八十一难经注》《明堂音义》《针经音》，均佚。

杨珣

明代医家。陕西人。擅长针灸，曾任职太医院。博览群书，深得医经之旨，对经络、腧穴、针灸补泻有研究。1512年（正德壬申年），都察御史耿公来陕任职，促其详考诸说，绘列图像，撰成《针灸集书》二卷。1515年（正德乙亥年），耿为刊行。

杨颜齐

宋代针灸家。里籍不详。《宋史·艺文志》载有"颜齐《灸经》十卷"。佚。

养老

经穴名。出自《针灸甲乙经》，属手太阳小肠经，为本经郄穴。定位：在前臂背面尺侧，当尺骨小头近端桡侧凹陷中。局部解剖：布有前臂背侧皮神经和尺神经手背支的吻合支，在尺侧腕伸肌腱和小指固有伸肌腱之间，有前臂骨间背侧动、静脉的末支。主治：目视不明，肩、背、肘、臂酸痛，肘肿，腰痛，呃逆等。刺灸法：直刺或斜刺0.3～0.5寸；艾炷灸1～3壮，或艾条灸5～10min。

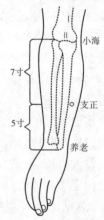

附一：腧穴定位文献记载

《针灸甲乙经》：在手踝骨上一空，腕后一寸陷者中。

《循经考穴编》：在手踝骨上有空，再后一寸陷中。广注：合居阳谷后一寸五分。

《针灸集成》：去阳谷一寸二分，行向外。

附二：腧穴主治文献记载

《针灸甲乙经》：肩痛欲折，臑如拔，手不能自上下。

《铜人腧穴针灸图经》：目视不明。

《扁鹊神应针灸玉龙经》：肩背强急，眼痛。

《针灸大成》：肩臂酸疼，肩欲折，臂如

拔,手不能自上下,目视不明。

《循经考穴编》:肘外廉红肿,肩臂酸麻,冷风疼痛。

《类经图翼》:腰重痛不可转侧,起坐艰难,及筋挛脚痹,不可屈伸。

yao

腰根

奇穴名。定位:位于第一骶椎棘突两侧各3寸处。主治:足病。针3~4寸。

附:文献记载

《针灸真髓》:腰根穴,此穴主治足病,是先生(指泽田)的特创穴,部位在肠骨后上棘的外方,沿肠骨边,离脊柱三寸,当膀胱经第二行和第三行的中间。

腰户

腰俞穴别名,见《针灸甲乙经》。详见该条。

腰孔

奇穴别名。即十七椎穴,见《经外奇穴图谱》。详见该条。

腰目

奇穴名。见《备急千金要方》。定位:在腰部正中线,左右旁开各一寸五分,与第五腰椎棘突平高。主治:消渴,小便数等。刺灸法:针0.5~0.8寸;艾炷灸3~7壮。

附:文献记载

《备急千金要方》:消渴、小便数……又灸腰目,在肾输下三寸,亦夹脊骨两旁各一寸半左右,以指按取。

腰奇

奇穴名。见《中医杂志》。定位:在骶部,当尾骨端直上2寸。局部解剖:在棘上韧带处,有第二、第三骶动、静脉,分布有第二、三骶神经后支。主治:癫痫,头痛,失眠,便秘等。刺灸法:将皮肤提起直刺0.3寸,再沿皮向上刺2~2.5寸,针感向上扩散至后头部,用重刺激有良效。

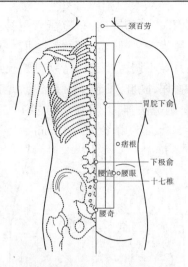

附:文献记载

《中医杂志》1955年第9号第46页李恩唐、郭鸿奎"针灸验案七则":在骶尾骨端直上2寸,骶角之间凹陷中。

《上海针灸杂志》1982年第4期吴义新报道:采用穴位埋线治疗癫痫。取腰奇、丰隆(双),埋置羊肠线,3个月1次,共需3次,结果32例中,显效11例,有效17例,好转2例,无效2例。

《新中医》1985年第2期薄延相报道:运用腧穴割治法治疗癫痫62例。取腰奇、大椎、命门、陶道等穴,经1~6次割治,治愈者24例,有效26例,无效12例,总有效率80%。

《陕西中医》1986年第8期魏翼报道:腰奇穴在临床之应用。腰奇穴是督、任、冲三脉交会部位,在督脉正中线,骶椎二、三棘突近下方,尾骶骨直上2寸处。刺法:伏卧,腰部垫高,腧穴消毒,以28~30号针点刺进针,缓慢捻进。治癫痫:针芒沿脊椎向上,进针2~2.5寸;治子宫脱垂:针芒向上,进针2.5~3寸;治痔疮:针芒沿脊椎向下,进针2寸。疗效:共治疗癫痫、子宫脱、痔疮143例,痊愈96例,显效30例,好转5例,无效12例。

腰俞

经穴名。见《素问·缪刺论篇》。属督脉。别名:髓空、髓孔、背解、腰户、髓俞、腰柱。定位:在骶部,当后正中线上,适对骶管裂孔。局部解剖:布有骶管尾神经分支,有骶骨动、静脉后支及棘突间静脉丛。主治:月经不调,盆腔炎,痔疾,腰脊强直,淋浊,血尿,脱肛,便血,下肢痿痹,足冷筋挛等。刺灸法:向上斜刺 0.5~1 寸;艾炷灸 3~5 壮,或艾条灸 10~15min。

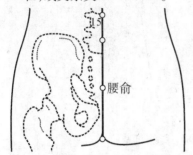

附一:腧穴定位主治文献

《针灸甲乙经》:在第二十一椎节下间。

《扁鹊心书》:腰俞穴在脊骨二十一椎下。

《针灸大成》:二十一椎下宛宛中,以挺身伏地舒身,两手相重支额,纵四体,后乃取其穴。

附二:腧穴主治文献记载

《针灸甲乙经》:腰以下至足,清不仁,不可以坐起,尻不举;乳子下赤白。

《备急千金要方》:月闭溺赤,脊强互引反折,汗不出;腰背不便,转筋急痹筋挛。

《千金翼方》:脚转筋。

《太平圣惠方》:温疟,痰疟;腰重如石,难举动。

《针灸大成》:腰胯腰脊痛,不得俯仰,温疟汗不出,足痹不仁,伤寒四肢热不已,妇人月水闭,溺赤。

《标幽赋》:秋夫针腰俞而鬼免沉疴。

《针灸聚英》:伤寒四肢热不已。

《循经考穴编》:淋浊;妇人月病。

腰痛点

奇穴名。又名威灵、精灵。定位:在手背侧,当第二、三掌骨及第四、五掌骨之间,当腕横纹和掌指关节中点处。主治:急性腰扭伤。针刺法:由两侧向掌中斜刺0.5~0.8寸。

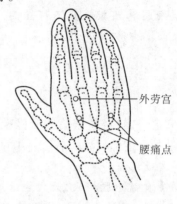

附:文献记载

《小儿推拿方脉活婴秘旨全书》:威灵穴,在虎口下两旁歧有圆骨处;精灵穴,在四、五指夹界下半寸。

《针灸学》:腰痛穴,手背指总伸肌腱两侧,腕横纹上一寸处,一手两穴。主治急性腰扭伤。由两侧向掌中斜刺 0.5~0.8寸。

腰腿点

手针穴名。见《常用新医疗法手册》。定位:位于手背腕横纹前1.5寸,第二指伸肌腱桡侧及第四指伸肌腱的尺侧处,近掌骨的中段定穴。左右两侧计 4 穴。主治:腰扭伤,腰痛等。刺灸法:针 0.3~0.5 寸;艾炷灸 3~5 壮。

腰眼

奇穴名。又名鬼眼、腰目窌、癸亥、遇仙。见《肘后备急要方》。定位:在腰部,当第四腰椎棘突下,旁开约3.5寸凹陷中。局部解剖:有背阔肌、髂肋肌,浅层主要布有臀上皮神经和第四腰神经后支的皮支;深层主要有第四腰神经后支的肌支和第四腰动、静脉的分支。主治:虚劳羸瘦,腰痛,尿频,睾丸病,妇科疾病等。刺灸法:直刺0.5~1 寸;艾炷灸 3~7 壮。

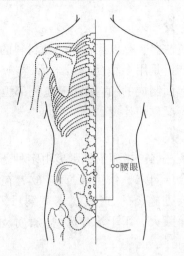

附:文献记载

《肘后备急方》:腰痛,灸腰眼七壮。

《医说》:灸瘵疾……当以癸亥夜二更……之时,解去下体衣服,于腰上两旁微陷处,针灸家谓之腰眼,直身平立,用笔点定,然后上床合面而卧,每灼小艾炷七壮,劳虫或吐出,或泻下,即时平安。

《膏肓灸法》:腰眼,令其人面壁,先以十脚指尖抵地,遂合掌挺身,上承至极处,则腰间并脐处自有两窝,遂窝点定,而后俯卧,灸主传尸,功胜四花,日取癸亥,亥时毋令病者先觉,遂点遂灸。

腰阳关

经穴名。见《素问·气府论篇》王冰注。属督脉,原名阳关。《针灸大全》称背阳关。别名:脊阳关。定位:在腰部,当后正中线上,第四腰椎棘突下凹陷中。局部解剖:布有腰神经后支的内侧支,有腰动脉后支及棘突间皮下静脉丛。主治:腰骶痛,下肢痿痹,赤白带下,月经不调,遗精;坐骨神经痛,神经性呕吐,盆腔炎等。刺灸法:

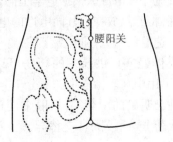

针尖稍向上直刺0.8~1.5寸;艾炷灸3~7壮,或艾条灸5~20min。

现代研究证实,电针腰阳关所产生的镇痛作用,以神经生化观察,主要是通过激发下行抑制,对痛觉冲动在脊髓内的传递进行控制和影响。另据报道,针刺腰阳关对于急性坐骨神经痛患者,可降低血清C反应蛋白的含量,因而具有较强的镇痛作用。

附一:腧穴定位文献记载

《素问·气府论篇》王冰注:在第十六椎节下间。

《铜人腧穴针灸图经》:在十六椎节下间,伏而取之。

附二:腧穴主治文献记载

《备急千金要方》:主呕吐不止,多涎。

《针灸大成》:膝外不可屈伸,风痹不仁,筋挛不行。

《循经考穴编》:劳损腰胯痛,遗精白浊,妇人月病带下。

腰柱　腰注

均为腰俞穴别名。腰柱见《外台秘要方》;腰注即腰柱,《太平圣惠方》将"柱"作"注"。

摇法

一、针刺手法名。金代窦默《针经指南》:"摇者,凡泻时欲出针,必须动摇而出者是也。"指出针时,左右摇动针体的方法。《针灸问对》说"退针出穴之时,必须摆撼而出之。"《针灸大成》称为"摇针"。本法摇而出针,开大针孔,以泄邪气,泻法用之。源于《灵枢·官能》中的"摇大其穴"。

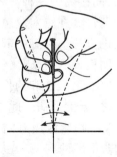

二、推拿手法名。是活动关节的一种方法。有调和气血,滑利关节等作用。缓慢摇动又称运法,大幅度摇转又称盘法。

姚良

明代医家。一作姚亮,字晋卿,吴县(今属江苏)人。宋代姚爽之七世孙。以医名于世,对针灸也有研究。撰《考古针灸图经》,佚。事见《吴县志》。

姚僧垣

南北朝时北周医家。生活于498~583年。一作僧坦,字法卫。吴兴武康(今浙江钱塘)人。父菩提爱好医药。僧垣自幼通医,24岁时传家业,得梁武帝赏识,曾任梁太医正等医官。《周书》载其治验病案多则,言其"医术高妙,为当世所推,前后效验,不可胜记,声誉既盛,远闻边服。至于诸蕃外域,咸请托之。"治病主张用灸法。《外台秘要方》中收其灸法处方多则。著有《集验方》。

药棒疗法

疗法名称。指以特制的木棒蘸上配制好的中药液,在人体适当的腧穴上叩击或直接以木棒振动、按压患者病变部位或特定穴的经脉、腧穴以治疗疾病的方法。本法将药与按摩、捏筋、正骨等手法相结合,具有舒筋通络、活血化瘀、散结止痛的作用。主要适应于软组织急慢性损伤,伤寒湿痹及其他内科疾病,如头痛、感冒、眩晕等。

药饼灸

灸法名,间接灸的一种。将辛温芳香的药物制成药饼放在腧穴及患处,上置艾炷点燃施灸的方法。有温中散寒,行气活血的作用。明代云栖寺袾宏《竹窗随笔》:"近有僧行灸法者,其法和药作饼,置艾炷于其上而燃之,云治万病。此不知出自何书,传自何人。"临床应用有附子饼灸、椒饼灸及豉饼灸等多种。

药锭灸

灸法名。是以药锭作热源材料的灸治法。药锭是用多种药物研末后,与硫黄合在一起而制成的,直接置于施灸部位点燃施灸。又称药片灸。

药捻灸

灸法名。指用绵纸紧裹由多种药物研细混合的药末捻作药条,直接放置在体表或腧穴处施灸的方法。《本草纲目》中又称为蓬莱火。用于治疗风痹、瘰疬、水胀、膈气、胃气等。

药物电离子穴位透入法

亦称穴位直流电离子导入疗法。是利用直流电的电解作用,将药物离子透入腧穴以治疗疾病的方法。透入部位的药物有效浓度高、维持时间长、无痛苦。方法:使用直流电疗机或电兴奋治疗机,选择大小适宜的圆形电极,电极的湿绒布衬垫浸上药液,放置在腧穴处,每次不超过6穴。药物由与其所带电荷极性相同的一极导入体内。阳离子(如钙、镁、锌、钾)药物由阳极导入,阴离子(如碘、溴、氯、磷)药物由阴极导入。中药注射液极性不明显,可在两个电极同时导入。电流强度以患者能耐受为宜,多在$3~5$mA左右,通电时间约$10~20$min。本法主要用于神经痛、周围神经炎、自主神经功能紊乱、神经官能症、高血压、眼底出血等疾病。

药物电离子穴位透入仪

针灸仪器名。一种利用直流电将药物离子导入人体经穴的治疗仪器。其主体是一个直流稳压电源。根据电学上同性相斥的原理,将药物放在与其同电性的电极下,再置于选定的腧穴,通电后药物离子就被导入人体经穴。供导入的药物可以是西药,也可用中药。由于中药成分十分复杂,除极性已明确的中药外,一般采用正负两极都放药,或两极隔日交替导入。每次治疗 20min,电流强度根据不同组织、部位而定。该治疗仪对关节炎、急性乳腺炎、急性扭挫伤、骨质增生、高血压、面神经麻痹、神经衰弱等病症具有显著的疗效。

药熏蒸汽灸

灸法名。是用药物水煮的蒸汽熏灸患处的方法。操作时,根据病情需要选用适宜的药物,放入水中煮沸,用其蒸汽熏灸患处或熏灸腧穴,使热气直接透入深部。也可边煮边蒸。可用于治疗久痢体虚、血崩、脱肛等。

ye

夜光

攒竹穴别名,见《针灸甲乙经》。详见该条。

夜尿点

手针穴名。见《常用新医疗法手册》。定位:位于掌面,小指第二指关节横纹中点。主治:夜尿,尿频等。刺灸法:直刺0.3~0.5寸;艾炷灸3~5壮。

液门

经穴名。见《灵枢·本输》。属手少阳三焦经,为本经荥穴。别名:腋门、掖门。定位:在手背,当第四、五指间,指蹼缘后方赤白肉际处。局部解剖:布有来自尺神经的手背支;有来自尺动脉的指背动脉通过。主治:头痛,目赤,耳痛,耳鸣,咽肿齿痛,疟疾,热病汗不出,手臂疼痛;癔症,结膜炎,

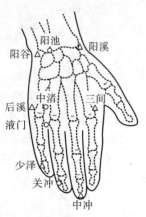

角膜炎等。刺灸法:直刺0.3~0.5寸;艾炷灸1~3壮,或艾条灸3~5min。

附一:腧穴定位文献记载

《灵枢·本输》:小指次指之间也。

《针灸大成》:手小指次指歧骨间陷中,握拳取之。

《循经考穴编》广注:手无名、小指本节前歧缝尖陷中。

《针灸集成》:在手小指次指间合缝纹头。

附二:腧穴主治文献记载

《针灸甲乙经》:疟,头痛,目涩暴变;眩,寒厥,手臂痛,胆善惊,妄言,面赤泣出;热病汗不出;下齿龋则上齿痛;风寒热;狂疾;耳聋鸣。

《备急千金要方》:热病先不乐,头痛面热无汗;耳痛;下牙齿痛;呼吸短气,咽中如息肉状;痎疟热。

《太平圣惠方》:肘痛不能自上下;目涩昽昽。

《扁鹊神应针灸玉龙经》:五痫;齿出血。

《针灸大成》:惊悸妄言,咽外肿,寒厥,手臂痛不能自上下,痎疟寒热,目赤涩,头痛,暴得耳聋,齿龈痛。

《循经考穴编》:手背红肿,五指拘挛,腕中无力;四肢浮肿。

液晶热像图摄影法

也称液晶显示。经络腧穴皮肤温度探测方法之一。从分子结构及特性上分液晶有近晶相液晶、向列相液晶和胆甾醇相液晶三类。其中胆甾醇相液晶具有独特的分子结构,故有特殊的光学特性。1964年Tragson首先采用液晶测量皮温。最先将液晶热像图摄影术用于针灸领域的是美国的M. Ssadove等。液晶在胆甾醇相中对温差异常敏感,0.1℃的温度可以引起液晶颜色的变化。温度变化产生光的选择性色散,因而在黑色衬托下产生红、橙、黄、绿、青、蓝、紫的颜色变化,其中蓝紫两种颜色

代表高温,红色代表低温,而黑色为最低温度颜色。因此,液晶热像图可以照在彩色胶片上。液晶热像图的最大特点是,一定成分的胆甾醇相液晶在同样的温度条件下总是显示出同样的颜色。液晶具体使用有涂膜和贴膜两种,一般来说贴膜法比涂膜法方便易行。贴膜法是在欲测部位上贴上喷有液晶的薄膜即可测试。液晶热像图摄影法主要用于经络及其感传,经穴诊断,判定针灸疗效,全息区域与整体关系的研究,还可用于针刺手法的研究。现在已可做到使用不同配比的液晶用以测量 -30℃ ~ +300℃范围的温度。灵敏度也可以做得很高,配比得当的液晶材料可以在1℃的温差之内显示全部光谱的色别信息。健康人有些腧穴部位比其周围组织的温度高约 0.5 ~ 1.0℃。当内脏发生病变时,也会在体表的一定部位出现热点。例如,肠绞痛的患者往往在两侧大肠俞出现热点;痉挛性腹痛患者经常在天枢穴水平出现热点;患有肝脾性消化障碍的患者,一般则在背部的肝俞、胆俞部位出现热点;膀胱功能障碍的患者在日月穴水平出现热点;下肢动脉炎时在血海穴部位存在明显的热点;而患生殖系统疾病者在五里穴部位有特异的热点。正常人的同名穴两侧温度差一般在 0.5℃以内,而患者的同名穴两侧温度差一般都超过0.5℃以上,甚至达到2℃。急性病或进展期患者患侧腧穴温度常常增高,而慢性病患者则患侧腧穴温度常常降低。针灸时与相应经穴上出现"热感"或"凉感"相伴随,常有皮肤温度的改变。

腋门

经穴别名。❶即液门穴,见《针灸甲乙经》。《备急千金要方》《外台秘要方》作掖门,《灵枢》《素问》王冰注、《医心方》《铜人腧穴针灸图经》作液门。❷指大巨穴,出《针灸甲乙经》。

腋气

奇穴名。见《医经小学》。定位:位于腋窝腋毛中。主治:腋臭(狐臭)。刺灸法:艾炷灸3壮。

附:文献记载

《医经小学》:腋气在腋下毛中。

《医宗金鉴》:凡腋气,先用快刀剃去腋毛净,乃用好定粉水调搽患处,六七日后,看腋下有一点黑者,必有孔如针大,或如簪尖,即气窍也,用艾炷如米大者灸之,三四壮愈,永不再发。

腋下

奇穴名。见《备急千金要方》。《类经图翼》列作奇穴。定位:位于胸侧部,腋中线上,腋窝下 1.5 寸处。主治:噎哕,膈中气闭塞,狐臭,食管狭窄,呃逆;胸膜炎,肋间神经痛等。刺灸法:直刺 0.3 ~ 0.6 寸;艾炷灸 3 ~ 5 壮。

附:文献记载

《备急千金要方》:噎,哕,膈中气闭塞,灸腋下聚毛下附肋宛宛中五十壮。

《针灸孔穴及其疗法便览》:腋下,奇穴。腋毛下陷中,当胁堂穴之微上方。针三至六分。灸三壮。主治狐臭,食管狭窄,呃逆;亦治胸膜炎、肋间神经痛。

掖间

奇穴别名。即掖门,见《备急千金要方》。

掖门

一、奇穴名。见《备急千金要方》。又作腋门、腋间,太阴阳、掖间。定位:位于腋中线上,腋窝下 1 寸处。局部解剖:在胸大肌外下缘,深层为喙肱肌;外侧为腋动脉;布有尺神经,正中神经,前臂内侧皮神经及臂内侧皮神经。主治:腋下狐臭,噎哕,胸闷,胸膜炎,肋间神经痛等。刺灸法:直刺 0.3 ~ 0.5 寸;艾炷灸 3 ~ 5 壮。

附:文献记载

《备急千金要方》:掖门,在掖下攒毛中一寸……灸五十壮。主风。

《千金翼方》:噎哕,膈中气闭塞,灸腋下聚毛下附肋宛宛中五十壮。神良。

二、经穴别名。即液门,见《备急千金要方》。

叶茶山

清代医家。岭南(今广东、广西一带)人。因慨叹家藏针灸医书《采艾编》残缺不全。在他人资助下,与二家兄重新检视校订,编成《采艾编翼》一书。

叶广祚

清代针灸家。字明传,岭南(今广东番禺)人。其祖父叶澄泉,得人传授灸法,传至三代,治疗多验,于1668年(康熙七年),广祚编成《采艾编》四卷,署名"茶山草木隐"。其后有署名"叶茶山"者,续编《采艾编翼》。

yi

一般反应调节法

简称反射法。是指通过比较温和的针灸方法和相关腧穴的选择,引起内脏和躯体的神经反射而治疗病症的方法。它以局部神经的反射性调节为主,实现双向性功能调节,用于局部组织或相应器官疾病的观察和治疗。其中,血管及其交感神经复合结构的反射性调节有重要作用。该法的针灸施治原则是以中、小刺激量作用于局部的神经感受装置,利用反射原理,调节该组织和器官的机能,达到治疗疾病的目的。如局部组织的缺血或瘀血(单纯性冻疮之类),及局部骨骼肌的痉挛(单纯性腓肠肌痉挛之类),通过对该处的腧穴或阿是穴的中、小刺激量的针灸,恢复神经的正常调节功能,改善患处的血液循环以治疗疾病。临床上对内脏器官功能失调的治疗,常用

一般反应调节法,即选用小刺激量法。若是窦性心动过速或过缓、单纯性肠胃功能失调等比较复杂的疾病,则需要和其他方法配合使用。

一夫法

取穴比量法之一,又称手夫。使患者食、中、环(无名指)、小指四指并拢,以其中节横纹宽度作三寸。《肘后备急方》:"以病人手横掩下,并四指,名曰一夫。"《备急千金要方》:"凡量一夫之法,覆手并舒四指,对度四指上中节上横过为一夫。"适用于下肢,下腹的直寸和背部的横寸。又说:并舒三指,也称一夫法,《备急千金要方》:"夫有两种,有三指为一夫者。"临床上以前者为常用。

一进二退

针刺手法名。进,指下插;退指上提。泻法的进退针方法。其法一次进针到深层,分两层退针到浅层。可反复施行。

一进三退

针刺手法名。见《针灸大成》。指一次进针至深部,然后按深、中、浅次序分次退至皮下的针刺方法。操作时不论进退,在每层均应根据需要做提插、捻转等手法。如需继续刺激,可以重复操作。

一扇门

奇穴名。见《小儿按摩经》。定位:位于手背部,第二、三掌指关节前缘,食指与中指指蹼缘稍后处。主治:发热汗不出,疬疮,眼病等。刺灸法:斜刺0.5~1寸;艾炷灸3~7壮,或温灸5~15min。

一窝风

奇穴名。见《小儿推拿方脉活婴秘旨全书》。定位:位于腕背横纹上,直对中指处。主治:腹痛,泄泻,急慢惊风等。刺灸法:直刺0.2~0.3寸;艾炷灸3壮。

附:文献记载

《小儿推拿方脉活婴秘旨全书》:一窝

风,在掌根尽处腕中,治肚痛极效。急慢惊风,又一窝风,掐住中指尖,主泻。

一氧化碳中毒刺血法

一氧化碳中毒急救方法之一。主穴:十宣、中冲、曲泽。操作:常规消毒上穴后,用三棱针或注射器针头点刺放血 3～5mL。轻者取一侧,重者取双侧。本法有醒脑开窍的作用。现代研究证明:刺激十宣穴有抗休克的作用。

医钞类编

书名。清代翁藻编。刊于 1830 年。共二十四卷,本书将清以前医学文献汇编而成。其中卷一为运气要诀、经穴图考、奇经八脉,并绘图说明。现有清光绪二十一年乙未(1895 年)刻本。

医工针

针具名。指医疗用针具,以与其他针具相区分。《针灸聚英》卷三载,马唧铁"或作医工针也。"宋代陶谷《清异录》:"针之为物,至微者也。问诸女流、医工,则详言利病……金头黄钢小品,医工用以砭刺者。"

医和

春秋时秦国名医。擅长针砭之术。因有"和、鹊精于针石"之说(见《汉书》)。据《左传》《国语》等载,公元前 541 年,晋平公患蛊疾,求医于秦,秦伯使医和为其诊治,医和指出其病非因鬼神,而是由于"阴、阳、风、雨、晦、明"六气异常所致,否定了鬼神致病说。

医缓

春秋时秦国医家。据《左传》,鲁成公十年(公元前 581 年),晋侯病,求医于秦,医缓前往诊治,说:"疾不可为也,在肓之上,膏之下,攻(灸)之不可,达(针)之不及,药不至焉,不可为也。"这是史书中关于使用针灸治病的早期记载。

医会元要

书名。两卷。清代蔡乃庵编。刊于1812 年。本书为丛书《医学四要》内容之一。卷一论脏腑、经络、骨度、营卫、三焦、十二经脉主病、十六络脉主病、十二经别、十二经筋主病等;卷二论奇经八脉,附脉要歌诀。现有清嘉庆十七年壬申(1812 年)刻本。

医经小学

书名。明代刘纯撰。初刊于 1388 年(洪武二十一年),全书六卷。其中卷三为经络专篇,对十二经脉、八脉交会八穴、经脉流注、周身经穴等,编成歌诀十一首,便于诵记。

医说

书名。南宋张杲编撰。成书于 1224 年(嘉定十七年)。共十卷,汇集南宋以前各种文史著作中医事文献。分为历代名医、医书、本草、针灸及治疗奇疾的医案等49 类。其中针灸门收录针法、灸法及验案共 37 则。

医心方

书名。(日本)丹波康赖编著。共三十卷。成书于 984 年(日永观二年),刊行于 1859 年(日安政六年)。此书辑录了我国唐以前的多种医药文献,内容以医学理论及各科临床为主。包括药物、针灸孔穴、临床各科疾病、养生导引、饮食禁忌等。多为《备急千金要方》《外台秘要方》所未载。其中卷二载孔穴主治法、诸家背输法、针禁法、灸禁法、针例、灸例等。其中引述扁鹊、华佗、龙衔素、僧匡等诸家散佚的针灸文献,甚可宝贵。

医学纲目

书名。明代楼英编著。刊于 1565 年。本书采辑《内经》以下历代方书、文献分部论述,全书共分十部,《刺灸》载于第一部。内容以阴阳脏腑为纲,分门别类,便于探索。对于营气、卫气、宗气的运行,以及络脉传注等,提出自己见解,对针灸有所发挥。

医学入门

书名。明代李梴编著。成书于 1575 年(万历三年)。分七卷,卷一为《针灸篇》。首载"子午八法"及"杂病穴法"。以次为"针法""灸法""炼脐法"及各种禁忌。附《杂病穴法歌》,其内容在《针灸大成》等书有引载,影响较大。

医学指归

书名。清代赵术堂编著,分上、下两卷。于 1851 年(清咸丰元年)刊行。卷首,载十二经络图像。卷上、卷下,各分"经络解""治法解",分经论述药物归经。后附奇经八脉歌等。1960 年上海科学技术出版社排印出版。

医宗金鉴

丛书名。清代吴谦等编纂。成书于 1742 年。共 90 卷。包括医学基础及临床各科著作共 15 种,其中《刺灸心法要诀》、《正骨心法要诀》为针灸、正骨方面的专书。参见"刺灸心法要诀"条。

颐

部位名,指下颌正中部。《类经》卷七张介宾:"腮下为颔,颔中为颐。"《灵枢·脉度》:"发以下至颐长一尺。"《素问·骨空论篇》任脉"上颐,循面,入目";《灵枢·经脉》:足阳明胃经"下交承浆,却循颐后下廉,出大迎";《灵枢·经别》足少阳经别,"挟咽,出颐颔中"。又释作口旁部。《刺灸心法要诀》:"颐者,口角后,颥之下也。"

遗道

奇穴名。见《备急千金要方》。又名归来。定位:❶脐下 4 寸,前正中线旁开 5 寸处;❷脐下 4 寸,前正中线旁开 2.5 寸处(位与肠遗同)。主治:遗尿,妇人阴冷肿痛等。刺灸法:艾炷灸 3～5 壮。

附:文献记载

《备急千金要方》:遗溺,灸遗道,侠玉泉五寸,随年壮;妇人阴冷肿痛,灸归来三十壮,三报。侠玉泉五寸是穴。

遗尿灸治法

遗尿治疗方法之一。主穴:关元、肾俞、太溪、复溜。操作:采用瘢痕灸法。将艾绒搓制成麦粒大小炷,置于上述腧穴上,每次任选两穴。点燃艾炷,通过艾火的烧灼,使灸处皮肤烫伤,溃烂化脓成为灸疮,使其愈后留有瘢痕,隔 3～5 日施术 1 次。本法有补肾缩尿的功能。现代研究证实,此法对膀胱张力有双向调节的作用。

胰俞

奇穴别名。即胃管下俞。见《常用新医疗法手册》。详见该条。

嗌

部位名,指咽部上段。《说文解字》:"咽,嗌也。"古代概称气管为喉,食管为咽,咽上部为嗌。《素问·骨空论篇》任脉,"至咽喉";《灵枢·五音五味》冲脉、任脉"会于咽喉";《灵枢·经脉》手太阳经,"循咽";《灵枢·经脉》手少阴经,支者,"上挟咽";《灵枢·经别》足少阳经别,"上挟咽";《灵枢·经别》足阳明经别"上循咽";《灵枢·经别》足太阴经别,"合于阳明,与别俱行,上结于咽";《素问·太阴阳明论篇》足太阴经,"络嗌"。

以痛为输

取穴用语。见《灵枢·经筋》。是指以痛点作为腧穴(阿是穴)来治疗疾病。《肘后歌》说:"打仆损伤破伤风,先于痛处下针攻。"是指应用压痛点治疗痛证。临床上应用压痛点治疗击仆、扭伤、痹证等引起的痛证。

意舍

经穴名。见《针灸甲乙经》。属足太阳膀胱经。定位:在背部,当第十一胸椎棘突下,旁开 3 寸。局部解剖:布有第十、十一胸神经后支外侧支,深层为第十一肋间神经干;有背阔肌、髂肋肌;有第十一肋间动、静脉背侧支。主治:腹胀肠鸣,恶心呕吐,食不下,泄泻,消渴,黄疸,背痛;胆囊炎,肠炎,消化不良,糖尿病等。刺灸法:斜刺0.5~0.8寸(不宜深刺);艾炷灸3~7壮,或艾条灸10~20min。

六肋间神经干;在斜方肌外缘,有髂肋肌,有第六肋间动、静脉背侧支。主治:咳嗽,气喘,胸肩背痛,发热,鼻衄;疟疾,内耳性眩晕,支气管哮喘,肺结核,冠心病,心绞痛,肋间神经痛等。刺灸法:斜刺0.5~0.8寸(不宜深刺);艾炷灸3~7壮,或艾条灸5~15min。

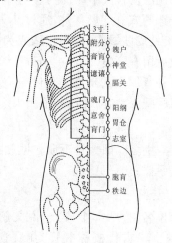

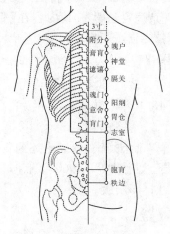

附一:腧穴定位文献记载

《针灸甲乙经》:在第十一椎下两傍各三寸陷者中。

《类经图翼》:在十一椎下,去脊中三寸半陷中。

附二:腧穴主治文献记载

《针灸甲乙经》:腹满胪胀,大便泄;消渴身热,面赤黄。

《备急千金要方》:肠鸣胪胀欲泄注。

《太平圣惠方》:胸胁胀满,背痛恶寒,饮食不下,呕吐不留住。

《针灸大成》:腹满虚胀,大便滑泄,小便赤黄,背痛,恶风寒,食饮不下,呕吐消渴,身热目黄。

《循经考穴编》:脊膂酸痛;冷嗽气攻两胁。

谚谎

经穴名。见《素问·骨空论篇》。属足太阳膀胱经。别名:五胠俞。定位:在背部,当第六胸椎棘突下,旁开3寸。局部解剖:布有第五、六胸神经后支外侧支,深层为第

附一:腧穴定位文献记载

《素问·骨空论篇》:在背下侠脊傍三寸所,厌之令病者呼谚谎,谚谎应手。

《针灸甲乙经》:在肩膊内廉侠第六椎下两傍各三寸,以手痛按之,病人言谚谎是穴。

《类经图翼》:在肩膊内廉,六椎下,去脊中各三寸半。

附二:腧穴主治文献记载

《素问·骨空论篇》大风汗出;胁络季胁引少腹而痛胀。

《针灸甲乙经》:喘逆,鼽衄,肩甲内廉痛,不可俯仰;咳逆上气;腋拘挛,暴脉急,引胁而痛,内引心肺;小儿食晦头痛;癫疾,瘛瘲互引、身热;热病汗不出,风眩善呕烦满;瘭疟、肘肿,目中痛不能视。

《备急千金要方》:风疟;肩背寒痉。

《千金翼方》:多汗疟病。

《太平圣惠方》:温疟寒疟……气满腹胀,气眩;背气满闷,胸中气噎,劳损虚乏,不得睡;小儿五心热。

《针灸大成》:大风汗不出,劳损不得卧,温疟,寒疟,背闷气满,腹胀气眩,胸中痛

引腰背,腋拘胁痛,目眩,目痛,鼻衄,喘逆,臂臑内廉痛,不得俯仰,小儿食时头痛,五心热。

《循经考穴编》:诸症不愈,虚烦劳热,胸痛引背,臑内廉痛。

癔症耳针疗法

癔症治疗方法之一。主穴:神门、脑、肾上腺、内分泌。操作:在一侧耳穴找到敏感点,用毫针以强手法捻转刺激,留针20min,间歇行针。双侧耳穴交替使用。亦可电针刺激,通电时间10~15min,必要时加百会穴。症状缓解期以王不留行籽压丸或埋针法刺激耳穴,以巩固疗效。本法有醒神开窍,养心安神的作用。现代研究证实:上述耳穴刺激可调节大脑皮层兴奋与抑制过程,使皮层听中枢引起以兴奋为主的即时改变。

异经取穴

取穴法之一。又称他经取穴。许多疾病的病理变化,在脏腑与脏腑之间,往往是彼此关联,相互影响的。因此,治疗时必须统筹兼顾,不仅在本经取穴,还要根据病情,在本经以外,与病变经脉相关的其他经脉上,包括表里经、同名经等选取腧穴。如呕吐属胃病,当取中脘、足三里,若因肝气上逆导致胃气不降而呕吐者,则当同时取太冲、肝俞平肝降逆,使胃不受侮,而呕吐可平。又如鼓胀水肿晚期,呈现肝、脾、肾数脏同病的证候,针灸处方常常选用三经以上的腧穴。因此,异经取穴法在处理错综复杂病例的过程中,应用非常广泛。

翳风

经穴名。见《针灸甲乙经》。属手少阳三焦经,为手、足少阳之会。定位:穴在耳垂后方,当下颌角与乳突之间的凹陷处。局部解剖:布有耳大神经,深部为面神经干从颅骨穿出处;有耳后动、静脉,颈外浅静脉通过。主治:耳鸣,耳聋,口祸,面瘫,齿痛,颊肿,瘰疬,暴喑;腮腺炎,三叉神经痛,角膜炎,结膜炎,中耳炎,下颌关节炎等。

刺灸法:直刺0.5~1寸;艾炷灸1~3壮,或艾条灸5~10min。

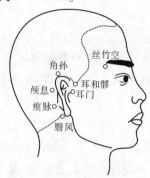

现代研究:脑血流图观察,单针双侧翳风穴治疗偏头痛,随着疼痛的缓解,原来明显增高的波幅随之下降而趋于正常,两侧波幅也相继对称。原来波幅降低者,针刺后波幅明显升高。动物实验表明,针刺"翳风"能恢复大脑皮质神经过程的平衡,脑电波观察,原来α节律波幅较低者,呈现α节律波幅增强,反之,则使α节律减弱。对大脑皮质功能有一定的调整作用。电针动物双侧"翳风"时,动脉血压变化以双向型反应为主,并表现规律性的先下降后上升。切断双侧颈迷走神经后,不影响电针"翳风"的血压效应。

附一:腧穴定位文献记载

《针灸甲乙经》:在耳后陷者中,按之引耳中。

《太平圣惠方》:在耳后尖角陷者中。

《循经考穴编》广注:耳下尖角贴耳坠后骨下陷中,开口有空。

《针灸集成》:在耳根后,距耳五分。

附二:腧穴主治文献记载

《针灸甲乙经》:痉,不能言;口僻不正,失欠颔,口噤不开;聋。

《备急千金要方》:耳痛鸣聋;下牙齿痛;牙齿龋痛;狂,癫疾,痓不能言。

《铜人腧穴针灸图经》:耳聋,口眼㖞斜……颊肿牙车急痛。

《扁鹊神应针灸玉龙经》:项上生疬子。

《循经考穴编》:耳中湿痒。

《针灸大成》:耳鸣耳聋,口眼㖞斜,脱颔颊肿,口噤不开,不能言,口吃,牙车急,小儿喜欠。

《景岳全书》:赤白翳膜目不明。

《类经图翼》:耳红肿痛,耳虚鸣。

翳明

奇穴名。见《中华医学杂志》。定位:在项部,当翳风后1寸。局部解剖:有耳后动、静脉,深层在颈内动、静脉间,分布有迷走神经,交感干的颈上神经节等。主治:夜盲,绿风内障,白内障,眼花,视物不清,近视,头痛,失眠,耳鸣等。刺灸法:针刺1~1.5寸。

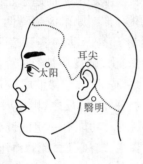

附:文献记载

《经外奇穴图谱》:翳明,位于胸突穴肌停止部乳突下陷中。

yin

音频电流耳穴检测法

也称耳郭听诊法、耳郭闻诊法、耳穴电测法。指利用音频电流耳穴探测器,根据耳穴探测时的声响与压痛反应诊断疾病的方法。当人体某一部位患病时,会在耳郭的相应腧穴出现阻抗降低的现象,为20~500kΩ,与疾病无关的正常部位耳穴电阻为500~100 000kΩ,耳穴探测仪就是根据这一特点设计的,把疾病的情况转换为声响表示出来。其使用方法是,将探笔插入耳穴探测器插孔内,使用者手持探极,患者手握握柄,打开电源,调整电位器,以耳根

穴为基准,测定基础电阻和基础声响。探测方法分为全耳探测法和重点探测法。经探测,正常腧穴:无声响,无压痛,为阴性(-);弱阳性腧穴:仪器发生弱声响,声响出现时不伴刺痛,为弱阳性(±);阳性腧穴:仪器发生的声响较弱较快,伴轻微刺痛,为阳性(+);强阳性腧穴:仪器发生声响较强较快,伴刺痛,为强阳性(++)。一般来说,弱阳性反应提示机体相应部位上的病变反应,为初起或病愈,也可为既往病史。阳性反应提示机体相应部位上的病变正在发生发展或疾病正在演变、恢复之中。强阳性反应提示机体病变的主要部位、病情最重的部位。探测时注意压力要适中,速度不快不慢,各腧穴停留时间相同,探测前不宜擦洗耳郭,仪器的灵敏度要调适中,探笔要随时改变方向,患者手握探极要保持良好接触,需进行双耳探测并记录结果进行综合分析。

音哑针刺法

音哑治法之一。主穴:廉泉、天突、人迎、太渊、天鼎。配穴:间使、合谷、二间、曲池、三阴交、足三里、照海。操作:腧穴常规消毒后,取上穴4~6个,用毫针刺,以平补平泻,留针30min,每日1次或隔日1次,10次为1个疗程。本法有通窍开音作用。现代研究证实对炎症后遗,功能性(癔症性)声嘶有奇效,过度疲劳所致的声嘶以针刺效果最好。

殷门

经穴名。见《针灸甲乙经》。属足太阳膀胱经。定位:在大腿后面,当承扶与委中的连线上,承扶下6寸。局部解剖:布有股后皮神经,深层正当坐骨神经干;在半腱肌、股二头肌之间;外侧为股深动、静脉第三穿支。主治:腰脊强痛,下肢痿痹,股后肿痛;急性腰扭伤,坐骨神经痛,腰椎间盘脱出,下肢瘫痪,重症肌无力等。刺灸法:

直刺 1~1.5 寸;艾条灸 5~15min。

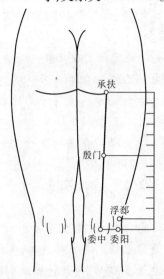

现代研究,动物实验证明:电针"殷门",测定针刺前后脑血浆中谷氨酸转氨酶含量,发现针刺组较对照组升高。说明针刺后加速了脑组织中某些与谷氨酸有关的物质代谢,增加了脑的代谢速率,调整了脑的功能。临床报道针刺殷门、肺俞穴可缓解支气管哮喘。

附一:腧穴定位文献记载

《针灸甲乙经》:在肉郄下六寸。

《类经图翼》:在承扶下六寸,腘上两筋之间。

《针灸集成》:在承扶下五寸三分。

附二:腧穴主治文献记载

《针灸甲乙经》:腰痛得俯不得仰,仰则恐仆。

《针灸大成》:腰脊不可俯仰举重,恶血泄注,外股肿。

《循经考穴编》:阴囊虚胀寒疝。

股絭

明代针灸家。字度卿,号方山,仪真(今江苏仪征)人。开棺针刺暴死产妇,得活。事见《仪真县志》。

股元

南北朝以前针灸家。里籍不详,撰有《股元针经》,见《隋书·经籍志》一卷。书佚。

股元针经

书名。股元(里籍不详)撰。见《隋书·经籍志》,一卷。书佚。

阴包

经穴名。见《针灸甲乙经》。属足厥阴肝经。别名:阴胞。定位:在大腿内侧,当股骨内上髁上 4 寸,股内肌与缝匠肌之间处。局部解剖:布有股前皮神经,闭孔神经浅、深支;在股内肌与缝匠肌之间,内收长肌中点,深层为内收短肌;有股动、静脉及旋股内侧动脉浅支通过。主治:月经不调,遗尿,小便不利,腰骶痛,腹痛;骶髂关节炎,子宫内膜炎,尿失禁,尿潴留等。刺灸法:直刺 1~2 寸;艾炷灸 3~5 壮,或艾条灸 5~10min。

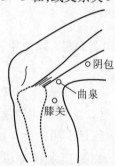

附一:腧穴定位文献记载

《针灸甲乙经》:在膝上四寸,股内廉两筋间。

《针灸大成》:膝上四寸,股内廉两筋间,蹲足取之。看膝内侧,必有槽中。

《循经考穴编》引《明堂经》:在血海上一寸。

《针灸集成》:在股内廉膝上三寸,横直阴市。

附二:腧穴主治文献记载

《针灸甲乙经》:腰痛,少腹痛。

《太平圣惠方》:腰痛连小腹肿,小便不利,及月事不调。

《铜人腧穴针灸图经》:腰尻引小腹痛,遗溺不禁。

《肘后歌》:中满。

《循经考穴编》:小便癃遗;两股生疮;妇人经病。

《针灸大成》:腰尻引小腹痛,小便难,遗溺,妇人月事不调。

《外科大成》:咬骨疽。

阴胞

即阴包。见《太平圣惠方》。详见该条。

阴刺

《内经》刺法名,十二刺之一。《灵枢·官针》:"阴刺者,左右卒刺之,以治寒厥,中寒厥,足踝后少阴也。"指取足少阴肾经在踝后的太溪穴治疗阴邪盛极而致的寒厥证的方法。施术时左右两侧都刺。因其刺阴经之穴而治阴寒之病,故名阴刺。

阴鼎

阴市穴别名。见《针灸甲乙经》。详见该条。

阴都

一、经穴名。见《针灸甲乙经》,属足少阴肾经,为冲脉、足少阴之会。别名:食宫、通关、石宫。定位:在上腹部,当脐中上 4 寸,前正中线旁开 0.5 寸。局部解剖:布有第八肋间神经;在腹直肌内缘;有腹壁上动、静脉分支通过。主治:腹痛,腹胀,肠鸣,便秘,不孕,疟疾等。刺灸法:直刺1~1.5寸;艾炷灸 5~7 壮,或艾条灸 10~15min。

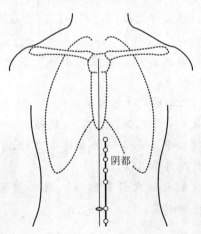

阴都

现代研究:据动物慢性实验证明针刺"阴都",可使兔、猫胃肾神经放电均增加,胃蠕动减少。

附一:腧穴定位文献记载

《针灸甲乙经》:在通谷下一寸。

《备急千金要方》:侠胃管两边相去一寸,胃管在心下三寸。

《针灸资生经》:在通谷下一寸……去腹中行……当为寸半。

《针灸集成》:在通谷下二寸少,去中行五分。

附二:腧穴主治文献记载

《针灸甲乙经》:身寒热;心满气逆。

《备急千金要方》:小肠热满;肺胀气抢,胁下热痛。

《太平圣惠方》:心恍惚。

《针灸大成》:身寒热疟病,心下烦满,逆气,肠鸣,肺胀气抢,胁下热痛,目赤痛从内眦始。

《循经考穴编》:腹胀。

《类经图翼》:目痛。

《针灸集成》:盗汗不止。

二、奇穴别名,指经中。见《针灸集成》,《经外奇穴治疗诀》作经中穴别名。定位:脐下 1.5 寸再旁开 3 寸处。局部解剖:有腹内、外斜肌及腹横肌;布有第十肋间动、静脉和肋间神经。主治:二便不通,五淋,月经不调,赤白带下,腹泻等。刺灸法:直刺 1~1.5 寸;艾炷灸 3~5 壮,或艾条灸 5~15min。

附:文献记载

《针灸集成》:阴都,在脐下一寸五分,两旁相去各三寸。

阴独八穴

奇穴别名,即八风穴,见《针灸集成》,详见该条。

阴谷

经穴名。见《灵枢·本输》。属足少阴肾经,为本经合穴。定位:在腘窝内侧,屈膝时,当半腱肌腱与半膜肌腱之间。局部解剖:布有股内侧皮神经;在半腱肌腱和半膜肌腱之间;有膝上内侧动、静脉通过。主治:阳痿,疝气,月经不调,崩漏,阴部湿痒,小便不利,癫狂,膝股酸痛;胃痉挛,膀胱炎,功能性子宫出血,阴道炎,精神分裂症等。刺灸法:直刺1~1.5寸;艾炷灸3壮,或艾条灸3~5min。

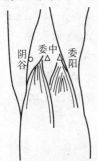

现代研究证明:针刺阴谷穴可引起膀胱的收缩效应,并有一定的利尿作用,可增加健康人的排尿量。

附一:腧穴定位文献记载

《灵枢·本输》:辅骨之后,大筋之下,小筋之上也,按之应手,屈膝而得之。

《循经考穴编》广注:当在曲泉前横纹尖处。岐伯云:屈膝有两缝尖,上为曲泉,下为阴谷。

《针灸集成》:在曲泉后横直一寸半微下些。

附二:腧穴主治文献记载

《针灸甲乙经》:狂癫;脊内廉痛,溺难,阴痿不用,少腹急引阴,及脚内廉痛;男子如蛊,女子如阻,寒热,少腹偏肿;妇女漏血,腹胀满,不得息,小便黄。

《扁鹊神应针灸玉龙经》:伤寒小便不通,腹疼,漏下赤白,小便黄赤。

《针灸大成》:膝痛如锥,不得屈伸。舌纵涎下,烦逆,溺难,小便急引,阴痛,阴痿,股内廉痛,妇人漏下不止,腹胀满不得息,小便黄,男子如蛊,女子如娠。

《循经考穴编》:阴囊湿痒,带漏不止。

《类经图翼》:少妊。

《外科大成》:心口疽。

阴关

经穴经别。指大赫或承扶穴,见《针灸甲乙经》。详见各条。

阴交

经穴名。见《针灸甲乙经》。属任脉,为任脉、冲脉、足少阴之会。别名:少关、横户。定位:在下腹部,前正中线上,当脐中下1寸。局部解剖:布有第十肋间神经前皮支的内侧支,在腹白线上,深部为小肠;有腹壁浅动、静脉分支,腹壁下动、静脉分支。主治:脐周冷痛,水肿泄泻,崩漏,带下,月事不调,产后恶露不止,小便不利,奔豚,疝气,腰膝拘挛;肾炎,子宫内膜炎,附件炎,细菌性痢疾,肠麻痹,功能性子宫出血等。刺灸法:直刺0.5~1寸(孕妇慎用);艾炷灸3~7壮,或艾条灸10~15min。

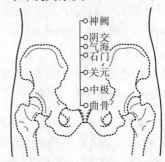

附一:腧穴定位文献记载

《针灸甲乙经》:在脐下一寸。

附二:腧穴主治文献记载

《针灸甲乙经》:贲豚上,腹膜坚,痛引阴中,不得小便,两丸骞;水肿,水气行皮中;阴疝引睾;女子手脚拘挛,腹满,疝,月水不通,乳余疾,绝子,阴痒。

《肘后备急方》:胸胁腹内绞急切痛,不可仰按,或即吐血,或鼻中出血,或下血;卒得霍乱……吐止而利不止。

《备急千金要方》:大小便不通;肠鸣濯濯如有水声;腰痛,小便不利,苦胞转。

《太平圣惠方》:脐下热,小便赤,气痛状如刀搅,作块状如覆杯,妇人断绪,月事不调,带下崩中,因产后恶露不止,绕脐冷痛。

《铜人腧穴针灸图经》:脐下疠痛,寒疝引少腹痛,腹膝拘挛,腹满,女子月事不绝。

《扁鹊心书》:斑疹……但黑泡斑及缩陷等。

《席弘赋》:小肠气撮痛连脐。

《玉龙赋》:蛊胀。

《针灸大成》:气痛如刀搅,腹膜坚痛,下引阴中,不得小便,两丸骞,疝痛,阴汗湿痒,腰膝拘挛,脐下热,鬼击,鼻出血,妇人血崩,月事不绝,带下,产后恶露不止,绕脐冷痛,绝子、阴痒,贲豚上腹,小儿陷囟。

▲注:本穴《针灸甲乙经》云:任脉、气冲之会。

阴茎穴

奇穴名。见《肘后备急方》。《类经图翼》列作奇穴,名阴茎。又名势头。定位:位于男性尿道口上宛宛中。主治:癫痫,阴缩等。刺灸法:温灸 5 ~ 10min。

附:文献记载

《肘后备急方》:治卒癫疾方,灸阴茎上宛宛中三壮,得小便通,则愈。

阴廉

经穴名。见《针灸甲乙经》。属足厥阴肝经。定位:在大腿内侧,当气冲直下 2 寸,大腿根部,耻骨结节的下方,长收肌的外缘。局部解剖:布有股神经的内侧皮支,深层为闭孔神经的浅支和深支。主治:月经不调,赤白带下,睾丸痛,腿股痛,下肢痿痹,外阴瘙痒;腹股沟淋巴结炎,子宫内膜炎,阴道炎等。刺灸法:直刺 1 ~ 1.5 寸;艾炷灸 3 ~ 5 壮,或艾条灸 5 ~ 10min。

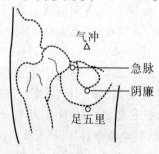

附一:腧穴定位文献记载

《针灸甲乙经》:在羊矢下,去气冲二寸,动脉中。

《类经图翼》:在羊矢下斜里三分直上,去气冲二寸,动脉陷中。

《针灸集成》:在五里上一寸大些。

附二:腧穴主治文献记载

《针灸甲乙经》:妇人绝产,若未曾产。

《针灸大成》:妇人绝产,若未经生产者,灸三壮,即有子。

《循经考穴编》:木肾,便毒。

《类经图翼》:妇人不妊,若经不调,未有孕者。

阴陵

阴陵泉的简称。《通玄指要赋》:"阴陵开通于水道。"

阴陵泉

经穴名。见《灵枢·本输》。属足太阴脾经,为本经合穴。别名:阴之陵泉、阴陵。定位:在小腿内侧,当胫骨内侧髁后下方凹陷处。局部解剖:布有小腿内侧皮神经本干,深层有胫神经,在胫骨后缘与腓肠肌之间,比目鱼肌起点上;前方有大隐静脉,膝最上动脉,最深层有胫后动、静脉通过。主治:腹胀,吐泻,水肿,黄疸,小便不利或失禁,喘逆,遗精,膝痛,下肢痿痹;急慢性肠炎,细菌性痢疾,尿潴留,尿路感染,高血压,膝关节周围软组织疾患等。刺灸法:直刺 1 ~ 2 寸;艾炷灸 3 ~ 5 壮,或艾条灸 5 ~ 10min。

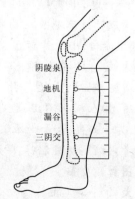

实验研究证明:针刺阴陵泉对大脑皮层功能有调节作用,强刺激多引起抑制过程;弱刺激则半数引起兴奋,半数引起抑制。对健康人弱刺激,多数引起兴奋过程;而强刺激影响较小。对于降结肠及直肠不蠕动或蠕动很弱者,针刺该穴可使蠕动增强。针刺急性细菌性痢疾患者的阴陵泉配外陵穴,凝集素平均效价值最高并且增长最快。阴陵泉穴有调节膀胱张力的作用。

附一:腧穴定位文献记载

《灵枢·本输》:辅骨之下,陷者之中也,伸而得之。

《扁鹊神应针灸玉龙经》:在膝下内侧辅骨下陷中……对阳陵泉而稍高一寸许,曲膝取之。

《医宗金鉴》:从地机上行,膝下内侧曲膝横纹头陷中。

《针灸集成》:在膝下,内辅骨下陷中,与阳陵泉相对,去膝横开一寸。

附二:腧穴主治文献记载

《针灸甲乙经》:腹中气胀,嗑嗑不嗜食,胁下满;肾腰痛不可俯仰;妇人阴中痛,少腹坚急痛;溏(泄),不化食,寒热不节;腹中气盛,腹胀逆,不得卧;气癃溺黄。

《备急千金要方》:腹胀满不得息;肠中热,暴泄;霍乱;心下满,寒中,小便不利;足痹痛。

《千金翼方》:水肿不得卧。

《外台秘要方》:女子疝瘕。

《针灸大成》:腹中寒,不嗜食,胁下满,水胀,腹坚,喘逆不得卧,腰痛不可俯仰,霍乱,疝瘕,遗精,尿失禁不自知,小便不利,气淋寒热不解,阴痛,胸中热,暴泄,飧泄。

《灵光赋》:脚气。

《天元太乙歌》:胸中满;脚膝疼痛;肠中疼痛。

《杂病穴法歌》:心胸痞满,小便不通。

《循经考穴编》:腿膝肿疼,中下部疼,无不治之。

▲注:本穴《医学入门》云:禁灸。

阴络

经络分类名。与阳络相对,指循行于深部组织和脏腑的络脉。《灵枢·百病始生》:"阳络伤则血外溢,血外溢则衄血;阴络伤则血内溢,血内溢则后血(便血)。"《素问·经络论篇》:"阴络之色应其经,阳络之色变无常。"意指循行于深部的阴络与经脉相似,而行于浅表部的阳络则因气血的盛衰而呈现不同的颜色。

阴脉之海

指任脉。十二经脉中的手、足三阴经脉、阴维脉和冲脉均会于任脉,有总调一身阴气的作用,因称阴脉之海。《十四经发挥》:"任脉起于中极之下……属阴脉之海。"

阴囊缝

奇穴名。又名囊下缝。见《备急千金要方》。定位:位于阴囊下部正中线上。主治:卒癫。刺灸法:艾炷灸7~14壮。

附:文献记载

《备急千金要方》:卒癫,灸囊下缝二七壮。又:狂风骂詈挝斫人,名为热阳风。……灸阴囊缝三十壮。

阴囊下横纹

奇穴名。见《肘后备急方》。定位:位于阴囊下第一横纹之中点。主治:目反,口噤,腹中痛等。刺灸法:艾炷灸5~7壮,或温灸5~10min。

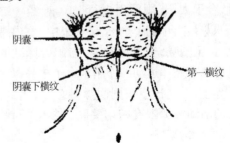

附:文献记载

《备急千金要方》:若眼反,口噤,腹中切痛,灸阴囊下第一横理十四壮。灸卒死亦良。

阴器

器官名。指外生殖器。又称前阴。《类经》卷十五张介宾:"前阴者,阴器也。"《灵枢·经脉》记载,足厥阴经,"过阴器";足阳明之筋,"聚于阴器";足太阴之筋,直者"聚于阴器",足少阳之筋,"并太阴之筋而上结于阴器";足厥阴之筋,"结于阴器"。

阴蹻病

经脉病候之一。关系清醒或睡眠及肢体的活动。《灵枢·寒热病》:"阴气盛则瞑目"。《难经·二十九难》:"阴蹻为病,阳缓而阴急。"说明阴蹻脉气失调,会出现肢体外侧的肌肉弛缓而内侧拘急。据《针灸大全》载八脉八穴,照海通于阴蹻,其主治证有咽喉气塞,小便淋沥,膀胱气痛,肠鸣,肠风下血,黄疸,吐泻,反胃,大便艰难,难产昏迷,腹中积块,胸膈噫气,梅核气等。

阴蹻脉

奇经八脉之一。载于《灵枢·脉度》与《难经·二十八难》。它是足少阴肾经的分支,起于然谷之后的照海穴,上行于内踝上方,向上沿大腿的内侧,进入前阴部,然后沿着腹部上行入胸内,入锁骨上窝,向上出人迎的前面到达鼻旁,连于目内眦,与足太阳经、阳蹻脉会合而上行。《灵枢·脉度》:"蹻脉者,少阴之别,起于然谷之后,上内踝之上,直上循股阴入阴,上循胸里,入缺盆,上出人迎之前,入頄,属目内眦,合于太阳、阳蹻而上行"。《难经·二十八难》:"阴蹻脉者,亦起于跟中,循内踝上行,至咽喉,交贯冲脉"。与阳蹻脉共同具有调节肢体运动的作用。女子多静以阴蹻为主,卫气行于阴则阴蹻盛,主目闭,与人的活动及睡眠有密切关联。参见"阴蹻穴""阴蹻病"条。

阴蹻穴

一、阴蹻脉交会穴,据《针灸甲乙经》等书记载,交会于足少阴经的照海、交信(郄),上与阳蹻会合于足太阳经的晴明穴。

二、指照海穴。《针经指南》载:照海通阴蹻,为八脉交会穴之一。详见该条。

阴市

经穴名。见《针灸甲乙经》。属足阳明胃经。别名:阴鼎。定位:在大腿前面,当髂前上棘与髌底外侧端的连线上,髌底上3寸。局部解剖:布有股前皮神经,股外侧皮神经,在股直肌与股外侧肌之间,有旋股外侧动脉降支通过。主治:腿膝痿痹,屈伸不利,腰痛,寒疝,腹胀腹痛;髌骨软化症,髌上滑囊炎,膝关节炎,下肢麻痹或瘫痪等。刺灸法:直刺0.5~1寸;艾炷灸3~5壮,或艾条灸5~10min。

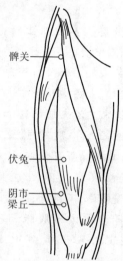

附一:腧穴定位文献记载

《针灸甲乙经》:在膝上三寸,伏兔下。

《循经考穴编》:明堂云:在膝上当伏兔下行三寸,垂手正面点到处是。

附二:腧穴主治文献记载

《针灸甲乙经》:寒疝痛,腹胀满,痿厥少气。

《备急千金要方》:膝上伏兔中寒,寒疝下至腹膝,膝腰痛如清水,小腹诸疝。

《针灸大成》:腰脚如冷水,膝寒,痿痹不仁,不得屈伸,卒寒疝,力痿少气,小腹痛,胀满,脚气,脚以下伏兔上寒,消渴。

《灵光赋》:两足拘挛。

《席弘赋》:心疼手颤。

▲注:《针灸甲乙经》:阴市禁不可灸。

阴维病

经脉病候之一。《难经·二十九难》:"阴维为病苦心痛。"张洁古解释说:"营为阴,主里,阴维受邪为病在里,故苦心痛。"可见阴维发病,则出现心痛、胃痛、胸腹痛等里证。据《针灸大全》载八脉八穴,内关通于阴维,其主治症有中满、心胸痞胀、肠鸣泄泻、脱肛、食难下膈、腹中积块坚横、胁肋攻撑疼痛、妇女胁疼心痛、结胸里急、伤寒、疟疾等。

阴维脉

奇经八脉之一。联络各阴经,起"溢蓄"作用。首见于《内经》,后《难经·二十八难》补充:"阴维,起于诸阴交也"。阴维脉与足三阴、足阳明及任脉在胸腹部相交会,此也即阴维脉之所在。阴维脉病则出现"苦心痛"等里证。参见"阴维穴""阴维病"条。

阴维穴

一、阴维脉交会穴,据《针灸甲乙经》等书记载,下肢部交会足少阴经的筑宾(郄);腹部交会足太阴经的冲门(见《外台秘要》)、府舍、大横、腹哀及足厥阴经的期门;颈部交会任脉的天突、廉泉。《素问·刺腰痛论篇》:"刺飞阳之脉,在内踝上五寸,少阴之前,与阴维之会。"是指其郄穴筑宾所在。

二、指内关穴。《针经指南》载:"内关通阴维",为八脉交会穴之一。《玉龙歌》:"腹中气块痛难当,穴法宜向内关防;八法有名阴维穴,腹中之疾永安康。"详见该条。

三、大赫穴别名,见《针灸甲乙经》。详见该条。

阴郄

经穴名。见《针灸甲乙经》。属手少阴心经,为本经郄穴。别名:少阴郄,手少阴郄。定位:在前臂掌侧,当尺侧腕屈肌腱的桡侧缘,腕横纹上0.5寸。局部解剖:布有前臂内侧皮神经,尺侧为尺神经,在尺侧腕屈肌腱与指浅屈肌之间,深层为指深屈肌,有尺动脉通过。主治:心痛,心悸怔忡,骨蒸盗汗,吐血,衄血,胃疼,失声;神经衰弱,肺结核,心律不齐,霍乱等。刺灸法:直刺0.3~0.5寸;艾炷灸1~3壮,或艾条灸3~5min。

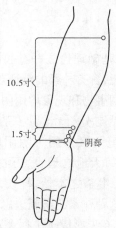

现代研究证明:阴郄穴对膀胱张力有调节作用。当膀胱处于紧张时,可使膀胱张力下降;膀胱松弛时,可使其张力上升。有报道,针刺阴郄穴可使部分癫痫大发作患者的脑电图趋于规则化。

附一:腧穴定位文献记载

《针灸甲乙经》:在掌后脉中,去腕五分。

《循经考穴编》广注:当是神门斜下一寸。一法:与阳谷相并,在兑骨阳分间,阴郄在兑骨大筋下阴分间,阴郄在筋上,阳谷在筋下。

《医宗金鉴》:从通里内行五分,掌后脉中腕后五分。

附二:腧穴主治文献记载

《针灸甲乙经》:凄凄寒嗽,吐血,逆气,惊,心痛。

《外台秘要方》:十二痫,失瘖不能言。

《铜人腧穴针灸图经》:洒淅振寒,厥逆心痛,霍乱胸中满,衄血惊恐。

《标幽赋》:盗汗,小儿骨蒸。

《普济方》:心腹绞刺,痛不可忍,腹满积聚。

《针灸大成》:鼻衄吐血,洒淅畏寒,厥逆气惊,心痛霍乱,胸中满。

《循经考穴编》:惊悸。

▲注:本穴《循经考穴编》云:禁灸。

二、长强别名。见《医学原始》。详见该条。

阴阳

一、中医基础理论之一。起源于中国古代哲学思想,含有朴素的辩证观点,即将自然界的一切事物和现象均用阴和阳这两个方面来概括与分析。《易·系辞》:"一阴一阳之谓道"。《素问·阴阳应象大论篇》:"阴阳者,天地之道也,万物之纲纪,变化之父母,生杀之本始,神明之府也。"我国人民将这种朴素的辩证法思想与医学实践相结合,逐步形成了中医基础理论中的核心学说——阴阳学说。该学说的主要内容是阴阳是相对的,又是互根的,且互为消长与转化。《素问·阴阳应象大论篇》说:"阴在内,阳之守也;阳在外,阴之使也。"《灵枢·论疾诊尺》:"重阴必阳,重阳必阴。故阴主寒,阳主热,故寒甚则热,热甚则寒。故曰寒生热,热生寒,此阴阳之变也。"用阴阳解释自然界,它是一切生物生长、发展、变化及消亡的基础,故而中医和针灸学中的脏腑、经络、腧穴、诊法、治法及方药等均离不开阴与阳。

二、奇穴别名。即营池穴,见《备急千金要方》。详见该条。

三、奇穴名。定位:足拇指趾骨关节内侧横纹端。主治:卒中恶风,赤白带下,泄泻,肠疝痛等。刺灸法:艾炷灸3~5壮,或温灸5~10min。

附:文献记载

《肘后备急方》:治卒狂言鬼语方,针其足大拇指爪甲下,入少许即止。

《备急千金要方》:女人漏下赤白,泄注,灸阴阳随年壮,三报。穴在足拇指下屈里表头白肉际是。

阴阳刺

即偶刺,见该条。

阴阳配穴法

配穴法之一。指阴经穴与阳经穴配伍应用。如内关配足三里治疗胃病,列缺配合谷治疗感冒,三阴交配足三里治疗消化不良,阴郄配后溪治疗心烦盗汗等。这种配合如属相为表里的两经,则称表里配穴法。

阴阳十一脉灸经(甲本)

帛书名。现存最早的经脉学文献,1973年文物考古工作者在湖南长沙马王堆汉墓中发现,估计是秦或秦汉间的写本。全文体例与《足臂十一脉灸经》(乙本)相似,论述较详。载于1979年文物出版社出版的《五十二病方》一书中。

阴阳十一脉灸经(乙本)

帛书名。现存最早的经脉学文献,1973年文物考古工作者在湖南长沙马王堆汉墓中发现,估计是秦或秦汉间的写本。内容与《阴阳十一脉灸经》(甲本)基本相同,缺文较甲本为多,但首尾比较完整。在叙述脉的次序上两本小有差异,载于1979年文物出版社出版的《五十二病方》一书中。

阴证散毒针

灸法名。见《串雅外编》卷二。药物处方:乳香、没药、羌活、独活、川乌、草乌、白芷、细辛、牙皂、硫黄、山甲、大贝、灵脂、肉桂、雄黄各3g,蟾酥、麝香各1g,艾绒30g。艾条制法及治疗的操作方法同"太乙神针"。适用于治疗痈疽阴证。

阴之陵泉

经穴别名。即阴陵泉,《灵枢·九针十二原》:"疾高而内者,取之阴之陵泉。"详见该条。

阴中隐阳

针刺手法名。其操作方法是先进针至深部(1寸左右),行紧提慢按六数,觉微凉,再退针至浅部(半寸左右),行紧按慢提九数,此为一度。必要时可反复施术。适用于先热后寒、实中夹虚之症。本法以泻为主,泻中有补,故名阴中隐阳。《针灸大全》:"先热后寒深而浅,以六九之法,则先泻后补也。"《针灸大成》:"凡用针之时,先运一寸,乃行六阴之数,如觉病微凉,即退至五分之中,却行九阳之数,以得气,此乃阴中隐阳,可治先热后寒之症,先泻后补也。"

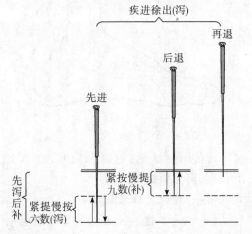

龈交

经穴名。见《素问·气府论篇》。属督脉,为督脉、任脉、足阳明经交会穴。定位:在上唇内,唇系带与上齿龈的相接处。局部解剖:布有上齿槽神经和上唇动、静脉。主治:齿龈肿痛,口歪口噤,口舌糜烂,口臭,鼻渊,癫狂,痔证;心绞痛等。刺灸法:向上斜刺0.2~0.3寸,或三棱针点刺放血;不灸。

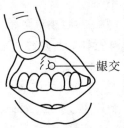

现代研究证实,针刺正常人龈交、兑端等穴,可使有效痛阈不同程度升高,并有特异性和选择性。

附一:腧穴定位文献记载

《针灸甲乙经》:唇内齿上龈缝中。

《铜人腧穴针灸图经》:在唇内齿与龈缝筋中。

《类经图翼》:在唇内上齿缝中。

附二:腧穴主治文献记载

《针灸甲乙经》:齿间出血者,有伤酸,齿床落痛,口不可开引鼻中;鼻中息肉不利,鼻头额頞中痛,鼻中有蚀疮;目痛不明。

《外台秘要方》:龈交主痉,烦满寒热,口僻,癫疾互引。

《铜人腧穴针灸图经》:治面赤心烦痛,颈项急不得回顾。小儿面疮,癣久不除。鼻塞不利。

《针灸大成》:鼻中息肉,蚀疮,鼻塞不利,额頞中痛,颈项强,目泪眵汁,牙疳肿痛,内眦赤痒痛,生白翳,面赤心烦,马黄黄疸,寒暑瘟疫,小儿面疮癣,久不除,点烙亦佳。

《针灸聚英》:马黄黄疸,寒暑温疫。

▲注:本穴《素问·气府论篇》王冰注,"督脉,任脉二经之会"。《针灸聚英》作"任、督、足阳明之会。"

龂交

经穴别名。即龈交。见《针灸甲乙经》,详见该条。

寅门

奇穴名。见《备急千金要方》。定位:在额部正中线,入前发际一寸八分处。主治:马黄黄疸等。刺灸法:针0.1~0.2寸。

附:文献记载

《备急千金要方》:寅门穴,从鼻头直入发际,度取通绳分为三断,绳取一分,入发际,当绳头针,是穴。治马黄黄疸等病。

银屑病灸治法

银屑病治疗方法之一。主穴:阿是穴(病变处)。操作:先配丹药,硫黄 15g,水飞朱砂 4.5g,樟脑 4.5g,麝香 1.5g,研成细末。用全铜容器 1 个,置于炉火上烧热,先放硫黄,烊化后拌入朱砂、樟脑,离火后即刻加入麝香拌匀,取出摊在玻璃板上,上覆盖另一块玻璃板,挤压成饼,剪成 0.2 ~ 0.3cm 的小粒,密闭于瓶内,备用。使用时,将药粒放在病变处,点燃药粒,燃尽后,连灰罨压在皮肤上。如果患处面积大,连放数个药粒,药间距离为 0.5 ~ 1cm,一次点燃。隔日 1 次。灸后防止皮肤破口。本法有温经通络的作用,现代研究证实:本法可改善局部微循环。

银针

针具名。指以银质为主制成的医用针具。其传热和导电性能较好,多用于温针。

饮郄

奇穴名。出自《外台秘要方》。穴位:在胸部,当第六肋间隙,距前正中线 6 寸处。主治:肠鸣,腹满,胸胁痛,肋间神经痛,胸膜炎等。刺灸法:沿皮刺 0.3 ~ 0.5 寸;艾炷灸 3 ~ 5 壮;或艾条灸 5 ~ 10min。

附:文献记载

《外台秘要方》:饮郄,在食门下一寸骨间隙中,主腹满胪胀,痛引脐旁,腹鸣濯濯若中有水声。

引火法

药物敷贴法的一种。《串雅外编》:"引火法:人病厥逆之症,不敢用药,以此治之。吴茱萸一两为末,以面半两,水调成糊,以布摊成膏,贴涌泉穴内,则手足不逆矣。又法:附子一个为末,米醋调成膏,贴涌泉穴上。"

引针

即出针。《素问·离合真邪论篇》:"候呼引针。"即指患者呼气时出针。

隐白

经穴名。见《灵枢·本输》。属足太阴脾经,为本经井穴。定位:在足大趾末节内侧,距趾甲角 0.1 寸(指寸)。局部解剖:布有腓浅神经的趾背神经,深层为胫神经的足底内侧神经,有趾背动脉通过。主治:腹胀,泄泻,鼻衄,吐血,崩漏,月经过多,胸满痛,咳喘,多梦,惊风,癫狂,晕厥;功能性子宫出血,急性胃肠炎,精神分裂症,神经衰弱等。刺灸法:斜刺 0.1 寸,或用三棱针点刺出血;艾炷灸 3 ~ 5 壮,或艾条灸 5 ~ 10min。

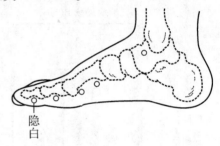

隐白

现代研究证明:针刺隐白穴,在 X 线下观察,可见胃蠕动减慢。

附一:腧穴定位文献记载

《灵枢·本输》:足大指之端内侧也。

《针灸甲乙经》:在足大指端内侧,去爪甲角如韭叶。

附二:腧穴主治文献记载

《灵枢·热病》:气满胸中喘息。

《针灸甲乙经》:气喘,热病衄不止,烦心善悲,腹胀,逆息热气,足胫中寒,不得卧,气满胸中热,暴泄,仰息,足下寒,中闷,呕吐,不欲食饮;腹中有寒气;腹满善呕,烦闷;饮渴,身伏,多睡。

《备急千金要方》:胸中痛;腹中寒冷气胀喘;头热鼻干衄;胫中寒热;疝。

《扁鹊神应针灸玉龙经》:吐血,衄;肠胃食不化,月经不止,血崩。

《针灸大成》:腹胀,喘满不得安卧,呕吐食不下,胸中热,暴泄,衄血,尸厥不识人,足寒不能温,妇人月事过时不止,小儿客忤,慢惊风。

《医宗金鉴》:心脾疼痛。

隐性循经感传

通过低频脉冲电的激发作用,不敏感人能够显示一种沿经的感觉特性,稍敏感人沿经的感觉特性大为延长,称为隐性循经感传现象。测定方法是在井穴通电5min后,用一特制的叩击锤叩击皮肤以探寻经脉线的敏感性,叩击从该经的原穴水平面开始,沿着垂直于该经的水平线逐点轻轻叩击,叩击点从这条水平线与该经内侧相邻的经脉的交点开始,经过本经到达该经外侧相邻的经脉的交点为止。隐性感传线的存在,表明在针或电刺激的作用下,人体的表层确实存在着一种特异性的、沿经性的和功能性的轨迹。沿着这条经络线的一段距离上发生了和经外的组织相区别的机能状态的变化。在这条轨迹上,各种刺激的信息在运行着,一般情况下,这种信息可能并不为大多数人所觉察,但在一定的条件下,这条轨迹从隐性传导转化为显性,从而被大脑皮层所觉察。有人认为"隐性循经感传的存在似乎预示着经络实质系进化较原始的初级传导系统。其功能表现有如'波导管'说,可能是有一定的方向,沿体表深浅不同的经络传导,并依脏腑生物电变动的电磁波束"。隐性循经感传现象是一种普遍的经络现象,无论正常人还是患者,不分年龄、性别,甚至不同人种,在适当的条件下,几乎人人可以测出和古典经络线基本符合的皮肤过敏线。隐性循经感传现象具有普遍性、定位性和循经性,如同显性感传一样,隐性感传线可被体表的机械压迫所阻滞。隐性循经感传是显性感传的基础和继续,二者可以互相转化,是经络现象的两种表现。

印堂

奇穴名。见《扁鹊神应针灸玉龙经》。

《千金翼方》称曲眉。定位:在额部,两眉间正中点。局部解剖:在掣眉间肌中;两侧有额内侧动、静脉的分支;分布有滑车上神经的睑上支。主治:头痛,眩晕,鼻衄,鼻渊,目赤肿痛,重舌,子痫,小儿急慢惊风,漏经,不寐,颜面疔疮,肩井疔,插花疔,正对口疔,偏对口疔,耳下项疔,两眉角痛,三叉神经痛,腰痛等。刺灸法:针斜刺向下方与额平面成30°角,深度可达一分,得气时有酸胀感向四周放射;艾炷灸3壮。

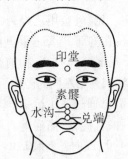

现代研究证明,电针加重灸印堂穴方法治疗过敏性鼻炎有确切疗效。

附:文献记载

《素问·刺疟篇》:刺疟者,必先问其病之所先发者,先刺之。先头痛及重者,先刺头上及两额两眉间出血。

《扁鹊神应针灸玉龙经》:头风呕吐眼昏花,穴在神庭刺不差,子女惊风皆可治,印堂刺入艾来加。印堂,在两眉间宛宛中,斜一分沿皮先透,左攒竹行补泻后,辅归元穴,退右攒竹,依上补泻,可灸七壮。小儿惊风,灸七壮,大哭者为效,不哭者为无效,不哭者难治,随症急慢补泻,急者慢补,慢者急泻,通神之穴也。

《千金翼方》:灸猥退风半身不遂法……次曲眉在两眉间。

《针灸大成》:印堂一穴,在两眉中陷中是穴。针一分,灸五壮。治小儿惊风。

《医经小学》:漏经穴法……鼻柱直上取印堂。

《针灸大全》:两眉角痛不已。攒竹二

穴,阳白二穴,印堂一穴(两眉中间),合谷二穴,头维二穴。

《玉龙赋》:印堂治其惊搐。

《玉龙歌》:孩子慢惊何可治,印堂刺入艾还加。

《医学纲目》:头重如石,印堂一分,沿皮透攒竹,先左后右,弹针出血。

ying

膺窗

经穴名。见《针灸甲乙经》。属足阳明胃经。定位:在胸部,当第三肋间隙,距前正中线4寸。局部解剖:布有胸前神经分支,有胸大肌,深层为第三肋间隙内、外肌,并有胸外侧动、静脉通过。主治:咳嗽,气喘,胸胁胀痛,唇肿,乳痛,肠疝痛等。刺灸法:直刺0.2~0.4寸,或向外斜刺0.3~0.5寸;艾炷灸3~5壮,或艾条灸5~10min。

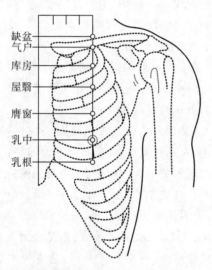

附一:腧穴定位文献记载

《针灸甲乙经》:在屋翳下一寸六分。

《素问·气府论篇》王冰注:在胸两傍侠中行各相去同身寸之四寸,巨骨下同身寸之四寸八分陷者中。

附二:腧穴主治文献记载

《针灸甲乙经》:乳痛,寒热短气卧不安。

《备急千金要方》:胸胁痛肿;肠鸣泄注。

《圣济总录》:胸满短气,唇肿。

《针灸大成》:胸满短气,唇肿,肠鸣注泄,乳痛,寒热,卧不安。

《循经考穴编》:胸膈满痛;哮喘。

膺俞

一、指胸部第三侧线各穴。《素问·气府论篇》:"膺俞十二穴"。王冰注:"谓云门、中府、周荣、胸乡、天溪、食窦,左右则十二穴也。"

二、泛指胸部各经穴。见《针灸资生经》。

三、指中府穴。见《素问·水热穴论篇》王冰注:"膺俞者,膺中之俞也。正名中府。"

膺突

奇穴名。见《外台秘要方》。定位:位于胸部乳头外开2寸直下,当第六肋间隙下1寸处。主治:饮食不入,腹满肠鸣泄泻,大便不节;肋间神经痛等。刺灸法:沿皮刺0.3~0.5寸;艾炷灸1~3壮,或艾条灸5~10min。

膺中俞

中府穴别名,见《针灸甲乙经》。详见该条。

膺中外俞

指云门、中府穴。《灵枢·五邪》:"邪在肺,则病皮肤痛,寒热,上气喘,汗出,咳动肩背,取之膺中外俞。"《类经》卷二十张介宾注:"膺中之外俞,云门,中府也。"

婴筋

指颈侧大筋,即胸锁乳突肌的前面部分。《类经》卷三十一张介宾注:"《说文》曰:'婴,颈饰也。'故颈侧之筋曰婴筋。"又称作缨筋。胸锁乳突肌下端连胸骨和锁骨,此指前连胸骨的部分。《灵枢·寒热病》记载,人迎在"婴筋之前",扶突在"婴筋之后"。

缨筋

即婴筋。参见该条。

缨脉

缨,帽带。此指颈两侧似帽带通过部位的经脉,也即足阳明胃经在颈两侧段的经脉。见《素问·通评虚实论篇》:"与缨脉各二。"王冰注:"缨脉,亦足阳明脉也,近缨之脉,故曰缨脉,缨,谓冠带也。以有左右,故云各二。"张介宾在《类经》卷二十二中注为足阳明胃经在颈部的水突、气舍等腧穴。

营池

奇穴名。见《备急千金要方》。又名阴阳。定位:足内踝下缘前、后凹陷处。局部解剖:一穴在内踝下缘,踇长屈肌止点前方;另一穴在踇长屈肌止点后方。布有胫后动脉、静脉;深部为胫神经本干。主治:月经过多,赤白带下,肠出血,尿闭等。刺灸法:直刺 0.2~0.3 寸;艾炷灸 3~7 壮,或温灸 5~15min。

附:文献记载

《备急千金要方》:女人漏下赤白,灸营池四穴三十壮,穴在内踝前后两边池中脉上,一名阴阳是。

营气

指由水谷之气化生,运行于经络,对全身起濡养作用的精微之气。它与血共行于脉中。营气富于营养,故又称"荣气"。营与血关系极为密切,可分而不可离,故常营血并称。营气与卫气相对而言,属于阴,故又称"营阴",其主要功能是营养和化生血液。《灵枢·邪客》:"营气者,泌其津液,注之于脉,化以为血,以荣四末,内注五脏六腑"。《灵枢·营卫生会》:"中焦……此所受气者,泌糟粕,蒸津液,化其精微,上注于肺脉,乃化而为血,以奉生身,莫贵于此,故独得行于经隧,命曰营气。"营气的运行即循十四经顺序,从手太阴注至足厥阴,再经督脉、任脉又回至手太阴,有一昼夜"五十营"之说。即所谓"营周不休,五十而复

大会,阴阳相贯,如环无端。"

营卫

营气、卫气的合称。《灵枢·营卫生会》:"人受气于谷,谷入于胃,以传于肺,五脏六腑,皆以受气,其清者为营,浊者为卫,营在脉中,卫在脉外",又:"营卫者,精气也",指营气、卫气均属水谷精微之气。《黄帝内经太素》卷十二杨上善注:"营卫者,人之至精之气";《类经》卷八张介宾注:"营卫之气虽分清浊,然皆水谷之精华"。以其对内起营养作用者称营气,对外起捍卫作用者称卫气。详见"营气""卫气"条。

营卫四穴

奇穴名。见《备急千金要方》。又称荣卫四穴。定位:位于骶部,正中线旁开 2 寸,分别于第一、二、三、四骶后孔外侧各 2 寸处。左右计 8 穴。主治:大小便不利,欲作腹痛等。刺灸法:艾炷灸 10~100 壮。

附:文献记载

《备急千金要方》:大小便不利,欲作腹痛,灸荣卫四穴百壮。穴在背脊四面各一寸。

《医学纲目》:背脊四面各一寸八分,腰眼下三寸,挟脊相去四寸,两边各四穴,灸十壮至百壮。

迎而夺之

刺法用语。为迎随泻法的原则。意指泻法要逆着经气,以损夺其有余。《灵枢·小针解》:"迎而夺之者,泻也。"《难经·七十九难》:"经言迎而夺之,安得无虚"。《灵枢·九针十二原》:"逆而夺之,恶得无虚",义同,意指逆其经气而刺。本条与"随而济之"相对,参见"随而济之"条。

迎随

迎,意为逆;随,意为顺。此指针刺补泻法的区分原则,又用以统称各式补泻法。《灵枢·九针十二原》:"往者为逆,来者为

顺,明知逆顺,正行无问。逆而夺之,恶得其虚?追而济之,恶得无实?迎之随之,以意和之,针道毕矣。"《难经·七十二难》:"所谓迎随者,知营卫之流行,经脉之往来也,随其逆顺而取之"。后世刺法,以顺经而刺为随、为补;逆经而刺为迎、为泻。《难经·七十九难》中又说:"迎而夺之者,泻其子也;随而济之者,补其母也。"则以子母补泻配穴为迎随。《针灸大成》载有《经络迎随设为问答》,内容即包括多种补泻法。参见"迎随补泻"条。

迎随补泻

针刺补泻手法名。指以针尖方向与经脉循行方向之间的逆(迎)、顺(随)关系来分别补泻的方法。《灵枢·终始》:"泻者迎之,补者随之,知迎知随,气可令和。"提出了泻法为迎,补法为随的见解。后世医家据此加以发挥,认为迎随是以经络循行的逆顺为准。明代杨继洲:"至于经乃为流行之道,手三阳经,从手上头,手三阴经,从胸至手;足三阳经,从头下足,足三阴经,从足入腹。故手三阳泻者,针芒望外(针尖向四肢),逆而迎之;补者,针芒望内(针尖向头身),顺而追之,余者仿此。乃是因其气血往来,而顺逆行针也。"即以顺(随)着经脉循行方向进针的为补法,以逆(迎)着经脉循行方向进针的为泻法。故亦称针向补泻。也有以顺着经脉循行方向取穴,依次用针的为补法,以逆着经脉循行方向取穴,依次用针的为泻法。

迎香

经穴名。见《针灸甲乙经》。属手阳明大肠经,为手、足阳明之会。别名:冲阳。定位:在鼻翼外缘中点旁,当鼻唇沟中。局部解剖:布有面神经与眶下神经的吻合支,在上唇方肌中,有面动、静脉及眶下动、静脉分支通过。主治:鼻塞,鼽衄,面痒,口㖞,面肿,喘息;鼻炎,副鼻窦炎,面神经麻

痹,胆道蛔虫症等。刺灸法:直刺 0.1 ～ 0.2 寸,或斜刺 0.3 ～ 0.5 寸;不宜灸。

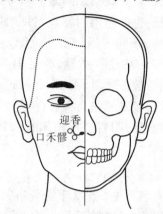

现代研究证明:电针迎香穴治疗过敏性鼻炎对喷嚏、流涕、鼻塞、鼻痒等有一定的改善作用。

附一:腧穴定位文献记载

《针灸甲乙经》:在禾髎上,鼻下孔傍。

《备急千金要方》:在禾髎上一寸,鼻孔傍。

《针灸集成》:鼻窍纹中。

附录二:腧穴主治文献记载

《针灸甲乙经》:鼻鼽不利,窒洞气塞,喎僻,多洟,鼽衄有痈。

《太平圣惠方》:鼻息不闻香臭,偏风面痒,及面浮肿。

《针灸资生经》:唇肿痛。

《针灸大成》:鼻塞不闻香臭,偏风,口㖞,面痒浮肿,风动面痒状如虫行,唇肿痛,喘息不利,鼻喎,多涕,鼽衄骨疮,鼻有息肉。

《玉龙赋》:摘迎香于鼻内,消眼热之红。

《循经考穴编》:鼻渊;口眼㖞斜。

《玉龙歌》:心火炎上,两眼红。

▲注:《针灸大成》谓此穴"禁灸"。

应突

奇穴名。见《外台秘要方》。又作膺突。定位:位于胸部乳头外开 2 寸直下,当第六肋间隙下 1 寸处。主治:饮食不入,腹

满肠鸣泄泻,大便不节以及肋间神经痛等。
刺灸法:沿皮刺0.3~0.5寸;艾炷灸1~3壮,或艾条灸5~10min。

附:文献记载

《外台秘要方》:应突,在饮郄下一寸。主饮食不入,腹中满,大便不得节,腹鸣泄注,仰腹取之。

yong

痈疽神秘灸经

书名。又称《痈疽灸经》。元代胡元庆撰,成书于1354年(元至正十四年)。明代薛己校补,称《痈疽神秘灸经校补》,于1529年(明嘉靖八年)收入《薛氏医案》中。共1卷。内容专以灸法治疗外科痈疽,分论十四经脉中治痈疽的主要腧穴、主治,收载了许多治疗痈疽"秘穴",是一本探讨痈疽病机和灸法治疗痈疽的专书。现有日本1728年(享保十三年)铁研斋翻刻本。

痈疽神妙灸经

书名。明代彭用光编集。辑入所编《简易普济良方》第五卷内。全书于1561年(嘉靖四十年)编成。为灸法治疗外科痈疽的专篇。现存明刻本。

涌泉

经穴名。见《灵枢·本输》,属足少阴肾经,为本经井穴。别名:地冲。定位:在足底部,蜷足时,足前部凹陷处,约当足底二、三趾趾缝纹头与足跟连线的前1/3与后2/3交点上。局部解剖:布有足底内侧神经支;有趾短屈肌腱,趾长屈肌腱,第二蚓状肌,深层为骨间肌;有来自胫前动脉的足底弓。主治:头顶痛,眩晕,失眠,咽痛,舌干,失声,鼻衄,黄疸,癫狂,善忘,中风,昏厥,小儿惊风,霍乱转筋,足心热,小便不利,大便难;下肢瘫痪,神经性头痛,三叉神经痛,高血压,休克,肝炎,癔症,癫痫,精神分裂症等。刺灸法:直刺0.5~1寸;艾炷

灸3壮,或艾条灸5~10min。

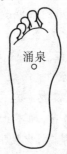

现代研究证明:涌泉穴有一定的镇痛作用,动物实验表明,针刺"涌泉"可提高痛阈,脑组织中5-羟色胺升高,去甲肾上腺素降低。而且在一天的不同时辰有节律性变化,其变化规律符合子午流注纳子法的规律。临床实验中以外周血液中的白细胞作为观察指标,探讨声电针麻在女性腹式绝育术中的临床效果,结果表明,用声电波刺激发生器接通刺入"涌泉"的员利针,受试者外周血液循环中的白细胞配布均有明显的改变,且呈双向调节,使白细胞总数提早正向波动转化,有利于机体对抗创痛性刺激。国外报道,给深度麻痹的狗静脉注射呋塞米,以引起持续而强有力的利尿作用,针刺一侧"涌泉",即可引起对侧肾脏呋塞米利尿的深度抑制。针刺涌泉穴还有降低血压的作用。

附一:腧穴定位文献记载

《灵枢·本输》:足心也。

《针灸甲乙经》:在足心陷者中,屈足卷趾宛宛中。

《外台秘要方》引甄权云:在脚心底宛宛中,白肉际。

《扁鹊神应针灸玉龙经》:在脚底心转足三缝中。又以二趾至足跟尽处折中是穴。

《循经考穴编》广注:一法以线前按齐中趾头,后按足跟,对折之当中是穴。

附二:腧穴主治文献记载

《素问·缪刺论篇》:邪客于足少阴之络,令人嗌痛,不可内食,无故善怒,气上走

贲上,刺足下中央之脉。

《灵枢·热病》:热病,侠脐急痛,胸胁满,取之涌泉与阴陵泉。

《针灸甲乙经》:热中少气厥寒,灸之热去,烦心不嗜食,咳而短气,善喘,喉痹,身热,脊胁相引,忽忽善忘;风入腹中,侠脐急,胸痛,胸胁榰满,衄不止,五指端尽痛,足不践地;瘖不能言,少腹中满,小便不利;咽中痛,不可内食;足厥,喘逆,足下清至膝;肩颈痛,时眩;妇人无子,腰痛大便难。

《备急千金要方》:霍乱转筋,癫疾;热病先腰胫酸,喜渴数饮,身清清则项痛而寒且酸。

《千金翼方》:心中懊憹痛;阴痹,腹胀,腰痛,不欲食……足下冷至膝,咽中痛不可纳食,喑不能言,小便不利,小腹痛……鼻衄不止,五疝……足热不欲言,头痛癫癫然,少气,寒厥,……肾积贲豚。

《扁鹊心书》:远年脚气肿痛,或脚心连胫骨痛,或下粗腿肿,沉重少力;脚气少力,或项麻疼痛。

《通玄指要赋》:胸结身黄。

《扁鹊神应针灸玉龙经》:传尸劳病,大便闭结。

《普济方》:心痛肺胀,胃气上逆。目中白睛青。

《针灸大成》:尸厥,面黑如炭色。咳吐有血,渴而喘,坐欲起,目䀮䀮无所见,善恐,惕惕如人将捕之,舌干咽肿,上气嗌干,烦心,心痛,黄疸,肠澼,股内后廉痛,痿厥,嗜卧,善悲欠,小腹急痛,泄而下重,足胫寒而逆,腰痛,大便难,心中结热,风疹,风痛,心病饥不嗜食,咳嗽身热,喉闭舌急失声,卒心痛,喉痹,胸胁满闷,头痛,目眩,五指端尽痛,足不践地,足下热,男子如蛊,女子如娠,妇人无子,转胞不得尿。

《肘后歌》:顶心头痛眼不开,涌泉下针定安泰。伤寒痞气结胸中,两目昏黄汗不通,涌泉妙穴三分许,速使周身汗自通。

《百症赋》:厥寒,厥热。

《循经考穴编》:奔豚疝气水胀。

勇泉

即涌泉穴,见《素问》王冰注,"勇"为"涌"字之误。详见该条。

you

幽门

一、经穴名。出自《针灸甲乙经》,属足少阴肾经,为冲脉、足少阴之会。别名:上门。定位:在上腹部,当脐中上6寸,前正中线旁开0.5寸。局部解剖:布有第七肋间神经;在腹直肌内缘;有腹壁上动、静脉分支通过。主治:腹痛,呕吐,腹胀,泄泻,胸闷,心烦,便血,痢疾;幽门狭窄,贲门痉挛,胃痉挛,胃下垂,肋间神经痛等。刺灸法:直刺0.5~0.8寸(不可深刺);艾炷灸5~7壮,或艾条灸10~15min。

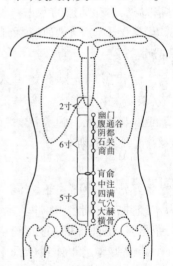

附一:腧穴定位文献记载

《针灸甲乙经》:在巨阙两傍各五分陷者中。

《备急千金要方》注云:侠巨阙两边相去各一寸。

《太平圣惠方》:在巨阙傍各一寸半陷者中。

附二:腧穴主治文献记载

《针灸甲乙经》:胸胁背相引痛,心下

混混,呕吐多唾,饮食不下。

《备急千金要方》:胸中痛引腰背,心下呕逆,面无滋润。

《外台秘要方》:善哕,支满,不能食,数咳,善忘,泄有脓血,呕沫,吐涎,少腹坚;女子心痛,逆气善吐。

《普济方》:积气肠鸣,卒痛泄利,不欲食,腹中气游走夹脐急。

《针灸大成》:小腹胀满,呕吐涎沫,喜唾,心下烦闷,胸中引痛,满不嗜食,里急数咳,健忘,泄利脓血,目赤痛从内眦始,女子心痛,逆气,善吐食不下。

《循经考穴编》:妇人乳汁不通,乳痛乳疖。

《类经图翼》引《神农经》云:心下痞胀,饮食不化,积聚疼痛。

二、经穴别名。指下脘穴,见《圣济总录》。

三、指胃的下口,为七冲门之一。《难经·四十四难》:"太仓下口为幽门。"杨玄操注:"太仓者,胃也。胃之下口,在齐(脐)上三寸,既幽隐之处,故曰幽门也。"

尤乘

明清间医学家。字生洲,别号无求子。吴门(今江苏)人。从师李中梓,后遍访名家,得针灸之传,任职于太医院3年,后归乡里与同学蒋仲芳施济针药,求治者甚多。其学术强调重视医学理论,施针须先明脏腑经络,选穴方能切中肯綮。他编订有《士材三书》《尤氏喉科秘书》《博物知本》3种。后者收载他自传的《藏府性鉴》《药品辨义》,他重辑修订的徐师曾《经络全书》,于1691年(清康熙三十年)刊行。

油捻灸

灸法的一种。以纸捻蘸植物油点燃后,在腧穴处进行熏灸。《本草纲目》卷六:"年深疥癣,遍身延蔓者:硫黄、艾叶研匀作捻,浸油点灯,于被中熏之"。元代危亦林《世医得效方·痧证》:"近时多有头

额及胸前两边有小红点于皮肤者,却用纸捻成条或大灯草微蘸香油于香油灯上点烧,于红点上焌爆者。"

右关

即石关穴,出自《太平圣惠方》。"石"误作"右"字。

右玉液

奇穴名。详见"金津 玉液"条。

yu

于法开

晋代僧人,针灸家。据《绍兴府志》,从释支遁(本姓吴,字道林)研习医典,明晓医术。迁居于剡(今浙江嵊州)。某次出行,暮投宿民家。适主人妻临产,胎儿积日不下。法开令食肥羊肉十余脔,然后针之,即产下。361年(晋升平五年)曾为孝宗视疾。撰有《议论备豫方》一卷,未传。

宛陈则除之

针灸治则之一。见《灵枢·九针十二原》。"宛"通"郁",即气血郁滞,或邪气郁结不散之意;"陈"即陈久或陈旧之意;本条主要阐明凡气血郁久不散,积于脉络所引起的疾病,治疗时应祛除瘀滞,或用毫针散刺,或三棱针点刺,或梅花针叩刺,或刺络拔罐。如邪入营血郁结不解引起的热证,宜用三棱针点刺十二井穴以祛除邪热;外伤扭挫引起的疼痛,可取阿是穴用刺络拔罐法以除瘀通络;漏肩风肩痛日久,由于局部气血运行不畅,蕴郁而生湿热,以致患处发生肿胀,甚则关节僵直,肘臂不能举动,疼痛剧烈者,可用梅花针局部叩刺出血以祛除瘀滞,通络止痛。

鱼肠

即鱼腹,为承山穴别名。见《循经考穴编》。

鱼腹

承山穴别名,见《针灸甲乙经》。详见

该条。

鱼腹山

即鱼腹，为承山穴别名，见《太平圣惠方》。

鱼际

一、经穴名。见《灵枢·本输》。属手太阴肺经，为本经荥穴。定位：在手拇指本节（第一掌指关节）后凹陷处，约当第一掌骨中点桡侧，赤白肉际处。局部解剖：有拇短展肌，拇指对掌肌；有拇指静脉回流支通过，布有前臂外侧皮神经和桡神经浅支混合支，掌侧为正中神经掌皮支。主治：咳嗽，咯血，失声，喉痹，心痛，身热，乳痈，肘挛，掌心热；支气管炎，支气管哮喘，扁桃体炎，乳腺炎，手腕部腱鞘病等。刺灸法：直刺 0.5～0.8 寸；艾炷灸 3 壮，艾条灸 1～3min。

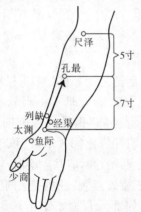

现代研究证明：针刺鱼际穴有平喘作用，应用放射免疫分析法和动物实验都表明，哮喘的发作，与血浆和肺组织中环磷酸腺苷含量及环磷酸腺苷/环磷酸鸟苷比值降低有关，针刺鱼际穴 2 周后，血浆环磷酸腺苷含量及环磷酸腺苷/环磷酸鸟苷比值均较针前显著升高，其临床症状明显改善，哮鸣音减少，肺最大通气量增加。针刺鱼际，还可以改善肺呼吸功能，使呼吸平稳。

附一：腧穴定位文献记载

《灵枢·本输》：鱼际者，手鱼也。

《针灸甲乙经》：在手大指本节后，内侧散脉中。

《针灸大成》：大指本节后，内侧白肉际陷中。

《类经》：手腕之前，大指本节之间，其肥肉隆起形如鱼者，统谓之鱼；寸口之前，鱼之后曰鱼际穴。

《循经考穴编》广注：约居横纹后一寸。

附二：腧穴主治文献记载

《灵枢·热病》：热病而汗且出，及脉顺可汗者，取之鱼际、太渊、大都、太白。

《灵枢·厥病》：厥心痛，卧若徒居心痛间；动则痛益甚，色不变，肺心痛也，取之鱼际、太渊。

《针灸甲乙经》：热病振栗鼓颔，腹满阴痿，咳引尻溺出，虚也。膈中虚，食欲呕，身热汗不出，数唾涎下，肩背寒热，脱色，目泣出，皆虚也；寒厥及热烦心，少气不足以息，阴湿痒，腹痛不可以食饮，肘挛支满，喉中焦干渴；短气心痹，悲怒逆气，怒狂易。

《备急千金要方》：痉上气失痹，不能言；头痛不甚汗出；痹走胸背不得息；妒乳。

《针灸资生经》：胃逆霍乱……狂惕，胃气逆。

《针灸大成》：酒病，恶风寒，虚热，舌上黄，身热头痛，咳嗽哕，伤寒汗不出，痹走胸背痛不得息，目眩，心烦少气，腹痛不下食，肘挛肢满，喉中干燥，寒憟鼓颔，咳引尻痛，溺血呕血，心痹悲恐，乳痈。

《普济方》：黄疸；舌急。

《类经图翼》：酒病；齿痛不能食饮。

《医宗金鉴》：疟疾初起，先觉发寒，伤寒汗不出。

注：《素问·刺禁论篇》：刺手鱼际，内陷，为肿。

《针灸大成》：禁灸。

《医宗金鉴》：惟牙痛可灸。

《医学入门》：禁灸。

二、部位名。❶指拇指肌群形成的隆起之赤白肉际处。其隆起称"鱼"或"手鱼"。杨上善注:"腕前,大节之后,状如鱼形,故曰手鱼也。"张介宾注:"手腕之前,大指本节之间,其肥肉隆起形如鱼者,统谓之鱼,寸口之前,鱼之后曰鱼际穴。"❷手足掌肌肉隆起处均可称"鱼"。张介宾注:"言手足鱼际非一也。然则手足掌两旁丰肉处皆谓之鱼。"

鱼络

指鱼际部的络脉。《灵枢·邪气藏府病形》:"鱼络血者,手阳明病。"《灵枢·经脉》:"胃中寒,手鱼之络多青矣;胃中有热,鱼际络赤;其暴黑者,留久痹也。"杨上善注:"胃者手阴明脉与太阴合,太阴之脉,循胃口至鱼,故候太阴之络知胃寒热,胃中有痹亦可候鱼。"意思是肺经经过胃口而达鱼际,而阳明与太阴又为表里,故通过观察鱼际部络脉的色泽变化,可判断胃部寒热及痹症的病变。

鱼尾

一、奇穴名。见《银海精微》。定位:眼外眦外方0.1寸处。主治:偏正头痛,头旋,目疾,面神经痉挛及麻痹,齿龈肿痛等。刺灸法:针刺0.2~0.3寸,或向鱼腰方向沿皮刺。

附:文献记载

《银海精微》:鱼尾穴,在小眦横纹尽处。

《针灸孔穴及其疗法便览》:鱼尾,奇穴,目外眦角端,瞳子髎穴稍内方。针二至三分。主治一切目疾;亦治颜面神经痉挛或麻痹,偏头痛,齿龈炎。

二、经穴别名。即瞳子髎穴,见《扁鹊神应针灸玉龙经》。参见该条。

鱼腰

奇穴名。见《扁鹊神应针灸玉龙经》。《银海精微》所载光明穴与本穴同位。定位:在额部,瞳孔直上,眉毛中央。局部解剖:下有眼轮匝肌、枕额肌额腹。布有眶上神经外侧支,面神经的分支和眶上动、静脉的外侧支。主治:眼生翳膜,烂眼弦,口眼喎斜,目赤肿痛,面神经麻痹,眼肌麻痹。刺灸法:沿皮肤刺向左右两侧,与额平面成30°角,可刺0.2~0.3寸,得气时酸胀感向四周放射。一般不灸。

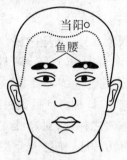

附:文献记载

《银海精微》:对瞳人上眉中,是光明穴。

《针灸大成》:在眉中间是穴。治眼生垂帘翳膜,针入一分,沿皮向两旁是也。

《医经小学》:漏经穴法:……鱼腰眉中治目疼。

《奇效良方》:鱼腰二穴,在眉中间是穴,治眼生垂帘翳膜,针入一分,沿皮向两傍是也。

《中国针灸学》:眉之中间,针沿皮向两傍刺,主治眼生翳膜。

《新针灸学》:防治眼疾患,偏头痛,前额痛,面神经麻痹或痉挛等。

《实用针灸学》:主治结合膜炎、眼睑缘炎、眼肌麻痹。亦治眶上神经痛、近视、面神经麻痹。

《针灸学》:主治近视、急性结膜炎、眼肌麻痹、面神经麻痹、眶上神经痛。

《中医杂志》1987年第6期葛书翰报道:采用通过腧穴直接刺激受累三叉神经分支的方法,治疗原发性三叉神经痛1500例,近期有效率为99.2%,其中疼痛消失率为54.3%。其受累支:Ⅰ支43例。取鱼腰穴斜向下方刺入0.3~0.5寸左右,待局部有胀痛或触电样针感时,轻轻捣刺3～5次。每日或隔日针刺1次。10次为1个疗程,取得了较满意效果。

二、《东医宝鉴》误作印堂穴别名。

三、承山别名。"鱼腹"之误。见《针方六集·神照集》。

余纯

近代医家。号一清道人。寿昌(今浙江建德西南寿昌镇)人。习医数十年,1926年始从姚寅生练习针灸。1928年又访道兄韦格六,详加考证针灸医道,次年又请教寻经取穴之秘诀,对经脉穴道更有所得。于是专为考证《备急千金要方》《铜人腧穴针灸图经》《针灸集成》《针灸大成》诸书,并从《针灸大成》中选出精要部分,详加审订,补缺删繁,对腧穴一一加以考正,编成《针灸指南》一书。

髃骨

骨骼名,指肩胛骨肩峰部。《医宗金鉴·刺灸心法要诀》:"髃骨者,肩端之骨也。即肩胛头臼之上棱骨也,其臼接臑骨上端,俗曰肩头。其外曲卷翅骨,肩后之棱骨也;其下棱骨,在背肉内。"《灵枢·经脉》,手阳明大肠经"上肩,出髃骨之前廉。"

玉抱肚法

针灸疗法名。药物敷贴法之一。《针灸资生经》第四:"治心腹冷痛玉抱肚法:针砂四两,炒以烟出,入白矾半两,硇砂、粉霜各半钱,新水拌匀微湿。以皮纸贴安怀中,候热发,置脐中、气海、石门、关元穴,大补本元。或置其他冷处,汗出立差。此药燥则不热,再以新水拌再热,可用十余次,如药力尽,却曝干,再入矾等,依旧热。舍弟叔浩传一方,只用针砂、泥矾,功效亦同。"

玉房

部位名,指藏精之所。《诸病源候论》:"精藏于玉房,交接太数则失精。"

玉房俞

白环俞别名,见《中国针灸学》。详见该条。

玉户

天突别名。见《针灸甲乙经》,详见该条。

玉环

部位名,道家所用术语,当心、肾、肝、脾之间,与脐相对处。宋张紫阳《玉清金华秘文》:"心下、肾上、脾左、肝右,生门在前,密户在后,其连如环,其白如绵,方圆经寸,包裹一身之精粹,此即玉环也。其处正与脐相对,人之命脉根蒂也。"

玉环俞

白环俞别名。见《中国针灸学》。详见该条。

玉匮针经

书名。吴代吕广撰。已佚。见《隋书·经籍志》。

玉龙赋

针灸歌赋名。撰人不详。内容根据《玉龙歌》而成,但文字简括,便于习诵。《针灸聚英》等书有载。

玉龙歌

针灸歌赋名。见《扁鹊神应针灸玉龙经》。全名《一百二十穴玉龙歌》。七言韵语,共86段。其用穴经验有参考价值。《针灸大成》等书载此,文字略异。

玉门头

奇穴名。见《备急千金要方》。又名女阴缝,鬼藏。定位:女性外生殖器部,阴蒂头是穴。主治:妇人阴疮,癫狂等。刺灸法:直刺0.1～0.3寸;艾条灸3～7min。

附:文献记载

《备急千金要方》:第十一针阴下缝,灸三壮。女人即玉门头,名鬼藏。

玉泉

一、中极别名。见《针灸甲乙经》。详见该条。

二、奇穴名。《备急千金要方》："男阴卵偏大，癞疝，灸玉泉百壮，极之。穴在屈骨下阴。"《针灸孔穴及其疗法便览》定位于脐下 6.5 寸，男子阴茎根上。主治癞疝偏坠，睾丸炎等。直刺 0.3 ~ 0.5 寸；艾炷灸 3 ~ 7 壮，或温灸 5 ~ 15min。

三、奇穴名。《幼幼新书》："瘨钓不语，灸玉泉穴，玉枕下一寸。又灸乳上三指，各二七壮。"位于后头部，当枕外隆凸上缘，旁开头正中线 1.3 寸，再直下 1 寸。也即玉枕穴下 1 寸处。艾炷灸 1 ~ 3 壮，或温灸 3 ~ 5min。

玉堂

经穴名。见《难经·三十一难》。属任脉。别名：玉英。定位：在胸部，当前正中线上，平第三肋间。局部解剖：布有第三肋间神经前皮支和乳房内动、静脉的前穿支。主治：胸痛，咳嗽，气喘，呕吐，烦心，喉痹，两乳肿痛；气管炎，胸膜炎，肋间神经痛，心绞痛等。刺灸法：平刺 0.3 ~ 0.5 寸；艾炷灸 3 ~ 5 壮，或艾条灸 5 ~ 10min。

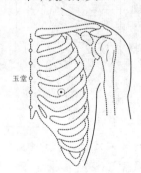

附一：腧穴定位文献记载

《针灸甲乙经》：在紫宫下一寸六分陷者中。

《医宗金鉴》：从膻中上行一寸六分。

附二：腧穴主治文献记载

《针灸甲乙经》：胸中满，不得息，胁痛骨疼，喘逆上气，呕吐烦心。

《铜人腧穴针灸图经》：呕吐寒痰，上气烦心。

《类经图翼》：喉痹咽肿，水浆不入。

《针灸大成》：胸膺疼痛，心烦咳逆，上气，胸满不得息，喘急，呕吐，寒痰。

《循经考穴编》：两乳肿痛。

玉田

奇穴名。见《备急千金要方》，《针灸孔穴及其疗法便览》列作奇穴名，名玉田。别名：第二十一椎。定位：在骶部正中线上，第四骶椎棘突下凹陷中。主治：腰背不便，筋脉挛急，难产等。刺灸法：进针 0.3 寸，得气时针感向下酸麻；艾炷灸 3 ~ 7 壮。

附：文献记载

《备急千金要方》：腰背不便，辅筋急痹筋挛，灸第二十一椎，随年壮。

《针灸孔穴及其疗法便览》：玉田，奇穴。尾骶骨上四椎下。针三分。灸三至七壮。主治难产。

玉液

奇穴名。详见"金津　玉液"条。

玉英

一、玉堂别名。见《针灸甲乙经》。

二、部位名。《灵枢·根结》："厥阴根于大敦，结于玉英。"《灵枢·胀论》："廉泉玉英者，津液之道也。"杨上善注："廉泉乃是涎唾之道，玉英复为溲便之路，故名津液道也。"是将玉英解释为前阴部。

玉枕

经穴名。见《针灸甲乙经》。属足太阳膀胱经。定位：在后头部，当后发际正中直上 2.5 寸，旁开 1.3 寸，平枕外隆凸上缘的凹陷处。局部解剖：布有枕大神经分支，有枕肌；有枕动、静脉。主治：头痛，目痛，鼻塞，项强，视力减退；视神经炎，青光眼，枕神经痛等。刺灸法：平刺 0.3 ~ 0.5 寸；艾炷灸 1 ~ 3 壮，或艾条灸 3 ~ 5min。

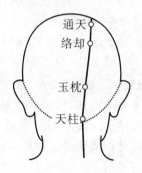

附一：腧穴定位文献记载

《针灸甲乙经》：在络却后七分，侠脑户傍一寸三分，起肉枕骨上，入发际三寸。

《备急千金要方》：在络却后七分半，侠脑户傍一寸三分，起肉枕骨上，入发际三寸。

《铜人腧穴针灸图经》：在络却后一寸五分，侠脑户傍一寸三分，起肉枕骨入发际上三寸。

《针灸大成》：络却后一寸五分，侠脑户旁一寸三分，起肉枕骨上，入发际二寸。

《循经考穴编》：在络却后一寸三分，侠脑户旁一寸五分，枕骨起肉上，入后发际约二寸。

《针灸集成》：在络却后一寸八分。

附二：腧穴主治文献记载

《针灸甲乙经》：头项痛，恶风，汗不出，凄厥恶寒，呕吐，目系急痛引发，头重项痛；寒热骨痛；头眩目痛，头半寒；癫疾。

《备急千金要方》：狂走瘛疭；项如拔不可左右顾；头半寒痛；面赤颊中痛；卒起僵仆。

《千金翼方》：多汗寒热。

《太平圣惠方》：失枕；头寒多汗，耳聋鼻塞。

《铜人腧穴针灸图经》：脑风疼痛不可忍。

《针灸大成》：目痛如脱，不能远视，内连系急，头风痛不可忍，鼻窒不闻。

▲注：本穴《医学入门》载：禁针。

玉柱

即肉柱，为承山别名。见《太平圣惠方》。

郁中

奇穴名。见《经穴汇解》。定位：颞部，耳轮棘前缘一穴，耳垂下缘相平一穴。主治：哮吼等。刺灸法：艾炷灸 3~5 壮，或温灸 5~10min。

域中

即或中穴。见《医学入门》。详见该条。

或中

经穴名。见《针灸甲乙经》，属足少阴肾经。定位：在胸部，当第一肋间隙，前正中线旁开 2 寸。局部解剖：布有第一肋间神经前皮支，深层为第一肋间神经，皮下有锁骨上神经前支；在胸大肌中，有肋间外韧带及肋间内肌；有第一肋间动、静脉通过。主治：咳嗽，气喘，痰壅，唾血，胸胁胀满，不嗜食；支气管炎，肺结核，胸膜炎，肋间神经痛，胃炎，胃下垂等。刺灸法：斜刺或平刺 0.5~0.8 寸；艾炷灸 3~5 壮，或艾条灸 5~10min。

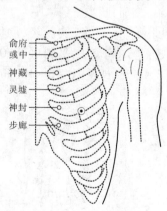

附一：腧穴定位文献记载

《针灸甲乙经》：在输府下一寸六分陷者中。

《太平圣惠方》：在输府下一寸陷者中。

《针灸大成》：俞府下一寸六分，去胸中行各二寸，仰而取之。

《循经考穴编》广注：合华盖旁开二寸。

《针灸集成》：在神藏上二寸少，去中行二寸。

附二：腧穴主治文献记载

《针灸甲乙经》：咳逆上气，涎出多唾，呼吸喘哮，坐卧不安。

《针灸大成》：咳逆喘息不能食，胸胁支满，涎出多唾。

《循经考穴编》：哮喘气逆，痰涎壅塞，胸膈疼痛，妇人吹乳，乳痈，及紫、白癜风。

《类经图翼》：一传治咳嗽，哮病，唾血。

yuan

渊液

即渊腋。见《针灸聚英》。详见该条。

渊腋

经穴名。见《灵枢·痈疽》。属足少阳胆经。定位：在侧胸部，举臂，当腋中线上，腋下3寸，第四肋间隙中。局部解剖：布有第四肋间神经外侧皮支，胸长神经分支；有前锯肌和肋间内肌、肋间外肌；并有胸腹壁静脉，胸外侧动、静脉及第四肋间动、静脉通过。主治：胸满，胁痛，腋下肿，臂痛不举；胸膜炎，肋间神经痛，腋窝淋巴结结核等。刺灸法：斜刺或沿皮刺0.5～0.8寸（禁深刺）；艾条灸3～5min。

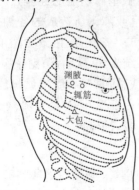

附一：腧穴定位文献记载

《针灸甲乙经》：在腋下三寸宛宛中。

附二：腧穴主治文献记载

《针灸甲乙经》：胸满马刀，臂不得举。

《针灸大成》：寒热，马刀疡，胸满无力，臂不举。

《循经考穴编》：胁肋红肿。

▲注本穴《针灸甲乙经》云：不可灸，灸之不幸，生肿蚀马刀，伤肉溃者，寒热生马疡可治。本穴《铜人腧穴针灸图经》云：禁灸。《医学入门》：禁针灸。

元儿

膻中别名，见《针灸甲乙经》，详见该条。

元见

即元儿，为膻中别名。见《针灸大成》。

元况

经穴别名。即膻中，见《循经考穴编》。

元神之府

指脑。《本草纲目》辛夷条李时珍注："脑为元神之府。"其名来于道家。俞琰《周易参同契发挥》："脑为上（丹）田，乃元神所居之宫。"

元柱

即员柱，为攒竹别名。见《古今医统》。

原络配穴法

配穴法之一。是将发病经的原穴与其表里相合经脉的络穴相配，治疗本脏本经及其有关疾病的配穴方法。"原"是指十二经脉之原穴，为治疗本经所属脏腑疾病的重要穴位。"络"是指十五络脉所在之络穴，是表里经相联络的处所，为虚邪贼风易于侵袭人体而传注的部位，所以也是调和营卫，调节经气的重要穴位，络穴主治特点是可以治疗表里两经有关的病证。如对于大肠经病的齿痛，喉中肿痛，鼻流清涕，肩臂作痛，拇指、食指疼痛等，可用合谷配列缺治疗。其余经的原络相配皆与此相仿。

原络配穴表

脏腑	肺	大肠	胃	脾	心	小肠	膀胱	肾	心包	三焦	胆	肝
本经原穴	太渊	合谷	冲阳	太白	神门	腕骨	京骨	太溪	大陵	阳池	丘墟	太冲
表里经络穴	偏历	列缺	公孙	丰隆	支正	通里	大钟	飞扬	外关	内关	蠡沟	光明

原穴

经穴分类名。原，即本原，原气的意思。脏腑原气经过和留止的穴位称为原穴。原气与三焦有密切关系，三焦是原气的别使，导源于肾间动气，通达全身，对维持人体正常生命活动有着密切关系。脏腑病变，往往反映于十二原穴，针刺原穴对治疗五脏病变有重要意义。《灵枢·九针十二原》篇说："五脏有疾也，应出十二原，而原各有所出，明知其原，睹其应，而知五脏之害矣。"此指五脏之原。《难经·六十六难》解释为十二经各有一个原穴，即肺经原穴太渊，大肠经原穴合谷，胃经原穴冲阳，脾经原穴太白，心经原穴神门，小肠经原穴腕骨，膀胱经原穴京骨，肾经原穴太溪，心包经原穴大陵，三焦经原穴阳池，胆经原穴丘墟，肝经原穴太冲。指出"五脏六腑之有病者，皆取其原也"。

员利针

针具名。即圆利针。见该条。

员在

攒竹穴别名。见《针灸甲乙经》。《外台秘要方》作"员柱"，《古今医统》作"元柱"。

员针

针具名。即圆针。见该条。

员柱

攒竹穴别名，见《外台秘要方》。详见该条。

圆觉

清末僧人。对针灸、气功颇有心得，传其术于黄石屏。

圆利针

古针具名。古代九针之一。《灵枢·九针十二原》："六曰员利针，长一寸六分……大（尖）如氂，且员且锐，中身微大，以取暴气。"是一种针体细小而尖微大圆利的针具，适于刺痈肿痹症。

圆头针

针具名。即圆针。见该条。

圆针

古针具名。古代九针之一。后人又称圆头针。《灵枢·九针十二原》："二曰员针，长一寸六分……针如卵形，揩摩分间，不得伤肌肉，以泻分气。"《灵枢·官针》："病在分肉间，取以员针于病所。"说明其针头卵圆，用以按摩体表，治疗筋肉方面的病痛。

缘中

耳穴名。也称脑点、脑干、遗尿点。位于对屏尖与轮屏切迹之间。为脑垂体代表区，是调节脑垂体功能的经验穴。凡脑垂体机能紊乱或障碍所造成的各种病变，皆可取用本穴。常用于生长发育异常类病症，生殖系统疾病，尿崩症，糖尿病，甲状腺功能亢进或减退，肾上腺皮质机能亢进或减退，脑震荡后遗症，神经衰弱，小儿夜啼，咳嗽，脉管炎，抽搐等。

远道刺

《黄帝内经》刺法名。九刺之一。《灵枢·官针》："远道刺者，病在上，取之下，刺府输也。"指身体上部有病取用肘膝以下阳经（属腑）的腧穴进行治疗。亦有指六腑有病取下肢部的合穴。《灵枢·邪气藏府病形》："合治内府"即指下肢六合穴能治六腑疾病。因足三阳经脉从头走足相隔已远,故称远道刺。近代"远道取穴法"盖源于此。

远道取穴

取穴法之一。又称远隔取穴,简称远取。指在远离病痛部位的经络上选取治疗穴位。是由《灵枢》中有关经络标本根据理论发展而来。《灵枢·官针》:"远道刺者,病在上,取之下,刺府输也。"原指六腑病选取下肢部的合穴;后多泛指头身、脏腑病症取用四肢穴,以及左右交叉取穴,上下交叉取穴等。《医心方》卷二引晋代陈延之《小品方》:"孔穴去病有远近也。……远道灸法,头痛皆灸手臂穴,心腹病皆灸胫足穴;左病乃灸右,右病皆灸左;非其处病而灸其穴。"历代针灸学家在这方面积累了丰富的经验,在针灸歌赋中都有所反映,窦汉卿《标幽赋》又有"头有病而脚上针","左有病而右畔取"的论述。《肘后歌》说:"头面之疾寻至阴,腿脚有疾风府寻,心胸有疾少府泻,脐腹有疾曲泉针。"这就是远隔取穴的范例。其具体应用可分本经取穴、异经取穴等,详见各条。

远端刺激法

躯体神经电针刺激法之一。神经系密布全身,互有联系,刺激任何一处,可通过一定的途径而影响他处。例如,刺激前臂尺神经线,可治偏头痛、癫痫、癔症、神经衰弱、无脉症、心血管神经官能症。刺激前臂正中神经线,可治结膜炎、急性鼻窦炎、口腔炎、牙痛、感冒、神经精神疾病以及呼吸、消化等系统的疾病。刺激前臂桡神经线,可治急性咽喉炎、支气管炎、哮喘、偏头痛、三叉神经痛、面神经麻痹以及头面等处的疾患。刺激骨间背侧神经线,可治急性中耳炎、外耳道疖、神经性耳聋、耳鸣以及梅尼埃病等。刺激股神经线、闭孔神经线,可治睾丸炎、疝气以及生殖泌尿系统的疾患。

刺激坐骨神经线,可治膀胱炎、痛经、月经不调、急性肠炎等疾患。刺激腓深神经线,可治胃肠神经官能症、急性腹膜炎、急性阑尾炎、溃疡病、菌痢、阿米巴痢疾、胃下垂、胃扩张、神经性呕吐、便秘、腹泻、神经衰弱、癔症、癫痫、精神病等。总之,这种刺激方法,不管是远距离刺激,还是局部刺激,都是通过反射作用,调整机体机能,增强其免疫力,从而使疾病痊愈。

远隔取穴

取穴法之一。又称远道取穴,简称远取。见该条。

远红外磁疗仪

针灸仪器名。一种将红外线和磁场组合成一体的磁疗仪器。该仪器产生的远红外线波长为 4～14μm,辐射温度 25～40℃,可调。选用不同磁头可有不同的磁场强度,一般表面动态磁场强度 400×10^{-4}～500×10^{-4}T,磁力线穿透深度 50～60mm。使用时,可同时产生远红外线和脉动磁场,亦可单用磁场治疗。

远节段取穴

取穴法之一。指在临床治疗或针麻时所选用的腧穴与病痛或手术部位不属于同一或邻近的脊髓节段所支配。例如头部疾患或颅脑手术取用下肢部腧穴,下肢疾患取用上肢部腧穴等,均属远节段取穴。通常所称的远道取穴,如《标幽赋》说:"交经缪刺,左有病而右畔取";"泻络远针,头有病而脚上针",多数可归属此类。

远近配穴法

配穴法之一。是将病变局部腧穴与远隔腧穴相配,用以提高治疗效果的配穴方法。实际上是近道(局部)选穴与远道(远隔)选穴的结合。例如口眼㖞斜取地仓、颊车为近取,取合谷为远取;腰痛取腰阳关、命门为近取,取委中为远取;巅顶痛取百会为近取,取太冲、涌泉为远取。

各部疾病远近配穴举例表

病位	近取	远取
眼部	晴明、承泣、风池	合谷、光明
鼻部	印堂、迎香	合谷
口齿部	颊车、下关、地仓	合谷
耳部	翳风、听宫、听会	中渚、外关
舌部	廉泉	合谷
咽喉部	天容	合谷
前额	印堂、阳白	合谷、内庭
颞部	太阳、率谷	中渚、足临泣
后头	风池、天柱	后溪、束骨
头顶	百会	太冲、涌泉
气管	天突	列缺
肺脏	肺俞、膻中、天突、中府	列缺、尺泽
心脏	心俞、膻中、厥阴俞	内关、神门、间使、郄门
胃	胃俞、中脘	内关、足三里
肝脏	肝俞	太冲
胆	胆俞	胆囊穴、阳陵泉
大小肠	大肠俞、小肠俞、天枢、关元	上巨虚、足三里
肾脏	肾俞、志室	太溪
膀胱	次髎、中极	三阴交
生殖器	中极、关元、子宫	三阴交
肛门	长强、秩边	承山
上肢	肩髃、曲池、合谷	夹脊(颈五至胸一)、颈臂
下肢	环跳、委中、阳陵泉、悬钟	(腰三至骶二)夹脊

yue

约纹

部位名,即横纹。参见该条。

月郭

指月亮的轮廓。一月之中,月亮的盈亏使其轮廓由满转缺,再由缺渐圆的不断变化对人体气血运行有一定影响。《素问·八正神明论篇》说:"月始生,则血气始精,卫气始行;月郭满则血气实,肌肉坚;月郭空,则肌肉减,经络虚,卫气去,形独居。是以因天时而调血气也。是以天寒无刺,天温无疑(凝),月生无泻,月满无补,月郭空无治,是谓得时而调之。"月始生指夏历月初(朔);月郭满指月中(望);月郭空,指月末(晦)。

月忌

古代针灸宜忌说之一。见《千金翼方》卷二十八。将十二月配属十二地支,按其变化推算血忌日、血支日、月厌日、四激日、月杀日、月刑日、六(月)害日等。据此避忌针灸。

yun

云门

经穴名。见《素问·水热穴论篇》,属手太阴肺经。定位:在胸前壁的外上方,肩胛骨喙突上方,锁骨下窝凹陷处,距前正中线6寸。局部解剖:在胸大肌与三角肌之间,皮下有头静脉及深部胸肩峰动、静脉和内下方的腋动脉通过,分布有锁骨上神经中、后支,胸前神经分支及臂丛外侧支束。主治:咳嗽,气喘,胸痛,肩背痛,胸中烦热;肺炎,肺结核,颈淋巴结结核,肋间神经痛等。刺灸法:向外斜刺0.5~0.8寸;艾炷灸3~5壮,或艾条灸5~10min。

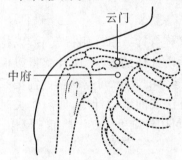

云门
中府

附一:腧穴定位文献记载

《针灸甲乙经》:在巨骨下,气户两旁各二寸陷者中,动脉应手。

《循经考穴编》广注:巨骨直下,正当璇玑旁开六寸。

《医宗金鉴》:中府直行一寸六分,在手阳明大肠经巨骨之下陷中,动脉应手。

《针灸集成》:在巨骨穴下四寸,微向内,横气户二寸,璇玑旁六寸大些。

附二:腧穴主治文献记载

《素问·水热穴论篇》:写四支之热。

《针灸甲乙经》:暴心腹痛,疝横发,上冲心;咳喘不得息,坐不得卧,呼吸气索咽不得,胸中热;肩痛不可举,引缺盆痛;脉代不至寸口,四逆脉鼓不通。

《备急千金要方》:瘿,上气胸满。

《铜人腧穴针灸图经》:喉痹,胸中烦满,气上冲心。

《针灸资生经》:云门疗呕逆。

《针灸大成》:伤寒,四肢热不已,咳逆,喘不得息,胸胁短气,气上冲心,胸中烦满,胁彻背痛,喉痹,肩痛臂不举,瘿气。

▲注:《针灸甲乙经》:刺太深,令人逆息。

《太平圣惠方》:通灸禁针。

《铜人腧穴针灸图经》:刺深使人气逆,故不宜深刺。

云岐子

金代医学家,张璧别号。与其父张洁古(张元素)均善针灸。元代杜思敬所辑《济生拔萃》第二卷中,载有《云岐子论经络迎随补泻法》,又名《洁古云岐针法》。

云岐子论经络迎随补泻法

书名。又名《洁古云岐针法》一卷。金代张璧(即云岐子)撰。本书主要介绍了经络取穴法,王海藏拔原例,经络腧穴配合法以及针刺治疗伤寒、热病诸法,洁古刺诸痛法等。有影印本。

晕灸

灸法术语。指患者在灸治过程中发生的晕厥现象。多因体质虚弱,情绪紧张,或艾炷过大,火力过猛所引起。《神灸经纶》:"着火有眩晕者,神气虚也,仍以冷物压灸处,其晕自苏。"

晕厥灸治法

晕厥的治疗方法之一。主穴:人中、百会、关元、气海。操作:用艾条,在上述腧穴熏灸,先灸百会穴,然后灸至病清醒止。注意不要烧伤皮肤。本法有苏厥和中的作用。现代研究证明:刺激上述腧穴,有调整呼吸、心率和抗休克的作用。

晕针

针刺意外。因针刺而引起的晕厥现

象。症见头晕、眼花、心慌、恶心、面色苍白、冷汗淋漓、呵欠、血压下降、脉搏沉伏等。当即迅速出针，并让患者平卧，休息后即可缓解。重者可加刺人中、内关、足三里等，或采取急救措施。晕针原因：患者体质虚弱、精神紧张，或疲劳、饥饿、大汗、大泻、大出血之后，或体位不当，或手法过重。医者要注意观察，及早采取措施，防患于未然。

熨法

与灸法相似，但所用药物和方法不同。指以温热的物体直接或间接地熨烫皮肤来治疗疾病的方法。熨法从取热的方式可分为直接熨和间接熨二类；施熨的材料可分为灰土熨、葱熨、姜熨、酒熨、药熨、盐熨、水熨等多种。

熨灸

即熨法，详见该条。

运动点

在用弱电流刺激体表一定部位时，引起被刺激肌肉最大收缩效果的刺激点。用直流电测定发现，体表皮肤某些区域下部的肌肉对透过皮肤的最低强度的电刺激极为敏感，这些部位即是运动点。最早是由 Von Eiemssen 等在 1857 年发现的。美国 O. Lowennchuss 认为运动点实际上都是腧穴，但并不包括所有腧穴。美国 S. T. Liao 比较腧穴与运动点的符合率，发现 50 个常用腧穴具有运动点的特性，但并非全部腧穴与运动点相符。

运气法

针刺手法名。其法在施术之时，先行紧提慢按六阴之数，若觉针下气满，便向病所倒卧针身，令患者吸气五口，使气行至病所，然后引针退出，可治疼痛之病。《针灸大成》："凡用针之时，先行纯阴之数，若觉针下气满，便倒其针，令患人吸气五口，使针力至病所。此乃运气之法，可治疼痛之病。"

运针

又称行针。指针刺得气后，以捻转提插等运动针体的方法，使针感得以保持或加强，运针的方法，可据病情的需要采取持续运针法或间歇运针法，如需作长时间运针，尚可用针刺手法仪代替手工操作。

Z

za

匝风

脑户穴别名。见《针灸甲乙经》，详见该条。

杂病十一证歌

针灸歌诀名。见《针灸大全》。七言韵语，共 11 首。《针灸聚英》载此作"十一穴"，实际用穴不只十一，应以"十一证"为是。

杂病穴法歌

针灸歌赋名。见《医学入门》，为明代李梴所作。内容与《席弘赋》相似。

zan

赞刺

《黄帝内经》刺法名。十二刺之一。《灵枢·官针》："赞刺者，直入直出，数发针而浅之出血，是谓治痈肿也。"指直入直出，多针而浅刺出血，以治疗痈肿、丹毒等的方法。赞作助解，因本法可以助痈肿消散，故名赞刺。

zang

脏腑

五脏六腑的统称，包括五脏、六腑及奇恒之腑。脏与藏义通，指能贮藏精气；腑与府义通，指能受纳并传导食物。《素问·五藏别论篇》："所谓五藏者，藏精气而不泻也，故满而不能实。六府者，传化物而不藏，故实而不能满也。"异乎平常而具有特殊功能的腑则称奇恒之腑。

脏腑证治图说人镜经

书名。简称《人镜经》八卷。著者佚名。本书内容根据十二经及奇经八脉次序，分别联系论述脏腑功能、病状、治疗。"悉发《灵》、《素》之奥，立辨诸家之惑。凡人一身百骸、表里、内外、经络、俞募、脏腑以至皮毛、隐微脉证、温凉补泻、针灸大法、刺断生死，展卷一镜，洞若指掌（刘禧庆序）。"后经明代钱雷补充二卷，名《人镜经·附录》，清初张俊英又补充二卷，名《人镜经续录》，清康熙元年（1662 年）合刻出版，易名曰《人镜经附录全书》。现有明万历三十四年丙午（1606 年）岳洪四明刻本、明崇祯十三年庚辰（1640 年）张氏刻本、清康熙元年壬寅（1662 年）刻本等。

脏会

八会穴之一。《难经·九十五难》："脏会季胁。"季胁指章门穴。盖章门为脾脏募穴，脾为生化之源，为五脏的根本，故名。凡五脏疾患，皆可酌情取用。

脏俞

奇穴别名。即藏输，详见该条。

藏府性鉴

书名。清代尤乘补辑。本书原据明钱雷《人镜经·附录》，经贾诠附入《灵枢》《素问》要义，阐明藏府体性，改名《藏府性鉴》，复经尤乘补辑而成。书内包括藏府见证、诊法、治法、针灸穴法。于康熙三十年（1691 年）刊入《博物知本》三种。

藏会

即脏会，见该条。

藏俞

指五脏所属诸阴经的井、荥、输、经、合诸穴。每经五穴,五五二十五穴,左右合之,共五十穴。《素问·气穴论篇》:"藏俞五十穴。"

藏输

奇穴名。见《备急千金要方》。别名:脏俞。定位:位于背部,第五胸椎棘突高点处。主治:卒病恶风,欲死不能语,肉痹不知仁等。刺灸法:灸十四壮或百壮。

附:文献记载

《备急千金要方》:治卒病恶风,欲死不能语,及肉痹不知仁,灸第五椎名曰藏输,百五十壮。三壮便愈。失欠,颊车蹉,灸背第五椎。

zao

皂角

药物名,灸用垫隔物之一。为豆科落叶乔木皂荚的果实。《丹溪心法·救急诸方》:"用皂角钻孔,贴在蜂叮处,就皂荚孔上用艾灸三、五壮。"取皂角 15g,研为细末,加醋适量调糊膏状,敷涌泉穴可治小儿口腔炎。

ze

泽前

奇穴名。见《中国针灸学》。定位:在前臂部,尺泽穴下斜向内侧 1 寸处,直对中指。主治:甲状腺肿大,上肢麻痹,前臂痉挛等。刺灸法:直刺 1～1.5 寸;艾炷灸 3～5壮,或温灸 5～10min。

附:文献记载

《中国针灸学》:尺泽之前一寸,与中指对直。针五分。主治甲状腺肿大症。

《针灸孔穴及其疗法便览》:泽前,奇穴。尺泽穴前一寸,直对中指。针五分。灸三至五壮。主治甲状腺肿大症;亦治上肢麻痹,前臂痉挛。

zeng

增生性脊椎炎针刺法

增生性脊椎炎治疗方法之一。主穴:夹脊穴、大椎、身柱、委中、昆仑。操作:症状较轻者,平补平泻,中等刺激为主。较重患者则采取强刺激,以泻法为主。留针 15～30min,每日或隔日 1 次,10 次为 1 个疗程。疗程间隔 5～7 日。本法有疏通经络,行气活血,止痛的作用。现代研究证实,针刺上述穴位,可改善局部的血液循环,消除神经压迫所致的水肿。

增注针经密语

书名。元代王开注。书佚。见"王开"条。

zha

痄腮灯火灸疗法

痄腮治法之一。主穴:角孙。操作:将角孙穴处的头发剪短,常规皮肤消毒,取灯芯草 3～4cm,将一端浸入油中约 1cm,点火前用软棉纸吸去灯芯草上的浮油,施术者用右手拇、食指捏住灯芯草上 1/3 处,即可点火,将燃火一端慢慢向腧穴移动,并稍停瞬间,待火焰略一变大,则立即垂直接触穴位,此时"叭"响了一声,立即离开穴位,治疗 1～2 次即可愈,若肿不消,次日再灸 1 次。灸后局部应保持清洁,防止感染。本法具有清热解毒、软坚消肿作用。现代研究证实该法能改善腮腺炎炎症局部的血液循环和淋巴液的循环,降低血管壁的通透性,缩小或控制炎性坏死的体积,延缓或防止坏死的发生。

zhai

翟良

明末医学家。字玉华,益都(今属山东省)人。幼时体弱多病,其后学医,为人治病,屡获良效。精于医经,本草,痘科,善以经络论病。清顺治五年(1648 年),曾应召至京,后仍归里行医,撰有医书多种。其《经络汇编》,继钱雷《人镜经·附录》之后,进一步提出系络、缠络、孙络等概念。事见《益都县志》。

zhang

章迪

北宋针灸家。字古老,无为县(今属安徽省)人,享年 79 岁,擅长针灸。北宋书画家米芾曾为之书写墓志(于宋大观元年立石)事见《无为州志》。

章门

经穴名。见《脉经》。属足厥阴肝经,为脾之募穴,八会穴之脏会,足厥阴、少阳之会。别名:长平、胁窌。定位:在侧腹部,当第十一肋游离端的下方。局部解剖:布有第十、十一肋间神经;右侧当肝脏下缘,左侧当脾脏下缘;有腹内、外斜肌及腹横肌,并有肋间动脉末支通过。主治:胁痛,腹胀,呕吐,泄泻,黄疸,痞块,水肿,食饮不化,神疲肢倦,身瞤动,癫狂,腰脊痛;肝炎,肝脾肿大,胸膜炎,肋间神经痛,胃炎,肠炎等。刺灸法:直刺 0.5 ~ 0.8 寸(不宜深刺);艾炷灸 3 ~ 5 壮,或艾条灸 5 ~ 10min。

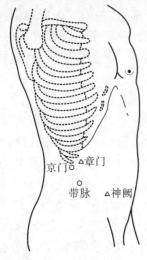

附一:腧穴定位文献记载

《针灸甲乙经》:在大横外,直脐季胁端。

《神应经》:在脐上二寸,两旁各六寸,其寸用胸前两乳间横折八寸,内之六寸。仰卧屈上足,伸下足,取动脉。

《针灸大成》:肘尖尽处是穴。

《循经考穴编》广注:侧卧,屈伸上下足,以手中指点著耳坠,取肘尖尽处。

《类经图翼》:一云在脐上一寸八分,两旁各八寸半,季胁端。

《针灸集成》:脐上二寸,横开八寸。

附二:腧穴主治文献记载

《脉经》:关脉缓,其人不欲食。

《针灸甲乙经》:腹中肠鸣盈盈,食不化,胁痛不得卧,烦,热中不嗜食,胸胁榰满,喘息而冲,鬲呕心痛,及伤饱身黄疸,骨羸瘦;奔豚腹胀肿;腰痛不得转侧;腰清脊强,四肢懈惰,善怒,咳,少气,郁然不得息,厥逆,肩不可举,马刀瘘,身瞤;石水。

《备急千金要方》:心痛而呕;四肢懈惰,喜怒;食饮不化,入腹还出;积聚坚满;男子腰脊冷疼,溺多血浊。

《太平圣惠方》:膀胱气,癖疝瘕气;膀胱气痛,状如雷声;两胁积气如卵石。

《针灸资生经》:噎。

《针灸大成》:肠鸣盈盈然,食不化,胁痛不得卧,烦热口干,不嗜食,胸胁痛支满,喘息,心痛而呕,吐逆,饮食却出,腰痛不得转侧,腰脊冷疼,溺多白浊,伤饱身黄瘦,贲豚积聚,腹肿如鼓,脊强,四肢懈惰,善恐,少气厥逆,肩臂不举。

《循经考穴编》:二便闭涩。

《类经图翼》:一传治久泻不止,癖块胀疼。

张璧

金代医家。号云岐子,易州(今河北易县)人,张元素之子。璧继承父业,名闻当时。对针灸学造诣颇深,总结出针灸史上著名的《洁古云岐针法》,主要对热病用针灸的内容做了进一步补充。著有《云岐子论经络迎随补泻法》《云岐子脉法》《医学新说》《伤寒保命集》等。

张从正

金元时期医学家。字子和，号戴人。睢州考城（今属河南）人，约生活于1156～1228年，他从小苦读经史，酷爱医学，曾得刘从益传授，后又从姜仲安学针灸之术。治病以攻邪为主，善用汗、吐、下及放血等法，后人称为攻下派。与麻知几、常仲明等人切磋医理，集素日临床治验及所著医论，辑成《儒门事亲》一书。其见解独特，论述精辟，除记载药物治病外，尚有针灸、砭射等疗法，尤娴于刺络泄血法。突出体现了他"攻破""祛邪"思想在针灸学中的运用。

张介宾

明代著名医学家，生活于1562～1639年。字景岳，又字会（惠）卿，别号通一子，会稽（今浙江绍兴）人。幼年学医于金英（梦石）。中年从军，因多年未有功名，遂返故里习医，钻研《内经》历三十年，先后著成《类经》《类经图翼》《类经附翼》，其中对经络、针灸论述甚为丰富，晚年著《景岳全书》，为后世医家所重视。

张济

宋代医家。无为军医。善用针。某岁饥疫，人相食，凡视一百七十人，行针治病，多能立验。如孕妇仆地而腹偏左，针右手指而正；久患脱肛，针顶心而愈；伤寒反胃，呕逆累日，食不下，针眼眦立能食等，见邵博《闻见后录》。

张镜

清代医家。字蓉亭，吴县（今江苏苏州）人。得应侣笙先生所遗治疗刺穴法。"略为删繁就要，详明经络各穴，绘以总图、治法"，编辑成《刺疗捷法》一书。

张俊英

明代医家。曾编写《人镜经续录》。

参见"人镜经"条。

张明

明代医家。里籍不详。于1630年（崇祯三年）编绘成《绘图经络图说》。参见该条。

张权

明代针灸家。里籍不详。辑有《十四经发挥合纂》十六卷。存旧刻本。

张三锡

明代医学家。字叔承，别号嗣泉，应天府（今江苏南京）人。从师王肯堂，对诊法、经络、病机、药性、治法、运气颇为重视。1609年（万历三十七年）撰成《医学六要》，首卷为《经络考》，提出研习方脉与针灸，均应"明其部以定经，循其流以寻源"。对经络理论有所考证发挥。

张善忱

当代针灸学家，生活于1931～1983年，原名张善臣，济阳县张新村人。5岁入村塾。1947年4月，入济南广德堂针灸所学习针灸，兼事行医。1949年5月考取针灸医师资格。1950年8月，在济南舜井街挂牌应诊。1951年1月，入济南仁寿堂行医，并参与组织成立济南市第二联合诊所，任中医师。1952年11月，调任济南市第三联合诊所中医师。1956年起，先后在山东黄河干训班、济南军区后勤训练大队和泰安专区针灸师资班担任针灸教学工作。1958年4月，被选送山东省中医进修学校进修。结业后留任教师。1960年2月调入山东中医学院。先后担任山东中医学院助教、讲师、副教授、针灸教研室副主任，附属医院针灸科副主任、副主任医师，中华全国针灸学会常务委员、常务理事，中华全国医学会委员，卫生部针灸、针麻专题委员会委员，卫生部学位委员会委员，卫生部高等医学院校教材编审委员会委员，中华全国中医学会山东分会理事，山东分会针灸科学委员会主任委员以及《针灸学辞典》编审委员会委员等职。发表学术论文 20 余篇。参加了《针灸疗法》《针灸甲乙经校释》《黄帝内经素问校释》《医学百科全书·针灸分卷》和全国高等中医教材的编写以及《针灸学辞典》的编纂审定;主编了《〈内经〉针灸类方语释》《针灸甲乙经腧穴重辑》;专著有《针灸处方配穴学》。

张寿颐

近代医学家。生活于 1872~1934 年,字山雷。嘉定(今属上海市)人。致力于祖国医学的临床和教学工作,曾任教于福州中医学校、兰溪中医医专。著述较多。他在清代赵术堂《医学指归》的基础上,于 1921 年编写成《藏府药式补正》及《经络穴俞新考正》(1927 年)等,对于阐发经络学说和考正俞穴,有所贡献。

张文仲

唐代医家,洛州洛阳人。武则天时为侍御医。撰《随身备急方》三卷,擅用灸法,《太平圣惠方》卷一百记有"张文仲救妇人横产先手出,诸般符药不捷,灸妇人右脚小趾尖头三壮,炷如小麦大,下火立户"等治验数则。

张希纯

清末医家。研习针灸多年,临证多有成效。根据其经验良方。同苏元箴绘图详记,成《针灸便用》一书。为习针灸者随证寻检之针灸方书。

张元素

金代医学家。生于 1130 年。字洁古,易州(今河北易水)人。治病不拘泥古方,兼长针灸术,为易水学派创始人。1161~1189 年(大定年间)撰有《洁古刺诸痛法》。其著作有:《珍珠囊》《医学启源》《洁古家诊》。其学术上强调脏腑辨证说和制药遣方说,对以脏腑为中心的辨证方法、药物归经、引药报使等有所创新。张氏的针灸学理论源于《黄帝内经》,又详于《黄帝内经》,较多地运用《黄帝内经》热病五十九刺及五输穴于伤寒热病,有发挥之处。其子张璧,别号云岐子,亦擅长针灸。

张祉

明代针灸家。字天与,铅山(今属江西)人。擅长针灸,著《筠石集》,未传。事见《铅山县志》。

张志聪

清初医学家。生活于 1610~1674 年,字隐庵,钱塘(今浙江杭州)人。精医,通针灸。自筑"侣山堂"讲论医学。1644~1661 年(顺治年间),从学者甚众。曾集注《素问》《灵枢》等书;所撰《针灸秘传》,已佚。事见《清史稿》。

张仲景

东汉末年杰出的医学家。生活于 150~219 年。名机,南阳郡(今河南南阳地区)人。他深入地研究了《黄帝内经》等古典医籍后,著成《伤寒杂病论》十六卷,经后人整理成《伤寒论》《金匮要略》两书。《伤寒论》中运用六经辨证,是对经络理论的发展。两书以药物治疗为主,也兼及针灸,书中与针灸直接有关的条文达 69 条。包括温针、烧针、熏、熨各法的宜忌等,涉及腧穴有风池、风府、期门、巨阙、大椎、肺俞、肝俞、劳宫、关元等。

掌针诊断

指根据手掌腧穴分布区域所出现的异常感觉来诊断相应脏腑器官疾病的方法。掌针诊断以掌心为主,其腧穴分区好像一个倒立胎儿的脏腑投影。一般将手掌分为 6 区,以大、小鱼际和掌心横纹为自然标志划分。"1"为上区,分布胸腔脏器;"2"、"3"为中区,分布腹腔脏器;"4"为下区,分布盆腔器官,如泌尿、生殖器官;"5"为小鱼际区,分布呼吸器官;"6"为食指根区,对应直肠、肛门。诊察时医生以左手扶持受试者手背,右手拇指指腹均匀地触压受诊者手掌,先纵后横严密地按分区自上而下点压诊断。受诊者局部有酸、麻、痛等异常感觉时,要反复点压,以确定敏感点。一般一侧手有反应时,对侧往往也有反应,但轻重程度会有差别。某区出现敏感点,就反映该区脏器功能失常。一般胀痛感为炎症病变;酸麻感多为慢性疾患,如肺结核之类;麻木感多为顽固性疾病,如肝硬化之类。感觉上的差别除说明轻重程度差别外,还说明病变位置在左侧或右侧。这些敏感点除用于诊断疾病外,也可用于针刺、封闭或割治等治疗方法。

掌中

经穴别名。指劳宫穴,见《针灸资生经》注。详见该条。

zhao

着肤灸

灸法名。即直接灸,见该条。

着肉灸

灸法名。即直接灸,见该条。

爪法

针刺辅助手法名。《难经·七十八难》:"爪而下之。"窦默《针经指南》:"爪者,凡下针,用手指着力,置针有准也。"指针刺时,以拇指指甲掐切腧穴便于进针的方法。《针灸问对》:"用左手指甲,着力掐穴,右手持针插穴有准。"本法源于《素问·离合真邪论篇》:"抓而下之。"

爪切

针刺辅助手法名。指针前用左手拇指指甲切按腧穴处皮肤以助进针的方法。《针灸大成》:"一爪切者,凡下针,用左手大指爪甲,重切其针之穴,令气血宣散,然后下针,不伤于荣卫也。"

爪切进针

针灸术语。进针法之一,其法两手配合,用左手拇指或食指的指甲掐住腧穴,右手持针沿着甲旁迅速刺入。适用于短针的进针。爪切能固定腧穴,帮助进针,减轻疼痛并可增强针感。《金针赋》:"爪而切之,下针之法。"

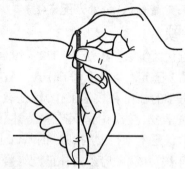

爪切押手

针灸术语。押手法之一。是用左手指按掐腧穴,另一手(刺手)持针使针尖部紧贴指甲缘刺入穴内。《难经·七十八难》:"当刺之时,先以左手厌按所针荣俞之所……顺针而刺之。"多用于短针进针。

爪摄

针刺辅助手法名。即摄法。指针已刺入后,发生滞针,出针困难,用拇指指甲于针穴所属经络上下掐按的方法。《针灸大成》:"六爪摄者,凡下针,如针下邪气滞涩不行者,随经络上下,用大指爪甲切之,使气自通行也。"

赵术堂

清代医学家。字双湖,号观澜,高邮(今属江苏)人,后迁居兴化。精究医理,平生致力于经络病证,治法研究。熟读《灵枢》,集成经络解、病证解、治法解等。于1848年(道光二十八年)编著《医学指归》。

赵文炳

明朝人。字含章,山西人。官巡按山西监察御史。患痿痹之疾,请杨继洲诊治,三针而愈。因此以刊刻杨氏《针灸大成》为报，并手绘《铜人明堂之图》，以传播针灸学术。

赵熙

近代针灸家。生活于 1877～1938 年。字辑庵，号遁仙。山西代县人。自幼好学，通经史，擅针药，博采各家之长，治病多验。重医德，不以医谋利。曾任山西中医改进研究会讲师。以《黄帝内经》《难经》《针灸甲乙经》《伤寒杂病论》为基础，结合本人经验，撰有《针灸真传》等著作。

赵献可

明代医学家。字养葵，自号医巫闾子，鄞县（今属浙江）人。"好学淹贯，尤善于《易》，而精于医"。约 1617 年著有《医贯》，着重阐明命门之说。强调养生、治病皆以养命门火为本，辨证重视水火阴阳，擅用六味丸、八味丸。针灸上对经络进行考证，纠正了一些医家沿袭之误。著成《经络考正》，已佚。事见《浙江道志》《鄞县志》。

赵学敏

清代医学家。约生活于 1719～1805 年。字恕轩，号依吉。钱塘（今浙江杭州）人。爱好医药，曾对药物进行实地栽培、采集和调查，编著成《本草纲目拾遗》，还将铃医赵柏云的经验汇集，整理成《串雅内篇》《串雅外篇》，对保存民间医疗经验有一定贡献。后者载录针灸治法。

照海

经穴名。见《针灸甲乙经》。属足少阴肾经，为阴蹻脉所生。八脉交会穴之一，通于阴蹻脉。定位：在足内侧，内踝尖下方凹陷处。局部解剖：布有小腿内侧皮神经，深部为胫神经本干；在足踇趾外展肌止点；后方有胫后动、静脉通过。主治：咽干，目赤肿痛，失眠，癫痫，胸痛，惊恐不宁，小便淋沥，月经不调，痛经，赤白带下，阴挺，阴痒，疝气，便秘；咽炎，扁桃体炎，前列腺炎，胎盘滞留，下肢血栓闭塞性脉管炎，神经衰弱等。刺灸法：直刺 0.5～0.8 寸；艾炷灸 3～5 壮，或艾条灸 5～10min。

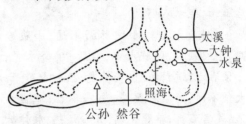

现代研究证明：针刺照海穴对肾功能有调整作用，可促进健康人肾脏的泌尿功能，并使肾炎患者的酚红排出量增多，尿蛋白减少，高血压下降。动物实验表明，针刺"照海"等穴，可引起输尿管蠕动增强。另有临床研究显示照海穴在治疗慢性咽炎方面是有效和安全的。

附一：腧穴定位文献记载

《针灸甲乙经》：在足内踝下一寸。

《备急千金要方》：在内踝下容爪甲。又：在内踝下四分。

《太平圣惠方》：在足内踝下陷者宛宛中。

《扁鹊神应针灸玉龙经》：在内踝（下）四分赤白肉际。

《医学入门》：内踝下四分，微前小骨下。

《针灸大成》：足内踝下四分，前后有筋，上有踝骨，下有软骨，其穴居中。

附二：腧穴主治文献记载

《灵枢·热病》：癃。

《针灸甲乙经》：目痛引眦，少腹偏痛，背伛瘛疭，视昏嗜卧；惊，善悲不乐，如堕坠，汗不出，面尘黑，病饥不欲食；卒疝，少腹痛；女子不下月水，妇人阴挺出，四肢淫泺；偏枯不能行，大风默默不知所痛，视如见星，溺黄，小腹热，咽干。

《备急千金要方》：月经不断；阴挺下血，阴中肿或痒，漉清汁若葵汁。

《外台秘要方》:妇人淋漓;久疟及诸淋。

《扁鹊神应针灸玉龙经》:伤寒发热,咽喉肿痛,头风,胸满腹胀恶心……血瘕气块,肠风漏血……小肠疝气,遗尿,妇人产后血晕,经水不调。

《针灸大全》:小便淋沥不通;小腹冷痛,小便频数;膀胱七疝,贲豚;偏坠木肾;小便淋血;遗精白浊,夜梦鬼交;妇人难产;大便不通;产后脐腹痛,恶露不已;血蛊水蛊,气蛊石蛊;单腹气喘,五心烦热,肢体皆痛,头目昏沉;老人虚损,手足转筋,霍乱吐泻,寒湿脚气,脚气红肿,大热不退;浮肿生水;赤白带下;女子子宫久冷,不受胎孕;女子经水正行,头晕小腹痛。

《针灸大成》:咽干,心悲不乐,四肢懈惰,久疟,卒疝,呕吐嗜卧,大风默默不知所痛,视如见星,小腹痛,妇女经逆,四肢淫泺,阴暴跳起或痒,溲青汁,小腹偏痛,淋,阴挺出,月水不调。

zhe

辄筋

经穴名。出自《针灸甲乙经》。属足少阳胆经。别名:神光。定位:在侧胸部,渊腋前 1 寸,平乳头,第四肋间隙中。局部解剖:布有第四肋间神经外侧皮支;在胸大肌外缘,有前锯肌,肋间内、外肌;并有胸外

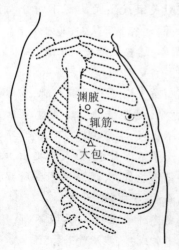

侧动、静脉通过。主治:胸胁痛,腋肿,肩臂痛,喘息,呕吐,吞酸,瘰疬,胸膜炎,乳腺炎,胃炎,肋间神经痛等。刺灸法:斜刺0.5～0.8 寸(禁深刺);艾炷灸 1～3 壮,或艾条灸 5～10min。

附一:腧穴定位文献记载

《针灸甲乙经》:在腋下三寸复前行一寸,著胁。

《针灸大成》:腋下三寸复前一寸三肋端,横直蔽骨旁七寸五分,平直两乳,侧卧屈上足取之。

附二:腧穴主治文献记载

《针灸甲乙经》:胸中暴满,不得卧,喘息。

《针灸大成》:胸中暴满不得卧,太息善悲,小腹热,欲走,多唾,言语不正,四肢不收,呕吐宿汁,吞酸。

《循经考穴编》:马刀瘰疬。

▲注:本穴《针灸大成》云:胆之募,足太阳、少阳之会。

折关败枢

"折"是损伤之意,"败"是败坏之意,"关"与"枢"则喻户扉。折关败枢是指关之开合枢受到了损伤而败坏。《灵枢·根结》:"奇邪离经,不可胜数,不知根结,五脏六腑,折关败枢,开阖而走,阴阳大失,不可复取。"具体内容如下:第一,太阳为阳中之表,气在肌肉,所以"开折"则使人消瘦干枯,表主在外,邪气易入,故多暴病。凡治"开折"之病,当取太阳之经,据其虚实,或补或泻。第二,阳明为阳中之里,其气在内,阳明主润宗筋,束骨而利机关,所以"阖折"则胃气不行,邪气侵入,气逆于上,痿生于下。治"合折"为病,当取阳明经,据虚实而补泻之。第三,少阳为三阳之半表半里,其气在筋骨间,所以"枢折"则骨节纵缓不收,行动摇摆不稳。治"枢折"之病,当取少阳经,视虚实而补泻之。第四,太阴主于脾,而脾主运化,所以"开折"则脾不健运而为膈症、洞泄。治此病当取

太阴经,视其有余不足而或泻或补。太阴为阴中之表,故开折属阴中之阳气不足而生病。第五,厥阴主于肝,而肝气喜条达,所以"合折"则肝气绝而失条达,肺气乘之则为悲。治此病当取足厥阴经,据其虚实以补泻之。第六,少阴主于肾,而肾主下焦,所以"枢折"则肾脉有所结而下焦不通。治此病当取足少阴经,视虚实而治之,正气不足也可使脉有所结,所以不通也可补之,通其正气则结自解。

折针

针刺意外。即断针,详见该条。

zhen

甄立言

唐代医家。许州扶沟(今河南扶沟)人。系名医甄权的弟弟,同以医名于当时,唐武德中(618～626年)官太常丞。唐贞观中(627～649年)曾协助甄权奉敕修明堂,校订图经等,长于本草学,善用灸法疗病。《旧唐书》载其判断御史大夫杜淹风毒发肿的预后,足见其医术高明。著《本草要术》《本草药性》《本草音义》及《古今录验方》等。

甄权

隋唐时期针灸学家,生活于540～643年,许州扶沟(今河南扶沟)人。《旧唐书》有传,少因母病,与弟立言研习方书,精心研究针灸。隋鲁州刺史库狄岭患风痹,手不得挽弓,权针肩髃一穴而愈。于618～626年,又新撰《明堂图》。其时,成君绰患颈肿,喉中闭塞,权为针右手次指之端(商阳)获愈。627年后(唐贞观中),奉旨与司马德逸、谢秀卿、甄立言等修订《明堂》,为《备急千金要方》和《千金翼方》所采用。《新唐书·艺文志》称,撰有《针方》《针灸钞》。均佚。

箴石

针具名。❶指砭石。《山海经·东山经》:"高氏之山,其上多玉,其下多箴石。"❷分指针与石。《汉书·艺文志》医经下颜师古注:"箴,所以刺病也;石,谓砭石,即石箴也。"

针

针具总称。原作"铖""箴"。指针刺器具。《说文解字》:"铖,所以缝也";"箴,缀衣箴也。"原意均指缝衣用具,后来称医疗用针。《汉书·艺文志》:"箴石汤火所施。"从文字的构造和出土文物的参证可知,古代先有竹针,以后才有金属针。《黄帝内经》所载医用针具分九种,名九针。现代针具多用不锈钢制造,种类繁多,方便耐用。

针艾

针灸用具名。针用于刺,艾用于灸。针艾是从用具言,刺灸是从应用言。《灵枢·官能》:"语徐而安静,手巧而心审谛者,可使行针艾。"《素问·汤液醪醴论篇》:"镵石针艾治其外。"

针砭

古代以砭石为针,刺穴治病的方法。后世泛称针刺治疗和砭石出血为针砭。《西斋话记》:"陇州道士曾若虚者,善医,尤得针砭之妙术。"

针柄灸

灸法名。即温针灸,详见该条。

针博士

古代太医署人员职位名。《旧唐书·职官志》:"针博士一人(从八品下),针助教一人(从九品下),针师十人,针工二十人,针生二十人。针博士掌教针生以经脉孔穴,使识浮沉涩滑之候,又以九针为补泻之法。"

针刺

一、泛指各种针刺操作。

二、指毫针刺法。

针刺补泻法

针灸术语。指针刺治疗中,为了达到补虚泻实的目的而使用的各种针刺手法。一般分为补法和泻法。《黄帝内经·灵枢》中以"微旋""出针按之"为补,"切而转之""摇大其穴"为泻。《素问》又结合呼气进针,吸气出针为补,吸气进针、呼气出针为泻;《难经》以"得气,推而纳之"为补,"动而伸之"为泻。元、明以后又有发展,如《金针赋》提出"紧按慢提"为补,"紧提慢按"为泻;"左转"为补,"右转"为泻等。至今沿用的单式补泻法有徐疾补泻、迎随补泻、捻转补泻、提插补泻、开阖补泻等。复式补泻手法有烧山火、透天凉,阳中隐阴、阴中隐阳等。

针刺补泻手法与针灸效应

指提插、捻转等单式补泻手法以及烧山火、透天凉等复式补泻手法对针灸效应的影响及作用。针刺补泻手法的施行在机体内可引起不同的反应,产生不同的效果。针刺补法是使机体虚弱的功能状态恢复正常的一类针刺手法,针刺泻法是使机体亢盛的功能状态恢复正常状态的一类针刺手法。提插补法可引起大多数受试者针刺局部皮肤温度升高、体表胃电波幅增高、沿经血管扩张、肠鸣音减弱;提插泻法则反之。针刺足三里穴,在捻转提插的补法作用下,大多数实验可出现脉搏波传导速度减慢,提示血管紧张度下降,当手法由补法转为泻法时,则出现脉搏波传导速度加快,血管紧张度增高。根据病证虚实选用相关腧穴,在烧山火手法针下出现热感时,肢体末梢血管多呈舒张反应;而透天凉手法针下出现凉感时,末梢血管则多呈收缩反应。其他实验还证实,烧山火针法皮肤电位的即时变化以下降为主,可使嗜酸性粒细胞数减少,还可使血糖与血浆柠檬酸含量明显增高;透天凉针法皮肤电位的即时变化则以上升为主,可使嗜酸性粒细胞数增加,还可使血糖与血浆柠檬酸含量明显降低。由此说明,针刺补法和泻法对机体内的代谢过程,器官机能活动及防卫免疫能力等均有不同的影响。各种类型的针刺补泻手法作用于机体时,均可引起各自的规律性效应。尤其是补泻两法引起机体功能变化的效应,存在明显的差异。针刺手法的补泻作用具有相对的特异性。

针刺大脑皮层镇痛作用研究

毁损大脑皮层或利多卡因处理大脑皮层可削弱电针对脊髓水平反应的抑制作用。同时刺激体感Ⅰ区及Ⅱ区可使双侧后肢皮肤相应感受痛阈明显升高,颅皮肤表面冷冻体感Ⅰ区或运动Ⅰ区也可提高外周皮肤痛阈并增强针刺镇痛效应。冷冻前额叶,部分实验可增强针刺镇痛效应,部分实验减弱针刺镇痛效应,还有相当一部分实验对针刺镇痛效应无明显影响。冯鉴强等观察到电刺激大脑皮层不同部位对体感皮层的慢反应有不同程度的抑制作用,其中前外侧联合区和体感Ⅱ区的作用明显大于体感Ⅰ区。唐忠良等的工作表明,家兔额叶皮层对视前区神经元伤害性反应有下行性的调制作用,其中尤以抑制作用为主。高美兰等报道,体感Ⅱ区对中脑网状结构神经元的自发放电有一定的调制作用,王德锁等认为,体感Ⅰ区中接受伤害性传入的单位,可接受来自束旁核和中央中核的不同性质的调制作用,束旁核加强它们对伤害性刺激的反应,中央中核则抑制这种反应。

针刺胆囊损伤

针刺事故之一。一般情况下,胆囊因所在部位较深,体积较小,表面光滑又有一定张力以及前有肝脏覆盖,不易刺伤。若胆道梗阻或胆囊本身存在疾病(如结石、炎症、肿瘤、异物等)引起胆囊充盈,破坏其本身的弹性或张力;或肝脏肿大致胆囊下移，胆囊本身病变肿大；在胆囊附近针刺，进针过深或手法过重，均会导致刺伤胆囊，或穿孔。临床上轻者可见右上腹痛，伴压痛，恶心，呕吐；重者除右上腹剧烈疼痛之外，伴强烈的腹膜刺激症状，或全身发热，脉速，呼吸浅快等中毒症状。本症处理，轻者可卧床休息内服清热解毒中药或消炎止痛西药，重者当手术处理。

针刺对经络生物物理学影响研究

指针刺过程中经络线上的生物物理学的动态变化，包括皮肤电位、肌电、循经的搏动现象等。

一、针刺引起循经电位（电流）的变化：中国科学院生物物理所应用高输入阻抗的放大器和 RM–150 型生理记录仪，记录到当感传到达经络线的某一点时，通过测试电极，显示电位出现明显的波动，而在循经感传线的对照点，则不能记录出电位波动。法国学者 Mussat 应用检流计测定一条经脉上两个腧穴之间的电流，这种电流波动的强度随着两种针刺腧穴距离的增加而加强。另外在一条经的两个邻近腧穴上针刺后给以电刺激，并在同经的另外两个腧穴，通过电极的引导，记录电流的波动，这种电流的发生时间和这两对腧穴（刺激和接受腧穴）的距离有对应关系，称为经络的电流传导。吴秀锦认为，针刺引起的循经电位变化，与循经感传现象有密切关系。由于这种电位持续时间长，似不能用肌电或皮肤电反射予以解释，应属经络感传的特异性电位波动。

二、针刺引起循经肌电图的变化：循经感传现象往往伴有循经肌电现象的发生。湖南陈洁运用肌电信号的功率谱分析技术，比较经脉线上的肌电活动和距离经脉线两侧 2cm 对照点的肌电变化，发现在循经感传过程中，肌电功率谱集中在 50～200Hz，而以 100Hz 的谱峰最为特异。

三、针刺引起隐性循经感传线下循经

搏动现象：王慧敏等针刺内关穴，得气后循心包经隐性感传线的郄门、曲泽、天泉等穴附近用食、中和无名三指按照一般脉诊法以探寻指端下是否存在非常微弱的搏动现象。结果表明 20 例受试者都能出现循经的微小搏动，搏动的频率为每分钟 60～90 次，搏动不仅在近端的郄门、眉中、曲泽，而且在远端的天泉穴亦可扪及；但在隐性感传线外 5mm 处的对照点，不能扪出这种搏动。针刺后引起循经微小搏动，表明经络系统是一个极其复杂的多种信息传导系统。在这个系统中，不仅有各种物理形式的能量传播，可能还有化学物质的输送。

四、针刺引起经脉线 CO_2 代谢的变化：匈牙利 Eory 等根据隐性感传线具有连续的感觉和低阻抗特性，设想经脉循行线上有一种能量的流动。他们首先对 5 例受试者在安静环境，室温 21～23℃情况下测试了神经的中府、云门等穴 CO_2 释放量；其次针刺云门穴。观察沿经各穴位的 CO_2 释放量。结果表明，CO_2 在肺经各穴的释放量呈波动形式，云门穴数值最高，侠白、尺泽则较低，孔最再度上升，依次类推。针刺过程中这种波动性更为明显，其传导速度约为每分钟 1～1.5cm。Eory 认为针刺过程中呈现循 LPSC 线的能量流动系以不同的波动形式和安静状态下的波动形式互相叠加在一起。其传导速度虽然变动很大，但这种线性特征足以反映隐性循经感传线的客观存在。

针刺对周围神经机能的调整作用

周围神经包括脑神经、脊神经和自主神经。针灸对周围神经机能具有多方面的调整作用。临床上由于各种病因使周围神经病损导致感觉、运动或自主神经功能障碍时，针灸均有一定的治疗效果。如用肌电图观察，周围性面神经麻痹患者针灸治疗后，原有病理改变的肌电图随症状好转而逐渐恢复正常，使病损的神经功能逐步恢复,这可能是针刺促进了神经组织的再生。针灸有稳定交感神经机能的作用,临床上针灸能使处于病理状态下的各系统内脏器官功能紊乱趋于正常化,在很大程度上是通过对自主神经系统功能实施调整作用的途径来实现的,针灸对内脏功能的调整作用是针灸调整自主神经机能的客观反映,实验研究证明,针刺前后对内脏反射、皮肤电反射、皮肤和深度温度及容积脉搏波幅等指标的观察分析,不论是交感紧张或副交感紧张甚或整个自主神经紧张,针后均有不同程度下降,使不对称的自主神经机能恢复对称,使自主神经机能恢复正常并趋于稳定,临床症状随之好转。

针刺辅助手法与针刺效应

指催气、行气、留针、候气等加强针刺感应的操作手法以及循、弹、刮、摇、扪、切、按等为了促使针后得气和加强针刺感应的辅助手法对针刺效应的影响。针刺可兴奋皮神经中的 A_a、β、δ 和 C 四类纤维,但随术式的不同而有差异,各类针刺手法均可兴奋 A_a、β、δ 纤维,主要区别在于 C 类纤维是否参与针刺信息传导。叩针通常能引起 C 类纤维活动,弹针只有部分机会能使此类纤维产生诱发冲动,而摇针和刮针时 C 类纤维不参与或偶尔参与针刺信息传导。摇、弹、刮、叩针时均可同时兴奋 Ⅰ、Ⅱ、Ⅲ类纤维,但摇针对于Ⅳ类纤维只有一半机会可使之兴奋,弹、刮、叩针则极少引起Ⅳ类纤维活动。由于不同辅助手法所引起的针下反应不同,所以产生的生理效应亦有差别。另外针刺方式不同,产生的针刺信息不同,引发的中枢与效应器的反应也必将有所不同。留针对针刺效应也有一定的影响。如通过针刺升温作用与热像图观察,结果发现,留针时间短或不留针,针刺的升温作用较弱,但可产生后效应,持续时间较长,留针时间长于 30min 者,针刺的升温作用较长,但消失也较快,留针 20min

的升温既高且长,兼顾了两者之长,似是较佳的留针时间,故目前临床一般均留针 20~30min。针刺辅助手法与针刺效应的相关性,为针灸临床提供了依据。

针刺复合麻醉

针麻同其他麻醉一样,也还存在着不完善的地方,主要是手术中镇痛不全、肌肉松弛不充分、内脏牵拉反应。为了解决这些问题,通过临床研究,掌握针麻临床应用规律,特别是合理应用辅助药和采用以针刺为主复合其他麻醉方法与小剂量麻醉药者,均称为针刺复合麻醉。针刺复合麻醉大致有三种形式,即针麻与麻醉辅助药、局麻药复合;针麻与硬膜外麻醉小剂量用药复合;针麻与全身浅麻醉复合。但无论何种形式的复合;应保持针刺复合麻醉的特点,否则就失去了针刺复合的意义。因此,针刺复合麻醉是应用针刺腧穴为主,药物麻醉作用居于次要地位,故用量要小;相反,如以药物麻醉为主,辅以针刺来调节患者生理功能者,就不属于针刺麻醉的范畴。同样,针刺麻醉术前或术中加一些辅助性的非麻醉药物也不能称之为针刺复合麻醉。针刺复合麻醉的要求是:第一,保持针刺麻醉的特点;第二,麻醉药物使用的剂量比一般用量小,单独使用时不能满足手术的要求;第三,在同类手术中能够重复应用,有一定的临床规律性。针刺复合麻醉的优点有:第一,药物麻醉协同针刺麻醉的作用,有利于克服针麻之镇痛不全,针刺又延续了药物的镇痛效应;第二,减少麻醉药物用量,减轻药物的副作用,提高了麻醉的安全性;第三,借针刺的调整作用,可减轻麻醉药物对患者机体生理的干扰;第四,在某种程度上扩大了针麻的适应证。临床上常用的针刺复合麻醉方法有:针刺-硬膜外复合麻醉、针刺-气体复合麻醉、针刺-氯胺酮复合麻醉、针刺-局麻药复合麻醉、针刺-硫喷妥钠复合麻醉。详见各条。

针刺肝脏损伤

针刺事故之一。凡在肝区腧穴针刺，由于针刺过深、手法过重，或因患者肝脏肿大等因素，会误刺伤肝脏，轻者肝区胀痛或有压痛，胀痛可向背部放散，触诊肝脏可能肿大；重则由于血液、胆汁流入腹腔，出现剧烈的腹痛和右侧腹肌紧张、压痛和反跳痛；也可见呕逆、右肩牵涉痛等刺激膈肌症状；甚而出现呼吸困难，口唇苍白，口渴恶心，烦躁不安，而进入休克状态。刺伤肝脏后果严重，较轻者，可令患者卧床休息，配合应用止血剂、止痛剂，以及抗生素，严密观察，若肝脏持续增大或出现进行性贫血，应立即采取抢救措施。

针刺感应

简称针感，见该条。

针刺过敏反应

指针刺过程中所出现的一系列过敏反应现象。单纯毫针针刺不易引起过敏反应，而在腧穴注射时，因患者体质过敏，或注射药物不当等会引起一系列过敏反应，其中以过敏性皮疹最为常见。表现为局限性红色小疹，或全身的风团样丘疹，浑身发热，瘙痒，重者伴有胸闷，呼吸困难，甚至面色苍白，大汗淋漓，脉象细微等。过敏反应多发生在药物注射时，或注射后 10h 以内。轻者停止治疗，风疹可在几天内消退，或口服一些抗组胺、维生素 C 或皮质激素，加速风疹消退；危重证候，应肌注抗组胺药物，静脉注射肾上腺素和肾上腺皮质激素药物，进行抢救。预防过敏反应，应首先了解患者过敏史，必要时进行过敏试验。在治疗过程中，密切观察患者反应。如有过敏先兆，应立即处理。

针刺脊髓损伤

针刺事故之一。指在背部中线及两旁的腧穴上针刺过深，刺中脊髓，而出现触电样感觉，并向肢端放射的现象。如果刺激过强，患者可出现短暂的肢体瘫痪，如刺伤椎管内或与脊髓伴行的血管，可以引起出血或脊髓受压迫等临床症状。一般毫针轻刺脊髓一下，不致发生严重后果；若刺中脊髓又大幅度捻转提插，强刺乱捣，则可致脊髓及椎间组织的严重损伤。对于刺伤脊髓，症状轻者安静休息即能恢复，重者应及时对症处理，必要时应采取抢救措施。

针刺角度

指针刺时针体与腧穴皮肤面所呈的夹角。临床上根据针刺部位的解剖特点和刺法的要求，分别采用不同的角度进针。多数部位采用直刺（90°左右），不能直刺的部位则采用斜刺（30°～60°）或横刺即沿皮刺（10°～20°）。参见各条。

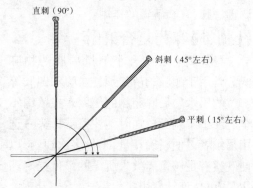

针刺经络不良反应

指在针刺激发下循经感传中或气至病所后所出现的一些损伤性反应。对针刺经络不良反应报道见于 1959 年。自 20 世纪70 年代起，随着循经感传现象引起普遍重视，针刺经络不良反应的发生日益增多。其原因尚不清楚，现代认为与刺激量过大、患者过敏体质以及某些疾病有关。临床表现循经的抽痛、麻木，抽搐并可伴有内脏功能失调，如冠心病患者感传至心前区，可出现心律失常、心绞痛、胸闷气短等，加重原有病症；或以皮肤循经性病理改变为主，有循经性皮疹包括扁平苔藓样皮疹，湿疹样皮疹和密集性小水疱样皮疹，循经出血带以及循经产生荨麻疹样改变。针刺经络不良反应的内脏功能失调多为一过性可逆的,只要停止刺激,即可迅速恢复,不需特殊处理。对于循经性病损者,可采取对侧本经腧穴,或同名经交叉对应点针刺治疗。预防针刺经络不良反应,应了解患者过敏史,对于循经感传敏感且有体质过敏者,应禁用激发气至病所的针刺手法。

针刺戒烟法

戒烟方法之一。主穴:合谷、内关、孔最、足三里。配穴:列缺、照海、神门、涌泉、睛明、风池。操作:选取合适毫针,上述主穴常规消毒后,施提插泻法;咽部不适配列缺、照海;烦躁不安配神门、涌泉;视物朦胧配睛明、风池。留针 15~20min。本法有调理心脾,宣肺解毒的作用。

针刺、局麻药复合麻醉

指针刺麻醉配合小剂量局麻药物麻醉。常用于颅脑、五官、颈、胸、腹和四肢等部位的手术。局麻药物的使用多在镇痛不全时或手术刺激较强时。注射器针头宜选用最细者以便精确计量,小量多次注药,以便观察有足够镇痛效果所需的最低局麻药用量,可估计针麻镇痛效果。

针刺、硫喷妥钠复合麻醉

即针刺麻醉配合小剂量硫喷妥钠麻醉。主要用于儿科手术。由于小儿常不能很好合作,针麻前先行肌内注射硫喷妥钠15~25mg/kg 作为基础麻醉,再给以针刺进行常规的针刺麻醉。

针刺、氯胺酮复合麻醉

即针刺麻醉配合小剂量的氯胺酮麻醉。氯胺酮系非巴比妥类速效静脉全麻药,1min内奏效,持续约 10min,能产生完全无痛并伴有浅睡眠,患者对周围环境淡漠,意识和感觉分离,因此有"分离麻醉"之称。针刺 - 氯胺酮复合麻醉常用于胸、腹部手术和复杂性战伤手术,如肺切除、胃切除等手术,

有利于在某些手术刺激较强步骤里缓解或避免疼痛。其操作方法是,在针麻的基础上,于手术刺激较强而针刺镇痛效果欠满意的某些手术步骤前,作静脉滴注,剂量为0.5mg/kg。严重高血压、心功能不全及颅内、眼内高压者忌用。

针刺麻醉

针刺麻醉,是根据祖国医学针刺镇痛和调整人体生理功能原理基础上发展起来的一种麻醉方法,简称针麻。它是将针刺入腧穴,经过一定的诱导时间,使人体产生一系列调整作用,使患者处于清醒状态下而能够安全接受外科手术。针麻是我国独创的新的麻醉方法,是针灸学与麻醉学相结合的产物。对针麻的研究,既丰富了针灸学和麻醉学的内容,也为其开辟了新的发展途径。机体在应答针刺腧穴的刺激时,发生了一系列适应性的、整体的、有序的机能调整过程,从而改变了原有的机能状态,提高了痛阈、耐痛阈,增强了循环、消化、免疫等生命系统的适应调节能力,从而保证外科手术顺利完成,这是当代医学中的重要成就之一。我国应用针刺腧穴作为麻醉施行手术始于 1958 年,此后对其临床规律和原理进行了大量的研究工作,并取得了一系列重要成果。1971 年以后,针麻流传到国外,不少国家相继在临床上试用,取得初步成功。从此针刺麻醉就成为世界范围内的一大研究课题。针麻研究数十年来,据不完全统计,全国各地有选择地应用针麻技术施行各种手术已逾二百余万病例,其中包括脑外科、眼科、耳鼻喉科、颌面外科、口腔科、胸外科、腹部外科、泌尿科、妇产科、骨科和小儿科等一百多种手术病种。针麻的优点主要表现在安全、无不良反应、保持患者在手术中处于清醒状态,有良好的机能调整作用等,有利于心、肝、肾等实质器官功能不全,危重休克和在手术中需要及时查看其感觉或运动机能状态的

病例。因此,针刺麻醉在现代临床麻醉中占有一定的地位,有其重要的临床意义。

针刺脑损伤

针刺事故之一。指施术于项部上端的风府、哑门、风池等腧穴时,由于针刺的角度、方向、深度把握不当,误伤延髓,导致脑实质损伤及颅内出血等严重后果的情况,是针刺事故较严重的一种。病者多于数小时或数分钟后,出现头痛、恶心、呕吐、表情淡漠、痴呆或嗜睡,重者可见神志昏迷、抽搐、瘫痪,甚至导致死亡。刺伤脑,后果较为严重。必须迅速准确诊断,及时处理。轻者经安静休息,配合抗炎、抗感染等对症治疗后,多可逐渐恢复;重者应采取抢救措施。预防刺伤脑意外的发生,必须掌握项部腧穴的针刺方向,角度,深度。

针刺内脏损伤

指在针刺时因方向、深度把握不当等原因,造成刺中或刺伤肺、心、肾、脾和肝、胆等内脏器官的现象。如在背部第十胸椎、侧胸部第八肋间、前胸第六肋间以上及锁骨上窝、胸骨切迹上缘、肩部上方等部位的腧穴针刺过深,有误伤肺脏导致气胸的可能;如在心前区部位深刺,易伤心脏;如在肾区针刺过深,会误中肾脏;如在肿大脾脏的体表区域深刺,可损伤脾脏;如在肝胆分布区中深刺不当易伤及肝胆二脏。刺伤内脏后,可出现轻重不同的相应内脏的症状表现。轻者经卧床安静休息后,配合对症处理,可很快恢复;严重者,应即时抢救。为防止刺中内脏意外事故的发生,对重要脏器附近的腧穴,必须谨慎行事,注意针刺深度与方向,且不可采用粗针深刺。

针刺膀胱损伤

针刺事故之一。一般情况下膀胱不易被刺及,只有在膀胱充盈时针刺,选用针具过粗,针刺过深及手法过重时,才会刺伤膀胱。症状较轻的,可见下腹部不适,膀胱区疼痛,以及镜检血尿;重则下腹疼痛,伴直肠、会阴部下坠感,腹胀,下腹压痛,腹肌紧张,排尿困难与明显的肉眼血尿。本症处理,轻者可自行恢复,重者给以镇静、止痛、止血、输液等全身治疗,加用抗生素,或改用手术治疗。预防刺伤膀胱,重点在针刺下腹部腧穴时,令患者排尽尿液,对小儿及尿潴留患者,则要谨慎从事。

针刺脾脏损伤

针刺事故之一。脾脏的体表投影区没有经穴分布,一般不会刺伤。但脾脏常因某种疾病如疟疾、血吸虫病等发生肿大,其活动度降低,脆性增加,针刺其附近的腧穴,可因针刺较深,针刺方向、角度不当而损伤脾脏。刺伤脾脏,轻者无明显自觉症状,或仅感右上腹不适或有胀痛感,或在针刺处有一压痛肿块;重者可出现剧烈腹痛,伴强烈的腹膜刺激症状,若出血较多较快,短时间内可出现面色苍白,出冷汗,心悸,甚而血压下降,发生休克。轻者可采取保守疗法,重者须手术治疗。

针刺、气体复合麻醉

即针刺麻醉配合小剂量气体麻醉。其操作方法是,先进行针刺诱导,然后给予吸入氧化亚氮和氧气各50%容量混合气体,腧穴刺激可连续数小时以上。此法常用于体外循环心内直视手术,可使其痛觉减弱维持较久,减少麻醉药物用量,术中、术后患者循环系统的功能能保持相对稳定,外周血流情况良好,其他各种生理功能也很少受到抑制,为术后早期活动,减轻护理负担创造了良好的条件,有利于患者术后的恢复。使用这种麻醉方法,术后极少使用镇痛剂。

针刺软组织损伤

针刺损伤名。指因腧穴注射不当而导致的软组织损伤。多发生于手部,损伤后形成瘢痕,甚至造成挛缩畸形。其原因是多次注射合谷穴,选用的药物不当,针刺的方向与刺激量不适,伤及手内肌肉而造成。临床表现为拇指呈内收状,外展功能明显障碍,甚而手部畸形。损伤在腧穴注射后逐渐出现,手部畸形发生的时间,从注射后1周到数月不等。损伤初期可采用理疗、热敷等方法,以促进药物的吸收,后期出现手内在肌瘢痕挛缩导致手部畸形的,应进行手术治疗。预防软组织损伤,应慎重取穴,合理选择药物,注意操作。

针刺神经损伤

针刺事故之一。指在针刺时刺中周围神经的神经干或神经根时,出现触电样针感,并沿其神经分布区域向远端放射的现象。属针刺意外损伤之一。应用毫针针刺一般不会造成神经本身的损伤,即使出现触电样针感,停针后不加处理亦可自行消失。如伴神经营养不良,或施用粗针强刺,或配用电针电流过强,或穴位注射不当等,则容易出现神经干或神经根损伤。当神经受到损伤时,可沿神经分布路线出现灼痛、麻木,甚或出现运动障碍等末梢神经炎症状。轻者通过按摩、理疗、艾灸或配合口服维生素 B 类药物即可逐渐恢复;重者可加用维生素 B 类药物等在损伤的神经周围封闭,以利神经的修复。

针刺肾脏损伤

针刺事故之一。凡在肾体表投影区附近进行针刺,由于针刺过深,或针刺方向错误,或手法过重,而伤及肾脏;或进行腧穴注射时,注入药物浓度过高,刺激性过强,注射针头触及肾实质等,亦可损伤肾脏,甚至引起坏死。刺伤肾脏,轻者肾实质轻微损伤,局部小血管破裂,症状不明显,或仅有轻微肾区疼痛或镜检血尿;重者肾实质破裂或多处刺伤,腰痛明显,可扩散至肩部,腰肌强直,出血较多,肉眼可见血尿,失血过多,可导致休克。轻者应绝对卧床休息,服镇痛止血药,配合抗生素处理,重者行缝合修补术或肾切除术。

针刺事故

即针刺损伤。见该条。

针刺手法

概指针刺治疗的操作方法。近人将其中主要的、单一的方法称为基本手法,由单一的方法组合起来的称综合手法,在针刺过程中只起配合作用的称辅助手法,又专称区分补泻的方法为补泻手法。详见各条。

针刺手法仪

针灸仪器名。根据不同的针刺手法具有不同的运针速度、力度的原理,将运针中的提插、捻转等手法记录绘制成手法图谱。通过对图谱幅度、频率和周期性变化等方面的分析,就可区别不同的针刺手法。该仪器不仅可帮助学生练习和模仿各种针刺手法,也可将针灸各家的针刺手法记录下来,以供研究和继承。

针刺损伤

即针刺事故。是指针刺过程中对人体产生的较为严重的损伤。针刺损伤大多是由于术者操作不当而致,如对针刺角度及深度掌握不当,还有在针刺胸腹、腰背部腧穴后,用衣被覆盖不当而将针压入深部,伤及内脏者;或由于采用电针电流过强;或由于患者变动体位等原因而致。针刺损伤多为严重的医疗事故,常见的有针刺性气胸、刺中内脏、刺中脑、刺伤脊髓、刺伤神经、刺伤血管等,见各条。

针刺胃肠道损伤

针刺事故之一。指针刺伤及胃肠,并出现临床症状的现象。因胃肠为肌性器官,本身具有一定收缩性,毫针一般不易刺中,即使较小的损伤,也可因肌肉收缩而弥合,从而不表现临床症状。当针体过粗,刺之过深加之手法过重,常使损伤加重,从而出现腹膜刺激征。腹部局部疼痛不适，伴恶心、呕吐、纳差等轻重不同的临床症状。损伤胃肠临床症状较轻者，可令其卧床休息，注意禁食，必要时内服中药或抗感染药物，重者应进行手术治疗。

针刺效应与边缘系统的关系

针灸作用途径的神经论观点之一。边缘系统的功能是多方面的，它对内脏功能有调节作用，而且与情绪记忆等功能有关，而抑制疼痛时的自主神经功能和情绪的变化是针刺镇痛的重要方面。实验证明，痛信号和针刺信号都可以到达边缘系统的海马、隔区、杏仁核、扣带回等，并发生相互作用，刺激或损毁这些部位能明显地加强或减弱针刺镇痛效应。电针可引起中脑导水管周围灰质内吗啡样物质释放增多，后者可兴奋上行通路，在伏核内释放 5 - 羟色胺，转而兴奋脑啡肽神经元，发挥镇痛作用，从伏核到中脑导水管周围灰质存在一条下行镇痛通路，该上行、下行通路构成所谓"中脑边缘镇痛回路"，在针刺镇痛中发挥着重要作用；刺激隔区和缰核对中缝大核痛敏神经元产生抑制作用；杏仁核是脑内阿片受体密度最高的结构之一，电针和刺激中脑中缝核均可兴奋杏仁核，并通过调节外侧缰核的放电活动来实现其镇痛作用；电针或电刺激中缝大核可抑制海马对伤害性刺激的反应；电刺激扣带回前部可抑制丘脑腹后外侧核痛敏神经元的放电。边缘系统参与针刺镇痛过程的机理，主要是由于针刺激活边缘系统促使脑内内源性阿片样物质的分泌增多，而达到镇痛效应。

针刺效应与垂体 - 甲状腺系统的关系

针灸作用途径的神经 - 体液观点之一。甲状腺分泌甲状腺素，对机体的氧消耗，产热，糖类、脂类和蛋白质代谢调节与机体的生长和发育均有重要影响。甲状腺的机能直接受垂体调节，垂体分泌促甲状腺素，使甲状腺素的合成与分泌增多，但血液中甲状腺素浓度增高到一定水平时，又可抑制垂体分泌促甲状腺素的活动。针灸可以对该系统的机能起良性的调整作用，主要是通过传入神经，经垂体 - 甲状腺系统，通过体液调节而发挥调整作用，因而临床上可以治疗这一系统分泌失调所引起的有关疾病。有人用生物测定方法证明，经针刺治疗的地方性甲状腺肿患者尿中促甲状腺素减少，说明针刺是通过垂体对甲状腺功能产生作用的。

针刺效应与垂体 - 肾上腺皮质系统的关系

针刺作用途径的神经 - 体液观点之一。肾上腺皮质分泌盐皮质激素、糖皮质激素以及少量性激素，其主要作用是调节水、盐和糖、蛋白质代谢，并能提高机体对有害性刺激的耐受能力，减轻机体的受害程度。肾上腺皮质无神经支配，其机能主要是通过下丘脑 - 垂体系统，由腺垂体分泌促肾上腺皮质激素进行调节。针刺对垂体 - 肾上腺皮质机能具有良性调整作用，其途径主要是通过相应腧穴的传入神经，经中枢神经系统影响垂体前叶促肾上腺皮质激素的分泌，从而对肾上腺皮质的功能进行调控而起治疗作用。

针刺效应与垂体 - 性腺系统的关系

针灸作用途径的神经 - 体液观点之一。两性性腺最主要的是睾丸和卵巢，是生殖细胞发育成熟的处所，其分泌的激素可促进和维持机体的生长、发育、生殖能力、副性器官的发育成熟及第二性征的出现。其机能直接受下丘脑 - 垂体 - 性腺系统的调节，针刺对这一系统具有一定的影响和调整作用，临床上用针刺治疗男、女生殖系统的多种疾病有一定的疗效。但这方面多系临床报道,实验研究较少,故针灸对该系统的调整作用的途径和机理有待进一步研究。

针刺效应与大脑皮层的关系

针灸作用途径的神经论观点之一。大脑皮层是各种感觉信号进入意识领域形成感觉的重要部位。痛觉和针感都是进入意识领域的感觉,传递这种感觉的传入冲动,投射到大脑皮层,并在那里互相作用,进行整合。研究发现,刺激大脑皮层体感区可影响丘脑后核群、腹后外侧核、束旁核、中央中核、海马、杏仁核、中脑网状结构神经元的伤害性反应,而损毁,或局麻药或 γ - 氨基丁酸改变皮层体感Ⅱ区功能状态后,针刺对丘脑束旁核、中央中核、中央外侧核、中脑导水管周围灰质、脊髓伤害性反应的抑制作用明显减弱以致消失;体感皮层Ⅱ区施加谷氨酸钠,可增强电针对丘脑束旁核放电的抑制效应,这都说明,大脑皮层的下行调控机制参与针刺镇痛效应的产生与维持。有人认为,大脑皮层作为中枢神经系统的最高中枢,对痛和镇痛的影响绝不是一种简单的兴奋或抑制作用,而是一种复杂的调整作用,大脑皮层细胞的经常性自发放电,对于痛觉接受中枢束旁核能够起一种紧张性的兴奋作用,中央中核上行纤维则对皮层的自发放电有一种抑制作用以终止皮层对束旁核的兴奋效应,自皮层传回到中央中核的神经纤维,还可能增强中央中核的抑制作用,转而节制皮层细胞的自发放电,这样就构成了一种自我调节机制,这种反馈性的相互制约使针刺镇痛作用产生了一种自我限制。

针刺效应与基底神经节的关系

针灸作用途径的神经论观点之一。基底神经节有重要的躯体运动调节功能,它包括尾核、壳核、红核等核团。其中尾核是基底神经节中最大的一个核团,它在基底神经节中起重要作用。实验研究证明,电刺激尾核头部背侧可提高痛阈,并可加强针刺的镇痛效应,损毁尾核则可明显减弱针刺镇痛效应。尾核中含有多种神经递质,尾核中的乙酰胆碱、5 - 羟色胺和阿片肽加强针刺镇痛作用,而多巴胺则对抗针刺镇痛。在腧穴传入冲动到达尾核,调制尾核神经元的活动;通过内阿片肽能系统和胆碱能系统抑制丘脑腹外侧核、中央中核、束旁核、后核群对痛信息的感受;抑制缰核;通过内阿片肽影响中脑导水管周围灰质和中缝大核神经元的活动。三方面的协同作用,从而对针刺效应及其镇痛过程进行调控。

针刺效应与脊髓的关系

针灸作用途径的神经论观点之一。除了腧穴内的感受器和支配这些感受器的传入纤维外,针感的产生还依赖于中枢神经细胞一定部位的结构和功能的完整性。腰麻或完全性脊髓横贯损伤患者的脊髓麻醉或横断水平以下的部位的感觉机能几乎完全丧失,针刺这些部位的腧穴一般不能获得针感和手下感,表明针刺信号主要由脊髓上传至高级中枢。背索通路主要参与躯体精神感觉的形成,在实验性后索切断动物其针效未见有明显影响,可以认为针刺信号主要不是沿这条通路传导的,但可能与得气的维持有关。脊髓丘脑通路,分为主要传递触压觉的脊髓丘脑前束和与痛觉、温度觉有关的脊髓丘脑侧束及传递痛觉信号的脊髓网状束,实验证明:针刺腧穴的传入冲动经传入神经纤维主要作用于脊髓侧角细胞,在脊髓内换元后,其二级冲动主要经腹外侧索向高级中枢传导。在动物实验中,一侧腹外侧索损毁后,针刺同侧后肢腧穴仍能获得镇痛效应;而针刺对侧腧穴,如腹外侧索部分损毁,则针效减弱,如损毁区扩大到接近整个外侧索时,针效消失;单侧或双侧背索切断后,针刺无一例外地仍可获得强镇痛效应,说明针刺信号的脊髓通路主要是沿着对侧腹外侧索上行的。

针刺效应与迷走神经－胰岛系统的关系

胰岛组织中的α细胞分泌胰高血糖素,使血糖升高;β细胞分泌胰岛素,可使血糖降低,迷走神经对胰岛的分泌实行调节,从而对血糖水平产生调节。针灸治疗可使胰岛素分泌不足者针灸后上升,胰岛素分泌过高者,针灸后下降。其效应可能是通过腧穴下神经将冲动传入中枢,经迷走神经－胰岛系统而产生调节作用。

针刺效应与脑干的关系

针灸作用途径的神经论观点之一。脑干主要包括延脑、脑桥、中脑、网状结构等。它不仅是上行或下行神经的通路,而且是中枢神经系统内具有广泛整合作用的组织,业已证明,中脑以上横切之后,针刺镇痛现象仍可基本保存,说明低位脑干是完成针刺镇痛效应的基本中枢。延脑网状巨细胞核不仅接受皮肤、肌肉和内脏痛信号,针刺的传入冲动也往往投射至同一区域甚至同一细胞上,并使痛冲动受到抑制,针刺引起的延脑网状巨细胞核神经元的活动,还可以一方面沿脊髓背索下行,回到脊髓作用于前角,抑制痛反射,另一方面这些冲动又向上传递进入丘脑中央中核起抑制作用;针刺可激活位于脑干正中线狭长区域内的中缝核群神经元,其上行冲动一方面抑制丘脑束旁核对伤害性信息的感受,另一方面作用于脑内与痛觉调制有关的结构,有助于增强针刺镇痛作用;中脑导水管周围灰质与大脑皮质、间脑、脑干和脊髓内的一些核团有广泛直接的纤维联系,业已证明,它是针刺传入信号和伤害性传入信号发生会聚的处所之一,兴奋中脑导水管周围灰质除可通过脊髓下行纤维和中缝大核下行机制抑制脊髓水平的痛觉传递外,主要是通过脊髓上行机制对束旁核抑制。脑干网状结构是多种感觉传入冲动汇集之处,用微电极在延脑网状巨细胞核、中缝大核、中脑中央灰质等记录到对伤害性刺激呈长潜伏期和长后放电的反应,电针四肢或面部有关腧穴可抑制这种反应,因此它可能是远道取穴和耳针、面针、头针针刺镇痛作用的重要基础。

针刺效应与丘脑的关系

针灸作用途径的神经论观点之一。丘脑位于中脑与纹状体之间,是多种特异感觉的投射区,是感觉上升到意识之前的一个整合中枢,痛觉信号要进入意识领域,必须先经过丘脑,然后再到皮层。丘脑中与传递痛觉有关的神经元,主要是束旁核、中央外侧核一带,而来自腧穴的针刺信号能与束旁核等处的痛信号发生相互作用,并导致痛信号的抑制。痛信号之所以通过中央中核,这主要是因为:中央中核是身体上下不同来源传入冲动的汇集中心,来自腧穴的信号和伤害性信号也能在中央中核会聚并发生相互作用;中央中核和痛觉接受中枢束旁核与中央外侧核有密切的联系;中央中核几乎不接受直接来自脊髓的无髓鞘纤维,肌肉传入神经的Ⅰ类纤维的活动也不到达这个区域,相反,来自皮肤和肌肉的Ⅱ、Ⅲ类纤维通过脑干网状结构大量地投射到这个核团。因此,它被看作是远道取穴镇痛作用最可能的神经学基础。业已证明,低频电针信号经巨细胞核到达丘脑中央中核后通过三个渠道抑制束旁核:直接抑制;通过尾核抑制束旁核,此过程有尾核内的阿片肽和胆碱能系统参与;抑制大脑皮层,减弱皮层对束旁核紧张性的兴奋作用。

针刺效应与神经递质的关系

针灸作用途径的神经论观点之一。针

灸引起效应,是一个复杂、多途径控制的结果,在一个复杂的神经回路中,无论是开放某一通路或阻断某一通路,都通过神经递质来实现;在中枢神经系统内,针刺信号可以激发许多神经元的活动,释放出多种神经递质,主要有 5 - 羟色胺、多巴胺、去甲肾上腺素、乙酰胆碱、内源性阿片样物质、内源性抗阿片物质、γ - 氨基丁酸等。其中 5 - 羟色胺和内源性阿片样物质在功能上似乎存在着相互代偿关系。这些物质在神经系统内产生,作用的部位各不相同,其传出途径所引起的生理反应不同而有不同的针刺效应。

针刺效应与肾上腺髓质系统的关系

针灸作用途径的神经 - 体液观点之一。肾上腺髓质分泌肾上腺素和去甲肾上腺素,受内脏大神经中交感神经胆碱能节前纤维直接支配,其分泌物又和一般交感神经节后纤维分泌的递质类似,因此其机能与交感神经系统的活动有密切关系。交感神经胆碱能纤维与髓质中嗜铬细胞相接触形成突触联系,直接控制其激素的分泌与释放。肾上腺髓质激素在机体的"应激"反应中起重要作用。针灸对该系统具有调整作用,大多使这一系统功能增强。针灸对该系统的作用途径是通过腧穴相应的传入神经,激活下丘脑 - 交感神经 - 肾上腺髓质功能,而发挥反射调节作用。

针刺效应与外周神经传出通路的关系

针灸作用途径的神经论观点之一。针刺信息由外周神经的传入通路进入各级中枢,经各级中枢整合调制后变为传出冲动,对脊髓有关节段的神经元发生作用(包括各脑神经运动神经核),再由相应的躯体运动神经和自主神经(包括脑神经传出纤维)传出至各自的肌肉、内脏和内分泌腺

体(效应器)等,引起机能活动的变化而产生针刺效应,其基本环节是神经反射调节机制。其中对内分泌腺的作用,引起机体激素水平的变化,经血液循环系统再作用于相应的组织、器官产生体液调节作用。

针刺效应与下丘脑 - 垂体系统的关系

下丘脑是自主神经的高级中枢,又是和内分泌系统联系的纽带,下丘脑促垂体激素区内所释放的神经激素经门静脉系统作用于腺垂体,影响各种促激素的释放,中枢神经系统对一些重要内分泌腺的调节,主要是通过该途径来实现的。而外周靶腺在垂体促激素作用下产生激素,其激素在血中浓度变化又可反作用于下丘脑的感受器或垂体,影响神经激素和促激素的合成释放,形成靶腺激素对下丘脑 - 腺垂体的反馈调节。下丘脑 - 垂体束神经纤维分布到神经垂体,在神经系统调节下释放抗利尿素与催产素。针灸对血压、泌尿及有关内分泌腺的调整作用,都可能是通过下丘脑 - 垂体系统而产生效应。下丘脑是中枢神经系统和垂体内的突触连接点,并与大脑边缘系统、苍白球、前脑有广泛联系。针灸的作用可能主要是通过传入神经、中枢神经系统到达下丘脑。在冲动到达下丘脑的通路中,脑干网状结构也起重要作用。对神经垂体,针灸可能通过颈上交感神经节传出途径作用于下丘脑 - 神经垂体。

针刺效应与中枢下行抑制通路的关系

针刺作用途径的神经论观点之一。在针刺效应和针刺镇痛产生的过程中,脊髓以上中枢通过下行抑制通路对感觉性传入冲动进行调制。即针刺信号沿脊髓腹外侧索上行,分别到达脑干、间脑和端脑,兴奋这些部位中属于痛觉调制系统的某些结构,即脑干中的中缝核、巨细胞核、中央灰

质;丘脑中央中核和大脑皮层,其有关神经元被针刺信号兴奋后,一方面除发出上行抑制性冲动外,一方面发出下行抑制性冲动,经脊髓背索下行,对脊髓背角神经元产生突触前抑制,以减弱或抑制感觉性冲动的传入。

针刺心脏损伤

针刺事故之一。指在心脏体表投影区内或其附近进行针刺,误伤心包腔或心脏本身。是刺伤内脏后果最严重者。主要症状是心前区剧烈疼痛,高度气急,发绀,短暂性昏厥,伴见四肢抽搐,呼吸暂停等,以至发生休克,甚则心脏骤停。刺伤心脏,病性危急,应及时采取急救措施。

针刺性气胸

针刺损伤名。也称创伤性气胸。是指针具刺穿胸腔且伤及肺组织,气体积聚在胸腔而造成的气胸。是最常见的针刺事故之一,约占针刺事故的70%左右。主要临床症状是患者突感胸闷,胸痛,气短,心悸,重则呼吸困难,口唇发绀,出冷汗,烦躁,恐惧。随病情加重,可以发生血压下降、休克等危急现象,严重者可导致死亡。体格检查可见肋间隙变宽、外胀,叩诊胸部鼓音,听诊肺部呼吸音减弱或消失,气管可向健侧移位。X线胸部透视可见肺组织被压缩。针刺性气胸多是由于术者不熟悉腧穴,进针过深或针刺时患者体位突然变动、咳嗽等因素,导致针体进入胸、背组织过深,伤及肺组织而造成。一旦发生针刺性气胸,应先令患者采取半卧位休息,不要变动体位。气胸较轻的,患者休息几日,即可自行吸收;严重者应对症处理,必要时采取急救措施。

针刺血管损伤

指施针时未避开血管,造成血管损伤的现象。为针刺意外损伤之一。当刺伤小血管时,出针时针孔可有微量的出血,或针刺局部及其附近出现皮下及软组织血肿,呈现青紫色。处理时,用消毒干棉球按压针孔片刻,即能止血。或加用冷敷,待血止后,对皮下血肿可用热敷,加速血肿的吸收或消散。如刺伤中、小动脉,会出现危险,刺伤大动脉可发生生命危险,必须及时止血处理,必要时进行抢救。预防针刺血管损伤,要避开血管进针,行针手法要轻柔,出针要缓慢,出针后用消毒干棉球揉按针孔等。

针刺、硬膜外复合麻醉

即针刺麻醉配合小剂量硬膜外麻醉。硬膜外穿刺部位可选择第八、九胸椎间隙,向头端插管3cm留置。针麻诱导5min后,先注入麻醉药物2%利多卡因和0.3%丁卡因的等量混合剂5mL,15min后开始手术。若镇痛效果不佳,可每隔15min追加3mL上述麻醉药物,直到效果满意为止,借以保证手术得以顺利进行。这种麻醉方法多用于腹部手术,如胃大部切除术、胆囊切除术。

针刺镇痛的外周机制研究

电针直接刺激传导痛觉的神经和痛源部位,一方面可以使这一神经中痛觉纤维的传导发生阻滞,同时又可以使脊髓背角细胞对伤害性刺激的反应受到抑制。胡三觉等观察到痛感受器在受到局部刺激发生兴奋后可跟随一个抑制过程,降低对相继刺激的反应性,提示在疼痛部位针灸或按摩缓解疼痛的一个原因,可能是诱发了痛感受器的这一反应性降低的抑制过程。唐敬师的工作表明,能够引起外周神经兴奋性降低的电针频率随神经纤维类别而异,I类纤维的临界频率最高(200次/s)、II类纤维次之(100次/s)、III类纤维较低(10次/s)、IV类纤维最低(5次/s),因此认为在选择电针频率时,为了使神经纤维兴奋性不受影响并有一个较大的安全系数,用兴奋Ⅰ、Ⅱ类纤维的弱电刺激,其频率应小于100次/s,用中等强度兴奋Ⅲ类纤维的电针刺激,其频率应小于10次/s,用强电针刺激兴奋Ⅳ类纤维的刺激,其频率应小于5次/s。对针刺镇痛与传入纤维类别的关系,张香桐认为是中等粗细的有髓鞘纤维(Ⅱ、Ⅲ类),侯宗濂等认为Ⅳ类或C类纤维起作用,韩济生等证明C纤维并不是电针信息传入中枢引起镇痛所必需的一类神经纤维。

针刺镇痛脊髓作用研究

费宏等的工作表明,2Hz和100Hz电针可分别使大鼠脊髓释放甲啡肽和强啡肽,分别通过S型和K型阿片受体产生镇痛作用。黄龙等报告,大鼠脊髓内的甲啡肽、强啡肽$A_{1~13}$和吗啡在镇痛中有相互加强作用。刘广斌等的工作表明,持续牵拉过程中的肌梭传入使伤害性电刺激诱发的背根电位幅值升高。脊髓背根电位是初级传入纤维终末去极化在背根的反映,可作为突触前抑制的指标,因此,肌梭传入参与针刺镇痛可能是以突触前抑制形式起作用的。秦潮等观察到,皮神经以Ⅱ类纤维诱发的背根电位为强,肌神经和穴区以Ⅲ类纤维的作用最强,故认为针刺镇痛时兴奋Ⅱ、Ⅲ类纤维是必要的,而Ⅲ类纤维的作用似乎更为重要,由于皮肌神经的Ⅳ类纤维也可诱发背根电位,所以Ⅳ类纤维也可能通过突触前抑制方式参与针刺镇痛。刘瑞庭等用记录脊髓背根诱发电位的方法观察到,内关穴区的传入冲动主要投射到颈四至胸一节段。白丽敏等用辣根过氧化酶法证明,合谷区的感觉神经元细胞体位于颈五至颈八神经节内。陶之理证明神门穴区传入神经元的节段(颈八至胸十)在胸一及胸二有相互交会及重叠,少海穴区的传入神经元节段为颈六至胸二。

针刺镇痛脑内核团作用研究

缰核:是前脑边缘系统主脑干的枢纽。针刺的传入信号可以抑制外侧缰核的活动水平,损毁缰核引起痛阈升高,刺激缰核则能明显降低大鼠基础痛阈并对抗电针足三里穴使痛阈升高的作用,而且,缰核影响痛阈和针刺镇痛效应的程度明显大于弓状核,说明缰核在调节痛阈和针刺镇痛中发挥着重要作用,缰核的下行痛觉调节作用主要是通过中缝大核实现的,蓝斑核只在缰核对抗电针镇痛过程中起作用。

伏核:电刺激伏核对猫丘脑核群痛放电有抑制作用,从伏核到中脑导水管周围灰质存在一条下行镇痛的神经通路,该通路可能以缰核为其中继站,在缰核内以甲啡肽为其递质,从缰核下达导水管周围灰质的神经通路中可能有多种递质参与,其中甲啡肽是传递镇痛的因素,而γ-氨基丁酸可能起对抗作用。从伏核到中脑导水管周围灰质的下行镇痛通路,与从导水管周围灰质到伏核的上行镇痛通路(以5-羟色胺、甲啡肽为其递质),构成的"中脑边缘镇痛回路"在针刺镇痛中发挥着重要作用。

隔核:隔区的镇痛作用主要是经缰核实现的,刺激隔区和缰核对中缝大核痛敏神经元产生抑制作用,中缝背核是实现这一作用的必经核团。

杏仁核与扣带回:杏仁核能识别针刺信息,刺激杏仁核引起痛阈升高并被纳洛酮翻转,毁损杏仁核后针刺镇痛效果明显降低。张景行等报道,用5Hz刺激(模拟电针)A、B类纤维时,C类纤维引起的杏仁核的诱发放电明显减弱。殷慧镇等报道,兴奋扣带回能抑制丘脑腹后外侧区和束旁核神经元的痛反应。刘伟民等认为,杏仁核、扣带回可以通过调节外侧缰核放电活动来实现其镇痛作用,内源性吗啡样物质是实现这一作用的关键环节。

海马：电刺激海马能提高电针镇内脏痛反应的作用，海马的内阿片肽参与这种作用。在正常情况下，中缝背核对部分海马细胞有抑制性的控制作用，此过程有5-羟色胺受体参与。

尾核：电针能激活尾核内阿片肽系统并产生镇痛作用，尾核内多巴胺对抗电针镇痛的效应可能是通过抑制尾核内胆碱能神经元实现的。针刺信号经丘外系上传到尾核后，能引起尾核内各种递质系统（乙酰胆碱、5-羟色胺、多巴胺、内阿片肽等）的相互作用，通过抑制有关痛觉及痛反应整合区如丘脑束旁核和边缘系统的活动，及激活与镇痛有关的脑区如中央灰质-中缝大核的活动，阻遏痛信号的传递从而产生镇痛作用。

黑质：黑质对抗电针镇痛，主要是通过其多巴胺能投射纤维作用于中脑导水管周围灰质内的多巴胺受体，进而抑制中脑导水管周围灰质-中缝大核系统而实现的。

弓状核：针刺弓状核区的镇痛作用可能和去甲肾上腺素能系统的激活有关。也有人报道刺激弓状核能改变中缝背核和蓝斑神经元对电针的反应，表现为中缝背核神经元在电针过程中的活动增强，而蓝斑神经元的活动减弱。中缝背核对蓝斑核有紧张性的抑制作用，并在刺激弓状核和电针抑制蓝斑神经元伤害性反应中起调节作用。从弓状核到束旁核可能存在这样一条痛觉调制通路，即通过弓状核的β-内啡肽能纤维影响中缝背核的活动，继而又通过中缝背核的5-羟色胺能纤维影响束旁核的活动，从而影响痛觉的感知。

蓝斑：蓝斑对中缝大核神经元的功能活动有紧张性的抑制作用，这种抑制作用可能是蓝斑在脑干水平拮抗针刺镇痛的机制之一。

针刺镇痛中枢递质作用研究

针刺信号进入中枢能激发许多神经元，释放多种神经递质。其中以内源性阿片样物质及5-羟色胺尤为重要。针刺镇痛时，人脑脊液中的内啡肽含量增高，从人脑中分离得到一种阿片样四肽——脑新肽，具有很强的镇痛作用，清醒家兔在针刺镇痛时，其中央灰质灌流液中内啡肽组分1的含量明显增加，且与电针镇痛作用相关；尾核、伏核的内啡肽组分1也有增加趋势。针刺抑制躯体痛或内脏牵拉反应，这些效应都可被纳洛酮或烯丙吗啡所对抗，这表明内啡肽参与针刺镇痛作用。家兔及大鼠脑各区中脑啡肽的含量以纹状体、下丘脑最高，脑干及皮层次之，丘脑及海马最少。针刺镇痛过程中脑啡肽含量增高明显的脑区是纹状体和下丘脑，脑脊液内含量也增高，用肽酶抑制剂——杆菌肽脑室内注射，可大大延长手针的镇痛效应，脑啡肽含量增加也十分显著。蛋白合成剂环己亚胺可削弱针刺升高脑啡肽含量的作用，说明加速生物合成是针刺增加脑啡肽的机制之一。另有报道表明，电针镇痛时，大鼠前脑（特别是隔区——伏核）和中脑内源性阿片样物质含量增加，并与针效密切相关。将纳洛酮注入大鼠某些脑区（缰核、伏核、杏仁核）使针效显著减弱。类似的研究有将微量纳洛酮注入针麻兔的伏核、杏仁核、缰核中央灰质使针效减弱，证明这些核区是阿片样物质作用的关键部位。针刺镇痛时有关中央灰质与内源性阿片样物质的报道较多：电针镇痛时，兔脑中央灰质灌流液中阿片样物质的含量随痛阈升高而增加，电刺激中央灰质镇痛时，灌流液中此物质随痛阈升高而减少，这提示中央灰质中阿片样物质参与电针或电刺激脑所产生的镇痛机制，但两者的镇痛机制不同。家兔中脑中央灰质内注射抗β-内啡肽免疫球蛋白，可削弱电针足三里的镇痛效应，但注射到脊髓则否，说明β-内啡肽在针刺中通过中央灰质发生作用。电针合谷、内关可引起中脑中央灰质中对吗啡敏感的抑制神经元及大多数对 5 - 羟色胺敏感的抑制神经元自发放电减少,又引起对吗啡及 5 - 羟色胺敏感的兴奋神经元自发放电增加;纳洛酮可拮抗电针对中央灰质神经元的抑制效应,但并不影响兴奋效应。电针镇痛效应与中央灰质中内啡肽释放的多少有关,纳洛酮能翻转"适宜电针"(电针合谷、外关,强度以能引起动物前肢抖动为度,动物保持安静)的镇痛作用,但不能翻转引起动物挣扎的"超强电针"的镇痛作用,后者是应激反应。

中枢 5 - 羟色胺的含量是完成针刺镇痛的重要递质,加强 5 - 羟色胺的功能活动,补充其前体以增加合成,则针效加强,降低中枢 5 - 羟色胺含量,则针效大为降低。针刺镇痛时脑内 5 - 羟色胺的合成与利用均加速,由于合成超过利用,因此其含量增多。中缝核群含有丰富的 5 - 羟色胺,如毁损大白鼠的中缝核群,或注射对氯苯丙氨酸以降低脑内此递质的含量,针刺镇痛效应即减小;而刺激中缝背核和脑室注射 5 - 羟色胺,则可加强针效。5 - 羟色胺与内源性阿片样物质这两者在脑内有密切联系,用对氯苯丙氨酸降低大鼠脑内 5 - 羟色胺时,内源性阿片样物质活性增强。

中枢乙酰胆碱也参与针刺镇痛,向大鼠脑室内注射密胆碱阻断中枢乙酰胆碱的合成,可使针效减弱,这一效应可被乙酰胆碱前体所翻转。用阿托品阻断乙酰胆碱受体可使针效明显减弱,用毒扁豆碱加强乙酰胆碱的功能活动,可使针效加强。

针方

书名。唐代甄权撰。见于《新唐书·艺文志》,一卷。书佚。

针方六集

书名。明代吴崑编撰。成书于 1618 年(万历四十六年)。全书分六集。卷一神照集,介绍经络、腧穴、骨度法等,附有图解;卷二开蒙集,注释《标幽赋》,并论五门八法和六十六穴日时主治、补母泻子等;卷三尊经集,引用《黄帝内经》原文,讲述九针、候气、见气、取气、置气等针刺手法;卷四旁通集,论述针与药的效用比较,附评《金针赋》;卷五纷署集,叙述腧穴的主治和操作;卷六,兼罗集,辑录各家歌赋和灸法,兼有作者的评议和见解。现存有明刻本。

针感

又称针刺感应。指患者对针刺所产生的局部或较大范围的酸、麻、重、胀等感觉,以及医生手指所感觉到的针下沉紧等反应。针感的出现,因不同部位的解剖特点而有所不同。如肌肉丰厚的部位,多出现酸胀感和针下沉紧感;神经干分布的部位,多出现酸麻感;感觉迟钝的部位,多出现胀重感;四肢末端和敏感的部位,多出现痛感。

针感传入神经纤维

指参与针刺信号传入的有关神经纤维。生理学根据神经纤维的粗细将传入纤维分为Ⅰ、Ⅱ、Ⅲ、Ⅳ类。研究证明,针刺可以兴奋所有Ⅰ、Ⅱ、Ⅲ、Ⅳ类纤维,并由此而传入各级中枢,但究竟是哪类纤维负责针感或针刺镇痛信号的传递,看法有分歧。一种意见认为,针刺镇痛与针感信号由同一种纤维传导,而且兴奋的纤维越细,镇痛效果越好;另一种意见认为,针刺镇痛与针感信号主要是由Ⅱ、Ⅲ类纤维传递的。传入纤维的类别与针感的性质密切相关,电针的电麻感主要由Ⅱ类粗纤维负责传递;手法运针针感(酸、麻、重、胀)主要由Ⅱ、Ⅲ类纤维传递;伴有疼痛过程的针感冲动,除粗纤维外,还有Ⅲ、Ⅳ类纤维参与,过强的刺激达到Ⅳ类纤维兴奋时,该刺激本身会引起难忍的疼痛和明显的痛反应。针刺兴奋腧穴深浅部不同的神经纤维,有针感时即产生传入放电。通常行针时传入冲动频率最高,进针时次之,留针时最低;神经生理学认为,粗纤维阈值低,细纤维阈值高,因此不难看出,兴奋哪一类纤维,产生何种针感主要取决于针刺方法、针刺刺激所涉及神经的类别以及刺激强度的大小。

针感的形态结构

指针刺产生得气感觉的组织形态结构。用组织形态学与机能学相结合的实验方法,证明针感产生于各种组织之中,并且各种不同的组织会产生不同性质的针感。针感的性质多为酸、胀、重、麻、触电感,其中最常见的是酸、胀两种,另外还有一些不常见的针感如抽动感、蚁行感、热感、凉感等。针感性质的多样性似乎与针刺部位,或被兴奋的感受结构的种类有一定的关系。人体实验表明,用毫针直刺印堂穴,针感以胀为主;直刺外膝眼穴,针感以酸、胀为主;而直刺合谷、内关、昆仑 3 个腧穴可出现多种针感。用直接刺激经手术暴露的各种组织的方法,从患者的感觉反应得知:虽然刺激穴区的血管、神经、肌肉、肌腱和骨膜等各种组织都可引起酸、胀、重、麻等多种形式的感觉,但刺激不同组织所引起的各种感觉所出现的频次不一样,刺激神经干、支,多引起麻感,刺激肌肉、肌腱、骨膜多引起酸胀感,而刺激血管则多引起痛感。在同一组织中,刺激方式不同,所产生的针感性质也各不相同。如同一神经干,用手术器械触碰产生麻感,用毫针刺时产生酸胀感,用手搓时产生重感。通过实验观察足三里等 14 个腧穴的多种针感,发现它们可产生于肌肉、肌间结缔组织、肌腱、骨膜、关节囊、关节囊内及其下结缔组织之中,没有见到引起酸、麻、重、胀、痛等不同感受的部位中分布有单一的、特异的组织结构。由此可见,同性质的针感可分别出现在几种不同的组织结构中,而在同一组织中又可产生不同性质的针感。组织内参与针刺反应的显微结构,是大小不同、数目不等的神经束、游离神经末梢和某些包囊感受器、血管壁和血管壁上的神经等。以酸、胀、重为主的针感点是以Ⅲ、Ⅳ类尤其是Ⅲ类纤维组成的小神经束和游离神经末梢为主,以麻为主的针感点是神经干、支和Ⅱ类纤维组织的小神经束为主。由此可知,各种组织上的多种感受器都有可能参与针感的感受,产生针感的结构基础是多方面的。其产生过程,是这些结构中一种或数种综合反应的结果。

针感点感受器

指腧穴针感点部位的组织结构,亦称针感感受器。对腧穴部位所进行的解剖学和组织学观察,迄今未找到目前尚未认识的特殊结构,所见到的都是神经、血管、肌肉、肌腱等已知结构。其中以针刺点为中心,半径为 0.5cm 的腧穴范围见有神经干或其分支通过者,占 90% 以上,此外腧穴与血管的关系也较密切。腧穴区与非穴区比较,穴区的皮肤、皮下、肌层等不同层次内所包含的特异感受器、游离神经末梢、神经束和神经丛等神经装置比非穴区要丰富得多。针感主要为酸、麻、重、胀感觉,可能与腧穴深部各类感受装置有关。研究证明,腧穴深部的感受装置主要有肌梭、腱器官、环层小体、关节感受器和游离神经末梢。随腧穴不同,其深部的感受装置而有异。肌肉丰厚处的腧穴(如足三里、合谷、内关)以肌梭为主;肌与腱接头处的腧穴(如承山)可能以腱器官为主;腱附近处腧穴(如昆仑、曲泽)主要为环层小体;头皮处腧穴(如印堂至百会,攒竹至丝竹空)可能以游离神经末梢为主;关节囊处腧穴(内、外膝眼)则可能以类路芬尼小体为主;耳穴的针感点感受器主要是耳郭软骨膜上的丛状游离神经末梢及部分环层小体。在腧穴部位,神经干、血管和游离神经末梢普遍存在,数量最多,它们与腧穴所在部位为主的感受器共同组成针感的形态学基础。

针感定穴法

针感定穴法是以针刺后的感觉为标准,检验和确定所取腧穴是否准确的一种方法。这种方法与指压定穴法一样,也是根据腧穴的特点而制定的。如果量取的腧穴准确,针刺中穴时,一般情况下都会出现酸、麻、胀、重或触电样的感觉,还可以向一定的方向传导扩散。例如,刺针合谷穴时多出现胀、麻感,针感可向手指或肘、肩部放散,甚至可传导至面部;针刺风池穴时多出现酸、胀感,针感可向上放散至头顶,或同侧颞部、额部及眼球;针刺环跳穴时,麻感或触电样感觉可放散至下肢,甚至传导至足趾;针刺关元穴时,多出现胀、麻感,针感可向下放散至会阴部和外生殖器。针感定穴法不仅是检验和确定所取腧穴准确性的一种方法,而且在临床中还常以针感作为估计疗效的参考。

针工

古代太医署人员职位名。见《旧唐书·职官志》。详见"针博士"条。

针害

是指针刺时,患者发生组织或器官损伤等异常情况。《灵枢·九针十二原》:"夺阴者死,夺阳者狂,针害毕矣。"由于针刺治疗时选用的针具不当或有损伤,或操作手法粗猛,过深过重,可造成胀痛久留不退,或局部血肿;如刺伤内脏或脑脊髓,后果就更为严重,可致气胸、内脏出血、休克、甚至死亡,应立即采取急救措施予以处理。针刺时,除选择适宜而质优的针具外,对重要血管、神经及脏器附近的腧穴,应特别注意针刺手法,避免进针过深,刺激过重,以防意外。

针盒

针刺用具名。盒式藏针用具。多用金属制成,内部分成几格,安放不同规格的针具,便于消毒和应用。

针解法

针刺手法名。明代方贤《奇效良方·针灸门》:"针解法:凡刺手足,欲使气上行,以指下抑之;使气下行,以指上抑之;用针头按住少时,其气自然行也。此即赤凤摇头之法。"

针经

书名。❶《灵枢》的古称。《灵枢·九针十二原》:"令各有形,先立针经。"《类经》卷十九张介宾注:"《灵枢》即名《针经》,义本诸此。"又《素问·八正神明论篇》:"法往古者,先知《针经》也。"皇甫谧《甲乙经序》:"今有《针经》九卷,《素问》九卷,二九十八卷,即《内经》也。"❷东汉涪翁撰《针经》,见《后汉书·郭玉传》。书佚。

针经钞

书名。唐代甄权撰。见于《新唐书·艺文志》三卷。书佚。

针经节要

书名。元代杜思敬节辑,原载于《济生拔萃》第一卷。初刊于1315年(延祐二年),主要系节录《针经》部分内容。本书分傍通十二经络流注孔穴图,十二经证候("是动病""所生病")及十二经穴治证三篇,专论十二经病及六十六穴的主治。1955～1956年人民卫生出版社影印出版。

针经音

书名。唐代杨玄操撰。见于《本朝现在书目》,一卷。书佚。

针经摘英集

书名。元代杜思敬辑。原载于《济生拔萃》第三卷。成书于1315年(延祐二年),本书节录古代九针、俞穴折量、补泻方法,以及六十九种疾病的治疗方法,多出于前人"有论有方"的针刺著作。书中《治病直刺诀》,简明切要,适合临床应用。1955 年人民卫生出版社影印出版。

针经指南

书名。金元时代窦汉卿撰,初刊于1295 年。元代窦桂芳于1311 年刊入所辑《针灸四书》中。本书是初学针灸的启蒙读物,收录了《针经标幽赋》《通玄指要赋》《针经直说》《针灸杂说》等。前两篇是针灸治疗方面的歌诀,后两篇介绍了有关经络循行、气血流注、补泻手法、针灸禁忌等内容。

针灸

针法、灸法的合称。针法是运用特种针具,通过经络腧穴以治疗疾病的方法;灸法是以艾绒等为主要材料,熏灼经络腧穴以治疗疾病的方法。2006 年 5 月 20 日,经国务院批准,针灸列入第一批国家级非物质文化遗产名录。2010 年 11 月 16 日,由联合国教科文组织审议通过,将中医针灸正式列入《人类非物质文化遗产代表作名录》。代表性传承人有程莘农、贺普仁、郭诚杰、张缙。

针灸避孕法

避孕方法之一。主穴:石门、三阴交、合谷。操作:在月经来潮后,上穴强刺激,得气后留针 10 ~ 15min。每日 1 次,针刺 3 天。连续针刺 3 ~ 4 个月经周期。本法有简便有效的特点,有避孕作用。现代研究证明:三阴交有促进继发性闭经患者出现激素撤退性出血现象,有避孕的特殊作用;成年女性石门穴受刺激后,也有很高的避孕率。其机理是引起孕激素和雌激素的过剩分泌,并借负反馈作用,抑制垂体促性腺激素的分泌,阻碍卵泡的成熟和排卵的实现。

针灸便览

书名。清代王锡鑫撰。本书"将《铜人》《大成》诸书,集其便览。另仿铜人图式四张,经络分寸歌诀名目次序,分类合编(王氏自序)"组成。书中"针法之密,图法之周,穴位之详明,诀法之简洁,凡三百六十穴道,十二经络,并手足三阴三阳之部位,玩其图,审其法,读其歌诀,无不了如指掌(贺正笏序)",最宜初学者阅读。现有清咸丰年间宏通堂刻巾箱本。

针灸便用

书名。清代卢梅(字调卿)撰。见《交河县志·艺文志》。

针灸处方

是按照辨证论治原则,根据机体的虚实状态、经穴的主治作用和刺灸方法,选择适当的腧穴加以配伍组合而成的处方。它是针灸临床治疗方案的表现形式,包括治则治法、腧穴配伍、操作手法和时间四大要素。有明确的组方法则,明确的刺灸方法和明确的使用范围。通过腧穴的配伍应用,使治疗的专一性得到加强,也使某些对人体无关或不利的因素得到减缓或抵消,再加上运用恰当的刺灸法,可充分发挥其治疗作用。

针灸处方原则

疾病的发生有正虚邪乘、阴阳失调、经络阻滞、气血不和等原因。针灸防治疾病就是通过经络、腧穴的作用,以达到补虚泻实、扶正祛邪、协调阴阳、调和气血、消除疾病的目的。针灸处方的原则就是按辨证论治原则,依据机体的虚实状态、经穴的主治作用和针灸的刺激强度进行处方配穴,以发挥其治疗作用。《灵枢·经脉》篇说:"盛则泻之,虚则补之,热则疾之,寒则留之,陷下则灸之,不盛不虚,以经取之。"《灵枢·九针十二原》篇也指出:"凡用针者,虚则实之,满则泄之,宛陈则除之,邪胜则虚之。"

针灸撮要穴法

书名。撰人不详。见于清代《也是园

书目》,一卷。书佚。

针灸大成

书名。明代杨继洲在家传《卫生针灸玄机秘要》一书基础上进行扩充,并由靳贤校补编成。刊于 1601 年(万历二十九年)。共分十卷。卷一,集录《黄帝内经》《难经》等有关针灸理论的原文,并加以注解;卷二、卷三,载针灸歌赋及"策"(杨氏应考太医院的试卷);卷四,针法收集各家补泻手法颇为完备;卷五,子午流注及灵龟八法;卷六、卷七,经络、经穴和经外奇穴;卷八,诸证针灸治疗;卷九,名医刺法和灸法,以及杨氏"治症总要"和"医案";卷十,陈氏《小儿按摩经》。本书总结了明以前针灸学的成就,曾译有数种外国文字,广泛流传,是针灸学名著。

针灸大全

书名。又名《针灸捷法》《针灸捷法大全》。明代徐凤编著。成书于 15 世纪。本书以汇集诸家针灸歌赋为主,分六卷。卷一,收录针灸歌诀 22 首;卷二,注释《标幽赋》;卷三,分部经穴歌;卷四,《八法流注》;卷五,《金针赋》及《论子午流注之法》;卷六,针灸杂论。1958 年人民卫生出版社铅印出版。

针灸得气客观指标

指针刺后患者是否得气的直观现象和仪器测试指标。直观指标包括患者的表情、动作、影像仪器下观察或手术时内脏器官的某些性能改变等。仪器测试指标种类较多,如肌电、胃电电位等,都能客观反映得气的情况。近年来的研究发现施术者手下有得气感时,大多可以从针刺处引导到肌电。肌电是肌纤维兴奋的标志,在通常情况下,肌纤维的兴奋将导致肌肉收缩。在一般情况下,手下感到"松空"时多无肌电发放;有肌电发放时,手下大多有"沉紧"感。当手下感强烈时,肌电发放增多,幅度加大;而当手下感减弱时,肌电发放也变得较少、较小,不同的手下感和不同的针感之间有时相互对应。针刺得气时针处肌电活动幅度和密集程度比肌肉主动收缩时小得多。因此,很容易把两者区别开来。一般说,针刺得气效应中,腧穴处出现的肌电信号之频谱集中在低频段,如 55Hz 和 165Hz 附近为多。而在肌肉主动收缩时引出的肌电信号则无此规律,其频谱范围在 0～1000Hz。不同的人或同一个人的不同腧穴之间,肌电的幅度差异很大,通常在 80～300μV,少数在 400μV 以上,而肌肉主动轻度用力收缩时,肌电幅度可达 100～300mV。胃十二指肠病患者在针刺足三里之前,胃电平均振幅为 276.3±55.7μV,当出现针感时,胃电平均振幅升高至 459.7±90.67μV,同样客观地显示了得气情况。还有一种发光指标,针刺受试者三阴交穴,每当主诉出现明显的酸、麻、重、胀等感觉时,记录仪测试的井穴发光强度就明显上升。得气越快,发光变化出现也越早。尤其当受试者发生显性经络感传时,发光强度更为显著。表明发光强度与得气有关。

针灸订验

书名。明代黄渊撰。见《浙江通志》。书佚。

针灸对白细胞数量的影响

针刺对白细胞总数和分类计数均有比较明显的影响。但对正常机体白细胞的影响情况很不一致,当白细胞数偏高或偏低时,针刺具有明显的调整作用。原来白细胞数偏高者,针后多见下降,原来偏低者,针后多见升高。对于有病症的机体,也获得类似效果。因化疗引起白细胞减少的患者,针刺合谷、大椎、足三里等穴,使白细胞上升。针刺的效应与腧穴有关。如针刺哑门、华盖,可使白细胞总数和中性白细胞数增高,而针脑户和颈五至颈六椎体间部位,则见白细胞总数下降。针脑户、哑门使嗜酸性粒细胞减少,针华盖、陶道、天突则使之增高。针脑户和颈七至胸一椎体间部位,可使淋巴细胞数增加,针哑门则使之减少。有人认为,神门、内关、太冲、光明、然谷、大都、悬钟、京门等穴对嗜酸性粒细胞敏感。针刺效应还与刺激的方法、时间有关。如对家兔"足三里"采用针刺,可使白细胞先减少后增加,改用电针则有抑制白细胞增高的趋势;用烧山火手法针刺成人足三里,使嗜酸性粒细胞减少,用透天凉手法,则可使之上升。在同一患者身上,用同一手法,针同一腧穴太溪,留针 2min,则见嗜酸性粒细胞减少 33.5%,若留针 10min,则见减少 44.2%。针灸影响白细胞数量的作用途径可能是在神经反射的基础上通过神经体液的综合调整。

针灸对肠机能的调整作用

针灸对肠道运动、分泌和吸收功能都具有良好的调整作用。研究证明,针灸对高张力、运动亢进的肠管具有抑制效应,可使肠管病理性痉挛获得解除;而对低张力的肠管则有兴奋效应,可促进肠管的运动。在具有小肠瘘的狗身上观察到,针刺脾经"公孙"穴,可使小肠液的分泌明显增加,小肠对葡萄糖的吸收率也显著升高,如果改刺"曲泽",则无上述效应。这也说明,针刺对肠机能的调整作用受肠管原有机能状态和腧穴特异性的影响,有人比较针刺足三里、阳陵泉、非穴点的效应表明,无论是健康人还是胃、十二指肠溃疡患者,均以针刺足三里的肠鸣音增强为明显;针刺阳陵泉、非穴点对肠鸣音无明显影响。临床上对急、慢性肠炎,菌痢患者的观察,不同穴对肠鸣音的影响不同,足阳明胃经穴较其他经脉穴强,而足三里穴又较其他腧穴强。针灸对肠机能的调整作用还与刺激方法有关。此外由于针刺影响肠道运动、分泌和吸收功能,从而使粪便成分和肠内菌丛也受到影响,针刺可明显地改变大便中水的成分,有人发现,针刺可减少粪中有害物质成分,并使糖酵解正常产物如醋酸、丙酸、酪酸、己酸、乳酸等有机酸增加,粪 pH 值降低,粪中大肠杆菌、产气杆菌、产气荚膜杆菌、粪产碱杆菌等减少,而双叉乳杆菌、乳链球菌增多,说明针刺有防止肠内菌腐败发酵的作用,对机体健康有利。

针灸对垂体－甲状腺系统的调整作用

针灸对垂体－甲状腺系统机能表现为一种良性调整作用。临床和实验研究表明,针刺既可以治疗甲状腺功能亢进,又可以治疗甲状腺功能低下,说明针刺可因甲状腺功能状态不同而分别使之趋向正常化。针刺天突、廉泉、合谷等穴可使甲状腺功能亢进患者的甲状腺体缩小,症状消失,基础代谢明显降低。针刺天突、气舍、合谷等穴治疗地方性甲状腺肿,针后颈围缩小,症状减轻或消失,尿中排碘量明显降低,甲状腺对碘的吸聚利用能力提高。用组织形态学方法研究也说明了针灸对甲状腺功能具有双向效应,连续针刺家兔 5 日后,甲状腺滤泡腔内类胶状物排出,泡腔膨大,滤泡上皮变高、排列成立方状,同时垂体前叶嗜碱性细胞增加,说明针灸使垂体－甲状腺机能增强。但电针"水突""大椎"8 日后,注射 ^{131}I,24h 镜检发现甲状腺内胶体物染色比对照组稍深,并且大多充塞于滤泡腔,滤泡上皮扁平,排列不整齐,细胞间界限模糊,说明电针后甲状腺功能处于低落状态。针灸对甲状腺的影响与腧穴有关,如电针"颊车""水突""扶突""迎香",组织学检查均见甲状腺功能低下,而取远离甲状腺的"足三里""伏兔""合谷""曲池"则未见明显变化。用重手法针刺双合谷、扶突和天突,可使正常人甲状腺对碘的摄取量大多提高,而针刺通里、天髎、天宗时,则对甲状腺的摄碘率无明显影响。

针灸对垂体－肾上腺皮质系统的调整作用

针灸对这一系统机能表现为一种良性调整作用。针灸足三里、合谷等穴,可使正常人血中嗜酸性粒细胞减少,说明促肾上腺皮质激素增多,测定血中 17－羟皮质类固醇含量有明显提高,有的可高出原水平 2～3 倍,并有较强的后继作用,这种情况在针刺治疗热带嗜酸性粒细胞增多症、支气管哮喘、急性细菌性痢疾时也表现得比较明显。动物实验也证明了针灸对本系统的促进作用,如家兔和大白鼠在针刺"足三里""肾俞"穴后,尿中 17－酮皮质类固醇含量明显增高,肾上腺皮质变厚,细胞体积增大,腺体重量增加。用组织化学方法可见肾上腺皮质内的抗坏血酸、胆固醇和脂类含量减少,核酸、糖原增多,碱性磷酸酶与琥珀酸脱氢酶的活力增强。这种促进作用不同一般的应激反应,针刺足三里、合谷、少海等穴,可使原尿中皮质醇和皮质醇水平高者针后降低,低者针后升高。临床和实验表明,针灸的效应可因机体状态、个体差异、环境条件、腧穴、刺激方法不同而有差别。

针灸对垂体－性腺系统的调整作用

临床研究证明,针灸对男、女生殖系统的多种疾病具有治疗作用,其作用途径可能是通过下丘脑－垂体－性腺系统机能的调整作用来实现的。针灸对避孕有一定作用,以单取或并取三阴交、肩外俞,埋藏皮内针对具有生殖能力的妇女进行观察,取得 66.6% 的避孕效果,三阴交似有特殊的避孕作用,肩外俞似具一般性避孕作用,二穴并用可增强避孕效果。又有人根据《针灸集成》记载,用石门穴进行避孕,有效率达 79%,并认为重刺激的效果优于轻刺激。实验也证明,针灸的避孕作用并非通过改变生殖器官组织结构实现的,可能是在针灸作用下引起了黄体激素和卵泡激素的过剩分泌,并借助负反馈作用抑制垂体促性腺激素分泌,进而阻止卵泡成熟和排放。针灸还可以治疗不孕症、继发性闭经、外阴白斑和用于催乳,而艾灸至阴所具特异性作用已被公认。针灸对男性阳痿、遗精、精子减少、睾丸炎、前列腺炎等疾病有较好的治疗作用,针灸也可以使男性生殖系统的多种异常改变趋向正常化。

针灸对大脑皮层的调整作用

在正常情况下,针灸主要能提高大脑皮层的工作能力;在病理情况下,针灸能不同程度地促进大脑皮层机能的恢复。借此作用积极地参与对其他各系统机能实施调整作用。临床上在对癫痫患者针治后,其中部分大发作患者的脑电图或趋规律,或使病理性脑电波的电位有所降低;在对脑电图呈病理性改变的神经衰弱患者的针治过程中,不仅 α 节律逐渐获得改善,其他病理性脑电图改变也趋正常,而且这种正常化趋势的进展程度与临床疗效相平行。针刺健康人足三里、合谷、内关、神门、通里等穴,既可使脑电图 α 节律波幅原来较弱者增强,又可使 α 节律原来较强者减弱,说明针刺的效应与所处的机能状态有关,从脑电图的 α 节律波幅针灸前后的变化来看,可以说主要取决于针灸前所处的水平。有人以溴化钠和咖啡因分别造成健康人大脑皮层兴奋与抑制过程失调,发现当抑制过程加强时,重刺激多引起运动从属时值增大,轻刺激引出的结果恰要相反;当兴奋过程占优势时,不论轻重刺激皆使运动从属时值增大。针刺手法不同其效应不同,如以烧山火与补法针刺,多引起运动从属时值增大;反之,以透天凉与泻法针刺,则效果相反。另外,腧穴也具相对特异性,如在人为造成动物的大脑皮层运动区优势兴奋时，针刺"足三里"仅能暂时性地抑制优势运动反应，而针刺"大敦"的抑制效果则既明显又巩固。针灸对大脑皮层机能的调整作用是通过神经通路实现的；丘脑水平特别是特异性传导系统的腹后外侧核和内膝状体等神经核团的整合作用居重要地位，且有多种神经介质参与形成活动。

针灸对胆汁排泄的调整作用

胆汁的排泄与胆汁流量、胆囊、胆管运动和奥狄括约肌活动有关，临床和实验证明，针灸能促进胆汁分泌，调节胆囊、胆管和奥狄括约肌的舒缩功能。对胆道手术患者放置"T"形管，发现针刺前后胆汁流量明显不同，针刺后流量明显增加。应用 X 线观察或超声波探测可见，针刺一定腧穴后，大部分受试者的胆囊、影像或胆囊平段有不同程度的缩小，说明针刺可促进胆囊运动和排空；采用静脉胆囊造影与定时连续摄片的方法、测定胆总管压力变化的方法以及动物实验也都证明针刺有加强胆总管运动和降低奥狄括约肌张力的作用。手法不同，效应也异，泻法的针刺效应强于补法。针刺的效应与腧穴有一定关系，有人对 50 例受试者就丘墟、阳陵泉、京门、日月、胆俞、足三里、心俞等腧穴效应加以比较，认为足三里、心俞、胆俞有促进胆囊收缩作用。有人针刺正常人阳陵泉可使胆囊收缩，而针刺侠白、尺泽、太渊或非穴点则无作用。针刺胆俞可使胆囊收缩，针足窍阴则使之弛缓。针胆俞、肩井、日月使胆囊收缩，针章门、曲泉则引起胆囊扩张。针太冲可使胆汁流量降低，但胆汁中 K^+ 变化不明显，针足三里对胆囊流量影响不明显，但却引起胆汁中 K^+ 的升高，都说明腧穴具有一定的特异性。

针灸对肺通气换气的影响

针灸对肺的通气、换气功能具有调节作用。肺的通气、换气与呼吸运动的深浅、呼吸道是否通畅、呼吸膜的通透性以及血氧饱和度有关。针刺对肺通气量有影响，针刺人迎、大杼、肺俞等穴，可使肺通气量增加；针麻患者开胸后一侧肺的量能代偿性增加。针灸的效应与腧穴的特异性和时间因素有关，针刺正常人足三里，能使安静通气量增加，耗氧量增加，最大通气量增加。针刺冲阳、厉兑、中脘时，作用较差。针刺天枢、梁门穴则反而引起呼吸功能下降。针刺人迎时，肺通气量的增加是即时性的，而针刺大杼、神门、肺俞时，则需连续 1 周后，才出现这一效应，并且一旦获效，即使停针，已出现的效应仍可维持一段时间。针刺对血氧饱和度也有调整作用，如针刺人工气胸家兔的"郄门""曲池"，可使动物血氧饱和度比对照组提高 6.31%。由此看出，针灸对肺通气、换气的影响，不仅是调整了呼吸运动，而且也调整了呼吸通道的阻力和呼吸膜的通透性。针灸具有平喘、消炎作用，应用针灸预防和治疗支气管哮喘、慢性支气管炎、感冒等，不但具有较好的近期疗效，而且也有一定的远期疗效。其作用途径，可能包括有神经反射途径和体液途径。如针刺对呼吸功能呈现的即时效应，在穴位封闭或切断相应的传入神经后便消失，说明这种作用可能是神经反射途径实现的，而针灸的持续性效应则可能有体液因素的参与。

针灸对呼吸系统的影响

针灸具有调整呼吸运动功能，并能调整呼吸道的阻力和呼吸膜的通透性，提高血氧饱和度，因而具有平喘作用。这与针灸对自主神经功能、血中乙酰胆碱、组胺和肾上腺素水平的调整有关，使细支气管痉挛解除，支气管黏膜血管收缩、水肿减轻，通气功能改善；针灸还具有调节免疫的作用，如以大椎、双肺俞穴组夏季化脓灸并贴膏药治疗支气管哮喘，可提高细胞免疫水平；又如以双肺俞、心俞、膈俞交替贴药治疗支气管哮喘，在取得较好疗效的同时，机体的细胞免疫和体液免疫机能均有不同程度的提高，说明针灸具有消炎作用。由于针灸的这种平喘、消炎作用，在临床上被广泛地用于预防和治疗各种呼吸系统疾病，并且具有良好的近期和远期疗效。

针灸对呼吸运动的影响在于改善呼吸频率、节律，对体质过弱、呼吸中枢损害严重、自动呼吸停止者无效。临床上针灸可以治疗窒息、呼吸衰竭和休克，针灸水沟（或十宣、素髎、百会等）可急救新生儿窒息。有报道，一侧呼吸功能障碍，造成两侧呼吸不平衡时，针刺膈俞，可使患侧受限的呼吸功能增强，使健侧因代偿而增强的呼吸功能降低，使两侧不平衡的呼吸运动达到平衡，动物实验证明，针灸对呼吸运动有影响，而且针灸效应与呼吸中枢的机能状态有关。针刺水沟穴可使麻醉动物的呼吸运动即时性增强。由于各种原因造成呼吸暂停时，针刺可使呼吸运动恢复。在呼吸周期的不同时刻针刺，效应亦不同。在吸气后期针刺，则引起以吸气为主的呼吸加强；反之在呼气后期针刺，则引起以呼气为主的呼吸兴奋。不同的腧穴、手法，针刺效应也不同，分别针刺麻醉动物的"素髎""水沟""会阴"，虽都可引起呼吸运动的变化，但针刺各穴引起呼吸变化的阳性率不同，呈依次递减；而针刺非穴点，绝大多数例次的实验表明对呼吸没有影响。同一动物，采用重雀啄法针刺，可引起动物主动呼吸；而采用轻雀啄法针刺，则引起吸气深度减小。电针急救实验性休克动物，弱刺激对呼吸多半呈兴奋作用，重刺激呈抑制作用，强度越大，抑制越深。

针灸对交感神经－肾上腺髓质系统的调整作用

针灸对交感神经－肾上腺髓质系统机能具有双向调节作用。动物实验证明，针刺家兔"足三里"不仅使外周血液中的肾上腺素含量增加，而且连续数天针刺，还可以使肾上腺髓质内肾上腺素细胞以及去甲肾上腺素细胞明显增多，胞体增大、胞质反应加深。有关实验还揭示，对家兔和大白鼠的"肾俞""地机"针麻诱导 30min 后，其肾上腺髓质中儿茶酚胺囊泡内含物减少，显示释放加强。在胃大部切除患者针麻诱导期及术中发现，凡针麻效果好的，经针麻诱导后血中儿茶酚胺含量及其多巴胺羟化酶活力均有显著下降，而机体胃壁以及大小网膜组织内的儿茶酚胺贮量出现相应增加，说明针刺可借助某些抑制交感末梢去甲肾上腺素释放的途径，使在手术强烈刺激下的交感神经活动保持相对稳定。其效应与针刺方法有关。如运用烧山火手法，可使血中的葡萄糖和柠檬酸明显增高；使用透天凉手法，则使尿中去甲肾上腺素的含量显著减少。

针灸对迷走神经－胰岛素系统的调整作用

胰岛分泌胰岛素和高血糖素受血糖浓度的调节，中枢神经系统通过迷走神经促进胰岛素的分泌。针灸对血糖的调节除作用于迷走神经，还可提高 β 细胞葡萄糖受体的敏感性。针刺治疗四氧嘧啶性糖尿病动物，除血糖、尿糖明显下降或恢复正常，胰岛素分泌增加外，胰岛 β 细胞损伤明显较对照组轻微。有人认为糖尿病阴亏相当于迷走神经功能偏于低下，它所支配的腺体特别是胰岛的 β 细胞分泌胰岛素不足，导致血糖过高，长期下去使胰岛功能发生障碍；阳亢相当于交感神经功能偏亢，它所支配升高血糖浓度的腺体激素绝对或相对分泌过多。拮抗胰岛素,出现脏腑之热象,"养阴"是兴奋迷走神经,"清热"是抑制交感神经。在对其作用机理研究中,有人在兔高血糖状态前,切断迷走神经,则针刺对胰岛素促分泌作用消失。以普鲁卡因封闭腧穴或肢体传入神经,则针刺对兔血糖的降低作用就不再出现。因而认为,其效应必须在神经系统完整的情况下,通过迷走神经-胰岛素系统发挥作用。针灸的降糖作用,首先是作用于神经系统,一是作用于周围神经,即通过兴奋迷走神经和抑制交感神经而调节自主神经功能;二是作用于中枢,促进胰岛素分泌降低血糖。针灸对迷走神经-胰岛系统机能的调节与机体状态、取穴、刺激手法有关。参见"针灸对血糖的调整作用"条。

针灸对泌尿系统的影响

针灸对泌尿系统的各个环节——肾脏的泌尿,输尿管的蠕动、膀胱的贮尿、排尿功能都具有良性的双向调节作用。这一调节作用,受所选腧穴所具相对特异性、针刺所施刺激量及机体所处的功能状态等因素的影响。针刺对泌尿系统的调整效应,实际上乃是针刺对血液成分、血管和尿路舒缩等功能进行一系列调整的综合反映。仅就尿液生成而言,它与血液中的 K^+、Na^+ 等物质的浓度以及肾脏的血流灌注量均有着不可分割的关系,所以有关该效应形成的神经-体液机理也是十分复杂的,目前多侧重探讨针刺对引起尿路舒缩的效应。临床上针灸对泌尿系统的诸多疾病:急、慢性肾炎,慢性肾功能不全,乳糜尿、尿潴留、尿失禁、外伤性尿道狭窄、泌尿系结石等均有较好的疗效。

针灸对免疫功能的影响

免疫是机体识别和清除外来抗原物质和自身变性物质,以维持机体内外环境相对恒定所发生的一系列保护性反应,包括细胞免疫和体液免疫。其主要功能是防御感染、自身稳定、免疫监视。但免疫反应并非都对机体有利,超越正常的免疫反应可导致过敏性疾病和自身免疫性疾病;而当一种或几种主要免疫功能不全而使免疫功能低下时,既可形成原发性免疫缺损性疾病,又可诱发继发性免疫缺损性疾病。临床观察和大量实验研究资料已充分证实针灸具有增强机体免疫功能的作用,而对各种原因造成的异常免疫功能又可以使之趋向恢复正常,表现为一种良性调整作用。参见"针灸对体液免疫的影响""针灸对细胞免疫的影响"条。

针灸对膀胱贮尿排尿功能的影响

针灸对膀胱功能有调整作用。临床上对因膀胱功能障碍造成的尿潴留、尿失禁、尿频有比较理想的疗效,由于盆腔脏器炎症、创伤、疼痛刺激引起膀胱括约肌痉挛而造成的尿潴留,往往针后即可排尿,对先天性腰骶部脊柱裂引起的尿失禁患者,每次针后的排尿量及排尿速度均有明显增加,残余尿量呈明显减少,提示在病理情况下,针刺一般可以增强膀胱收缩运动,提高膀胱排空能力,从而改善膀胱的排尿功能。研究证明,针刺可以使膀胱处于高度紧张时引起松弛,又可以使松弛的膀胱引起收缩,说明针刺对膀胱功能的影响与膀胱处的机能状态有关。针刺的效应与取穴、手法有关,有人研究观察了次髎、曲骨、中极、关元、三阴交、阴陵泉、阴谷、列缺等穴引起的膀胱收缩效应,发现其效应依上述次序递减;在手法对效应的影响上,如在膀胱紧张性较高或出现较大节律收缩时,加强捻针,结合提插,常可产生明显的抑制效应。针灸对膀胱功能的影响,可能是通过神经反射途径实现的。由于针刺通过神经反射,改变了交感和副交感神经对膀胱逼尿肌和内括约肌的影响,从而使膀胱的贮尿、排尿功能受到调整。如果切断延髓与脊髓之间的联系,针刺效应基本消失,说明针刺作用中枢主要位于脊髓以上,如果在下丘脑后部或脑桥、延髓间切断脑干,针效减半。用电刺激结合微电极探查发现在下丘脑后部及延髓网状结构存在一些与膀胱有关的兴奋型与抑制型单位,它们对刺激"膀胱俞"和"肾俞"呈特异性反应,改变膀胱的机能状态,可影响这些单位的放电反应,提示膀胱与这些排尿中枢之间可能存在负反馈联系。

针灸对神经系统的影响

神经系统是机体生理机能的主要调节系统。一切生理活动和许多病理过程的发生和调节,都是通过神经系统的反射机制实现的。到目前为止的所有研究都表明,针灸效应不能排除神经系统的作用,针灸对各器官系统机能的影响,均有赖于神经系统结构与机能的完整,都要通过各级中枢的整合与调制。包括有关穴位感受器、传递针刺信号的神经类别、传入途径和外周神经及各级中枢在针灸效应中的作用。

针灸对肾脏泌尿功能的影响

针灸对肾脏泌尿功能有一定的双向调整作用。针刺照海、阴谷等穴,对正常人水负荷后的肾脏泌尿功能有一定的促进作用,以照海作用为著;针刺肾俞、京门等穴,则能抑制利尿反应,又以肾俞作用为甚,说明不同经脉、腧穴所产生的效应不完全相同。针刺对肾功能的这种调整作用也被动物实验所证实。伴随尿量的变化,尿液的成分也出现变化,如针刺肾炎患者的肾俞,气海或照海、列缺、太溪、飞扬等穴,使泌尿功能增强,酚红排出量较针前增多,尿蛋白减少,高血压也有下降;针刺正常人的复溜、志室后,多例次的尿量、尿中肌酐、环磷酸腺苷都显著升高。其中尿中环磷酸腺苷

的变化,说明针刺可能影响肾细胞内许多酶的活性和生理生化过程,从而影响肾的功能。关于针灸对肾泌尿功能的作用途径,在封闭动物的"肾俞"时,可使针刺的抗利尿作用消失,说明针灸作用途径中有神经反射成分。而针刺或电针所引起的抗利尿素的分泌增加,说明针灸作用途径中还有体液成分。

针灸对食管运动的影响

针刺可调节食管的蠕动及其紧张性。在 X 线下观察发现,重刺激针刺天突、膻中、合谷、巨阙等穴,不仅可使正常人食管蠕动增强,内径增宽;而且还可以使食管癌患者癌肿部位的上、下段食管蠕动呈相同改变,钡剂通过肿瘤狭窄部位时速度加快,而以同样的手法针刺神道、至阳、中枢等穴,结果反使食管蠕动减弱,并明显提高其黏膜皱襞的显影效应。这说明不同穴对食管运动功能的影响有所不同,具有一定的特异性。

针灸对输尿管运动的影响

针刺可以调节输尿管的运动功能。动物实验证实,针刺狗的"照海""三阴交""水道""肾俞"等穴,可使输尿管蠕动加强;而在应用针刺代替腹部加压静脉肾盂造影过程中又发现,针刺患者双侧三阴交、昆仑穴,可借助不同刺激量对肾盂、输尿管蠕动功能实施双向调节作用,即可以使痉挛的输尿管松弛,使蠕动慢的输尿管蠕动加快。

针灸对体液免疫的影响

针灸对体液中非特异性免疫物质具有调节作用。针灸可增高血清补体含量,针刺健康人上巨虚,菌痢患者的上巨虚、天枢,针后血清补体含量均有不同程度提高,针刺正常人足三里、天枢,电针家兔"大椎"等穴,其补体效价普遍升高。针刺人体或家兔"足三里"穴,可使血中备解素生

成增加;针刺家兔"足三里""大椎",血中调理素明显增加。针灸对溶菌酶含量也有影响,急性菌痢患者经针治,其血清溶菌酶含量明显升高,经针治 3 日后,其含量仍比针前高出 3 倍多,针治 7 日患者痊愈,仍比针前高出 2 倍。针灸还可提高调理素、裂解素含量,提高机体的免疫功能。针灸对特异性免疫物质抗体具有调整作用,针刺合谷、内关,可使正常人血清中球蛋白含量上升。针刺阑尾炎患者足三里穴,可见 γ 球蛋白大多上升,针刺急性菌痢患者气海、大椎等穴,免疫球蛋白有不同程度提高,尤以针后 3 日最为显著。针灸可使凝集素效价显著提高,间接血凝集素、沉淀素等明显增高,并可使抗体产生提早,在血中维持时间延长。针灸还可使病理性抗体水平下降,如过敏性鼻炎经针刺治疗 2 个月后,用放免法测定血清 IgG 含量,大多显著下降。此外研究还发现,针灸效应与精神状态、营养状况、不同神经类型、不同腧穴、刺激的性质与程度不同而不完全相同。对于其作用途径,尚未有系统的研究。

针灸对唾液腺分泌功能的影响

针灸对唾液腺分泌机能具有调节作用。这种调节作用包括改变唾液分泌量、唾液淀粉酶含量和酸碱度。手法运针或电针正常人的某些腧穴或穴组,既可使"自发性"及"试食性"唾液分泌多数呈现抑制,少数呈现兴奋,个别无改变,又可使唾液中的淀粉酶含量显著增加,还可使唾液 pH 值出现先降后升时程性双向改变,其中某些原来 pH 值低的针后趋向升高,高的针后趋向降低。而且手法不同,效果亦异,如针刺足三里,当拇指向前捻转时,唾液淀粉酶含量骤然增加,拇指向后则降低,左右捻转则不明显。针麻临床发现,胃大部切除术患者经电针诱导后,唾液淀粉酶的变化与针麻效果关系密切,针麻效果优良者,唾液淀粉酶含量都有不同程度的增加,针

麻效果差者,酶含量下降。针刺人中、承浆、心俞、内关、脾俞、足三里等穴,可使脾胃虚寒型与虚实夹杂型胃溃疡患者唾液淀粉酶活性明显升高;但肝气犯胃型没有变化。可见,针灸的调整作用,由于个体差异、腧穴、手法的不同而有不同。

针灸对微循环的影响

针刺可使微循环的调节及血流量发生改变。许多实验证明,针刺治疗可以使毛细血管通透性增加、紧张度降低、血流量增加。这些变化除神经系统参与外,还与体液中的一些活性物质有关,如缓激肽等。针刺 20min 后,血流明显加快,血流量增多,但增加多少似乎不与取穴多少成比例,这可能是刺激腧穴引起神经、体液在周身调节改变的结果。同时也说明针刺后,不仅局部微循环发生改变,周身的微循环也发生改变。有人用显微镜观察微循环,发现针刺后最早变化的是球结膜血流速度明显加快,甲皱毛细血管襻也很快表现流度加快,而且随着进针捻转的强弱而出现海潮式的变化,继之关闭的毛细管襻逐渐打开,许多针前看不清的管襻逐渐看清。也有人发现针麻时不降低血输出量,相反轻度升高,周围血管也有轻度的扩张,对微循环动力学作用不仅不抑制,而且有一定程度的促进。有人在非腧穴处针刺,微循环只有一时性的改变,且很快恢复常态,这可能是机体对该刺激的一种全身交感反应,不能认为是针在非腧穴的作用。

针灸对胃机能影响的作用途径

针灸对胃运动和分泌机能的影响,可能是通过神经反射途径实现的。实验证明,对腧穴、传入途径、中枢和传出途径反射弧中任何一个环节实施麻醉或手术后,针灸对胃肠机能的影响即可消失。对胃机能确有影响的腧穴足三里,用普鲁卡因等做腧穴深部组织封闭,则针灸效应消失,但

只封闭穴位皮肤时，针灸效应仍可出现，可见腧穴深部组织中的感受器乃是针灸作用途径的"始发点"。其传入途径是周围神经，切断或封闭该穴区传入神经，针灸效应不再出现，其传出途径一般认为与迷走神经、交感神经和一些体液因素有密切关系，而其作用的中枢是以多阶段（从脊髓到丘脑）和多途径的形式进行的。实验资料提示：延髓水平及该水平以上可能存在有兴奋胃活动和抑制胃活动的中枢，其兴奋胃活动主要是通过迷走神经实现的，其抑制胃活动则可能是通过脊髓和迷走神经两条通路实现的。针刺可影响这些中枢的活动，并可能通过迷走神经和脊髓的下行通路对胃机能进行调节。

针灸对胃液分泌的影响

针灸对胃液分泌具有良性调整作用。对正常的、病理的以及应用某些药物造成改变的人体和动物胃液分泌功能，都有调整作用。如以手法运针、电针、艾灸分别刺激中脘、足三里等穴治疗十二指肠溃疡，结果表明对患者胃酸分泌具显著的抑制作用。针刺前后胃酸酸度变化回归分析表明，针灸可使胃酸过多和胃酸缺乏者例数减少，胃酸正常例数明显增加；对胃酸分泌高曲线者使之抑制，弛缓曲线及正常曲线使之兴奋，对梯状曲线者兴奋、抑制兼有。针刺足三里、合谷、三阴交等穴可使消化不良症患儿原来偏低的胃总酸度、游离酸度、胃蛋白酶等很快恢复正常。针刺四缝穴，可使营养不良患儿胃蛋白酶活性升高，使胃酸度偏高者下降、偏低者升高。针灸对胃分泌机能的影响与取穴、手法有关，如针刺胃病患者的足三里、中脘等穴，对胃酸分泌有促进作用，针刺公孙、内关、梁丘则对胃酸分泌有抑制作用。用五肽胃泌素引起胃瘘狗胃液分泌亢进时，电针足三里，使胃液分泌下降，cAMP 也下降；而电针合谷，胃液分泌无明显下降，但胃中 cAMP 含量反而显著升高。针刺胃瘘狗"足三里"，当胃的机能低下时，轻刺激可使胃的酸度上升；当胃的机能亢进时，轻刺激无效，而重刺激却可使胃酸分泌减少，胃酸度下降。

针灸对胃运动的影响

针灸对胃运动机理的影响是明显的。应用纤维胃镜观察，针刺足三里等穴能明显抑制患者胃的蠕动，使幽门痉挛缓解；在 X 线钡餐透视下，用平补平泻法针刺胃溃疡、慢性胃炎、胃痉挛及胃神经官能症等患者的中脘、胃俞、足三里等穴表明，针刺可使胃痉挛者趋于弛缓，胃蠕动强者减弱，胃蠕动弱者增强，胃不蠕动者发生蠕动。实验观察亦表明，在不同情况下，针刺可使胃运动功能呈截然不同的单向作用。针刺对胃运动机能的影响与取穴和针、灸方法的选择有关，观察发现针刺足三里大多引起胃蠕动减弱，而针刺手三里则使之加速；灸脾俞和足三里可引起胃的收缩增强，灸曲池则使胃蠕动弛缓；针刺梁丘能使胃机能正常化。针刺效应还与手法有关，如对运动亢进的狗胃，重刺激可产生抑制作用，而轻刺激无作用。用电针刺激兔的"中脘"穴，弱刺激可促进胃的运动，而强刺激则产生抑制效应。针刺足三里对胃蠕动有抑制作用，但加强捻转时，则使胃的蠕动增强。以提插补法针刺足三里，胃电波幅以增强为主，而用提插泻法，胃电波幅以减少为主。总之，针刺对胃运动机能影响的性质和大小，取决于受试者的个体特性、胃当时的机能状态、腧穴及手法的特异性。

针灸对细胞免疫的影响

针灸对白细胞、巨噬细胞的吞噬机能及免疫活性细胞的免疫机能均有一定的调整作用。针灸不论对正常人或患者，均有增强白细胞吞噬指数的作用，尽管细菌性痢疾患者针前白细胞吞噬指数已有大幅度的上升，但该效应依然在患者身上表现明显,尤其是其后效应持续时间更长。而且机体免疫机能状态影响针灸效应,实验表明,当白细胞吞噬机能处于降低状态时,针刺可促进其吞噬作用;当白细胞吞噬机能处于活跃状态时,针刺可使吞噬指数下降。针刺、艾灸一定的腧穴,对机体内巨噬细胞系统的吞噬机能均有不同程度的增强作用,而且具有很长的后效应。该效应与腧穴、刺激量等有关,如针刺家兔"足三里""大椎"等穴,巨噬细胞吞噬机能增强,而改刺"环跳"则被抑制。用捻转次数作为刺激量,则弱刺激可使实验家兔巨噬细胞吞噬机能增强;强刺激则使之减弱。针麻中发现,针麻效果Ⅰ、Ⅱ级患者,淋巴母细胞转化率和玫瑰花结形成率均有提高,菌痢和乳腺增生患者,针后也看到类似变化。实验也证明,针刺家兔"足三里"后,呈相同变化,说明针灸对免疫活性细胞的免疫机能有增强作用。用酯酶染色法观察艾灸对小白鼠T淋巴细胞的影响,结果发现,艾灸对免疫功能低下的小白鼠,酯酶染色阳性淋巴细胞百分率明显高于对照组;而艾灸对正常小白鼠该项指标与相应对照组比较也有一定提高,但不显著,说明其效应是一种良性调整作用。针灸治疗甲亢患者和化脓灸治疗哮喘患者NK细胞免疫活性,针、灸前均较针、灸后提高。针灸的这种良性调整作用对增强机体的抗病能力是十分有效的。

针灸对下丘脑-垂体系统的影响

针灸对下丘脑-垂体系统具有双向调整作用。其调整作用是通过对下丘脑支配调控垂体促激素和神经垂体激素的释放,表现为针灸对血压、泌尿等内脏系统和有关周围内分泌腺机体的调整效应。如针刺正常人照海穴可促进肾的泌尿功能;而针刺肾俞则能抑制水利尿反应,而动物实验中针刺家兔"承扶"在引起尿量减少的同时,且伴有抗利尿素分泌增加;用电刺激结合微电极探查发现下丘脑后部及延髓网状结构中对膀胱有关的兴奋、抑制型单位,对针刺"膀胱俞""肾俞"呈特异性反应,说明下丘脑-垂体后叶抗利尿素的释放有促进和抑制两方面的作用,而不同穴对该系统有不同作用。并且这种调整作用受刺激手法和机能状态的影响,如针刺肾炎患者的肾俞、气海等穴,可使患者的肾泌尿功能明显增强、尿蛋白减少,高血压也有下降。用强刺激手法针刺失血性休克动物,可见其血压上升;弱刺激时未见其血压上升;中刺激引起血压升而复降或降而后升,只有强刺激才能使血管加压素释放而引起明显的升压效果,上述特点均可见于针刺对垂体-周围内分泌腺机能的调整作用中。针灸对下丘脑-垂体系统的调整作用,体现在对调整内脏功能中参与其机理形成的活动。

针灸对心率、心律的影响

针灸对心率、心律都有明显的调整作用。针刺正常人内关,针前心率为51～75次/min者,针后虽然有少数曾发生增减,但大多数人都无明显影响;针前心率低于51次/min者明显增快;针前心率高于75次/min者明显减慢。临床上对于心率加快的心脏病患者,针后大多引起心率减慢,而且针前心率越快,减慢越明显,效应的出现十分迅速,常常伴随着针感的出现,心率即开始减慢,针后约30min的效应最强,2h后,心率又开始回升,但继续针刺,又可引起心率的减慢。对于不规则心律失常者,临床研究证明,不论组选哪些腧穴和采用何种手法,一般均以冲动起源失常者疗效为优,针刺可促使冲动起源异常引起的节律不规则性心律失常不同程度地趋向正常化;而针刺对冲动传导障碍者的疗效比较差。针刺对室性早搏和房性早搏消减作用很明显,而对于心房颤动的复律作用情况不一,部分早期或阵发性心房颤动,针刺可恢复窦性心律,而对于慢性心房颤动,针刺几乎无效。针灸对心率、心律的影响具有腧穴特异性,腧穴筛选的临床观察表明,室性早搏以足三里、三阴交、条口、承山等下肢穴较为有效;房性早搏一般可先后施用左或右合谷穴,配曲池、足三里等效果较好;阵发性房性心动过速,针刺足三里、三阴交、不容(左)等穴均有效;心房颤动则常用心俞、曲池、大椎、俞府、膻中、三阴交等穴。此外不同手法和刺激方法,对针效也有影响,补法多引起心率减慢,而泻法多引起心率加快。用针刺治疗室性早搏,如在有效穴施用电针或作穴位注射可延长针效。

针灸对心脏的影响

多数实验表明,针刺对正常心脏功能及营养过程的影响不明显,而对病理情况下的心脏则有不同程度的恢复作用。针刺各种心脏病患者心功能不全者,能改善心肌收缩力,血 cAMP 有增高现象,血中皮质醇水平治疗后有趋向正常现象。临床和实验研究证明:针刺内关、间使,可使冠脉血流量增加,冠脉阻力下降,心肌血氧供应量增加,心肌氧提取率降低,最大冠状动、静脉血氧含量差值减小,心肌耗氧量降低,使心肌对氧的供求得到调整,从而使缺血区心肌损伤程度减轻,心肌坏死区域减小。针刺对心脏的影响与腧穴有关,针刺神门,使心电图 P 波、R 波、P-R 间期和 Q-T 间期的持续时间延长,针刺冲阳,虽有类似改变,但不显著,针刺冠心病患者膻中、心俞等穴可使左室后壁振幅和心搏量明显增加,而针刺非穴位区无明显变化。内关、膻中等穴对心脏活动具有相对特异性已为多数实验所证实。

针灸对血沉的影响

针灸对血沉具有一定的调整作用。针刺足三里等穴,可使血沉加速,少数表现为减慢。电针动物(狗)的坐骨神经,可使血沉加速。当机体伴有炎症时,针刺一般可使血沉减慢。

针灸对血管机能的影响

针灸对血管的舒缩活动和毛细血管的通透性均有一定的调整作用。应用血管容积描记技术、血流图仪、皮肤温度测定或直接观察,在人和动物身上均看到针刺对血管的舒缩活动有明显的影响。针刺对冠状动脉的影响,临床研究证明,针刺能不同程度地扩张冠脉,增加血氧供给量,从而使心肌损伤获得一定程度的改善,实验研究也证明,针刺对急性心肌缺血动物的低排高阻等心脏血流动力学紊乱,可借助局部和整体两种途径发挥一系列调整作用,且对冠脉粥样斑块的形成也具一定的抑制作用。针刺对脑血管的影响,CT 观察证明,针刺对脑溢血患者有促进脑出血的吸收,使血肿减少以至消失的作用。有研究证明,针刺有改善脑血管弹性,增加脑血流量,促进脑血管侧支循环及早建立的作用。针刺对内脏血管功能的影响,有人观察针灸不同经穴对正常人肝血流量的影响,结果发现,针、灸期门、肝俞,均使肝血流量明显减少,而灸中府、肺俞,又均使肺血流量明显增加。动物实验表明,电针"足三里"可使空肠段肠系膜毛细血管扩张,微血管内红细胞流速减慢。针灸对微循环和毛细血管通透性的影响是双相调整作用,即毛细血管通透性增高时,针刺可使之降低,而通透性降低时可使之升高。针刺的上述效应,与多种因素有关,机能状态不同、腧穴不同、手法不同、针刺深度不同以及使用艾灸、电针等,其效应不同。但在病理情况下,针刺的效应主要是一种良性调整作用,所以针刺对一些血管性疾病有较好的疗效。

针灸对血糖的影响

针灸对血糖的影响，对正常机体情况不一致。但在血糖水平异常的情况下，针刺具有明显的调整作用。对于休克患者，针后可使血糖升高，而对于糖尿病患者，针刺能显著地降低血糖含量。动物实验也表明针刺对血糖有影响，针刺家兔"足三里"，可阻断因静脉注射胰岛素而引起的血糖降低趋势；以胰岛素及肾上腺素分别诱致狗实验性低血糖及高血糖状态时，针刺又可使低者升高，高者降低。针刺对血糖的影响与腧穴、手法有关，一般认为足三里、曲池、合谷、太白、内关、气街等穴均对血糖水平有影响。但同一腧穴，手法不同，效果也不同，如取足三里穴，采用烧山火手法使血糖上升，透天凉手法则使之下降，平补平泻手法则无影响。针灸对血糖的影响主要是通过迷走神经-胰岛系统实现的，因为针刺治疗高血糖动物时，发现血糖下降的同时，胰岛素的分泌提早并增多，封闭穴位或传入神经、切断迷走神经，可使针刺对血糖的影响不再显现。

针灸对血细胞数值的调整作用

大量的临床和实验研究证明，针灸能对外周血液中的各类血细胞数值实施双向调节作用。其中针灸对白细胞数值和血小板的影响已列专条说明，本条只介绍针灸对红细胞的影响。针灸对健康人或非血液疾病患者红细胞数有一定影响，但无明显的规律。对某些血液疾病患者，针灸对红细胞、血红蛋白的影响明显。针刺膏肓治疗恶性贫血，5天后红细胞数和血红蛋白含量有非常显著的上升。针刺治疗缺铁性贫血，可使网状红细胞剧增，使病理性异染红细胞色调复常。针刺治疗红细胞过多症也有疗效，使红细胞数减少，血红蛋白含量

下降。动物实验中对于人工放血造成贫血状态的家兔，针刺"膈俞""膏肓"后可加速红细胞和血红蛋白数量的恢复。当动物一氧化碳中毒时，针刺可促使一氧化碳性血红蛋白的解离，使动物提早复苏。一般认为，膈俞、膏肓，加配足三里，对贫血有显著疗效，悬钟穴与红细胞的生成有关。针刺使红细胞增加可能一方面是由于血库贮存红细胞释放到外周血液，另一方面，可能是由于针刺增强了造血系统的功能。

针灸对血小板和血凝的影响

针刺对外周血液中血小板数量及其他凝血因素均有一定的调整作用。针刺合谷、内关可使多数正常人血小板数增加，针刺足三里、合谷、肝俞、脾俞，可使血小板减少性紫癜和脾性全血细胞减少症患者症状好转，血小板数升高。对切脾后血小板过多症患者，针刺大椎、足三里、曲池、内关，可使血小板下降。针刺对血纤蛋白原及纤维蛋白降解产物也有影响，对Ⅲ期高血压病合并脑血栓形成恢复期患者，艾灸双足三里，血纤蛋白原原来正常者，艾灸前后无明显变化，而高于正常者艾灸后明显下降，纤维蛋白原降解产物高于正常者灸后降低，其中近半数半年后复查，与治疗前比较，仍见下降，说明艾灸足三里有降低血液凝固、预防中风的作用，且有一定的远期疗效。针灸对血凝的影响主要是一种良性调整作用，且具有一定的腧穴特异性。临床报道，膏肓、膈俞为一切血证的常用穴，伏兔对血尿、毛细血管出血，太渊对于咯血及脑出血均有显著疗效。针刺可以使某些出血性患者的凝血时间明显缩缺，凝血酶指数升高，起到止血的作用。

针灸对血压的调整作用

针灸对血压有明显的调整作用。针刺不但影响收缩压、舒张压和平均动物压，并且对脉压也有调整作用，但其影响最大，变

化最快的是收缩压。针灸对血压的调整作用,早在20世纪50年代末,有人借助示波描记法揭示,针刺腧穴既可使原来血压高者示波指数降低,又可使原来血压低者示波指数升高。后来又有人在动物和人体实验研究中发现,给正常家兔施灸时,一般都可引起血压即时性地升高,这种效应与施灸部位多无明显关系,而与灸的温度密切相关,常常随着灸的停止而迅速趋于复原,但若对高血压病患者施灸,则又使其血压发生下降。可见针灸对血压的影响,乃是一种良性双向调节作用。对其作用途径,有人以静脉滴注乙酰胆碱和扩张颈动脉窦的方法分别造成实验狗血浆中血管紧张素Ⅱ上升或下降时,针灸则可使其发生升降后的浓度呈反向改变;而借刺激股神经、静脉滴注肾上腺素和切断颈动脉窦神经的方法分别造成狗实验性高血压伴血浆中血管紧张素Ⅱ上升时,针刺均能使之下降,但在以动脉放血的方法造成狗实验性低血压时,针刺在取得升压效应的同时,却未见血浆中血管紧张素Ⅱ发生改变;不过,在去除肾神经后,针刺不论对高血压或低血压,又仍具有一定的降压或升压作用。说明肾素－血管紧张素系统及压力感受器反射在针刺调整血压效应中可发挥重要的稳衡作用。

针灸对血液化学成分的影响

针灸对血液中有关化学成分具有一定的调节作用。针刺对血氨和血中非蛋白氮有一定影响,电针或针刺可使多数正常人血中血氨和非蛋白氮升高。电针产妇合谷、三阴交、关元、曲骨,血中非蛋白氮水平高者,针后下降,低者升高。电针或针灸对血脂有影响,可使血中胆固醇含量下降,其效应与机体状态有关,对正常机体血中胆固醇含量的影响远不如高胆固醇血症患者明显,持续时间短暂,针刺可使高血脂冠心病患者血中胆固醇甘油三酯和 β 脂蛋白

三项中的一项或各项含量明显降低且与症状改善相平行。针灸可使血糖水平异常者趋于正常化。针刺对血中乳酸、丙酮酸和柠檬酸等也有一定影响,针麻优良患者血中乳酸含量显著下降,针刺家兔"足三里""环跳",可使血中乳酸、丙酮酸显著提高。对运动员运动终止后立即针刺足三里,20min 后,血中乳酸水平即恢复正常水平,而对照组需 65min。用烧山火手法可使血中柠檬酸含量上升,用透天凉手法,则使之下降,平补平泻手法无影响。针刺可使佝偻患者血中钙磷增加,提示针刺对血中电解质可能也是一种调整作用。

针灸对中枢神经系统的调整作用

针灸的调整作用是通过针刺信号传入,在脊髓、延髓、脑干网状结构、丘脑及大脑皮层等各级中枢引起反应进行整合而产生效应。实验证明,针刺信号在进入脊髓内换元后继续上传的同时,也对脊髓内有关结构机能状态产生调整作用,针刺治疗小儿麻痹后遗症、外伤性截瘫都有一定疗效;针刺脑血栓形成患者的曲池和头针有关腧穴,可缩短脊髓反射的潜伏期,提示可提高脊髓前角运动神经元的兴奋性。大量的动物实验都证明针刺可解除脊髓的抑制状态,脊髓是引起针灸效应痛级反应中枢。脑干是中枢神经系统内具有广泛整合作用的组织,中脑以上横切,针刺镇痛现象仍可基本保存;大脑切除动物,针刺对血压仍具调节作用等大量实验都说明它可能是远道取穴和头、面针调整内脏功能的重要基础。研究证明,针刺对循环、呼吸、消化等系统的调节和整合过程是在延髓内进行的。下丘脑是针刺调整内脏功能的又一重要中枢环节,针刺通过下丘脑体温调节、水平衡等中枢以及垂体促激素的分泌活动,发挥其对自主神经、内脏器官和内分泌腺系统的

调整作用;而针灸对大脑皮层机能不仅直接具有调整作用,而且借此积极地参加对其他系统机能实施调整作用的机理形成活动。

针灸逢源

书名。清代李学川编撰。刊于1822年。六卷。卷一、卷二,选集《黄帝内经》中有关针灸的条文;卷三,收集历代各家的针灸论述和歌赋;卷四,十二经脉、奇经八脉、腧穴及经外奇穴的考证,载经穴三百六十一,奇穴九十六;卷五、卷六,为各科疾病的针灸取穴,还包括一些诊法、推拿内容;卷六论述常见病的病因、症状及药物治疗,附有验方,反映了作者针药并施的治疗思想。

针灸服药禁忌

书名。撰人不详。见《新唐书·艺文志》,五卷。书佚。

针灸歌赋

一、针灸诗歌韵文的总称。歌,又称歌诀、歌括;赋,是词句对称的韵文。窦汉卿于《通玄指要赋》题词中说:"念兹穴俞而或忘,借其声律则易记",即指韵语有便于诵读和记忆。元明时期,关于针灸歌赋的编写最多。高武《针灸聚英》中说:"世俗喜歌赋,以其便于记诵也。"《针灸大成》等书均有收录。

二、书名。人民卫生出版社1961年出版。该书选辑了历代医书中比较切合实用的针灸歌赋59篇,分经络、腧穴、刺灸、流注八法、治疗等五类。内容扼要,便于记忆。

针灸集成

书名。原名《勉学堂针灸集成》。清代廖润鸿在早传明亡名氏《针灸集成》的基础上编撰而成,共四卷。初刊于1874年(同治十三年),前二卷论针灸法、针灸宜忌、经络腧穴等,称《针灸集成》,后二卷论十四经腧穴及经外奇穴,称《经穴详集》。

现存1956年人民卫生出版社影印本。

针灸集书

书名。明代杨珣撰。成书于1515年(正德十年),现残存朝鲜刊本卷下一册。《明史》载杨珣撰《针灸详说》二卷,一说即此书。

针灸集要

书名。明代凌贞侯撰。见清代《遂初堂文集》。书佚。

针灸甲乙经

书名。原名《黄帝三部针灸甲乙经》,又名《黄帝甲乙经》《黄帝三部针经》,简称《甲乙经》。原书以十天干分卷,故简称"甲乙"。魏晋间皇甫谧编著。成书于256~259年(魏甘露年间)。本书以《素问》《针经》《明堂孔穴针灸治要》为主要依据,系统汇集了有关针灸学内容。今传本为十二卷。卷一论述人体生理功能,以及脏腑与肢体、五官的关系;卷二论述十二经脉、奇经八脉、标本、根结等;卷三记载349穴的定位、主治、刺灸法等;卷四论诊法;卷五介绍针道,包括九针刺法、针刺禁忌等;卷六论生理与病理;卷七~卷十二为治疗内、外、妇、儿等各科病症的针灸临床治疗方法。该书辑录并整理了晋以前的针灸文献,是我国现存最早的针灸专著,受到历代医家的重视。

针灸甲乙经校释

山东中医学院校释。1979年人民卫生出版社出版。内容按段落分提要、原文、校勘、注释、语译、按语等项,而以校释为主。

针灸减肥法

减肥方法之一。主穴:梁丘、公孙。操作:交替针刺上述腧穴,得气后强刺激,然后接通电针仪,应用连续波,强度以患者耐受为度,20min后起针。继以麦粒型皮内针在所刺腧穴上沿皮下刺入1cm,针身与经脉循行方向垂直,胶布固定针柄,留针3日。每日自行按摩埋针处2~3次,每次25min,在有饥饿感或进食前10min强刺激按摩。3日针1次,10次为1个疗程。本法有减肥的作用。现代研究:刺激上穴,对胃酸分泌有抑制作用,但胃功能正常。

针灸节要

书名。即《针灸素难要旨》,见该条。

针灸降压作用研究

针灸对正常血压的影响较小,多在正常范围内,但血压偏高或偏低时,针灸却有明显的调整作用。临床观察证明,针灸对原发性高血压有一定疗效,以第Ⅰ期疗效最好,第Ⅱ、Ⅲ期疗效稍差。针灸降压作用主要特点是降压作用快,收缩压、舒张压均呈递减趋势,但以收缩压最为明显,血压水平愈高,针灸降压作用愈明显,针灸降压作用过程中,主诉症状减轻或消失。针灸对继发性高血压患者血压下降不明显,而且降压速度迟缓,但症状有改善。针灸对高血压的疗效,主要是一种整体调整作用,降低外周阻力,改善微循环和心血管功能,降低血液黏滞性,经针灸降压后,患者没有降压药造成血压急剧下降所引起的不适感。针灸降压的作用机制:一是抑制交感缩血管的紧张性,使交感缩血管中枢紧张性下降;二是激活脑内阿片肽、5-羟色胺和γ-氨基丁酸系统,抑制延髓腹外侧区心血管神经元,以及抑制下丘脑防御反应区所致的脑内去甲肾上腺素的过度释放;三是作用于肾素-血管紧张素-醛固酮系统,使血浆肾素活性明显降低,针刺降压过程中,血管紧张素Ⅱ数量和血管紧张素升压反应强度较针前明显下降,使Ⅰ、Ⅱ期原发性高血压病升高的醛固酮平均浓度显著下降,以及增加血中心钠素和前列腺素,增加尿钠排出量、调节钙离子通道,增强钙离子转运能力,继而引起血压降低。

针灸仅存录

书名。明代黄宰撰。书佚。参见"黄宰"条。

针灸经

书名。撰人不详。见《隋书·经籍志》,一卷。书佚。

针灸经穴名称国际标准化方案

国际标准化方案之一。是为适应国际针灸研究和学术交流所制定的经穴名标准化方案。针灸在发展和演变过程中,不仅在中国而且在周围几个国家中,针灸的穴名出现了许多的差别,并由此带来不少困难。另外,其他国家的针灸工作者翻译的针灸穴名,由于不同的音译更增加了混乱。为了适应国际针灸工作者学术经验交流,促进针灸事业的发展,迫切需要拟定一套国际通用的拼音穴名。1965年,日本经穴委员会拟定了一套经络经穴统一的方案,用罗马字母拼写穴名日文读音,后附以罗马数字的穴名代号,但一直未被采用。1981年5月和8月,在世界卫生组织(WHO)的资助下,中日两国针灸学者就共同关心的针灸经穴名称国际标准化方案问题交换了意见,双方同意十四经穴名为361个,采用拉丁穴名代号,对三焦经、督脉、任脉无相应的拉丁名词者,用汉语拼音及其相应的代号。1981年12月,世界卫生组织西太平洋区办事处在马尼拉召开了针灸穴名标准化工作会议。会议在充分协商之后提出了标准化针灸穴名方案应包括三要素,即由经穴名的英文字母与数字编号、穴名汉语拼音和穴名汉字组成。针灸经穴名称国际标准化方案的制定,便利了国际针灸学术的交流,为针灸在世界上的普及和发展打下坚实的基础。

针灸经穴模型

针灸仪器名。一种针灸教具。一般用塑料、乳胶或石膏制成人体模型,在其体表绘有经络循行路线并标示腧穴所在位置，以供针灸教学与临床参考。

针灸经穴图考

书名。黄竹斋编著。共八卷。刊于1935年。1957年由人民卫生出版社出版。全书以《黄帝内经》和《针灸甲乙经》为主，参考60多种文献，对经穴的位置、主治、刺灸方法等作了系统全面的介绍。并将经穴数补足为365穴，对少数腧穴的归经也有所改动。末卷对奇经八脉诸穴根据《针灸甲乙经》以订正《奇经八脉考》之失。"奇穴拾遗"，载奇穴120余个。此书不仅对每个腧穴列举了正确的考证，而且在每穴之后引用了许多医案，为针灸临床提供了较为丰富的参考资料。

针灸经验方

书名。(朝鲜)许任著。于1778年刊于日本。分三卷。上卷论穴，首考正讹穴5个，次选《黄帝内经》病机十九条(属于五脏者六条)、脏腑经络主病、十二经穴、经外奇穴摘抄；中卷、下卷为治疗篇，按周身常见疾病对症取穴，着重66穴，取穴简要，但未及补泻手法及针刺手法。是朝鲜研究中国针灸学的一本简编。

针灸捷径

书名。撰人不详。见《中国医籍考》，二卷。书佚。

针灸聚英

书名。又名《针灸聚英发挥》。明代高武编撰。成书于1529年(嘉靖八年)。分4卷。卷一，载脏腑、经络、腧穴；卷二，为各病取穴治法；卷三，针灸法；卷四，各种歌赋。全书以《黄帝内经》《难经》为宗，结合临床实践，附加按语及"附辩"。

针灸抗衰老的免疫学机制研究

衰老在很大程度上是受遗传因素控制的，衰老现象是生命过程中出现的生理衰退，其中包括免疫功能的减退，尤其 T 淋巴细胞介导的细胞免疫功能降低最明显。研究证明，针灸能提高机体免疫机能，提高补体效价，升高白细胞总数，降低嗜酸性粒细胞比例，提高备解素、调理素、溶菌素及血清杀菌素的水平。可以提高 LTT，促进 LC 对 PHA、Con－A 和 PNW 有丝分裂原的反应，增加 E－kFc，升高 LC 绝对值，提高 Tc、Bc、Th/Ts 比例及 NK 细胞活性。在体液免疫方面针灸可增高 IgG、IgA，升高抗体效价，激活抗体产生系统，加快抗体形成。对免疫功能低下的老年人，针灸具有抗感染，抗变态反应等作用，可改善流感、支气管哮喘、慢支和癌症等患者的免疫功能，使之趋于正常。

针灸抗休克研究

大量的临床观察表明，针灸对各类型休克都有较好的疗效。其常用腧穴有素髎、人中、涌泉、十宣、内关、足三里、百会等。动物实验研究也进一步证实了针灸对休克的治疗作用，其作用表现为：第一，升压作用。用各种不同方法造成动物各类型休克，针刺人中穴都有明显的升压作用(可参见"针灸的升压作用研究")。第二，改善心功能。针灸可改善冠脉流量，改善心肌营养，提高心电位，增强心肌收缩力，减低外周阻力，增加每搏、每分心输出量，纠正失血性休克的低输出量和高外周阻力的血流动力学紊乱，从而改善心功能，促进休克的逆转。第三，改善血管舒缩异常状态，增加重要脏器的血流量，改善微循环。针刺或弱电流刺激人中穴可使失血性休克动物肾和肠血流增加，血流速度加快；随着肾血流量增多，尿量增多；耳壳和脑软膜小动脉扩张，动脉明显充血，脑血管直径增加；额皮层氧分压增加；改善休克动物的血管舒缩状态、血管通透性，降低红细胞比容、血浆蛋白、血液黏度，使血液呈代偿性稀释，有利改善微循环，增加重要脏器供血、供氧；第四，兴奋呼吸。针刺人中、素髎等穴对呼吸衰竭乃至停止都有兴奋作用，它可使膈神经重新产生吸气性放电、缩短呼吸暂停时间，电针人中、承浆两穴能明显提高休克家兔的血氧含量、肺摄氧率、心和肺组织的耗氧量。第五，增强机体抗病防御能力。大量临床和实验证实，针灸可调动机体某些特异和非特异的免疫功能，有利增强抗病能力。针灸抗休克的作用途径，大多数认为是通过以神经为主的神经－体液因素实现的。

针灸抗炎作用研究

临床研究证明，针灸能有效治疗急性和慢性炎症以及病毒性炎症。实验研究进一步证实针灸对炎症过程的渗出、变质和增生等基本变化具有调整作用，可有效地抑制炎症的渗出和肉芽组织增生。针灸对炎症渗出过程的影响，其一是能抑制炎症灶血管通透性，减少炎性渗出液；其次是抑制外周血白细胞的趋化性和白细胞的游出过程；再者是改善炎症区微循环和淋巴循环，减少血液和淋巴的游滞，减轻或消除炎性水肿。针灸对炎症灶变质过程的影响，是控制和缩小炎症灶坏死面积，而且还能延缓和防止坏死的发生。针灸对炎症增生的影响，既有促进肉芽组织形成、细胞修复性再生和瘢痕化过程，又可防止其过度增生，对炎症肉芽组织的形成具有一定的抑制作用。其抗炎作用途径，动物实验表明，针灸抗炎作用的实现有赖于有关神经结构和功能的完整，其传出途径主要为交感神经或交感－肾上腺髓质系统。此外，下丘脑－垂体－肾上腺皮质系统在抗炎中也可能起着重要作用，垂体分泌的生长激素和肾上腺皮质分泌的去氧皮质酮类激素，可促进炎症反应；而垂体分泌的促肾上腺皮质激素和肾上腺所分泌的可的松类激素则对炎症过程具抑制作用。针灸可能影响炎症机体内这两类激素的分泌水平，使机体的防卫反应适度，使损伤反应减轻，从而使针灸对炎症过程的影响表现为一种良性调整作用。

针灸疗程

指针灸治疗中的阶段时程。针灸的次数或疗程长短对针灸效应有一定影响，如针刺诱发循经感传现象，感传的出现率和感传的显著程度随针刺次数的增加而提高，这说明针灸效应应有一积累过程。但针灸效应增强又是有一定限度的。动物实验表明，针刺大白鼠的"大椎""命门"，7日后可见巨噬细胞系统的吞噬机能明显增强，但若继续针刺，这种效应反见减弱。由此可知，针灸临床关于每次施治的时间、两次治疗之间的间隔时间和疗程长短的规定是很必要的。针灸疗程的长短，可根据不同病症而定。急性病一般应连续治疗，以治愈为止，中间无须休息，限期的长短，可因病而定。慢性病一般治疗 10～15 次。针刺毕竟是创伤性的治疗，连续治疗后应休息几天，使机体得以修复。至于整个疗程的时间，当因病而异。除特殊病种外，一般应治疗观察 1～2 个疗程。如无好转者，应更换治法。对于危重病员的抢救，时间就是生命，应做到及时、准确。如对急性疼痛、痉挛抽搐以及昏迷休克等病症，均应持续反复行针数十分钟甚至数小时，不应受时间的限制。

针灸秘奥

书名。内题作《仙传针灸直指秘奥》，明代王靖廷抄自《针灸大成》，内容略有变动。约为 1601 年后的抄本。

针灸秘传

书名。❶邓良仲撰，见《中国医籍考》；❷清代张志聪撰，见《清史稿》。均佚。

针灸秘要

书名。明代凌千一撰。见于清《遂初堂文集》，四卷。书佚。

针灸内篇

书名。清代江上外史撰。书中论述针法、经络图谱、腧穴，后附禁针歌、禁灸歌、内经补泻、难经补泻、神应经补泻等。现存清代稿本和中医古籍出版社影印本。

针灸配合治疗

是指将针灸与其他治疗手段相互配合应用的治病方法。针灸能治疗许多病症，但其适应证有一定的范围，其作用有一定的限度。有的病症单独选用针灸治疗，疗效很好，痊愈较快。而有的病症，针灸只能对其某些症状或疾病过程中的某一阶段起到治疗作用。因此，必须与其他疗法配合，才能更好地发挥作用。如针灸配合推拿对许多关节痛、神经痛等可明显提高疗效。针灸配合气功锻炼，对许多慢性衰弱病症，可缩短疗程。特别是针灸与中西药物配合，更有广阔的发展前途，即所谓汤药治其内，针灸攻其外，内外合治，加强疗效。目前中医急诊中对剧痛、昏迷、高热等病症，发病后立即应用针刺，可以顿挫病势，然后再进服汤药，收效常较满意。尤其对复杂多变或严重病症，都应采用综合治法为宜。因为针灸与其他治法的配合，主攻方向一致，目的相同，不仅没有矛盾，而且能相得益彰。

针灸全生

书名。又称《铜人明堂针灸》。清代萧福安编撰。成书于 1824 年（道光四年）。两卷。首载周身经穴及十四经经穴图解、歌诀；次载各种病症的针灸取穴。内容简要。现存清道光十一年辛卯（1831年）重刻本，清同治八年己巳（1869 年）刊本。清四川翻刻本。

针灸升压作用研究

针灸具有升压作用。针刺升压效应见于针后、即时或在针后数分钟开始，主要与原血压水平有关。临床研究发现，针刺升压的速度与原血压水平有关，原血压水平愈低者上升愈快，大多数在针后 4 ~ 30min 渐进上升，升后多比较稳定；针刺升压与药物有协同作用，升压药无效者仍可用针刺升压；在升压的同时，伴心输出量增加、呼吸增加、尿量增多、血糖上升。业已被证明具有较强针刺升压效应的腧穴有：素髎、涌泉、人中、十宣、合谷、内关、足三里、百会等。实验表明，用不同方法，如提高动物肺通气量、扩张颈动物窦、动脉放血、静脉注射乙酰胆碱或硝普钠等造成的实验性低血压动物模型，针刺均有明显的升压作用。针灸的升压作用明显而且比较稳定，无升压药的副作用。当血压再度下降时，继续针灸，又可使血压回升。

针灸时间选择

中医学整体观念依据"天人相应"的基本观点，结合丰富的临床实践经验，总结出"因时制宜"的治疗法则，强调机宜、时间因素对于疾病诊治的作用。《黄帝内经》提出"凡刺之法，必候日月星辰、四时八正之气，气至乃刺之"的原则，强调针灸治疗必须注重时间选择，把握病机，谨候其时，按时施治。在正常情况下，人体有生理节律，如营卫气血的节律，体温、消化吸收与代谢、呼吸、泌尿、心血管、内分泌、免疫等系统都有其固有的生物节律变化。在疾病时某些生理节律发生紊乱，形成病理节律。对疾病的发生发展和转归预后等的节律的规律性认识，在针灸治疗时可利用生物节律中机体功能特征的变化和对针灸反应强度的差异来提高治疗效果。中医学依据人与自然是一个整体，日月星辰的规律性变化，影响着人体阴阳气血的盛衰活动，使人体形成与天时变化相应的生理、病理节律，创造了多种以时间为条件的针灸方法，如子午流注针法、灵龟八法、飞腾八法等，子午流注针法又包括纳甲法、纳子法、养子时刻注穴法等。另外，针灸对有时间性发作的病症,必须科学地选择治疗时间。如治疗疟疾,要在发作前 1~2h 针刺,才能取得较好的疗效,溃疡病疼痛有一定规律性,要在未痛前针刺较好,妇女痛经,则在月经前 1 周开始治疗为宜。针麻一般需要10~30min 的诱导期,说明针刺的刺激量有一积累过程,镇痛效果的发挥有一个潜伏期。如果在术前 24h、12h、0.5h 各给予30min 的针刺诱导时间后,痛阈比只在术前 30min 诱导的升高值大。

针灸顺序

指针刺时施术操作的上下先后顺序。对处方各穴针刺先后顺序,一般应自上而下施针操作。如处方取穴分别列有头部、上肢、下肢腧穴时,应先刺头部,其次刺上肢,而后刺下肢,按此顺序进行。但在特殊情况下则有所不同。如要使治疗起到降逆作用的,应自上而下地针刺。临床治疗咳逆气喘时,取天突、膻中、气海、足三里等穴时,一般先针刺天突,次膻中,再次气海,然后足三里,以引导气机下降。而治疗气虚下陷者,则应自下而上地针刺。如治脱肛,取长强、关元、百会诸穴,则应先针长强、关元,而后取百会,以升清阳气。凡病自上而下发展的,应先刺其上,而后刺其下;凡病自下而上发展的,当先刺其下,而后刺其上。

针灸四书

书名。元代窦桂芳辑。除单行本外,主要内容收录于明代《普济方》针灸门中。初刊于 1311 年,全书于 1312 年(皇庆元年)刻成。包括《子午流注针经》《黄帝明堂灸经》《针经指南》(附自撰《针灸杂说》)、《膏肓俞穴灸法》4 种针灸书。现存有元代至大年间刻本及人民卫生出版社排印本。

针灸素难要旨

书名。又名《针灸要旨》《针灸节要》,明代高武撰。刊于 1537 年。本书节取《黄帝内经》《难经》中有关针灸文献,重加编次而成。分三卷。罗集了九针、刺法、补泻、经脉、俞穴等原文,目的在于探溯针灸学术的本源。现存 1958 年上海卫生出版社铅印本。

针灸体位

指针灸治疗时患者的身体应采取的姿势而言。通常分为坐位和卧位两种。坐位又可分为仰靠坐位(适用于前头、面、颈和胸上部的腧穴),俯伏坐位(适用于头顶、后头、后项、肩、背部的腧穴)和侧伏坐位(适用于头、颈侧部腧穴);卧位又可分为仰卧位(适用于前头、面、颈、胸、腹上肢掌侧、下肢前侧及手足等部位的腧穴),侧卧位(适用于侧头、侧胸、侧腹、臀以及下肢外侧等部位的腧穴)。其目的是便于显露施术的部位,能正确的取穴和操作。并使患者舒适,可保持持久的姿势,以防止在针刺过程中因不舒适而移动体位,引起晕针、弯针、滞针等不良后果。

针灸调整作用的双向性

针灸调整作用的基本特点之一。指针灸调整作用在方向上具有兴奋或抑制的双重效应。针灸既能发汗,又能止汗;既能通便,又能止泻;既能治疗尿失禁、糖尿病、心动过速、缺血性中风、血小板增多症、甲状腺功能亢进症,又能治疗尿潴留、低血糖、心动过缓、出血性中风、血小板减少症、甲状腺功能减退症;既能使紧张性膀胱内压下降,又能使松弛性膀胱内压上升;它还可使增快的胃电基本节律减慢、减慢的节律增快,炎症动物的白细胞数量下降、虚证动物的白细胞数量上升;对肌肉痉挛有疗效,而肌肉麻痹、瘫痪也可治疗。这类临床观察和实验研究的资料证明,针灸的调整作用与药物不同,它对各脏腑器官功能的影响,既不是单纯的兴奋过程,也不是单纯的抑制过程,而是可因机体功能状况和相关条件的不同,分别使亢进或低下,兴奋或抑制的病理生理功能趋向正常化。针灸的这种使亢进和低下的脏腑经络功能向其相反的方向发展的作用叫作双向性调整作用。适宜的针灸刺激作用于机体后,可以激发机体固有的调节功能,使失调、紊乱的生理生化过程获得调整,从而使体内的物质代谢与能量代谢向着正常水平转化,恢复机体与机能的协调与平衡,所以这又称为针灸的良性双向性调整作用。

针灸调整作用的整体性

针灸调整作用的基本特点之一。指针灸对机体的作用范围具有整体性。在人体和动物实验中都已证明,针灸可以调整呼吸、消化、循环、泌尿、神经、内分泌、能量代谢等各个系统的异常功能。实际上,机体某一脏器发生疾病时往往不仅表现为该脏器本身的功能障碍,还能影响其他脏器甚至全身的功能活动。而针灸对某一脏器功能的调整,也往往是对该脏器所属的整个系统甚至是全身多个系统功能综合调整的结果。在这种调整过程中,单纯的功能亢进或单纯的功能低下是很少见的,大多是既调整器官系统中亢进的功能,又调整其低下的功能。因此可以说,针灸的调整作用是针灸对于机体的各个系统和各个器官的功能几乎均能的多方面、多环节、多种水平及多种途径的调整作用。而且,正是由于各种有关功能分别得到调整,从而分别取得诸如止痉、镇痛、抗感染及抗休克等不同的效果。这些效果既是有关功能被调整的具体反映,又是有关功能被调整的直接结果。可以认为针灸的根本作用就是在于机体的整体功能得到调整。这还可以从耳针、头针、手针、足针、眼针、鼻针、口针等微针疗法的局部刺激激发经气,从而对机体产生整体的调节功能,治疗全身各系统的多种疾病方面证明针灸对机体的调整作用具有整体性。

针灸调整作用研究

氦氖激光照射冠心病患者或老年人内关、足三里,其排血前时间(PEP)、左室排血时间(LVET)、PEP/LVET 比值、等容收缩时间(ICT)等均有改善。针刺家兔"人中"可增加心肌收缩力。针刺能加强失血性休克家兔心肌有氧和无氧的混合代谢,使心肌乳酸脱氢酶活性增强、琥珀酸脱氢酶活性明显恢复、接近正常;同时能减少受损心肌细胞数及损伤面积,减轻受损程度。针刺对急性心肌缺血家兔心肌细胞线粒体嵴缺氧变化的恢复有明显的促进作用,从而有利于氧化磷酸化的进行,加速损伤心肌的恢复。

针刺狗"足三里"等穴可使胃的碳酸氢盐和钠的分泌明显增加,胃酸分泌明显减少,而胃酸的下降有胆碱能神经参加;针刺还可使胃运动减弱,并伴随 5 - 羟色胺和胃泌素含量降低,脑内胃泌素肽的释放也有所改变。刘志敏等通过慢性实验观察到针刺足三里穴能抑制家兔胃运动,使胃电频率下降、波幅降低。何智明等针刺脾胃病患者足三里,发现补法使体表胃电波幅增高,肠鸣音减弱;而泻法则使体表胃电波幅降低、肠鸣音增强。还有人在体表胃肠电连续监测中观察到,无论胃或肺切除手术,针刺能在一定程度上减轻药物或手术刺激所造成的胃肠电活动紊乱。

冠心病心绞痛患者艾灸治疗后,球结膜微循环障碍有明显改变,激光照射腧穴后,微循环血流可明显加快,血流量增多。中风偏瘫患者施以艾灸后,脑血流图的上升时间、波幅、流入容积速度、顶夹角、重搏波等有显著变化,说明艾灸可扩张脑血管,改善脑血管弹性,增加脑血流量。电针能使实验性脑梗死过程中的脑血管阻力降低,同时又增加脑血流量。

甲亢内分泌性突眼症患者血清垂体促甲状腺激素(TSH)明显低于正常,而甲状腺激素（T_4、T_3）则显著高于正常，针刺治疗病情控制后，TSH 明显升高，T_4、T_3 显著下降。男性不育症患者人绒毛膜促性腺素（HCG）和睾酮（T）低于正常对照组，隔姜灸疗后可回升到正常水平。甲亢患者血浆环核苷酸，cAMP 及 cAMP/cGMP 比值均显著高于正常值，cGMP 低于正常值，针刺治疗后 cAMP 与 cAMP/cGMP 比值均明显下降，cGMP 含量明显上升。肺气虚型支气管哮喘患者血浆 cAMP 降低，cGMP 升高，cAMP/cGMP 比值下降，化脓灸疗后，cAMP 水平上升，cAMP/cGMP 比值上升。

针刺治疗糖尿病，可降低空腹及餐后 2h 血糖水平，葡萄糖耐量 – 胰岛素释放试验（OGTT – IRT）表明，针后 OGTT 各时限血糖值较针前有显著下降，IRT 各时限血浆胰岛素值除空腹和糖负荷后 0.5h 稍有增加外，都有不同程度的下降。针刺对胰岛素非依赖性糖尿病（NIDDM）效果较好，如针刺前血糖和胰岛素值均很高，针刺后两者都下降；针刺前血糖值较高，胰岛素值较低，针刺后血糖下降，胰岛素上升，说明针刺对 NIDDM 具有很强的双向调节作用。

糖尿病患者针刺治疗后血黏度明显好转，红细胞压积、血沉及其方程 K 值均较针前明显下降。

针灸图经

书名。撰人不详。见《隋书·经籍志》，十一卷；注：本作十八卷。书佚。

针灸图要诀

书名。撰人不详。见《隋书·经籍志》，一卷。书佚。

针灸退热作用研究

针灸对细菌性发热和非细菌性发热均有一定的退热作用，对皮下注射伤寒三联疫苗引起体温升高的家兔，针刺或电针可使体温下降，或抑制体温上升；给家兔注射牛奶后，针刺百会，对开始发热者有抑制效应，对发热已达高峰者有迅速降温的作用；艾灸大白鼠或豚鼠的"大椎""命门"，可使动物对二硝基酚致死性发热的耐受性提高，发热减轻，存活率提高。但临床观察和动物研究也发现，针刺不能使少部分发热的患者或动物退热，甚至还有促进发热的现象；在致热因子长期存在的情况下，会使针刺降温失效。说明针刺对发热反应的影响还是一种调整作用。由于致热原的性质、机体的抵抗力和病理过程的演变阶段不同，针灸降温效应也就不完全相同，总的说来，针灸可使机体的发热反应适度，避免太过或不及。此外，针刺部位、手法不同，效果也有差别。关于针灸影响发热反应的途径，实验证明系通过神经 – 体液的调节。如用药物封闭穴位、交感神经，摘除甲状腺，或用咖啡因或溴化钠影响大脑皮层机能后，针灸的降温效应大多消失。针后还看到发热动物甲状腺与肾上腺中 ^{32}P 含量下降。提示针刺的降温效应与神经系统、甲状腺、肾上腺机能活动有密切关系。

针灸问对

书名。明代汪机编著。成书于 1530 年（嘉靖九年）。全书采用问答体裁，阐述中医经典著作中有关针灸的基本理论与方法。共三卷。上卷，介绍针灸经络等基本理论；中卷，介绍针法；下卷，介绍灸法及附载经络穴位的歌诀。内容多取自《素问》《灵枢》及当时通行的针灸书。对元明流行的针刺手法、子午流注法等持不同见解。书中保存了不少未见于《针灸大成》的资料。现有 1959 年上海科学技术出版社铅印本。

针灸无痛分娩法

主穴：合谷、足三里、三阴交、次髎、至阴。配穴：太冲、带脉、气海、归来。操作：上穴常规消毒后，针刺上穴 1 ~ 1.5 寸，针用泻法。腹痛配带脉、气海、归来;腰骶痛配太冲。针后加灸。本法有理气止痛的作用。现代研究证实针刺上穴可加强宫缩,缩短产程,提高孕妇痛阈和耐痛阈,达到无痛分娩的效果。

针灸详说

书名。即《针灸集书》。详见该条。

针灸学

一、中医学的学科之一。是以中医理论为指导,运用针刺与艾灸等方法防治疾病的一门临床外治学科。针灸学的主要内容有基础与临床两大部分,包括经络学、腧穴学、刺法灸法学、针灸治疗学等。近代对其作用机理,针刺麻醉以及针刺方法量化等方面的研究均有突出的发展,使其更趋系统与完善。

二、书名。❶江苏省中医学校《针灸学》教研组编著。第 1 版由 1957 年江苏人民出版社出版。本书分经络、腧穴、刺法、灸法、治疗和参考资料等六篇。其中对经络的论证,腧穴主治的分析,刺灸方法的罗列,临床病例和医案的收集,都各具特色。❷全国高等医药院校试用教材,南京中医学院主编。1961 年人民卫生出版社出版,1964 年、1975 年、1979 年、1985 年分别修订,由上海科学技术出版社出版。内容分上、中、下三篇,分别论述针灸医学的历史源流、经络腧穴的具体内容,刺灸方法和病症治疗。其中引载一些近年的研究成果和新的治疗方法。书末附有主要的针灸原著、歌赋、子午流注及近代研究资料等。❸上海中医学院编著。1974 年人民卫生出版社出版。全书分经络、穴位、刺灸法、治疗四篇,对近年的经络穴位研究,针灸作用研究,临床应用的进展等,有较全面地反映,资料丰富,可供研究参考。

针灸学手册

书名。王雪苔编著。1956 年人民卫生出版社出版。1962 年修订再版。再版本分 6 章,分别介绍针灸简史、针法、灸法、经络循行与病候、孔穴、疾病治疗等内容。书中引用不少文献资料,并配合较多图表,条分缕析,用穴分别主次,内容翔实,可供临床研究参考。

针灸要钞

书名。刘宋时期徐叔向撰。见《隋书·经籍志》,一卷。书佚。

针灸要览

书名。明代过龙撰。已佚。参见"过龙"条。

针灸易学

书名。清代李守先撰。于 1798 年(嘉庆三年)刊行。共二卷。卷上,载"针灸源流""手法"和"认症"三部分,介绍针灸方法及要穴的应用。并绘有奇经八脉图、任督头图、背部穴图、腹部穴图;卷下,为寻穴,记述十四经穴及奇穴的位置及应用。

针灸原枢

书名。明代吴嘉言撰。书佚。参见"吴嘉言"条。

针灸杂说

书名。元代窦桂芳撰,附刊于《针经指南》后,参见"针灸四书"条。

针灸择日编集

书名。明代全循义、全义孙合编成书于 1447 年(正统十二年)。主要辑录明以前针灸书中有关针灸选择日时的资料,加以比较对照,依干支日时,定针灸可否。此书原与《备急灸法》合刻。

针灸摘要

书名。❶清代张永荫(字海驷)撰,见《南皮县志·文献志》。❷清代张甘僧(字佛衬)撰。见《南皮县志·文献志》。

针灸摘要图考

书名。清代刘钟俊撰。见《大城县

志·艺文》。

针灸资生经

书名。南宋王执中著。刊于1220年（嘉定十三年），分七卷。卷一，载全身腧穴；卷二，论述针灸方法尤以灸法为多；卷三至卷七，分论内、外、妇、儿各科病症的取穴施治，因病配穴，本书收集宋代以前针灸文献，考订人体腧穴，增收一些经外奇穴。着重介绍灸法，并主张以方药辅助治疗，载录195种疾病的针灸治法，并附治验多则。

针灸纂要

书名。❶撰人不详。见明代《医藏目录》，一卷。书佚。❷邱茂良编著，1958年江苏人民出版社出版。全书对针灸简史，学习方法，经络，经穴，刺法，灸法，治疗，禁忌均作了扼要的论述，引证文献，要言不烦，便于学习参考。

针灸直指

书名。明代徐春甫撰。辑人所编《古今医统》百卷中，列作第七卷。另撰《经穴发明》列作第六卷。全书成于1556年（嘉靖三十五年）。其内容，摘录《黄帝内经》有关针灸部分，论述针刺补泻，艾灸壮数、灸法、禁忌以及有关针灸歌赋等。现存有全书刻本。

针灸治例

书名。撰人不详。见明代《医藏目录》，一卷。书佚。

针灸治疗时间间隙

指两次或每次针灸治疗所间隔的时间。每次针灸之间的间隔时间不同，效应也有差异。根据人体和动物实验观察发现，针灸可当时发生治疗作用，但持续时间都不太长，一般在1~2h后反应消失。因此针灸治疗间隔时间不宜过长，尤其是急性病，要求每天1~3次，甚至6h治疗1次，才能确保疗效。慢性病以每天或隔天1次为宜。如临床针灸治疗急性细菌性痢疾时，为了制止腹痛，可于腹痛发作时再次针刺。但针刺膀胱俞引起的膀胱收缩，如果多次刺激而两次刺激间隔时间过短，则可使效应减弱。由此可见，为了提高疗效，必须根据病情合理规定两次施术的间隔时间。一般来说，急性病变，来势凶猛，症状严重，机体受致病因子的干扰破坏严重，这时需要延长针刺时间和增加治疗次数。慢性疾患时，机体受致病因子的作用时间较长，产生的病理变化已比较持久，甚至造成陈旧性的损害，这时就需要较长的治疗过程，逐步消除损害，积累针灸的调整效应，改善机体偏盛偏衰的状况。如细菌性痢疾是一个急性的肠道传染病，重者有高热和严重的消化道症状，针对如此急性的病理变化，治疗一开始就宜采用施刺时间加长至1h，每日需施2~3次的方案，才能充分调动机体的免疫能力和退热止痛效应。待症状减轻后，方可改为每日施刺1次，每次30min。这种合理的方案可取得良好的疗效。治疗慢性疾病时，常可采用每日施刺或间隔1~2日再刺。从开始施刺到显现针灸效应之间，需要有一个刺激量的疗效的积累过程，时间太短不足以出现明显的针灸效应。

针灸治疗原则

指针灸治疗疾病所依据的准则。它对针灸处方选穴，以及操作方法的运用都具有指导意义。针灸治疗疾病的原则，是根据疾病发展变化的性质决定的。疾病的性质，虽然错综复杂，千变万化，但不越乎阴阳、表里、寒热、虚实。关于针灸治疗原则，《黄帝内经》指出："凡用针者，虚则实之，满则泄之，宛陈则除之，邪盛则虚之。""盛则泻之，虚则补之，热则疾之，寒则留之，陷下则灸之，不盛不虚，以经取之。"针灸治疗疾病，凡邪气盛满时，当用泻法，以泻其实邪；正气不足，身体虚弱时，应用补法，以补其不足，使正气充实。若属热邪为病，应用疾刺法或刺出血,以疏泻其邪热;若寒邪过盛,脏腑经络之气凝滞时,当用留针法,以使阳气来复而祛散寒邪,或用灸法以助阳散寒。若气血瘀滞,闭阻经络时,用出血法,以逐瘀通络。若阳气不足而脉陷下时,则宜用灸法,以升阳举陷。若非他经所化而本经有疾者,则取本经腧穴,以调其气血。疾病发生的原因众多,证候表现各异,病理变化复杂,所以在针灸治疗时,还应分清主次,区别缓急,注意局部与整体的关系,以及因人、因地、因时制宜的原则,从辨证论治的整体观念出发,采用缓则治其本,急则治其标、标本兼治、同病异治、异病同治、局部治疗、整体治疗、局部与整体兼治等各种方法,更好地发挥针灸治疗作用,取得较好的临床疗效。

针灸治疗作用

指针灸作为医疗手段起到治疗疾病的作用。针灸治疗作用主要表现在三个方面,即调和阴阳、扶正祛邪和疏通经络。人体在正常情况下,保持阴阳相对平衡的状态,如果因七情六淫以及跌仆损伤等因素使阴阳平衡遭到破坏时,就会导致"阴胜则阳病,阳胜则阴病"等病理变化,而产生"阳盛则热,阴盛则寒"等临床证候,针灸治病的关键就在于根据证候的属性来调节阴阳的偏盛偏衰,使机体转归于"阴平阳秘",恢复其正常的生理功能,从而达到治愈疾病的目的。针灸调和阴阳的作用,基本上是通过经穴配伍和针刺手法来完成的。扶正祛邪,就是扶助抗病能力,祛除致病因素。疾病的发生、发展及其转归的过程,即是正气与邪气相互斗争的过程,若正能胜邪,则邪退而病向愈,若正不敌邪,则邪进而病恶化。因此,扶正祛邪是保证疾病趋向良性转归的基本法则。人体的经络内属于脏腑,外络于肢节,沟通于脏腑与体表之间,将人体脏腑组织器官联系成为一个有机的整体,并借以行气血,营阴阳,使

人体各部的功能活动得以保持协调和相对的平衡。经络气血的偏盛偏衰,逆乱和淤阻,都可引起脏腑组织器官以及经络循行部位的病理变化,针灸可疏通经络,调理气血,从而治愈疾病。

针灸综合治疗

是指将各种针灸手段综合应用治疗疾病的方法。各种针灸的方法,均各有其独特的作用和适应的病症。但如能根据其作用,有选择性地把它们有机结合起来,使它们相互之间起协同作用,就能提高疗效,实践证明这样是行之有效的。例如针法与灸法同用,对许多慢性病的治疗比单纯用针或用灸的效果更好;针灸与拔火罐配合应用,对治疗关节病、神经痛、肌肉风湿、劳伤等可以提高疗效,缩短病程;针刺与水针配合,既有针刺的作用,又有药物的作用;针刺与电针配合,可以连续而较长时间的刺激,对一些需要连续强刺激的病症更为合适。其他如激光、微波等疗法,如能适当配合,都有利于疗效的提高。

针灸作用的时效关系

对腧穴进行针灸刺激时,其效应的显现有一个渐进的发生过程,先要经过一个或长或短的潜伏期,然后针效才迅速上升,在高水平针效维持一段时间后,便逐渐下降,回落至针灸前的水平。针灸效应的发生发展与时间的这种关系,称为针灸作用的时效关系。可将针灸效应的时间过程分为潜伏期、上升期、高峰期和下降期,各期之间无绝对的划分界限,但是各期却代表着针灸效应变化的实质性过程。潜伏期是指从针灸刺激开始,到针效出现的这段时间。这时虽无明显的针效表现出来,但不等于针灸刺激没有发生作用。相反,针灸刺激信号在机体的神经系统内,积极地进行传导、整合等各种复杂的活动,以动员机体的抗病能力,使之由无到有、由弱到强,

从量上逐渐积累，为针效的显现提供物质准备。从潜伏期后，针效上升到高水平时，这段时间叫作针效的上升期，此期在单位时间针效的增值变化很大，针效迅速显现出来，达到高水平阶段。高峰期是指针灸效应维持在最高水平的一段时间，它反映了针灸刺激信号在体内发挥了最大的调动能力。下降期指针效从高峰期后下降到针前水平的时间。产生这种下降变化的原因，主要是因为停止针灸刺激。针灸作用的时效关系，不仅可在一次针灸过程中表现出来，在多次的针灸过程中，针灸效应也可呈现这种升降趋势。针灸效应发生发展趋势，是一个普通的规律，因此，掌握针灸作用的时效关系，对于针灸临床治疗和实验研究是至关重要的。

针灸作用的外周神经传入通路

针灸作用途径的神经论观点之一。研究证明，针刺腧穴后的外周传入途径可能主要是支配该腧穴的躯体感觉神经，也可能有部分交感神经及血管壁神经丛参与针刺效应的传递。如在肯定针刺"内关"确能增强正常家兔外周血液中白细胞吞噬作用的基础上，以普鲁卡因对正中神经加以有效的阻滞，结果再度针刺"内关"已不能引出上述作用；又如针刺"内关"10min 即可使家兔失血性休克模型的血压升高，在穴区向心侧加压阻滞对该效应并无影响，然分别切断臂丛神经和正中神经均使该效应取消，而直接刺激正中神经的中枢端又可获得相同效果，这些都证明"内关"穴的针感冲动是由正中神经传入的。再以对"足三里"穴的研究为例，切除家兔一侧腰交感链，或切除一侧灰、白交通支都能减弱同侧针刺足三里穴的镇痛效应，而针刺对侧足三里穴镇痛效应不受影响，还有人针刺仅保留股动脉、静脉与肢体联系的足三里穴，也能看到引起肠管运动，或牵拉股动脉也有类似效应。单独切断坐骨神经的隐神经或单独阻断股动脉、静脉管壁的传导，不能使电针足三里对电刺激内脏神经引起皮层诱发电位 A_1、A_2 波的抑制作用消失。如果两种措施合并进行，则在多数动物这种抑制作用消失，少数动物还存在轻微的抑制作用；如再切断大腿全部躯体神经，并高位阻断股动脉、静脉和闭孔动脉血管壁神经的传导，则电针抑制作用完全消失。这些研究说明，足三里穴针刺效应的传入，除躯体神经外，交感神经、血管壁神经丛及其周围的神经结构，均有可能参与针刺冲动的传入。

针灸作用途径的神经论观点

根据腧穴和针感的研究资料及经、穴与脏腑的相关大量实验观察结果表明，针灸、针麻效应都不能排除神经系统的作用。通过针灸对内脏活动的影响、针麻效果等诸多因切断相应的传入神经而消失的实验表明，针灸作用的传入途径主要是支配相应腧穴的躯体感觉神经，以及部分交感神经和血管壁神经丛。对负责针刺信号传递的神经纤维，目前认识尚不一致，但基本已肯定了 Ⅱ、Ⅲ 类纤维在传入活动中的作用。对于针灸作用的中枢，针刺信号沿传入神经进入脊髓后，各级中枢都参与了针刺信号的整合调制。实验证明针灸作用通过低级中枢即可实现，脊髓是引起针灸效应的初级反应中枢；脑干是中枢神经内具有广泛整合作用的组织；下丘脑是针灸调整内脏功能的重要中枢；针灸对大脑皮层不仅具直接调整作用，并参与对其他各系统机能调整作用的机能形成活动。针刺信号经各级中枢整合调节后，通过传出途径对脏腑、组织的活动和痛反应进行调节和控制而产生针刺效应。实验证明，其传出途径主要是自主神经和躯体运动神经。但神经论尚不能对经络现象做出全面圆满的解释。

针灸作用途径的神经-体液论观点

针灸效应由传入神经传入针刺信号，又通过不同水平的多级中枢多环节的综合活动而付诸实现，其中尤以含自主神经高级中枢的下丘脑更具关键环节，从而使内分泌系统广泛参与针灸的各种调整效应，针刺对机体生理功能的多种调整作用基本上是通过神经-体液途径取得的。其中针刺对机体各组织器官的调整作用多是由多种内分泌腺分泌的激素实现的。体液调节即是指机体内的各种内分泌腺产生的多种激素以及中枢活性物质经血液循环在中枢或到达全身各处作用于相应的"靶器官"或"靶组织"，从而对机体的代谢、生长、发育、生殖等各种生理机能发挥调节作用的过程。由于体内大多数内分泌腺体和中枢神经内的某些核团直接或间接地接受中枢神经系统的影响和控制，所以这些体液调节就成了神经调节的一个环节，而称为神经-体液调节。神经-体液调节作用的特点是缓慢、广泛、持久，针灸作用的迟发效应与神经-体液调节途径密切相关。

针具高压消毒法

针具消毒法名。指运用高压蒸汽锅进行针具消毒的方法。将修整好的针具用纱布包扎好，放在密闭的高压蒸汽锅内消毒。一般在 $1 \sim 1.4 kg/cm^2$ 的压力、$115 \sim 123℃$ 的高温下，保持 15min 以上即达到消毒要求。

针具浸泡消毒法

针具消毒法名。是指用特定的药液浸泡针具而达到消毒目的的方法。可将针具放入 75% 的酒精溶液内浸泡 30min，或置于 0.1% 的新洁尔灭加 0.5% 亚硝酸钠的消毒液内浸泡 30min 后，取出擦干后即可使用。

针具消毒

指针刺前后对所用针具的消毒。应用针刺时必须注意严格消毒，其中针具的消毒尤其重要。针具消毒方法很多，以高压蒸汽消毒法为最佳。可以根据具体条件选择。

针具煮沸消毒法

针具消毒法名。指应用煮沸的热水对针具消毒的方法。将针具用纱布包扎好后放入清水锅内进行加热煮沸。一般在水沸后再煮 $15 \sim 20min$ 即可达到消毒目的。此法简单易行，但容易使针尖变钝。如果在水中加入碳酸氢钠使之成为 2% 的溶液，可以提高沸点至 120℃，具有降低沸水对针具的腐蚀作用，且可减少针尖变钝的可能，其消毒效果更好。

针麻

针刺麻醉的简称，详见该条。

针麻辨证选穴

根据患者所表现出的症状和体征，先应用中医学脏腑经络辨证的方法，然后选取有关经脉、腧穴。选穴时要结合手术类别，并且考虑到手术过程中可能出现的各种反应来取经选穴。如胸内手术时患者常有心悸、气短、烦躁等反应，中医学认为此乃心气受扰所致，而郄门和内关都具有宁心、安神、理气的作用，故可选用。

针麻刺激方法

腧穴选定后，用各种方法给腧穴以一定的刺激。刺激是否有效的标志，是获得得气效应与否。针刺腧穴必须获得和设法维持良好的得气效应，这是获得针刺效果的关键。在大多数情况下，所选定的腧穴均在手术开始前一段时间就给予刺激，即针麻诱导。有些针麻方法，特别是应用辨证取穴方法时，将选定的腧穴予以分组，根据麻醉和手术各步骤的不同要求按次序先后给予刺激。进针得气后，要维持良好的得气,刺激方法可有手法运针、电脉冲刺激和注射小剂量药液等。手法运针是承用针灸治疗的传统手法,但方法种类繁多,且针麻与针灸不尽相同,故一般临床中常用的手法较针灸稍重,多用提插结合捻转,频率较快,每分钟百余次,捻转幅度约 90° ~ 360°左右,提插幅度约为 1 cm。初刺稍弱,以使患者适应,给予镇痛剂后,可逐渐增加刺激强度,以维持针感。但原则上,其刺激强度要以患者可忍受的强度阈上限为宜。电脉冲刺激是在进针后连电麻仪,连续输入一定量的脉冲电流,以维持针感。常用的电针仪所输出的电流为双向尖脉冲波,也有双向方波或正弦波。原则上所选用的脉冲波应避免单向波或直流分量过大,免致金属针解离而出现折针或组织灼伤。电脉冲的频率选择常依取穴部位不同而异,邻近切口部位可较高,肢体腧穴较低。

针麻刺激强度

针刺麻醉要求腧穴刺激强度必须达到一定程度才能产生较好的镇痛效应。但是患者对针刺激强度的耐受呈现很大的个体差异,并随机体机能状态的改变而变化,即使在同一手术的不同步骤时也不尽相同。此外,在电脉冲刺激中,由于电流的有效刺激强度同刺激频率及腧穴的阻抗等因素有关,因此,不可能对刺激强度做出统一的规定。应根据患者的体质、病情、对针刺刺激的敏感性和耐受性、腧穴所在部位及其敏感程度、手术刺激的强弱以及手术时间的长短等具体情况作具体分析,对刺激强度做出合理的选择。关于这方面的研究,从动物实验,正常人体实验和大量针麻临床观察来看,一般认为,刺激强度必须到达一定程度,才能获得较好的针麻效果,刺激强度在以动物或人体能耐受的情况下,中等以上的强度为宜。实际上在针麻临床中多数以患者能耐受为度;在针刺诱导期内刺激强度要逐步增加,以保证人体能持续获得针感,手术过程中应不断改变刺激强度,以适应手术步骤的需要。刺激强度对不同的患者、不同的腧穴等方面存在着差异,而且受刺激频率等条件的影响。一般来说,在合理选穴的前提下,刺激强度以患者无任何痛苦,且可获得较强针感,若再增强刺激则患者不能忍受为宜,当刺激强度较低时,增加强度往往可获得满意的针感而提高针麻效果,但不能笼统认为强度越大越好,过强的刺激,会引起疼痛,反而影响针感而降低针麻效果。

针麻刺激条件

所谓针麻刺激条件包括针刺的手法、电针的参数(波形、波宽、频率、强度)及其刺激过程。在其他因素相对稳定的条件下,采用不同的刺激条件所产生的针麻效果是不同的。采用人工手法针刺、针刺手法仪针刺、电针针刺和电刺激等腧穴刺激方法都可以产生镇痛作用,这些方法各有其特点。其中电针既有针刺的性质又容易对各种刺激参数进行定量的控制。通过动物实验,正常人体实验,临床针麻手术的观察,已充分证明在电针的刺激条件中有五个重要的参数,即波形、波宽、频率、强度、刺激时程。这些因素之间存在着极其复杂的相互作用和互相制约的关系。手法运针是传统针法,其方法种类繁多且甚有考究。传统针法在过去均用于针刺治疗,针刺麻醉与针刺治疗虽相近然又不尽相同,一般针麻临床上使用的针刺手法多较针刺治疗时使用的手法简单,强度则偏大。在临床针麻发展中,随着电针研究的深入和定量控制的需要,尤其是要评价针麻镇痛效果的好坏,逐渐以电针代替了手针,这样也比较方便,节省人力。

针麻电针刺激参数筛选

选择适宜的刺激参数,从而提高针麻

效果的研究。临床实践表明,刺激量过弱达不到效果,过强时患者不能耐受,因而适宜的刺激量是提高针麻效果的一个重要条件。针麻仪的刺激量是由其脉冲的幅度(强度)、波宽和频率等参数决定的。研究发现,强度是影响针麻效果的主要因素,强度中以第三位级 5mA 的效果最好。频率是影响电针刺激量的另一重要参数,有报道表明提高电针频率可以得到较好针麻效果。为了明确频率对针麻效果的影响,在波宽与实穴比各选定三位位级的条件下取活动位级法在 $1 \times 10^4 \sim 10 \times 10^4 Hz$,对频率分九个位级进行了实验观测,结果表明频率变化与针麻效果的关系不明显。但进一步分析频率的组成因素之一实空比的三个位级时看到 1% 一组的针麻效果较好,提示应将决定频率的两个因素即波宽与实空比的组合进一步研究。

针麻电脉冲刺激

针麻刺激方法之一。进针在取得针感的基础上,将毫针连接到电针仪上通电,由电针仪输出的脉冲电流通过毫针刺激腧穴以维持针感,此即为电脉冲刺激法,也作为电针麻醉。电脉冲的类型有多种,不同类型的电脉冲波是由不同类型电针仪输出的。常用的电针仪所输出的脉冲电流为双向尖波,也有双向方波或正弦波。单向电脉冲波和直流分量过大的电流,在长时间通电后易灼伤机体组织或因金属针体电解而引起折针意外,不宜使用。电刺激也要像手法运针一样,因人而异,一般控制在中等强度,以维持针感为度。电脉冲频率通常控制在每分钟几十次至每秒钟数百次的范围内。如刺激强度较大,则频率宜稍低,反之则频率可较高。临床经验是,于邻近手术部位取穴,频率可偏高些,远节段取穴或肢体上取穴,则宜用较低的频率。使用电针仪时要注意:避免同一对输出的两极横跨人体左右两侧的腧穴上连接,尤其在

胸背部,禁止将两个接头横跨左右两侧或背腹两侧,以免电流横贯心脏。通电时应事先将强度调节旋钮调至最小,然后逐渐加大输出,断电时则应逐渐减小电流,再断开电源。这样可避免电流骤升剧降,给患者造成突然的强刺激。在通电过程中,患者可对同一强度和频率的刺激产生适应,即针感减弱乃至消失,应注意随时调整刺激强度,以维持腧穴的一定针感,也可随时调整刺激频率、波形或输出节律。

针麻分类

针麻是在人体腧穴上施以一定的针刺或其他机械性、物理性刺激来取得镇痛作用的。在临床应用中,其分类方法很多,有按针刺的部位不同分类,也有按刺激的方法不同分类等。在分类中除针刺外,还包括指压和激光腧穴麻醉等,因为指压、激光等虽非针刺,但其理论基础均系根据中医学的脏腑经络理论和现代医学科学知识以及临床实践的总结,所以均列为针麻的范畴。分类如下:一类按针刺部位可分为体针、耳针、鼻针、头针和直接针刺支配手术区的周围神经等;二类按刺激方法可分为手法运针麻醉、电针麻醉、指压麻醉、激光穴位麻醉等;三类按针刺以后留针与否可分为留针麻醉和不留针麻醉;四类针刺与其他麻醉方法复合称为针刺复合麻醉。针刺复合麻醉可分为针刺 - 硬膜外复合麻醉、针刺 - 气体复合麻醉、针刺 - 氯胺酮复合麻醉、针刺 - 局麻药复合麻醉、针刺 - 硫喷妥钠复合麻醉等。

针麻辅助用药

是指针麻手术前或针麻手术中使用的某些非麻醉性药物而言。其目的在于辅佐针刺麻醉,有利于提高针刺麻醉的临床效果。为了保证麻醉安全、顺利,增强麻醉效果,有利于手术的进行,在各种麻醉方法中,包括针刺麻醉,例行应用一些辅助药物

是合理的,在这种情况下应用某些适宜药物辅助就被称为"麻醉辅助用药",一般包括术前用药及术后用药。术前、术中的辅助用药,需根据患者的具体情况而定。术前用药,还要根据患者的精神状态、体质、神经类型和应激性等作一估计。凡是术前精神紧张或恐惧的患者,其应激性与其紧张或恐惧的程度成比例增高,应激性愈高则机体对氧的需求也多,即麻醉时易发生缺氧,因此,在术前应用某些镇静剂辅助是十分必要的。此外,患者的病理情况、年龄、体型、体质等因素都会对镇静剂要求和耐受不同,在选用时要考虑。为了提高针刺麻醉的镇痛效果,也可用某些药物辅助。这些药物并非都是镇静剂,也有一些非镇痛类药物,协同针刺镇痛,以提高针麻的镇痛效果,如安定等。若患者病情复杂,术前除了应用一般性药物外,还可应用某些药物改善其病理状态,以利于手术进行。如高血压患者应用降压药物,心脏病患者应用某些强心剂等。使用辅助药物,首先必须对药物的药理知识有一个较全面的理解和熟悉。如药物通过什么样的途径投给;投给后多长时间效果最大;有些什么副作用和配伍禁忌等,都应该有所了解。只有这样才能全面正确地合理、恰当使用辅助药物。

针麻个体差异

人体机能调整作用存在着很大的个体差异性。这种调整作用又与机体当时的机能状态有关。大量针麻临床和实验研究充分证明,其针麻效果存在着显著的个体差异性,即使同一个体在不同的机能状态下,其针刺的镇痛效果也是不同的。因此可以认为,个体机能状态是决定针刺麻醉临床作用的重要基本因素之一,也就是说,针刺麻醉是以个体机能状态为前提的。针对着针刺腧穴所产生的镇痛效应来说,个体差异中痛阈、耐痛阈的基础水平与针刺诱导

后的变化情况和自主神经中枢的机能状态及其对各种刺激与针刺诱导的反应性有着重要的意义。一般来说,基础痛阈、耐痛阈高,针刺腧穴诱导后其阈值提高显著,交感神经中枢在安静状态下比较稳定,对试针、冷等刺激引起的交感兴奋性反应小,针刺腧穴诱导后交感神经中枢相对处于抑制状态,其针麻效果一般较好,反之则差。有实验表明,刺激躯体神经有抑制或兴奋交感中枢的作用,在交感中枢兴奋时有增加感受器的传入冲动或提高中枢兴奋性的作用,而交感中枢抑制则可减少感受、传入冲动或降低中枢兴奋性。因此,针麻镇痛效果可能与能否引起交感中枢的抑制有关。采用痛阈、耐痛阈和反映交感神经活动状态的皮肤电反射、血管容积脉搏波等指标体系,可以对针麻手术效果稳定的病例进行预测,其符合率可达 70% ~ 80%。总之,对针麻个体差异的研究仍是针麻的一个重要课题。

针麻机制研究

通过针麻原理与临床研究所取得的一系列重要成果来看,针刺麻醉实质上是一个生理调整过程。针刺麻醉的理论原理可以初步地、简要地概括为:机体在应答针刺穴位的刺激时,其机能活动发生了一系列适应性的、整体的、有序的调整过程。这一调整过程是通过针刺刺激激活了神经 – 体液这一中心环节而实现的。通过这一调整过程,改变了机体的原有机能状态,提高了痛阈和耐痛阈,减弱了痛反应,增强了循环、消化、免疫等重要生命系统的适应调节能力和防御修复能力,从而在外科手术中表现为具有一定限度的镇痛、抗内脏牵拉反应、抗创伤性休克、抗感染和促进术后恢复等重要作用。通过针麻原理和现代痛觉生理的研究,初步揭示出在高等动物和人体的中枢神经系统中存在着一个对痛觉和痛反应起双向调节、控制,整合作用的机能

系统。其中包括：不同信息在脊髓、脑干、丘脑、大脑皮层等不同水平的相互作用和整合机制；脑内镇痛结构的激活和内源性阿片样物质的释放；各级高级中枢的下行性控制机制，等等。通过一系列实验研究和临床观察，已初步证明，针刺腧穴所产生的镇痛作用，主要是通过激活这个系统而实现的。

针麻禁忌证

决定针麻作用的基本因素中，以个体机能状态为前提，以适宜腧穴和适宜针刺刺激为条件，部分症例因镇痛不全、内脏牵拉反应、肌肉松弛不充分等影响针麻效果，甚或失败。临床针麻禁忌证从以下六方面参考：第一，凡针刺治疗中被视为禁忌者；第二，惧怕针刺，术前预测针刺效应欠佳者；第三，精神神经系统的某些病症，如痴呆、精神分裂症、躁狂抑郁性精神病以及神经系统毁坏性疾病者；第四，诊断不明需手术中广泛探查者；第五，病灶局部广泛粘连，手术复杂者；第六，顾虑重重，经反复解释仍不能解除高度精神紧张者。

针麻邻近选穴

根据"以痛为腧"的原理，选用局部的腧穴。如拔牙术可根据病牙所在的部位选用下关、颊车、人中、承浆等腧穴。邻近选穴也包括选取和手术区属近节段或同节段甚至同一神经支配的腧穴，在同神经选穴中，又有一部分是直接刺激支配手术区的神经干。如体表肿块切除等浅表部位的小手术，可直接用脉冲电刺激支配手术部位的肌皮神经分支或在手术切口区两侧的皮肤或皮下埋置毫针给予电刺激。甲状腺手术可通过扶突穴刺激颈浅神经丛的颈皮神经分支。某些颅脑手术可通过颧髎穴刺激三叉神经分支。

针麻三关

针刺麻醉作为一种临床麻醉方法来说，也有其不足之处，存在着镇痛不全、肌肉松弛不充分和内脏牵拉反应，即所谓"三关"。第一，镇痛不全。针刺提高痛阈有限，单靠针刺的作用，不能完全取消痛觉和痛反应，而药物麻醉一般来说，其镇痛作用是相当完全的，但存在着一系列不同程度的副作用。针刺麻醉和药物麻醉应当以不同方式在不同程度上结合起来，使其相互为用，以针刺麻醉来减少麻醉药物的用量以降低其副作用和危险性，用麻醉药物来辅助针刺麻醉的镇痛不全等缺点。第二，肌肉松弛不充分。在针麻下肌肉松弛程度与药麻比较相差较大，这可能与镇痛不全有关，尤其是在腹腔手术中，肌肉紧张往往给手术操作带来困难。第三，内脏牵拉反应。虽然由于针刺的调整作用，在针麻下手术所引起的内脏反应通常比较轻，但仍不能完全控制，在一些内脏牵拉反应严重的病例，甚至妨碍手术进行。例如在胸腔手术中，开放性气胸常导致胸闷气急，呼吸困难，乃至发生纵隔扑动，在腹腔手术中，常引起恶心、牵拉痛或其他不适感，甚或发生呕吐，患者并因此烦躁不安。由于上述存在问题，在很大程度上限制了针麻的适应证。对于病情复杂、病灶范围大、粘连多，需作广泛探查的病例，选用针麻要慎重，或应做好改变麻醉的准备。

针麻神经节段选穴

根据神经解剖学的原理，考虑到手术部位的有关神经节段支配领域进行选穴，包括互相配合的近节段选穴和远节段选穴两种。近节段选穴是选用与手术部位属于同一或相近脊髓节段支配的腧穴。如支配甲状腺手术，胸部手术选取的合谷、内关穴，和支配该两手术部位的脊髓节段是很靠近的，某些腹部手术可根据手术部位所属的脊髓节段，选用相应的背俞穴或督脉腧穴。远节段取穴指支配手术部位和腧穴的中枢结构相离较远，如合谷穴也可以应用于妇科手术。习惯上远节段选穴也包括了超节段或脊髓上结构支配的概念在内，如颅脑、面部手术可应用下肢腧穴，相反所谓头针麻醉、面针麻醉实际上是将头部、面部的腧穴应用于全身各种手术。体针麻醉远节段选穴中一个共同规律就是所选用的腧穴都是针感比较强的腧穴。

针麻试针

由于针麻效果存在着很大的个体差异。麻醉者希望在术前就能知道患者的针麻效果，除了靠临床经验作估计外，主要是手术前测定针刺诱导前后某些生理生化指标的变化，如皮肤感觉、自主性神经系统机能状态以及测定血液中与痛有关物质的含量变化等。常用的简便方法之一是凭借针麻试针来预测针麻效果。针麻试针是在患者的一些腧穴上做针刺试验，不仅可以观察患者对针感的反应，同时通过了解患者对针刺的耐受能力，以便在针麻时采取适当的刺激量。

针麻适应范围

针麻目前已被应用于颅脑、五官、颌面、口腔、胸、腹、四肢以及妇产科、小儿外科等多种手术病种，具有比较广泛的适应证。近年来在针麻下施行甲状腺手术、前颅窝手术、全子宫切除手术、输卵管结扎手术、肺切除手术、体外循环心内直视手术、颌面外科手术、颈椎前路手术、拔牙术、剖宫产手术等，皆通过科学的鉴定。针麻安全度较大，副作用较小，适应证较广泛，个体差异显著，手术难易程度不同，镇痛效果相差甚殊。为保证患者顺利地在针麻下完成手术治疗，规定以下适应范围：第一，对麻醉药物过敏者；第二，肝肺肾功能不良，病情危重，休克和年迈体衰等不能耐受麻醉药物者；第三，病情诊断明确，无须广泛探查者；第四，愿意接受针麻，耐痛能力较好且不过度肥胖者；第五，有接受针刺并能发挥针刺调整作用条件者。为了更有把握起见，术前可进行针麻效果术前预测。

针麻手法运针刺激

针麻刺激方法之一。手法运针是运用传统的针刺手法，给腧穴施以一定方式的机械性刺激。临床上针刺运针手法种类较多而复杂，然而归纳起来都可分解为捻转和提插两种基本手法。针麻手法运针和传统针刺手法没有原则差别，体针麻醉可采用各种捻转或提插手法，或捻转和提插相结合的手法，但针麻临床上使用的针刺手法，多较针刺治疗时使用的手法简单，强度则偏大，运针的频率较高，捻转提插的幅度较大。运针频率约从每分钟几十次到200次左右不等，捻转幅度一般在 90°～360°，提插幅度在肌肉丰厚部位为 10mm 左右。运针手法是否纯熟，手法的变换和强度的掌握是否适当，对于针麻效果的关系甚为密切。总的说来，须保持均匀稳定，避免因疼痛、出血或滞针而影响得气。手法运针是最重要的腧穴刺激方法，它的最主要优点是可以随时根据施针者的手下针感来调整运针的手法和强度，以维持良好的得气。由于针麻手法运针时间较长，医生容易疲劳，可用手法模仿仪的机械装置代替。手法模仿仪也称手法仪或运针仪，是利用电动或射流气动驱使针体旋转，是机械力运针，与电脉冲刺激的电针仪不同。手法模仿仪的运针频率和捻转提插幅度可调，并十分稳定，在需要多个腧穴同时刺激和长时间运针的情况下，用手法仪代替人工运针，可节省人力，但无法随时了解得气情况，而较长时间使用同样的频率和幅度，常出现得气减弱现象。所以说，手法模仿仪其模仿人的运针手法有一定的局限性，现阶段尚不能完全代替人的操作。

针麻术后效应

针麻手术结束去针后，针刺的效应还

能持续存在一段时程,此即称为针麻术后效应。表现为镇痛、抗创伤反应、抗感染以及抗手术刺激引起的生理机能紊乱等,从而促进了机体的康复。具体说:第一,术后伤口痛。一般说针麻效果好,术后伤口痛也较轻,甚至术后不必使用任何止痛措施,即使术后伤口痛,往往可用水杨酸类药物止痛,也可应用针刺止痛。第二,术后抗生素的应用。一般情况下,在一类切口术后可不用抗生素,二类切口作为预防性使用抗生素,视具体情况而定,可用或不用,据针灸的理论研究、临床及实验室证明,针刺有增强机体免疫机能的作用。针刺人体足三里穴,吞噬指数由 1.74 增加到 3.67,吞噬能力由 48.16% 增加到 71.25%。家兔实验表明,肝网状内皮系统吞噬能力针刺后增强,停针后达到最高峰,经 20 天左右恢复正常。术后即使不用抗生素进行预防性给药,伤口感染的机会也不大。第三,术后手术创伤吸收热。一般情况下,手术后由于组织创伤,在 72h 内会发生手术创伤吸收热,这是术后的正常反应。但在针麻后,这种反应可发生轻微且持续时间短,有利于患者全身状态的恢复。第四,术后排尿障碍也较少见。多数是因卧床不习惯或腹肌逼尿时伤口痛所致。第五,由于针麻术后早离床、早活动,相应地减少了肺、泌尿系等并发病。针刺腧穴时间久,有时发生肢体关节或穴区局部不适感,可经按摩、功能活动锻炼、热敷等措施很快恢复。

针麻术前用药

针麻辅助用药方法的一种。常用的镇痛、镇静药物有哌替啶、吗啡、异丙嗪、苯巴比妥钠、乙酰吗嗪等。但氯丙嗪等,由于常可引起心悸和体位性低血压等,在针刺麻醉临床中已较少选用。此外,针刺麻醉中还选用某些非镇痛类药物,如氟哌利多、氟哌啶醇、安定等。在一些针麻手术中还常选用抗胆碱能药物,常用的有山莨菪碱等。

针麻术前准备

针麻术前准备,主要有以下几方面:第一,确定针麻手术方案。术前负责医生对患者的病情和病灶进行详尽的分析,做出客观的诊断,制定最佳治疗方案。术前不能明确诊断,或有可能进行广泛探查的手术,或有可能瞬间改变手术方案的手术,采用针麻是不稳妥的。因为针麻的调整功能不能完全应急,遇到复杂情况常使手术不能顺利进行。选用针麻的病例,术前必须对患者的病理生理情况做到充分估计,采取相应的措施。第二,解释以取得患者配合。针麻患者是在清醒状态下施行手术的,为了取得满意的效果,术前必要的解释工作有助于充分发挥患者的主观能动性和调整功能,向患者说明选用针麻的依据、特点、方法、过程和效果,让患者消除顾虑,增强信心,指导患者进行某些练习,与医务人员密切配合,在针麻下完成手术。第三,针麻效果的术前预测。由于针麻效果存在着很大的个体差异。施术者希望在术前就能知道患者的针麻效果,除了靠临床经验作估计外,主要指手术前测定针刺诱导前后某些生理生化指标的变化,如皮肤感觉、自主神经系统机能状态以及测定血液中与痛有关物质的含量变化等。常用的简便方法是凭借一些试针、测痛等客观指标预测针麻效果。

针麻术中用药

针麻辅助用药方法的一种。在一般情况下,首先考虑作局部浸润或阻滞。常用的局部麻醉剂有:普鲁卡因,丁卡因等,但毒性较大。在某些手术步骤之前,根据以往的经验,患者可能出现反应者,可预先在相应的部位作浸润或阻滞。在针刺诱导期,患者表现烦躁不安、精神紧张或切皮时镇痛不全时,应考虑给予镇静剂、安定剂或镇痛剂,如安定、氟哌利多、哌替啶等。用量须视患者的年龄、体质、病情、手术前给药量等具体情况酌定，注意不应使患者处于催眠状态，否则会导致不能清楚反映感觉和主动配合手术，反而影响针麻效果。针麻手术中较强的步骤，常辅以药效发挥快的镇痛剂，如哌替啶、吗啡以及芬太尼和氯胺酮等。骨骼肌松弛药，在某些针麻手术中也用，如氯琥珀胆碱、肌安松和粉肌松等。通常情况下，由于针刺的调整作用，患者各系统机能较少发生剧烈的波动，然而在有并发症的情况下，就应酌情选用一些适宜的药物，使之在针刺麻醉手术过程中始终保持生理功能的相对稳定，利于手术进行。

针麻水针刺激

针麻刺激方法之一。也称穴位注射。在腧穴内注射少量药液，也是针麻的一种刺激方式。使用的药液有维生素 B_1、当归注射液、哌替啶、东莨菪碱等。四肢和躯干部腧穴，每穴注射 2～5mL，耳穴每穴注射 0.1～0.2mL。穴位注射也应先用注射针在腧穴内进行手法运针，待得气后再注射药液。这种方法通常在配穴上使用，以加强主穴的针麻效应。

针麻效果评级标准

1975 年制定的全国统一评级标准，即Ⅰ、Ⅱ、Ⅲ级为成功，Ⅳ级为失败。在成功级别中Ⅰ、Ⅱ级为优良级，其标准是：Ⅰ级：患者反映基本不痛，安静，手术顺利完成；哌替啶用量 2h 内每千克体重 1mg；0.5%普鲁卡因用量，小手术不用，大、中手术在 5mL 以内。Ⅱ级：患者术中偶诉疼痛或有疼痛表现，尚安静，不影响手术；哌替啶用量 2h 内每千克体重 1.5mg 以内；0.5%普鲁卡因大、中手术在 10mL 以内。Ⅲ级：患者疼痛较明显，加用辅助药后疼痛明显减轻，尚能完成手术；哌替啶用量 2h 内每千克体重 2mg 以内；0.5%普鲁卡因大、中手术在 20mL 以内。Ⅳ级：患者疼痛明显，加

辅助药后仍需改换麻醉方法，才能完成手术；哌替啶用量 2h 内每千克体重 2mg 以上；0.5%普鲁卡因大、中手术在 20mL 以上。1981 年针麻研究工作会议修订了针麻评级标准，将原四级标准中的Ⅲ和Ⅳ级合为Ⅲ级，改为三级评级标准。以针为主，辅以少量术前用药，患者无痛或无其他不适，手术完成顺利者为Ⅰ级；在针刺的基础上辅以适量麻醉药物，药量不超过单纯药麻的用量，针刺仍有一定作用，患者基本无痛或不适，手术也可以完成者为Ⅱ级；针刺后手术不能进行，辅助用药量达到了单纯药麻用量，或改用其他麻醉者为Ⅲ级，即针麻失败。Ⅰ、Ⅱ级为成功。患者术中辅助用药仍按原来的Ⅰ、Ⅱ、Ⅲ级的标准。

针麻选穴原则

根据手术的不同部位和具体要求，选用若干腧穴配合成针麻的腧穴配方。选穴是针麻操作中的重要环节之一，经络是气血运行的通路，腧穴是气血输注聚集于体表的部位。腧穴不仅占有特定的空间位置，还具有功能特性。不同部位腧穴，可有相同功能，如合谷、内庭均可止牙痛。不同部位腧穴也有不同的功能，如合谷能止牙痛，足三里能止腹痛。腧穴和腧穴刺激影响的脏腑器官不一定在空间位置上是相近的，如光明穴是眼科手术常用腧穴之一，光明穴与眼有机能上的联系，但二者解剖位置却相隔遥远。腧穴局部常有压痛或放射性针感、低阻抗等特性。腧穴又是体表与脏腑相关的部位，即所谓脏腑在体表的反应点。内脏有病，也可选择与之相联系的腧穴进行治疗，如肾有病可在肾俞上针刺，阑尾炎患者在阑尾穴处有压痛，取阑尾穴治疗，疗效显著。选穴前必须对经络和腧穴方面的知识有所认识，在此基础上掌握针麻循经选穴、辨证选穴、邻近选穴、神经节段选穴的针麻选穴原则。详见各条。

针麻穴位相对特异性

中医学认为,腧穴从属于经脉,不同腧穴分属于不同的经脉,其联系途径、生理功能、病理反应等都是不同的。从现代对腧穴所进行的形态学和电生理的研究也证实,不同的腧穴其相应的感受装置以及同神经、内脏机能活动的联系途径也是有所不同的。在针麻的临床和实验研究中,多数研究工作表明,对于不同部位的手术来说需要采用不同的腧穴处方,不同的腧穴处方对同一种手术来说,有时会产生不同的结果。因此,在针刺麻醉中,根据不同的手术情况和患者的机能状态,选择适当的腧穴是一个重要的决定性因素。对腧穴在针麻中是否存在着特异性的问题,在针麻的研究中是有争论的。通过正常人体试验、动物实验和临床观察,多数研究结果说明,腧穴是存在着相对特异性的。从临床上对各种针麻手术的研究来看,都先后对腧穴进行了大量的筛选工作,最后筛选出几组效果比较稳定的腧穴处方。目前对针麻手术效果比较稳定的手术来说,所筛选出来的这些处方之间进行比较,一般已无显著的差异。在针麻的选穴原则上,应重视循经选穴和辨证选穴,要对患者的个体机能状态、病灶情况、手术部位和腧穴的特点等进行全面的辨证,然后制定其适宜的腧穴处方。根据腧穴具有相对特异性,应继续研究和寻找有效腧穴以提高针麻效果。

针麻循经选穴

根据"经脉所过,主治所及"的原理,选取有关经脉上的腧穴。这些经脉的循行是经过手术切口部位的,或与之靠近,并与手术所涉及的脏腑有关。如颈部手术可选手阳明大肠经,因为它循行到锁骨上窝时,发出支脉上至颈部;又如胃手术可选足阳明胃经,因其与手术所涉及的脏腑有关。

在针麻循经选穴时,常选取一些具有特殊性能及主治作用的特定穴,如五输穴中的输穴和合穴、原穴、背俞穴、募穴、郄穴、下合穴、八脉交会穴及交会穴。并且注意选择针感较强的腧穴。

针麻诱导期

针刺麻醉是依赖针刺的手段调动机体调整功能来实现镇痛作用的,除了在神经系统方面发生一系列变化外,体液系统的某些与痛有关的化学物质也参与这一过程。某些化学物质的消长,要有一定的时间过程。所以针刺穴位后,必须持续刺激一段时间,机体的镇痛效应和机能调节作用才能充分显示出来,临床上把这段时间称为针麻诱导期。诱导期长短与取穴部位、刺激方法等有关。时间过短,尚未实现调整作用;过长又并不必要。根据正常人体及动物实验结果,还有大量临床实践的总结,一般认为 20min 左右的诱导时间最好。在诱导期内,对腧穴的刺激,应逐渐加强刺激强度,使患者能接受和适应较强的针感,但以患者能耐受为度,如遇患者精神紧张或对针刺的耐受力较差,应适当调节刺激量或采取一些辅助措施。

针麻镇痛效果术前预测

临床实践证明,针麻镇痛效果存在着明显的个体差异性。除了靠临床经验进行估计外,在手术前应用生理、生化、心理等指标,对针麻个体的特性进行科学的预测,以选择适宜使用针麻的患者,提高针麻效果,这就是针麻镇痛效果术前预测,常简称为"针麻术前预测"。术前预测不仅可以指导针麻临床实践,用科学方法选择适宜个体,提高麻醉效果,同时对进一步探索针麻镇痛原理也有一定意义。机体在针麻下手术时所产生的一系列生理、生化和心理等变化,体现了针刺的调整作用;针刺使机体调整功能得到最大的发挥,麻醉效果就好,反之则差。人体机能调整作用也存在很大的个体差异性。这种调整作用又与机体当时的机能状态有关。总之，这是一个极其复杂的问题，目前还有许多环节和影响因素未被认识。这就为术前针麻效果预测增添了不少困难。再加上针麻效果还受手术操作、麻醉条件和手术病灶的局部条件等因素的影响，使术前预测更加困难。目前针刺麻醉镇痛效果预测尚处于研究阶段，预测的实际符合率还有待于进一步提高。术前预测的指标，大致可有以下五个方面：❶皮肤感知觉阈指标，包括触觉阈、痛觉阈、耐痛阈和两点辨别阈等；❷自主神经系统功能状态指标，包括皮肤温度测定、眼心反射试验、肾上腺素皮内试验、呼吸节律波、指端脉搏容积波、脉率、心率、皮肤电变化等；❸体液指标，如血液中致痛物质钾离子、组胺等和镇痛物质内啡素、缓激肽酶等针刺前后的变化；❹心理学指标，包括精神状态、情绪、神经类型等；❺中医辨证指标，如中医辨证分型、脉象、舌象和经络腧穴电特性等。临床中常用的预测方法有：❶单指标法，即仅采用某一单项指标；❷多指标法，即采用多项指标做综合评定。多指标法在评定测得结果时多凭经验，准确性较差。近年来，还采用数学多变量统计分析法来处理多指标测定结果，进一步控制影响因素，可望提高术前预测的准确率。目前术前预测的符合率一般可达80%左右。

针麻中医辨证分型预测法

针麻临床实践证明，针麻效果与中医辨证分型有关。中医学的丰富经验和独特理论在临床实践中是通过辨证施治来实现的。八纲辨证的特点是因人而异诊治疾病。从理论上讲，任何疾病均可分辨其阴阳虚实。在针麻手术前1~2日，以患者症状、体征、舌苔、脉象来确定证的类型。阳虚证主要表现为喜热畏寒，肢体欠温，面色少华，神情疲乏，懒言低语，小便清长，大便

溏薄或次数较多，舌质偏淡，苔白润，脉沉、濡、缓迟。阴虚证主要表现为心烦少寐，手足心热，咽干口渴，甚则喜热饮，午后潮热，急躁易怒，盗汗，大便干结或2~3日1次，舌质偏红或起刺，舌苔薄黄或剥或干，脉细数或弦数。阴阳两虚临床表现不典型，或兼有阴虚或阳虚证，或阴虚阳虚的典型证候都少于三项者，则归入阴阳不典型证中。临床实践证明，阳虚型针麻效果优良率最高，而阴虚型则针麻效果优良率最差，阴阳不典型证型的针麻效果介于前两者之间。

针生

古代太医署人员职位名。见《旧唐书·职官志》。详见"针博士"条。

针师

指掌握针法的医师。古代太医署设有针师职位。《旧唐书·职官志》："太医令掌医疗之法。丞为之贰。其属有四，曰：医师、针师、按摩师、禁咒师，皆有博士以教之。其考试登用，如国子之法。凡医师、医工、医正疗人疾病，以其全多少而书之以为考课。"

针石

针具名。又名镵石，即砭石。《素问·血气形志篇》："病生于肉，治之以针石。"王冰注："夫卫气留满，以针泻之；结聚脓血，石而破之。石谓石针，则砭石也。"

针挑疗法

疗法名称。是用特制的针具，刺入人体一定的部位或腧穴内，挑破皮肤，通过针刺挑出局部周围的纤维，或挤出一些液体、血液，减轻患者痛苦，消除症状的一种外治疗法。这种特殊的针治疗法，是在古代的"毛刺""扬刺""浮刺""半刺""络刺"的基础上演变而来的。适用于治疗多种疾病，尤其对于各种疼痛及痹症效果较好。另外对某些眼科疾病也有独到疗效。临床所用

针具多为三棱针、圆利针,大号注射针头或其他粗针。挑治部位有长期经验总结的挑治点,挑治腧穴,以及沿线或沿面的分区挑治。操作时,选定挑治部位(必要时运用针挑点寻找法,探查施术中心点),消毒后,采用适当的针挑方法,或挑液,或挑血,或挑断皮下纤维,挑治完毕后敷以无菌纱布。若效果不佳,可在 7～10 日以后另选点挑治。

针头补泻

针刺手法名。又称手指补泻。指以左手为主的针刺辅助手法。《针灸大成》卷四:"此乃补泻之常法也。非呼吸而在手指……"如扪而循之、切而散之、推而按之、弹而努之、爪而下之等法均属此类。

针退

针刺手法名。《针灸大成》十二手法之一。指在用泻法时,退针、出针的方法。《针灸大成》:"七针退者,凡退针,必在六阴之数,分明三部之用,斟酌不可不诚心着意,混乱差讹,以泻为补,以补为泻,欲退之际,一部一部以针缓缓而退也。"

针向补泻

针刺补泻手法名。指以针芒顺逆分补泻。明张世贤《图注八十一难经》:"凡欲泻者,用针芒朝其经脉所来之处,迎其气之方来未盛,乃逆针以夺其气,是谓之迎。凡欲补者,用针芒朝其经脉所去之路,随其气之方去未虚,顺针以济其气,是谓之随。"后人称为迎随补泻,见该条。

针向行气法

针刺手法名。行气法之一,又称针芒行气法。指以针刺方向来控制针感传导的方法。欲使针感向上传导,则针尖宜向上斜刺;欲使针感向下传导,则针尖宜向下斜刺。

针学提纲

书名。撰人不详。见《医藏目录》,一卷,书佚。

针摇

针刺手法名。即摇法。《针灸大成》十二手法之一。指泻法在地、人、天三部各摇二次,共六次,且在出针时摇大针孔的方法。《针灸大成》:"十一针摇者:凡出针三部,欲泻之际,每一部摇二次,计六摇而已,以指捻针,如扶人头摇之状,庶使孔穴开大也。"

针药罐

拔罐法的一种。先在一定部位施行针刺,待达到一定的刺激量后,将针留在原处,再以针刺处为中心,拔上药罐,同时发挥针刺和药物的作用,多用于治疗风湿病。

针助教

古代太医署人员职位名。见《旧唐书·职官志》。详见"针博士"条。

真肠

直肠之误,为承筋穴别名,出自《太平圣惠方》。详见该条。

枕骨

一、骨骼名。位于头颅的后部。《释骨》:"巅之后横起者曰头横骨,曰枕骨。"

二、头窍阴穴别名。出自《针灸聚英》,详见该条。

枕穴

耳穴名一。在对耳屏外侧面外下方下缘中点。具有止晕镇静、镇惊、明目作用,主治头晕、后头痛、癫痫、面肌抽搐、屈光不正等病,常作为止晕要穴。枕区阳性反应隆起,多提示后头痛。枕区阳性反应并见凹陷或低平红润多提示头晕。

震颤法

针刺辅助手法名。又称雀啄法。指右手持针作小幅度较快速的提插,状如颤动,有行气和加强针感的作用。《神应经》:"持针细细动摇,进退搓捻其针,如手颤之状,谓之催气。"

震颤麻痹电针疗法

震颤麻痹治法之一。主穴:头皮双侧舞蹈震颤区、双侧运动区。操作:取 1.5～2 寸毫针,直刺头皮下,再斜刺 0.5～1.5 寸,快速捻转得气后,接上电针仪脉冲电刺激20～30min,以患者能耐受为度。头面部及颈部有震颤者,加运动区下 2/5;点头及流涎者加两侧运动区下 2/5;肢体震颤及肌张力增高者,加对侧运动区。本方法有平肝熄风、疏经通络的作用。现代研究证实:针刺头皮针相应区域,能调节大脑皮质功能。

振埃

《黄帝内经》刺法名,五节刺之一。《灵枢·刺节真邪》:"振埃者,刺外经,去阳病也。"阳病属外,故针刺循行于四肢体表的经脉(外经)予以治疗。该篇还指出,气满闭塞,咳逆喘息等取用天容、廉泉等穴即属此法,并谓其"病恶埃烟,(噎)不得息",刺而愈病,如振落尘埃,故名振埃。

zheng

蒸脐治病法

灸法名。属间隔灸法之一。《针灸大成》:"蒸脐治病法:五灵脂八钱生用,斗子青盐五钱生用,乳香一钱,没药一钱,天鼠粪即夜明砂二钱微炒;地鼠粪二钱微炒,葱头干者二钱,木通二钱,麝香少许,上为细末,水和莜面作圆圈置脐上,将前药末以二钱放于脐内,用槐皮剪钱放于药上,以艾灸之,每岁一壮,药与钱不时添换。依后开日,取天地阴阳正气,纳入五脏,诸邪不侵,百病不入,长生耐老,脾胃强壮。"

蒸汽灸

灸法名。是用水煮艾,煮好后将艾盛入盆中,用蒸汽熏灸患处的方法,也可边煮边蒸。适用于治疗风寒湿痹等。

整体区域全息论

经络实质的一种假说。近年来由于相继发现了耳针能治全身疾病,头针能治全身疾病,手针能治全身疾病,背部俞穴也能治全身疾病。说明这四个不同区域都有全身调整平衡的联系。它们是通过什么联系的呢?经过不断深入的观察,又相继发现了这四个区域都可诱导出十二经的感传线。它们可能是通过共同的经络联系,调整了全身的脏器平衡。因此,孟昭威在第三平衡论的基础上,又提出了整体区域全息的论点。即这四个不同区域都可通过经络产生调整全身的平衡信息。也就是说,经络本身的作用是整体区域全息的作用。然而在现代生物学的研究中,认为对单细胞信息的研究不能完全说明组织中细胞与细胞之间的相互联系。其信息与有组织的或高级的信息不完全相同,即使是器官培养的信息也不能代替整体的动物实验。这种整体的信息规律还很不清楚。通过经络这个第三平衡系统,似可初窥整体和区域之间的一种全息关系。它本身之间的关系,以及与神经体液之间的关系,将更为复杂。这个体系的形态实质,按其传导速度说,应较自主神经为细。英国人皮尔斯(Pearse)提出的神经第三分支,APUD 系统,与经络有遥相呼应之势,直译为胺的前体摄取和脱羧系统。说不定它属于经络范围。

郑宏纲

清代喉科名医。生活于 1727～1787 年。字纪元,号梅涧,又号雪萼山人。安徽歙县人。世医出身,其父郑于丰得福建黄明生喉科秘本,传于子侄。所著喉科专书《重楼玉钥》中,列专卷论述针灸治疗。书中在理论上不乏新的见解,在实践上有不少独到之处。如创用"气针"与"破皮针"法,最大限度地发挥毫针与铍针、深刺与浅刺、调气与放血,十四经穴与阿是穴的治疗作用,对提高疗效有重要意义。其子承瀚(一作翰,字若溪,号枢扶)、孙钟寿(祝三)均承家学,以喉科名。参见"重楼玉钥"条。

郑魁山

当代针灸学家,生活于 1918～2010 年,河北省安国市人。16 岁随父郑毓琳先生系统学习《黄帝内经》《难经》《针灸甲乙经》等中医经典著作。1943 年赴北平行医,1947 年考取中医师,独立开业。1951 年和高凤桐等创办北京市中医学会针灸研究班。1952 年与同道栾志仁等针灸界同仁创办北京广安门联合诊所,任针灸顾问。1951～1953 年协助北京中医学会创办北京中医学会针灸研究班和针灸门诊部。1952 年受卫生部派遣任赴山西医疗队队长。1954 年任华北中医实验所针灸主治医师,并受聘在政务院(国务院)医务室为中央首长诊疗疾病。1955～1969 年在卫生部中医研究院针灸研究所任主治医师兼第三研究室负责人,从事传统针法研究。1957 年与北京协和医院协作研究视神经萎缩,任副组长。1960 年与协和等 10 个医院协作研究经络实质,任组长。1970 年调到甘肃省工作,1985 年成立针灸系,并任针灸系主任。1992 年任研究生导师组组长。1993 年,被人事部、卫生部和国家中医药管理局遴选为有独到临床经验和技术特长的老中医药专家学术经验继承工作指导老师。

在五十年的临床、科研与教学活动中,郑氏对针灸理论与传统手法的研究造诣颇深,并以祖国医学的辨证施治等基础理论为指导创立了针灸的汗、吐、下、和、温、清、消、补"针刺治病八法"。在针灸临床实践中,对"热补法""凉泻法"等手法去繁就简,创立了"热补法""凉泻法"等独特的针刺手法;他擅长应用传统针法治疗急症、重症、难症,形成了一套具有特殊治疗作用的

针刺方法,如"穿胛热""温通法""过眼热""关闭法"等,对传统针法进行了独创性的发展。在前人的理论和经验基础上结合个人实践体会,研制成袖珍"子午流注与灵龟八法临床应用盘",有"纳子法""纳甲法""灵龟八法"三种优选取穴治病的用途,并且不用推算即可找到 60 年每日的"花甲子"及当日当时的开穴。著有《针灸集锦》《子午流注与灵龟八法》。

郑毓琳

当代针灸学家,生活于 1896～1967 年,河北省安国市娄村人。师从本村郑老望等学针灸、气功,又随博野霍志顺深造,在本地区行医。1953 年与长子郑魁山在北京开设中医诊所,1954 年 3 月应华北中医实验所邀请为针灸医师,后一直任中医研究院针灸研究所针三室主任。郑氏注重热凉补泻手法,在总结前人经验的基础上研究出临证针刺八法,施针时重用左手,左手与右手互相配合,认为得气与气功相结合,主张临证取穴,穴少而精,治疗中风半身不遂、胃脘痛、哮喘、崩漏、小儿积滞等疑难杂症疗效满意,针治眼病尤有独到之处。著有《郑毓琳治疗经验》。

正经

指十二经脉。与奇经八脉相对之称。正经与六脏六腑相络属,是经络系统的重要组成部分。《标幽赋》:"经十二,别络走三百余支。"参见"十二经脉"条。

正穴

指十四经腧穴,与经外奇穴相对而言。见《针灸大成·穴有奇正策》。

正营

经穴名。见《针灸甲乙经》。属足少阳胆经,为足少阳、阳维之会。定位:在头部,当前发际上 2.5 寸,头正中线旁开 2.25 寸。局部解剖:布有额神经和枕大神经的会合支;在帽状腱膜中;有颞浅动、静

脉顶支和枕动、静脉吻合网。主治:头痛,目眩,头晕,齿痛,唇吻强急,鼻炎,三叉神经痛等。刺灸法:平刺0.5~0.8寸;艾炷灸3~5壮,或艾条灸5~10min。

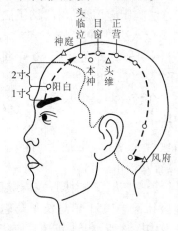

附一:腧穴定位文献记载

《针灸甲乙经》:在目窗后一寸。

《针灸大成》:在目窗后寸半。

《针灸集成》:在目窗后二寸少。

附二:腧穴主治文献记载

《针灸甲乙经》:上齿龋痛,恶风寒。

《铜人腧穴针灸图经》:头项偏痛。

《针灸大成》:目眩瞑,头顶偏痛,牙齿痛,唇吻急强,齿龋痛。

《循经考穴编》:痰饮头晕,呕吐不已,恶闻人声。

zhi

支沟

经穴名。出自《灵枢·本输》,属手少阳三焦经,为本经经穴。别名:飞虎。定位:在前臂背侧,当阳池与肘尖的连线上,腕背横纹上3寸,尺骨与桡骨之间。局部解剖:布有前臂背侧皮神经,深层有前臂骨间背侧及掌侧神经;在桡骨与尺骨之间,指总伸肌与拇长伸肌之间,屈肘俯掌时则在指总伸肌之桡侧;深层有前臂骨间背侧动、静脉通过。主治:暴哑,热病,头痛,耳鸣,耳聋,口噤,呕吐,便秘,肩背酸痛,胸胁痛;心绞痛,肋间

神经痛,急性结膜炎,急性胆囊炎,胸膜炎,腮腺炎等。刺灸法:直刺0.5~1寸;艾炷灸3~5壮,或艾条灸5~10min。

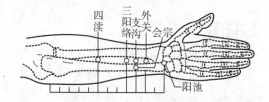

现代研究证明:电针支沟可改善便秘患者的结肠转运功能,增加结肠动力,进而缩短结肠传输时间,对结肠运动功能有一定的调节作用,可能是通过修复受损肠壁内神经,从而促进神经递质释放,增加了结肠动力。

附一:腧穴定位文献记载

《灵枢·本输》:上腕三寸,两骨之间陷者中也。

《针灸甲乙经》:在腕后三寸两骨之间陷者中。

《千金翼方》:一云在阳池上一寸。

《针灸大成》:腕后臂外三寸,两骨间陷中。

附二:腧穴主治文献记载

《素问·咳论篇》:浮肿。

《针灸甲乙经》:咳、面赤热;马刀肿瘘,目痛,肩不举,心痛楷满,逆气汗出,口噤不可开;热病汗不出,互引颈喑外肿,肩臂酸重,胁腋急痛,四肢不举,痂疥,项不可顾;暴瘖不能言。

《备急千金要方》:喑痛,肘节痹,漏;女人脊急,目赤。

《千金翼方》:热风耳聋鸣,手不仁,冷风手战,偏风半身不遂;颈漏。

《扁鹊神应针灸玉龙经》:伤寒结胸,气攻胁肋;伤寒无汗,胸满;伤寒小便不通;腹疼兼闭结。

《针灸大成》:热病汗不出,肩臂酸重,胁腋重,四肢不举,霍乱呕吐,口噤不开,暴瘖不能言,心闷不已,卒心痛,鬼击,伤寒结胸,癥疮疥癣,妇人任脉不通,产后血晕,不

省人事。

支节

支，指四肢；节，指骨节，又泛指穴位。《灵枢·师传》："身形支节者，藏府之盖也。"《灵枢·海论》："夫十二经脉者，内属于府藏，外络于支节。"参见"三百六十五节"条。

支配神经刺激法

电针躯体神经刺激法之一。即按周围神经分布或大体解剖学神经支配方式进行刺激。刺激眶下神经，可治疗急慢性副鼻窦炎、鼻衄以及结膜炎等。刺激臂丛线，可治肩、肘、腕、指关节的疾患，以及尺、桡及正中神经的病变。刺激坐骨神经线、股神经线，可治髋、股、膝、踝、趾等关节疾患，以及坐骨神经痛或下肢肌肉的机能障碍。刺激髂腹股沟与精索外神经线，对泌尿生殖系统的疾病，如膀胱炎、尿道炎、遗尿、遗精、阳痿、阴道炎、附件炎、痛经、月经过多或过少、子宫脱垂等多种疾病，有一定的疗效。这些神经线或点，虽非患病部位，但有支配患处的神经通过，只要刺激准确，电击感明显，在大多数情况下，其支配器官或组织的病理变化或症状就能有所改善。

支气管炎针刺法

支气管炎治疗方法之一。主穴：定喘、合谷、太渊。操作：针刺以平补平泻手法，缓慢进行。针定喘穴不留针，针刺时，患者应感到酸麻沉困上行至颈，下行至背及两肩，捻针 2～3min 后去针；合谷、太渊穴得气后留针 15～20min，以患者感到胸闷缓解，气喘消失为度。每日针 1～2 次，间隔5min 行针 1 次，10 次为 1 个疗程。本法适用于急性支气管炎，有止咳平喘的作用。现代研究证实刺激定喘穴可减少炎性分泌物，缓解支气管痉挛。

支正

经穴名。见《灵枢·经脉》。属手太阳小肠经。为本经络穴。定位：在前臂背侧面尺侧，当阳谷与小海的连线上，腕背横纹上 5 寸。局部解剖：布有前臂内侧皮神经分支，深层桡侧有前臂骨间背侧神经，在尺侧腕伸肌的尺侧缘，有前臂骨间背侧动、静脉通过。主治：头痛，项强，颌肿，手指痛，肘挛，热病，目眩，癫狂，易惊；神经衰弱，耳源性眩晕等。刺灸法：直刺或斜刺 0.5～0.8寸；艾炷灸 3～5 壮，或艾条灸5～15min。

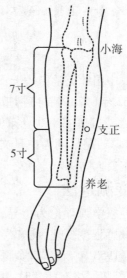

附一：腧穴定位文献记载

《灵枢·经脉》：上腕五寸。

《针灸甲乙经》：在肘后（一本作腕后）五寸。

《太平圣惠方》：在手太阳腕后五寸，去养老穴四寸陷者中。

《类经图翼》：在腕后外廉五寸。

《针灸集成》：去养老一寸七分。

附二：腧穴主治文献记载

《灵枢·经脉》：实则节弛肘废，虚则生疣，小者如指痂疥。

《针灸甲乙经》：振寒寒热，颈项肿，实则肘挛，头项痛，狂易；风疟。

《备急千金要方》：热病先腰胫酸，喜

渴数饮食,身热项痛而强。

《太平圣惠方》:肘臂挛难屈伸,手不握,十指尽痛;又秦丞祖云:兼主五劳,四肢力弱,虚乏等病。

《铜人腧穴针灸图经》:颔肿。

《针灸大成》:风虚,惊恐悲愁,癫狂,五劳,四肢虚弱,肘臂挛难屈伸,手不握,十指尽痛,热痛先腰颈酸,喜渴,强项,疣目。实则节弛肘废,泻之;虚则生疣小如指,痂疥,补之。

《类经图翼》:惊风,腰背酸。

《医宗金鉴》:七情郁结不舒,消渴饮水不止。

知聪

僧人。中国针灸学传播于日本的先驱者,他于 562 年(南北朝时)携带《明堂图》《针灸甲乙经》等医书 160 卷东渡,日本人称"吴人知聪",是早期为中日文化交流做出贡献的重要人物。

知热感度测定法

是以经络学说理论为指导,通过腧穴对恒温的敏感程度变化,测知经络脏腑虚实的方法。1953 年,日本针灸医师赤羽幸兵卫发现,脏腑经络有病变时,相应经脉的井穴和背部俞穴对温热刺激的敏感程度也发生改变,表现为左右失去平衡。因此,可用恒温热源刺激两侧十二井穴或背俞穴,测定其对温热的敏感度。并比较左右两侧的数值差异,分析各经络脏腑的虚实。一般采用特定的线香为热源(也有用其他电热器的),对准测定的腧穴做靠近和离开的节律动作,每次约隔半秒,过快过慢均不适宜。当受试者感到灼烫时,记录移动的次数作为知热感度的数值。测试的顺序是先手后足,在同名经穴上是先左后右,依次探测。正常人左右同名穴的知热感度基本对称,如果左右两侧的测值相差 1 倍至数倍,即是病态。数值高者常为虚的表现,低者为实的表现。根据相应腧穴知热感度的变化和左右失衡情况,可以辨别疾病的部位和虚实,作为诊断与选穴的参考。

直肠

一、指大肠的末段。《针灸聚英》卷一上,图注:"大肠下接直肠,直肠下为肛门。"

二、承筋穴别名。见《针灸甲乙经》。"直",《太平圣惠方》误作"真"。详见该条。

直刺

刺法名。指针体与腧穴皮肤面呈 90°角刺入。适用于肌肉丰厚的腰、臀、腹及四肢部的腧穴。

直骨

奇穴名。见《备急千金要方》。定位:位于乳头直下一横指处。主治:咳嗽气逆,小儿温疟等。刺灸法:艾炷灸 3 ~ 5 壮,或艾条灸 5 ~ 10min。

附:文献记载

《备急千金要方》:小儿温疟,灸两乳下一指,三壮。

《古今医鉴》:治久患咳嗽,百药无效,可用此法。将病者乳头下大约离一指头,看其低陷处,与乳直对不偏者,此名直骨穴。

《针灸集成》:主治远年咳嗽。

直接灸

灸法名。艾炷灸的一种,又称明灸。是把艾炷直接放在腧穴皮肤上施灸的方法。施灸时,先在皮肤上涂少许凡士林或大蒜汁,上置艾炷点燃;待烧近皮肤时,可用双手轻轻拍击或抚摩腧穴周围,以减轻痛感。灸完 1 壮后,再依前法重复施灸。

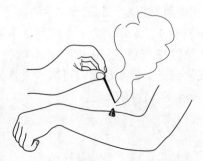

一般每次灸 1 穴,连灸 3~9 壮。一般分为化脓灸和非化脓灸。见各条。

直接寻找法

针挑点寻找法之一。即在诊断明确,确定治疗针挑点、经穴部位之后,让患者体位安放适当,通过视觉来寻找针挑施术中心点。经穴所在的部位,或周围有无与皮肤不同的,或红或白,或凸或凹的皮肤异常变化点。

直流电药物离子穴位透入法

疗法名称。简称药物离子穴位透入法。利用直流电的电解作用,将药物离子透入腧穴以治病的方法。将直流电治疗机的圆形电极加上浸有新鲜药液的衬垫,放在腧穴上,一般每次不超过六穴。药物的极性须与电极一致,即阳离子药物由阳极导入,阴离子药物由阴极导入,极性不明者,可由两极同时导入,电流强度以患者能耐受为宜,通电时间约 10~20min。可用于神经痛、周围神经炎、自主神经功能紊乱、神经官能症、高血压、眼底出血等。

直流电四极法电阻测定

穴位皮肤电阻测定方法之一。是指以 4 个电极用于(直流)电阻测定法,从而减少和避免两极法在方法上受到的各种因素的影响。直流四极法可用于测定人体皮肤下一小区域的电阻。其特点是对皮肤无刺激作用,测值与皮肤状况、电极湿润程度、压强和测定时间无关。若采用干电极,在长时间内仅见到缓慢的极化现象,若采用去极化电极,则未见到极化现象出现,因此测值的重复性较好。

直鲁古

五代(辽)针灸家。生活于 915~1005 年,吐谷浑(今青海西部)人,为辽太祖耶律亿于战地收养的弃婴。927~947 年(太宗时),以太医给侍,撰有《针灸脉诀书》,一卷,已佚。事见《辽史》及道光十年《承德府志》。

直针刺

《黄帝内经》刺法名。十二刺之一。《灵枢·官针》:"直针刺者,引皮乃刺之,以治寒气之浅者也。"指将针处皮肤提起,然后将针刺入皮下,以治疗寒气较浅的痹症。因针直入无避,故名直针刺。近代所用沿皮刺,即源于此。

跖疣针刺法

跖疣治疗方法之一。主穴:阿是穴。操作:常规消毒患处,将表面角质削去,暴露底部,再次消毒,左手食、中指捏疣的基底部,用粗针(20~26 号)在跖疣表面选三角形 3 点快速进针深 5 分,大幅捻转后出针。并挤压基底,使其表面出血,外敷消毒敷料。每日 1 次,连续治疗 3 日。本法有泻火通络的作用。

指拔

针刺手法名。《针灸大成》十二字手法之一。指出针之时,将针提至皮下,待针气缓不觉沉紧时再拔针的方法。《针灸大成》:"十二指拔者,凡持针欲出之时,待针下气缓不沉紧,便觉轻滑,用指捻针,如拔虎尾之状也。"

指拨法

一、针刺术语。针刺时拇、食指捏持针柄,用中指拨动针柄以增强针感的方法。

二、推拿手法的一种,全称手指平推扣拨法。见《推拿学》。施术时嘱患者指明在做某一动作时最痛点的位置,并保持这一体位不动,医者用拇指指腹按住最痛点,另一手握住患者肢体进行拔伸、旋转活动,或嘱其自做弯腰、抬腿、踏步等动作,使该最痛点转变为不痛或稍痛时,医者拇指向下,向外轻柔地平推数下。然后嘱患者重复前次活动,再找出最痛点,按同法施术。如此反复多次,直至痛点或活动障碍消失或显著减轻为止。原痛点处贴以胶布固定,这时不可再用外力按揉。此法适用于落枕、漏肩风、肩背痛、腕指腱鞘炎、踝关节扭伤等软组织损伤疾患。

指持

针刺手法名。《针灸大成》十二字手法之一。指针刺前以右手持住针柄,用心专注,使针在穴上着力一旋一插,直透膝理的操作方法。《针灸大成》:"二指持者,凡下针,以右手持针于穴上,着力旋插,直至膝理,吸气三口,提于天部,依前口气,徐徐而用。正谓持针者手如握虎,势若擒龙,心无他慕,若待贵人之说也。"

指寸

以患者本人手指折定分寸,作为量取腧穴的长度单位。《备急千金要方》:"仍取病者男左女右手中指上第一节为一寸,亦有长短不定者,即取手拇指第一节横度为一寸。"现在常用的有中指同身寸、拇指寸和一夫法等。

指搓

针刺手法名。《针灸大成》十二字手法之一。指针刺后捻转针的方法。《针灸大成》:"八指搓者,凡转针如搓线之状,勿转太紧,随其气而用之。若转太紧,令人肉缠针,则有大痛之患。若气滞涩,即以第六摄法切之,方可施也。"

指根

奇穴名。见《治疗汇要》。《中国针灸学》列作奇穴,名指根。定位:位于第二、三、四、五指指掌横纹之中点处。与"四横纹"同位。主治:手生痛疗,发热,五指尽疼,腹痛呕吐等。刺灸法:针直刺0.3寸,或点刺出血;艾炷灸3~7壮。

附:文献记载

《治疗汇要》:凡手指生疗,无论何指,刺第三节近掌处指根,初起刺之,不独疗可消散,且可免毒窜旁指。

指留

针刺手法名。十二字手法之一。指在出针时,不立即将针拔出,而将针提至天部在皮下停留一段时间,使荣卫之气疏散,不致随针外逸的一种方法。《针灸大成》:"十指留者,如出针至于天部之际,须在皮肤之间留一豆许,少时方出针也。"

指捻

针刺手法名。十二字手法之一。指以捻转为基础,目的在于行气的一种方法,可在通关过节时配合应用。《针灸大成》:"九指捻者,凡下针之际,治上大指向外捻,治下大指向内捻。外捻者,令气向上而治病;内捻者,令气至下而治病。如出至人部,内捻者为之补,转针头向病所,令取真气以至病所;如出至人部,外捻者为之泻,转针头向病所,令使邪气退至针下出也,此乃针中之秘旨也。"

指循

针刺手法名。十二字手法之一。指针刺而气不至,可用指循导气法来催动经气的方法。《针灸大成》:"五指循者,凡下针,若气不至,用手指于所属部分经络之路,上下左右循之,使气血往来,上下均匀,针下自然气至沉紧,得气即泻之故也。"

指压定穴法

指压定穴法是以手指按压后的感觉为标准来量取腧穴的方法。这种方法多在其他定穴法之后使用,或在量取阿是穴时单独使用。只适用于成人,且限于精神正常和无知觉障碍者。采用本法时,多用拇指按压在一定的腧穴上,以出现酸、麻、胀的感觉为定穴标准,如取阿是穴则以痛点为定穴标准。此法是根据腧穴的特点而制定的,属于一种辅助定穴法。

指压进针

针灸术语。进针法之一,其法:右手持针,以拇、食指捏住针根部,以中指或无名指直抵腧穴,针身紧靠指旁,然后运用拇、食指的压力,将针迅速刺入腧穴。本法适用于短针的进针,可单手进针,不需左手按压。

指针

意指以手指代针,如按压、切掐或揉动等法均是。《针灸大成》卷九杨氏医案记载,许敬菴患湿热腰痛,而又怕针:"遂以手指于肾俞穴行补泻之法,痛稍减,空心再与除湿行气之剂,一服而安。"说明采用指针也可达到治疗目的。

滞针

针刺意外。指进针后针身滞涩,提插、捻转、出针均感困难而患者感觉痛剧时,称为滞针。多因患者过于紧张致肌肉收缩或因捻转过度、留针过久、体位变动等情况引起。可在腧穴旁轻轻按摩或在附近再刺一针,使滞针部肌肉放松,然后轻轻转动退出。

治喘穴

奇穴别名。即喘息。见《针灸学》(上海中医学院编),详见该条。

治腑者治其合

《黄帝内经》取穴法则之一。见《素问·咳论篇》。"合"是指六腑经脉合于下肢三阳经的六个腧穴,意指治疗六腑病要取位在足三阳经上的六腑合穴。《灵枢·四时气》:"邪在府,取之合";《灵枢·邪气藏府病形》:"合治内府",与此义同。

治痿独取阳明

《黄帝内经》治痿选穴原则。见《素问·痿论篇》。阳明为多气多血之经,属胃,主受纳水谷,化生气血,营养全身,滋润宗筋。阴阳经脉总会于宗筋,宗筋起约束骨节而使关节滑利的作用。痿证多因阳明经脉气血不足,使宗筋弛缓,不能束筋骨利关节所致,故治疗痿证多取阳明经穴,以手足阳明经穴轮换使用。然而临证应辨证求因,不能拘执一法,肝肾不足,下元亏虚也是痿证形成的主要原因之一,治疗时可针刺肝、肾经腧穴。

治脏者治其俞

《黄帝内经》取穴法则之一。是指治疗五脏病症要取该经脉五输穴中的输穴。《素问·咳论篇》:"治藏者治其俞,治府者治其合,浮肿者治其经。"《黄帝内经太素》卷二十九杨上善注:"疗五藏咳,宜疗藏经第三输也。"张志聪集注解释作五脏背俞。

志室

经穴名。见《针灸甲乙经》。属足太阳膀胱经。别名:精宫。定位:在腰部,当第二腰椎棘突下,旁开3寸。局部解剖:布有第十二胸神经后支外侧支及第一腰神经后支外侧支;有背阔肌、髂肋肌;有第二腰动、静脉背侧支。主治:遗精,阳痿,阴部肿痛,小便淋沥,水肿,吐泻,腰脊强痛,下肢不遂;肾炎,肾绞痛,肾下垂,前列腺炎,功能性子宫出血等。刺灸法:斜刺0.5~0.8寸(不宜深刺);艾炷灸7~15壮,或艾条灸10~20min。

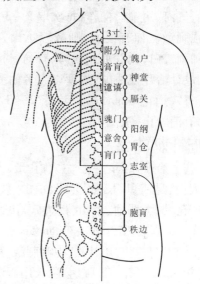

现代研究证明:针刺志室穴可调整肾功能,并且能改变尿液成分和尿量,针刺正常人的志室,配复溜穴,多数人的尿量增加,尿中环磷酸腺苷、肌酐含量升高,肾功能发生变化。

附一:腧穴定位文献记载

《针灸甲乙经》:在第十四椎下,两旁各三寸陷者中。

《类经图翼》:在十四椎下,去脊中各三寸半陷中。

附二:腧穴主治文献记载

《针灸甲乙经》:腰痛脊急,胁下满,少腹坚急。

《备急千金要方》:两胁急痛。

《太平圣惠方》:腰脊痛,急食不消,腹中坚急,阴痛下肿。

《针灸大成》:阴肿,阴痛,背痛,腰脊强直,俯仰不得,饮食不消,腹强直,梦遗失精,淋沥,吐逆,两胁急痛,霍乱。

志堂

志室穴之误,见《医学入门》。详见该条。

痔疮电针疗法

痔疮治法之一。主穴:痔俞(命门穴两侧旁开 1 寸)、会阴、长强、承山。配穴:二白、气海、肾俞。操作:每次取 2~3 穴,中、强刺激。如有便血,则减轻承山穴刺激,加刺二白;脱肛加刺气海、肾俞。得气后用电针治疗仪通电,强度以患者耐受为度。每穴通电 5min,每周治疗 2~3 次。本法有消肿止痛的作用。

痔疮针刺法

痔疮治疗方法之一。主穴:孔最、大肠俞、太白、足三里、长强、会阴、承山、秩边。操作:孔最、大肠俞、承山、秩边穴,快速进针,强刺激泻法,留针 20~30min,5min 行针 1 次,太白、足三里,用补法,中等刺激,得气后捻转 3min 出针。长强、会阴穴用泻法或粗毫针点刺放血。隔日治疗 1 次,10~20 次为 1 个疗程。本法有消肿止痛的作用。

痔疮穴

奇穴名。见《针灸集成》。《针灸孔穴及其疗法便览》列作奇穴,名痔疮穴。定位:位于腰部正中线上,第三、四腰椎棘突中点微上方处。主治:痔疮。刺灸法:艾炷灸 3~5 壮。

附:文献记载

《针灸集成》:疗痔,昔人所传曰:令患人齐足正立,以竹拄地量脐折断,将其竹移后,准脊骨,以墨点记,从点处下量一寸,艾灸五十壮。

《针灸孔穴及其疗法便览》:痔疮,奇穴。背脊骨对脐下一寸处。灸七壮。主治痔疮。

《奇穴图谱》:痔疮,位于正中线,第三、四腰椎棘突之间点微上方处。

置针

即留针。详见该条。

至宫

经穴别名。即目窗穴,见《普济方》。

至荣

经穴别名。即目窗穴,见《针灸逢源》。

至阳

经穴名。见《针灸甲乙经》。属督脉。定位:在背部,当后正中线上,第七胸椎棘突下凹陷中,约与肩胛骨下角相平。局部解剖:布有第七胸神经后支的内侧支,有第七肋间动脉后支及棘间皮下静脉丛。主治:胸胁胀痛,腰背疼痛,胃痛,咳嗽,气喘,黄疸,胆囊炎,胆道蛔虫症,肋间神经痛,心绞痛等。刺灸法:向上斜刺 0.5~1 寸;艾炷灸 3~5 壮,或艾条灸 5~10min。

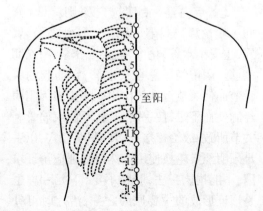

现代研究报道,针刺至阳、神道可使食管蠕动减弱,且明显提高其黏膜皱襞的显影效果。另据报道,用药物注射至阳可改善肝功能,降低黄疸指数。

附一:腧穴定位文献记载

《针灸甲乙经》:在第七椎节下间。

附二:腧穴主治文献记载

《针灸甲乙经》:寒热懈烂(懒),淫泺胫酸,四肢重痛,少气难言。

《太平圣惠方》:脊急强。

《医学入门》:五疸,痞满。

《针灸大成》:腰脊痛,胃中寒气,不能食,胸胁支满,身羸瘦,背中气上下行,腹中鸣,寒热懈㑊,淫泺胫酸,四肢重痛,少气难言,卒疰忤,攻心胸。

《循经考穴编》:黄疸湿热遍身发黄;体羸颈酸。

《类经图翼》:胃中寒,不食;胸胁支满。

至阴

经穴名。见《灵枢·本输》。属足太阳膀胱经,为本经井穴。定位:在足小趾末节外侧,距趾甲角0.1寸(指寸)。局部解剖:布有趾跖侧固有神经及足背外侧皮神经,有趾背动脉及趾跖侧固有动脉形成的动脉网通过。主治:头痛,目痛,鼻塞,鼻衄,胸胁痛,足下热;胎盘滞留,胎位不正,难产,滞产等。刺灸法:斜刺0.1~0.2寸;艾炷灸3~5壮,或艾条灸5~10min。

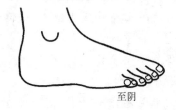

至阴

近30年来的研究证明,至阴穴有矫正胎位的作用。针灸对横位或臀位(尤其是横位)具有良好的转胎效果。至阴穴矫正胎位,多用艾条灸,每日1次,每次15~20min。艾条与腧穴的间距约2cm为宜,使局部有舒适的温热感。据观察,艾条灸至阴穴可增强子宫活动,同时使胎儿活动也增强,这都有助于胎位的转正。子宫及胎儿的活动幅度、频率一般在灸后1h或当晚达到高峰,异常胎位常在高峰期前后自动倒转。对矫正后复变者,再次艾灸仍能矫正。以灸第一次及第二次时的效果最为明显,灸第三次以后较差。艾灸无效者,多由腹壁过度紧张或松弛,或儿头固定于季胁下,或羊水量少,或因取穴不准、操作不当等因素所致。1979年灸法矫正胎位协作组总结了2069例,其中1869例得到矫正,臀位2041例,矫正成功1841例,横位28例全部成功。妊期超过34周者成功率仍达84.6%。中国福利会国际和平妇幼保健院报道296例臀位孕妇,灸后成功率95.4%,矫正后的复变率为10.06%。

采用针刺、艾灸、激光照射等方法刺激该穴,转胎有效率可达90%左右。对矫正胎位成功的病例测定内分泌活动变化情况,发现妊娠妇女尿中17-羟皮质类固醇和17-酮皮质类固醇的数值,艾灸前即高于非妊娠妇女,艾灸后这些激素数值进一步明显升高。测定艾灸前后血浆游离皮质醇的数值,仍得出类似结论。这就提示了艾灸至阴穴可以兴奋垂体-肾上腺皮质系统,从而增强子宫的活动,同时胎儿活动加强,有助于胎位的自转而得到矫正。动物实验表明,将经络学说与辣根过氧化物酶(HRP)轴突逆行传递方法结合,探索腧穴与内脏相互关系的形态学依据,发现在家兔的"至阴"穴处埋入HPR干粉,则腰二至骶一后根神经节内有酶标细胞。在另外的兔子宫浆膜下埋入HRP干粉,发现胸十一至骶三后根神经节内有酶标细胞,同时发现"至阴"的感觉节段性支配在子宫浆膜下感觉节段性支配范围以内,并重叠7

个节段。刺激"至阴"能引起子宫活动增强,腹肌松弛,胎动活跃,从而促使胎儿转正。低频电脉冲刺激至阴穴,配承山穴,发现感传出现后1～2h,尿量、尿中Na$^+$、K$^+$及环磷酸腺苷皆有升高。

附一:腧穴定位文献记载

《灵枢·本输》:足小趾之端也。

《针灸甲乙经》:在足小趾外侧去爪甲角如韭叶。

附二:腧穴主治文献记载

《素问·缪刺论篇》:头项肩痛。

《针灸甲乙经》:头重鼻衄及瘈疭,汗不出,烦心,足下热,不欲近衣,项痛,目翳,鼻及小便皆不利;疝,四肢淫泺,身闷;风寒从足小趾起,脉痹上下,胸胁痛无常处;痎疟;寒热。

《备急千金要方》:鼻鼽清涕出;腰胁相引急痛;失精。

《太平圣惠方》:小便淋。

《西方子明堂灸经》:耳聋鸣。

《针灸大成》:目生翳,鼻塞头重,风寒从足小指起,脉痹上下,带胸胁痛无常处,转筋,寒疟,汗不出,烦心,足下热,小便不利,失精,目痛,大眦痛。

《席弘赋》:脚膝肿。

《肘后歌》:头面之疾。

《循经考穴编》:难产;努肉攀睛;寒热脚气,两足生疮。

《类经图翼》:妇人寒证。

《医宗金鉴》:妇人横产,子手先出。

至营

经穴别名。即目窗穴,见《针灸甲乙经》。

秩边

经穴名。见《针灸甲乙经》。属足太阳膀胱经。定位:在臀部,平第四骶后孔,骶正中嵴旁开3寸。局部解剖:布臀下神经及股后皮神经,外侧为坐骨神经;有臀大肌,在梨状肌下缘;并有臀下动、静脉通过。主治:腰骶痛,下肢痿痹,大小便不利,痔疾,阴痛;膀胱炎,睾丸炎,痔疮,坐骨神经痛,下肢麻痹或瘫痪等。刺灸法:直刺1.5～2寸;艾炷灸3～7壮,或艾条灸10～20min。

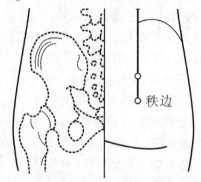

秩边

现代研究证明:针刺秩边穴,可使孕妇子宫收缩增强,即时效果显著,起针后作用消失。其作用时间与静脉滴注催产素相似,因此认为,针刺与垂体后叶催产素的分泌有关。电针秩边穴后,尿中17-羟类固醇含量增加,嗜酸性粒细胞增多。

附一:腧穴定位文献记载

《针灸甲乙经》:在第二十一椎下两傍各三寸陷者中。

《铜人腧穴针灸图经》:在第二十椎下两傍相去各三寸陷中。

《类经图翼》:在二十一椎下,去脊中各三寸半陷中。

附二:腧穴主治文献记载

《针灸甲乙经》:腰痛骶寒,俯仰急难,阴痛下重,不得小便。

《备急千金要方》:癃闭下重,大小便难;脊强难以俯仰。

《太平圣惠方》:小便赤黄,尻重不能举。

《针灸大成》:五痔发肿,小便赤,腰痛。

《循经考穴编》:腿叉风疼,肾虚腰痛,

遗精,带浊。

zhong

中病傍取

《黄帝内经》取穴法则之一。是指患病部位在中部、内部者,取其周围的腧穴治疗。《素问·五常政大论篇》:"气反者,病在上取之下;病在下取之上;病在中傍取之。"张介宾注:"病在中傍取之,谓病生于内而经连于外,则或刺、或灸、或熨、或按而随其所在也。"张志聪说:"气反者,谓上下内外之病气相反也……外胜而内反病者,当取之外傍。"说明本法用于内外之病气相反,而病位在内的疾病。如外感风寒,入里化热而致之高烧,可取大椎、曲池、合谷治疗。《灵枢·卫气失常》:"上下皆满者,傍取之。"意义类似。

中冲

经穴名。见《灵枢·本输》。属手厥阴心包经,为本经井穴。定位:在手中指末节尖端中央。局部解剖:布有正中神经之指掌侧固有神经;有指掌侧固有动、静脉所形成的动、静脉网。主治:中风昏迷,舌强肿痛,热病,中暑,昏厥,心痛,心烦,小儿惊风;心肌炎、脑膜炎、心绞痛、咽炎等。刺灸法:直刺0.1寸,或点刺出血;艾炷灸1~3壮,或艾条灸3~5min。

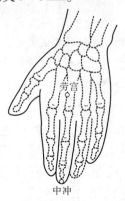

中冲

现代研究:据对慢性支气管炎和慢性肺源性心脏病患者测定经络知热感度的结果表明,凡心包经井穴中冲有改变者,右下肺动脉干宽度平均为18mm,无改变者平均为16mm,经统计学处理差异非常显著,说明中冲知热感度变化是右心动能状态的直接反映,对肺心病诊断有一定参考价值。动物实验证明,针刺"中冲"可引起心率减慢。临床观察针刺中冲对视野有一定影响,而且与经络感传有关。针刺后,感传出现前,红、绿色周边视野均正常;诱发感传后,可测得红、绿色周边视野明显缩小。

附一:腧穴定位文献记载

《灵枢·本输》:手中指之端也。

《针灸甲乙经》:在手中指之端,去爪甲如韭叶陷者中。

《太平圣惠方》:中指甲后一分。

《针灸大全》:中指内端是中冲。

附二:腧穴主治文献记载

《针灸甲乙经》:热病烦心,心闷而汗不出,掌中热,心痛,身热如火,浸淫烦满,舌本痛。

《太平圣惠方》:头痛如破;小儿夜啼。

《铜人腧穴针灸图经》:舌强。

《针灸大成》:热病烦闷,汗不出,掌中热,身如火,心痛烦满,舌强。

《循经考穴编》:中风,中暑,中气;不省人事,及热病烦闷,掌烙身灸,九种心痛,喉舌等。

中刺激

指针的刺激强度。见该条。

中都

一、经穴名。见《针灸甲乙经》。属足厥阴肝经,为本经郄穴。别名:中郄。定位:在小腿内侧,当足内踝尖上7寸,胫骨内侧面的中央。局部解剖:布有隐神经的中支;在胫骨内侧面中央,其内后侧有大隐静脉通过。主治:腹痛,腹胀,泄泻,疝气,崩漏,恶露不绝;肠炎,肝炎,功能性子宫出血,子宫内膜炎等。刺灸法:平刺0.5~0.8寸;艾炷灸1~3壮,或艾条灸3~5min。

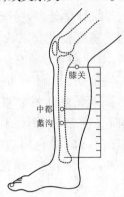

附一:腧穴定位文献记载

《针灸甲乙经》:在内踝上七寸骺中,与少阴相直。

《医宗金鉴》:从蠡沟上行二寸,当骺骨中。

《针灸集成》:在蠡沟上二寸半。

附二:腧穴主治文献记载

《针灸甲乙经》:肠澼;崩中,腹上下痛。

《备急千金要方》:足下热,胫寒不能久立,湿痹不能行;癫首疝,崩中。

《铜人腧穴针灸图经》:癀疝,少腹痛;因产恶露不绝。

《扁鹊神应针灸玉龙经》:身麻,痹在心,手足不仁,心腹满,小肠疼痛。

《针灸大成》:肠澼,癀疝,小腹痛不能行立,胫寒,妇人崩中,产后恶露不绝。

《循经考穴编》:胫寒痹痛,不能行立,内廉红肿;脚软枯瘦。

《外科大成》:阴疝。

二、神门穴别名。见《针灸甲乙经》。

三、奇穴名。八邪之一。《奇效良方》:"八邪八穴……其三中都二穴,在手中指、无名指本节歧骨间。又名液门也。治手臂红肿,针入一分,可灸五壮。"

中渎

经穴名。见《针灸甲乙经》。属足少阳胆经。定位:在大腿外侧,当风市下2寸,或腘横纹上5寸,股外侧肌与股二头肌之间。局部解剖:布有股外侧皮神经,腹神经肌支;在阔筋膜下,股外侧肌中;有旋股外侧动、静脉肌支通过。主治:下肢痿痹,筋痹不仁,半身不遂,脚气;坐骨神经痛,膝关节炎等。刺灸法:直刺1~2寸;艾炷灸3~5壮,或艾条灸5~10min。

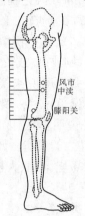

附一:腧穴定位文献记载

《针灸甲乙经》:在髀骨外,膝上五寸,分肉间陷者中。

附二:腧穴主治文献记载

《针灸甲乙经》:寒气在分肉间,痛上下,筋痹不仁。

《针灸大成》:寒气客于分肉间,攻痛上下,筋痹不仁。

《循经考穴编》:腿叉风痛连腰胯。

▲注:本穴《医学入门》云:禁用针灸。

中犊

即中渎,见《针灸甲乙经》。"犊",《备急千金要方》《外台秘要方》均作"渎"。

中耳炎灸治法

中耳炎治疗方法之一。主穴:翳风穴。操作:用艾条施以悬灸法,取点燃的艾条,在距患侧翳风1寸处熏灸,至局部红润,有灼热感即止。灸前应清除外耳脓液,消毒、擦干外耳道,灸后放引流条,以利排脓。每次灸15min,每日1次,5次为1个疗程。本法有化湿排脓的作用,适用于化脓性中耳炎。

中耳炎针刺法

中耳炎治法之一。主穴:听宫、合谷、翳风、外关。配穴:中渚、风池、曲池、阳陵泉、太阳。操作:每次选3~5穴,常规消毒后,用毫针刺,以快速进针法,捻转手法以泻为主,留针15~30min,每日1次,急性者6次为1个疗程,慢性10次左右为1个疗程。本方法有活血解毒利窍作用。现代研究证实针刺法确能取得消炎抗感染的良好效果。

中恶

奇穴名。见《肘后备急方》。《医宗金鉴》列作奇穴,名中恶。又名传尸。定位:位于胸侧部,乳头外侧3寸处,约当第四肋间隙。主治:疰忤,腹痛,胸胁痛,肋间神经痛等。刺灸法:艾炷灸3~5壮;或艾条灸5~10min。

附:文献记载

《肘后备急方》:五尸者……灸乳后三寸十四壮,男左女右。不止,更加壮数,差。

中封

经穴名。见《灵枢·本输》。属足厥阴肝经,为本经经穴。别名:悬泉。定位:在足背侧,当足内踝前,解溪与商丘连线之间,胫骨前肌腱的内侧凹陷处。局部解剖:布有足背内侧皮神经的分支及隐神经;在胫骨前肌腱的内侧;有足背静脉网。主治:疝气,阴茎痛,遗精,胸腹胀痛,腹痛,小便淋沥,内踝肿痛;肝炎,坐骨神经痛,踝关节

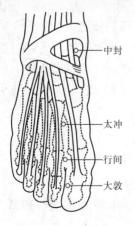

及周围软组织疾患等。刺灸法:直刺0.5~1寸;艾炷灸3~5壮,或艾条灸5~10min。

现代研究:实验表明,针刺中封穴有加强内关、足三里减慢心率的作用。

附一:腧穴定位文献记载

《灵枢·本输》:内踝之前一寸半陷者之中,使逆则宛,使和则通,摇足而得之。

《针灸甲乙经》:在足内踝前一寸,仰足取之陷者中,伸足乃得之。

《针灸大成》:足内踝骨前一寸,筋里宛宛中。

《循经考穴编》广注:内踝骨尖平,过前来寸半,弯内两筋间,伸足乃得。

《针灸集成》:在内踝前一寸微下些。

附二:腧穴主治文献记载

《针灸甲乙经》:色苍苍然,太息,如将死状,振寒,溲白,便难;女子少腹大,乳难,嗌干,嗜饮;身黄时有微热,不嗜食,膝内廉、内踝前痛,少气,身体重;疝,瘕,脐少腹引痛,腰中痛;癀疝,阴暴痛;女子挟脐疝。

《备急千金要方》:癫疝疼暴痛,痿厥身体不仁;男子虚劳失精,阴缩;瘿;五淋,不得小便。

《铜人腧穴针灸图经》:痃疟;足逆冷。

《针灸资生经》:膝肿;梦泄精;臌胀。

《扁鹊神应针灸玉龙经》:疟寒热;寒疝;足痛步难,草鞋风。

《针灸大成》:瘖疟,色苍苍,发振寒,小腹肿痛,食快快绕脐痛,五淋不得小便,足厥冷,身黄有微热,不嗜食,身体不仁,寒疝,腰中痛,或身微热,痿厥失精,筋挛,阴缩入腹相引痛。

《循经考穴编》:脚上生疮。

《类经图翼》:一云能止汗出。

中府

一、经穴名。见《脉经》。属手太阴肺经,为肺之募穴,手、足太阴之会。别名:膺中俞、府中俞、膺俞。定位:在胸前壁的外上方,云门下一寸,平第一肋间隙,距前正

中线 6 寸。局部解剖：在胸大肌、胸小肌内侧，深部达第一肋间内、外肌，上外侧有腋动、静脉及胸肩峰动、静脉通过；布有锁骨上神经中间支，第一肋间神经外侧皮支和胸神经外侧支。主治：咳嗽，气喘，胸中烦满，胸痛，肩背痛；支气管炎，支气管哮喘，肺炎，肺结核，胸膜炎，肋间神经痛等。刺灸法：外斜刺 0.5～0.8 寸；艾炷灸 3～5 壮，艾条灸 5～10min。

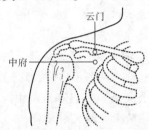

现代研究证明：针刺中府穴有缓解支气管平滑肌痉挛的作用，使肺通气量得到改善，哮喘缓解，故对支气管哮喘有较好的治疗效果。用同位素血管内注射法发现，针刺中府穴，肝血流量明显增加，可改善肝的血液循环。

附一：腧穴定位文献记载

《脉经》：直两乳上二肋间。

《针灸甲乙经》：在云门下一寸，乳上三肋间陷者中，动脉应手，仰而取之。

《备急千金要方》：在云门下一寸，一云一寸六分，乳上三肋间，动脉应手陷中。

《素问·刺热篇》王冰注：在胸中行两傍相去同身寸之六寸，云门下一寸，乳上三肋间，动脉应手陷者中。

《针灸集成》：在周荣上二寸少，外开三分，去周荣六寸。

附二：腧穴主治文献记载

《素问·水热穴论篇》：大杼、膺俞、缺盆、背俞，此八者，以泻胸中之热也。

《针灸甲乙经》：肺系急，胸中痛，恶寒，胸满悒悒然，善呕胆，胸中热，喘，逆气，气相追逐，多浊唾，不得息，肩背风，汗出，面腹肿，鬲中食噎，不下食，喉痹，肩息肺

胀，皮肤骨痛，寒热烦满。

《备急千金要方》：奔豚上下，腹中与腰相引痛；上气欬嗽，短气，气满，食不下；咳辄胸痛。

《铜人腧穴针灸图经》：咳唾浊涕，肩背痛，风汗出。

《扁鹊心书》：肺寒胸膈胀，时吐酸，逆气上攻，食已作饱，困倦无力，口中如含冰雪，此名冷痨，又名膏肓病。

《普济方》：肺寒热；痃癖咳嗽，不嗜食。

《针灸大成》：腹胀，四肢肿，食不下，喘气胸满，肩背痛，呕哕，咳逆上气，肺系急，肺寒热，胸悚悚，胆热呕逆，咳唾浊涕，风汗出，皮痛面肿，少气不得卧，伤寒胸中热，飞尸遁疰，瘿瘤。

《百症赋》：肺满更加噎塞。

《循经考穴编》：妇人吹乳。

《针灸集成》：肺胆寒热，咳呕脓血。

▲注：据《素问·刺热论》王冰注：《针灸甲乙经》作"手太阴之会"；据《黄帝内经明堂》杨上善注载，本穴为手、足太阴之会。

二、指五脏，与外府（六腑）对举。《素问·脉要精微论篇》："五脏者，中之守也。"《针灸甲乙经》及《黄帝内经太素》卷十六"守"均作"府"。《黄帝内经太素》杨上善注："六府贮于水谷，以为外府；五藏藏于精神，故为中府。"

中诰孔穴图经

书名。撰人不详。见《素问·气府论篇》等。《素问·刺疟篇》称引《黄帝中诰图经》，《素问·血气形志篇》称引《中诰》，所指均同。书佚。

中管

即中脘，见《脉经》。

中国针灸学

书名。承淡安编著。1955 年人民卫

生出版社出版。全书分针科学、灸科学、经穴学、治疗学，将针灸学基础理论及临床治疗，以及科研成果进行了全面的总结。特别着重临床实践，病名采用中、西对照的方式，扩大了针灸的治疗范围。书后附有"针灸治疗分类摘要"和"配查药方"。

中国针灸治疗学

书名。承澹盦编著。全书分总论、经穴、手术、治疗 4 篇。于针灸治法外，还选载简易的汤剂丸散，以辅助治疗。并附内景、外景篇，作为分类选穴的参考。后经孙晏如增补古今治验，为"增订本"。于 1931 年出版。

中华针灸学

书名。原名《针灸秘笈纲要》，赵尔康编著。1953 年出版。内容分针科学、灸科学、经穴学、治疗学。经穴部分，除附插图外，对每穴的主治进行了较详的文献考证；治疗部分，对每病的治法阐述了治理，并选录古代针灸验方，以备参考。

中极

经穴名。见《素问·骨空论篇》《针灸甲乙经》。属任脉，为膀胱之募穴，足三阴、任脉之会。别名：玉泉、气原。定位：在下腹部，前正中线上，当脐中下 4 寸。局部解剖：布有髂腹下神经的前皮支，在腹白线上，深部为乙状结肠；有腹壁浅动、静脉分支，腹壁下动、静脉分支。主治：小便不利，小便频数或遗溺，阳痿，早泄，遗精，白浊，疝气，小腹痛，月经不调，经闭，崩漏，痛经，带下，阴挺，阴痒，滞产，水肿；肾炎；盆腔炎，尿路感染，尿失禁，产后宫缩痛等。刺灸法：直刺 0.5 ~ 1 寸（孕妇慎用）；艾炷灸 3 ~ 5 壮，或艾条灸 10 ~ 20min。

现代研究证明：在膀胱神经支配完整的情况下，针刺中极、关元可引起副交感神经的兴奋和交感神经的抑制，从而导致膀胱逼尿肌的收缩和内括约肌的松弛。针刺中极、曲骨穴，采用泻法，可使紧张的膀胱张力下降，而松弛的膀胱张力增高，对神经系统疾患而伴有膀胱功能障碍的患者有治疗作用。针刺中极、归来、血海穴，有促进垂体 - 性腺功能的作用，可使继发闭经的患者出现激素撤退性出血现象。动物实验也证实，针刺上述腧穴，可见卵巢中间质细胞增生与肥大，卵泡腔扩大，周围多层颗粒细胞增殖，其中有新鲜黄体生成现象。同样，针刺中极、关元、大赫等穴也能引起血浆黄体生成素、卵泡激素水平发生变化，可改善迟发排卵。临床研究证实针刺中极穴是治疗良性前列腺增生症十分有效的方法，安全性高，不良反应少，易于接受，具有较好的远期疗效。在改善前列腺症状评分、生活质量指数、夜尿次数、尿线现状、小腹症状、最大尿流量，残余尿量和前列腺体积上有十分显著的疗效。对男子性功能障碍也有一定疗效。针刺中极等穴，可预防心脏病患者人工流产综合反应。

附一：腧穴定位文献记载

《脉经》注：横骨上一寸，在脐下五寸前陷者中。

《针灸甲乙经》：在脐下四寸。

附二：腧穴主治文献记载

《针灸甲乙经》：脐下疝绕脐痛，冲胸不得息；奔豚上抢心，甚则不得息；忽忽少气，尸厥，心烦痛，饥不能食，善寒中，腹胀引膜而痛，小腹与脊相控暴痛，时窘之后；丈夫失精，女子禁中痒，腹热痛，乳余疾，绝

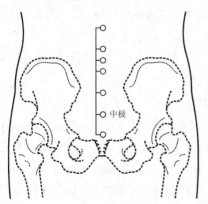

中极

不足,子门不端,少腹苦寒,阴痒及痛,经闭不通。

《备急千金要方》:腰痛,小便不利,苦胞转;妇人胞落颓;少腹积聚,坚如石,小腹满。

《太平圣惠方》:淋,小便赤,尿道痛,脐下结块如覆杯,或因产得恶露不止,遂成疝瘕,或因月事不调,血结成块;冷气积聚,时上冲心;面黑干。

《铜人腧穴针灸图经》:五淋小便赤涩,失精;阳气虚惫;水肿。

《医学入门》:妇人下元虚冷损,月事不调,赤白带下。

《针灸大成》:冷气积聚,时上冲心,腹中热,脐下结块,贲豚抢心,阴汗水肿,阳气虚惫,小便频数,失精绝子,疝瘕,妇人产后恶露不行,胎衣不下,月事不调,血结成块,子门肿痛不端,小腹苦寒,阴痒而热,阴痛,恍惚尸厥,饥不能食,临经行房,羸瘦,寒热,转胞不得尿,妇人断绪,四度针即有子。

《循经考穴编》:下元虚惫,一切遗精,梦泄,五淋七疝,四肢倦怠;产后恶露不行;犯经寒热,羸瘦无子。

▲注:本穴《外台秘要方》云:孕妇不可灸。

中肩井

肩髃穴别名。《针灸资生经》注:"《千》云:肩头正中两骨间,一名中肩井。"又有称为肩井。

中焦

三焦之一。三焦的中部,指上腹腔部分,或曰胃脘部。《灵枢·经脉》:"肺手太阴之脉,起于中焦。"《铜人腧穴针灸图经》注:"中焦者,在胃中脘。"中焦的功用主要是助脾胃,主腐熟水谷,泌糟粕,蒸津液,化精微,是血液营养生化的来源。《灵枢·营卫生会》:"中焦亦并胃中,出上焦之后,此所受气者,泌糟粕,蒸津液,化其精微,上注于肺脉,乃化而为血,以奉生身,莫贵于

此。"

中矩

奇穴名。见《医心方》。又名重矩。定位:口腔下颌骨内侧,口底与齿龈黏膜移行部之中线处。主治:中风舌强不能言,舌干燥等。刺灸法:直刺0.1~0.2寸。

附:文献记载

《医心方》:中矩,一称垂矩,在颐下骨里曲骨中,此一穴,出华佗传也。主中风舌强不能语及舌干燥。

中魁

一、奇穴名。见《扁鹊神应针灸玉龙经》。定位:位于手中指背侧正中线上,第一、二指骨关节横纹的中点。一说位于中指背侧正中线上,第二、三指骨关节横纹的中点。主治:呕吐,呃逆,食管痉挛,鼻衄,牙痛,胃扩张,白癜风等。刺灸法:艾炷灸3~7壮,或温灸5~15min。

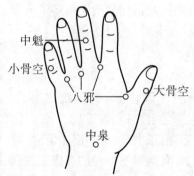

附:文献记载

《扁鹊神应针灸玉龙经》:牙痛阵阵痛相煎,针灸还须觅二间,翻呕不禁兼吐食,中魁奇穴试试看;中魁,在中指第二节尖,灸二七壮,泻之,禁针。

二、经穴别名。指阳溪穴,见《针灸甲乙经》。

中空

中髎穴别名。《胜玉歌》:"腰痛中空穴最奇。"注:"'中空'穴,从肾俞穴量下三寸,各开三寸是穴,灸十四壮;向外针一寸半,此即膀胱经之中髎也。"所说分寸有

误。

中髎

经穴名。见《针灸甲乙经》。属足太阳膀胱经。别名：中空。定位：在骶部，当次髎下内方，适对第三骶后孔。局部解剖：布有第三骶神经后支；在臀大肌起始部；有骶外侧动、静脉后支。主治：月经不调，赤白带下，小便淋沥，泄泻，便秘，腰痛；膀胱炎，前列腺炎，睾丸炎，子宫内膜炎，附件炎等。刺灸法：直刺 1～1.5 寸；艾炷灸3～7壮，或艾条灸 5～15min。

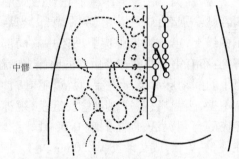

附一：腧穴定位文献记载

《针灸甲乙经》：在第三空侠脊陷者中。

《针灸集成》：在次髎下，直中膂俞。

附二：腧穴主治文献记载

《针灸甲乙经》：小肠胀；腰痛；大便难，飧泄，腰尻中寒；女子赤淫时白，气癃月事少。

《铜人腧穴针灸图经》：小便淋涩。

《针灸大成》：大小便不利，腹胀下利，五劳七伤六极，大便难，小便淋沥，飧泄，妇人绝子带下，月事不调。

《循经考穴编》：心性痴呆。

▲注：本穴《素问·刺腰痛论篇》王冰注：足太阳、厥阴、少阴三脉交结于中。

《外台秘要方》云：厥阴所结。

《铜人腧穴针灸图经》作：厥阴、少阳所结。

《针灸聚英》作：足厥阴、少阳所结之会。

中膂

经穴别名。即中膂俞，《灵枢·刺节真邪》："又刺中膂以去其热。"《杂病穴法歌》："痢疾合谷、三里宜，甚者必须兼中膂。"

中膂内俞

经穴别名。即中膂俞，见《铜人腧穴针灸图经》。

中膂俞

经穴名。《灵枢·刺节真邪》名中膂，《针灸甲乙经》名中膂内俞。属足太阳膀胱经。别名：脊内俞、中胭俞。定位：在骶部，当骶正中嵴旁 1.5 寸，平第三骶后孔。局部解剖：有第一、二、三、四骶神经后支外侧支，第五腰神经后支。有臀大肌，深层为骶结节韧带起始部，当骶外侧动、静脉后支的外侧支，臀下动、静脉分支。主治：消渴，痢疾，疝气，腹胀，腰脊强痛；坐骨神经痛，腰肌劳损，腰骶神经根炎等。刺灸法：直刺 1～1.5 寸；艾炷灸 3～7 壮，或艾条灸 5～15min。

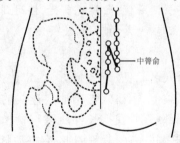

附一：腧穴定位文献记载

《针灸甲乙经》：在第二十椎下两傍各一寸五分，侠脊胂而起。

《类经图翼》：在二十椎下去脊中二寸，夹脊胂起肉间。

附二：腧穴主治文献记载

《针灸甲乙经》：腰痛不可以俯仰；寒热。

《备急千金要方》：痉反折；疝痛。

《外台秘要方》：背中怏怏引胁痛，内引心。

《太平圣惠方》：赤白痢，虚浊，汗出。

《针灸大成》：肾虚消渴，腰脊强不得俯

仰，肠冷赤白痢，疝痛，汗不出，腹胀胁痛。

中胆俞

经穴别名。即中膂俞，见《备急千金要方》。

中气法

针刺手法名。又称纳气法。其法施术时，先用运气法，根据病情的虚实，或用阳数紧按慢提先补，或用阴数慢按紧提先泻，待已补而实，已泻而虚，真气大至之时，即倒卧针身顺向病侧，令患者吸气，催送经气上行，然后扶针直插，静留片刻，使上行之气不复倒回。如此反复施行，不断逼气前行，积聚自会渐渐消散。《针灸大成》："凡用针之时，先行运气之法，或阳或阴，便卧其针，向外至痛疼，立起其针，不与内气回也。"

附：文献记载

《金针赋》：运气走至疼痛之所，以纳气之法：扶插直插，复向下纳，使气不回。

《针灸问对》：下针之时，先行进退之数，得气，便卧倒针，候气前行，催运到于病所，便立起针，复向下纳，使气不回。

中泉

奇穴名。见《奇效良方》。定位：位于腕背横纹上，阳溪穴与阳池穴连线的中点处。局部解剖：在拇长伸肌腱与食指固有伸肌腱之间，有腕背侧韧带；有桡动脉腕背支，腕背静脉网；布有桡神经浅支。主治：支气管哮喘，心痛，角膜斑翳，胃痛，腹痛，癔症，腕痛等。刺灸法：直刺0.3～0.5寸；艾炷灸3～7壮。

附：文献记载

《奇效良方》：心痛及腹中诸气痛不可忍。

《类经图翼》：中泉，在手腕外间，阳池、阳溪中间陷中，灸七壮。主治胸中气满不得卧，肺胀满膨膨然，目中白翳，掌中热，胃气上逆，唾血，及心腹中诸气痛。

《针灸孔穴及其疗法便览》：中泉，奇穴。阳池与阳溪穴中间陷中。针三至五分。灸三至七壮。主治中风、脑充血、角膜白翳、胃痉挛、肠疝痛；亦治腕关节炎，前臂诸肌痉挛或麻痹。

中商

奇穴名。三商之一。见该条。

中守

水分别名。《备急千金要方》："腹胀满绕脐结痛，坚不能食，灸中守百壮，穴在脐上一寸。一名水分。"

中枢

经穴名。见《素问·气府论》王冰注。属督脉。别名：中柱。定位：在背部，当后正中线上，第十胸椎棘突下凹陷中。局部解剖：布有第十肋间神经后支的内侧支，有第十肋间动脉后支。主治：腹满，呕吐，食欲不振，腰背痛，黄疸，胆囊炎，近视，视神经炎等。刺灸法：向上斜刺0.5～1寸；艾炷灸5～7壮，或艾条灸5～20min。

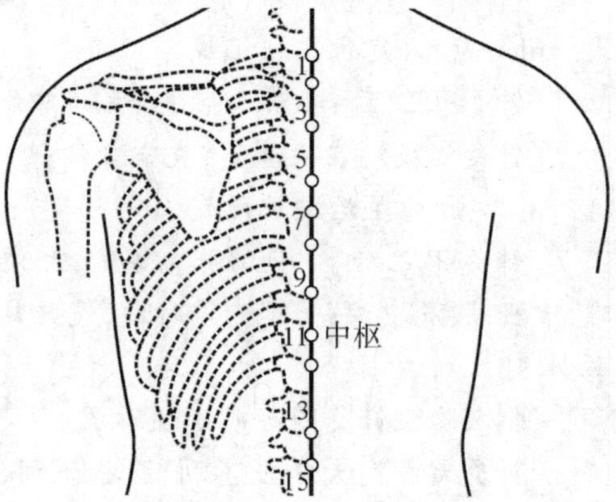

现代研究报道，针刺中枢、神道、至阳，在X线钡餐透视下，可见食管蠕动减弱，并明显提高其黏膜皱襞的显影效果。

附一：腧穴定位文献记载

《素问·气府论篇》王冰注：在第十椎节下间。

附二：腧穴主治文献记载

《素问·气穴论篇》：背与心相控而痛。

《备急千金要方》：眼暗灸大椎下，数节第十当脊中央灸二百壮，惟多为佳，至验。

《针灸资生经》：经闭不能。

《类经图翼》：此穴能退热，进饮食。

▲注：《类经图翼》：禁灸，灸之会人腰背伛偻。

中庭

经穴名。见《针灸甲乙经》。属任脉。定位：在胸部，当前正中线上，平第五肋间，即胸剑结合部。局部解剖：布有第六肋间神经前皮支和乳房内动、静脉的前穿支。主治：胸胁胀满，呕吐，呃逆，饮食不下，噎膈，小儿吐乳，心痛，食管炎等。刺灸法：平刺0.3～0.5寸；艾炷灸3～5壮，或艾条灸5～10min。

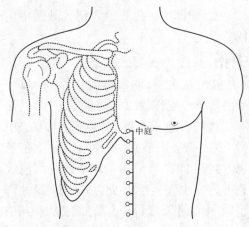

附一：腧穴定位文献记载

《针灸甲乙经》：在膻中下一寸六分陷者中。

《太平圣惠方》：在膻中穴下一寸陷者中。

《医宗金鉴》：从鸠尾上行一寸陷中。

附二：腧穴主治文献记载

《针灸甲乙经》：胸胁支满，鬲塞，饮食不下，呕吐，食复出。

《备急千金要方》：心痛冷气。

《太平圣惠方》：小儿呕吐奶汁。

《针灸大成》：胸胁支满，噎塞，食饮不下，呕吐食出，小儿吐奶。

《针灸聚英》：妇人疝气，脐腹冷疼，相引胁下痛不可忍。

《循经考穴编》：咽喉噎塞，状如梅核。

▲注：《脉经》"脘"作"管"。

中脘

经穴名。见《针灸甲乙经》。属任脉，为胃之募穴，手太阳、少阳、足阳明、任脉之会。八会穴之腑会。别名：太仓、胃脘、上纪。定位：在上腹部，前正中线上，当脐中上4寸。局部解剖：布有第七、八肋间神经前皮支的内侧支，在腹白线上，深部为胃幽门部；有腹壁上动、静脉。主治：胃疼，腹胀，呕吐，反胃，肠鸣泄泻，纳呆，黄疸，便秘，虚劳吐血，喘促，头痛失眠，惊悸怔忡，脏躁，癫狂，尸厥，惊风，产后血晕；急、慢性胃炎，消化性溃疡，胃下垂，肠梗阻，神经衰弱，高血压等。刺灸法：直刺0.5～1寸（孕妇慎用）；艾炷灸3～7壮，或艾条灸10～20min。

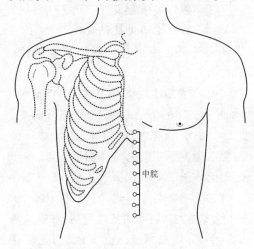

现代研究：针刺中脘穴对胃肠功能有调整作用，对胃液分泌有一定作用。针刺中脘可使健康人的胃蠕动增强，表现为幽门立即开放，胃下缘轻度升高。据报道，针刺中脘后，空肠黏膜皱襞增深、增密，空肠动力增强，上段尤为明显。泻法针刺胃癌患者中脘、足三里穴，可增加胃酸分泌。电针动物"中脘"等穴，弱刺激促进胃运动，强刺激则抑制胃运动。前者使胃电加强，后者使胃电抑制。临床研究证实针刺中脘对胃黏膜细胞是具有保护作用，治疗消化性溃疡安全有效，无不良反应，操作简便，可重复性强。针刺中脘穴可改善肺功能，增加肺安静通气量、耗氧量和最大通气量。针中脘穴对膀胱张力有调整作用，对血液成分也有影响，可使白细胞总数和中性白细胞比例上升，对脾功能亢进而白细胞减少者有治疗作用。艾灸中脘穴可提高机体免疫能力，使巨噬细胞的吞噬活性增强。动物实验还提示，对实验性糖尿病家兔单灸"中脘"，可降低血糖和尿素氮。

附一：腧穴定位文献记载

《针灸甲乙经》：在上脘下一寸，居心蔽骨与脐之中。

《肘后备急方》：心厌下三寸。

《难经集注》虞注：在心前鸠尾下四寸。

《医学入门》：在鸠尾下三寸。

附二：腧穴主治文献记载

《素问·通评虚实论篇》：腹暴满，按之不下。

《针灸甲乙经》：心痛有塞，难以俯仰，心疝冲胃，死不知人；腹胀不通，寒中伤饱，食饮不化；小肠有热，溺赤黄；溢饮胁下坚痛；胃胀者，腹满胃脘痛，鼻闻焦臭，妨于食，大便难。

《备急千金要方》：虚劳；呕逆，吐血，少食多饱多睡，百病；心痛坚烦气结，狂癫风痫吐舌；中恶；腹胀不通，痓，大便坚，忧思损伤，气积聚，腹中甚痛作脓肿，往来上下。

《外台秘要方》引甄权云：因读书得贲豚气，积聚腹中胀，暴满心痛。

《铜人腧穴针灸图经》：饮水过多，腹胀气喘。

《扁鹊心书》：气厥尸厥；急慢惊风；产后血晕；妇人无故风搐发昏。

《针灸资生经》：寒癖结气；饮食不思，心腹膨胀，面色萎黄。

《针灸大成》：五膈，喘息不止，腹暴胀，中恶，脾疼，饮食不进，反胃，赤白痢，寒癖，气心疼，伏梁，心下如覆杯，心脏胀，面

色萎黄，天行伤寒热不已，温疟先腹痛，先泻，霍乱，泻出不知，食饮不化，心痛，身寒，不可俯仰，气发噎。

《针灸入门》：伤暑及内伤脾胃；疟疾痰晕，痞满，反胃。

《循经考穴编》：一切脾胃之疾。

▲注：本穴《外台秘要方》：孕妇不可灸。

中郄

一、经穴别名。即中都穴，《针灸甲乙经》："中都，足厥阴郄"；《备急千金要方》、《外台秘要方》均载"中郄，一名中都"。即以此为正名。《铜人腧穴针灸图经》作"中都，一名中郄"。列为别名。

二、即郄中。为委中穴别名，见《中国针灸学》。

中指寸

指寸法之一，取穴比例寸名称。以中指的指节长度作为取穴的折量标准，其法有二：❶《备急千金要方》以患者本人"中指上第一节（末节）为一寸"。❷《太平圣惠方》提出以"手中指第二节内度两横纹相去为一寸"。后人称此为"中指同身寸"，也称"中指寸"。《针灸大全》载："大指与中指相屈如环，取中指中节横纹上下相去长短为一寸，谓之同身寸法，为准则。"此法适用于四肢，下腹部直寸和背部横寸。

中指节

奇穴名。又名手中指第一节。见《千金翼方》。《中国针灸治疗学》列作奇穴，名中指之节。位于手中指背侧，远端指节横纹中点稍前方之凹陷中。主治：齿痛。刺灸法：艾炷灸3～5壮，或艾条灸5～10min。

附：文献记载

《千金翼方》：牙齿痛，两手中指背第一节前有陷处，七壮，下火立愈。

《奇穴治疗诀》：中指节，一名中指之节，位于中指三节之前，爪甲后之陷中。主治齿神经痛。灸三壮。

《针灸腧穴索引》:中指之节,中指三节之前,爪甲后陷中。灸三壮。主治齿神经痛。奇穴。

中指之节

奇穴名。见《中国针灸学》《针灸腧穴索引》。别名:中指节、手中指第一节穴。定位:位于手中指背侧,远侧指节横纹中点稍前方凹陷中。主治:牙齿痛,齿神经痛等。刺灸法:灸两手7壮。

附:文献记载

《千金翼方》:牙齿痛,两手中指背第一节前有陷处七壮,下火立愈。

《中国针灸学》:中指之节,中指三节之前,爪甲后之陷中。灸三壮。主治齿神经痛。

中渚

经穴名。见《灵枢·本输》。属手少阳三焦经,为本经输穴。别名:下都。定位:在手背部,当环指本节(掌指关节)的后方,第四、五掌骨间。局部解剖:布有来自尺神经的手背支;有第四骨间肌,在皮下有手背静脉网及第四掌背动脉通过。主治:头痛,目眩,目赤,耳聋,耳鸣,咽喉肿痛,热病,疟疾,肩背痛,手指不能屈伸;扁桃体炎,角膜炎,肋间神经痛等。刺灸法:直刺0.3~0.5寸;艾炷灸3~5壮,或艾条灸5~10min。

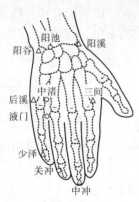

现代研究证明:针刺中渚穴可以引起肠鸣音亢进。有报道,以中渚、列缺为主穴,对眼科针麻手术镇痛效果较好,比眼附近腧穴优越。

附一:腧穴定位文献记载

《灵枢·本输》:手小指次指“本节之后陷者中。”

《针灸甲乙经》:在小指次指本节后陷者中。

《针灸大成》:手小指次指本节后陷中。在液门下一寸。

《医宗金鉴》:从液门上行一寸陷者中。

附二:腧穴主治文献记载

《针灸甲乙经》:疟,发有四时,面上赤,且眴眴无所见;嗌外肿,肘臂痛,五指瘈不可屈伸,头眩,颔额颅痛;狂,互引头痛,耳鸣目痛;耳聋,两颞颥痛;喉痹;寒热。

《备急千金要方》:恶风寒;热病先不乐,头痛面热无汗;耳痛。

《外台秘要方》:热病,汗不出,头痛耳鸣,目痛寒热,喉痹;项痛;身面痒。

《太平圣惠方》:小儿目涩怕明,状如青盲。

《铜人腧穴针灸图经》:目眩……目生翳膜,久疟咽肿。

《扁鹊神应针灸玉龙经》:脊间心后痛;目赤。

《医学入门》:头重。

《针灸大成》:热病汗不出,目眩头痛,耳聋目生翳膜,久疟,咽肿,肘臂痛,手五指不得屈伸。

《医宗金鉴》:四肢麻木;战振螈瘈无力,肘臂连肩红肿疼痛,手背痈毒。

中注

经穴名。见《针灸甲乙经》。属足少阴肾经,为冲脉、足少阴之会。定位:在下腹部,当脐中下一寸,前正中线旁开0.5寸。局部解剖:布有第十肋间神经;在腹内、外斜肌腱膜及腹横肌腱膜和腹直肌中;有腹壁下动、静脉的肌支通过。主治:月经不调,腰腹疼痛,便秘,泄泻等。刺灸法:直刺 1~1.5 寸;艾炷灸 3~5 壮,或艾条灸5~10min。

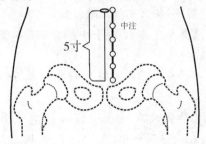

附一:腧穴定位文献记载

《针灸甲乙经》:在肓俞下五分。

《铜人腧穴针灸图经》:在肓俞下一寸。

《针灸资生经》:在肓俞下一寸。去腹中行当为半寸。

《针灸大成》:肓俞下一寸,去腹中行各一寸。

《类经图翼》:在肓俞下一寸,去中行五分。

附二:腧穴主治文献记载

《针灸甲乙经》:大便难。

《针灸大成》:小腹有热,大便坚燥不利,泄气,上下引腰脊痛,目内眦赤痛,女子月事不调。

《循经考穴编》:脾泄不止;腰腹疼痛。

中柱

经穴别名。即中枢,见《医学入门》。

中风不语

奇穴名。见《肘后备急方》。《经穴治疗学》列为奇穴,名中风不语穴。定位:在背部正中线上,第二胸椎棘突上缘 1 穴,第五胸椎棘突上缘 1 穴。上下计 2 穴。主治:中风不语。刺灸法:艾炷灸 3~7 壮,或温灸 5~10min。

附:文献记载

《肘后备急方》:治卒中急风,闷乱欲死方……不能语者,灸第二椎或第五椎上五十壮。

《太平圣惠方》:黄帝灸法,疗中风,眼戴上,及不能语者,灸第二椎并第五椎上,各七壮,齐下火,炷如半枣核大,立差。

中风七穴

指治疗中风的七个经验效穴。《太平圣惠方》:"凡人……或饮食不节,酒色过度,忽中此风,言语塞涩,半身不遂,于七处一齐下火,灸三壮。如风在左灸右,在右灸左。一百会,二耳前发际,三肩井穴,四风市穴,五三里穴,六绝骨穴,七曲池穴……依法灸之,无不获愈。"另外,《针灸资生经》卷四载:百会、风池、大椎、肩井、曲池、间使、足三里七穴;百会、曲鬓、肩髃、曲池、风市、足三里、绝骨七穴,后人也称中风七穴。

中风醒脑开窍法

中风治疗方法之一。主穴:内关、人中、十宣、三阴交、委中、合谷、足三里、肩髃。操作:人中穴用雀啄灸法,以患者流泪为度;十宣穴以三棱针点刺出血 2~3 滴为度;内关、三阴交、委中、合谷、足三里则以 1.5 寸毫针直刺 0.5~1.5 寸,施提插泻法,强刺激,施术 1min。每日 1 次,15 次为 1 个疗程。本法有理气通络、醒脑开窍的作用。现代研究证明:针刺上穴有抗休克的作用,可使休克患者肾上腺髓质儿茶酚胺减少,增强或改善肾上腺皮质细胞的代谢活动,从而提高休克患者的抗损伤能力;刺激人中,对呼吸功能有特异性调整作用;针刺三阴交、委中,有调整心率的作用。

踵

部位名,指足跟部。《玉篇》:"踵,足后也。"《医宗金鉴·刺灸心法要诀》解释作:"足下面着于地之谓也。"张介宾注:"踵,即足跟之突出者。"《灵枢·经筋》记载足太阳之筋,"循足外踝结于踵,上循跟结于腘"。

重点探测法

耳穴电测法之一。指对某些耳穴进行重点探测辅助诊断疾病的方法。多用于鉴别诊断和复诊。当探测到某个敏感点时,就要把和这个敏感点相关的、可构成诊断某种疾病的其他腧穴,仔细探测,以便做出初步诊断和鉴别诊断。如探测血压时,为区分血压的高低,通常先探测降压点,后探测升压点,并比较两个点声响变化的高低以判断血压的高低情况。

zhou

周楣声

当代针灸学家,生活于1917~2007年,安徽省天长市杨村人。自幼随先辈学习中医。早年曾行医于皖东、苏北一方。1943年参加新四军卫生组织的"新医班",学习中西医理论知识并结业,后在新四军举办的半塔"保健堂"行医。1979年经滁州市卫生局推荐、并经省卫生厅批准为安徽省名老中医,同年调入安徽中医学院针灸教研室工作;1984年调入针灸医院从事医疗、教学工作,1988年10月退休。1994年被国务院授予"全国名老中医"称号,享受国务院特殊津贴;2007年被中华中医药学会授予"首届中医药传承特别贡献奖";曾兼任中国针灸学会顾问、安徽省灸法学会会长等职。著有《灸绳》《针灸歌赋集锦》《针灸穴名释义》《黄庭经医疏》《周氏脉学》《金针梅花诗钞》《针铎》《填海录》等。在台湾出版了《周楣声全集》。

周汉卿

元明间医家。松阳(今属浙江)人。《明史》有传。医兼内外科,针尤神。史载华州陈明远患瞖(目盲)10年,周用针"从眦入睛背,掩翳而下,目辨五色";长山徐妪得痫疾,手足颤掉,或歌或笑,周刺其十指端出血而安;诸暨黄生背弯曲,杖而行,周为刺两足昆仑穴,"顷之,投杖而去"等。《宋濂集》记有他的医案。

周孔四

清代医家。里籍不详。约于1796年(嘉庆元年)撰成《周氏经络大全》。

周荣

经穴名。《针灸甲乙经》名周营。《备急千金要方》后诸书名周荣。属足太阴脾经。定位:在胸外侧部,当第二肋间隙,距前正中线6寸。局部解剖:布有胸前神经肌支,在胸大肌中,下层为胸小肌,肋间内、外肌;有胸外侧动、静脉,第二肋间动、静脉。主治:胸胁胀满,疼痛,咳嗽,气喘,食不下,支气管炎等。刺灸法:斜刺或向外平刺0.5~0.8寸(禁深刺);艾炷灸3~5壮,或艾条灸5~15min。

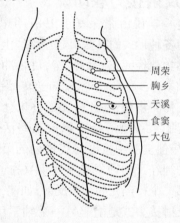

附一:腧穴定位文献记载

《针灸甲乙经》:在中府下一寸六分陷者中。

《针灸大成》:中府下一寸六分,去胸中行各六寸。

附二:腧穴主治文献记载

《备急千金要方》:食不下,喜饮;胸胁榰满。

《外台秘要方》:胸胁支满,不得仰俛,饮食不下,咳唾陈脓。

《针灸大成》:胸胁满不得俯仰,食不下,喜饮,咳唾秽脓,咳逆,多淫。

周氏经络大全

书名。清代周孔四著。本书共为71门,专题介绍了针灸的基本理论如经脉、别络、经别、经筋、穴数、经析等,又系统地叙述了十二经脉、奇经八脉的所生病症,常用药物及针灸腧穴,内容颇为详备,较之他书也有特色。现有1926年唐成之抄本。

周营

经穴别名。即周荣。《针灸甲乙经》名周营,《备急千金要方》名周荣。

周雍和

清代医家。精太乙神针之法,得粤东湖州总镇范毓𬭚之传,遂以太乙神针济世,多有治验。即以已效之方,编成《太乙神针附方》。

轴索反射接力联动说

这一学说由张保真于1981年提出。他认为各种形式的刺激引起经络线上的某一个感觉神经元末梢的兴奋,可将冲动传到该轴索分支的分歧处,反向逆转,沿其另一分支传向皮肤,在此分支的终末处的冲动引起肥大细胞等结构释放某些活性物质,结果使皮肤中按经络线排列的第二个邻近的神经元的轴索终末发生兴奋,于是形成第二个神经元的轴索反射;如此,一个轴索反射接力式地引起另一个轴索反射,构成一连串的轴索反射接力联动。这种假说可以较好地解释循经感传的某些特性,如传导的双向性、阻滞性,以及传导速度慢和某些可见的经络现象如红线、皮丘带的形成等。

肘关节磁疗器

穴位磁疗仪器名。即一条安放磁片的绑带,磁片的磁场强度在0.1~0.15T。治疗时,将其绑缚在肘部,使磁片对准曲池、少海等穴。肘关节磁疗器可治疗肘关节炎、肘关节酸痛等疾病。

肘后备急方

书名。初名《肘后卒救方》,简称《肘后方》。晋代葛洪撰。原书三卷,后经梁代陶弘景,增补名为《肘后百一方》,金代杨用道取唐慎微《证类本草》诸方,附于《肘后方》之下为《附广肘后方》,即现存《肘后方》的定本,共八卷。本书记载内、外、妇、儿、五官等科疾病的治疗方药,多为民间常用单方、验方、灸法等。该书不仅为救治急症的医方专书,还较早地使用了灸法,全书共有灸方99条,广泛应用于内、外、妇、儿、五官等30多类疾病。对灸法治病的作用、效果、操作、宜忌进行了全面论述。

肘后歌

针灸歌赋名。见《针灸聚英》。高武说:"不知谁氏所作。"七言韵语,列举一些常见病症的远近配穴法,对临床有参考价值。名称盖仿《肘后备急方》,意在取用方便。

肘尖

一、部位名。指尺骨鹰嘴突起之尖端。《外科大成》又以肱骨内上髁之高点处称为小肘尖;尺骨鹰嘴突起尖端处称为大肘尖,治瘰疬。

二、奇穴名。见《备急千金要方》。定位:在尺骨鹰嘴突起之尖端。主治:瘰疬,痈疽,疔疮等。刺灸法:艾炷灸3~7壮;艾条灸5~15min。

附:文献记载

《备急千金要方》:肠痈,屈两肘,正灸肘头锐骨各百壮,则下脓血即差。

《备急灸法》:葛仙翁治霍乱已死……急灸两肘尖各十四炷,炷如绿豆大。

《奇效良方》:肘尖二穴,在手肘骨尖上是穴,屈肘得之。治瘰疬,可灸七壮。

《疮疡经验全书》:治瘰疬已成未成,已溃未溃,以手置肩上,微举起,则肘骨尖自现,是灸处。如患左灸左肘,患右灸右肘,左右俱患,两肘皆灸,以三四十壮为期,夏服补剂。一年灸一次,三灸其疮自除。

三、经穴别名。即肘髎穴,见《外科枢要》。

肘髎

经穴名。见《针灸甲乙经》。属手阳明大肠经。别名:肘尖。定位:在臂外侧,屈肘,曲池上方1寸,当肱骨前缘处。局部解剖:布有前臂背侧皮神经,深层为桡神经本干,在肱骨外上髁上缘,肱桡肌起始部,肱三头肌之外缘;有桡侧副动脉。主治:肩、肘、臂酸痛,挛急,麻木,上肢不遂,嗜卧;风湿性肩关节炎,肱骨髁上炎,肘关节炎等。刺灸法:直刺0.5~1寸;艾炷灸3~5壮,或艾条灸5~10min。

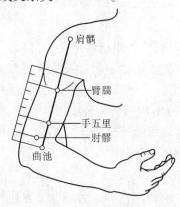

附一:腧穴定位文献记载

《针灸甲乙经》:在肘大骨外廉陷者中。

《循经考穴编》广注:肘大骨外廉,就骨略上一二分陷中。一法曲池外一寸骱中。

《类经图翼》:在肘大骨外廉陷中,与天井相并,相去一寸四分。

《针灸集成》:在曲池上外斜一寸,横直天井。

附二:腧穴主治文献记载

《针灸甲乙经》:肩肘节酸重,臂痛不可屈伸。

《太平圣惠方》:肘臂酸重,不可屈伸,麻痹不仁。

《针灸大成》:风劳嗜卧,肘节风痹,臂痛不举,屈伸挛急,麻木不仁。

《针灸聚英》:风劳嗜卧。

《循经考穴编》:肘节骨痛,拘挛麻木。

肘聊

即肘髎。见《太平圣惠方》。详见该条。

肘俞

奇穴名。见《针灸孔穴及其疗法便览》。定位:在肘部,尺骨鹰嘴突起与肱骨外上髁之间的凹陷中。屈肘取穴。主治:肘痛等。刺灸法:直刺0.3寸;艾炷灸3~5壮,或温灸5~10min。

附:文献记载

《针灸孔穴及其疗法便览》:肘俞,奇穴。肘关节后面,鹰嘴突起与桡骨小头间之凹陷中。针三分。灸三至五壮。主治肘关节疾患。

肘椎

奇穴名。见《肘后备急方》。定位:在腰部正中线,由第二、三腰椎棘突之间近第三腰椎棘突处向左右各旁开1寸。取穴时,也可让患者俯卧,垂肘贴身,以两肘尖连线与后正中线交点旁开各1寸处。主治:霍乱吐泻,转筋,心腹胀痛;局限性痉挛,腓肠肌痉挛,胃扩张,胃出血,下利便血等。刺灸法:针0.3~0.5寸,得气时局部有发胀感觉,艾炷灸3~7壮,或温灸5~15min。

附:文献记载

《肘后备急方》:捧病人腹卧之,伸臂对,以绳度两头肘尖头,依绳下夹脊大骨穴中,去脊各一寸。灸之百壮,不治者,可灸肘椎,已试数百人,皆灸毕即起坐。

《外台秘要方》:华佗疗霍乱已死,上屋唤魂者,又以诸疗皆至,百壮不差者法:棒病人腹卧之,伸臂对,以绳度两肘尖头,依绳下夹背脊大骨空中,去脊各一寸,灸之百壮,无不活者。所谓灸肘椎空,囊归,已试数百人,皆灸毕即起坐。以此术传其子孙,世世皆秘之不传。

zhu

朱肱

北宋医学家。字翼中,自号无求子。吴兴(今属浙江)人,后居杭州。曾任奉议郎医学博士,故后人称"朱奉议"。专心研究仲景学说数十年,主张以经络论六经,重视脉证合参,辨证处方。肱以杨介《存真图》,参以嘉祐中期(1056年后)丁德用、石藏用合绘的经穴图,补以针法,于1118年(政和八年)编绘成《内外二景图》,其图未传。见《读书敏求记》。

朱琏

现代针灸家,生活于1910~1978年。江苏溧阳人。早年参加革命,从事医务工作及卫生行政领导工作。抗战初期,在延安向任作田学习针灸,后在部队推广应用,并举办训练班,培训大批针灸人员。在中华人民共和国成立初期,创办针灸疗法实验所(为针灸研究所前身)。1954年,任中医研究院副院长兼针灸研究所所长。曾任中国医科大学副校长、华北人民政府卫生部副部长、中央卫生部妇幼保健局局长。1960年调任南宁市委常委,在她的主持下,又创办南宁市针灸研究所,成立南宁市针灸大学,亲自执教,培训人才。著有《新针灸学》。

朱权

明太祖朱元璋第十七子,明末著名画家朱耷(八大山人)的先祖。凤阳(今属安徽)人。自号臞仙、涵虚子、丹丘先生、玄洲道人。封为宁献王。喜与文人墨客术士交往,后隐居南昌西山学道,旁通佛道、老庄,尤深于史,并喜研习医药、针灸。到处拜访针灸名医,认为"砭焫之术,可以应仓卒之用,士之于世,欲治生者,不可不知"。1425年(洪熙元年)曾命刘瑾编辑《神应经》,并为作序。自撰有《乾坤生意》《寿域神方》等。

朱橚

明太祖朱元璋第五子。凤阳(今属安徽)人。封为周定王。曾主纂《普济方》共426卷;其中针灸门占15卷,收载明以前针灸著作多种。

朱之光

明代针灸家。字尔韬,鹤山里(今安徽休宁)人。精针灸,善疗人喉项间疾。事见《休宁县志》。

竹管拔罐法

拔罐法的一种。即水罐法,见该条。

竹茹

药物名,灸用材料之一。《医心方》卷十八引葛洪语:"刮竹皮及纸皆可以丸"用来施灸。《千金翼方》卷二十四疗疔肿:"刮竹箭上取茹作炷,灸上二七壮。"是用竹茹作炷点燃施灸的一种方法。适用于治疗蛇咬伤及疔肿。

竹杖

一、奇穴名。见《肘后备急方》,《中国针灸学》列作奇穴,名竹杖。定位:在后正中线上,当与脐相对之脊骨处。主治:小儿脐肿,脏毒肠风及下血不止,食少,便溏,痔疮,脱肛,腰痛,脊髓疾患等。刺灸法:艾炷灸3~7壮。

附:文献记载

《肘后备急方》:治卒腰痛诸方。不得俯仰方:正立倚小竹,度其人足下至脐,断竹,乃以度后,当脊中,灸竹上头处,随年壮。

《备急千金要方》:腰痛不得俯仰者,令患人正立,以竹柱地度至脐,断竹,乃以度其背脊,灸竹上头处,随年壮。

主客

配穴用语。针灸配穴中称主要穴为"主",相配伍穴为"客"。一主一客相配伍,称"主客相应"。如八脉交会穴中,将后溪与申脉、内关与公孙、外关与临泣、列缺与照海相配合应用。又原穴与络穴配用,称主客原络配穴。详见该条。

主客原络配穴法

配穴法之一。是根据脏腑表里经络先病与后病选用原穴与络穴的配穴方法,先病者为主取其原穴,后病者为客取其络穴,用于治疗脏腑表里两经疾病。"原"是指十二经脉之原穴,为治疗本经及其所属脏腑疾病的重要腧穴。"络"是指十五络脉之络穴,治疗表里两经的有关病症。临床上若肺经先病,大肠经后病则取其原穴太渊为主,取其络穴偏历为客;反之,大肠经先病,肺经后病,则先取大肠经的原穴合谷为主,手太阴络穴列缺为客。余经皆仿此,一主一客,配合应用。又有不分主客,则称原络配穴。

主应

配穴用语。针灸选穴,以远离病痛部穴为"主",邻近病痛部穴为"应"。《针灸大全》所载的八脉八穴用法,各症先取远部八穴之一为"主",再取近部穴以"应"之。《医学入门》说:"取者,左取右,右取左,手取足,足取手,头取手足三阳,胸腹取手足三阴,以不病者为主,病者为应。""先下主针,后下应针,主针气已行,而后针应针。"所说先主后应,先远后近的配穴原则均相类似。

煮拔筒

水罐法的一种。《外台秘要方》卷十三:"……即以墨点上记之。取三指大青竹筒,长寸半,一头留节,无节头削令薄似剑。煮此筒子数沸,及热出筒,笼墨点处按之。"《外科正宗》痈疽门:"煮拔筒方:羌活、独活、紫苏、艾叶、鲜菖蒲、甘草、白芷各五钱,连须葱二两。预用径口一寸二、三分新鲜嫩竹一段,长七寸,一头留节,用刀划去外青,留内白一半,约厚一分许,靠节钻一小孔,以栅木条塞紧。将前药放入筒内,

筒口用葱塞之,将筒横放锅内,以物压勿得浮起。用清水十大碗滻筒煮数滚,约内药浓熟为度候用。再用铍针于疮顶上一寸内品字放开三孔,深入浅寸,约筒圈内,将药筒连汤用大磁钵盛贮患者榻前,将筒药倒出,急用筒口乘热对疮合上,以手捺紧其筒,自然吸住。约待片时,药筒已温,拔去塞孔木条,其筒自脱。"

煮药拔罐法

水罐法的一种。将配制成的药物装入布袋内,扎紧袋口,放入清水煮至适当浓度,再把竹罐投入药汁中煮15min左右,使用时,按水罐法吸拔在选定部位,应用于风湿痛等病。需用药物处方:麻黄、蕲艾、羌活、独活、防风、秦艽、木瓜、川椒、生乌头、曼陀罗花、刘寄奴、乳香、没药各二钱。

煮针法

古代针具炼煮方法。元代危亦林《世医得效方》:"煮针法,乌豆一两去尖,巴豆一两,硫磺半两,麻黄五钱,木鳖子十个,乌梅,右用药同入瓷石器内,水煎一日,洗择之。再用止痛药没药、乳香、当归、花蕊石各半两,又如前,水煮一日。取用皂角水洗,再于犬肉内煮一日。仍用瓦屑打磨净端直,松子油涂,常近人气为妙。"《针灸聚英》卷三:"按:煮针非《素问》意,今依法煮之,以解铁毒,此有益无害也。"近代已不用此法。

煮针罐法

是将药罐与刺络拔罐配合应用的方法。由于此法所用药罐之配药处方不同于一般药罐,故单立一名。其配方为川椒、桂枝、防风、当归、杜仲、牛膝、麻黄、桑寄生、川乌、红花等各30g。煎煮成适当浓度的药液,将竹罐投入此药液内,再煎煮15min,故也有称此法为竹罐疗法者。操作方法的前部分同刺络拔罐法,后部分同煮药罐法。留罐15min后起罐,擦去血水及组织液。根据病情需要,每日1次或隔日

1次。一般以5次为1个疗程。适应证同刺络拔罐法。凡体弱、贫血、肿病、妇女经期等不宜用。治疗当天不宜洗澡,且应避风、忌房事。

注射式进针

进针法之一,又称快插进针。方法:以拇、食指夹住针身下段,露出针尖0.2寸左右,对准腧穴,快速刺入。适用于直刺。

注夏

奇穴名。见《类经图翼》。《经外奇穴图谱》列作奇穴,名注夏。定位:在手掌侧,当第二掌骨中点之桡侧缘,与合谷相对处。主治:虚损羸瘦,小儿注夏呕吐,腹泻等。刺灸法:直刺0.3~0.5寸;艾炷灸3~7壮。

附:文献记载

《类经图翼》:虚损注夏羸瘦……一法取手掌中大指根稍前肉鱼间,近内侧大纹半指许,外与手阳明合谷相对处,按之极酸者是穴,此同长强,各灸七壮,甚妙。

注布

奇穴别名。❶即注市,见《针灸集成》,详见该条。❷即旁廷,见《备急千金要方》,详见该条。

注市

奇穴名。见《备急千金要方》。又名注布、疰市。《经外奇穴图谱》定位在腋窝直下方,第七、八肋间处。定位:腋中线上,第七、八肋间处。主治:疰,胸胁痛,腹痛等。刺灸法:斜刺0.3~0.5寸;艾炷灸3~5壮,或温灸5~10min。

附:文献记载

《备急千金要方》:一切疰无新久,先仰卧,灸两乳边斜下三寸,第三肋间,随年壮,可至三百壮。又治诸气神良。一名注市。

柱骨

骨骼名。❶指颈椎。又称天柱骨。沈彤《释骨》:"骨三节,植颈项者,通曰柱骨。"张介宾注:"肩背之上、颈项之根,为天柱骨。六阳经会于督脉之大椎,是为会上。"❷指锁骨。《灵枢·经脉》,手阳明大肠经"上出于柱骨之会上,下入缺盆"。《黄帝内经太素》卷八杨上善注:"柱骨,谓缺盆骨上极高处也。"《素问·气府论篇》:"柱骨上陷者各一。"王冰注:"谓肩井二穴";"柱骨之会各一"。王冰注:"谓天鼎二穴。"其穴均当锁骨上方。

疰市

奇穴别名。即注市,见《世医得效方》,详见该条。

祝定

明代医家。善针术。字伯静,丽水(今属浙江)人。1368年(洪武初)后,授处州府(今属浙江)医学提举,注《窦太师标幽赋》,书未传。事见《处州府志》。

箸针

针具名。指以竹筷扎针,作刺血或火针用。陈实功《外科正宗》卷四:重舌,"用粗线针扎在箸头上,在患处点刺出血。"又卷三:鱼口便毒,"用粗线针二条,将竹箸一头劈开,将针离分半许,夹在箸头内,以线扎紧……用针蘸油烧红,向患顶重手刺入五六分,随出或血或脓……"近人则有以竹筷头横扎缝衣针七枚,用以叩击皮肤,作皮肤针用。

筑滨

经穴别名,即筑宾。见《医学入门》。详见该条。

筑宾

经穴名。见《针灸甲乙经》。属足少阴肾经,为阴维之郄穴。定位:在小腿内侧,当太溪与阴谷的连线上,太溪上5寸,腓肠肌肌腹的内下方。局部解剖:布腓肠内侧皮神经和小腿内侧皮神经,深层为胫神经本干;在腓肠肌和趾长屈肌之间;深部有胫后动、静脉通过。主治:癫狂,痫证,呕吐涎沫,腹痛,疝气,小儿脐疝,小腿疼痛;肾炎,膀胱炎,睾丸炎,盆腔炎,精神分裂症,腓肠肌痉挛等。刺灸法:直刺 0.8 ~ 1.5寸;艾炷灸 3 ~ 5 壮,或艾条灸 5 ~ 10min。

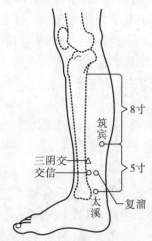

附一:腧穴定位文献记载

《针灸甲乙经》:在足内踝上腨分中。

《针灸聚英》:内踝上五寸腨分中。

《医学入门》:内踝上腨分中,骨后大筋上,小筋下。

《循经考穴编》广注:内踝上六寸际腨肉分间。

《医宗金鉴》:从交信斜外,上行过三阴交穴,上腨分中。

《针灸集成》:在三阴交直上二寸,后开一寸二分。

附二:腧穴主治文献记载

《针灸甲乙经》:大疝绝子。

《外台秘要方》:癫疾,呕吐。

《铜人腧穴针灸图经》:足腨痛。

《针灸大成》:癫疝,小儿胎疝.痛不得乳,癫疾狂易,妄言怒骂,吐舌,呕吐涎沫,足腨痛。

《循经考穴编》:脚软无力;瘿瘤。

《外科大成》:幽痛。

《针灸集成》:腹痛。

zhuan

转谷

奇穴名。见《外台秘要方》。定位:在胸侧部,腋前皱襞直下,第三肋间隙处。局部解剖:在胸大肌外下部,胸小肌下部起端处,深层为第四肋间内、外肌;有胸腹壁静脉,胸外侧动、静脉分支;布有胸前神经肌支及第四肋间神经。主治:完谷不化,恶心呕吐,食欲不振,胸胁支满;胸膜炎,膈肌痉挛,肋间神经痛等。刺灸法:针斜刺 0.3 ~ 0.5 寸;艾炷灸 3 ~ 5 壮。

附:文献记载

《外台秘要方》:在腋旁二骨间陷者中,主胸胁支满,不欲食谷,入谷不化,呕吐复出。举腋取之。

《针灸孔穴及其疗法便览》:转谷,奇穴。腋旁二肋间,举臂取之。针三至五分。灸三壮。主治谷不入,呕吐复出;亦治胸膜炎,胸肌痉挛,肋间神经痛。

腨

部位名。又写作踹,指腓肠肌部。《说文解字》:"腨,腓肠也。"俗称小腿肚。《灵枢·经脉》记载,足太阳膀胱经、足少阳肾经、足太阴脾经都经过腨。又称"腨肠"。《灵枢·本输》:"三焦者……上踝五寸,别入贯腨肠,出于委阳。"

腨肠

一、部位名,指腓肠肌部,见《灵枢·本输》。

二、承筋别名。见《针灸甲乙经》。

zhuang

庄绰

南宋医家。字季裕,生活于 12 世纪。清源(今属山西)人,官至朝奉郎、前南道都总管。1127 年(建炎元年),庄氏由许昌(今属河南)避乱抵渭滨(今属陕西),途中患病认识了陈了翁,传授庄灸膏肓穴治病,自 1107 年至 1113 年六年积 300 壮而愈。次年又灸 100 壮。于 1128 年以自己的经验参诸家之说及医经编成《膏肓俞穴灸法》这本著名的灸癖专著。

壮

灸法术语。❶指艾炷灸中的计数单位。每灸一个艾炷,称为一壮。《说文解字》段玉裁注:"医书以艾灸体谓之壮,壮者灼之语转也。"《梦溪笔谈》:"医用艾一灼谓之一壮者,以壮人为注。其言若干壮,壮人当依此数,老幼羸弱,量力减之。"❷指艾炷。如大壮灸指用较大的艾炷施灸,小壮灸指用较小的艾炷施灸。

zhui

追而济之

刺法用语。意同随而济之。详见该条。

椎顶

奇穴别名。即崇骨,见《针灸学》。详见该条。

赘疣灸治法

赘疣治疗方法之一。主穴:(患部)阿是穴。操作:常规麻醉后,置小艾炷点燃,燃尽后除去艾灰,用镊子钳住疣体,钳动剥离,再将基底除尽,使成一凹陷,局部消毒包扎。灸 1 壮即可,如疣较大较甚,可灸 2 壮。本法有腐蚀赘疣的作用。

赘疣针刺法

赘疣治疗方法之一。主穴:阿是穴。操作:常规消毒患处,左手捏紧疣基底部,使之变苍白,以减轻针刺痛苦,右手持针从疣顶部垂直刺入基底部达到酸麻痛感,深度约 0.5 寸,挤压疣基底部,使之出血。本法有清热泻火的作用。

zhuo

顀

一、部位名,指眼下,颧骨部。《灵枢·经脉》:手太阳小肠经"别颊上顀";手少阳三焦经"以屈下颊,至顀";足少阳胆经"合于手少阳抵于顀";《黄帝内经太素》卷八杨上善注:"顺谓面颧秀高骨也。"《医宗金鉴·刺灸心法要诀》:"目下眶骨,颧骨内,下连牙床者也。"属上颌骨部分。

二、经穴别名。即禾髎穴。见《外台秘要方》。详见该条。

浊浴

奇穴名。见《备急千金要方》。定位:位于背部正中线,当第十胸椎棘突下,左右各旁开 2.5 寸处。主治:肝病,癥症,食欲不振,口苦,多惊恐,胆实热证等。刺灸法:针斜刺 0.3～0.5 寸,得气时酸麻感觉传至胸侧部;艾炷灸 3～7 壮。

附:文献记载

《备急千金要方》:胸中胆病,灸浊浴随年壮。穴在侠胆输傍行相去五寸。

《千金翼方》:主胸中胆病,恐畏多惊,少力,口苦无味,灸随年壮。

《中国针灸学》:浊浴,第十胸椎之下,去脊柱各二寸半。灸二十壮。主治肝脏病,癥症,食欲减退。

zhun

准头

经穴别名。即素髎穴,见《医宗金鉴》。详见该条。

zi

资脉

瘈脉穴别名。见《针灸甲乙经》,详见该条。

紫宫

经穴名。见《针灸甲乙经》，属任脉。定位：在胸部，当前正中线上，平第二肋间。局部解剖：布有第二肋间神经的前皮支和乳房内动、静脉的前穿支。主治：咳逆，气喘，胸痛，喉痹，咽塞，烦心；咽炎、气管炎等。刺灸法：平刺0.3～0.5寸；艾炷灸3～5壮，或艾条灸5～10min。

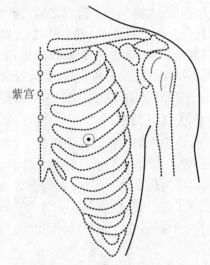

紫宫

附一：腧穴定位文献记载

《针灸甲乙经》：在华盖下一寸六分陷者中。

《医宗金鉴》：从玉堂上行一寸六分陷者中。

附二：腧穴主治文献记载

《针灸甲乙经》：胸胁榰满，痹痛，骨疼，饮食不下，呕逆，气上烦心。

《太平圣惠方》：上气吐血及唾如白胶。

《针灸大成》：胸胁支满，胸膺骨痛，饮食不下，呕逆上气，烦心，咳逆吐血，唾如白胶。

《类经图翼》：喉痹咽壅，水浆不入。

紫外线穴位照射法

疗法名称。用紫外线照射腧穴的治病方法，将有小圆洞的白布方巾遮盖周围，露出腧穴部，用紫外线发生器进行照射。成人从2个生物剂量开始，逐渐增加到5～6个生物剂量，年老体弱者酌予减少；小儿采用该灯的平均生物剂量。本法具有杀菌消炎，促进伤口愈合等作用。可用于治疗哮喘、慢性支气管炎、流行性感冒、蜂窝组织炎、淋巴结炎、疖、痈、乳腺炎、肌炎、静脉炎、盆腔炎、丹毒等。但血友病、血小板减少性紫癜、肝肾功能障碍、对紫外线过敏的皮肤病不可使用。

子豹

战国时针灸医家，为秦越人的弟子。参见"秦越人"条。

子宫

奇穴名。见《备急千金要方》。《针灸大全》列作奇穴，名子宫。定位：在耻骨联合上1寸，旁开3寸处。局部解剖：在腹内、外斜肌处，有腹壁浅动、静脉；布有髂腹下神经。主治：月经不调，痛经，崩漏，疝气，不孕，腰痛，子宫脱垂等。刺灸法：直刺0.8～1.2寸；艾炷灸3～7壮，或温灸5～10min。

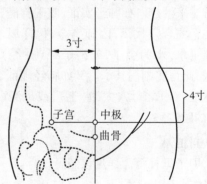

附：文献记载

《备急千金要方》：妇人胞下垂注、阴下脱，灸侠玉泉三寸，随年壮，三报。

子宫脱垂灸治法

子宫脱垂治法之一。主穴：百会、关元、长强、气海、足三里、三阴交、会阴。配穴：八髎、命门、天枢、肾俞、石门、中极、归来、大椎。操作：选取5～7穴，取艾卷10壮，点燃一端后，将燃着的一端，靠近腧穴熏烤（一般距皮肤3cm），患者有温热舒适的感觉，固定不动，每穴每次灸10min，隔日1次，7次为1个疗程。治疗期注意休养，少走路，多卧床休息。本方法有调补冲任,升提固脱作用。

子户

一、奇穴名。见《备急千金要方》。又名气门。见"胞门　子户"条。

二、经穴别名。即气穴,见《针灸甲乙经》。

子母补泻

针刺补泻配穴法之一。又称子母配穴法。指脏腑、经络有病时,视病情虚实予以补母或泻子的针刺补泻法。《难经·六十九难》说:"虚者补其母,实者泻其子。"《素问集证》说:"所谓子母补泻者,济母益其不足,寻子平其有余。"本法将井、荥、输、经、合五输穴按五行相生次序,分属木、火、土、金、水,又依生我者为母,我生者为子的理论,根据病情的虚实,用补母或泻子的取穴方法来治疗。如肺经实证,咳喘胸满,则泻本经的合穴尺泽,因肺属金,尺泽属水,金能生水,水为金子,或泻子经(肾经)的腧穴,此为实则泻其子。又如肺经虚证,可补本经(金)之母穴太渊(土),或母经(脾经)的腧穴。

子母配穴

即子母补泻。详见该条。

子午八法

子午流注针法和灵龟八法的合称。《医学入门·针灸》说:"言子午八法者,子午流注兼奇经八法也。"

子午补泻

针刺手法名。即左右捻转补泻。左转为顺转,从子位转向午位;右转为逆转,从午位退向子位。《针灸大成》:"此乃宣行荣卫之法也。故左转从子,能外行诸阳;右转从午,能内行诸阴。"又:"男子……以阳为主,故左转顺阳为之补;右转逆阳为之泻。女子……以阴为主,故右转顺阴为之补;左转逆阴为之泻。此常法也。然病有阴阳寒热之不同,则转针取用出入,当适其所宜。假令病热,则刺阳之经,以右为泻,以左为补;病寒则刺阴之经,以右补,以左为泻。此盖用阴和阳,用阳和阴,通变之法也。"

子午捣臼

针刺手法名。子午,指左右捻转;捣臼,指反复上下提插。这是一种捻转与提插相结合的针刺手法。徐凤《金针赋》:"子午捣臼,水蛊膈气。落穴之后,调气均匀,针行上下,九入六出,左右转之,千遭自平。"其法:进针得气后,先紧按慢提,左转九次,后紧提慢按,右转六数,如此反复操作,可调和阴阳,疏调经气,专治水蛊膈气。

子午法

针刺手法名。指捻转补泻法。《席弘赋》:"左右捻针寻子午。"即于转针时,大指向前推为从子位至午位,大指退后为从午位至子位。《医学入门》对"子午"的注释:"从子至午,左行为补;从午至子,右行为泻。"

子午经

书名。旧题周秦越人撰。内载针灸歌诀。《郡斋读书后志》称:"论针砭之要,成歌咏,后人依托者。"现残存针灸避忌部分,收入《说郛》第一百零九卷。

子午流注

一、子午流注针法所依据的理论。子午,代表时间;流注,指气血运行。《针灸大全》卷五:"夫子午流注者,刚柔相配,阴阳相合,气血循环,时穴开阖也。何以子午言之? 曰:子时一刻,乃一阳之生;至午时一刻,乃一阴之生。故以子午分之而得乎中也。流者往也,注者住也。"这一理论是《黄帝内经》"人与天地相应"思想的发展。《灵枢·顺气一日分为四时》"朝则为春,日中为夏,日入为秋,夜半为冬";《灵枢·卫气行》说"谨候其时,病可与期";《素问·八正神明论篇》指出"先知日之寒温,月之虚盛，以候气之浮沉，而调之于身"；也即"因天时而调血气"。近人因将生理、病理中的许多时间节律现象均归属于子午流注理论范围。

二、书名。旧题窦汉卿撰，一卷。见《中国医籍考》。书佚。

子午流注推转盘

针灸仪器名。专门用于子午流注针法开穴的速查表盘。由动盘和定盘同心固定而成。动盘内容通过挖空部与定盘上的内容互相配合、参照，就能推算出二千年内任何一年。某月某日是星期几和纪年干支、元旦干支，以及当日、当时所开的腧穴。该转盘可按子午流注干法逐日互用取穴或灵龟八法逐日按时开穴，同时还可推查出治疗60种常见病的主经主穴、配穴及针灸补泻手法等，是一种较为有利于子午流注针法普及应用的针灸用具。

子午流注微处理机

针灸仪器名。一种子午流注开穴法应用计算仪。该机将中医针灸理论与计算机技术有机地结合起来作主机，可依据公历年、月、日、时、分，用纳甲法、纳子法、灵龟八法、飞腾八法等四种方法求得流注腧穴，同时显示泻子、补母；还能进行逆推算，按所需腧穴求得预约诊疗时间。为适应在不同时区使用，该机还具有各地时差自动调整功能。

子午流注针法

一、按时配穴法的一种。系以日时干支推算人体气血流注盛衰的时间，据此选配各经五输穴进行针刺治疗。见《子午流注针经》。子午，表示昼夜时间的变化；流注，表示气血的运行。气血循经运行随着时间变化而有盛有衰，气血盛时穴"开"；气血衰时穴"阖"。《针灸大全》载《子午流注逐日按时定穴歌》，对开穴有具体记载。总的原则：阳日阳时取阳经五输穴；阴日阴时取阴经五输穴。即日时干支逢单为阳，逢双为阴。十天干各配合脏腑和经脉，即甲胆、乙肝、丙小肠、丁心、戊胃、己脾、庚大肠、辛肺、壬膀胱、癸肾，三焦、心包络分别并入壬、癸。例如，甲日于甲戌时开取胆经井穴足窍阴，丙子时开小肠经荥穴前谷；戊寅时开胃经输穴陷谷，同时取胆经原穴丘墟，称为返本还原；庚辰时开大肠经经穴阳溪；壬午时开膀胱经合穴委中；甲申时则开三焦经荥穴液门，称为气纳三焦。又如乙日于乙酉时开取肝经井穴大敦；丁亥时开心经荥穴少府；己丑时开脾经输穴太白，同时取肝经原穴太冲；辛卯时开肺经经穴经渠；癸巳时开肾经合穴阴谷；乙未时则开心包经荥穴劳宫，称为血归包络。阳日逢阴时或阴日逢阳时无开穴（闭、阖），则可取用其相合日干的开穴，如甲日与己日通用，乙日与庚日通用，丙日与辛日通用，丁日与壬日通用，戊日与癸日通用，称作夫妻互用。若相合时均无开穴，则可取十二经的子母补泻穴，称作子母互用。本法是以日期的天干为主，因称纳甲（干）法；以时辰地支为主的子母补泻配穴则称纳子（支）法。参见该条。

二、书名。承淡安、陈璧琉、徐惜年合著。江苏人民出版社1957年出版。本书全面地介绍了子午流注及八脉八法的应用，共分八章：第一章绪论；第二章气血在十二经中的运行；第三章十二经流注的配治穴位；第四章十二经配合干支的演变；第五章子午流注逐日按时开穴的规律；第六章操作子午流注法的几个关键；第七章八脉八法开穴的法则及其应用；第八章实验子午流注法的临床观察。

子午流注针经

书名。金代何若愚撰，阎明广注。分三卷。上卷载《流注指微赋》《平人气象论经隧周环图》及十二经脉的循行、主病图形；中卷论子午流注；下卷为《井荥歌诀》

及图。书中强调人体经脉气血的流注、开合,随不同的时间而变化。是一部关于子午流注学说的专书。元代窦桂芳校刊,辑入《针灸四书》中。

子午流注逐日按时定穴歌

针灸歌诀名。明代徐凤作。载于《针灸大全》卷五中,为 10 首七言韵语,内容按十天干分述各日时子午流注用穴。后记说:“余今将流注按时定穴,编成歌括一十首,使后之学者易为记诵,临用之时,不待思忖。”以后《针灸聚英》《针灸大成》等书转载,为子午流注配穴法的主要歌诀。

子扬

战国时针灸医家,为秦越人的弟子。参见“秦越人”条。

自动头穴定位诊疗仪

针灸仪器名。一种头针诊疗仪器。由探测仪器和头罩组成。头罩有多种规格,临床可根据头颅大小而选用。头罩上标有头部的全部腧穴,腧穴处有小孔,戴上头罩后,能较准确地定位取穴。探测仪器通过对头穴导电量的测定和分析,从而指导进行头针治疗。

自灸

灸法名。即天灸,见该条。

自主神经系统功能状态测定

针麻镇痛效果术前预测方法之一。在针麻临床及原理研究中发现,当人体或动物出现疼痛反应时,均伴有自主神经系统功能状态的改变。多年来临床常选用血管容积波、心(脉)率、心搏间距、皮肤温度、呼吸波、皮肤电反射等指标,观察自主神经系统在针刺麻醉中的变化规律,预测针麻效果。概括来说,上述生理指标的变化,在安静状态下,血管容积波波动少,心率不增加,呼吸波平稳,皮电自发活动少,皮肤温度变化小。虽然在进针或痛刺激时有所波动,但经过针刺诱导出现血管容积波幅变化小或者扩大、心率减慢、呼吸波平稳、皮电活动减少、皮肤温度增高,这种情况的受试者针麻效果较好。这说明自主神经系统机能状态的稳定,虽然由于疼痛刺激使某些生理指标出现变化,但由于针刺对自主神经系统机能状态的调整作用,使其趋于稳定状态。因此,上述生理指标的变化可以作为预测针麻镇痛效果术前预测的依据。

自主神经刺激法

电针周围神经刺激法之一。因躯体与内脏自主神经在中枢相互混杂,彼此联系。在外周躯体神经内,又含交感神经纤维,二者以脊髓节段为中心,相互联系,所以刺激体表的躯体神经,可治内脏疾患。刺激迷走神经及腹腔丛,对消化道疾患如溃疡病、胃肠炎、胃肠神经官能症、胃神经痛、神经性呕吐等多种疾病均有疗效,只是由于其位置较深,刺之而不伤脏腑,并非易事。因而,间接刺激躯体神经,以影响自主神经所支配的内脏器官,是现今通用的电针神经刺激方法。

zong

宗筋

一、指腹部正中及脐旁的大筋,其下方聚于生殖器。《素问·痿论篇》:“宗筋主束骨而利机关也。”王冰注:“谓阴髦中横骨上下之竖筋也。上络胸腹,下贯髋尻,又经于背腹上头顶,故云。”

二、器官名。指阴茎、睾丸。《素问·厥论篇》:“前阴者,宗筋之所聚,太阴阳明之所合也。”《灵枢·五音五味》:“去其宗筋,伤其冲脉……故须不生。”杨上善注:“人有去其阴茎仍有髭须;去其阴核,须必去者,则知阴核并茎为宗筋也。”或专指阴茎,《素问·痿论篇》:“宗筋弛纵,发为筋痿。”

宗脉

　　指汇聚于两目及耳部的经脉。《灵枢·口问》记载:"心者,五脏六腑之主也;目者,宗脉之所聚也,上液之道也。"又:"耳者,宗脉之所聚也,故胃中空则宗脉虚,虚则下,溜脉有所竭者,故耳鸣。"杨上善在《黄帝内经太素》卷二十七中解释:"手足六阳及手少阴、足厥阴等诸脉凑目";又"人耳有手足少阳、太阳及阳明等五络脉皆入耳中,故曰宗脉所聚也"。《类经》卷十八张介宾注:"宗,总也。凡五藏六府之精气皆上注于目而为之精,故目为宗脉之所聚。""手足三阳、三阴之脉皆入耳中,故耳亦宗脉之所聚也。"在十二正经中,汇聚于两目的经脉有:手少阳、手太阳、足三阳以及手少阴和足厥阴经;汇聚于耳部的经脉有:手少阳、手太阳和足三阳经;奇经八脉中,任脉、冲脉和阴、阳蹻脉均上循于两目,阳维脉则汇于耳部。

宗气

　　指积聚于胸中,通心肺,而行呼吸的大气。是以肺从自然界吸入的清气和脾胃从饮食物中运化产生的水谷精气为主要组成部分,相互结合而成。分布:宗气聚集于胸中,贯注于心肺之脉,上"出于肺,循喉咽";下"蓄于丹田,注足阳明之气街而下行于足"。功能:❶走息道以司呼吸;❷贯心脉以行气血。凡气血的运行,肢体的寒温和活动能力,视听的感觉能力,心搏的强弱及其节律等,皆与宗气的盛衰有关。临床上常常以"虚里"处(相当于心尖冲动部位)的搏动状况和脉象来测知宗气的盛衰。

　　附:文献记载

　　《灵枢·邪客》:宗气积于胸中,出于喉咙,以贯心脉,而行呼吸焉。

　　《灵枢·刺节真邪》:宗气留于海,其下者注于气街,其上者走于息道。故厥在

于足,宗气不下……

综合手法

　　针刺手法分类名。与基本手法、辅助手法相对而言,系指针刺手法中由一些单一的手法互相组合起来的较复杂的方法。如《金针赋》所载的烧山火、透天凉、阳中隐阴、阴中隐阳等法均是。其中有的属补法,有的属泻法,有的属补泻结合法,有的属行气法。

ZOU

走罐法

　　拔罐法的一种。又称推罐法、拉罐法。于火罐吸着后,将罐底推拉移动以扩大其作用面。应用时先在罐口和治疗部位上涂上一些凡士林油膏或液状石蜡等润滑剂,将杯罐用闪火或投火法便吸着皮肤片刻后,再用手捏住罐体慢慢分段来回推移6～8次,到局部出现红晕为止。本法多用于背腰部,适用于风湿痛和胃肠病等。

ZU

足臂十一脉灸经

　　帛书名。现存最早的经脉学文献,1973年文物考古工作者在湖南长沙马王堆汉墓中发现,估计是秦或秦汉间的写本。全文共计34行,分"足""臂"两个篇目。"足"是代表下肢部的脉,共有六条:足泰阳脉、足少阳脉、足阳明脉、足少阴脉、足泰阴脉、足厥阴脉。"臂"是代表上肢部位的脉,共有五条:臂泰阴脉、臂少阴脉、臂泰阳脉、臂少阳脉、臂阳明脉。在以上每条脉的项下分别记有该脉名称、循行路线、主病病

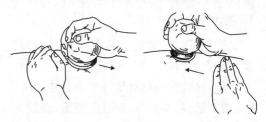

候和灸法。这篇文章的发现,为研究经络学说形成的历史提供了原始的实物根据。载于 1979 年文物出版社出版的《五十二病方》一书中。

足部触诊

是通过触压(按压)足部出现的压痛、小丘疹、小硬块来判断内脏病变的诊断方法。压痛是最重要的异常所见,其次是肿胀、抵抗感或触及索状物等。另外,如发现足部皮肤发凉,应考虑到是否有潜在性的疾病。在健康情况下,对足部进行触诊不会引起疼痛。当人体内脏患病时,足部反射区除出现压痛外,还出现小丘疹、小硬块等病理产物,这种小硬块称之为积滞物。积滞物的产生有多种原因,主要是在血液循环不良情况下,其相关联的器官或组织出现不同程度的功能障碍。器官、组织与其相应的反射区,是一个相互通达的整体,可通过触诊足部相应的反射区来诊断疾病。并可通过按摩反射区,刺激末梢神经,使神经和内分泌充分发挥自我调节作用。

足部反射区

在人体的双足及小腿上有规律分布着与各系统、组织器官相对应的反应区或反应点,当机体发生病变时,可反映于其相应的反应区或反应点上。目前主要的足部反射区有 60 多个,近年来足部反射区向精细化、准确化发展。足部反射区的实质,是根据生物全息理论得出的机体在人体双足上的全息投影。某一脏腑、组织器官发生病变,可以在其相应的反应区或反应点,运用适当的手法刺激达到治疗作用。

足部望诊

是通过对足部骨骼构造、组织状态及皮肤状态的肉眼观察诊断疾病的方法。患者足自然放松,观察双足有无小丘疹、小硬块、扁平足、跚外翻、趾和趾甲变形、趾间足癣、鸡眼、胼胝、皮肤颜色的改变。如果有变化,说明反射区有异常,提示身体的某一部位有异常情况。足的骨骼构造发生变化,意味着反射区能量分配不正常,骨骼构造在排列上的变化与身体有关器官、组织出现异常有密切的关系。扁平足对上肢带和循环系统及脊柱有影响,右扁平足对肝脏和胆囊有影响,左扁平足对心脏有影响。跚趾外翻症对颈椎和甲状腺的反射区有影响。跚和其他足趾变形则头部与牙齿的反射区有异常。趾甲患丝状菌症或其形状、组织异常,说明头部反射区有异常。内外踝骨的损伤或充血与盆腔和髋关节的异常有关。足部充血或水肿,一般多出现于足腕部、踝部、跟腱以及足背趾关节部分,这些部位也是盆腔和胸廓上部脏器的反射区。踝部周围的水肿一般多由肾脏、心脏或循环系统疾患引起,这类患者往往可因静脉、动脉、淋巴管、神经系统或内分泌系统障碍引起盆腔充血,并多伴有循环系统的不正常。通过视诊,往往可以发现在左足背的足趾根部有小的脂肪块。足部出现的异常或变形本身并不重要,重要的是它出现在哪个部位。左足第五趾的跖骨关节部出现鸡眼,提示肩部的损伤;右足第三、第三趾尖间的鸡眼提示右眼的障碍。鸡眼和骨痂丝状菌症出现在反射区时只说明有关部位有障碍。望诊可以了解足部皮肤的异常状态有:皲裂、趾间疣、龟裂、足癣、外伤、鸡眼、水疱、烫伤、静脉瘤、色素沉着、皮肤发红、出汗、皮肤剥离、脓疮、小囊肿、溃疡、角质化、凹陷、浮肿、瘢痕等,还有趾甲变形、变颜色和皮肤结构的变化。

足部新穴组

相对于足部基础穴而言的足针穴位。1 号穴:足底后缘中点直上 1 寸。主治感冒,头痛,上颌窦炎,鼻炎。2 号穴:足底后缘中点直上 3 寸,内旁 1 寸处。主治三叉神经痛。3 号穴:足底后缘中点直上 3 寸。

主治神经衰弱,癔症,失眠,低血压,昏迷。4号穴:足底后缘中点直上3寸,外旁1寸。主治肋间神经痛,胸闷,胸痛。5号穴:足底后缘中点直上4寸,外旁1.5寸。主治坐骨神经痛,阑尾炎,胸痛。6号穴:足底后缘中点,直上5寸,内旁开1寸。主治痢疾,腹泻,十二指肠溃疡。7号穴:足底后缘中点直上5寸。主治哮喘,大脑发育不全。8号穴:7号穴外旁开1寸。主治神经衰弱,癫痫,神经症。9号穴:跗趾与第二趾间后4寸。主治痢疾,腹泻,子宫炎。10号穴:涌泉穴内旁开1寸。主治慢性胃肠炎,胃痉挛。11号穴:涌泉穴外旁开2寸。主治肩痛,荨麻疹。12号穴:足底跗趾与第二趾间后1寸。主治牙痛。13号穴:足底小趾横纹中点后1寸。主治牙痛。14号穴:小趾横纹中点。主治遗尿,尿频。15号穴:踝关节横纹中点下0.5寸两旁凹陷中。主治腰腿痛,腓肠肌痉挛。16号穴:足内侧舟骨突起上凹陷中。主治高血压,腮腺炎,急性扁桃体炎。17号穴:踝关节横纹中点下2.5寸。主治心绞痛,哮喘,感冒。18号穴:足背第一跖骨头内前凹陷中。主治胸痛,胸闷,急性腰扭伤。19号穴:足背第二、三趾间后3寸。主治头痛,中耳炎,急慢性肠炎,胃及十二指肠溃疡。20号穴:足背三、四趾间后2寸。主治落枕。21号穴:足背四、五趾间后0.5寸。主治坐骨神经痛,腮腺炎,扁桃体炎。22号穴:足背一、二趾间后1寸。主治急性扁桃体炎,流行性腮腺炎,高血压。23号穴:跗长伸肌腱内侧跖趾关节处。主治急性扁桃体炎,流行性腮腺炎,高血压,结节性痒症,湿疹,荨麻疹。24号穴:第二趾的第二关节内侧赤白肉际处。主治头痛,中耳炎。25号穴:第三趾的第二关节内侧赤白肉际处。主治头痛。26号穴:第四趾的第二关节内侧赤白肉际处。主治头痛,低血压。27号穴:太白穴与公孙穴连线的中点,主治癫痫,癔症、腹痛。28号穴:足内侧舟状骨突起下凹陷中。主治痛经,功能性子宫出血,附件炎。29号穴:内踝正中直下2寸处。主治功能性子宫出血,气管炎,哮喘。30号穴:足外踝后上方1.5寸处。主治坐骨神经痛,腰痛,头痛。

足大趾丛毛

指大敦穴。《备急千金要方》:"魇,灸两足大指丛毛中各二七壮。"足厥阴肝经即起于"大指丛毛之际"。丛,一作"聚"。详见该条。

足大趾端

奇穴名。见《外科大成》。定位:位于足大趾尖端。主治:便毒,穿踝疽等。刺灸法:艾炷灸3~4壮,或艾条灸5~10min。

附:文献记载

《外科大成》:便毒,灸足大趾之端。穿踝疽,灸患足大趾端三壮。

足第二趾上

奇穴名。也名二趾上。见《类经图翼》。《针灸孔穴及其疗法便览》名二趾上。定位:足第二、三趾夹缝上一寸,当内庭与陷谷之间处。主治:水肿,小便不利等。刺灸法:针0.5~0.7寸。

附:文献记载

《类经图翼》:足第二趾上穴,主治水病,灸足第二趾上一寸,随年壮。

足跗

部位名,指脚背部,其骨称跗骨。《刺灸心法要诀》:"跗者,足背也。"《灵枢·经脉》足阳明胃经、足少阳胆经、足厥阴肝经都经过足跗。

足跟点

手针穴名。见《常用新医疗法手册》。定位:位于胃肠点与大陵穴连线的中点。左右计两穴。主治:足跟痛。刺灸法:针0.3~0.5寸。灸3~5壮。

足踝上

奇穴名。见《千金翼方》。定位:位于内、外踝上缘直上4寸处。主治:小儿重舌,脚转筋、膈钩等。艾炷灸20~25壮,或艾条灸1~2h。

附:文献记载

《千金翼方》:小儿重舌,灸左足踝上七壮。又灸两足外踝上三壮。

《医说》:岐伯灸法,疗脚转筋时发不可忍者,灸脚踝上一壮,内筋急灸内,外筋急灸外。

《幼幼新书》:膈钩,不热乳食,寻常多睡眼不开,灸足髁骨上四寸,男内踝,女外踝,各三七壮。

足巨(钜)阳脉

即指足太阳经脉,是足太阳膀胱经的早期名称。见马王堆汉墓帛书:"足钜阳脉:潼外踝娄中,出却(脚)中,上穿踬,出厌中,夹脊,出于项,□头角,下颜,夹烦(颊),系目内廉。是动则病:潼(肿)、头痛,□□□□,脊痛,腰似折,髀不可以运,腘如结,腨如裂,此为踝蹶(厥)。是钜阳脉主治其所产病:头痛、耳聋、项痛、耳彊、疟、背痛、要(腰)痛,尻痛,痔(痔);胕(腘)痛,腨痛,足小指痹,为十二病。"参见"足太阳膀胱经""足太阳膀胱经病"条。

足希阴脉

指足厥阴经脉,是足厥阴肝经的早期名称。马王堆汉墓帛书:"足希阴脉:循大指间,以上出胻内廉,上八寸,交泰阴脉,□股内,上入脞间。其病:病胻瘦,多溺,嗜饮。足跗肿疾痹。诸病此物者,灸希阴脉。"参见"足厥阴肝经""足厥阴肝经病"条。

足厥阴

❶十二经脉之一。见《灵枢·经水》。即足厥阴肝经。详见该条。

❷奇穴名。见《备急千金要方》。《经外奇穴图谱》列作奇穴。位于姆趾背侧正中线,跖趾关节部。左右计四穴。主治消渴,癫疝等。刺灸法:艾炷灸3~4壮,或艾条灸5~10min。

附:文献记载

《备急千金要方》:消渴口干烦闷,灸足厥阴百壮;治卒癫……又灸足厥阴,在左灸右,在右灸左,三壮。在足大趾本节间。

《针灸腧穴索引》:足厥阴,位于足大趾本节间,灸三壮,左灸右,右灸左。主治卒癫,又治心痛少腹上下无常处,溲便难。

足厥阴标本

十二经标本之一。足厥阴之本在行间上五寸所(中封),标在背俞(肝)。《灵枢·卫气》:"足厥阴之本,在行间上五寸所,标在背腧也。"

足厥阴肝经

十二经脉之一。《灵枢·经脉》中名为"肝足厥阴之脉",现称"肝经"。足厥阴肝经起于足大趾末端外侧(大敦穴),沿足背上行,经内踝前上行至内踝上八寸处交出足太阴脾经之后,沿胻、大腿内侧进入阴毛部,绕阴部入小腹,挟行于胃旁,联络胆而入属于肝。上行经脉通过横膈,终止于胁肋部(期门穴),内行经脉沿气管之后向上进入喉头及鼻咽部,连接"目系"并与督脉会合于巅顶。其"目系"支脉下行颊里,环绕口唇,肝部支脉上经横膈注于肺中,与手太阴肺经相接。《灵枢·经脉》:"肝足厥阴之脉,起于大指丛毛之际,上循足跗上廉,去内踝一寸,上踝八寸,交出太阴之后,上腘内廉,循股阴,入毛中,环阴器,抵小腹,挟胃属肝络胆,上贯膈,布胁肋,循喉咙之后,上入颃颡,连目系,上出额,与督脉会于巅。其支者,从目系下颊里,环唇内;其支者,复从肝别贯膈,上注肺。"

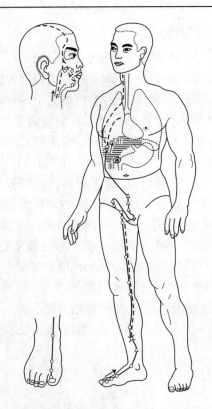

足厥阴肝经病候

经脉病候之一。《灵枢·经脉》:"是动则病腰痛不可以俯仰,丈夫㿉疝,妇人少腹肿,甚则嗌干,面尘脱色。是主肝所生病者,胸满呕逆飧泄,狐疝遗溺闭癃。"即本经有了异常变动就表现为下列的病症:腰痛得不能前俯后仰,男人可出现小肠疝气,女人可出现小腹部肿胀,严重的则咽喉干,面部像有灰尘,脱了血色。本经穴能主治有关肝方面所发生的病症:如胸闷,恶心呕吐,大便溏泄,疝气,遗尿或癃闭。

附:文献记载

《足臂十一脉灸经》:其病:病脞瘦,多溺,嗜饮,足跗肿疾,痹。诸病此物者,灸厥阴脉。

《阴阳十一脉灸经》:是动则病:丈夫㿉疝,妇人则少腹肿,腰痛不可以仰,甚则嗌干,面疵。是厥阴脉主治其所产病:热中,癃㿗(癃)、偏疝,为五病。

《灵枢·本神》:肝藏血,血舍魂,肝气虚则恐,实则怒。

《灵枢·五邪》:邪在肝则两胁中痛,寒中,恶血在内,胻善掣节时,取之行间,以引胁下,补三里,以温胃中,取血脉,以散恶血,取耳间青脉,以去其掣。

《灵枢·胀论》:肝胀者,胁下满而痛引小腹。

《素问·刺热篇》:肝热病者,小便先黄,腹痛多卧,身热。热争则狂言及惊,胁满痛,手足躁,不得安卧……刺足厥阴、少阴。

《素问·热论篇》:伤寒……六日厥阴受之,厥阴脉循阴器而络于肝,故烦满而囊缩。

《素问·刺疟篇》:足厥阴之疟,令人腰痛,少腹满,小便不利,如癃状,非癃也,数便,意恐惧,气不足,腹中悒悒。

《素问·刺疟篇》:肝疟者,令人色苍苍然,太息,其状若死者。

《素问·风论篇》:肝风之状,多汗恶风,善悲,色微苍,嗌干善怒,时憎女子。诊在目下,其色青。

《素问·藏气法时篇》:肝病者,两胁下痛引少腹,令人善怒;虚则目𥄫无所见,耳无所闻,善恐,如人将捕之。气逆则头痛,耳聋不聪,颊肿。取血者。

《素问·厥论篇》:厥阴之厥,则少腹肿痛,腹胀,泾溲不利,好卧屈膝,阴缩肿胻内热,厥阴厥逆,挛腰痛,虚满前闭,谵言。

《灵枢·经脉》:足厥阴气绝,则筋缩引卵与舌,厥阴者肝脉也,肝者筋之合也,筋者聚于阴器,而脉络于舌本也,故脉弗荣则筋急,筋急则引舌与卵,故唇青舌卷卵缩则筋先死……五阴气俱绝,则目系转,转则目运,目运者为志先死,志先死则远一日半死矣。六阳气绝,则阴与阳相离,离则腠理发泄,绝汗乃出,故旦占夕死,夕占旦死。

足厥阴肝经穴

足厥阴肝经所属腧穴。分布在足背、内踝前、胫骨内侧面,前阴至胁肋部。起于大敦,止于期门。左右各14穴,分别为大敦、行间、太冲、中封、蠡沟、中都、膝关、曲泉、阴包、足五里、阴廉、急脉、章门、期门。详见各条。

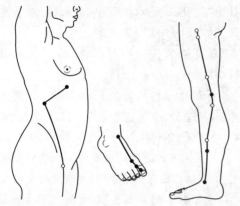

足厥阴经别

十二经别之一。本经别从足厥阴肝经的足背部分出,向上至阴部毛际,与足少阳经别合而并行。《灵枢·经别》:"足厥阴之正,别跗上,上至毛际,合于少阳,与别俱行。"

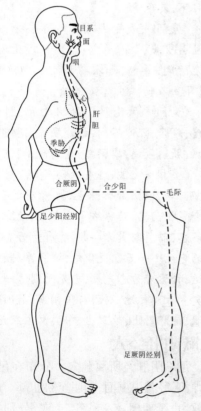

足厥阴经筋

十二经筋之一。见《灵枢·经筋》。起始于足大趾的上边,向上结于内踝前方,向上沿胫骨内侧,结于胫骨内髁之下,再向上沿大腿内侧,结于阴器部位而与诸筋相联络。《灵枢·经筋》载:"足厥阴之筋,起于大趾之上,上结于内踝之前,上循胫,上结内辅之下,上循阴股,结于阴器,络诸筋。其病:足大趾支,内踝之前痛,内辅痛,阴股痛转筋,阴器不用,伤于内则不起,伤于寒则阴缩入,伤于热则纵挺不收。"本经筋发生病变,可见足大趾支撑不适,内踝前部疼痛,内辅骨处也痛,大腿内侧疼痛转筋,前阴不能运用,若房劳过度,耗伤阴精则阴痿不举,伤于寒邪则阴器缩小,伤于热邪则阴器挺长不收。

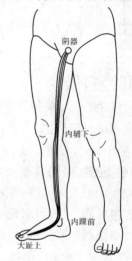

足厥阴络脉

十五络脉之一。名蠡沟。从内踝上五寸处分出,走向足少阳经脉;其分支沿本经上行至睾丸,散络于阴茎部。其病症:气机厥逆则睾丸肿胀,突发疝气。实证,则阴茎挺长,阳强不倒;虚证,则阴部痒。治疗取蠡沟穴。《灵枢·经脉》:"足厥阴之别,名曰蠡沟。去内踝五寸,别走少阳;其别者,循经(原作循胫,据《针灸甲乙经》《脉经》改)上睾,结于茎。其病气逆则睾肿卒疝。实则挺长,虚则暴痒。取之所别也。"

足厥阴脉

即指足厥阴经脉，是足厥阴肝经的早期名。马王堆汉墓帛书："足厥阴脉：系于足大趾丛[毛]之上，乘足[跗上廉]，去内踝一寸，上[踝]五寸，而[出太阴之后]，上出鱼股内廉，触少腹，大眦旁。是动则病：丈夫隤（㿉）疝，妇人则少腹肿，腰痛不可以仰，甚则嗌干，面疵。是厥阴脉主治其所产病：热中，癃，隤（㿉）、偏疝，□□。"参见"足厥阴肝经"条"足厥阴肝经病"条。

足厥阴之别

即足厥阴络脉。见《灵枢·经脉》。详见该条。

足厥阴之正

即足厥阴经别。见《灵枢·经别》。详见该条。

足两踝尖

奇穴名。见《备急千金要方》。又称内、外踝尖。在内者称内踝尖，在外者称外踝尖。主治：小儿不语，霍乱转筋，牙痛，扁桃体炎等。刺灸法：艾炷灸 5～7 壮，或艾条灸 10～15min。

足窌

阳交穴别名。见《针灸甲乙经》，详见该条。

足临泣

经穴名。《灵枢·本输》名临泣，《圣济总录》称足临泣。属足少阳胆经，本经输穴。八脉八穴之一，通带脉。定位：在足背外侧，当足四趾本节（第四跖趾关节）的后方，小趾伸肌腱的外侧凹陷处。局部解剖：布有足背中间皮神经；有足背静脉网及第四趾背侧动、静脉通过。主治：头痛目眩，目外眦痛，胸胁痛，乳痈，瘰疬，疟疾，月经不调，中风偏瘫，足跗肿痛；结膜炎，颈淋巴结炎，心绞痛，肋间神经痛，踝关节炎等。刺灸法：直刺 0.3～0.5 寸；艾炷灸 1～3

壮，或艾条灸 5～10min。

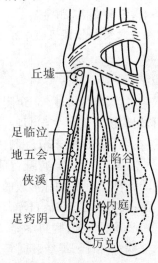

现代研究发现针刺足临泣穴可以引起肠鸣音亢进，但不如足三里、上巨虚等穴的效应强。

附一：腧穴定位文献记载

《灵枢·本输》：侠溪……上行一寸半陷者中也。

《针灸甲乙经》：在足小趾次指本节后间陷者中，去侠溪一寸五分。

《医宗金鉴》：从丘墟下行三寸，在足小趾四趾本节后，足跗间陷中。

《针灸集成》：距侠溪一寸六分，距地五会一寸。

附二：腧穴主治文献记载

《针灸甲乙经》：厥，四逆，喘，气满，风，身汗出而清，髀髀中痛，不可得行，足外皮痛；疟，日西发；胸中满，腋下肿，马刀瘘，善自啮舌颊，天牖中肿，淫泺胫酸，头眩，枕骨颔腮肿，目涩，身痹，洒淅振寒，季胁支满，寒热，胸胁腰腹膝外廉痛；胸痹心痛，不得息，痛无常处；月水不利，见血而有身则败及乳肿；大风，目外眦痛，身热痱，缺盆中痛。

《备急千金要方》：颈漏腋下马刀。

《针灸大成》：胸中满，缺盆中及腋下马刀疡瘘，善啮颊，天牖中肿、淫泺，脐酸，目眩，枕骨合颅痛，洒淅振寒，心痛，周痹。

痛无常处，厥逆气喘不能行，瘄疟日发，妇人月事不利，季胁支满，乳痛。

《循经考穴编》：诸般足疾，胻跗湿肿，浑身水气。

足窍阴

经穴名。《灵枢·本输》名窍阴，《针灸资生经》称足窍阴。属足少阳胆经，为本经井穴。定位：在足第四趾末节外侧，距趾甲根角0.1寸。局部解剖：布有趾背侧神经；有趾背侧动、静脉和趾跖动脉形成的动脉网通过。主治：头痛烦心，目眩，目赤，耳鸣，耳聋，失眠多梦，喉痹舌强，胸胁疼痛，月水不调，疮疽，热病；高血压，神经衰弱等。刺灸法：直刺0.1～0.2寸，或点刺出血；艾炷灸1～3壮，或艾条灸3～5min。

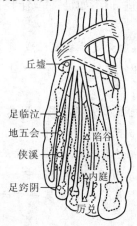

现代研究发现针刺足窍阴穴，可使主观色觉改变，眼底视网膜颞侧反光增强。

附一：腧穴定位文献记载

《灵枢·本输》：足小趾次趾之端也。

《针灸甲乙经》：在足小趾次趾之端，去爪甲如韭叶。

附二：腧穴主治文献记载

《素问·缪刺论篇》：胁痛不得息，咳而汗出。

《针灸甲乙经》：手足清，烦热汗不出，手肢转筋，头痛如锥刺之，循循然不可以动，动益烦心，喉痹，舌卷口干，臂内廉痛不可及头，耳聋鸣。

《备急千金要方》：胁痛咳逆，主四肢转筋。

《铜人腧穴针灸图经》：手足烦热汗不出；舌强；肘不可举。

《针灸大成》：胁痛，咳逆不得息，手足烦热，汗不出，转筋，痈疽，头痛心烦，喉痹，舌强口干，肘不可举，卒聋，魇梦，目痛，小眦痛。

《循经考穴编》：胆热多睡；胆寒不寐。

足三里

经穴名。见《灵枢·本输》。原名三里，《圣济总录》名足三里。属足阳明胃经，为本经合穴、下合穴。别名：下陵、下陵三里、下三里、鬼邪。定位：在小腿前外侧，当犊鼻下3寸，距胫骨前缘一横指（中指）。局部解剖：布有腓肠外侧皮神经及隐神经的皮支，深层当腓深神经，有胫骨前肌，外侧为趾长伸肌，并有胫前动、静脉通过。主治：胃痛，呕吐，腹胀，腹痛，噎膈，泄泻，便秘，喘咳痰多，乳痈，肠痈，头晕耳鸣，心悸，虚喘，五劳，七伤，水肿，脚气，癫狂，子痫，中风，下肢痹痛，眼睑下垂；急、慢性肠胃炎，胃痉挛，消化性溃疡，急性胰腺炎，肠梗阻，痢疾，胃下垂，子宫脱垂，胆囊炎，胆石症，面神经麻痹，下肢风湿痛，产后血晕及一般虚弱症等。刺灸法：直刺，略偏胫骨方向深0.5～1.5寸；艾炷灸5～15壮，或艾条灸10～30min。

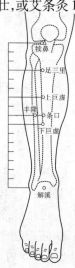

现代研究证明:足三里穴对人体许多系统有明显的调整作用,对许多疾病有显著的疗效。针刺足三里穴对胃运动及分泌功能有明显的调整作用,能使原来处于紧张或收缩亢进的胃运动减弱,使原来处于弛缓状态或较低兴奋状态的胃运动增强。对正常人针刺足三里穴,多数可使胃蠕动加强。对胃液的分泌也有影响,动物实验证明,针刺"足三里",当胃功能低下时,轻刺激可使胃酸分泌增加,胃酸度上升;当胃功能亢进时,重刺激却使胃酸分泌减少,胃酸度下降。这种作用在单纯针刺足三里穴治疗十二指肠溃疡的过程中,有利于溃疡的愈合。此外,还可使消化酶活性迅速增高,含量增加。针刺胃炎、溃疡病和胃癌患者的足三里穴,可见浅表性胃炎、萎缩性胃炎和胃癌患者原来较低的胃电频率和波幅升高,胃癌患者不规则的波形变得规则;使溃疡患者原来较高的胃电频率和波幅降低,从而使上述患者的胃电参数趋向正常,证明了足三里穴对胃功能的双向调整作用。电针足三里穴对减轻胃镜检查引起的不良反应,有明显的预防作用。足三里穴对肠道功能的调整作用也很强,动物实验观察,针刺"足三里"能加速实验性动物的空肠顺向与逆向套叠的还纳时间。临床报道针之也可使人体肠套叠迅速还纳,并可解除急性肠梗阻。有实验表明,针刺足三里对小肠运动的调整作用,因手法不同而产生不同效应,重捻转主要引起小肠运动减弱,轻捻转主要引起小肠运动增强。针刺足三里对阑尾也有影响,无论是在阑尾切除术时直接观察,或用钡餐充盈正常人和阑尾炎患者的阑尾,在 X 线下检查,或是在动物实验中剖腹直视观察以及用机械描记法等,都可发现针刺足三里可使阑尾运动加强,张力增高,阑尾弧度变化增大,气泡移动加快,阑尾内容物排空。有的观察到阑尾充血,局部温度升高,盲肠部痉挛解除,这些观察均有利于阑尾炎症的消除。临床观察证明,针刺足三里等穴,可即刻出现直肠蠕动增加并伴有强烈的便意,引起排便。动物实验也证实,针刺"足三里"对大肠运动有明显调整作用。一般情况下,在大肠相对安静或紧张度较低状态下,针之可使大肠蠕动增强,原来运动亢进或紧张度较高者,针之使之减弱。电镜下直视,针刺足三里可使因十二指肠球部病变关闭的幽门环松弛,对诊断十二指肠球部病变有实用价值。

在对健康人和患者的胆囊造影观察中,发现针刺时,胆囊有明显收缩作用;还可迅速解除吗啡所致的奥狄括约肌的痉挛。动物实验提示,针刺"足三里"可以减轻实验造成的应激条件下,家兔肝内柠檬酸和葡萄糖代谢的不良效应。

针刺足三里可提高大脑皮层细胞的工作能力。对垂体—肾上腺髓质功能也有良性调节作用,可使外周血液中肾上腺素含量增多。连续针刺数天后,可见肾上腺髓质内的肾上腺素细胞和去甲肾上腺素细胞明显增多,胞体增大,胞质反应加深。对垂体—肾上腺皮质功能也有促进作用。针刺动物"足三里"等穴后,尿中 17 - 酮类固醇含量明显增多,肾上腺皮质变厚,细胞体积增大,腺体重量增加。组织化学方法观察可看到肾上腺皮质内的抗坏血酸、胆固醇和琥珀酸脱氢酶的活力增强。针刺足三里穴可升高垂体泌乳素、促进乳汁分泌。还可调节血糖含量。采用烧山火手法可使血糖上升,透天凉手法则使之下降。在动物实验、生化检查中可见血中乳酸、丙酮酸含量相应增加,肝糖原、肌糖原和肌肉、脑内的供给物质磷酸、肌酸含量明显降低。

针刺足三里穴可提高痛阈。动物实验证明,针刺"足三里"后,乙酰胆碱在针刺镇痛中增加释放,这种介质可促使神经分泌物质释放和脑啡肽的释放增加,显示神经细胞功能加强。并且观察到,针刺"足三里"痛阈提高显著者,非特异性酯酶、酸性磷酸酶、三磷腺苷酶、单胺氧化酶及5-羟色胺等单胺物质含量都显著提高,因此加强了针刺镇痛的效果。

足三里穴对血液成分、血管的舒缩、血压、心率以及心脏功能都有良好的调整作用。此种作用除了取决于原机能状态外,尚与针刺手法、深度、强度等因素有关。对正常人用烧山火手法,可使嗜酸性粒细胞数增多。动物实验提示,针"足三里"使实验性白细胞减少症动物的白细胞数升高,艾灸则无此作用。对三期高血压病合并脑血栓形成恢复期患者灸足三里,发现可使原血纤蛋白原高于正常者降低,而正常者变化不明显。纤维蛋白降解产物在正常范围内灸后也无明显变化;而高于正常者,灸后则明显降低。说明艾灸足三里有降低血液凝固性,防治中风的作用。针刺足三里对各种急慢性实验性高血压都有降压作用。实验观察,针刺足三里穴,大多引起脑血流图容积波幅度增高,脑血管紧张度降低,脑供血情况好转。还可以改善冠心病患者球结膜的微循环障碍。

针刺足三里穴对呼吸功能也有一定的影响,可增加肺通气量、肺活量和肺耗气量。通过神经的反射作用,解除细支气管痉挛,从而缓解支气管哮喘的临床症状。

足三里作为保健要穴,已被各种研究所证实。电针动物"足三里"后末梢血液中白细胞总数以增加为主,网状内皮系统的吞噬功能效应也普遍增强,凝集素、沉淀素、溶菌素、杀菌素、血清备解素、调理素等以及补体效价均有增加,从而增强了杀菌能力。对肿瘤的免疫血清效价也有显著提高。电针动物"足三里",淋巴细胞转化率显著提高,淋巴细胞运动相当活跃。形成伪足状突起的淋巴细胞数也增多。针刺阑尾炎患者的足三里穴,可见 γ 球蛋白增高。针刺哮喘患者足三里穴,可使 IgG 明显增高。对于化疗引起白细胞低下的患者,针之可使其上升。给家兔皮下注射苯造成白细胞减少症,针之也可使白细胞升高。针刺动物"足三里"可增强白细胞吞噬能力,使炎症区域毛细血管通透性降低,渗出液减少,炎症消退,体温下降。以上研究证明,足三里穴可增强机体的免疫力和杀菌力,从而提高机体的防病抗病能力。电针足三里穴加格雷司琼可明显抑制患者化疗后出现的恶心、呕吐等症状,显著提高患者的生活质量。艾灸足三里穴不但可降低老年人感冒的发生率,同时对于减少患病次数和减轻症状都有一定的效果。

足三里穴是防病和抗衰老的重要腧穴之一,针灸足三里穴可以提高机体的免疫功能。免疫功能低下是衰老的重要原因之一,由于老年人免疫功能下降和衰退,自身稳定能力不足,自我识别失调,抗感染能力下降而罹患疾病、恶性肿瘤及自身免疫性疾病。激光及光灸照射足三里穴可使老年人外周血淋巴细胞阳性率明显升高,对抗衰老有重要意义。针刺足三里还可降低血脂、降低心肌耗氧量,促进心肌肌层的血液供应和心肌的血液灌注;艾灸足三里穴有降低血液凝聚的作用,使纤维蛋白原和纤维蛋白降解产物有明显的下降,从而预防脑血栓形成;足三里穴每日无瘢痕灸5壮左右,可预防老年痴呆症的发生。说明足三里穴对许多老年性疾病有良好的防治作用。

附一:腧穴定位文献记载

《素问·针解篇》:下膝三寸也。

《针灸甲乙经》:在膝下三寸,胻外廉。

《针灸大成》:膝下三寸,胻骨外廉大筋内宛宛中,两筋分肉间。

附二:腧穴主治文献记载

《素问·水热穴论篇》:气街、三里、巨虚上下廉,此八者,以泻胃中之热也。

《素问·骨空论篇》:寒膝伸不屈,治其楗。……连骱若折,治阳明中俞髎。

《灵枢·邪气藏府病形》：胃病者，腹䐜胀，胃脘当心而痛，上支两胁，膈咽不通，食欲不下，取之三里。

《灵枢·四时气》：善呕，呕有苦，长太息，心中憺憺，恐人将捕之……取三里以下胃气逆，则刺少阳血络以闭胆逆；小腹痛肿，不得小便……肿上及胃脘，取三里。腹中常鸣，气上冲胸，喘不能久立邪在大肠，刺肓之原，巨虚上廉，三里；着痹不去，久寒不已，卒取其三里。

《灵枢·五邪》：邪在脾胃，则病肌肉痛。阳气有余，阴气不足，则热中善饥；阳气不足，阴气有余，则寒中肠鸣腹痛。阴阳俱有余，若俱不足，则有寒有热，皆调于三里。邪在肝，则两胁中痛，寒中，恶血在内，行善掣节，时脚肿，取之行间，以引胁下，补三里以温胃中，取血脉以散恶血。

《灵枢·卫气失常》：卫气之留于腹中，搐积不行，苑蕴不得常所，使人支胁胃中满，喘呼逆息。……积于下者，泻三里与气街。

《灵枢·五乱》：气在于肠胃者，取之足太阴、阳明；不下者，取之三里。

《灵枢·热病》：风痉身反折……中有寒，取三里。

《脉经》：大便不利，腹满，四肢重，身热，苦目胀。

《针灸甲乙经》：阳厥凄凄而寒，少腹坚，头痛，胫股腹痛，消肿，小便不利，善呕；痉身反折，口噤，喉痹不能言；五脏六腑之胀；肠中寒，胀满善噫，闻食臭，胃气不足，肠鸣腹痛泄，食不化，心下胀；乳痛，霍乱，遗矢气；阴气不足，热中，消谷善饥，腹热身烦狂言；热病先头重颜痛，烦心身热，热争则腰痛不可以俯仰，腹满，两颔痛甚，暴泄，善饥而不欲食，善噫，热中足清，腹胀食不化，善呕泄有脓血，若呕无所出；水肿胀皮肿；热病汗不出；腰痛不可以顾，顾而有似拔者，善悲；狂歌妄言，怒，恐，恶人与火，骂詈。

《备急千金要方》：口僻，乳肿，喉痹不能言，胃气不足，久泄痢，食不化；头眩；喜哕；狂歌妄笑；乳痛；膝痿寒；脚气初得脚弱；足痿失履不收；足下热，不能久立；喜悲；欬嗽多唾；饮食不化，入腹还出；僻噤；瘿；痎疟少气。

《千金翼方》：黄疸。

《太平圣惠方》：秦丞祖云：诸病皆治，食气水气，蛊毒，癥癖，四肢肿满，腿膝酸痛，目不明；又引华佗云：五劳羸瘦，七伤虚乏，大小人热，皆调三里；腹满坚，不能食；反胃，胸胁腹积气。

《扁鹊神应针灸玉龙经》：寒湿脚气痛难熬；水肿。

《席弘赋》：虚喘；食癖气块。

《针灸大成》：胃中寒，心腹胀满，肠鸣，脏气虚惫，真气不足，腹痛食不下，大便不通，心闷不已，卒心痛，腹有逆气上攻，腰痛不得俯仰，小肠气，水气蛊毒，鬼击，痃癖，四肢满，膝胻酸痛，目不明，产妇血晕。

《医学入门》：中风中湿，诸虚耳聋，上牙疼痹，风水肿，心腹鼓胀，及鼓胀噎膈哮喘，寒湿脚气，上中下部疾无所不治。

▲注：《外台秘要方》：凡人年三十以上，若不灸三里，令人气上眼暗，所以三里下气。

《针灸聚英》引东垣曰：六淫客邪，及上热下寒，筋骨皮肉血脉之病，错取于胃之合（三里）大危。又曰：有人年少气弱，常于三里、气海灸之，节次约五七十壮，至年老热厥头痛，虽大寒犹喜风寒，痛愈恶暖处及烟火，皆灸之过也。

《类经图翼》：一云小儿忌灸三里，三十外方可，不尔反生疾。

足三阳经

足阳明胃经、足少阳胆经、足太阳膀胱经的合称。足三阳经起于头面，分布于躯干及下肢外侧的前、后、侧面。《灵枢·逆顺肥瘦》："足之三阳，从头走足。"

足三阴经

足太阴脾经、足少阴肾经、足厥阴肝经的合称。足三阴经分布于下肢内侧，上达胸腹、内脏。《灵枢·逆顺肥瘦》："足之三阴，从足走腹。"

足上廉

经穴别名。即上巨虚，见《圣济总录》。

足少阳标本

十二经标本之一。足少阳之本在窍阴之间，标在窗笼（耳）之前（听宫）。《灵枢·卫气》："足少阳之本，在窍阴之间，标在窗笼之前。窗笼者，耳也。"

足少阳胆经

十二经脉之一。马王堆汉墓帛书称之为"足少阳温（脉）"或"少阳脉（脉）"，《灵枢·经脉》称为"胆足少阳之脉"，现又称"胆经"。足少阳胆经起于目外眦（瞳子髎穴），上达额部，下行耳后，沿颈项至肩部进入锁骨上窝，下行胸中，通过横膈联络于肝，入属于胆，沿胁肋出于腹股沟动脉部，绕阴部毛际再横入髋关节部，其耳部的支脉从耳后入耳中，出耳前达目外眦后方，其眼部支脉由目外眦分出，经颊部、眶下至颈部，与进入锁骨上窝的经脉相合，其锁骨上窝部的直行主干则下行腋部，沿躯干侧部经季肋下行至髋部，再向下沿下肢外侧出外踝之前，沿足背，终止于第四趾末端外侧（足窍阴穴）。该经脉在体表的循行路线主要是分布在人体的外侧面，它从足背分出的支脉在足大趾末端外侧与足厥阴肝经相接。《灵枢·经脉》："胆足少阳之脉，起于目锐眦，上抵头角，下耳后，循颈，行手少阳之前，至肩上，却交出手少阳之后，入缺盆。其支者，从耳后入耳中，出走耳前，至目锐眦后；其支者，别锐眦，下大迎，合于手少阳，抵于**䪼**，下加颊车，下颈合缺盆。——以下胸中，贯膈络肝属胆，循胁里，出气街，绕毛际，横入髀厌中；其直者，从缺盆下腋，循胸

过季胁，下合髀厌中。——以下循髀阳，出膝外廉，下外辅骨之前，直下抵绝骨之端，下出外踝之前，循足跗上，出小指次指之间。其支者，别跗上，入大指之间，循大指歧骨内出其端，还贯爪甲，出三毛。"

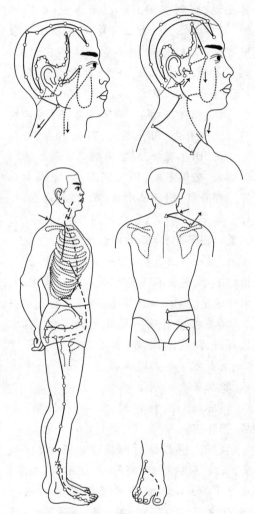

足少阳胆经病候

经脉病候之一。《灵枢·经脉》："是动则病口苦，善太息，心胁痛不能转侧，甚则面微有尘，体无膏泽，足外反热，是为阳厥。是主骨所生病者，头痛颔痛，目锐眦痛，缺盆中肿痛，腋下肿，马刀侠瘿，汗出振寒，疟，胸胁肋，髀膝外至胫绝骨外踝前及诸节皆痛，小指次指不用。"即本经有了异常变动就表现为下列的病症：嘴里发苦，好

叹气,胸胁痛不能转侧,甚则面孔像蒙着微薄的灰尘,身体没有脂润光泽,小腿外侧热,还可发为足少阳部的气血阻逆,如厥冷、麻木、酸痛等。本经所属腧穴能主治有关"骨"方面所发生的病症:如头痛,颔痛,眼睛外眦痛,缺盆(锁骨上窝)中肿痛,腋下肿,如"马刀挟瘿"等,自汗出,战栗发冷,疟疾,胸部、胁肋、大腿及膝部外侧以至小腿腓骨下段(绝骨)、外踝的前面,以及各骨节都酸痛,小趾侧的次趾(足无名趾)不好运用。

附:文献记载

《足臂十一脉灸经》:其病:病足小指次指废,胻外廉痛,胻寒,膝外廉痛,股外廉痛,髀外廉痛,胁痛,□痛,产(生)马,缺盆痛,瘘,聋,膂痛,耳前痛,目外眦痛,胁外肿。诸病此物者,皆灸少阳脉。

《阴阳十一脉灸经》:是动则病:心与胁痛,不可以反稷(侧),甚则无膏,足外反,此为阳厥。是足少阳脉主治其所产病:□□痛,头颈痛,胁痛,疟,汗出,节尽痛,髀外廉痛,□痛,鱼股痛,膝外廉痛,振寒,足中指痹,为十二病。

《灵枢·胀论》:胆胀者,胁下痛胀,口中苦,善太息。

《灵枢·邪气藏府病形》:胆病者,善太息,口苦,呕宿汁,心下澹澹,恐人将捕之,嗌中吤吤然,数唾,在足少阳之本末,亦视其脉之陷下者,灸之,其寒热者,取阳陵泉。

《素问·热论篇》:伤寒……三日少阳受之,少阳主胆(骨),其脉循胁络于耳,故胸胁痛而耳聋。

《素问·刺疟篇》:足少阳之疟:令人解㑊(音懈亦),寒不甚,热不甚,恶见人,见人心惕惕然,热多汗出甚,刺足少阳。

《素问·厥论篇》:少阳之厥:暴聋,颊肿而热,胁痛,骱不可以运。少阳厥逆,机关不利,腰不可以行,项不可以顾。

《灵枢·终始》:少阳终者,耳聋,百节尽纵,目系绝,目系绝一日半则死矣。

足少阳胆经穴

足少阳胆经所属腧穴。分布在目外眦、颞部、耳后、肩部、胁肋、下肢外侧、膝外侧、外踝的前下方、足第四趾端等部位。起于瞳子髎,止于足窍阴。左右各44穴,分别为瞳子髎、听会、上关、颔厌、悬颅、悬厘、曲鬓、率谷、天冲、浮白、头窍阴、完骨、本神、阳白、头临泣、目窗、正营、承灵、脑空、风池、肩井、渊腋、辄筋、日月、京门、带脉、五枢、维道、居髎、环跳、风市、中渎、膝阳关、阳陵泉、阳交、外丘、光明、阳辅、悬钟、丘墟、足临泣、地五会、侠溪、足窍阴。

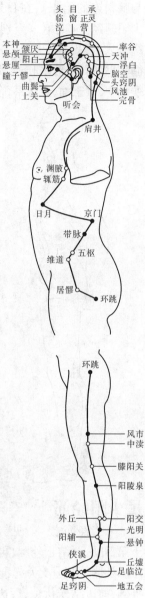

足少阳经别

十二经别之一。本经别从足少阳胆经的髀枢部分出,绕过髀枢部而进入阴部毛际,与足厥阴肝经相合;它的分支,上行进入十一、十二肋软骨之间,进入胸腹,属于胆,散行上至肝脏,通过心脏部位,挟着食管,浅出下颌，口旁，散布面部，联系目系（眼球与脑相连的组织），在目外眦部，归属入足少阳胆经。《灵枢·经别》："足少阳之正，绕髀入毛际，合于厥阴；别者，入季胁之间，循胸里，属胆，散之肝，上贯心，以上挟咽，出颐颔中，散于面，系目系，合少阳于外眦也。"

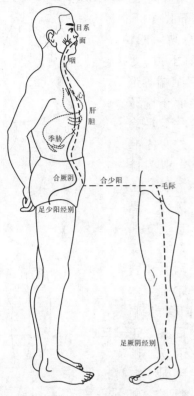

足少阳经筋

十二经筋之一。见《灵枢·经筋》。起于第四趾，上结于外踝，再向上沿胫外侧结于膝外侧。其分支另起于腓骨部，上走大腿外侧，前边结于伏兔，后边结于骶部。直行的经侧腹季胁，上走腋前方，联系于胸侧和乳部，结于缺盆。直行的上出腋部，通过缺盆，走向太阳经的前方，沿耳后上绕到额角，交会于头顶，向下走向下颌，上方结于鼻旁，分支结于外眦成"外维"。本经筋发生病变，可见足第四趾支撑不适，掣引转筋，并牵连膝外侧转筋，膝部不能随意屈伸，腘部的经筋拘急，前面牵连髀部，后面牵引尻部，向上牵及胁下空软处及胁部作痛，向上牵引缺

盆、胸侧，颈部所维系的筋发生拘急。如果从左侧向右侧维络的筋拘急时，则右眼不能张开。因此筋上过右额角与蹻脉并行，阴阳蹻脉在此互相交叉，左右之筋也是交叉的，左侧的维络右侧，所以左侧的额角筋伤，会引起右足不能活动，这叫维筋相交。《灵枢·经筋》："足少阳之筋，起于小指次指，上结外踝，上循胫外廉，结于膝外廉；其支者，别起外辅骨，上走髀，前者结于伏兔之上，后者结于尻；其直者，上乘䏚季胁，上走腋前廉，系于膺乳，结于缺盆；直者，上出腋，贯缺盆，出太阳之前，循耳后，上额角，交颠上，下走颔，上结于頄。支者结于目眦为外维。其病小指次指支转筋，引膝外转筋，膝不可屈伸，腘筋急，前引髀，后引尻，即上乘䏚季胁痛，上引缺盆膺乳颈，维筋急，从左之右，右目不开，上过右角，并蹻脉而行，左络于右，故伤左角，右足不用，命曰维筋相交。"

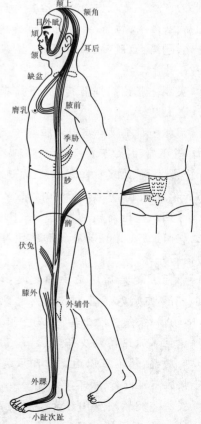

足少阳络脉

十五络脉之一。名光明。在外踝上五寸处分出,走向足厥阴经脉,向下散络于足背。其病症:实证,足部厥冷;虚证,下肢痿软,不能站立。治疗取光明穴。《灵枢·经脉》:"足少阳之别,名曰光明,去踝五寸,别走厥阴,并经下络足跗。实则厥,虚则痿躄,坐不能起。取之所别也。"

足少阳脉

指足少阳经脉,是足少阳胆经的早期名称。马王堆汉墓帛书:"足少阳脉:出于踝前,枝于骨间,上贯膝外廉,出于股外廉,出胁;枝之肩薄(髆);其直者,贯腋,出于项、耳、出腘(枕),出目外溃(眦)。其病:病足小指次指废,胻外廉痛,胻寒,膝外廉痛,股外廉痛,髀外廉痛,胁痛,□痛,产(生)马,缺盆痛,瘘,聋、腘痛、耳前痛、目外溃(眦)痛,胁外肿。诸病此物者,皆灸少阳脉。"参见"足少阳胆经""足少阳胆经病"条。

足少阳之别

即足少阳络脉。见《灵枢·经脉》。

足少阳之正

即足少阳经别。见《灵枢·经别》。

足少阳经别 足厥阴经别

十二经别中的第二对(合)。足少阳经别:从足少阳经分出后,绕过大腿前侧,进入外阴部,与足厥阴经的经别会合,其分支进入浮肋之间,沿胸腔里,属于胆,散布于肝,向上贯穿心脏,行食管旁,浅出于下颌中,散布于面部,联系眼球后组织,于目外眦部与足少阳经脉会合。足厥阴经别:从足背上足厥阴经分出,向上到达外阴部,和足少阳经别会合并行。《灵枢·经别》载:"足少阳之正,绕髀入毛际,合于厥阴;别者,入季胁之间,循胸里,属胆,散之上肝,上贯心,以上挟咽,出颐颔中,散于面,系目系,合少阳于外眦也。足厥阴之正,别跗上,上至毛际,合于少阳,与别俱行,此为二合也。"

足少阴标本

十二经标本之一。足少阴之本在交信,标在背腧(肾)和舌下两脉。《灵枢·卫气》:"足少阴之本,在内踝下上三寸中,标在背腧与舌下两脉也。"

足少阴经别

十二经别之一。从足少阴肾经的腘窝部分出,与足太阳经别相合并行,上至肾,在第二腰椎处出属带脉;直行的一条,上行连系舌根,又上出于项部,脉气合入足太阳膀胱经。《灵枢·经别》:"足少阴之正,至腘中,别走太阳而合,上至肾,当十四椎,出属带脉;直者,系舌本,复出于项,合于太阳。"

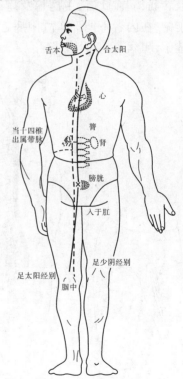

足少阴经筋

十二经筋之一。见《灵枢·经筋》。起于足小趾下边,入足心部,同足太阴经筋斜走内踝下方,结于足跟,与足太阳经筋会合;向上结于胫骨内髁下,同足太阴经筋一起向上行,沿大腿内侧,结于阴部,沿脊

（脊旁肌肉）里夹背，上后项结于枕骨，与足太阳经筋会合。本经筋发生病变，可见足下转筋，所经过和所结聚的部位，都有疼痛和转筋的证候，病在足少阴经筋，主要有痫证、抽搐和项背反张等证，病在背侧的不能前俯，在胸腹侧的不能后仰，背为阳，腹为阴，阳筋病，项背部筋急，而腰向后反折，身体不能前俯，阴筋病，腹部筋急，而身不能后仰。《灵枢·经筋》："足少阴之筋，起于小指之下，并足太阴之筋，邪走内踝之下，结于踵，与太阳之筋合，而上结于内辅骨之下，并太阴之经筋而上循阴股，结于阴器，循膂内挟脊，上至项，结于枕骨，与足太阳之筋合。其病足下转筋，及所过而结者皆痛及转筋，病在此者，主痫瘛及痉，在外者不能俯，在内者不能仰。故阳病者腰反折不能俯，阴病者，不能仰。"

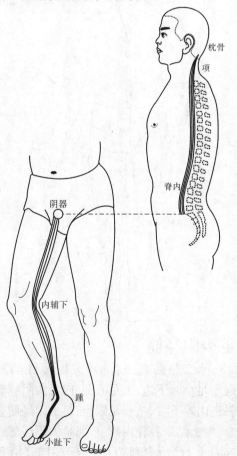

足少阴络脉

十五络脉之一。名大钟。从内踝后分出后，绕行足跟，走向足太阳经脉；其分支，与本经相并上行，至心包之下，向外通过腰脊部。其病症：脉气厥逆，则心胸烦闷；实证，见小便不利甚或不通，发为癃闭；虚证，则腰痛。治疗取大钟穴。《灵枢·经脉》："足少阴之别，名曰大钟。当踝后绕跟，别走太阳；其别者，并经上走于心包，下外贯腰脊。其病气逆则烦闷，实则闭癃；虚则腰痛。取之所别也。"

足少阴脉

即足少阴经。足少阴肾经的早期名。马王堆汉墓帛书《足臂十一脉灸经》："足少阴脉：出内踝窭中，上贯腨（腨），入胎（腘），出股，入腹，循脊内□廉，出肝、入肤，系舌□。其病：病足热，腨（腨）内痛，股内痛，腹街、脊内廉痛，肝痛、心痛、烦心，咽□□□□舌𥗨旦□尚□□□数喝，牧（默）牧（默）嗜卧以咳。［诸］病此物［者，皆灸］足少阴［脉］。"参见"足少阴肾经""足少阴肾经病"条。

足少阴气绝

指足少阴肾经的经气衰竭。主要证候是骨枯，齿长而垢，毛发枯而无泽。《灵枢·经脉》："足少阴气绝，则骨枯，少阴者冬脉也，伏行而濡骨髓者也，故骨不濡则肉不能着骨也，骨肉不相亲则肉软却，肉软却故齿长而垢，发无泽，发无泽者骨先死，戊笃己死，土胜水也。"

足少阴肾经

十二经脉之一。本经自足小趾的下边起始，斜行到足掌心中（涌泉），出行到然骨（舟骨粗隆）的下面，沿着内踝后方，分布在足跟中，由此向上在三阴交处与足太阴脾经、足厥阴肝经相会，然后行至腓肠肌内，浅出腘窝内侧（阴谷），沿大腿内侧后边向上，穿过脊柱，属于肾脏，联络膀胱。

它直行的主干，从肾脏出来，向上穿过肝脏和膈肌，进入肺部，沿着气管喉咙，到舌根两侧。它的支脉，从肺脏出来，联络心，流注到胸中。脉气由此与手厥阴心包经相接。《灵枢·经脉》：肾足少阴之脉，起于小指之下，邪走（《素问·阴阳离合论篇》王注引《灵枢》文作："斜趣"）足心，出于然谷之下，循内踝之后，别入跟中，以上踹内，出腘内廉，上股内后廉，贯脊属肾络膀胱；其直者，从肾上贯肝膈，入肺中，循喉咙，挟舌本；其支者，从肺出络心，注胸中。

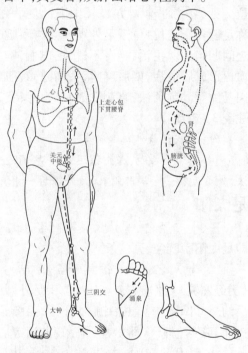

足少阴肾经病候

经脉病候之一。《灵枢·经脉》："是动则病：饥不欲食，面如漆柴，咳唾则有血，喝喝而喘，坐而欲起，目䀮䀮如无所见，心如悬若饥状，气不足则善恐，心惕惕如人将捕之，是为骨厥。是主肾所生病者：口热舌干、咽肿上气，嗌干及痛，烦心心痛，黄疸肠澼，脊股内后廉痛，痿厥嗜卧，足下热而痛。"即本经有了异常变动就表现为下列病症：饥饿而不想进食，面色黧黑像漆柴（炭），咳嗽痰唾带血，喝喝气急，刚坐下来

就想起来，两目视物模糊不清，心像悬空而不安，有如饥饿之感；肾气虚的容易发生恐惧，心中怦怦跳动，好像有人要捉捕一样；这还可发生为"骨"方面的深部气血阻逆，如厥冷、麻木、酸痛等。本经所属腧穴能主治有关"肾"方面所发生的病症：口热，舌干燥，咽部发肿，气上逆，喉咙发干而痛，心内烦扰且痛，黄疸，腹泻，脊柱、大腿内侧后边痛，痿软，厥冷，喜欢躺着，脚心发热而痛。

附：文献记载

《足臂十一脉灸经》其病：病足热，腨（腨）内痛，股内痛，腹街、脊内廉痛，肝痛、心痛，烦心，咽□□□舌干舌坼，旦□尚□□□数喝，牧牧嗜卧以咳。[诸]病此物[者，皆灸]足少阴[脉]。

《阴阳十一脉灸经》：是动则病：喝喝如喘，坐而起则目膜（䀮）如毋见，心如悬，病饥，气[不足]，善怒，心惕，恐[人将捕之]，不欲食，面黯若炲色，咳则有血，此为骨蹶（厥）。是少[阴]脉主[治其[所产病]：□□□□□□，舌柝（坼），嗌干，上气，噎，嗌中痛，瘅，嗜卧，咳，喑，为十病。

《灵枢·本神》：肾藏精，精舍志，肾气虚则厥，实则胀。

《灵枢·五邪》：邪在肾则骨痛阴痹，阴痹者，按之而不得，腹胀腰痛，大便难，肩背颈项痛，时眩，取之涌泉、昆仑，视有血者尽取之。

《灵枢·胀论》：肾胀者，腹满引背央央然，腰髀痛。

《素问·刺热篇》：肾热病者，先腰痛胻酸，苦渴数饮身热。热争则项痛而强，胻寒且酸，足下热，不欲言，其逆则项痛员员澹澹然……刺足少阴、太阳。

《素问·热论篇》：伤寒……五日少阴受之，少阴脉贯肾，络于肺，系舌本，故口燥舌干而渴。

《素问·刺疟篇》：足少阴之疟，令人呕吐甚，多寒热，热多寒少，欲闭户牖而处。

《素问·刺疟篇》：肾疟者,令人洒洒然,腰脊痛宛转,大便难,目眴眴然,手足寒。

《素问·风论篇》：肾风之状,多汗恶风,面痝然浮肿,脊痛不能正立。其色炲,隐曲不利。诊在肌上,其色黑。

《素问·藏气法时篇》：肾病者,腹大胫肿,喘咳身重,寝汗出,憎风,虚则胸中痛,大腹小腹痛,清厥,意不乐。

《素问·厥论篇》：少阴之厥,则口干溺赤,腹满心痛。少阴厥逆,虚满呕变,下泄清,治主病者。

《灵枢·经脉》：足少阴气绝,则骨枯,少阴者,冬脉也,伏行而濡骨髓者也,故骨不濡则肉不能着骨也。骨肉不相亲则肉软却,肉软却,故齿长而垢,发无泽,发无泽者骨先死。

《灵枢·终始》：少阴终者,面黑,齿长而垢,腹胀闭塞,上下不通而终矣。

足少阴肾经穴

足少阴肾经所属腧穴。分布在足心、内踝后、跟腱前缘、下肢内侧后缘、腹部、胸部。起于涌泉,止于俞府。左右各27穴,分别为涌泉、然谷、太溪、大钟、水泉、照海、复溜、交信、筑宾、阴谷、横骨、大赫、气穴、四满、中注、肓俞、商曲、石关、阴都、腹通谷、幽门、步廊、神封、灵墟、神藏、或中、俞府。

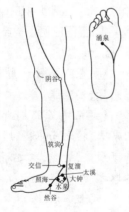

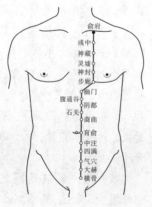

足少阴之别

即足少阴络脉。见《灵枢·经脉》。

足少阴之正

即足少阴经别。见《灵枢·经别》。

足十二井

指足三阴三阳经的井穴,左右共计12穴。即厉兑(胃)、隐白(脾)、至阴(膀胱)、涌泉(肾)、足窍阴(胆)、大敦(肝)。

足髓孔

奇穴名。与足太阳膀胱经之昆仑穴同位。见《备急千金要方》。《中国针灸学》称足髓孔。定位:位于足外踝高点与跟腱之间凹陷中。主治:半身不遂,脑出血,脑血栓形成后遗症,四肢麻痹,头痛眩晕,肌肉萎缩等。刺灸法:直刺0.3~0.5寸;艾炷灸3~7壮。

附:文献记载

《备急千金要方》：灸猥退风半身不遂法,先灸天窗……次脚髓孔,足外踝后一寸。

足太阳

一、十二经之一。见《灵枢·经水》。即足太阳膀胱经,见该条。

二、奇穴名。见《备急千金要方》。《类经图翼》列作奇穴。定位:位于足外踝后约一寸凹陷中。主治:胞衣不下,足痿,头痛,眩晕,脚气,跗痹痛,消渴,淋病等。刺灸法:针0.3~0.5寸;艾炷灸3~5壮,或艾条灸5~10min。

附:文献记载

《备急千金要方》：消渴咽喉干,灸胸堂五十壮,又灸足太阳五十壮;淋病九部诸疾,灸足太阳五十壮;男阴卵大癞病,灸足太阳五十壮,三报之。

《千金翼方》：胞衣不出,针足太阳,入四分。在外踝下后一寸宛宛中。

《中国针灸学》：足太阴、太阳,足内踝之后与足外踝后各一寸取之。针三分。灸三壮。主治难产、胞衣不下。

足太阳标本

十二经标本之一。足太阳之本在跟以上五寸中（跗阳），标在两络命门（目）。《灵枢·卫气》："足太阳之本，在跟以上五寸中，标在两络命门。命门者，目也。"

足太阳经别

十二经别之一。在腘窝部从足太阳膀胱经分出，其中一条延展分布到骶骨下5寸处别行进入肛门，向内连属膀胱，散络于肾，并沿脊柱两侧上行，当心脏的部位入内而散；它直行的一条，从脊柱两旁上行，出于颈项，归属足太阳膀胱经。《灵枢·经别》："足太阳之正，别入于腘中，其一道下尻五寸，别入于肛，属于膀胱，散之肾，循膂当心入散；直者，从膂上出于项，复属于太阳。"

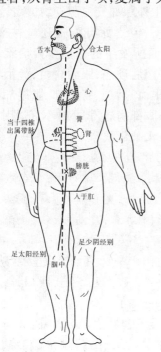

足太阳经筋

十二经筋之一。见《灵枢·经筋》。起始于足小趾，上结于外踝，斜上结于膝部，下方沿足外侧结于足跟，向上沿跟腱结于腘部；其分支结于小腿肚，上向腘内侧，与腘部一支并行上结于臀部；向上夹脊旁，上后项；分支入结于舌根。直行者结于枕骨，上向头顶，由头的前方下行到颜面，结于鼻部。分支形成"目上纲"，下边结于鼻旁。背部的分支，从腋后外侧结于肩髃部位；一支进入腋下，向上出缺盆，上方结于完骨（耳后乳突）；再有分支从缺盆出来，斜上结于鼻旁部。《灵枢·经筋》："足太阳之筋，起于足小趾，上结于踝，邪上结于膝，其下循足外侧，结于踵，上循跟，结于腘；其别者，结于腨外，上腘中内廉，与腘中并上结于臀，上挟脊上项；其支者，别入结于舌本；其直者，结于枕骨，上头下颜，结于鼻。其支者，为目上纲，下结于頄。其支者，从腋后外廉，结于肩髃。其支者，入腋下，上出缺盆，上结于完骨。其支者，出缺盆，邪上出于頄。其病：小指支，跟肿痛，腘挛，脊反折，项筋急，肩不举，腋支，缺盆中扭痛，不可左右摇。"即本经筋发生病变，可见足小趾支撑不适和足跟部掣引疼痛，腘窝部挛急，脊背反张，项筋拘急，肩不能抬举，腋部支撑不适，缺盆中如扭掣样疼痛，不能左右活动。

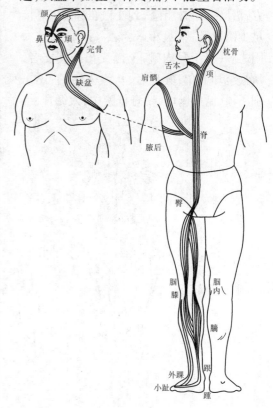

足太阳络脉

十五络脉之一。名飞阳。在外踝上七寸处分出,走向足少阴经脉。其病症:实证,鼻塞,鼻流清涕,头及背部疼痛;虚证,则鼻流清涕,鼻出血。治疗取飞扬穴。《灵枢·经脉》:"足太阳之别,名曰飞扬。去踝七寸,别走少阴。实则鼽窒,头背痛;虚则鼽衄,取之所别也。"

足太阳膀胱经

十二经脉之一。足太阳膀胱经始于内眼角(睛明穴),上额部,交于头顶。它的分支从头顶分出至耳上角。它的直行主干由头顶入络于脑,回过来在项部(天柱穴)分开下行,一支沿肩胛内侧,夹脊旁,到达腰中,入背部筋肉,络于肾,属膀胱;一支从腰中分出,夹脊旁,过臀部,进入腘窝中。背部另一支,从肩胛内侧分别下行,通过肩胛,经髋关节部,沿大腿外侧后边下行,会合于腘窝中。向下过腓肠肌部,出外踝后方,沿第五跖骨粗隆,到小趾的外侧,下接足少阴肾经。《灵枢·经脉》:"膀胱足太阳之脉,起于目内眦,上额交巅。其支者,从巅至耳上角;其直者,从巅入络脑,还出别下项,循肩膊内,挟脊抵腰中,入循膂,络肾,属膀胱;其支者,从腰中下挟脊贯臀,入腘中。其支者:从膊内左右别下贯胛,挟脊内,过髀枢,循髀外后廉下合腘中——以下贯踹内,出外踝之后,循京骨,至小指外侧。"

足太阳膀胱经病候

经脉病候之一。《灵枢·经脉》:"是动则病冲头痛,目似脱,项如拔,脊痛腰似折,髀不可以曲。腘如结,踹如裂,是为踝厥,是主筋所生病者,痔疟狂癫疾,头囟项痛,目黄泪出鼽衄,项背腰尻腘踹脚皆痛,小指不用。"即本经有了异常变动就表现为下列的病症:头重痛,眼睛要脱出,后项像被牵引,脊背痛,腰好像折断,股关节不能弯曲,腘窝好像凝结,腓肠肌像要开裂;还可发生外踝部气血阻逆,如厥冷、麻木、酸痛等。本经所属腧穴还能主治有关"筋"方面所发生的病症:痔、疟疾、躁狂、癫痫,头囟后项痛,眼睛昏黄,流泪,鼻塞,多涕或出血,后项、背腰部、骶尾部、膝弯、腓肠肌、脚部病痛,脚小趾不好运用。

附:文献记载

《足臂十一脉灸经》:其病:病足小指废,胻(腨)痛,胳(郄)挛,脾(臀)痛,产(生)痔,腰痛,夹脊痛,□痛,项痛,手痛,颜寒,产(生)聋,目痛,鼽衄,数癫疾。诸病此物者,皆灸泰阳脉。

《阴阳十一脉灸经》:是动则病:冲头痛,目似脱,项似拔,脊痛,腰似折,髀不可以运,肤(郄)如结,腨如裂,此为踝蹶(厥)。是巨阳脉主治其产病:头痛、耳聋、项痛、耳彊、疟,背痛,腰痛,尻痛,痔,胳(郄)痛,腨痛,足小趾痹,为十二病。

《灵枢·胀论》:膀胱胀者,少腹满而气癃。

《灵枢·邪气藏府病形》:膀胱病者,小腹偏肿而痛,以手按之,即欲小便而不得,肩上热若脉陷,及足小趾外廉及胫踝后皆热,若脉陷,取委中央。

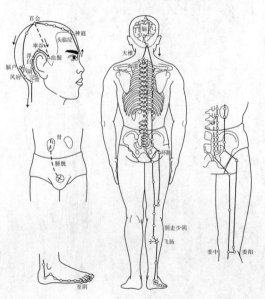

《素问·热论篇》:伤寒一日,巨阳受之,故头项痛腰脊强。

《素问·刺疟篇》:足太阳之疟,令人腰痛头重,寒从背起,先寒后热,熇熇喝喝然,热止汗出,难已。

《素问·厥论篇》:巨阳之厥,则肿首头重,足不能行,发为眴仆……太阳厥逆:僵仆呕血善衄,治主病者。

《灵枢·终始》:太阳之脉,其终也,戴眼,反折,瘛疭,其色白,绝皮及绝汗,绝汗则终矣。

足太阳膀胱经穴

足太阳膀胱经所属腧穴。分布在眼眶、头、项、背腰部的脊柱两侧、下肢后外侧及小趾末端。起于睛明,止于至阴。左右各67穴,分别为睛明、攒竹、眉冲、曲差、五处、承光、通天、络却、玉枕、天柱、大杼、风门、肺俞、厥阴俞、心俞、督俞、膈俞、肝俞、胆俞、脾俞、胃俞、三焦俞、肾俞、气海俞、大肠俞、关元俞、小肠俞、膀胱俞、中膂俞、白环俞、上髎、次髎、中髎、下髎、会阳、承扶、殷门、浮郄、委阳、委中、附分、魄户、膏肓、神堂、谚譆、膈关、魂门、阳纲、意舍、胃仓、肓门、志室、胞肓、秩边、合阳、承筋、承山、飞扬、跗阳、昆仑、仆参、申脉、金门、京骨、束骨、足通谷、至阴。

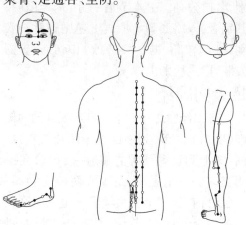

足太阳之别

即足太阳络脉。见《灵枢·经脉》。

足太阳之正

即足太阳经别。见《灵枢·经别》。

足太阳经别　足少阴经别

十二经别中的第一对(合)。足太阳经别:在腘窝处从足太阳经分出,其中一条在骶骨下五寸处进入肛门,向上属于膀胱,散布联系肾脏,再沿脊柱两侧肌肉上行,进入胸腔,散布于心;直行的一条,循背部两旁肌肉继续上行,浅出于项部,仍归入足太阳本经。足少阴经别:在腘窝处从足少阴经分出,与足太阳经别相合并行,进入腹腔,散络膀胱,属肾脏,当第二腰椎(十四椎)处分出,联系带脉;其直行者,上行联系于舌根(舌本),再出来到项部,合于足太阳经。《灵枢·经别》载:"足太阳之正,别入于腘中,其一道下尻五寸,别入于肛,属于膀胱,散之肾,循膂当心入散;直者,从膂上出于项,复属于太阳,此为一经也。足少阴之正,至腘中,别走太阳而合,上至肾,当十四椎,出属带脉;直者,系舌本,复出于项,合于太阳,此为一合。"

足太阴标本

十二经标本之一。足太阴之本在三阴交,标在背俞(脾俞)和舌本(廉泉)。《灵枢·卫气》:"足太阴之本,在中封前上四寸之中,标在背腧与舌本也。"

足太阴经别

十二经别之一。本经别从足太阴脾经分出,至髀部与足阳明胃经的经别合而行,向上结于咽部,通贯舌中。《灵枢·经别》:"足太阴之正,上至髀,合于阳明,与别俱行,上结于咽,贯舌中。"

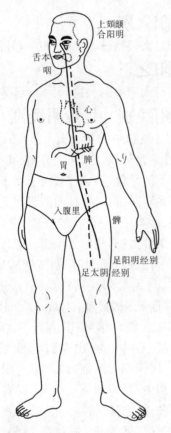

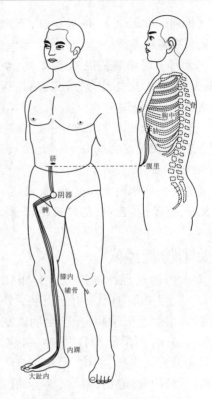

足太阴经筋

十二经筋之一。见《灵枢·经筋》。起始于足大趾内侧端，上行结于内踝，直行向上结于膝内辅骨，向上沿着大腿内侧，结于股前，会聚于阴器部；向上到腹部，结于脐，再沿着腹内结于肋骨，散布到胸中，在内的经筋则附着于脊旁。《灵枢·经筋》："足太阴之筋，起于大趾之端内侧，上结于内踝；其直者，上结于膝内辅骨，上循阴股，结于髀，聚于阴器，上腹，结于脐，循腹里，结于肋，散于胸中；其内者，著于脊。其病足大趾支，内踝痛，转筋痛，膝内辅骨痛，阴股引髀而痛，阴器纽痛，上引脐与两胁痛，引膺中，脊内痛。"本经筋发生病变，可见足大趾支撑不适，牵引内踝作痛，转筋，膝内辅骨痛，股内侧牵引髀部作痛，阴器部有扭转疼痛，并可向上引脐及两胁作痛，且能牵引胸膺和脊内疼痛。

足太阴络脉

十五络脉之一，名公孙。在距离足大趾本节后一寸处分出，走向足阳明经；其分支入腹，散络于肠胃。其病症：气机上逆则挥霍缭乱，上吐下泻，发为霍乱。实证，腹内绞痛；虚证，腹部胀大，发为鼓胀。治疗可取公孙穴。《灵枢·经脉》："足太阴之别，名曰公孙。去本节后一寸，别走阳明；其别者，入络肠胃。厥气上逆则霍乱。实则腹（原作肠，据《太素》改）中切痛，虚则鼓胀，取之所别也。"

足太阴脾经

十二经脉之一。本经自足大趾的内侧端（隐白）起始，经核骨（第一跖趾关节）后面，向上到达内踝骨的前边（商丘），在三阴交穴处与足厥阴、足少阴两经交会，再沿胫骨内缘，向上交叉浅出于足厥阴肝经的前边，经过膝关节，沿大腿内侧前边，进入腹腔，入属脾脏，联络胃腑，再向上贯穿膈肌，挟食管两旁，连系舌根，散布舌下。

它的支脉从胃部分出，通过膈肌，流注心中。脉气由此与手少阴心经相接。《灵枢·经脉》："脾足太阴之脉，起于大指之端，循指内侧白肉际，过核骨后，上内踝前廉，上腨内，循胫骨后，交出厥阴之前，上膝股内前廉，入腹属脾络胃，上膈，挟咽，连舌本，散舌下；其支者，复从胃，别上膈，注心中。"

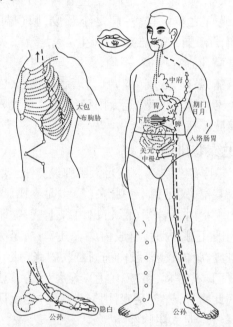

足太阴脾经病候

经脉病候之一。《灵枢·经脉》："是动则病舌本强，食则呕，胃脘痛，腹胀善噫，得后与气则快然如衰，身体皆重。是主脾所生病者，舌本痛，体不能动摇，食不下，烦心，心下急痛，溏，瘕泄，水闭，黄疸，不能卧，强立股膝内肿厥，足大趾不用（脾之大络……实则身尽痛，虚则百节皆纵）。"即本经有了异常变动就表现为下列的病症：舌根部发强，吃了就要呕，胃脘痛，腹胀，好嗳气，大便或放屁后就感到轻松，全身感到沉重无力。本经所属腧穴能主治有关"脾"方面所发生的病症：舌根部痛，身体不能活动，吃不下，心胸烦闷，心窝下急痛，大便溏，腹有痞块，泄利，或小便不通，黄

疸，不能安睡，勉强站立，大腿和小腿内侧肿、厥冷，足大趾不能运用（脾经络脉发生病变，则实证表现为全身疼痛，虚证则为全身关节弛缓）。

附：文献记载

《足臂十一脉灸经》：其病：病足大趾废，胻内廉痛，股内痛，腹痛，腹胀，复口，不嗜食，善噫，心口，善肘（疛）。诸病此物者，皆灸足泰阴脉。

《阴阳十一脉灸经》：是动则病：上当走心，使腹胀，善噫，食欲欧（呕），得后与气则快（乙本作"逢"）然衰。是钜阴脉主治其所产病：独心烦，死；心痛与腹胀，死；不能食，不能卧，强吹（欠），三者同则死；溏泄，死；水与闭同则死；为十病。

《灵枢·本神》：脾藏营，营舍意，脾气虚则四肢不用，五脏不安；实则腹胀，经溲不利。

《灵枢·五邪》：邪在脾胃，则病肌肉痛……皆调于三里。

《灵枢·胀论》：脾胀者，善哕，四肢烦悗，体重不能胜衣，卧不安。

《素问·刺热篇》：脾热病者，先头重颊痛，烦心颜青，欲呕身热。热争则腰痛，不可用俯仰，腹满泄，两颔痛……刺足太阴、阳明。

《素问·热论篇》：伤寒……四日，太阴受之，太阴脉布胃中，络于嗌，故腹满而嗌干。

《素问·刺疟篇》：足太阴之疟，令人不乐，好大息，不嗜食，多寒热汗出，病至则善呕，呕已乃衰。

《素问·风论篇》：脾风之状，多汗恶风，身体怠惰，四支不欲动，色薄微黄，不嗜食。诊在鼻上，其色黄。

《素问·藏气法时篇》：脾病者，身重善饥，肉痿，足不收，行善瘈脚下痛，虚则腹满肠鸣，飧泄食不化。

《素问·厥论篇》：太阴之厥，则腹满

膜胀，后不利，不欲食，食则呕，不得卧。太阴厥逆，骱急挛，心痛引腹。

《灵枢·经脉》：足太阴气绝者，则脉不荣肌肉。唇舌者，肌肉之本也。脉不荣则肌肉软，肌肉软则舌萎，人中满，人中满则唇反，唇反者，肉先死。

《灵枢·终始》：太阴终者，腹胀闭，不得息，气噫善呕，呕则逆，逆则面赤，不逆则上下不通，上下不通则面黑，皮毛头燋而终矣。

足太阴脾经穴

足太阴脾经所属腧穴。分布在足大趾、内踝，下肢内侧、腹胸部第三侧线。起于隐白，止于大包。左右共21穴，分别为隐白、大都、太白、公孙、商丘、三阴交、漏谷、地机、阴陵泉、血海、箕门、冲门、府舍、腹结、大横、腹哀、食窦、天溪、胸乡、周荣、大包，详见各条。

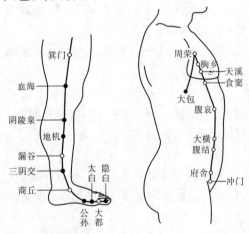

足太阴之别

即足太阴络脉。见《灵枢·经脉》。

足太阴之正

即足太阴经别。见《灵枢·经别》。

足太阴气绝

指足太阴脾经的经气衰竭。主要证候是舌萎、唇反。《灵枢·经脉》："足太阴气绝者，则脉不荣肌肉。唇舌者肌肉之本也，脉不荣则肌肉软，肌肉软则舌萎人中满，人

中满则唇反，唇反者肉先死，甲笃乙死，木胜土也。"

足泰阳脉

即足太阳经脉，是足太阳膀胱经的早期名称。马王堆汉墓帛书："足泰阳脉：出外踝窋中，上贯腨（腨），出于胋（腘）；枝之下腨；其直者，贯□，夹脊，□□，上于豆（头），枝颜下，之耳；其直者，贯目内渍（眦），之鼻。其病：病足小趾废，腨（腨）痛，胋（腘）挛，腪痛，产（生）痔，腰痛、夹脊痛、□痛、项痛、手痛，颜寒，产（生）聋、目痛，鼽衄，数癫（癫）疾。诸病此物者，皆灸泰阳脉。"参见"足太阳膀胱经""足太阳膀胱经病"条。

足泰阴脉

早期经脉名。指足太阴脾经。马王堆汉墓帛书《足臂十一脉灸经》："足泰阴脉：出大指内廉骨蔡（际），出内踝上廉，循胻内廉，□膝内廉，出股内廉。其病：病足大趾废，胻内廉痛，股内痛，腹痛，腹张（胀），复□，不嗜食，善噫，心□，善肘（髋）。诸病此物者，皆灸足泰阴脉。"参见"足太阴脾经""足太阴脾经病"条。

足通谷

经穴名。见《灵枢·本输》，原名通谷，《针灸大全》始称足通谷。属足太阳膀胱经，为本经荥穴。定位：在足外侧，足小趾本节（第五跖趾关节）的前方，赤白肉际处。局部解剖：布有趾跖侧固有神经及足背外侧皮神经，有趾跖侧动、静脉通过。主治：头痛，项强，目眩，鼻衄，癫狂，胸胁支满，喘逆，疝气等。刺灸法：直刺0.2～0.3寸；艾炷灸3～5壮，或艾条灸5

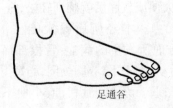

足通谷

~10min。

附一:腧穴定位文献记载

《灵枢·本输》:本节之前外侧。

《针灸甲乙经》:在足小趾外侧,本节前陷者中。

《针灸集成》:在小趾外侧本节前,弧拐前脚边纹头。

《医宗金鉴》:从束骨行足小趾外侧,本节前陷中。

附二:腧穴主治文献记载

《针灸甲乙经》:身疼痛,善惊互引,鼻衄;寒热,目䀮䀮,善咳喘逆;舌下肿,难言,舌纵,喎戾不端;瘖疟;狂,癫疾。

《备急千金要方》:头痛寒热,汗出不恶寒;鼻鼽清涕出;目䀮䀮不明,恶风寒;项如拔不可左右顾;心中愦愦数欠,癫,心下悸,咽中澹澹,恐;结积留饮癖囊,胸满,饮食不消;胸胁支满;风痛癫疾涎沫,狂,烦满。

《外台秘要方》:痓善啼,头眩项痛。

《素问·骨空论篇》王冰注:膝痛"若痛而膝如别离者"。

《扁鹊神应针灸玉龙经》:头痛目赤;腹胀减食。

《普济本事方》:喘逆呕沫。

《针灸大成》:头重目眩,善惊,引鼽衄,项痛,目䀮䀮,留饮胸满,食不化,失欠。

《医学入门》:咽疮;热病汗不出。

足五里

经穴名。见《针灸甲乙经》。原名五里,《圣济总录》称足五里。属足厥阴肝经。定位:在大腿内侧,当气冲直下3寸,大腿根部,耻骨结节的下方,长收肌的外缘。局部解剖:布有闭孔神经浅支和深支;有内收长肌,内收短肌;有股内侧动脉浅支通过。主治:小腹胀痛,小便不通,遗尿,阴挺,睾丸肿痛,痢疾,瘰疬,嗜卧,身困体倦,股内侧痛,阴部湿疹;膀胱炎,子宫内膜炎

等。刺灸法:直刺1~2寸;艾炷灸3~5壮,或艾条灸5~10min。

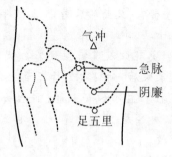

附一:腧穴定位文献记载

《针灸甲乙经》:在阴廉下,去气冲三寸,阴股中动脉。

《备急千金要方》:在阴廉下二寸。

《外台秘要方》:在阴廉下二寸,去气冲三寸,阴股中动脉。

《针灸集成》:横直髀关。

附二:腧穴主治文献记载

《针灸甲乙经》:少腹中满,热闭不得溺。

《备急千金要方》:心下胀满而痛,上气。

《针灸大成》:腹中满,热闭不得溺,风劳嗜卧。

《循经考穴编》:肾风阴囊湿痒。

《类经图翼》:肠风。

足下廉

经穴别名。即下巨虚。见《圣济总录》。详见该条。

足心

奇穴名。见《备急千金要方》。定位:位于足底中线,第二趾尖端至足跟后缘连线之中点处。主治:肠痈,妇女血崩,头痛,头晕,癫痫,足底痛,下肢痉挛,小儿搐搦,急救等。刺灸法:毫针直刺0.3~0.7寸,得气时酸痛感觉至趾尖;温灸5~15min。

附:文献记载

《备急千金要方》:肠痈之为病,不动摇。灸两承山,又灸足心,两手劳宫,又灸

两耳后完骨，各随年壮，又灸脐中五十壮。

《幼幼新书》：肠痛，灸两承山，又灸足心，两手劳宫，又两耳后高骨，各随年壮，又脐中五十壮。

《针灸孔穴及其疗法便览》：足心，奇穴。涌泉穴后一寸陷中，针三至七分。灸三至五壮。主治妇女血崩；亦治头痛，眩晕，足跖神经痛，下肢痉挛，小儿搐搦，并可用于急救。

足阳明标本

十二经标本之一。足阳明之本在厉兑，标在人迎、颊、挟颃颡处。《灵枢·卫气》："足阳明之本，在厉兑，标在人迎颊挟颃颡也。"

足阳明经别

十二经别之一。在髀部从足阳明胃经分出，进入腹腔，属于胃，散络于脾，向上通过心脏部位，沿着咽，出于口部，上至鼻根、眼下，联系目系（眼球与脑相连的组织），归属足阳明胃经。《灵枢·经别》："足阳明之正，上至髀，入于腹里，属胃，散之脾，

上通于心，上循咽出于口，上頞顿，还系目系，合于阳明也。"

足阳明经筋

十二经筋之一。出自《灵枢·经筋》。起始于足次趾、中趾及无名趾，结于足背，斜向外行加附于腓骨，上结于膝外侧，直上结于髀枢，又向上沿胁部属于脊；其直行的上沿胫骨，结于膝部，分支之筋结于外辅骨部，合并足少阳经筋；直行的沿伏兔上行，结于大腿部而聚会于阴器。再向上分布到腹部，至缺盆处结集；再向上至颈，夹口旁，合于鼻旁颧部，相继下结于鼻，从鼻旁合于足太阳经筋。太阳经筋为"目上纲"（上睑），阳明经筋为"目下纲"（下睑）。另一分支之筋，从面颊结于耳前部。本经筋发生病变，可见足中趾及胫部支撑不适，拘紧疼痛，足部活动感觉到僵硬不舒，股前拘紧疼痛，髀前部肿，疝气，腹部筋肉拘紧，向上牵制到缺盆和颊部，突然发生口角歪斜，如有寒邪则掣引眼睑不能闭合；如有热邪则

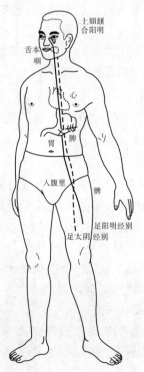

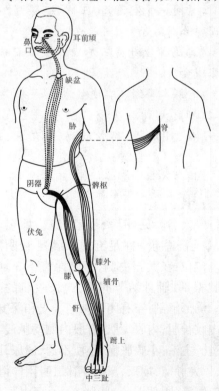

筋松弛使眼睑不能睁开。颊筋有寒,使筋脉紧急,牵引颊部致口角移动,有热时则筋肉松弛收缩无力,所以口歪。《灵枢·经筋》:"足阳明之筋,起于中三趾,结于跗上,邪外上加于辅骨,上结于膝外廉,直上结于髀枢,上循胁,属脊;其直者,上循骬,结于膝;其支者,结于外辅骨,合少阳;其直者,上循伏兔,上结于髀,聚于阴器,上腹而布,至缺盆而结,上颈,上挟口,合于頄,下结于鼻,上合于太阳。太阳为目上纲,阳明为目下纲;其支者,从颊结于耳前。其病足中指支胫转筋,脚跳坚,伏兔转筋,髀前肿,㿉疝,腹筋急,引缺盆及颊,卒口僻,急者目不合;热则筋纵、目不开。颊筋有寒则急引颊移口;有热则筋弛纵缓,不胜收,故僻。"

足阳明络脉

十五络脉之一,名丰隆。从外踝上八寸处分出,走向足太阴经;其分支沿着胫骨外缘,向上散络于头项部,在大椎穴处与各经脉气相会合,至下方散络于喉咙及咽峡部。其病症:气机上逆则喉部肿痛,突然失声。实证,发生癫病、狂病;虚证,足胫部弛缓无力,肌肉萎缩。治疗取丰隆穴。《灵枢·经脉》:"足阳明之别,名曰丰隆,去踝八寸,别走太阴;其别者,循胫骨外廉,上络头项,合诸经之气,下络喉嗌。其病气逆则喉痹瘁瘖。实则狂癫,虚则足不收,胫枯,取之所别也。"

足阳明脉

即足阳明经脉,是足阳明胃经的早期名称。马王堆汉墓帛书:"足阳明脉:循骭中,上贯膝中,出股,夹少腹,上出乳内廉,出嗌,夹口,以上之鼻。其病:病足中趾废,骭痛,膝中肿,腹肿,乳内廉痛,□外肿,頯(颧)痛,鼽衄,数痎,热汗出,脏瘦,颜寒,诸病此物者,皆灸阳明脉。"参见"足阳明胃经""足阳明胃经病"条。

足阳明胃经

十二经脉之一。本经自鼻翼两旁起始,上至鼻根中,在内眼角处与足太阳膀胱经相交,沿鼻外侧(承泣、四白、巨髎)下行,入上齿中,再出来挟着口的两旁,环绕嘴唇,向下交会于任脉的承浆穴;然后退回来沿着下颌的后下方,浅出于本经的大迎穴,沿着下颌角(颊车),上至耳前,经过足少阳胆经的上关穴,沿鬓发边际,上抵头角(头维),行至额前(神庭)。它下行的支脉,从大迎穴前边直下人迎,沿喉咙进入锁骨上窝(缺盆),深入体腔。贯穿膈肌,入属于胃,络于脾脏。它外行的主干,从锁骨上窝向下,经乳部内侧向下挟着脐的两旁,进入到腹股沟(气街)部。它在腹内的一条支脉,从胃下口的幽门部开始,经腹至气街与外行的主干会合。自此合而下行,经大腿前边的髀关、伏兔,下至膝髌中,再向下沿胫骨外侧,走向足背,进入中趾内侧(厉兑)。另有一条支脉,从膝下三寸(足三里)处分出,向下到中趾外侧。它的又一条支脉,从足背(冲阳)分出,至足大趾的内侧端(隐白)。脉气由此与足太阴脾经相接。《灵枢·经脉》:"胃足阳明之脉,起于鼻、交頞中,旁纳(一本作约字)太阳

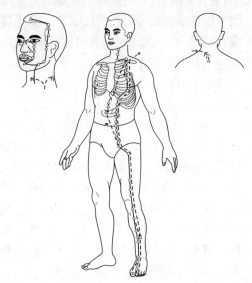

之脉,下循鼻外,入上齿中,还出挟口,环唇,下交承浆,却循颐后下廉,出大迎,循颊车,上耳前,过客主人,循发际,至额颅;其支者,从大迎前下人迎,循喉咙,入缺盆,下膈,属胃络脾;其直者,从缺盆下乳内廉,下挟脐,入气街中;其支者,起于胃口,下循腹里,下至气街中而合,以下髀关,抵伏兔,下入膝髌中,下循胫外廉,下足跗,入中趾内间;其支者,下膝三寸而别,下入中趾外间;其支者,别跗上,入大趾间,出其端。"

足阳明胃经病候

经脉病候之一。《灵枢·经脉》:"是动则病洒洒振寒,善伸,数欠,颜黑,病至,恶人与火,闻木声则惕然而惊,心动,欲独闭户塞牖而处,甚则欲上高而歌,弃衣而走,贲响腹胀,是为骭厥。是主血所生病者,狂疟温淫汗出,鼽衄,口喎唇胗,颈肿喉痹,大腹水肿,膝髌肿痛;循膺、乳、气街、股、伏兔、骭外廉、足跗上皆痛,中指不用。气盛则身以前皆热,其有余于胃,则消谷善饥,溺色黄;气不足,则身以前皆寒栗,胃中寒则胀满。"即本经有了异常变动就表现为下列的病症:溲溲战抖发冷,喜欢伸腰,屡屡呵欠,颜面暗黑。病发时,就厌恶别人和火光,听到木器声音就惕惕惊慌,心要跳动,独自关闭房门,遮塞窗户而睡。严重的则可能登高而歌,不穿衣服就走。胸膈部响,腹部胀满。这还可发为小腿部的气血阻逆,如厥冷、麻木、酸痛等。本经所属腧穴还能主治有关"血"方面所发生的病症:躁狂,疟疾,温热病,自汗出,鼻塞流涕或出血,口喎,唇生疮疹,颈部肿,喉咙痛,大腹水肿,膝关节肿痛;沿胸前、乳部、气街(气冲穴部)、腹股沟部、大腿前、小腿外侧、足背上均痛,足中趾不能运用。凡属于气盛有余的症状,则身体前面都发热,有余的症状表现在胃部,则消化强而容易饥饿,小便颜色黄。属于气虚不足的症状,则身体前面都发冷、寒战,胃部寒冷则感到胀满。

附:文献记载

《足臂十一脉灸经》:其病:病足中指废,胕痛,膝中肿,腹肿,乳内廉痛,腹外肿,颊痛,鼽衄,数欠,热汗出,胻瘦,颜寒。诸病此物者,皆灸阳明脉。

《阴阳十一脉灸经》:是动则病:洒洒振寒,喜信(伸)数欠,颜黑,病肿,病至则恶人与火,闻木音则惕然惊,心惕,欲独闭户牖而处;病甚则欲登高而歌,弃衣而走,此为肝蹶(厥)。是阳明脉主治其所产病:颜痛,鼻鼽,颔颈痛,乳痛,肩痛,心与胠痛,腹外肿,肠痛,膝跳,跗上痹,为十二病。

《灵枢·决气》:中焦受气取汁,变化而赤,是谓血。

《灵枢·百病始生》:虚邪之中人也……在经之时,洒淅喜惊……在肠胃之时,贲响,腹胀。

《灵枢·五邪》:邪在脾胃,则病肌肉痛,阳气有余,阴气不足,则热中善饥;阳气不足,阴气有余,则寒中肠鸣腹痛。阴阳俱有余,若俱不足,则有寒有热,皆调于三里。

《灵枢·胀论》:胃胀者,腹满,胃脘痛,鼻闻焦臭,妨于食,大便难。

《灵枢·邪气藏府病形》:胃病者,腹膜胀,胃脘当心而痛,上肢(支)两胁,膈咽不通,食饮不下,取之三里也。

《素问·热论篇》:伤寒……二日阳明受之,阳明主肉,其脉侠鼻,络于目,故身热、目疼而鼻干,不得卧也。

《素问·刺疟篇》:足阳明之疟:令人先寒,洒淅洒淅,寒甚久乃热,热去汗出,喜见日光火气,乃快然,刺足阳明跗上。

《素问·咳论篇》:胃咳之状,咳而呕,呕甚则长虫出。

《素问·厥论篇》:阳明之厥,则癫疾欲走呼,腹满不能卧,面赤而热,妄见而妄言。阳明厥逆,喘咳身热,善惊衄呕血。

《灵枢·终始》:阳明终者,口目动作,善惊,妄言,色黄,其上下之经盛而不行,则终矣。

足阳明胃经穴

　　足阳明胃经所属腧穴。分布在头面、颈部、胸腹部、下肢的前外侧面。起于承泣，止于厉兑。左右各45穴，分别为承泣、四白、巨髎、地仓、大迎、颊车、下关、头维、人迎、水突、气舍、缺盆、气户、库房、屋翳、膺窗、乳中、乳根、不容、承满、梁门、关门、太乙、滑肉门、天枢、外陵、大巨、水道、归来、气冲、髀关、伏兔、阴市、梁丘、犊鼻、足三里、上巨虚、条口、下巨虚、丰隆、解溪、冲阳、陷谷、内庭、厉兑。详见各条。

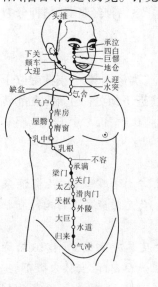
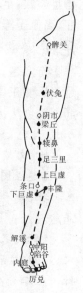

足阳明之别

　　即足阳明络脉。见《灵枢·经脉》。

足阳明之正

　　即足阳明经别。见《灵枢·经别》。

足阳明经别　足太阴经别

　　十二经别中的第三对（合）。足阳明经别，在大腿前面从足阳明经分出，进入腹腔之内，属胃，散布到脾脏，向上通连心脏，沿食管浅出于口腔，上达鼻根及眼眶下部，再回过来联系眼后与脑相连的视神经等组织（目系），脉气仍会合于足阳明经。足太阴经别，从足太阴经分出后到达大腿前面，

与足阳明经的经别相合并行，向上结于咽喉部，贯通至舌本。《灵枢·经别》载："足阳明之正，上至髀，入于腹里，属胃，散之脾，上通于心，上循咽出于口，上頞頯，还系目系，合于阳明也。足太阴之正，上至髀，合于阳明，与别俱行，上结于咽，贯舌中，此为三合也。"

足针穴位

　　生物全息诊疗用穴的一种。指足针疗法所刺激的足部一定区位。足部基础穴：❶头穴：在足跟下赤白肉际中点处前1寸。主治头痛牙痛。❷鼻穴：在头区前1寸与足跟与头区对直。主治急慢性鼻炎。❸目穴：在鼻穴外0.6寸处。主治目疾。❹耳穴：在鼻穴外1.2寸处。主治耳鸣、耳聋。❺口穴：鼻穴前1寸，与鼻穴对直。主治牙痛、咽炎、扁桃体炎。❻喉穴：口穴前0.6寸，与口穴对直。主治发热、咽痛、扁桃体

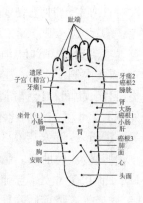
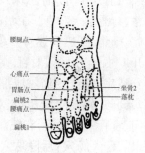
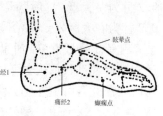
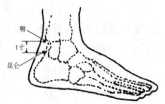
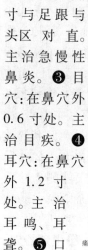

炎、上呼吸道感染等。❼再生：喉穴前0.6寸，与喉穴对直。主治颅内、脊髓肿瘤，有镇痛和改善症状的效果；刺激时透向跟腱两侧。❽心穴：再生穴前0.5寸，与再生穴对直。主治高血压，心力衰竭，喉炎，舌炎和失眠多梦等。❾肺穴：在心穴旁开1寸、稍后0.1寸处。主治咳嗽、气喘，胸痛。❿安眠：在心穴前0.6寸，与心穴对直。主治神经衰弱，精神分裂症、癔症。⓫胃穴：安眠穴前0.8寸，与安眠穴对直。主治胃痛、呕吐、消化不良等。⓬肝穴：胃穴内侧1.2寸。主治慢性肝炎，胆囊炎，目疾，肋间神经痛等。⓭脾穴：在胃穴外侧1.2寸。主治消化不良、尿闭、血液病等。⓮胆穴：肝穴后0.3寸，与肝穴对直。主治胆囊炎、胁肋痛。⓯小肠穴：在胃穴外1寸，前0.3寸处，与肺穴对直。主治肠鸣、腹痛等。⓰前后隐珠穴：前隐珠穴在涌泉穴前0.4寸，后隐珠穴在涌泉穴后0.6寸，与涌泉穴对直。主治高血压、精神分裂症、癫痫，高热昏迷等。⓱肾穴：涌泉穴旁开1寸；与小肠穴对直。主治高血压，精神分裂症，急性腰痛。尿潴留等。⓲癌根1穴：肝穴前1寸，与肝穴对直。主治胃、贲门、食管下段肿瘤，有镇痛和改善症状的效果。⓳大肠穴：后隐珠穴向内侧1.2寸后0.2寸为左大肠穴；后隐珠穴外侧2寸后0.2寸为右大肠穴。主治腹痛、腹泻、肠功能紊乱等。⓴膀胱穴：涌泉穴前1寸。主治尿潴留、遗尿、尿失禁等。㉑生殖器穴：膀胱穴前0.3寸。主治月经不调、白带异常、睾丸炎、尿潴留。㉒癌根2穴：膀胱穴内侧2寸前0.1寸。主治脐部以下的内脏肿瘤及淋巴结转移癌，有镇痛和改善症状的效果。㉓内临泣：临泣穴掌侧面对应点。主治偏头痛、胁肋痛、目疾、耳鸣、耳聋、发热等。㉔内侠溪：侠溪穴掌侧面对侧点。主治同内临泣。㉕里陷谷：陷谷穴掌侧面对应点。主治急性胃痛、消化不良、精神分

裂症。㉖肛门穴：里陷谷穴前0.6寸。主治腹泻、便秘。㉗内太冲：太冲穴掌侧面对应点。主治睾丸炎、疝痛、功能性子宫出血、月经不调、痛经、白带异常、胁肋痛、精神分裂症、肝炎、高血压、目疾等。㉘独阴穴：在足第二趾下横纹中点处。主治疝气、月经不调、胎盘滞留等。㉙蹞趾里横纹：在蹞趾下横纹中点处。主治睾丸炎、疝痛等。㉚癌根3穴：肺穴前0.6寸。主治食管上、中段及肺、颈、鼻、咽部肿瘤，有镇痛、解痉和改善症状的效果。㉛气端穴：在足趾尖端。主治脚气、足趾麻木、闭塞性脉管炎。㉜足心穴：足心。主治神经衰弱、精神分裂症、高血压等。

足踵

奇穴名。见《类经图翼》。定位：位于足跟后侧正中线近下缘处。主治：霍乱转筋。刺灸法：直刺0.2～0.3寸；艾炷灸3～7壮。

附：文献记载

《类经图翼》：主治霍乱转筋，灸涌泉三七壮；如不止，灸足踵聚筋上白肉际七壮立愈。

《针灸孔穴及其疗法便览》：足踵，奇穴。足肿聚筋上赤白肉际，女膝穴微下些。针一至二分。灸三至十壮。主治霍乱转筋。或谓先灸涌泉穴三七壮，不止再灸此穴。

阻力针法

疗法名。是在相应的活动中进行的一种针刺方法。用于治疗各种急慢性软组织闭合性损伤。操作方法：令患者做疼痛的动作，在维持最疼痛的姿势中，寻找其最痛点，然后在这个痛点下针。针达皮下后，用高频震颤手法，频率达每分钟200次以上。在行手法的同时，让患者重复做上述最疼痛的动作，直到疼痛消失或缓解为止。

zuan

篡

部位名。指肛门部。同"篡"。《针灸甲乙经》《黄帝内经太素》作"篡"。丹波元简《素问识》说:"《说文》篡,似组而赤。盖两阴之间有一道缝处,其状如篡组,故谓之篡。"《儒门事亲》:"女子则为篡户,其内外为二,其一曰廷孔,其二曰窈漏,此足厥阴与冲、任、督之所会也。"

篡左坐(篡左坐)

部位名。指肛门部。张介宾注:"篡,交篡之义,为两便争行之所,即前后阴之间也。"《素问·骨空论篇》记载督脉"循阴器,合篡间,绕篡后"。王冰注:"所谓间者,谓在前阴后阴之两间也。"《针灸甲乙经》《黄帝内经太素》作"篡"。

zuo

左金津

奇穴名。详见"金津　玉液"条。

左右配穴法

配穴法之一。本法是以经络循行交叉的特点为取穴依据而进行左右相配的配穴方法。可分为左病取右,右病取左,左右同用,或舍患侧而取健侧。《黄帝内经》中的"巨刺""缪刺",就是左右配穴法的运用。此法多用于头面部疾患,例如:左侧面瘫取右侧的合谷,右侧面瘫取左侧的合谷;左侧头角痛取右侧的阳陵泉、侠溪,右侧头角痛取左侧的阳陵泉、侠溪。又因经络的分布是对称的,所以临床对于内脏病证,一般均可左右两侧同时取穴,以加强协调作用,如胃病取两侧的胃俞、足三里;心悸取两侧的内关。另外,还有舍患侧而取健侧者,如偏瘫、痹证疼痛等用此法也有一定的疗效。

左右转

针刺术语。指针刺的捻转方向。一般用右手持针,当大指向前,食指退后,称为左转或外转;大指向后,食指向前,称为右转或内转。《针经指南·气血回答》:"以大指、次指相合,大指往上进,谓之左;大指往下退,谓之右。"《医学入门》:"从子至午左行为补";"从午至子,右行为泻"。《医学问对》:"以食指头横纹至指梢为则。捻针以大指、食指相合,大指从食指横纹捻上,进至指梢为左、为外;从指梢捻下,退至横纹为右、为内。"后世结合捻转提出补泻手法多种,参见"捻转补泻"条。

坐骨神经痛点

手针穴名。见《常用新医疗法手册》。定位:位于第四、五掌指关节间,近第四掌指关节处。主治:坐骨神经痛,臀及髋痛等。刺灸法:针 0.3~0.5 寸;艾炷灸 3~5 壮。

坐骨神经痛挑针疗法

坐骨神经痛的治疗方法之一。主穴:肾俞、八髎、环跳、天应。配穴:足太阳膀胱经痛取承扶、殷门、委中、承山;足少阳胆经痛取风市、悬钟、丘墟、阳陵泉。操作:每次选主穴 2 个,配穴 2 个或 3 个,常规消毒麻醉后,用消毒三棱针刺破皮肤,横穿过腧穴下,挑断有弹性、坚韧、白色的纤维组织,在挑口处压消毒棉球,胶布固定。所选腧穴逐个挑完为 1 次,3 日挑 1 次,3 次为 1 个疗程。本法有缓急止痛的作用。

坐骨神经痛穴位注射法

坐骨神经痛的治疗方法之一。主穴:环跳、殷门、委中、绝骨、居髎。操作:药用当归注射液或复方丹参注射液,以长针头刺入环跳穴,患者有触电感时,将针头退出 1~2cm,随后将药液注入。然后分别取其他腧穴注射。每次取 1~3 穴,臀部腧穴每次可注入 8~10mL,其他穴位可注入 2~3mL。隔日 1 次,15 次为 1 个疗程。疗程间休息 1 周。本法有缓急止痛的作用。现代研究证实:该法可营养神经,改善局部血液循环。

坐骨神经穴

　　耳穴名。位于对耳轮下脚向前 2/3 处。具有疏通经络,活血止痛的功效。主治坐骨神经痛、下肢瘫痪、小儿麻痹后遗症、神经性皮炎等。

坐位

　　针灸体位之一。又分为仰靠位(针灸颜面及颈部)、侧倚位(针灸一侧的面部及颞部)、托颐位(针灸头顶部)、伏案位(针灸上肢屈侧)、屈肘俯掌位(针灸前臂伸侧)、屈肘仰掌位(针灸上肢前臂屈侧)和箕坐位(针灸下肢前面及内、外侧)等多种。

阿拉伯数字和外文字母开头的词语

P－K 试剂显示

经穴化学显示方法之一。是我国学者20 世纪 80 年代初根据经穴低阻抗的特性研究出来的一种能在皮肤上直接显示经络腧穴位置和形态的电化学反应法。P－K 试剂是将酚酞、氯化钾、淀粉按 2∶2∶1 的比例配制成混合粉末，并于每 5g 混合粉末中加入 80℃清水 10mL，搅匀成略显白色的混合液即成。在通电情况下，由于氯化钾电解并与酚酞发生反应即呈现红色。据此原理可先在需测皮肤部位上涂上一层 P－K 试剂，待干后在皮肤上放置一与直流电源负极相连的紫铜片电极（2cm×2cm，厚0.5mm），正极放在对侧肢体上，然后通直流电（0.15～0.2mA），1～5min，就可在通电量较大的经络腧穴处出现红色反应点，而周围皮肤则无明显变化。据 50 多个腧穴显示和观察结果表明：经穴的皮肤表面形态为直径 1～2mm 的小圆点，它有一个直径 0.5～1mm 的中心点。其依据是：此点是电化学反应点，具备低阻抗特性，位置与中医经典中标明的腧穴位置基本一致，相对固定，易于重复显示。针刺此点会有得气感及可以得到其所在经穴相同的治疗作用。实验表明，并非所有反应点处都是经穴，它们是否是新穴及有无治疗作用尚需进一步实验及临床验证。用此法显示的腧穴还应结合针感及疗效方可认定。但此法具有简单、安全、对机体刺激小等优点。

X－信号系统与经络实质

间中喜雄等用 X－信号系统的观点解释经络现象，认为人体存在一种能够感知神经系统所不能感知的微小刺激的信号传递系统，此系统很可能是在人类进化过程中曾经存在过的原始信号系统，它被进化过程中发展起来的高级信号系统（自动调控系统）所掩盖，该系统可以敏锐地感知极轻微的体内信号，加以辨别后向远隔部位传递，它具有生态调节作用。针灸的调节作用正是通过对机体的微小刺激实现的，这种刺激常常达不到神经兴奋的阈值，因此很可能是通过某种神经系统以外信号系统传递信息的，经络很可能是建立在这种可感受微小刺激的信号系统的基础之上的。它具有如下特征：对极其精微的动因发生反应；信息的输入部位与反应的输出部位均有特异性；这一信号系统是由点到线，由线到面形成的综合性功能结构，构成一个整体性体系；在这体系中起支配作用的是所谓全息图模式，即任何一个局部都有整体的投影。

附 录

附录一 针灸歌赋选

骨度分寸歌

用针取穴必中的,全身骨度君宜悉:
前后发际一尺二,完骨之间九寸别;
天突下九到胸歧,歧至脐中八寸厘,
脐至横骨五等分,两乳之间八寸宜;
脊柱腧穴椎间取,腰背诸穴依此列,
横度悉依同身寸,胛边脊中三寸别;
腋肘横纹九寸设,肘腕之间尺二折,
横辅上廉一尺八,内辅内踝尺三说,
髀下尺九到膝中,膝至外踝十六从,
外踝尖至足底下,骨度折作三寸通。

井荥输原经合歌（《医经小学》）

少商鱼际与太渊,经渠尺泽肺相连,
商阳二三间合谷,阳溪曲池大肠牵。
隐白大都太白脾,商丘阴陵泉要知,
厉兑内庭陷谷胃,冲阳解溪三里随。
少冲少府属于心,神门灵道少海寻,
少泽前谷后溪腕,阳谷小海小肠经。
涌泉然谷与太溪,复溜阴谷肾所宜,
至阴通谷束京骨,昆仑委中膀胱知。
中冲劳宫心包络,大陵间使传曲泽,
关冲液门中渚焦,阳池支沟天井索。
大敦行间太冲看,中封曲泉属于肝,
窍阴侠溪临泣胆,丘墟阳辅阳陵泉。

十二经治症主客原络歌（《针灸大成》）

肺之主大肠客

太阴多气而少血,心胸气胀掌发热,
喘咳缺盆痛莫禁,咽肿喉干身汗越,
肩内前廉两乳疼,痰结膈中气如缺,
所生病者何穴求,太渊偏历与君说。

大肠主肺之客

阳明大肠挟鼻孔,面痛齿疼腮颊肿,
生疾目黄口亦干,鼻流清涕及血涌,
喉痹肩前痛莫当,大指次指为一统,
合谷列缺取为奇,二穴针之居病总。

脾主胃客

脾经为病舌本强,呕吐胃翻疼腹脏,
阴气上冲噫难瘳,体重不摇心事妄,
疟生振栗兼体羸,秘结疸黄手执杖,
股膝内肿厥而疼,太白丰隆取为尚。

胃主脾客

腹膜心闷意凄怆,恶人恶火恶灯光,
耳闻响动心中惕,鼻衄唇喝疟又伤,
弃衣骤步身中热,痰多足痛与疮疡,
气蛊胸腿疼难止,冲阳公孙一刺康。

真心主小肠客

少阴心痛并干嗌,渴欲饮兮为臂厥,
生病目黄口亦干,胁臂疼兮掌发热,
若人欲治勿差求,专在医人心审察,
惊悸呕血及怔忡,神门支正何堪缺。

小肠主真心客

小肠之病岂为良,颊肿肩疼两臂旁,
项颈强疼难转侧,嗌颔肿痛甚非常,
肩似拔兮臑似折,生病耳聋及目黄,
臑肘臂外后廉痛,腕骨通里取为详。

肾之主膀胱客

脸黑嗜卧不欲粮,目不明兮发热狂,
腰痛足疼步难履,若人捕获难躲藏,
心胆战兢气不足,更兼胸结与身黄,

若欲除之无更法,太溪飞扬取最良。

膀胱主肾之客

膀胱颈病目中疼,项腰足腿痛难行,
痫疟狂癫心胆热,背弓反手额眉棱,
鼻衄目黄筋骨缩,脱肛痔漏腹心膨,
若要除之无别法,京骨大钟任显能。

三焦主包络客

三焦为病耳中聋,喉痹咽干目肿红,
耳后肘疼并出汗,脊间心后痛相从,
肩背风生连臂肘,大便坚闭及遗癃,
前病治之何穴愈,阳池内关法理同。

包络主三焦客

包络为病手挛急,臂不能伸痛如屈,
胸膺胁满腋肿平,心中淡淡面色赤,
目黄善笑不肯休,心烦心痛掌热极,
良医达士细推详,大陵外关痛消释。

肝主胆客

气少血多肝之经,丈夫癀疝苦腰疼,
妇人腹膨小腹肿,甚则嗌干面脱尘。
所生病者胸满呕,腹中泄泻痛无停,
癃闭遗溺疝瘕痛,太光二穴即安宁。

胆主肝客

胆经之穴何病主? 胸胁肋疼足不举,
面体不泽头目疼,缺盆腋肿汗如雨,
颈项瘿瘤坚似铁,疟生寒热连骨髓,
以上病症欲除之,须向丘墟蠡沟取。

十五络穴歌(《针灸聚英》)

人身络穴一十五,我今逐一从头举,
手太阴络为列缺,手少阴络即通里,
手厥阴络为内关,手太阳络支正是,
手阳明络偏历当,手少阳络外关位,
足太阳络号飞扬,足阳明络丰隆记,
足少阳络为光明,足太阴络公孙寄,
足少阴络名人钟,足厥阴络蠡沟配,
阳督之络号长强,阴任之络号尾翳,
脾之大络为大包,十五络脉君须记。

按:本篇原出《针灸大全》,名《十五络脉歌》。现从《针灸聚英》引载,文字略有改动。

十二背俞穴歌(《腧穴学》)

三椎肺俞厥阴四,心五肝九十胆俞,
十一脾俞十二胃,十三三焦椎旁居,
肾俞却与命门平,十四椎外穴是真,
大肠十六小十七,膀胱俞与十九平。

十二募穴歌(《腧穴学》)

天枢大肠肺中府,关元小肠巨阙心,
中极膀胱京门肾,胆日月肝期门寻,
脾募章门胃中脘,气化三焦石门针,
心包募穴何处取? 胸前膻中觅浅深。

十六郄穴歌(《腧穴学》)

郄义即孔隙,本属气血集;
肺向孔最取,大肠温溜别;
胃经是梁丘,脾属地机穴;
心则取阴郄,小肠养老列;
膀胱金门守,肾向水泉施;
心包郄门刺,三焦会宗持;
胆郄在外丘,肝经中都是;
阳跷跗阳走,阴跷交信期;
阳维阳交穴,阴维筑宾知。

八会穴歌(《针灸聚英》)

腑会中脘脏章门,筋会阳陵髓绝骨,
骨会大杼气膻中,血会膈俞太渊脉。

下合穴歌(《腧穴学》)

胃经下合三里乡,上下巨虚大小肠,
膀胱当合委中穴,三焦下合属委阳,
胆经之合阳陵泉,腑病用之效必彰。

八脉交会穴歌(《针灸大全》)

公孙冲脉胃心胸,内关阴维下总同,
临泣胆经连带脉,阳维目锐外关逢,
后溪督脉内眦颈,申脉阳跷络亦通,
列缺任脉行肺系,阴跷照海膈喉咙。

八脉八穴治症歌(《针灸大成》)

公孙

九种心疼延闷,结胸番胃难停,
酒食积聚胃肠鸣,水食气疾膈病。
脐痛腹疼胁胀,肠风疟疾心疼,
胎衣不下血迷心,泄泻公孙立应。

内关

中满心胸痞胀,肠鸣泄泻脱肛,
食难下膈酒来伤,积块坚横胁抢。
妇女胁疼心痛,结胸里急难当,
伤寒不解结胸膛,疟疾内关独当。

后溪

手足拘挛战掉,中风不语痫癫,
头疼眼肿泪涟涟,腿膝背腰痛遍。
项强伤寒不解,牙齿腮肿喉咽,
手麻足麻破伤牵,盗汗后溪先砭。

申脉

腰背屈强腿肿,恶风自汗头疼,
雷头赤目痛眉棱,手足麻挛臂冷。
吹乳耳聋鼻衄,痫癫肢节烦憎,
遍身肿满汗头淋,申脉先针有应。

临泣

手足中风不举,痛麻发热拘挛,
头风痛肿项腮连,眼肿赤疼头旋。
齿痛耳聋咽肿,浮风瘙痒筋牵,
腿疼胁胀肋肢偏,临泣针时有验。

外关

肢节肿疼膝冷,四肢不遂头风,
背胯内外骨筋攻,头项眉棱皆痛。
手足热麻盗汗,破伤眼肿睛红,
伤寒自汗表烘烘,独会外关为重。

列缺

痔疟便肿泄痢,唾红溺血咳痰,
牙疼喉肿小便难,心胸腹疼噎咽。
产后发强不语,腰痛血疾脐寒,
死胎不下膈中寒,列缺乳痈多散。

照海

喉塞小便淋涩,膀胱气痛肠鸣,

食黄酒积腹脐并,呕泻胃番便紧。
难产昏迷积块,肠风下血常频,
膈中快气气核侵,照海有功必定。

四总穴歌(《针灸大全》)

肚腹三里留,腰背委中求,
头项寻列缺,面口合谷收。
后人更增:"心胸取内关,小腹三阴
谋,酸痛阿是穴,急救刺水沟。"

回阳九针歌(《针灸聚英》)

哑门劳宫三阴交,涌泉太溪中脘接,
环跳三里合谷并,此是回阳九针穴。

天星十二穴并治杂病歌(《针灸大全》)

三里内庭穴,曲池合谷接,
委中配承山,太冲昆仑穴,
环跳与阳陵,通里并列缺。
合担用法担,合截用法截,
三百六十穴,不出十二诀。

三里 三里膝眼下,三寸两筋间。能
通心腹胀,善治胃中寒,肠鸣并泄泻,腿肿
膝胻酸,伤寒羸瘦损,气蛊及诸般。年过三
旬后,针灸眼便宽。取穴当审的,八分三壮
安。

内庭 内庭次指外,本属足阳明。能
治四肢厥,喜静恶闻声,隐疹咽喉痛,数欠
及牙疼,疟疾不能食,针着便惺惺。

曲池 曲池拱手取,屈肘骨边求。善
治肘中痛,偏风手不收,挽弓开不得,筋缓
莫梳头,喉闭促欲死,发热更无休,偏身风
癣癫,针著即时瘳。

合谷 合谷在虎口,两指歧骨间。头
痛并面肿,疟病热还寒,齿龋鼻衄血,口噤
不开言。针入五分深,令人即便安。

委中 委中曲腘里,横纹脉中央。腰
痛不能举,沉沉引脊梁,酸痛筋莫展,风痹
复无常,膝头难伸屈,针入即安康。

承山 承山名鱼腹,腨肠分肉间。善

治腰疼痛,痔疾大便难,脚气并膝肿,辗转战疼酸,霍乱及转筋,穴中刺便安。

太冲　太冲足大趾,节后二寸中。动脉知生死,能治惊痫风,咽喉并心胀,两足不能行,七疝偏坠肿,眼目似云朦,亦能疗腰痛,针下有神功。

昆仑　昆仑足外踝,跟骨上边寻。转筋腰尻痛,暴喘满冲心,举步行不得,一动即呻吟。若欲求安乐,须于此穴针。

环跳　环跳在髀枢,侧卧屈足取。折腰莫能顾,冷风并湿痹,腿胯连腨痛,转侧重欷歔。若人针灸后,顷刻病消除。

阳陵泉　阳陵居膝下,外廉一寸中。膝肿并麻木,冷痹及偏风,举足不能起,坐卧似衰翁。针入六分止,神功妙不同。

通里　通里腕侧后,去腕一寸中。欲言声不出,懊憹及怔忡。实则四肢重,头腮面颊红,虚则不能食,暴喑面无容,毫针微微刺,方信有神功。

列缺　列缺腕侧上,次指手交叉。善疗偏头患,遍身风痹麻,痰涎频上壅,口噤不开牙,若能明补泻,应手即如拿。

十三鬼穴歌(《针灸大全》)

百邪癫狂所为病,针有十三穴须认。
凡针之体先鬼宫,次针鬼心无不应。
一一从头逐一求,男从左起女从右。
一针人中鬼宫停,左边下针右出针。
第二手大指甲下,名鬼信刺三分深。
三针足大趾甲下,名曰鬼垒入二分。
四针掌后大陵穴,入寸五分为鬼心。
五针申脉为鬼路,火针三下七锃锃。
第六却寻大杼上,入发一寸名鬼枕。
七刺耳垂下五分,名曰鬼床针要温。
八针承浆名鬼市,从左出右君须记。
九针间使鬼市上,十针上星名鬼堂。
十一阴下缝三壮,女玉门头为鬼藏。
十二曲池名鬼臣,火针仍要七锃锃。
十三舌头当舌中,此穴须名是鬼封。

手足两边相对刺,若逢孤穴只单通。
此是先师真口诀,狂猖恶鬼走无踪。

流注指微针赋(《子午流注针经》)

疾居荣卫,扶救者针。观虚实与肥瘦,辨四时之浅深。取穴之法,但分阴阳而溪谷;迎随逆顺,须晓气血而升沉。

原夫指微论中,颐义成赋;知本时之气升,说经络之流注。每披文而参其法,篇篇之旨审存,复按经而察其言,字字之功明谕。疑隐皆知,虚实总附。移疼住痛如有神,针下获效;暴疾沉疴至危笃,刺之勿误。

详夫阴日血引,值阳气流;口温针暖,阳日气引,逢阴血暖,牢濡深求。诸经十二作数,络脉十五为周,阴俞六十脏主,阳穴七十二腑收。

刺阳经者,可卧针而取;夺血络者,先俾指而柔。逆为迎而顺为随,呼为迎而吸作补,逆为鬼而从何忧。浅恙拳疴,用针之因;淹疾延患,着灸之由。躁烦药饵而难拯,必取八会;痈肿奇络而蓄邪,先由砭瘹。

况乎甲胆乙肝,丁心壬水。生我者号母,我生者名子。春井夏荣乃邪在,秋经冬合乃刺矣。犯禁忌而病复,用日衰而难已。孙络在于肉分,血行出于支里。闷昏针运,经虚补络须然;痛实痒虚,泻子随母要旨。

想夫先贤迅效,无出于针经;今人愈疾,岂离于医法。徐文伯泻孕于苑内,斯由其速;范九思疗咽于江夏,闻见言稀。大抵古今遗迹,后世皆师。王纂针魅而立康,獭从被出;秋夫疗鬼而获效,魂免伤悲。

既而感指幽微,用针直诀。窍齐于筋骨,皮肉刺要;痛察于久新,脏腑寒热。接气通经,短长依法,里外之绝,赢盈必别。勿刺大劳,使人气乱而神隳;慎妄呼吸,防他针昏而闭血。又以常寻古义,由有藏机。遇高贤真趣,则超然得悟;逢达人示教,则表我扶危。男女气脉行分时合度;养子时刻,注穴必须依。

针经标幽赋（《针经指南》）

拯救之法,妙用者针。察岁时于天道,定形气于予心。春夏瘦而刺浅,秋冬肥而刺深。不穷经络阴阳,多逢刺禁;既论脏腑虚实,须向经寻。

原夫起自中焦,水初下漏,太阴为始,至厥阴而方终;穴出云门,抵期门而最后。正经十二,别络走三百余支;正侧偃伏,气血有六百余候。手足三阳,手走头而头走足;手足三阴,足走腹而胸走手。要识迎随,须明逆顺。况夫阴阳气血,多少为最。厥阴太阳,少气多血;太阳少阴,少血多气;而又气多血少者,少阳之分;气盛血多者,阳明之位。

先详多少之宜,次察应至之气。轻滑慢而未来,沉涩紧而已至。既至也,量寒热而留疾;未至者,据虚实而候气。气之至也,若鱼吞钩饵之浮沉;气未至也,如闲处幽堂之深邃。气速至而效速,气迟至而不治。

观夫九针之法,毫针最微,七星上应,众穴主持。本形金也,有蠲邪扶正之道;短长水也,有决凝开滞之机;定刺象木,或斜或正;口藏比火,进阳补羸。循机扪而可塞以象土,实应五行而可知。然是三寸六分,包含妙理;虽细桢于毫发,同贯多歧。可平五脏之寒热,能调六腑之虚实。拘挛闭塞,遣八邪而去矣;寒热痹痛,开四关而已之。

凡刺者,使本神朝而后入;既刺也,使本神定而气随。神不朝而勿刺,神已定而可施。定脚处,取气血为主意;下手处,认水木是根基。天地人三才也,涌泉同璇玑百会;上中下三部也,大包与天枢地机。阳蹻阳维并督带,主肩背腰腿在表之病;阴蹻阴维任冲脉,去心腹胁肋在里之疑。二陵二蹻二交,似续而交五大;两间两商两井,相依而别两支。

大抵取穴之法,必有分寸;先审自意,次观肉分。或伸屈而得之,或平直而安定。在阳部筋骨之侧,陷下为真;在阴分郄腘之间,动脉相应。取五穴用一穴而必端,取三经使一经而可正。头部与肩部详分,督脉与任脉易定。

明标与本,论刺深刺浅之经;住痛移疼,取相交相贯之径。

岂不闻脏腑病,而求门海俞募之微;经络滞,而求原别交会之道。更穷四根三结,依标本而刺无不痊;但用八法五门,分主客而针无不效。八脉始终连八会,本是纪纲;十二经络十二原,是为枢要。一日刺六十六穴之法,方见幽微;一时取一十二经之原,始知要妙。

原夫补泻之法,非呼吸而在手指;速效之功,要交正而识本经。交经缪刺,左有病而右畔取;泻络远针,头有病而脚上针。巨刺与缪刺各异,微针与妙刺相通。观部分而知经络之虚实,视沉浮而辨脏腑之寒温。

且夫先令针耀而虑针损;次藏口内而欲针温。目无外视,手如握虎;心无内慕,如待贵人。左手重而多按,欲令气散;右手轻而徐入,不痛之因。空心恐怯,直立侧而多晕;背目沉掐,坐卧平而没昏。

推于十干十变,知孔穴之开阖;论其五行五脏,察日时之旺衰。伏如横弩,应若发机。阴交阳别,而定血晕;阴蹻阳维,而下胎衣。痹厥偏枯,迎随俾经络接续;漏崩带下,温补使气血依归。静以久留,停针待之。必准者,取照海治喉中之闭塞;端定处,用大钟治心内之呆痴。

大抵疼痛实泻,痒麻虚补。体重节痛而俞居,心下痞满而井主。心胀咽痛,针太冲而必除;脾冷胃痛,泻公孙而立愈。胸满腹痛刺内关,胁疼肋痛针飞虎。筋挛骨痛而补魂门;体热痨嗽而泻魄户。头风头痛,刺申脉与金门;眼痒眼痛,泻光明与地五。泻阴郄止盗汗,治小儿骨蒸;刺偏历利小便,医大人水蛊。中风环跳而宜刺,虚损天枢而可取。

由是午前卯后，太阴生而疾温；离左酉南，月朔死而速冷。循扪弹努，留吸母而坚长；爪下伸提，疾呼子而嘘短。动退空歇，迎夺右而泻凉；推内进搓，随济左而补暖。

慎之！大患危疾，色脉不顺而莫针；寒热风阴，饥饱醉劳而切忌。望不补而晦不泻，弦不夺而朔不济。精其心而穷其法，无灸艾而坏其皮；正其理而求其原，免投针而失其位。避灸处而加四肢，四十有九；禁刺处而除六俞，二十有二。

抑又闻高皇抱疾未瘥，李氏刺巨阙而后苏；太子暴死为厥，越人针维会而复醒。肩井曲池，甄权刺臂痛而复射；悬钟环跳，华佗刺躄足而立行。秋夫针腰俞而鬼免沉疴，王纂针交俞而妖精立出。刺肝俞与命门，使瞽士视秋毫之末；取少阳与交别，俾聋夫听夏蚋之声。

嗟夫！去圣逾远，此道渐坠。或不得意而散其学，或恣其能而犯禁忌。愚庸智浅，难契于玄言；至道渊深，得之者有几？偶述斯言，不敢示诸明达者焉，庶几乎童蒙之心启。

金针赋（《针灸大全》）

观夫针道，捷法最奇，须要明于补泻，方可起于倾危。先分病之上下，次定穴之高低。头有病而足取之，左有病而右取之。男子之气，早在上而晚在下，取之必明其理；女子之气，早在下而晚在上，用之必识其时。午前为早属阳，午后为晚属阴，男女上下，凭腰分之。手足三阳，手走头而头走足；手足三阴，足走腹而胸走手。阴升阳降，出入之机。逆之者为泻为迎；顺之者为补为随。春夏刺浅者以瘦，秋冬刺深者以肥。更观元气厚薄，浅深之刺犹宜。

原夫补泻之法，妙在呼吸手指。男子者，大指进前左转，呼之为补，退后右转，吸之为泻，提针为热，插针为寒；女子者，大指退后右转，吸之为补，进前左转，呼之为泻，插针为热，提针为寒。左与右各异，胸与背不同，午前者如此，午后者反之。是故爪而切之，下针之法；摇而退之，出针之法；动而进之，催针之法；循而摄之，行气之法。搓而去病，弹则补虚。肚腹盘旋，扪为穴闭。重沉豆许曰按，轻浮豆许曰提。一十四法，针要所备。补者一退三飞，真气自归；泻者一飞三退，邪气自避。补则补其不足，泻则泻其有余。有余者为肿为痛，曰实；不足者为痒为麻，曰虚。气速效速，气迟效迟。死生贵贱，针下皆知。贱者硬而贵者脆，生者涩而死者虚。候之不至，必死无疑。

且夫下针之先，须爪按重而切之，次令咳嗽一声，随咳下针。凡补者呼气，初针刺至皮肉，乃曰天才；少停进针，刺至肉内，是曰人才；又停进针，刺至筋骨之间，名曰地才。此为极处，就当补之。再停良久，却须退针至人之分，待气沉紧，倒针朝病，进退往来，飞经走气，尽在其中矣。凡泻者吸气，初针至天，少停进针，直至于地，得气泻之，再停良久，即须退针，复至于人，待气沉紧，倒针朝病，法同前矣。其或晕针者，神气虚也，以针补之，口鼻气回，热汤与之，略停少顷，依前再施。

及夫调气之法，下针至地之后，复人之分，欲气上行，将针右捻，欲气下行，将针左捻；欲补先呼后吸，欲泻先吸后呼。气不至者，以手循摄，以爪切掐，以针摇动，进捻搓弹，直待气至。以龙虎升腾之法，按之在前，使气在后，按之在后，使气在前。运气走至疼痛之所，以纳气之法，扶针直插，复向下纳，使气不回。若关节阻涩，气不过者，以龙虎龟凤通经接气，大段之法，驱而运之，仍以循摄爪切，无不应矣。此通仙之妙。

况夫出针之法，病势既退，针气微松，病未退者，针气如根，推之不动，转之不移，此为邪气吸拔其针，乃真气未至，不可出之；出之者其病即复，再须补泻，停以待之，直候微松，方可出针豆许，摇而停之。补者吸之去疾，其穴急扪；泻者呼之去徐，其穴不闭。欲令腠密，然后吸气，故曰：下针贵迟，太急伤血；出针贵缓，太急伤气。以上总要，于斯尽矣。

考夫治病，其法有八：一曰烧山火，治顽麻冷痹，先浅后深，用九阳而三进三退，慢提紧按，热至，紧闭插针，除寒之有准。二曰透天凉，治肌热骨蒸，先深后浅，用六阴而三出三入，紧提慢按，寒至，徐徐举针，退热之可凭，皆细细搓之，去病准绳。三曰阳中隐阴，先寒后热，浅而深，以九六之法，则先补后泻也。四曰阴中隐阳，先热后寒，深而浅，以六九之方，则先泻后补也。补者直须热至，泻者务待寒侵，犹如搓线，慢慢转针，法浅则用浅，法深则用深，二者不可兼而紊之也。五曰子午捣臼，水蛊膈气，落穴之后，调气均匀，针行上下，九入六出，左右转之，十遭自平。六曰进气之诀，腰背肘膝痛，浑身走注疼，刺九分，行九补，卧针五七吸，待气上下，亦可龙虎交战，左捻九而右捻六，是亦住痛之针。七曰留气之诀，痃癖癥瘕，刺七分，用纯阳，然后乃直插针，气来深刺，提针再停。八曰抽添之诀，瘫痪疮癞，取其要穴，使九阳得气，提按搜寻，大要运气周遍，扶针直插，复向下纳，回阳倒阴，指下玄微，胸中活法，一有未应，反复再施。

若夫过关过节催运气，以飞经走气，其法有四：一曰青龙摆尾，如扶船舵，不进不退，一左一右，慢慢拨动。二曰白虎摇头，似手摇铃，退方进圆，兼之左右，摇而振之。三曰苍龟探穴，如入土之象，一退三进，钻剔四方。四曰赤凤迎源，展翅之仪，入针至地，提针至天，候针自摇，复进其原，上下左右，四围飞旋。病在上吸而退之，病在下呼而进之。

至夫久患偏枯，通经接气之法，已有定息寸数。手足三阳，上九而下十四，过经四寸；手足三阴，上七而下十二，过经五寸，在乎摇动出纳，呼吸同法，驱运气血，顷刻周流，上下通接，可使寒者暖而热者凉，痛者止而胀者消。若开渠之决水，立时见功，何倾危之不起哉？虽然，病有三因，皆从气血，针分八法，不离阴阳。盖经脉昼夜之循环，呼吸往来之不息，和则身体康健，否则疾病竞生。譬如天下国家地方，山海田园，江河溪谷，值岁时风雨均调，则水道疏利，民安物阜；其或一方一所，风雨不均，遭以旱涝，使水道涌竭不通，灾忧遂至。人之气血，受病三因，亦犹方所之于旱涝也。盖针砭所以通经脉，均气血，蠲邪扶正，故曰捷法，最奇者哉。

嗟夫！轩岐古远，卢扁久亡，此道幽深，非一言而可尽。斯文细密，久习而能通。岂世上之常辞，庸流之泛术。得之者，若科之及第而悦于心。用之者，如射之发中而进于目。述自先贤，传之后学，用针之士，有志于斯，果能洞察造微，而尽其精妙，则世之伏枕之疴，有缘者遇针到病除，其病皆随手而愈矣。

补泻雪心歌（《针灸聚英》）

行针补泻分寒热，泻寒补热须分别；捻指向外泻之方，捻指向内补之诀。泻左须当大指前，泻右大指当后拽；补左次指向前搓，补右大指往上搣。如何补泻有两般，盖是经从两边发；补泻又要识迎随，随则为补迎为泻。古人补泻左右分，今人乃为男女别；男女经脉一般生，昼夜循环无暂歇。两手阳经上走头，阴经胸走手指辍；两足阳经头走足，阴经上走腹中结。随则针头随经行，迎则针头迎经夺；更有补泻定吸呼，吸泻呼补真奇绝。补则呼出却入针，要知针用三飞法；气至出针吸气入，疾而一退急扪穴。泻则吸气方入针，要知阻气通身达；气至出针呼气出，徐而三退穴开禁。此诀出自梓桑君，我今受汝心已雪，正是补泻玄中玄,莫向人前容易说。

行针总要歌(《针灸大成》)

黄帝金针法最奇,短长肥瘦在临时,但将他手横纹处,分寸寻求审用之。身体心胸或是短,身体心胸或是长,求穴看纹还有理,医工此理要推详。定穴行针须细认,瘦肥短小岂同群,肥人针入三分半,瘦体须当用二分。不肥不瘦不相同,如此之人但着中,只在二三分内取,用之无失且收功,大饥大饱宜避忌,大风大雨亦须容。饥伤荣气饱伤腑,更看人神俱避之。妙针之法世间稀,多少医工不得知,寸寸人身皆是穴,但开筋骨莫狐疑,有筋有骨傍针去,无骨无筋须透之。见病行针须仔细,必明升降阖开时,邪入五脏须早遏,祟侵六脉浪翻飞,乌乌稷稷空中堕,静意冥冥起发机,先补真阳元气足,次泻余邪九度嘘,同身逐穴歌中取,捷法昭然径不迷。百会三阳顶之中,五会天满名相同,前顶之上寸五取,百病能去理中风,灸后火燥冲双目,四畔刺血令宣通,井泉要洗原针穴,针刺无如灸有功。前顶寸五三阳前,甄权曾云一寸言,棱针出血头风愈,盐油揩根病自痊。囟会顶前寸五深,八岁儿童不可针,囟门未合那堪灸,二者须当记在心。上星会前一寸斟,神庭星前发际寻,诸风神庭为最妙,庭星宜灸不宜针。印堂穴并两眉攒,素髎而正鼻柱端,动脉之中定禁灸,若燃此穴鼻齄酸。水沟鼻下名人中,兑端张口上唇宫,断交二龈中间取,承浆下唇宛内踪,炷艾分半悬浆灸,大则阳明脉不降。廉泉宛上定结喉,一名舌本立重楼,周身捷法须当记,他日名声播九州。

流注通玄指要赋(《针经指南》)

必欲治病,莫如用针。巧运神机之妙,工开圣理之深。外取砭针,能蠲邪而扶正;中含水火,善回阳而倒阴。

原夫络别支殊,经交错综,或沟池溪谷以歧异,或山海丘陵而隙共。斯流派以难揆,在条纲而有统。理繁而昧,纵补泻以何功;法捷而明,曰迎随而得用。

且如行步难移,太冲最奇。人中除脊膂之强痛,神门去心性之呆痴。风伤项急,始求于风府;头晕目眩,要觅于风池。耳闭须听会而治也,眼痛则合谷以推之。胸结身黄,取涌泉而即可;脑昏目赤,泻攒竹以偏宜。

但见苦两肘之拘挛,仗曲池而平扫;四肢之懈惰,凭照海以消除。牙齿痛吕细堪治,头项强承浆可保。太白宣导于气冲,阴陵开通于水道。腹痛而胀,夺内庭以休迟;筋转而疼,泻承山而在早。

大抵脚腕痛,昆仑解愈;股膝疼,阴市能医。痫发癫狂兮,凭后溪而疗理;疟生寒热兮,仗间使以扶持。期门罢胸满血膨而可已,劳宫退胃翻心痛以何疑。

稽夫大敦去七疝之偏坠,王公谓此;三里却五劳之羸瘦,华佗言斯。

固知腕骨祛黄,然谷泻肾。行间治膝肿目疾,尺泽去肘疼筋紧。目昏不见,二间宜取;鼻窒无闻,迎香可引。肩井除两臂难任,丝竹疗头疼不忍。咳嗽寒痰,列缺堪治;眵矇冷泪,临泣尤准。髋骨将腿痛以祛残,肾俞把腰疼而泻尽。越人治尸厥于维会,随手而苏;文伯泻死胎于阴交,应针而殒。

圣人于是察麻与痛,分实与虚,实则自外而入也,虚则自内而出欤。以故济母而裨其不足,夺子而平其有余。观二十七之经络,一一明辨;据四百四之疾症,件件皆除。故得夭枉都无,跻斯民于寿域;几微已判,彰往古之玄书。

抑又闻心胸病,求掌后之大陵;肩背患,责肘前之三里。冷痹肾败,取足阳明之土;连脐腹痛,泻足少阴之水。脊间心后者,针中渚而立痊;胁下肋边者,刺阳陵而即止。头项痛，拟后溪以安然；腰脚疼，在委中而已矣。夫用针之士，于此理苟能明焉，收祛邪之功而在乎捻指。

玉龙歌（《扁鹊神应针灸玉龙经》）

扁鹊授我《玉龙歌》，玉龙一试痊沉疴，玉龙之歌真罕得，流传千载无差讹。吾今歌此玉龙诀，玉龙一百二十穴，医者行针殊妙绝，但恐时人自差别。补泻分明指下施，金针一刺显明医，伛者立伸偻者起，从此名驰湖海知。

中风
中风不语最难医，发际顶门穴要知，更向百会明补泻，即时苏醒免灾危。

口眼㖞斜
口眼㖞斜最可嗟，地仓妙穴连颊车，㖞左泻右依师正，㖞右泻左莫令斜。

头风
头风呕吐眼昏花，穴取神庭始不差，孩子慢惊何可治，印堂刺入艾还加。

偏正头风
偏正头风痛难医，丝竹金针亦可施，沿皮向后透率谷，一针两穴世间稀。

头风痰饮
偏正头风有两般，有无痰饮细推观，若然痰饮风池刺，倘无痰饮合谷安。

头项强痛
头项强痛难回顾，牙疼并作一般看，先向承浆明补泻，后针风府即时安。

牙疼（附呕吐）
牙疼阵阵痛相煎，针灸还须觅二间，翻呕不禁兼吐食，中魁奇穴试看看。

乳蛾
乳蛾之症更希奇，急用金针病可医，若使迟延难整治，少商出血始相宜。

鼻渊
鼻流清涕名鼻渊，先泻后补疾可痊，若是头风并眼痛，上星穴内刺无偏。

不闻香臭
不闻香臭从何治，迎香二穴可堪攻，先补后泻分明记，一针未出气先通。

眉目间痛
眉目疼痛不能当，攒竹沿皮刺不妨，若是目疼亦同治，刺入头维疾自康。

心痛
九般心痛及脾疼，上脘穴中宜用针，脾败还将中脘泻，两针成败免灾星。

三焦
三焦邪气壅三焦，舌干口苦不和调，针刺关冲出毒血，口生津液气俱消。

上焦热　附心虚胆寒
少冲穴在手少阴，其穴功多必可针，心虚胆寒还泻补，上焦热涌手中寻。

痴呆
痴呆一症少精神，不识尊卑最苦人，神门独治痴呆病，转手骨开得穴真。

赤目
眼睛红肿痛难熬，怕日羞明心血焦，但刺睛明鱼尾穴，太阳出血病全消。

目病隐涩
忽然眼痛血贯睛，隐涩羞明最可憎，若是太阳除毒血，不须针刺自和平。

目热
心血炎上两眼红，好将芦叶搐鼻中，若还血出真为美，目内清凉显妙功。

目烂
风眩烂眼可怜人，泪出汪汪实苦辛，大小骨空真妙穴，灸之七壮病除根。

目昏
肝家血少目昏花，肝俞之中补更佳，三里泻来肝血益，双瞳朗朗净无瑕。

耳聋（附：红肿生疮）
耳聋之症不闻声，痛痒蝉鸣不快情，红肿生疮须用泻，宜从听会用针行。

聋痔　二症
若人患耳即成聋，下手先须觅翳风，项上倘然生疬子，金针泻动号良工。

瘖痖

偶尔失声言语难,哑门一穴两筋间,此穴莫深惟是浅,刺深翻使病难安。

痰嗽喘急

咳嗽喘急及寒痰,须从列缺用针看,太渊亦泻肺家疾,此穴仍宜灸更安。

咳嗽腰痛 附黄疸

忽然咳嗽腰脊痛,身柱由来穴更真,至阳亦医黄疸病,先泻后补妙通神。

伤风

伤风不解咳频频,久不医之劳病终,咳嗽须针肺俞穴,痰多必用刺丰隆。

咳嗽鼻流清涕

腠理不密咳嗽频,鼻流清涕气昏沉,喷嚏须针风门穴,咳嗽还当艾火深。

喘

哮喘一症最难当,夜间无睡气遑遑,天突寻之真穴在,膻中一灸便安康。

气喘

气喘吁吁不得眠,何日夜苦相煎煎,若取璇玑真个妙,更针气海保安然。

哮喘痰嗽

哮喘咳嗽痰饮多,才下金针疾便和,俞府乳根一般刺,气喘风痰渐渐磨。

口气

口气由来最可憎,只因用意苦劳神,大陵穴共人中泻,心脏清凉口气清。

气满

小腹胀满气攻心,内庭二穴刺须真,两足有水临泣泻,无水之时不用针。

气(附:心闷、手生疮)

劳宫穴在掌中心,满手生疮不可禁,心闷之疾大陵泻,气攻胸腹一般针。

肩肿痛

肩端红肿痛难当,寒湿相搏气血狂,肩髃穴中针一遍,顿然神效保安康。

肘挛筋痛(二首)

两肘拘挛筋骨痛,举动艰难病可憎,若是曲池针泻动,更医尺泽便堪行。

筋急不和难举动,穴位从来尺泽真,若遇头面诸般疾,一针合谷妙通神。

臂痛

两胛疼痛气攻胸,肩井二穴最有功,此穴由来真聚气,泻多补少应针中。

肩背痛

肩臂风连背亦痛,用针胛缝妙通灵,五枢本治腰疼病,入穴分明疾顿轻。

虚

虚赢有穴是膏肓,此法从来要度量,禁穴不针宜灼艾,灸之千壮亦无妨。

虚弱夜起

老人虚弱小便多,夜起频频更若何,针助命门真妙穴,艾加肾俞疾能和。

胆寒心惊鬼交白浊

胆寒原是怕心惊,白浊遗精苦莫禁,夜梦鬼交心俞泻,白环俞泻一般针。

劳证

传尸劳病最难医,涌泉穴内没忧虑,痰多须向丰隆泻,喘气丹田亦可施。

盗汗

满身发热病为虚,盗汗淋漓却捐躯,穴在百劳椎骨上,金针下著疾根除。

肾虚腰痛

肾虚腰痛最难当,起坐艰难步失常,肾俞穴中针一下,多加艾火灸无妨。

腰脊强痛

脊脊强痛泻人中,挫闪腰疼亦可针,委中也是腰疼穴,任君取用两相通。

手腕疼

腕中无力或麻痛,举指酸疼握物难,若针腕骨真奇妙,此穴尤宜仔细看。

臂腕痛

手臂相连手腕疼,液门穴内下针明,更有一穴名中渚,泻多勿补疾如轻。

虚烦

连月虚烦面赤妆,心中惊恐亦难当,通里心原真妙穴,神针一刺便安康。

腹中气块

腹中气块最为难，须把金针刺内关，八法阴维名妙穴，肚中诸疾可平安。

腹痛

腹中疼痛最难当，宜刺大陵并外关，若是腹痛兼闭结，支沟奇穴保平安。

吹乳

妇人吹乳痛难熬，吐得风痰疾可调，少泽穴中明补泻，金针下了肿全消。

白带

妇人白带亦难治，须用金针取次施，下元虚惫补中极，灼艾尤加仔细推。

脾疾反胃

脾家之疾有多般，反胃多因吐食餐，黄疸亦须腕骨灸，金针中脘必痊安。

腿风

环跳为能治腿风，居髎二穴亦相同；更有委中出毒血，任君行步显奇功。膝疼无力腿如瘫，穴法由来风市间，更兼阴市奇穴妙，纵步能行任往还。

腿痛

髋骨能医两腿疼，膝头红肿一般同，膝关膝眼皆须刺，针灸堪称劫病功。

膝风

红肿名为鹤膝风，阳陵二穴便宜攻，阴陵亦是通神穴，针到方知有俊功。

脚气

寒湿脚气痛难熬，先针三里及阴交，更兼一穴为奇妙，绝骨才针肿便消。

脚肿

脚跟红肿草鞋风，宜向昆仑穴上攻，再取太溪共申脉，此针三穴并相同。

脚背痛

丘墟亦治脚跗疼，更刺行间疾便轻，再取解溪商丘穴，中间补泻要分明。

脚疾

脚步难移疾转加，太冲一穴保无他，中封三里皆奇妙，两穴针而并不差。

疟疾

疟疾脾寒最可怜，有寒有热两相间，须将间使金针泻，泻热补寒方可痊。

时疫疟疾

时疫疟疾最难禁，穴法由来用得明，后溪一穴如寻得，艾火多加疾便轻。

瘰疬

瘰疬由来隐疹同，疗之还要择医工，肘尖有穴名天井，一用金针便有功。

痔瘘

九般痔疾最伤人，穴在承山妙入神，纵饶大痛呻吟者，一刺长强绝病根。

大便闭塞

大便闭塞不能通，照海分明在足中，更把支沟来泻动，方知医士有神功。

身痛

浑身疼痛疾非常，不定穴中宜细详，有筋有骨须浅刺，灼艾临时要度量。

惊痫

五痫之证不寻常，鸠尾之中仔细详，若非名师真老手，临时犹恐致深伤。

水肿

病称水肿实难调。腹胀膨脖不可消，先灸水分通水道，后针三里及阴交。

疝气（三首）

由来气疝病多端，偏坠相兼不等闲，不问竖痃并木肾，大敦一泻即时安。

竖痃疝气发来频，气上攻心大损人，先向阁门施泻法，大敦复刺可通神。

冲心肾疝最难为，须用神针病自治，若得关元并带脉，功成处处显良医。

痔漏

痔漏之疾亦可针，里急后重最难禁，或痒或痛或下血，二白穴从掌后寻。

泄泻

脾泻为灾若有余，天枢妙穴刺无虞，若兼五脏脾虚证，艾火多烧疾自除。

伤寒

伤寒无汗泻复溜，汗出多时合谷收，六

脉若兼沉细证,下针才补病痊瘳。

伤寒过经

过经未解病沉沉,需向期门穴上针,忽然气喘攻胸胁,三里泻之须用心。

脚细筋痛

脚细拳挛痛怎行,金针有法治悬钟,风寒麻痹连筋痛,一刺能令病绝踪。

牙痛

风牙虫蛀夜无眠,吕细寻之痛可蠲,先用泻针然后补,方知法是至人传。

心腹满痛（附:半身麻痹、手足不仁）

中都原穴是肝阴,专治身麻痹在心,手足不仁心腹满,小肠疼痛便须针。

头胸痛　呕吐　眩晕

金门申脉治头胸,重痛虚寒候不同,呕吐更兼眩晕苦,停针呼吸在其中。

小肠疝气连腹痛

水泉穴乃肾之原,脐腹连阴痛可蠲,更刺大敦方是法,下针速泻即安然。

脾胃虚弱

咽酸口苦脾虚弱,饮食停寒夜不消,更把公孙脾俞刺,自然脾胃得和调。

臂细　筋寒　骨痛

臂细无力转动难,筋寒骨痛夜无眠,曲泽一针依补泻,更将通里保平安。

针灸歌（《扁鹊神应针灸玉龙经》）

中风瘫痪经年月,曲鬓七处艾且热。耳聋气闭听会中,百会脱肛并泻血。承浆暴哑口㖞斜,耳下颊车并口脱。偏正头疼及目眩,囟会神庭最亲切。

风劳气嗽久未痊,第一椎下灸两边。肺疼喘满难偃仰,华盖中府能安然。喉闭失声并吐血,细寻天突宜无偏。瘰疬当求缺盆内,紫宫吐血真秘传。

霍乱吐泻精神脱,艾灸中脘人当活。食积脐傍取章门,气癖食关中脘穴。脐上一寸名水分,腹胀更宜施手诀。关元气海脐心下,虚惫崩中真妙绝。

呕吐当先求膈俞,胁痛肝俞目翳除。肩如反弓臂如折,曲池养老并肩髃。泄泻注下取脐内,意舍消渴诚非虚。气刺两乳中庭内,巨阙幽门更为最。

忽然下部发奔豚,穴号五枢宜灼艾。肺俞魄户疗肺痿,疟灸脾俞寒热退。膏肓二穴不易求,虚惫失精并上气。

五痔只好灸长强,肠风痔疾尤为良。肠痛围脐四畔灸,相去寸半当酌量。赤白带下小肠俞,咳逆期门中指长。大敦二穴足大趾,血崩血衄宜细详。

项强天井及天柱,鼻塞上星真可取。人门挺露号产癥,阴蹻脐心二穴主。妇人血气痛难禁,四满灸之效可许。脐下二寸名石门,针灸令人绝子女。

肩髃相对主瘫留,壮数灸之宜推求。腹连腨腂骨蒸患,四花一条可无忧。环跳取时须侧卧,冷痹筋挛足不收。转筋速灸承山上,太冲寒疝即时瘳。

脚气三里及风市,腰痛昆仑曲䐐里。复溜偏治五淋病,涌泉无孕须怀子。阴中湿痒阴蹻间,便疝大敦足大趾。癫邪之病及五痫,手足四处艾俱起。

风拄地痛足髀疼,京历付阳与仆参。心如锥刺太溪上,睛痛宜去灸拳尖。历节痛风两处穴,飞扬绝骨可安痊。脾虚腹胀身浮肿,大都三里艾宜燃。

赤白痢下中膂取,背脊三焦最宜主。臂疼手痛手三里,腕骨肘髎与中渚。巨骨更取穴谵谵,肩背痛兼灸天柱。腰俞一穴最为奇,艾灸中间腰痛愈。

醉饱俱伤面目黄,但灸飞扬及库房。额角偏头疼灌注,头风眼泪视眈眈。伤寒热病身无汗,细详孔最患无妨。寒气绕脐心痛急,天枢二穴夹脐旁。

女人经候不匀调,中极气海与中髎。月闭乳痈临泣妙,癥聚膀胱即莫抛。乳汁少时膻中穴,夜间遗溺觅阴包。足疼足弱步难履,委中更有三阴交。

心神怔忡多健忘，顶心百会保安康。两丸牵痛阴痿缩，四满中封要忖量。四直脐心灸便沥，胞转葱吹溺出良。忽然梦魇归泉速，拇指毛中最可详。

脑热脑寒并脑溜，囟会穴中宜着灸。鼻中息肉气难通，灸取上星辨香臭。天突结喉两旁间，能愈痰涎并咳嗽。忽然痫发身旋倒，九椎筋缩无差瘳。

痈疽杂病能为先，蒜艾当头急用捻。犬咬蛇伤灸痕迹，牙痛叉手及肩尖。噎塞乳根一寸穴，四椎骨下正无偏。大便失血阳虚脱，脐心对脊效天然。

又歌曰：

心疼巨阙穴中求，肩井曲池躯背痛。眼胸肝俞及命门，足躄悬钟环跳中。阴跷阳维治胎停，照海能于喉闭用。大钟一穴疗心痴，太冲腹痛须勤诵。

脾胃疼痛泻公孙，胸腹痛满内关分。劳嗽应须泻魄户，筋挛骨痛销魂门。眼痛睛明及鱼尾，阴郄盗汗却堪闻。若也中风在环跳，小儿骨蒸偏历尊。

行步艰难太冲取，虚损天枢实为主。要知脊痛治人中，痴呆只向神门许。风伤项急风府寻，头眩风池吾语汝。耳闭听会眼合谷，承浆偏疗项难举。

胸结身黄在涌泉，眼昏目赤攒竹穿。两肘拘挛曲池取，转筋却向承山先。宣导气冲与太白，开通水道阴陵边。脚腕痛时昆仑取，股膝疼痛阴市便。

癫痫后溪疟间使，心痛劳苦实堪治。胸满胁胀取期门，大敦七疝兼偏坠。怯黄偏在腕骨中，五劳羸瘦求三里。膝肿目疾行间求，肘痛筋挛尺泽试。

若也鼻塞取迎香，两股酸疼肩井良。偏头风痛泻攒竹，咳唾寒痰列缺强。迎风冷泪在临泣，委中肾俞治腰行。三阴交中死胎下，心胸如病大陵将。

肩背患时手三里，两足冷痹肾俞拟。胁下筋边取阳陵，脊心如痛针中渚。头强

项硬刺后溪，欲知秘诀谁堪侣？此法传从窦太师，后人行知踏规矩。

长桑君天星秘诀歌（《乾坤生意》）

天星秘诀少人知，此法专分前后施。若是胃中停宿食，后寻三里起璇玑。脾病血气先合谷，后刺三阴交莫迟。如中鬼邪先间使，手臂挛痹取肩髃。脚若转筋并眼花，先针承山次内踝。脚气酸疼肩井先，次寻三里阳陵泉。如是小肠连脐痛，先刺阴陵后涌泉。耳鸣腰痛先五会，次针耳门三里内。小肠气痛先长强，后刺大敦不要忙。足缓难行先绝骨，次寻条口及冲阳。牙疼头痛兼喉痹，先刺二间后三里。胸膈痞满先阴交，针到承山饮食喜。肚腹浮肿胀膨膨，先针水分泻建里。伤寒过经不出汗，期门通里先后看。寒疟面肿及肠鸣，先取合谷后内庭。冷风湿痹针何处，先取环跳次阳陵。指痛挛急少商好，依法施之无不灵。此是桑君真口诀，时医莫作等闲轻。

灵光赋（《针灸大全》）

黄帝岐伯针灸诀，依他经里分明说。三阴三阳十二经，更有两经分八脉。灵光典注极幽深，偏正头疼泻列缺。睛明治眼胬肉攀，耳聋气闭听会间。两鼻齆鼽针禾髎，鼻窒不闻迎香间。治气上壅足三里，天突宛中治喘痰。心痛手颤针少海，少泽应除心下寒。两足拘挛觅阴市，五般腰痛委中安。髀枢不动泻丘墟，复溜治肿如神医。犊鼻治疗风邪疼，住喘脚痛昆仑愈。后跟痛在仆参求，承山筋转并久痔。足掌下去寻涌泉，此法千金莫妄传。此穴多治妇人疾，男蛊女孕两病痊。百会鸠尾治痢疾，大小肠俞大小便。气海血海疗五淋，中脘下脘治腹坚。伤寒过经期门愈，气刺两乳求太渊。大敦二穴主偏坠，水沟间使治邪癫。吐血定喘补尺泽，地仓能止口流涎。劳宫医得神劳倦，水肿水分灸即安。五指不伸

中渚取，颊车可针牙齿愈。阴蹻阳蹻两踝边，脚气四穴先寻取，阴阳陵泉亦主之。阴蹻阳蹻与三里，诸穴一般治脚气，在腰玄机宜正取。膏肓岂止治百病，灸得玄切病须愈。针灸一穴数病除，学者尤宜加仔细。悟得明师流注法，头目有病针四肢。针有补泻明呼吸，穴应五行顺四时。悟得人身中造化，此歌依旧是筌蹄。

席弘赋（《针灸大全》）

凡欲行针须审穴，要明补泻迎随诀。胸背左右不相同，呼吸阴阳男女别。气刺两乳求太渊，未应之时泻列缺。列缺头痛及偏正，重泻太渊无不应。耳聋气痞听会针，迎香穴泻功如神。谁知天突治喉风，虚喘须寻三里中。手连肩脊痛难忍，合谷针时要太冲。曲池两手不如意，合谷下针宜仔细。心痛手颤少海间，若要除根觅阴市。但患伤寒两耳聋，金门听会疾如风。五般肘痛寻尺泽，太渊针后却收功。手足上下针三里，食癖气块凭此取。鸠尾能治五般痫，若下涌泉人不死。胃中有疾刺璇玑，三里功多人不知。阴陵泉治心胸满，针到承山饮食思。大杼若连长强寻，小肠气痛即行针。委中专治腰间痛，脚膝肿时寻至阴。气滞腰痛不能立，横骨大都宜救急。气海专能治五淋，更针三里随呼吸。期门穴主伤寒患，六日过经犹未汗。但向乳根二肋间，又治妇人生产难。耳内蝉鸣腰欲折，膝下明存三里穴，若能补泻五会间，且莫向人容易说。睛明治眼未效时，合谷光明安可缺。人中治癫功最高，十三鬼穴不须饶。水肿水分兼气海，皮肉随针气自消。冷嗽先宜补合谷，却须针泻三阴交。牙齿肿痛并喉痹，二间阳溪疾怎逃。更有三间肾俞妙，善除肩背消风劳。若针肩井须三里，不刺之时气未调。最是阳陵泉一穴，膝间疼痛用针烧。委中腰痛脚挛急，取得其经血自调。脚痛膝肿针三里，悬钟二陵三阴交。

更向太冲须引气，指头麻木自轻飘。转筋目眩针鱼腹，承山昆仑立便消。肚疼须是公孙妙，内关相应必然瘳。冷风冷痹疾难愈，环跳腰俞针与烧。风府风池寻得到，伤寒百病一时消。阳明二日寻风府，呕吐还须上脘疗。妇人心痛心俞穴，男子痃癖三里高。小便不禁关元好，大便闭涩大敦烧。髋骨腿疼三里泻，复溜气滞便离腰。从来风府最难针，却用工夫度浅深。倘若膀胱气未散，更宜三里穴中寻。若是七疝小腹痛，照海阴交曲泉针。又不应时求气海，关元同泻效如神。小肠气撮痛连脐，速泻阴交莫在迟。良久涌泉针取气，此中玄妙少人知。小儿脱肛患多时，先灸百会次鸠尾。久患伤寒肩背痛，但针中渚得其宜，肩上痛连脐不休，手中三里便须求。下针麻重即须泻，得气之时不用留。腰连膝肿急必大，便于三里攻其隘。下针一泻三补之，气上攻噎只管在，噎不住时气海灸，定泻一时立便瘥。补自卯南转针高，泻从卯北莫辞劳。逼针泻气便须吸，若补随呼气自调。左右捻针寻子午，抽针行气自迢迢。用针补泻分明说，更用搜穷本与标。咽喉最急先百会，太冲照海及阴交。学者潜心宜熟读，席弘治病最名高。

治病十一穴歌（《针灸大全》）

攒竹丝竹主头疼，偏正皆宜向此针。更去大都除泻动，风池又刺三分深。曲池合谷先针泻，永与除疴病不侵。依此下针无不应，各教随手便安宁。

头风头痛与牙疼，合谷三间两穴寻。更向大都针眼痛，太渊穴内用行针。牙痛三分针吕细，齿疼依前指上明。更加大都左之右，交互相迎仔细寻。

听会兼之与听宫，七分针泻耳中聋。耳门又泻三分许，更加七壮灸听宫。大肠经内将针泻，曲池合谷七分中。医者若能明此理，针下之时便见功。

肩背并和肩膊疼,曲池合谷七分深。未愈尺泽加一寸,更于三间次第行。各入七分于穴内,少风二府刺心经。穴内浅深依法用,当时疃疾两之经。

咽喉以下至于脐,胃脘之中百病危。心气痛时胸结硬,伤寒呕哕闷涎随。列缺下针三分许,三分针泻到风池。二足三间并三里,中冲三刺五分依。

汗出难来刺腕骨,五分针泻要君知。鱼际经渠并通里,一分针泻汗淋漓。足指三间及三里,大指各刺五分宜。汗至如若通遍体,有人明此是良医。

四肢无力中邪风,眼涩难开百病攻。精神昏倦多不语,风池合谷用针通。两手三间随后泻,三里兼之与太冲。各入五分于穴内,迎随得法有神功。

风池手足指诸间,右瘫偏风左曰瘫。各刺五分随后泻,更灸七壮便身安。三里阴交行气泻,一寸三分量病看。每穴又加三七壮,自然瘫痪即时安。

疟疾将针刺曲池,经渠合谷共相宜。五分针刺于二穴,疟病临身便得离。未愈更加三间刺,五分深刺莫犹疑。又兼气痛增寒热,间使行针莫用迟。

腿膝腰疼痞气攻,髋骨穴内七分穷。更针风市兼三里,一寸三分补泻同。又去阴交泻一寸,行间仍刺五分中。刚柔进退随呼吸,去疾除疴捻指功。

肘膝疼时刺曲池,进针一寸是相宜。左病针右右针左,依此三分泻气奇。膝痛三分针犊鼻,三里阴交要七吹,但能仔细寻其理,劫病之功在片时。

徐秋夫鬼病十三穴歌(《针灸聚英》)

人中神庭风府始,舌缝承浆颊车次。少商大陵间使连,乳中阳陵泉有据。隐白行间不可差,十三穴是秋夫置。

玉龙赋(《针灸聚英》)

夫参博以为要,辑简而舍繁,总《玉龙》以成赋,信金针以获安。

原夫卒暴中风,囟门百会;脚气连延,里、绝、三交。头风鼻渊,上星可用;耳聋腮肿,听会偏高。攒竹头维,治目痛头痛;乳根俞府,疗气嗽痰哮。风市阴市,驱腿脚之乏力;阴陵阳陵,除膝肿之难熬。二白医痔漏,间使剿疟疾;大敦去疝气,膏肓补虚劳。天井治瘰疬瘾疹,神门治呆痴笑咷。

咳嗽风痰,太渊列缺宜刺;尪羸喘促,璇玑气海当知。期门大敦,能治坚痃疝气;劳宫大陵,可疗心闷疮痍。心悸虚烦刺三里;时疫痎疟寻后溪。绝骨三里阴交,脚气宜此;睛明太阳鱼尾,目证凭兹。老者便多,命门兼肾俞而着艾;妇人乳痛,少泽与太阳之可推。身柱疃嗽,能除脊痛;至阴却疸,善治神疲。长强承山,灸痔最妙;丰隆肺俞,痰嗽称奇。风门主伤胃寒邪之嗽,天枢理感患脾泄之危。风池绝骨,而疗乎伛偻;人中曲池,可治其痿伛。期门刺伤寒未解,经不再传;鸠尾针痫癫已发,慎其妄施。阴交水分三里,蛊胀宜刺;商丘解溪丘墟,脚痛堪追。尺泽理筋急之不用,腕骨疗手腕之难移。肩脊痛兮,五枢兼于背缝;肘挛痛兮,尺泽合于曲池。风湿传于两肩,肩髃可疗;壅热盛乎三焦,关冲最宜。手臂红肿,中渚液门要辨;脾虚黄疸,腕骨中脘何疑。伤寒无汗,攻复溜宜泻;伤寒有汗,取合谷当随。

欲调饱满之气逆,三里可胜;要起六脉之沉匿,复溜称神。照海支沟,通大便之秘,内庭临泣,理小腹之膜。

天突膻中医喘嗽,地仓颊车疗口㖞。迎香攻鼻窒为最,肩井除臂痛如拏。二间治牙疼,中魁理反胃而即愈;百劳止虚汗,通里疗心惊而即瘥。

大小骨空,治眼烂能止冷泪;左右太

阳,医目疼善除血翳。心俞肾俞,治腰肾虚乏之梦遗;人中委中,除腰脊痛闪之难制。太溪昆仑申脉,最疗足肿之迍;涌泉关元丰隆,为治尸劳之例。

印堂治其惊搐,神庭理乎头风。大陵人中频泻,口气全除;带脉关元多灸,肾败堪攻。腿脚重疼,针髋骨膝关膝眼;行步艰楚,刺三里中封太冲。取内关与照海,医腹疾之块;搐迎香于鼻内,消眼热之红。肚痛秘结,大陵合外关与支沟;腿风湿痛,居髎兼环跳与委中。上脘中脘,治九种之心痛;赤带白带,求中极之异同。

又若心虚热壅,少冲明于济夺;目昏血溢,肝俞辨其实虚。当心传之玄要,究手法之疾徐。或值挫闪疼痛之不定,此为难拟定之可祛。辑管见以便诵读,幸高明而无哂诸。

拦江赋(《针灸聚英》)

担截之中数几何,有担有截起沉疴。我今咏此拦江赋,何用三车五辐歌。先将八法为定例,流注之中分次第。胸中之病内关担,脐下公孙用法拦。头部须还寻列缺,痰逆壅塞及咽干。噤口喉风针照海,三棱出血刻时安。伤寒在表并头痛,外关泻动自然安。眼目之症诸疾苦,更须临泣用针担。后溪专治督脉病,癫狂此穴治还轻。申脉能除寒与热,头风偏正及心惊。耳鸣鼻衄胸中满,好把金针此穴寻。但遇痒麻虚即补,如逢疼痛泻而迎。更有伤寒真妙诀,三阴须要刺阳经。无汗更将合谷补,复溜穴泻好施针。倘若汗多流不绝,合谷收补效如神。四日太阴宜细辨,公孙照海一同行。再用内关施截法,七日期门妙用针。但治伤寒皆用泻,要知《素问》坦然明。流注之中分造化,常将木火土金平。水数亏兮宜补肺,水之泛滥土能平。春夏井荥刺宜浅,秋冬经合更宜深。天地四时同此数,三才常用记心胸。天地人部次第用,仍调各部一般匀。夫弱妇强亦有克,妇弱夫强亦有刑。皆在本经担与截,泻南补北亦须明。经络明时知造化,不得师传枉费心。不遇至人应莫度,天宝岂可付非人。按定气血病人呼,重搓数十把针扶,战提摇起向上使,气自流行病自无。

肘后歌

头面之疾针至阴,腿脚有疾风府寻。心胸有病少府泻,脐腹有病曲泉针。肩背诸疾中渚下,腰膝强痛交信凭。胁肋腿痛后溪妙,股膝肿起泻太冲。阴核发来如升大,百会妙穴真可骇。顶心头痛眼不开,涌泉下针定安泰。鹤膝肿劳难移步,尺泽能舒筋骨疼。更有一穴曲池妙,根寻源流可调停。其患若要便安愈,加以风府可用针。更有手臂拘挛急,尺泽刺深去不仁。腰背若患挛急风,曲池一寸五分攻。五痔原因热血作,承山须下病无踪。哮喘发来寝不得,丰隆刺入三分深。狂言盗汗如见鬼,惺惺间使便下针。骨寒髓冷火来烧,灵道妙穴分明记。疟疾寒热真可畏,须知虚实可用意。间使宜透支沟中,大椎七壮合圣治。连日频频发不休,金门刺深七分是。疟疾三日得一发,先寒后热无他语。寒多热少取复溜,热多寒少用间使。或患伤寒热未收,牙关风壅药难投。项强反张目直视,金针用意列缺求。伤寒四肢厥逆冷,脉气无时仔细寻。神奇妙穴真有二,复溜半寸顺骨行。四肢回还脉气浮,须晓阴阳倒换求。寒则须补绝骨是,热则绝骨泻无忧。脉若浮洪当泻解,沉细之时补便瘳。百合伤寒最难医,妙法神针用意推。口噤眼合药不下,合谷一针效甚奇。狐惑伤寒满口疮,须下黄连犀角汤。虫在脏腑食肌肉,须要神针刺地仓。伤寒腹痛虫寻食,吐蚘乌梅可难攻。十日九日必定死,中脘回还胃气通。伤寒痞气结胸中,两目昏黄汗不通。涌泉妙穴三分许,速使周身汗自通。伤寒痞结胁积痛,宜用期门见深功。当汗不汗合谷泻,自汗发黄复溜凭。飞虎一穴通痞气,祛风引气使安宁。刚柔二痉最乖张,口噤眼合面红妆。热血流入心肺腑,须要金针刺少商。中满如何去得根,阴包如刺效如神。不论老幼依法用,须教患者便抬身。打仆伤损破伤风,先于痛处下针攻。后向承山立作效,甄权留下意无穷。腰腿疼痛十年春,应针不了便惺惺。大都引气探根本,服药寻方枉费金。脚膝经年痛不休,内外踝边用意求。穴号昆仑并吕细,应时消散即时瘳。风痹痿厥如何治,大杼曲泉真是妙。两足两胁满难伸,飞虎神针七分到。腰软如何去得根,神妙委中立见效。

百症赋(《针灸聚英》)

百症俞穴,再三用心。囟会连于玉枕,头风疗以金针。悬颅颔厌之中,偏头痛止;强间丰隆之际,头痛难禁。

原夫面肿虚浮,须仗水沟前顶;耳聋气闭,全凭听会翳风。面上虫行有验,迎香可取;耳中蝉噪有声,听会堪攻。

目眩兮,支正飞扬;目黄兮,阳纲胆俞。攀睛攻少泽肝俞之所;泪出刺临泣头维之处。目中漠漠,即寻攒竹三间;目觉𥇀𥇀,急取养老天柱。观其雀目肝气,睛明行间而细推;审他项强伤寒,温溜期门而主之。廉泉中冲,舌下肿痛堪取;天府合谷,鼻中衄血直追。耳门丝竹空,住牙疼于顷刻;颊车地仓穴,正口喎于片时。

喉痛兮,液门鱼际去疗;转筋兮,金门丘墟来医。阳谷侠溪,颔肿口噤并治;少商曲泽,血虚口渴同施。通天去鼻内无闻之苦,复溜祛舌干口燥之悲。哑门关冲,舌缓不语而要紧;天鼎间使,失声嗫嚅而休迟。太冲泻唇喎以速愈,承浆泻牙疼而即移。项强多恶风,束骨相连于天柱;热病汗不出,大都更接于经渠。

且如两臂顽麻,少海就傍于三里;半身不遂,阳陵远达于曲池。建里内关,扫尽胸中之苦闷;听宫脾俞,祛残心下之悲凄。

久知胁肋疼痛,气户华盖有灵;腹内肠鸣,下脘陷谷能平。胸胁支满何疗?章门不用细寻;膈痛饮蓄难禁,膻中巨阙便针。胸满更加噎塞,中府意舍所行;胸膈停留瘀血,肾俞巨髎宜征。胸满项强,神藏璇玑已试;背连腰痛,白环委中曾经。脊强兮水道筋缩,目眩兮颧髎大迎。痉病非颅息而不愈,脐风须然谷而易醒。委阳天池,腋肿针而速散;后溪环跳,腿疼刺而即轻。梦魇不宁,厉兑相谐于隐白;发狂奔走,上脘同起于神门。惊悸怔忡,取阳交解溪勿误;反张悲哭,仗天冲大横须精。癫疾必身柱本神之令,发热仗少冲曲池之津。岁热时行,陶道复求肺俞理;风痫常发,神道须还心俞宁。湿寒湿热下髎定,厥寒厥热涌泉清。寒慄恶寒,二间疏通阴郄暗;烦心呕吐,幽门闭彻玉堂明。行间涌泉,主消渴之肾竭;阴陵水分,去水肿之脐盈。痨瘵传尸,趋魄户膏肓之路;中邪霍乱,寻阴谷三里之程。治疸消黄,谐后溪劳宫而看;倦言嗜卧,往通里大钟而明。咳嗽连声,肺俞须迎天突穴;小便赤涩,兑端独泻太阳经。刺长强于承山,善主肠风新下血;针三阴于气海,专司白浊久遗精。

且如肓俞横骨,泻五淋之久积;阴郄后溪,治盗汗之多出。脾虚谷以不消,脾俞膀胱俞觅;胃冷食而难化,魂门胃俞堪责。鼻痔必取龈交,瘿气须求浮白。大敦照海,患寒疝而善蠲;五里臂臑,生疬疮而能治。至阴屋翳,疗痒疾之疼多;肩髃阳溪,消隐风之热极。

抑又论妇人经事改常,自有地机血海;女子少气漏血,不无交信合阳。带下产崩,冲门太冲宜审;月潮违限,天枢水泉细详。肩井乳痈而极效,商丘痔瘤而最良。脱肛趋百会尾翠之所,无子搜阴交石关之乡。中脘主乎积痢,外丘搜乎大肠。寒疟兮,商阳太溪验;疣癣兮,冲门血海强。

夫医乃人之司命,非志士而莫为;针乃理之渊微,须至人之指教。先究其病源,后攻其穴道。随手见功,应针取效。方知玄里之玄,始达妙中之妙。此篇不尽,略举其要。

行针指要歌(《针灸聚英》)

或针风,先向风府、百会中。或针水,水分夹脐上边取。或针结,针着大肠泻水穴。或针劳,须向膏肓及百劳。或针虚,气海丹田委中奇。或针气,膻中一穴分明记。或针嗽,肺俞风门须用灸。或针痰,先针中脘三里间。或针吐,中脘气海膻中补。反胃吐食一般针,针中有妙少人知。

杂病穴法歌(《医学入门》)

杂病随症选杂穴,仍兼原合与八法,经络原会别论详,脏腑俞募当谨始,根结标本理玄微,四关三部识其处。伤寒一日刺风府,阴阳分经次第取。汗吐下法非有他,合谷内关阴交杵。一切风寒暑湿邪,头疼发热外关起,头面耳目口鼻病,曲池合谷为之主,偏正头疼左右针,列缺太渊不用补,头风目眩项捩强,申脉金门手三里。赤眼迎香出血奇,临泣太冲合谷侣,耳聋临泣与金门,合谷针后听人语。鼻塞鼻痔及鼻渊,合谷太冲随手取,口噤㖞斜流涎多,地仓颊车仍可举。口舌生疮舌下窍,三棱刺血非粗卤,舌裂出血寻内关,太冲阴交走上部。舌上生胎合谷当,手三里治舌风舞,牙风面肿颊车神,合谷临泣泻不数。二陵二跷与二交,头项手足互相与,两井两商二三间,手上诸风得其所,手指连肩相引疼,合谷太冲能救苦。手三里治肩连脐,脊间心后称中渚,冷嗽只宜补合谷,三阴交泻即时住。霍乱中脘可入深,三里内庭泻几许,心痛反胃刺劳宫,寒者少泽细手指。心痛手战少海求,若要除根阴市睹,太渊列缺穴相连,能

祛气痛刺两乳。胁痛只须阳陵泉,腹痛公孙内关尔,疟疾《素问》分各经,危氏刺指舌红紫。痢疾合谷三里宜,甚者必须兼中膂,心胸痞满阴陵泉,针到承山饮食美,泄泻肚腹诸般疾,三里内庭功无比。水肿水分与复溜,胀满中脘三里揣。腰痛环跳委中神,若连背痛昆仑武。腰连腿疼腕骨升,三里降下随拜跪,腰连脚痛怎生医?环跳行间与风市。脚膝诸痛羡行间,三里申脉金门侈,脚若转筋眼发花,然谷承山法自古。两足难移先悬钟,条口后针能步履,两足酸麻补太溪,仆参内庭盘跟楚。脚连胁腋痛难当,环跳阳陵泉内杵,冷风湿痹针环跳,阳陵三里烧针尾。七疝大敦与太冲,五淋血海通男妇,大便虚秘补支沟,泻足三里效可拟。热秘气秘先长强,大敦阳陵堪调护,小便不通阴陵泉,三里泻下溺如注。内伤食积针三里,璇玑相应块亦消,脾病气血先合谷,后刺三阴针用烧。一切内伤内关穴,痰火积块退烦潮,吐血尺泽功无比,衄血上星与禾髎。喘急列缺足三里,呕噎阴交不可饶,劳宫能治五般痫,更刺涌泉疾若挑。神门专治心痴呆,人中间使祛癫妖,尸厥百会一穴美,更针隐白效昭昭。妇人通经泻合谷,三里至阴催孕妊,死胎阴交不可缓,胞衣照海内关寻。小儿惊风少商穴,人中涌泉泻莫深,痈疽初起审其穴,只刺阳经不刺阴。伤寒流注分手足,太冲内庭可浮沉,熟此筌蹄手要活,得后方可度金针,又有一言真秘诀,上补下泻值千金。

胜玉歌(《针灸大成》)

胜玉歌兮不虚言,此是杨家真秘传,或针或灸依法语,补泻迎随随手捻。

头痛眩晕百会好,心疼脾痛上脘先,后溪鸠尾及神门,治疗五痫立便痊(鸠尾穴禁灸,针三分,家传灸七壮)。髀疼要针肩井穴,耳闭听会莫迟延(针一寸半,不宜停。经言禁灸,家传灸七壮)。胃冷下脘却为良,眼病须

觅清冷渊。

霍乱心疼吐痰涎，巨阙着艾便安然，脾疼背痛中渚泻，头风眼痛上星专。头项强急承浆保，牙腮疼紧大迎全，行间可治膝肿病，尺泽能医筋拘挛。

若人行步苦艰难，中封太冲针便痊，脚背痛时商丘刺，瘰疬少海天井边。筋疼闭结支沟穴，颌肿喉闭少商前，脾心痛急寻公孙，委中驱疗脚风缠。泻却人中及颊车，治疗中风口吐沫，五疟寒多热更多，间使大杼真妙穴；经年或变劳怯者，痞满脐旁章门决。噫气吞酸食不投，膻中七壮除膈热，目内红痛苦皱眉，丝竹攒竹亦堪医。若是痰涎并咳嗽，治却须当灸肺俞，更有天突与筋缩，小儿吼闭自然疏。两手酸疼难执物，曲池合谷共肩髃，臂疼背痛针三里，头风头痛灸风池，肠鸣大便时泄泻，脐旁两寸灸天枢。诸般气症从何治，气海针之灸亦宜，小肠气痛归来治，腰痛中空穴最奇（中空穴，从肾俞穴量下三寸，各开三寸是穴，灸十四壮，向外针一寸半，此即膀胱经之中髎也）。腿股转酸难移步，妙穴说与后人知，环跳风市及阴市，泻却金针病自除（阴市虽云禁灸，家传亦名七壮）。热疮臁内年年发，血海寻来可治之，两膝无端肿如斗，膝眼三里艾当施。两股转筋承山刺，脚气复溜不须疑，踝跟骨痛灸昆仑，更有绝骨共丘墟，灸罢大敦除疝气，阴交针入下胎衣。遗精白浊心俞治，心热口臭大陵驱，腹胀水分多得力，黄疸至阳便能离。肝血盛兮肝俞泻，痔疾肠风长强欺，肾败腰疼小便频，督脉两旁肾俞除，六十六穴施应验，故成歌诀显针奇。

附录二 针灸经穴(腧穴)图

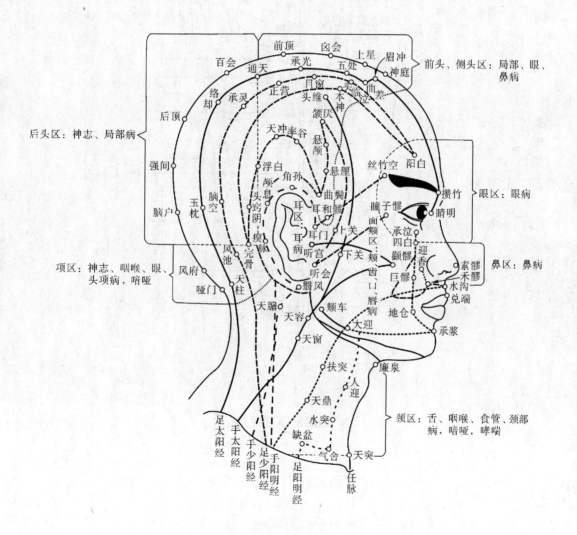

头面颈部经穴

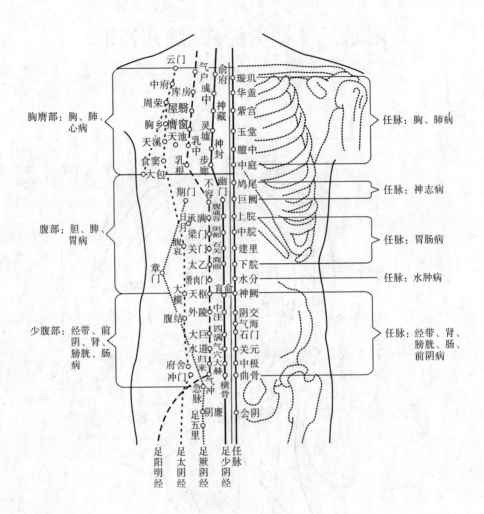

胸膺部：胸、肺、心病

腹部：胆、脾、胃病

少腹部：经带、前阴、肾、膀胱、肠病

云门
中府
周荣
胸乡
天溪
食窦
大包

气户　俞府
彧中　璇玑
库房　神藏　华盖
屋翳　　　　紫宫
膺窗　灵墟　玉堂
天池　乳中　膻中
乳根　步廊　中庭
　　　神封

期门　不容　幽门　鸠尾
日月　承满　腹通　巨阙
梁门　阴都　　　　上脘
关门　滑商　　　　中脘
太乙　曲　　　　　建里
滑肉门　　　　　　下脘
天枢　肓俞　　　　水分
外陵　中注　　　　神阙
腹结　四满　　　　阴交
大巨　气穴　　　　气海
水道　大赫　　　　石门
归来　　　　　　　关元
气冲　横骨　　　　中极
　　　　　　　　　曲骨
急脉　气冲
　　　阴廉
　　　足五里

章门
大横
府舍
冲门

足阳明经　足太阴经　足厥阴经　足少阴经　任脉

任脉：胸、肺病

任脉：神志病

任脉：胃肠病

任脉：水肿病

任脉：经带、肾、膀胱、肠、前阴病

会阴

胸膺胁腹部经穴

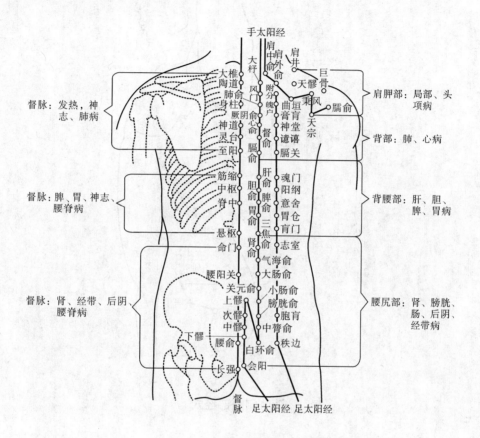

手太阳经

督脉：发热，神志、肺病

肩胛部：局部、头项病

背部：肺、心病

督脉：脾、胃、神志、腰脊病

背腰部：肝、胆、脾、胃病

督脉：肾、经带、后阴腰脊病

腰尻部：肾、膀胱、肠、后阴、经带病

督脉　足太阳经　足太阳经

肩腰背部经穴

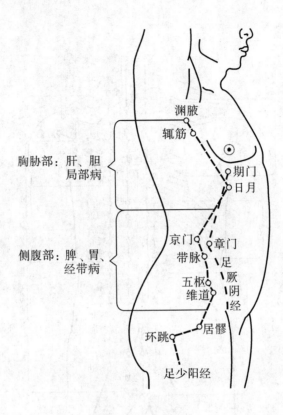

腋胁侧腹部经穴

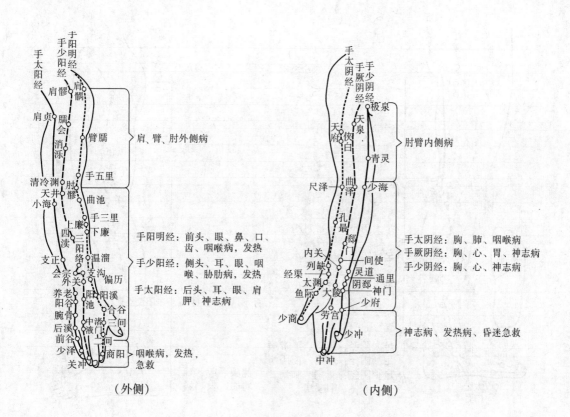

上肢部经穴

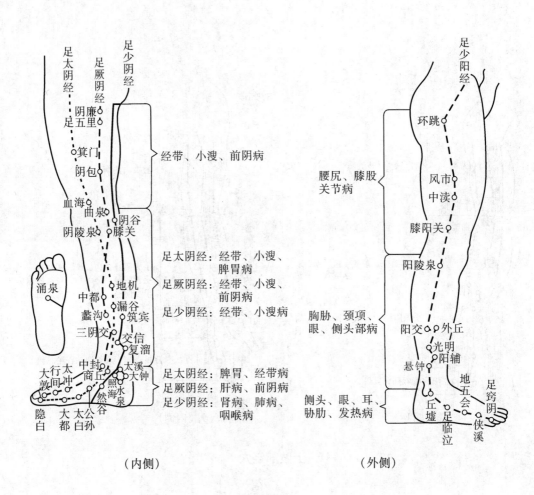

足太阴经
足厥阴经
足少阴经

阴廉
足五里

箕门
阴包

血海　曲泉
阴陵泉　阴谷
膝关

涌泉

中都　地机
蠡沟　漏谷
三阴交　筑宾
交信
复溜

大行　太
敦间　冲　中封　太溪
　　　　商丘　大钟
　　　照海
　　　水泉
隐白　然谷
大都　太公
白孙

经带、小溲、前阴病

足太阴经：经带、小溲、
　　　　　脾胃病
足厥阴经：经带、小溲、
　　　　　前阴病
足少阴经：经带、小溲病

足太阴经：脾胃、经带病
足厥阴经：肝病、前阴病
足少阴经：肾病、肺病、
　　　　　咽喉病

（内侧）

足少阳经

环跳

风市
中渎

膝阳关

阳陵泉

阳交　外丘
　　光明
　　阳辅
悬钟

　　　地五会
丘墟　足窍阴
　　足临泣
　　　侠溪

腰尻、膝股
关节病

胸胁、颈项、
眼、侧头部病

侧头、眼、耳、
胁肋、发热病

（外侧）

下肢部经穴（一）

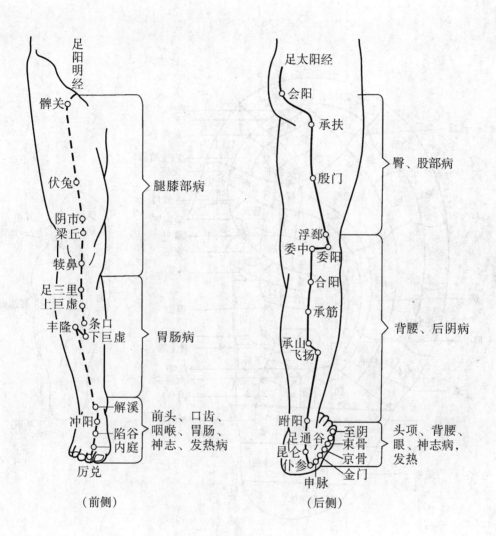

足阳明经

髀关

伏兔

阴市
梁丘

犊鼻

足三里
上巨虚

丰隆　条口
下巨虚

解溪

冲阳　陷谷
内庭

厉兑

（前侧）

腿膝部病

胃肠病

前头、口齿、
咽喉、胃肠、
神志、发热病

足太阳经

会阳

承扶

殷门

浮郄
委中　委阳

合阳

承筋

承山
飞扬

跗阳　至阴
足通谷　束骨
昆仑　　京骨
仆参　　金门
申脉

（后侧）

臀、股部病

背腰、后阴病

头项、背腰、
眼、神志病，
发热

下肢部经穴（二）

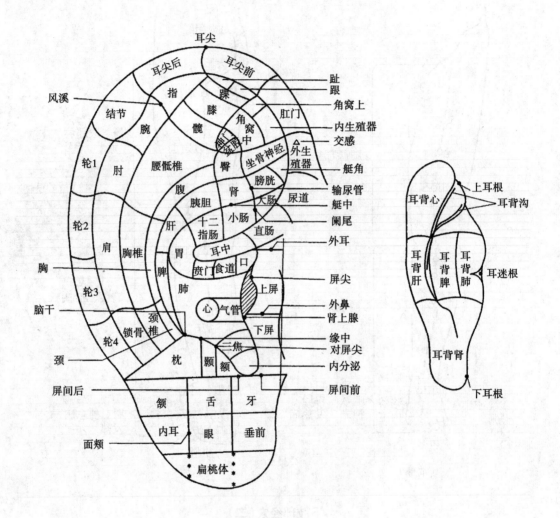

中国标准耳穴

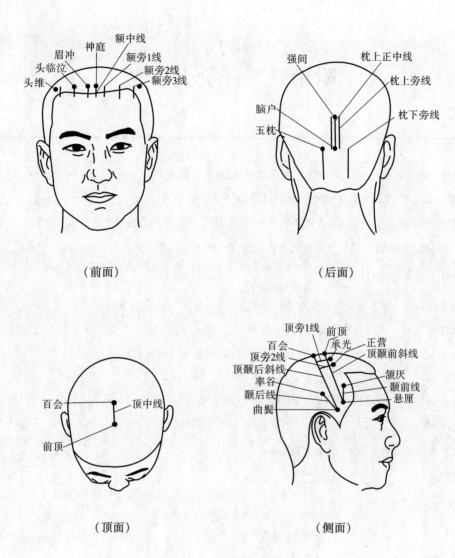

（前面）

额中线
神庭
眉冲
头临泣
头维
额旁1线
额旁2线
额旁3线

（后面）

强间
脑户
玉枕
枕上正中线
枕上旁线
枕下旁线

（顶面）

百会
前顶
顶中线

（侧面）

顶旁1线
百会
顶旁2线
顶颞后斜线
率谷
颞后线
曲鬓
前顶
承光
正营
顶颞前斜线
颌厌
颞前线
悬厘

头穴

附录三　针灸大事表

年代	大事
170 万年前～20 万年前	发明和使用自然火、发明人工取火
20 万年前～公元前 22 世纪	发明、使用砭石、砭针、火灸、热熨
公元前 21 世纪～公元前 11 世纪	发明冶铸青铜、应用陨铁，为改革针具提供物质基础
公元前 10 世纪～公元前 6 世纪	发明使用九针，应用太阳能取火的灸法专用阳燧
公元前 581 年～公元前 541 年	医缓、医和先后为晋景公、晋平公诊病，提出"攻之不可，达之不及"，应使用针灸治疗
公元前 6 世纪～公元前 5 世纪	《足臂十一脉灸经》、《阴阳十一脉灸经》问世
公元前 407 年	秦越人（扁鹊）出生
公元前 4 世纪～公元前 3 世纪	《黄帝脉书》《扁鹊脉书》问世，《黄帝内经》基本构成
公元前 310 年	秦越人卒
公元前 257 年～公元前 249 年	公乘阳庆出生
公元前 215 年	淳于意（仓公）出生
公元前 177 年～公元前 176 年	公乘阳庆卒
公元前 140 年	淳于意卒
公元前 26 年	侍医李柱国校勘整理西汉医籍，将《黄帝脉书》《扁鹊脉书》等汇编成《黄帝内经》等医学丛书或类书
公元 25 年	涪翁著《针经》
公元 168～204 年	张机著《伤寒杂病论》
公元 3 世纪初	王叔和著《脉经》
公元 215 年	皇甫谧生
公元 256～259 年	皇甫谧著《针灸甲乙经》
公元 282 年	皇甫谧卒
公元 283 年	葛洪生
公元 343 年	葛洪卒
公元 424 年	徐叔响著《针灸要钞》
公元 450 年	程天祥著《针经》

年代	大事
公元 541 年	甄权生
公元 552 元	中国以《针经》赠送日本钦明天皇
公元 562 年	吴人智聪携《明堂图》等 160 卷医书东渡日本
公元 581 年	孙思邈生
公元 624 年	太医署设针灸为四大主科之一,置针博士 1 人,针助教 1 人,针师 10 人,针工 20 人,针生 20 人
公元 682 年	孙思邈卒
公元 701 年	日本颁布《大宝律令》,规定宫内省典药寮编制有:针博士 1 人,针师 5 人,针生 20 人
公元 753 年	唐高僧鉴真将《太素》传至日本
公元 838~839 年	菅原梶成访唐,携《千金要方》归日本
公元 911~915 年	日本丹波康赖著《医心方》,其中卷二专论针灸
公元 982~992 年	王怀隐等编《太平圣惠方》,其中卷 99 为《针经》,卷 100 为《明堂》
1026~1027 年	王惟一著《新铸铜人腧穴针灸图经》,并刻于石,主持设计铸造针灸孔穴铜人模型二具
1034 年	许希著《神应针经要诀》
1111~1117 年	《圣济总录》问世,其中 191~194 卷为针灸门
1128 年	庄绰著《膏肓腧穴法》
1146 年	窦材著《扁鹊心书》
1186 年	无名氏著《补注铜人腧穴针灸图经》。闭邪聩叟撰《针灸避忌太乙图》
1220 年	王执中《针灸资生经》刊行
1226 年	闻人耆年著《备急灸法》
1308 年	忽泰必烈著《金兰循经取穴图解》
1311 年	窦桂芳著《针灸四书》
1329	王国瑞著《扁鹊神应针灸玉龙经》
1341 年	滑寿著《十四经发挥》
1373 年	朱元璋铸针灸铜人,赠日本名医竹田庆昌一具
1425 年	陈会著《神应经》
1443 年	明太医院复刻《铜人腧穴针灸图经》重铸铜人
1447 年	高丽金礼蒙等著《医方类聚》。其中有针灸内容
1449 年	高丽金循义与司直合编《针灸择日编集》
1529 年	高武著《针灸聚英》,铸男、妇、婴铜人各一具
1530 年	汪机著《针灸问对》

年代	大事
1580 年	日本曲直濑道三著《针灸要集》《指南针灸集》
1601 年	杨继洲著《针灸大成》。赵文炳绘制雕版《铜人明堂图》
1613 年	高丽出版许浚《东医宝鉴》
1618 年	吴崑撰《针方六集》
1642 年	张介宾撰《类经图翼》
1665 年	林起龙绘制雕版《铜人明堂图》
1723 ~ 1735 年	铸雍正针灸铜人
1749 年	吴谦等撰《刺灸心法要诀》
1798 年	李守先著《针灸易学》
1817 年	李学川著《针灸逢源》
1819 年	钱镱湖绘制《雕版脏腑正伏侧明堂图》
1822 年	道光皇帝下令太医院永远废止针灸科
1851 年	吴亦鼎撰《神灸经纶》
1874 年	廖润鸿刊行《勉学堂针灸集成》
1833 年	雷丰编刊《针灸秘要》
1899 年	刘钟衡撰《中西汇参铜人图说》
1923 年	赵熙等著《针灸传真》
1924 年	黄竹斋撰《针灸经穴图考》
1931 年	承淡安撰《中国针灸治疗学》

索　引

拼音索引

笔画索引

分类索引

刺法　灸法

针灸治疗

针灸医籍